职业性癌症

Occupational Cancers

·第2版·

主编 〔芬兰〕西斯科·安提拉（Sisko Anttila）

〔意〕保罗·博菲塔（Paolo Boffetta）

主译 陈天辉

辽宁科学技术出版社
LIAONING SCIENCE AND TECHNOLOGY PUBLISHING HOUSE

拂石医典
FU SHI MEDBOOK

图书在版编目（CIP）数据

职业性癌症 / （芬）西斯科·安提拉（Sisko Anttila），（意）保罗·博菲塔（Paolo Boffetta）主编；陈天辉主译. — 2版. —沈阳：辽宁科学技术出版社，2023.12

书名原文：Occupational Cancers

ISBN 978-7-5591-3387-8

Ⅰ.①职…　Ⅱ.①西…②保…③陈…　Ⅲ.①癌—诊疗　Ⅳ.① R73

中国国家版本馆 CIP 数据核字（2023）第 254833 号

First published in English under the title
Occupational Cancers (2nd Ed.)
edited by Sisko Anttila and Paolo Boffetta
Copyright © Springer Nature Switzerland AG 2014, 2020
This edition has been translated and published under licence from
Springer Nature Switzerland AG.

著作权号　06-2023-18

出版发行：辽宁科学技术出版社
　　　　　北京拂石医典图书有限公司
　　　　　地址：北京海淀区车公庄西路华通大厦 B 座 15 层
联系电话：010-57262361/024-23284376
E-mail：fushimedbook@163.com
印 刷 者：汇昌印刷（天津）有限公司
经 销 者：各地新华书店

幅面尺寸：210mm×285mm
字　　数：1242 千字　　　　　　　　　　印　张：45.5
出版时间：2023 年 12 月第 1 版　　　　　印刷时间：2023 年 12 月第 1 次印刷

责任编辑：李俊卿　陈　颖　　　　　　　责任校对：梁晓洁
封面设计：潇　潇　　　　　　　　　　　封面制作：潇　潇
版式设计：天地鹏博　　　　　　　　　　责任印制：丁　艾

如有质量问题，请速与印务部联系　　　　联系电话：010-57262361

定　　价：288.00 元

翻译委员会

主　译　陈天辉

副主译　陈锦飞　邵国良　卢红阳　余陈欢　徐明智　卢洪胜

译　者　何　敏　中国科学院杭州医学研究所

　　　　陆　叶　中国科学院杭州医学研究所

　　　　杜灵彬　浙江省肿瘤医院

　　　　郑亚兵　浙江省肿瘤医院

　　　　徐海苗　浙江省肿瘤医院

　　　　邵　岚　浙江省肿瘤医院

　　　　朱　逸　浙江省肿瘤医院

　　　　顾琳慧　浙江省肿瘤医院

　　　　王　乐　浙江省肿瘤医院

　　　　陈徐凯　浙江省肿瘤医院

　　　　雷琪琪　浙江省肿瘤医院

　　　　徐雷艇　宁波大学

　　　　杨剑峰　温州医科大学

　　　　颜　页　温州医科大学附属第一医院

　　　　赵宏光　海南医学院第一附属医院

　　　　孙统达　宁波卫生职业技术学院

　　　　楼建林　湖州师范学院

　　　　张　敏　杭州医学院

　　　　陈钧强　杭州医学院

　　　　陈天华　杭州市临安区第一人民医院

　　　　李美慧　绍兴第二医院

　　　　龚佳黎　宁波市第二医院

　　　　樊　滢　丽水市中心医院

　　　　陈　毓　台州市中心医院（台州学院附属医院）

王良友　浙江省台州市疾病预防控制中心

何佳奇　浙江中医药大学附属第一医院

雷慧君　澳门大学（在读研究生）

赵小姣　杭州师范大学（在读研究生）

郗　馨　杭州师范大学（在读研究生）

黄秋临　杭州师范大学（在读研究生）

张金磊　杭州师范大学（在读研究生）

陈　静　温州医科大学（在读研究生）

谷　微　温州医科大学（在读研究生）

连莉优　温州医科大学（在读研究生）

金　狄　浙江中医药大学（在读研究生）

主译简介

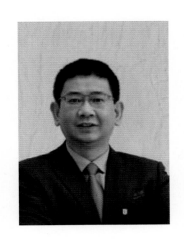

陈天辉　教授，研究员，医学博士，肿瘤学博士生导师，浙江省委组织部"万人计划"领军人才。现任浙江省肿瘤医院防治科副主任、中国科学院杭州医学研究所双聘 PI。2000—2006 年浙江大学医学院硕博连读并获博士研究生学历及医学博士学位（其间受国家留学基金委公派德国哥廷根大学任访问学者一年），德国哥廷根大学博士后，在海德堡的德国国家癌症研究中心（DKFZ）工作 7 年，2016 年正式回国工作并于同年晋升研究员职称（分子流行病学专业）。

致力于癌症的人群预防研究和临床流行病学研究，聚焦三个主攻方向：①基于人群的癌症预防及癌症早筛综合效果评估（周期法提供及时准确的 5 年相对生存率）；②石棉暴露及相关癌症（恶性间皮瘤和肺癌等）人群防控；③家族性肿瘤的分子遗传流行病学研究。累计发表 SCI 论文 90 篇，其中 50 篇是通讯 / 第一作者（篇均 IF=6.3），包括 4 篇 JAMA 子刊（JAMA Oncology*1, JAMA Network Open*2, JAMA Dermatology*1），EJC*4, IJC*4, Cancer Letters*3, Med Comm*2, JID, CEBP 等专业一流期刊。主编出版专著《肿瘤长期生存的精准评估与预测：周期法理论及实践》，主译出版《恶性胸膜间皮瘤：发病机制、诊断和治疗进展》。兼任 4 本 SCI 期刊编委、浙江省医学会临床流行病学与循证医学分会副主任委员、中国抗癌协会五个专委会常务委员（肿瘤流行病学、环境肿瘤学、恶性间皮瘤、肿瘤肠病学等）、国家科技奖励评审专家库成员、国家人才计划会评专家、多省科学技术奖及重点研发计划行业评审专家、宁波大学兼职教授等。

在德国 DKFZ 工作期间主参两项 NIH-R01 项目等，目前主持在研国家重点研发计划"政府间国际科技创新合作 / 港澳台"重点专项项目、"十四五"国家重点研发计划"常见多发病防治研究"重点专项课题、科技部国家外专局项目等，作为联合申报人主参在研欧盟地平线"COST"重点专项项目 1 项。完成验收主持的"十三五"国家重点研发计划"精准医学专项"重点专项项目（子课题负责人）、国家自然科学基金委中德科学中心"Mobility"重点项目（co-PI）、科技部国家外专局重点项目、省重点研发计划项目、省部共建重点项目、省钱江人才项目等。

副主译简介

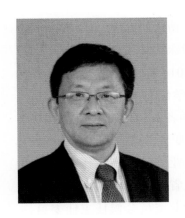

陈锦飞　教授，温州医科大学附属第一医院教授／主任医师、博士学位、博士研究生和博士后指导老师（2021年9月作为高层次人才引进）。留学德国乌尔姆大学，任Research Fellow，并先后在美国加州大学洛杉矶分校、M.D. Anderson肿瘤中心和加拿大多伦多大学Sunnybrook Odette肿瘤中心等多个大学和医院进行访问和学习。历任中国抗癌协会（CACA）肿瘤热疗专业委员会副主任委员、CACA肿瘤胃肠病学专业委员会副主任委员、CACA肿瘤异质性与个体化治疗专业委员会常务委员、CACA肿瘤营养专业委员会、CACA肿瘤精准治疗专业委员会、CACA肿瘤大数据与真实世界研究专业委员会、CACA肿瘤标志专业委员会常务委员、胃癌标志物协作组和肺小结节标志物协作组全国组长、中国临床肿瘤学会（CSCO）理事、CSCO智慧医疗专业委员会和肿瘤营养专业委员会常委、世界华人智慧医疗委员会常务委员、世界华人肿瘤医师协会委员、第五和第六届亚洲冷冻治疗学会常务委员等。主要研究方向：消化系统恶性肿瘤和肺癌的基础和临床研究。承担国家自然科学基金、科技部"973"子课题、国家工信部大数据产业发展试点示范项目及省级重点研究计划等20多项课题，为省级有突出贡献的中青年专家。在 *Gut*、*Nature communications*、*Nucleic Acids Research*、*JAMA Network Open*、*Cancer Research* 和 *PNAS* 等杂志发表SCI收录论文100多篇，以第一负责人获省级科技进步二、三等奖各一项。

副主译简介

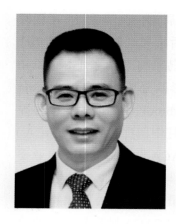

邵国良 教授，主任医师，博士，博士研究生/博士后导师，浙江省卫生领军人才，享受国务院特殊津贴。浙江省肿瘤医院副院长，介入治疗科学科带头人。2001 年 7 月毕业于上海复旦大学（原上海医科大学），获得博士学位和学历。2007 年 10—12 月在美国 Cleveland clinic 做访问学者，2010 年 10 月至 2011 年 10 月受中央组织部、团中央选拔挂职青海省人民医院副院长。

中国抗癌协会肿瘤诊疗一体化专业委员会副主任委员，中国医师协会介入医师分会常委，浙江省医学会介入医学分会主任委员，浙江省抗癌协会肿瘤影像专业委员会候任主任委员，国家重点临床专科学科带头人。主持国家自然科学基金、省部共建重大课题、省科技厅重点项目等 10 余项课题，牵头/参与 20 余项药物、器械临床试验。以第一/通讯作者在 *EClinical Medicine*、*Acta Biomater*、*J Nanobiotechnology*、*ACS Appl Mater*、*Interfaces*、*Eur Radiol* 等国际顶级期刊发表 SCI 文章 32 篇，授权国家专利 9 项，主编/主译学术著作 6 部，获评白求恩式好医生称号，获得浙江省中医药科学技术奖一等奖和浙江省医药卫生科技奖二等奖。

副主译简介

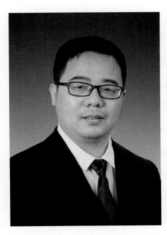

卢红阳 教授，医学博士，主任医师，浙江省肿瘤医院胸部肿瘤内科副主任，浙江省"151"人才，浙江省医坛新秀。主要从事肺癌、食管癌以及恶性间皮瘤等胸部肿瘤的内科诊疗及科研工作，担任中国抗癌协会肺癌专委会委员、肿瘤标志专委会委员，浙江省抗癌协会肺癌专委会常委、肿瘤标志专委会常委、肿瘤内科专委会委员，浙江省康复医学会肿瘤康复专委会副主委，浙江省免疫学会临床免疫专委会常委等。

2002 年 6 月毕业于浙江大学医学院临床医学七年制，获硕士学位，同年至浙江省肿瘤医院肿瘤内科工作至今，2008 年毕业于浙江中医药大学中西医结合临床（肿瘤学方向）专业，获博士学位。主持国家自然科学基金 1 项、省部级课题 6 项，以第一完成人获浙江省科学技术进步奖三等奖 1 项以及浙江省医药卫生科技奖二等奖 1 项，主编 / 副主编（译）著作 5 部。

副主译简介

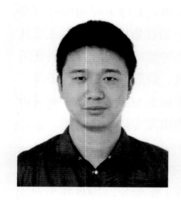

余陈欢　教授，医学博士，硕士生导师，副研究员，中国科学院杭州医学所实验动物平台负责人。2011 年毕业于浙江中医药大学，获医学博士学历学位；2019 年赴台北医学大学，作为访问学者进修肿瘤生物学。"浙江省实验动物基因工程创新学科"学科后备带头人，浙江省 151 人才工程第三层次培养对象，浙江省卫生高层次人才培养工程医坛新秀，SCI 杂志 *BioMed Research International*（兼 Lung diseases 专刊主编）和 *Endocrine Metabolic & Immune Disorders - Drug Targets* 编委，国家自然科学基金通讯评审专家，国家教育部学位论文抽检评议专家，浙江省科技厅 B 级专家。主持国家自然科学基金项目 3 项，浙江省自然科学基金重点项目 1 项，其他省级项目 3 项。获得省级科学技术进步奖 2 项。发表 SCI 论文 50 篇，中文核心期刊 100 多篇，授权国家发明专利 3 项。近 3 年，利用 CRISPR、TALEN 等基因编辑技术，自主构建 56 种遗传背景清晰、生物特性稳定的基因工程动物新品系（种），建立 PDX 等动物模型 60 多种，为病理机制研究、临床疾病诊断和企业新药研发提供了资源保障，累计为国内外企事业单位提供技术服务 120 余项，创收 400 多万元。

副主译简介

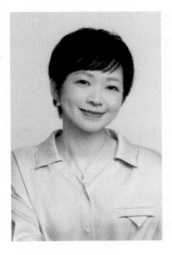

徐明智 教授，浙江大学内科学博士毕业，主任医师，硕士生导师。现任浙江省肿瘤医院综合内科（含急诊）副主任（主持工作），内分泌代谢病学专家、营养学专家，擅长内分泌肿瘤、糖尿病及并发症、甲亢、肥胖症、痛风、肠道微生态疾病等的临床及基础研究。以第一作者发表SCI及国家一级期刊论文20余篇，主持科技部国家重点研发计划重点专项子课题、国家自然科学基金青年基金、浙江省自然科学基金等多个科研项目，主参国家自然科学基金面上项目等。

兼任中国健康管理协会糖尿病防治与管理专业委员会常务委员、中国非公立医疗机构协会内分泌糖尿病专业委员会常务委员、浙江省社会办医协会内分泌与代谢病学专业委员会主任委员、浙江省人才开发协会常务理事及卫生健康专业委员会副主委等。担任国家自然科学基金、浙江省自然科学基金评审专家等。获胡润榜"中国好医生"、浙江省"十佳百姓信赖医生"、"浙江大学教学突出贡献奖"等荣誉，受到浙江电视台、杭州电视台、浙江交通之声、"每日商报"等新闻专访，其先进事迹被"学习强国"、"半月谈"等官方媒体报道。

副主译简介

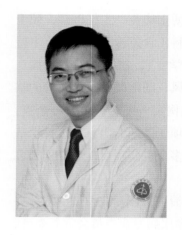

卢洪胜　教授，主任医师，医学博士，台州市中心医院（台州学院附属医院）科研部主任兼病理科主任，擅长泌尿生殖系统肿瘤病理学诊断和分子诊断，浙江省卫生创新人才、浙江省首届优秀医坛新秀、浙江省151人才第三层次、台州市卢洪胜名医工作室领衔人、台州市特殊支持人才、台州市本土高层次特优人才，兼任浙江省医学会病理学分会委员、浙江省细胞病理质控专家委员会委员、浙江省医学会科管学会临床研究学组委员、台州市医学会病理学分会副主任委员，为意大利安科纳大学医院和美国匹兹堡大学医学中心访问学者；主持省部级项目3项，在国内外发表论文40余篇，参与出版著作3部，获省厅市级奖项5项。

原著序

职业性癌症预防的发展历程

对治癌症的根本策略是找出人类癌症的根本病因，并在可能的情况下消除或纠正这些致癌因素。尽管大部分癌症可以预防，但它仍在全球范围内给人类带来了巨大的负担。由于卫生部门对职业性癌症的认识不足而导致一些早期干预措施受阻，但在 20 世纪末，人们开始对需要重点关注的领域慢慢有了更深入的了解。本书是由 S.Anttila 和 P.Boffetta 主编的著作，已经更新到第二版，这表明本书在讲述职业性癌症科学预防和控制的最新发展方面的实用性，并得到了业界的认可。

20 世纪见证了公共卫生和预防医学的革命，在世纪末经济空前增长的时期，这场革命随着科学和医学的进步而加速。对于工业致癌物的防制也开启了癌症预防的新时代，医学科学，特别是毒理学的发展对职业癌症预防的进步起到了根本性的促进作用 [1]。然而，正是慢性病流行病学这一新领域的发展，使人们在认识和应对职业性癌症的许多方面取得了重要进展 [2]。随着流行病学家和毒理学家发现的可疑人类致癌物越来越多，以及石棉毒性的揭露和石棉工业给全球带来的灾难性后果引发的公众的焦虑，人们开始日益关注职业性癌症这一问题的重要性 [3,4]。但一些行业，尤其是烟草行业，无视已取得的科学成果的事实，也不愿意采取代价高昂的控制措施来保护工人或消费者并不是什么新鲜事 [5]。流行病学和毒理学研究中固有的不确定性常常被用作拖延或隐瞒的理由，例如很多人对石棉的危害视而不见，另外，全球范围内烟草的流行也是一个无视烟草暴露危害的可悲的结果。

全球每年有 10 多万人死于石棉相关疾病，在高收入国家，未来几年石棉相关疾病的赔偿金可能达到数千亿欧元 [6]。所有类型的石棉都是致癌物，到目前为止，包括欧盟所有成员国在内的 50 多个国家已经禁止或限制使用石棉。然而，温石棉仍在开采，印度是最大的进口国。巴西也有矿山可开采石棉。世界卫生组织和国际劳工组织都呼吁国际社会禁止使用石棉（包括温石棉）。

尽管人们对石棉和二氧化硅粉尘等物质的健康危害已有了充分的认识，但它们仍然是职业性癌症的重要诱因。在 20 世纪 70 年代，西方国家的传统工业已走向衰落，而化学工业自二战后迅速发展。许多国家都将氯乙烯（VCM）用于塑料生产，并认为这种化学品对人类没有伤害。然而，1973 年从实验动物模型获得的证据表明，氯乙烯单体可导致一种罕见的肿瘤——肝脏血管肉瘤。不久后，许多国家报道暴露于 VCM 的工人患上了肝脏血管肉瘤 [7]。这一发现促使化工厂迅速采取措施，减少化工厂 VCM 的暴露。

20 世纪后半叶，人们逐渐认识到癌变是一个多步骤的过程。肿瘤疾病的复杂性包括：维持增殖信号，逃避生长抑制因子，规避细胞死亡，实现复制永生（诱导血管生成、激活侵袭和转移）[8]。正因如此，分子流行病学在癌症病因与预防研究中的地位日益上升。

20 世纪末，由于人类基因组测序的发展，许多人预言我们正在进入一个"精确"预防的时代[9]。将基因组学知识与预防联系起来，有望开创一个新时代，为癌症筛查和早期危险信号的检测提供不可预见的可能性。

目前，国际上有许多针对有毒和潜在致癌物质控制的职业、环境和消费者问题的倡议。控制技术的改进以及风险评估和风险管理的立法，从根本上改变了人们的态度，从而更好地控制化学品、化学品混合物以及电离和非电离辐射等物理因素的暴露[10,11]。

然而，随着手机等新技术的快速发展，人们对其致癌性也产生了新的担忧，因为在开始研究手机的潜在危害之前，手机的使用就已经非常普及了[1,12]。如今，由于从石棉纤维的危害中吸取了教训和警示，人们开始重点关注基于工程纳米材料开发的产品是否会危害人类健康[13,14]。

在这个日新月异的时代，虽然分子–生物医学的发展为我们提供了发现癌症分子秘密的新工具，但我们必须承认，在"精准"预防职业性癌症方面的实际进展仍然微不足道。然而，尽管如此悲观，但如果不研究和创造出新的检测和监控技术，就无法应对现代社会面临的挑战。但是也有一些技术将不可避免地产生不利的健康后果（例如过度诊断、过度治疗），并且其中一小部分的危害可能在目前的监管方法下无法预见，但不可否认的是，大多数新技术很有可能极大地改善人们的生活质量。

总之，尽管近几十年来人们对癌症致癌机制的认识取得了巨大进步，但专家建议和专业知识并没有跟上工作环境、社会环境以及消费品的快速变化速度[4, 15]。我对"划时代"的说法持谨慎态度，仍有必要强调一级预防依然是预防职业性癌症最有效的方法。职业性癌症仍然是预防工作的重中之重，其工作重点是减轻全球范围内可避免的癌症负担。

Harri Vainio

科威特大学公共卫生学院

科威特，科威特市

2017 年 10 月

参考文献

[1] IARC monographs on the evaluation of carcinogenic risks to humans. http://monographs.iarc.fr/ENG/Monographs/PDFs/index.php.

[2] Checkoway H, Pearce N, Kriebel D. Research methods in occupational epidemiology. 2nd ed. New York: Oxford University Press; 2004.

[3] Tossavainen A. Global use of asbestos and incidence of mesothelioma. Int J Occup Environ Health. 2004;10:22–5.

[4] Straif K. The burden of occupational cancer. Occup Environ Med. 2008;65:787–8.

[5] Peto R, Chen ZM, Boreham J. Tobacco-the growing epidemic. Nat Med. 1999;5:15–7.

[6] Ramazzini C. Asbestos is still with us: repeat call for a universal ban. Eur J Oncol. 2010;15:69–75.

[7] Creech JL, Johnson MN. Angiosarcoma of liver in the manufacture of polyvinyl chloride. J Occup Med. 1974;16:150–1.

[8] Hanahan D, Weinberg RA. Hallmarks of cancer: the next generation. Cell. 2011;144:646–74.

[9] Vineis P, Wild CP. The science of precision prevention of cancer. Lancet Oncol. 2017;18 (8): 997-998.https://doi.org/10.1016/S1470-2045(17)30331-5.

[10] Swerdlow AJ. Effectiveness of primary prevention of occupational exposures on cancer risk. In: Hakama M, Beral V, Cullen JW, et al., editors. IARC scientific publication: evaluating effectiveness of primary prevention of cancer. Lyon: International Agency for

Research on Cancer; 1990. p. 23–56.

[11] Barnes FS, Greenebaum B. Handbook of biological effects of electromagnetic fields. Biological and medical aspects of electromagnetic fields. 3rd ed. Boca Raton: CRC Press; 2008.

[12] Interphone Study Group. Brain tumour risk in relation to mobile telephone use: results of the INTERPHONE international case-control study. Int J Epidemiol. 2010;39:675–94.

[13] Kane AB, Hurt RH. Nanotoxicology: the asbestos analogy revisited. Nat Nanotechnol. 2008;3:378–9.

[14] Schulte P, Geraci C, Zumwalde R, Hoover M, Castranova V, Kuempel E, Murashov V, Vainio H, Savolainen K. Sharpening the focus on occupational safety and health in nanotechnology. Scand J Work Environ Health. 2008;34:471–8.

[15] President's Cancer Panel. 2008–2009 annual report: reducing environmental cancer risk: what we can do now. Washington, DC: U.S. Department of Health and Human Services; 2010.

原著前言

当我们编辑《职业性癌症》的第一版时，我们认为，即使在后工业化国家，仍有很大一部分癌症并没有被纳入到职业性癌症的范畴。事实上，只有一些罕见的肿瘤与某些外源性因素密切相关，例如与石棉暴露相关的恶性胸膜间皮瘤、氯乙烯暴露相关的肝血管肉瘤、硬木暴露相关的鼻窦肠型腺癌等，这些癌症已是公认的职业性疾病。这些罕见肿瘤之所以被认为与职业相关，是因为它们在非暴露者中很少发生。但还有很多常见癌症的职业病因则更难识别。最好的例子是与石棉暴露相关的肺癌：根据流行病学调查，可以估算出发病数量，尽管各国之间存在一些差异，但发现和报告的病例比预期估算的要少得多。对于大多数常见癌症类型而言，归因于职业因素造成的比例很小，职业风险比率也很低，但这些因素加上生活方式和遗传因素一起，可能会大大增加个人患癌的风险。识别职业和其他风险因素可以有效地采取预防措施，例如鼓励戒烟以降低肺癌风险、谨慎使用激素替代疗法以降低乳腺癌风险。然而，识别职业致癌因素最重要的结果仍然是消除相关致癌物的暴露，或至少将其降低到不构成风险的暴露水平。

以上考虑因素在今天仍然有效。然而，自本书的第一版出版以来，我们对癌症的职业致癌的病因及其内在机制的认识有了很大的发展，因此我们决定更新本书。

我们的主要目的仍然是提供一本专业指南，为职业健康医生、肿瘤学专家、诊断和治疗癌症患者的医学专家、从事职业性癌症研究的医疗保健人员在评估患者职业风险因素时提供参考。为此，我们在第二版中增加了一章，重点介绍职业健康医生的临床经验。据我们所知，这是当前唯一一本可以轻松找到所有癌症职业风险信息的书籍。本书根据癌症部位分类，以帮助医疗专业人员判断癌症风险增加或癌症职业病因是否与患者特定的职业相关。在我们从事职业癌症研究和诊断的这些年里，时常有职业保健专家会问我们是否可以推荐类似的书籍，这本书应该是他们所需要的。本书的读者对象还包括从事工人保险、赔偿和职业病登记工作的人员，以及职业健康和肿瘤学专业的研究生。

本书的主要章节由各部位肿瘤组成，这些章节提供了有关各种癌症风险职业、职业致癌物以及接触其他环境和生活方式的癌症风险相关的流行病学数据。关于某器官发生癌症涉及的职业风险因素，则会讨论文献报道中介绍的暴露评估、临床和病理结果、分子机制、生物标志物和遗传易感性。恶性间皮瘤和肺癌是两种最重要的职业相关癌症，本书将分别用独立的章节介绍其流行病学、临床表现、暴露评估、分子机制、分子标记物和遗传易感性。一些特定的主题，如职业性癌症史、职业性癌症的负担、预防策略、职业性癌症的筛查、儿童因职业因素导致的癌症以及癌症研究中如何利用肿瘤登记数据，都在各章中分别进行了阐述。我们非常感谢如此多的研究人员认同《职业性癌症》这本专著的重要性，并愿意奉献时间来撰写本书。书中的每一章都是由该领域的知名专家撰写的。该书第一版在公众中得到了广泛认可，也证实了我们的倡议是有益的。

与特定致癌物相关的癌症分子机制和生物标志物方面的科学文献越来越多。对于非分子研究领域的人来说，了解掌握分子研究领域的最新成果具有挑战性。因此第二章和第三章向广大读者介绍了基本的致癌机制和基因 – 环境交互作用的相关研究。尽管我们对职业相关癌症的分子机制的研究在不断加深，但在大多数情况下，利用这些信息来评估患者个体的致癌可能性还为时尚早。与第一版一样，我们要求作者不讨论司法管辖和赔偿政策，因为各国关于工人职业病的法律制度和赔偿协议存在显著差异。

众所周知，科学界对一些研究设计和研究结果不一致的问题存在分歧，例如，结晶二氧化硅和温石棉（白石棉）的致癌效力就是一个有争议的话题。我们鼓励每一章的作者提出相对一致的观点，但不会影响各自的结论。各章节的内容仍由作者负责。不过，作者的个人观点也有可能影响到他们引用的文献。为了解决这个问题，我们尝试在多个章节中讨论一些具有争议的主题，建议读者参阅有关同一致癌物的其他章节，特别是流行病学章节，其中列出了有关致癌物的所有相关研究。

我们衷心希望本书的第二版能够继续发挥积极作用，让所有诊断和治疗癌症患者的医生、从事职业保健的工作者或出于任何其他原因对癌症的职业因素感兴趣的人都能在本书中找到对他们有价值的内容。

Sisko Anttila
芬兰赫尔辛基

Paolo Boffetta
美国纽约 / 意大利博洛尼亚

译者序

　　在癌症研究领域，职业性癌症是一个备受关注的话题。随着工业化和现代化的进程，越来越多的职业暴露于各种潜在的致癌因素中，使得职业性癌症的预防和诊断成为了一个重要的议题。例如国际癌症研究署人类致癌危害鉴定专著（IARC Monographs on the Identification of Carcinogenic Hazards to Humans）认定所有类型的石棉（包括温石棉）对人体是有充分证据的 1 类致癌物 。并且，石棉也是恶性间皮瘤、肺癌、卵巢癌、喉癌的 1 类致癌物。迄今已有 66 个国家和地区已经全面禁止使用石棉。全球每年有 10 多万人死于石棉相关疾病，在高收入国家，未来几年石棉相关疾病的赔偿金可能达到数千亿欧元。世界卫生组织和国际劳工组织都呼吁国际社会全面禁止使用所有类型的石棉。

　　这本《职业性癌症》的第二版，正是针对职业性癌症这一领域的最新进展进行了全面的梳理和阐述。作为译者，我深感荣幸能够将这本书引入中国，为我国的职业卫生和癌症防控工作提供有益的参考。

　　本书主要章节由各部位肿瘤组成，这些章节提供了癌症风险职业、职业致癌物以及其他环境和生活方式风险因素的流行病学数据，以帮助医疗专业人员判断癌症风险增加或癌症职业病因是否与患者特定的职业相关。

　　恶性间皮瘤和肺癌是两种最重要的职业相关癌症，本书将分别用独立的章节介绍其流行病学、临床表现、暴露评估、分子机制、分子标志物和遗传易感性。一些特定的主题，如职业性癌症史、职业性癌症的负担、预防策略、职业性癌症的筛查、儿童因职业因素导致的癌症以及癌症研究中登记数据的应用，都在各章中分别进行了阐述。

　　《职业性癌症》原著的每一章都是由该领域国际知名专家撰写，保证了本书的质量和全球视野。此外，本书是迄今唯一一本包含所有癌种职业风险信息的专著。

　　本书可为职业健康医生、肿瘤学专家、诊断和治疗癌症患者的医学专家、从事职业性癌症研究的医疗保健人员等提供参考。本书的读者对象还包括从事工人保险、赔偿和职业病登记工作的人员，以及职业健康和肿瘤学专业的研究生。

　　特别感谢本书翻译团队的大力支持和把关，来自杭州师范大学、温州医科大学、浙江中医药大学、澳门大学的多位在读研究生做了大量基础性工作。在本书翻译过程中可能存在对原著理解的偏差，希望读者提出宝贵意见，以便我们再版时加以修正，谢谢。

陈天辉

2023 年 11 月 21 日

致 谢

我们向所有作者表示最诚挚的感谢，感谢他们用新的研究数据更新了各章内容，并就第一版未涉及的主题撰写了新的章节。本书的编写凝聚了作者们大量的专业知识和智慧。第二版主要以第一版为基础，第一版的起源和内容受到了我们同事极大的影响，尤其是 Kurt Straif 博士。最后，我们要感谢施普林格出版社及其编辑 Joanna Bolesworth 和 Prakash Jagannathan 为本书顺利出版所做的贡献。

目 录

第 1 章
职业性癌症研究的历史概述

Jack Siemiatycki

在各种可改变的致癌危险因素中，职业性致癌物占有特殊的地位。职业环境一直是研究人类癌症发病机制最富有成效的领域。事实上，所有公认的人类致癌物中近一半是职业性致癌物。发现职业性致癌物对于预防职业性癌症至关重要，而且这种发现的潜在益处超出了工厂的范围，因为大多数职业性暴露会进入一般环境，有时浓度比工作场所更高，并且对于某些物质来说，暴露在一般环境中的人比在工作场所暴露的人更多。

早期发现

1775 年，当时英国顶尖的外科医生之一 Percivall Pott 爵士描述了英国烟囱清洁工中的一些阴囊癌病例。他将这种在业内被称为"煤烟疣"的疾病归因于烟囱清洁工糟糕的肮脏工作环境和"阴囊皱褶积灰"[1]。在随后的一个世纪里，该综合征开始广为人知，但直到 19 世纪后半叶，它仍然是唯一公认的职业性癌症。1875 年，Volkmann 在一群煤焦油和石蜡工人中描述了一种与阴囊"烟囱清洁工癌症"类似的综合征[2]。此后，页岩油工人[3] 和棉纺业行业的骡机纺线工人[4, 5] 中报告了明显的阴囊癌聚集性病例。到 1907 年，英国人普遍认为"沥青、

焦油和焦油类物质"具有致癌性，因此，官方认定，具有这些物质暴露史的工人身患皮肤癌可以得到赔偿。其他类型的癌症也被认为与职业相关。

19 世纪末，几个世纪的非正式观察均显示，捷克斯洛伐克的约阿希姆斯塔尔和德国施尼贝格居民的肺癌发病率异常升高。结果表明，发病风险与在当地金属矿山工作相关[6-8]。大约在同一时间，Rehn[9] 报告了德国一家用煤焦油生产染料工厂的工人中发生了聚集性膀胱癌病例。

随着这些高危职业临床病例报告的不断积累，癌症病因学的科学研究在 20 世纪初随着动物实验研究而兴起。Yamagiwa 和 Ichikawa[10] 的实验取得了重大突破，他们通过应用煤焦油成功诱导兔耳发生皮肤肿瘤。在接下来的 20 年里，特别是由 Kennaway 领导的一个英国团队，取得了几项重要的实验发现。他们在一系列的实验中成功地分离出了二苯并 [a，h] 蒽和苯并 [a] 芘，这两种化合物都是多环芳烃（PAHs）和煤焦油中的活性成分[11-13]。这些化合物可能是暴露在烟灰和油中的人群患阴囊癌风险增加的原因[14]。其他几种多环芳烃随后被证明对实验动物具有致癌作用，但许多其他化合物家族的物质也是如此。例如，2- 萘胺已被证明会导致狗的膀胱肿瘤，这可以解释早期在染料工人中所发现的膀胱癌。

20 世纪上半叶，出现了更多关于高危职业群体的报告。在诸如镍精炼厂[15]、煤炭碳化工艺[16]、铬酸盐制造业[17]、含无机砷的洗羊药水制造业[18]

J.Siemiatycki（✉）
Social and Preventive Medicine, University of Montreal,
Montreal, QC, Canada
e–mail:j.siemiatycki@umontreal.ca

和石棉产品制造业[19]等职业环境中都报道了呼吸系统癌症的风险。这些职业环境导致的呼吸系统癌症发生在吸烟导致肺癌流行达到高峰之前，当时肺癌的背景风险处于较低水平。

现代癌症流行病学始于1950年左右，当时有几项关于吸烟和肺癌的研究。

在职业癌症流行病学领域，20世纪50年代见证了在天然气工人[20]、石棉工人[21]和化工行业的染料生产工人中[22]开展的一些重要研究。这些早期研究结果对于突出重大工作场所对疾病的危害具有重要意义，并且这些先驱研究者为研究职业群体而开发的方法对职业癌症研究的开展产生了重大影响。

20世纪60年代，随着"环保主义"作为社会意识组成部分的蓬勃发展，旨在调查环境和癌症之间联系的研究数量急剧增加。出于某些原因，人们特别注意职业环境。大多数关于环境癌症风险的历史观察都是在职业暴露人群中发现的。尽管很难描述和研究工人群体，但是研究具有其他共同特征（如饮食或一般的环境污染）的群体更加困难。职业环境的工作人口更容易界定，而且公司人员和工业卫生记录通常允许对个体工人暴露于工作场所的物质进行某种形式的粗略量化。此外，工会组织的压力也是吸引人们关注工作场所的重要力量。最后，工作场所是一个人们接触到大量潜在有害物质的环境。尽管如此，由于许多职业暴露也可能发生在一般环境中，工人所承担的癌症风险的影响远远超出了工作场所。

伴随着癌症和环境流行病学研究的增多，旨在测试不同物质潜在致癌性的广泛实验工作也随之而来。尽管这些工作的开展在早期不是很系统，但国家机构，特别是美国的国家毒理学计划，已经实施了系统的战略，通过标准化的、最先进的长期动物研究来测试大量的物质[23]。

如何在已知的关联中积累证据

表1.1列出了8个公认的职业危险因素的证据演变[56]。对于每一种危险因素与癌症的关联，表中列出了首次怀疑发表的时间，以及随后出现的一些重要证据。表中还提供了关于流行病学调查结果性质的综合信息。通常情况下，确定职业危险因素与癌症的关联首先是基于临床观察，随后进行有提示性但不足以得出结论的队列研究，然后开展更严谨、更有说服力的队列研究。

对于大多数公认的致癌物，从第一份临床报告到普遍接受其与癌症之间的关联需要几十年的论证。在早期，论证的时间很长，部分原因是缺乏流行病学研究的专业知识和开展此类研究的资源。在三个最近的"发现"中，即石棉与间皮瘤、氯乙烯与肝脏血管肉瘤、氯醚与肺癌之间的关联，从首次提出怀疑到普遍认可该关联的因果关系只需要几年的时间。通常，与最近报告相比，早期报告中的相对风险估计更高。这可能是由以下几个原因造成，一是早期异常结果被注意和报告的可能性更大，二是工业卫生条件的实际改善确实有助于降低患癌风险。

虽然研究公认致癌物的知识进化史具有启发意义，但了解怀疑和认识的过程不一定一直有效。也就是说，也有一些过去被认为极有可能或可能的关联现在被认为没有关联或关联很小。举几个例子，如接触镉与患前列腺癌的风险关系。早期的研究暗示了两者之间的关联[57-60]，但最近更有力的研究倾向于反驳这一假说[61-63]。再比如，由于人造矿物纤维（MMMF）和石棉之间的物理特征存在相似性，导致人们认为MMMF可能与肺癌存在关联。但是，美国和欧洲的大型队列研究都未能证明MMMF对肺癌存在过度风险[64-66]。但是，MMMF的绝对暴露水平不同远低于石棉，因此人们可能会发出疑问，石棉和MMMF与肺癌关联的差异性是否可能是由于暴露水平不同所导致，而不是这两类纤维的固有致癌性所导致。第三个例子是环氧乙烷与白血病。一项来自瑞典的报告显示，环氧乙烷的生产商和使用者患白血病的风险更高[67, 68]。但美国更大规模的研究随后表明不存在这种风险[69, 70]。第四个例子是丙烯腈与肺癌。美国和英国在20世纪80年代早期发表的一些研究表明，丙烯腈可能会增加患肺癌的风险[71-73]。但随后来自欧洲和美国的一系列大型研究都未能证明其有患肺癌的风险。最后，长期以来人们一直怀疑甲醛和肺癌之间可能存在联系。但一系列大型研究都未能证明这种效应[74-78]。

显然，基于实验结果、个别流行病学研究的病例报告或怀疑并不足以预测相关关联的最终结果。

表 1.1　一些具有里程碑意义的文献，说明了人类关于某些公认的职业癌症的研究信息发展

物质 / 癌症	参考文献	地区	研究人群	研究类型	证据效力
氡 / 肺	Härting 和 Hesse [6]	德国	矿工	病例报告	中
	Peller [8]	捷克斯洛伐克	矿工	队列	中
	Archer 等 [24]	美国	铀矿工	队列	强
	Archer 等 [25]	美国	铀矿工	队列	强
	Howe 等 [26]	加拿大	铀矿工	队列	强
联苯胺 / 膀胱	Rehn [9]	德国	染料工人	病例报告	弱
	Scott [27]	英格兰	染料工人	病例报告	中
	Case 等 [22]	英国	染料工人	比例死亡比	强
	Meigs 等 [28]	康涅狄格州	联苯胺生产厂工人	队列	强
镍和镍化合物 / 鼻	Annual Report [29]	威尔士	镍精炼厂	病例报告	中
	Doll [30]	威尔士	镍精炼厂	比例死亡比	强
	Kaldor 等 [31]	威尔士	镍精炼厂	队列	强
砷 / 呼吸系统	Henry [32]	英格兰	洗羊药水	病例报告	弱
	Hill 和 Faning [18]	英格兰	砷剂包装工	比例死亡比	中
	Lee 和 Fraumeni [33]	蒙大拿州	冶炼厂工人	队列	强
	Lee-Feldstein [34]	蒙大拿州	冶炼厂工人	队列	强
	Pinto 等 [35]	华盛顿	冶炼厂工人（尿液指数）	队列	强
	Enterline 等 [36]	华盛顿	冶炼厂工人（空气指数）	队列	强
石棉 / 肺	Lynch 和 Smith [37]	南卡罗来纳州	石棉纺织工人	单病例报告	弱
	Doll [21]	英格兰	石棉工人	队列	弱
	Selikoff 等 [38]	美国	绝缘体工人	队列	中
	McDonald 等 [39]	加拿大	温石棉矿工	队列	强
	Dement 等 [40]	美国	石棉纺织工人	队列	强
	Seidman 等 [41]	美国	铁石棉工人	队列	强
苯 / 白血病	Mallory 等 [42]	英国	各种职业	病例报告	弱
	Vigliani 和 Saita [43]	意大利	各种职业	病例报告	弱
	Ishimaru 等 [44]	日本	各种职业	病例报告	中
	Aksoy 等 [45]	土耳其	鞋匠	病例报告	中
	Infante 等 [46]	俄亥俄州	氢氯化橡胶生产厂工人	队列	中
	Rinsky 等 [47]	俄亥俄州	氢氯化橡胶生产厂工人	队列	强
	Yin 等 [48]	中国	苯生产商	队列	强

物质 / 癌症	参考文献	地区	研究人群	研究类型	证据效力
氯醚 / 肺	Figueroa 等 [49]	费城	化工工人	病例报告	中
	DeFonso 和 Kelton[50]	费城	化工工人	队列	中
	McCallum 等 [51]	英国	氯醚生产厂工人	队列	强
氯乙烯 / 肝脏血管肉瘤	Creech 和 Johnson[52]	肯塔基州	聚氯乙烯生产厂工人	病例报告	弱
	Monson 等 [53]	肯塔基州	聚氯乙烯生产厂工人	比例死亡比	强
	Waxweiler 等 [54]	美国	聚氯乙烯生产厂工人	队列	强
	Fox 和 Collier [55]	英国	聚氯乙烯生产厂工人	队列	中

引自 Siemiatycki 等 [56]，经美国牛津大学出版社许可。

由于随机概率、偏倚和混杂因素，将不可避免地出现一些假阳性结果，因此寻求研究结果的可重复性非常重要。

化学品对人类风险的证据来源

有关某种物质致癌性的直接证据可以来自人类流行病学研究或动物实验研究（通常是啮齿类动物）。其他证据来自化学结构活性分析、药代动力学、致突变性、细胞毒理学以及毒理学其他方面的研究结果。

流行病学

流行病学研究为确定职业致癌物及其对人类的影响提供了最相关的数据，这也有助于了解职业性致癌物的作用机制。流行病学研究需要将工人因癌症患病或死亡与他们过去的职业、行业和 / 或职业状况信息结合起来。第三个可选的数据集将提高这种结合关系所得出的推论的有效性，但这个数据集也可能混淆职业与疾病之间关系的共同风险因素。

由于大多数癌症的诱导期较长，目前的流行病学研究不能提供可能由最近引入的工业制剂引起的致癌风险的直接证据。即使是已经存在了很长时间的物质，寻找直接证据也存在障碍。每个人在其一生中都会经历一种特殊且令人困惑的暴露模式。我们不可能完全准确地描述一个人的终生暴露情况，

即使我们能做到，梳理出无数特定物质对人类的影响也是一项艰巨的统计任务。确定有效的癌症诊断也是一个问题，因为研究对象通常是通过常规记录来源进行追踪（尤其是死亡证明），这可能容易出错，或者是生存时间较长的癌症不具备代表性。职业癌症的流行病学跟其他领域的流行病学一样，研究过程中容易受到混杂因素的影响。但是，职业环境中存在一些高度相关的暴露因素，导致职业流行病的混杂偏移更严重。可用于流行病学研究的受试者数量往往有限，这就导致了统计学检验存在较大误差。

尽管存在这些挑战，流行病学研究对我们了解职业致癌物仍做出了重大贡献。

动物实验

一方面由于难以在人类中获得足够的数据，另一方面由于实验方法的优势，人们致力于应用对照动物实验研究物质的影响。动物研究产生的结果确实与人类的致癌性有关。在所有哺乳动物物种中，某些基本的遗传和细胞特征相似。大多数已知的人类致癌物在一种或多种动物物种中具有致癌性；受影响的靶器官种类与致癌毒性之间存在一定的相关性 [79-87]。

尽管如此，从动物实验证据推断到人类仍需谨慎。动物实验的设计不是为了模拟人类的经验，而是为了最大限度地提高检测动物致癌物的灵敏度。所用剂量通常比人类暴露的水平高出几个数量级。动物实验暴露的途径有时是不现实的（例如，注射

或植入），并且对照和有限的共暴露模式与人类的情况不同。实验动物的"生活方式"不仅不同于人类，而且也不同于野生动物。使用的动物通常来自纯基因种系，这类群体对致癌物的易感性可能高于遗传异质性的人群。代谢、免疫学、DNA 修复系统、寿命和其他生理特征因物种而异。在动物中发现的肿瘤通常在人类中找不到对应部位（如前胃或任氏腺），或在人类中该部位极少发生肿瘤（如：脑下垂体）。实验动物中发生的许多肿瘤的变化过程与人类的恶性肿瘤不同，而且其恶性表型尚不清楚。啮齿类动物对人类影响的定量外推依赖于剂量当量、剂量 – 反应曲线、安全因素等无法验证的数学假设。不同的合理假设可能会导致估计值的巨大差异。一些实验性致癌物的作用机制可能与人类无关。一个典型的例子是雄性大鼠暴露于包括汽油在内的各种有机化学物和混合物后发生肾脏肿瘤；然而这些肿瘤显然是由 α_2- 微球蛋白（一种性别和物种特异性蛋白）沉积所引起[88]。Gold 等[89]的研究表明，即使在进化阶段十分接近的两个物种之间（如小鼠和大鼠），致癌性的预测价值也低于 75%。

尽管人们努力调查物种间外推的科学基础，并且尽管已经投入大量资源用于测试动物系统中的化学物质，但关于动物实验的预测价值仍然存在严重分歧[23, 87, 90-97]。

短期测试与结构 – 活性关系

为了缩短动物致癌实验漫长的过程并降低其昂贵的费用，已经开发了一些快速、廉价和灵敏的检测方法，以检测可能与致癌相关或预测致癌的因素[82, 98-101]。然而，无论是单独还是联合使用这些方法，都不能证明能够持续预测对动物的致癌性，更不用说对人类的致癌性了[99, 102-104]。这些方法的作用仅是筛选动物实验中的化学物质以及补充动物实验的结果。

职业性致癌物清单

虽然这似乎是一项很简单的任务，但很难拟定一份明确的职业性致癌物清单。首先，职业性致癌物的定义模糊不清。大多数职业暴露同时存在于一般环境和 / 或消费品中。大多数一般环境暴露和消费品，包括药品、食品和其他产品，也存在于某些职业环境中。这些差异可能十分无规律。例如，虽然烟草烟雾、阳光和免疫抑制药物最初并不被认为是职业暴露，但确实有工人的职业使他们接触到这些物质。此外，尽管石棉、苯和氡气被认为是职业性致癌物，但它们也在一般环境中广泛存在，而且，在职业环境外接触这些物质的人可能比在职业环境内接触的更多。没有简单的标准来区分"职业性"致癌物和"非职业性"致癌物。此外，一些致癌物是用于研究的化学物质，无论是职业或非职业环境都很少有人会接触到这些物质。

其次，证据来源具有相当的特殊性。在某些情况下，我们知道某一职业或工业群体罹患癌症风险过高，并且已经充分了解致病因素（例如，阴囊癌——烟囱清扫工——煤灰含有多环芳烃[14]；肺癌——石棉矿工——石棉纤维[63]）。相关证据的关联强度可能会有所不同。但对于某些关联，过度风险似乎无可争议（例如：肝血管肉瘤和氯乙烯单体[105]；膀胱癌和联苯胺[105]）。对于某些关联，证据具有启发性（例如：乳腺癌和轮班工作[106]；膀胱癌和油漆工人[105]）。工业环境中的许多物质，没有关于人类致癌性的数据，但其中数百种物质已被证明在某些动物物种中具有致癌性，还有数千种物质已被证明在致突变性或遗传毒性试验中具有一定的作用。由于这些原因使制定一份职业性致癌物清单变得复杂化。

IARC 专著

职业性致癌物的关键信息来源之一是国际癌症研究署（IARC）的专著方案——其评估化学品对人类的致癌风险。IARC 方案自 1971 年开始施行，其目标是对人类已知暴露的化学品、化学品组、工业过程、其他复杂混合物、物理制剂和生物制剂的致癌性的流行病学和实验数据进行严格审查，并从人类风险的角度评估这些数据质量。

IARC 的评估在特别召集的会议期间进行，会议通常持续一周。每次会议可能只评估一种制剂，如二氧化硅；也可能涉及一组相关制剂；甚至可能讨论一个职业或行业的暴露情况。IARC 通常每年召开三次会议，每次会议都会召集一个国际工作小组，通常由 15～30 名专家组成，从四个角度评估会议主题：①所评估物质的暴露和发生情况，②癌症风险的人类证据（即流行病学），③动物致癌性，④与致癌性及其机制评估的其他相关数据。工作组需要审查与致癌性评估相关的所有文献。在会议的第一部分，四个小组（基于上述四个角度）分别审

查和修订该小组成员准备的草案，每个小组对其重点关注的证据进行联合审查和评估。随后，整个工作组召开全体会议，着手拟定一份联合文案。他们需确定流行病学证据是否支持该物质致癌的假设，并分别确定动物证据是否支持该物质致癌的假设。这些判断不是简单的二分法（是 / 否），而是允许工作组对所评估的每一个方面表达一系列的意见。

表 1.2 显示了工作组被要求只审查流行病学证据和只审查动物实验证据时对每种物质进行分类[56]。做出这些决定的操作准则是为解释留有余地，而科学证据本身就可以有不同的解释。因此，评估存在困难和争议也就不足为奇了。

表 1.2   IARC 专著中用于描述致癌性证据的分类

证据类别	人类	动物
致癌证据充分	暴露于该物质、混合物或暴露环境与人类癌症之间已经建立了因果关系。也就是说，在合理地排除偶然性、偏倚和混杂因素的研究中，已经观察到暴露和癌症之间存在正相关关系。	在（a）两种及两种以上动物物种或（b）一个物种进行两次或两次以上的独立研究，不同时间、不同实验室或不同方案的研究中都显示该物质或混合物与恶性肿瘤发生率增加或良性和恶性肿瘤适当组合之间已建立因果关系。
致癌证据有限	已经观察到暴露于该物质、混合物或暴露环境与癌症之间存在正相关，其因果解释可信，但不能以合理的证据排除偶然性、偏倚或混杂因素。	数据表明有致癌作用，但是无法因此进行明确评估，原因如下：（a）致癌性的证据仅限于单个实验；（b）在研究设计、实施或结果解释的充分性方面存在未解决的问题；（c）该物质或混合物只增加了良性肿瘤或病灶未知的交界性肿瘤的发生率，或已确定病灶部位的肿瘤可能是在某些种系中高发。
致癌证据不足	现有研究的质量、一致性或统计能力不足，无法得出暴露与癌症之间是否存在因果关系的结论，或者没有关于人类癌症的数据。	由于研究存在定性和定量问题，因此不能根据实验结果解释具有致癌作用，或者没有动物实验的癌症数据。
证据表明缺乏致癌性	有几项充分的研究涵盖了人类已知的全部暴露水平，这些研究一致认为，未发现暴露于该物质、混合物或暴露环境与任何研究的癌症之间存在正相关，且在任何观察到的暴露水平上都没有发现正相关。	至少涉及两种物种的研究充分表明，在所使用的测试范围内，该物质或混合物不致癌。

引自 Siemiatycki 等[56]。经美国牛津大学出版社许可

对人类致癌性的总体评估是基于流行病学和动物致癌性的证据，再加上相关的遗传毒性、致突变性、代谢、作用机制或其他任何相关证据。流行病学被赋予最大的权重，其次是直接的动物致癌性证据，越来越多的关注机制证据的研究可以说明动物

证据与人类风险评估的相关性。

表 1.3 显示了总体评估的类别以及它们如何从人类、动物和其他证据中获得[56]。每种物质分为以下类别之一（IARC 称为"类"）：致癌（1 类），很可能致癌（2A 类），可能致癌（2B 类），不可

分类（3类），可能不致癌（4类）。然而，表1.3所示的分类仅代表指示性，工作组可能会得出不同于按分类严格解释的总体评估。例如，尽管缺乏流行病学数据，但由于压倒性的实验证据和作用机理考虑，中子已被归类为人类致癌物（1类）[108]。

IARC 的方案依赖于共识，通常可以达成，但有时，专家之间的不同意见会导致决策分歧。最后，发表的评估反映了至少大多数参与专家的观点。IARC评估的结果以易于获取和便于用户使用的卷册出版，摘要则在网站上公布[109]。

表 1.3　IARC 工作组在综合流行病学、动物和其他证据评估人类致癌性时使用的分类和指南

类别组合				
分类	分类说明	流行病学证据	动物证据	其他证据
1	该物质、混合物或暴露环境对人类致癌	充分	所有	所有
		不够充分	充分	强阳性
2A	该物质、混合物或暴露环境很可能对人类致癌	有限	充分	小于强阳性
		不足或不适用	充分	强阳性
2B	该物质、混合物或暴露环境可能对人类致癌	有限	不够充分	所有
		不足或不适用	充分	小于强阳性
		不足或不适用	有限	强阳性
3	该物质、混合物或暴露环境对人类的致癌性尚无法进行分类	不足或不适用	有限	小于强阳性
		未分类		
4	该物质、混合物或暴露环境可能对人类不致癌	表明缺乏致癌性	表明缺乏致癌性	所有
		不足或不适用	表明缺乏致癌性	强阳性

该表展示了我们对工作组使用的 IARC 指南的解释，这些指南从流行病学、动物证据和其他综合证据得出总体评估。但是，在特殊情况下，工作组在得出总体评估时可以背离这些准则。例如，如果人类证据不足，并且有强有力的证据表明在动物身上的作用机制与人类无关，则可以降低总体评估。有关指南的详细信息，请参阅 Siemiatycki 等[56] 的 IARC 专著前言[107]。经美国牛津大学出版社许可。

IARC 专著也存在一些需要被重视的局限性。首先，IARC 没有提供任何明确的指示，说明所评估的物质是否应被视为"职业性"暴露。其次，评估是以工作组开会和审查证据的时间为基础；在 IARC 审查之后出现的证据可能会改变评估结果。Siemiatycki 等[110] 汇总了截至 2003 年由 IARC 专著所确定的职业性致癌物，包括确定靶器官。本书使用他们对职业暴露的操作定义。在 2008 年和 2009 年期间，举行了一系列 IARC 专著会议，以重新评估先前被认为是 1 类致癌物的证据。对致癌性的证据进行了重新评估，并在适当的情况下确定了靶器官。

明确和可能的癌症职业危险因素

表 1.4 列出了 32 种被归类为 1 类的（即明确的）致癌物质，这些物质属于职业暴露。表中也显示了受累靶器官，以及该物质可能存在的主要职业或行业。表中还列出了 11 个已被发现存在风险的职业和行业，但其主要危险物质尚未确认。

其中一些致癌物是天然存在的物质或制剂（如石棉、木尘、太阳辐射），而有些是人造的（如矿物油、TCDD、氯乙烯）。有些是定义明确的化合物（如苯、三氯乙烯），而另一些是化合物家族，可能包括一些致癌物和一些非致癌物（如镍化合物、酸雾、木尘），还有一些是化学成分不同的混合物（如柴油发动机排放物，矿物油）。

表 1.4   IARC 专著第 1–106 卷列出的明确致癌物的职业暴露、职业、行业和职业环境（1 类）

物质、职业或行业	靶器官	主要行业或用途
化学制剂		
酸雾，强无机物	喉	化学品
4- 氨基联苯	膀胱	橡胶
砷和无机砷化合物	肺、皮肤、膀胱	玻璃、金属、杀虫剂
石棉（所有形式）	喉、肺、间皮、卵巢	绝缘、施工、装修
苯	白血病	化学品生产中的起始剂和中间体，溶剂
联苯胺	膀胱	颜料
苯并 [a] 芘	肺、皮肤（疑似）	煤炭液化和气化、焦炭生产、焦炉、煤焦油蒸馏、铺设屋顶、铺路、铝生产
铍和铍化合物	肺	航空航天、金属
双（氯甲基）醚、氯甲基甲醚	肺	化学制品
1，3- 丁二烯	白血病和 / 或淋巴瘤	塑料、橡胶
镉和镉化合物	肺	颜料、电池
六价铬化合物	肺	金属镀层、颜料
煤焦油沥青	肺、皮肤	建筑、电焊
柴油发动机排气	肺	运输、采矿
环氧乙烷	–	化学制剂、消毒剂
甲醛	鼻咽、白血病	塑料、纺织品
电离辐射（包括氡 222 及其子体）	甲状腺、白血病、唾液、肺、骨、食道、胃、结肠、直肠、皮肤、乳房、肾脏、膀胱、脑	放射学、核工业、地下采矿
皮革灰尘	鼻腔	鞋的制造和修理
4，4′ – 亚甲基二（2- 氯苯胺）（MOCA）	–	橡胶
未经处理或轻度处理矿物油	皮肤	润滑剂
2- 萘胺	膀胱	颜料
镍化合物	鼻腔，肺	金属合金
页岩油	皮肤	润滑剂、燃料
石英或方石英形式的结晶二氧化硅粉尘	肺	建筑、采矿
太阳辐射	皮肤	户外作业
煤烟	肺、皮肤	烟囱清洁工、泥瓦匠、消防员
2，3，7，8- 四氯二苯并对二噁英（TCDD）	–	化学制剂
二手烟	肺	酒吧、餐馆、办公室
邻甲苯胺	膀胱	颜料
三氯乙烯	肾	干洗溶剂
氯乙烯	肝脏	塑料
木尘	鼻腔	家具

物质、职业或行业	靶器官	主要行业或用途
未确定主要危险物质的职业或行业		
铝生产	肺、膀胱	–
金胺生产	膀胱	–
煤气化	肺	–
煤焦油蒸馏	皮肤	–
焦炭生产	肺	–
赤铁矿开采（地下）	肺	–
钢铁铸造	肺	–
强酸制造异丙醇	鼻腔	–
品红生产	膀胱	–
油漆工	膀胱、肺、间皮	–
橡胶制造	胃、肺、膀胱、白血病	–

在表 1.3 所示的 11 个高风险职业和行业中，大多数都是发达国家中工人数量较少的行业。但是，油漆工是一个在人口上相当普遍的职业群体，造成其过度风险的因素还没有明确。但是可以合理推测，芳香胺类（如联苯胺和 2- 萘甲酰亚胺）可能是膀胱癌高风险的原因之一，然而肺癌的原因尚不清楚[111]。

表 1.5 列出了 27 种职业暴露因素，它们被归类为 2A 类（即很可能致癌）癌症病因。表中还显示了 5 种可能存在风险但其原因尚未确定的职业和行业，以及另一种类型的职业环境——轮班工作。其中一些物质有大量流行病学证据，但这些证据不能明确确定其致癌性（例如，铅化合物，杂酚油）；但该表中的大多数物质都是明确的动物致癌物，几乎没有流行病学证据来证实或反驳动物证据。暴露于表 1.5 中列出的大多数物质的工人数比暴露于表 1.4 中列出的物质的工人数要少。

表 1.5 IARC 专著第 1–106 卷列出的很可能致癌的职业暴露、职业、行业和职业环境（2A 类）

物质、职业或行业	可疑靶器官	主要行业或用途
化学制剂		
丙烯酰胺	–	塑料
沥青（屋顶施工期间的燃烧产物）	肺	屋顶铺设
敌菌丹	–	农药
α- 氯化甲苯（二氯甲基苯、三氯甲苯、氯化苄）和苯甲酰氯（混合暴露）	–	颜料、化学制品
4- 氯 - 邻 - 甲苯胺	膀胱	颜料、纺织品
含碳化钨的钴金属	肺	硬质金属生产
杂酚油	皮肤	木材
硫酸二乙酯	–	化学制品
二甲氨基甲酰氯	–	化学制品
1，2- 二乙基肼	–	研究
硫酸二甲酯	–	化学制品

物质、职业或行业	可疑靶器官	主要行业或用途
表氯醇	–	塑料
二溴化乙烯	–	熏蒸消毒剂
缩水甘油	–	制药行业
磷化铟	–	半导体
无机铅化合物	肺、胃	金属、颜料
甲磺酸甲酯	–	化学制品
2-硝基甲苯	–	染料生产
非砷杀虫剂	–	农业
多环芳烃（除 BaP 之外的几个）	肺、皮肤	煤炭液化和气化、焦炭生产、焦炉、煤焦油蒸馏、屋顶铺设、铺路、铝生产
多溴联苯	–	电气部件
7，8-氧化苯乙烯	–	塑料
四氯乙烯（全氯乙烯）	–	溶剂
1，2，3-三氯甲烷	–	溶剂
磷酸三（2，3-二溴丙基）	–	塑料、纺织品
溴乙烯	–	塑料、纺织品
氟乙烯	–	化学制品
未确定主要危险物质的职业或行业		
艺术玻璃、玻璃容器和压制器皿（制造）	肺、胃	–
碳电极制造	肺	–
高温油炸食品	–	–
美发师或理发师	膀胱、肺	–
石油精炼	–	–
未确定主要危险物质的职业环境		
涉及昼夜节律打乱的轮班工作	乳房	护士、其他职业环境

知识的演变

表 1.6 显示了职业致癌物的两个早期的分类情况。表 1.4 和表 1.5 中的致癌物清单与 1964 年世卫组织专家小组记录的致癌物清单进行了比较[112]，并与 1987 年 IARC 专著方案积累的致癌物清单进行了比较[113]。在今天的 1 类明确的职业致癌物中，有三分之一已经在 1964 年被确定为职业致癌物，截至 1987 年，三分之二的致癌物被认为是明确或可能的。相比之下，目前 2A 类可能的职业致癌物

在 1964 年甚至没有一种被提及，到 1987 年，大约有三分之一的 2A 类致癌物被提到。虽然致癌物的分类可能会随时间而发生改变，但在实际中，这些致癌物被"降级"的实例很少。

著名的反例有：

- 3，3 二氯苯，1964 年被认为是一种明确的致癌物，直到 1987 年和 2002 年才被认为是可能致癌物。
- 丙烯腈和环氧丙烷，1987 年被认为是很可能的致癌物，直到 2002 年才被认为是可能致癌物。

表 1.6 目前的 IARC 1 类（n= 32）和 2A 类（n=27）职业致癌物（物质，非职业或行业）在 1964 年和 1987 年的评级情况

过去评级	当前 1 类	当前 2A 类
1964 年 WHO 评级		
有充分记录的致癌物	9	0
疑似致癌物	1	0
未提及	22	27
合计	32	27
1987 年评级		
1 类	14	0
2A 类	6	8
2B 类	3	5
3 类	1	0
未评级	8	15
合计	32	27

自 1987 年以来，IARC 评定的职业致癌物中，1 类致癌物的数量有所减少，而 2B 类致癌物的比例则有所增加。这反映了一个事实，即当专著方案开始时，已经累积了大量的具有强有力证据的致癌物，而这些自然就是 IARC 最初选择进行审查的物质。一旦处理完具有强有力证据的致癌物，IARC 就开始处理其他物质。

许多公认的明确职业致癌物在 20 世纪 60 年代就已经被怀疑或确定。可能只有有限数量的强职业 - 癌症关联，而这些关联足够明显，可以产生可观察到的聚集病例，使更敏锐的临床医生关注到。

在 20 世纪 60 年代之前，化学物质的职业暴露水平可能非常高，从而产生了很高的癌症风险和癌症病例聚集，但工业化国家工业卫生条件的改善确实将风险降低到了难以检测的水平。

尽管致癌因素假说主要取决于流行病学和实验证据，但最初的怀疑可能是由流行病学监测、实验证据或临床聚集病例观察引起。事实上，大多数明确的职业性致癌物最初是基于临床医生或病理学家的病例报告而怀疑[114]。然而这些发现通常是巧合[115]。因此，我们有理由怀疑，可能存在一些，甚至许多尚未发现的职业性致癌物。

清单说明

某种物质或环境是否致癌取决于某一特定时间点的证据强度。证据有时是明确的，但更多的时候并非如此。随着新数据的出现，证据的平衡可以朝任何方向发生改变。

将一个职业或行业群体定性为"高风险群体"有很强的时间和地点限制。例如，一些镍精炼厂的工人群体经历鼻咽癌风险过高的事实并不意味着镍冶炼厂的所有工人都将面临这种风险。工业过程、原材料、杂质和控制措施的特殊情况可能会在一家镍精炼厂产生风险，但在另一家镍精炼厂或不同的历史时期则不会发生这样的风险。橡胶生产设施、铝精炼厂和其他行业和职业也是如此。将一种化学物质标记为人类致癌物比将一种职业或行业列为高风险更具有永恒性。然而，即使是这样的说法也需要限定条件。不同致癌物产生不同程度的风险，而对于一种特定的致癌物，不同的人暴露在不同的环境下所产生的风险可能存在巨大的差异。事实上，与其他环境或遗传因素的相互作用可能会导致一些暴露的工人没有风险，而其他人则面临高风险。

这就引出了定量风险评估的问题，它是预防职业性癌症的重要工具。虽然这些信息拥有一定的价值，但对许多物质来说，支持这种量化的剂量 - 反应信息基础比较碎片化。

例证和争议

在本节，我们将以几个例子来说明在评估职业性致癌物研究中固有的一些困难。

多环芳烃（PAHs）

PAHs 是一大类化合物，这些化合物是有机材料，特别是在化石燃料的不完全燃烧过程中产生的。PAHs 存在于许多职业和行业中，同时也存在于非职业环境中，如车辆道路、通过燃烧燃料供暖的房屋、烧烤食物、香烟烟雾等。

如上所述，已知最早的职业性致癌物是煤烟、

油和油烟，这些物质是皮肤癌的危险因素。动物实验表明，在这些复杂混合物中发现的几种化学物质具有致癌性。这些化学物质属于多环芳烃家族。随着流行病学证据的积累，结果显示暴露在煤、石油和木材衍生的复杂混合物中的工人会增加肺癌风险，人们普遍认为主要原因可能是 PAHs。被归类为 IARC 1 类致癌物的几种复杂混合物（煤焦油和焦油、矿物油、页岩油、烟灰）中都含有 PAHs，而且已经确定存在致癌风险的几个行业（煤气化、焦炭生产、铝生产、铁钢铸造）中也都存在 PAHs 暴露。然而，令人费解的是，在 1 类致癌物清单中只有一种特定的 PAHs——苯并（a）芘，其他物质则被归为 2A 类致癌物。这是因为几乎不可能在流行病学上分离出这些致癌混合物各个成分的影响。出于工业卫生目的，不能检测出所有的 PAHs，苯并（a）芘通常被认为是多环芳烃的代表性标志物。

虽然该标志物可用于流行病学研究，但不能假定它是唯一存在的多环芳烃，也不能确定它的存在与其他多环芳烃的存在是否相关。尿 1- 羟基芘是最广泛使用的体内多环芳烃的生物标志物，其排泄取决于多环芳烃混合物的组成，以及多态基因控制的代谢途径。生物标志物和遗传学研究有可能提供更多的信息，从而能够确定特定的多环芳烃是明确的人类致癌物。

柴油和汽油发动机排放物

发动机排放物在许多工作场所都很常见，也是普遍存在的环境污染物。基于部分实验证据和部分流行病学证据，长期以来人们一直怀疑柴油发动机的排放物可能是肺致癌物；但直到最近，流行病学证据对此还不能做出结论 [116-118]。很难对柴油废气的影响作出推论，部分原因是由于一些方法学的限制，另一部分是由于证据的间接性。也就是说，大多数研究都使用特定的职业（最常见的是卡车司机）作为职业暴露于柴油废气的替代。很少有研究能够控制吸烟和其他职业暴露的潜在混杂效应。许多研究的统计能力较低和 / 或随访时间不足。最后，大多数研究中的相对风险估计介于 1.0 到 1.5 之间，

这使得很难排除偶然性或偏移的可能性。许多国家的柴油动力汽车的数量正在增加。由于重大的科学和公共政策影响 [119, 120]，有必要得出更明确的结论，以确定柴油发动机排放物的潜在人类致癌性。最近，一些对暴露在柴油环境中的煤矿工人和铁路工人的研究提供了更确凿的证据，证明以前观察到的关联可能是正确的 [121-124]，IARC 将柴油发动机排放物归类为人类致癌物 [125]。

实验和流行病学证据均表明，暴露在汽油发动机尾气中的致癌作用比暴露在柴油发动机尾气中的证据更少 [126, 127]。

发动机排放为职业和环境癌症风险评估提供了一个常见的两难例子。对汽油和柴油废气的化学分析表明，其中存在许多被认为是致癌的物质，特别是一些被 IARC 归类为 2A 和 2B 类的硝基多环芳烃。

无论混合物的流行病学证据如何，复杂混合物中存在致癌物是否会自动将混合物标记为致癌物，在这个问题上没有广泛的共识，但它具有重要的后果。例如，可能柴油和汽油发动机的排放物本应在很久以前就被归类为很可能或明确的人类致癌物。

石棉

很少有健康问题能像与石棉相关的癌症风险那样引发公众的关注、争议并且产生大量的费用。石棉是一个术语，描述了一类天然存在的纤维状硅酸盐，这些硅酸盐具有不同的化学和物理成分，已广泛应用于工业和消费品一个多世纪。主要的纤维类型为温闪石和角闪石。石棉纤维暴露在许多行业中，包括采矿和磨矿、含石棉产品的制造以及这些产品的使用。目前，在发达国家，建筑和维修工人是石棉的最大暴露群体，这是由于石棉产品的使用、清除以及建筑物拆除而造成的。石棉是 20 世纪最普遍的工作场所暴露物之一。

将石棉与肺癌联系起来的病例报告最早出现在 20 世纪 30 年代和 40 年代 [37]，但第一次正式调查的发表是在 20 世纪 50 年代和 60 年代 [21, 128]。20 世纪 60 年代初，有报道称石棉暴露与一种迄今为止未被认识到的胸膜和腹膜肿瘤有关——间皮

瘤[129]。到 20 世纪 60 年代中期，很明显，当时普遍存在的非常高且几乎不受控制的暴露条件可能会诱发肺癌和间皮瘤。

尽管自 1975 年以来，大多数工业化国家的石棉生产和使用急剧下降，但公众的关注和争议却没有减少[130-136]。石棉纤维在环境中具有高度的持久性和广泛性，部分原因是它在过去被广泛用于工业，另一部分原因是它是世界上许多地区地表外部的天然地质成分。在各种非职业环境中进行的测量都发现了石棉纤维，而且很明显，尽管其水平比某些工作场所低得多，石棉仍然是一种广泛存在的环境污染物。此外，由于潜伏期较长，我们仍能看到 30 ~ 50 年前高水平职业暴露对癌症的影响，我们将在未来一段时间内也能看到这一影响。由于暴露水平比过去低得多，因此有必要确定低水平石棉暴露造成的风险。虽然已经开发了风险评估模型来推断由高到低的暴露水平，但这些模型尚未得到验证[137]。

许多国家已经禁止使用石棉，而其他一些国家则制定了低于已知有害影响水平数量级的监管限制。非石棉替代产品的可用性使这些策略变得可行。可能是因为它们不会致癌，也可能是因为替代产品的暴露水平比过去接触石棉的工人的暴露水平要低得多，所以没有证据表明与替代产品相关的癌症风险。

虽然发达国家石棉的使用量有所下降，但一些发展中国家的石棉使用量却一直在增加。

镉和镉化合物

镉已被生产并用于合金和各种化合物中，用于制造电池、颜料、电镀和塑料等多种终端产品[63]。不同类型的镉化合物在不同工厂的暴露程度存在差异，暴露水平也不同。一些小的队列研究报告在电池厂工人中出现前列腺癌过量病例后，IARC 的一个早期工作组得出结论，有适度令人信服的证据表明，镉暴露导致前列腺癌的风险增加[138, 139]。他们同时指出，其中一个队列也报告了肺癌的过量病例。在接下来的十年中，对暴露于镉的工人进行了一些

额外的队列研究[140]。没有其他证据表明镉会增加前列腺癌的风险。在最初的几项研究中镉与肺癌的相关性证据并不显著，随着额外数据的积累，有关肺癌的证据变得更加显著。到 1993 年，IARC 的另一个工作组宣布镉为 1 类致癌物，但仅仅是基于它与肺癌的关联。然而，对镉致癌性的评估突出了一些方法学的问题。长期、高水平暴露的工人数量很少，镉暴露的历史数据有限，定义和检测暴露梯度的能力仅限于一项研究。吸烟与肺癌之间的混淆影响很难解决。对共同接触其他金属，特别是砷和镍的混杂偏倚很难控制，在某种程度上仍然存在问题。

苯乙烯

苯乙烯是最重要的工业化学品之一。主要用于塑料、乳胶漆和涂料、合成橡胶、聚酯和苯乙醇酸涂料[141]。这些产品用于建筑、包装、船舶、汽车（轮胎和车身部件）和家居用品（如地毯衬垫）。1998 年全世界使用了近 1800 万吨苯乙烯。

据估计，美国可能有多达 100 万名工人接触到苯乙烯，而全世界的数字将会更大。此外，还有广泛的低水平环境暴露。

可能存在癌症风险的第一个证据来自不同苯乙烯相关行业的工人中出现白血病和淋巴瘤的病例报告[142-144]。此后，欧洲和美国在不同的行业开展了许多队列研究[145-149]。对这些研究的解释一直受到四个主要问题的困扰：①这些研究涉及不同的行业类型使得研究结果无法比较；②在大多数行业中，苯乙烯只是几种化学物质暴露中的一种，而这些化学物质往往与苯乙烯暴露高度相关；③尽管在一些队列的某些亚组中有几个迹象表明患白血病的风险过高，但是结果并不具有说服力；④血液系统恶性肿瘤的分类十分复杂[150]。

大量的流行病学证据可以合理地解释苯乙烯没有癌症风险，或者可以解释为在某些队列的某些亚组中提示有白血病风险。IARC 工作组倾向于第二个解释，因为他们将人类的证据归类为"有限的"而不是"不充分的"。已经进行了几项大规模的研究，目前还不清楚另外的研究能否解决这个问题[151]。

实验证据也没有提供明确的指导。动物实验证据解释模棱两可，人类生物标志物研究显示了一些 DNA 加合物形成的迹象。

1，3- 丁二烯

1，3- 丁二烯对人类可能致癌的担忧源自动物实验结果，该实验显示小鼠的白血病发病率增加，大鼠的发病率有较小程度的增加[152]。关于丁二烯对人类致癌性的数据主要来源于在丁二烯单体生产工人和丁苯橡胶（SBR）生产工人中进行的研究，这些工人过去暴露于过高水平的丁二烯。

一系列分析调查了来自美国和加拿大 8 家丁苯橡胶制造工厂的约 17 000 名男性工人的死亡率。虽然白血病的死亡率在最近的更新中只是略有升高[153-155]，但在工厂最高暴露区域的工人和小时工中，特别是那些早年被雇佣并已工作 10 年以上的工人中，白血病死亡率大幅上升。这些过度现象同时可见于慢性淋巴细胞白血病和慢性粒细胞白血病，两者之间存在显著的暴露 – 反应关系。

分析表明，丁二烯和白血病的暴露反应与苯、苯乙烯和二甲基二硫代氨基甲酸酯的暴露无关[154, 155]。由于淋巴系统和血液系统恶性肿瘤的诊断和分类相当困难，从这些分析中得出的推断十分有限。在丁二烯单体行业的研究中，有一些证据表明丁二烯暴露与非霍奇金淋巴瘤之间存在关联[156-158]。

总体而言，来自丁二烯和丁二烯单体工业的流行病学证据表明，其会增加血液淋巴恶性肿瘤的风险。来自丁二烯行业的研究表明，白血病过量与丁二烯的累积暴露存在剂量 – 反应关系，而单体行业的研究表明，血液淋巴恶性肿瘤过量一般可归因于白血病和恶性淋巴瘤。很难找到暴露人群来复证这些发现。

氯乙烯

氯乙烯（VC）是一种具有许多实际应用价值的大型工业化学品。20 世纪 70 年代初，临床医生在一群使用 VC 的工厂工人中观察到了聚集性肝脏血管肉瘤病例[52]。这种肿瘤非常罕见，以至于他们被这些聚集病例所震惊。在很短的时间内，其他的聚集性病例被报道，并且很快就确认氯乙烯与肝脏血管肉瘤之间存在因果关系[159, 160]。这一发现得益于肿瘤的罕见性、关联的强度以及这种肿瘤没有其他已知的风险因素，因此混杂偏倚很小。早期的队列研究证实了氯乙烯对肝脏血管肉瘤风险的强烈影响，并提出了可能与肺癌有关的假设。事实上，20 世纪 80 年代的数据足以表明，氯乙烯可能与肺癌存在相关性[113, 161]，然而，随后的研究未能证明这种影响，而且早期的报告很可能受到混杂或偶然因素的影响[162]。虽然越来越多的证据表明肺不是靶器官，但根据最近的荟萃分析结果[162]，暴露于氯乙烯可能导致肝细胞癌和肝血管肉瘤。证明中等强度的致癌物与一个相当罕见的长潜伏期肿瘤的关联相当困难，并且需要更多的数据来证实。另一个复杂的问题是一些肝细胞癌是否实际上是被误诊为血管肉瘤。在两项多中心队列研究中[163, 164]，观察到肝血管肉瘤和软组织肉瘤之间可能发生误诊。

鉴于软组织肉瘤的罕见性，误诊可能会人为地造成致癌物与软组织肉瘤相关的假象。由于氯乙烯行业在发现其致癌活性后，其暴露水平急剧下降，因此，不太可能出现新的高水平暴露人群队列来进行调查。可以想象，通过现有队列进一步随访可以产生新的数据；然而，大多数癌症的最大潜伏期可能即将到来，而且更多的癌症越来越有可能反映除氯乙烯以外的背景影响和风险因素。分子流行病学为研究氯乙烯的致癌作用提供了另一种途径，尤其是对 $p53$ 基因突变的研究[165-167]。

镭和氡

从预防策略的角度来看，镭和氡形成了有趣的对比。镭和氡气都通过电离辐射使暴露在辐射下的工人诱发肿瘤。钟面油漆工使用镭，导致了骨肉瘤。氡气导致矿工患肺癌。实际上，通过停止镭表盘油漆的使用，可以很容易地消除由于镭造成的风险。但是采矿无法消除，因为氡气暴露在煤矿不可避免。最佳策略是找到一种具有成本 – 效益的方法，通过工程学方法减少暴露,同时改善流行病学上的剂量-反应关系。氡还提供了一个使用高剂量职业数据来外推低剂量环境暴露水平的最成功的例子[168]。

一些方法学注意事项

职业癌症流行病学研究的主要阶段是危害的检测/发现,可分为提出假设和假设检验,以及风险的表征。这种分类过于简单化了。在现实中,一项特定的研究可能服务于其中的两到三个阶段,它们之间的操作区别是模糊的。但这是一个有用的概念框架。

在20世纪50年代之前,假说的产生主要依赖于敏锐的临床医生注意到工人群体中的癌症聚集病例,而假说的调查是通过基于行业的历史队列研究进行。此后,人们引入了新的方法,包括试图根据对常规记录来源(如死亡证明)的分析和病例对照研究得出假设。为了检验假设和确定危险因素的特征,研究中越来越多地使用病例对照方法。

职业癌症流行病学中使用的各种方法可分为两大类:基于社区的研究和基于行业的研究。以下部分描述了这些设计的一些显著特征及其在这一领域的优缺点。

基于行业的研究

在以行业为基础的研究中,被调查的人口是根据属于一个工会或一个公司或其他与工作有关的机构来定义。由于癌症的潜伏期较长,通常使用的研究设计是历史队列设计[169]。一个特定的劳动力通常暴露在相对单一的职业物质中,因此,队列研究的主要作用一直且仍然是调查特定的关联(或"检验假设"或描述关系),而不是简单地提出假设;一项典型的队列研究得出的结果是一种或多种暴露与多种癌症之间可能存在的关联。由于在实践中难以找到可以和暴露组做对照的非暴露组,而且队列通常仅占整个人群(国家或地区)的一小部分,因此可以将整个人群(国家或区域)的发病率或死亡率视为非暴露者的近似值,后者很容易从已公布的统计数据或数据库中获得。当将暴露队列的发病情况与整个人群进行比较时,可以考虑诸如年龄、性别和种族等基本的人口统计学变量。间接标准化是最常见的统计方法,所得到的参数被称为标准化死亡比(SMR)或标准化发病率比(SIR)。

队列法有两个显著的优势,都与工人的暴露有关。首先,它提供了一个机会,重点关注暴露水平相对较高的工人,从而提高发现风险的机会。其次,通过关注单个行业或公司,有时可以获得关于研究对象暴露史的详细且有效的数据。公司通常会为每个员工保留历史工作记录,而且这些记录通常要保存几十年。根据行业、公司性质以及调查人员和公司之间建立的关系,有可能获得详细的历史暴露测量数据,而这些数据可能与个别工人的工作历史有关。也可以咨询公司的卫生员、工程师或其他工人,他们可以向调查人员介绍过去的工作状况和暴露情况。雇主的合作通常是进行此类研究的必要条件。

有时可以获得相当高质量的历史暴露信息,并将其用于评估和描述危害[169-171]。一些很好的例子包括对甲醛[75, 172]、沥青工人[173]、丙烯腈[174, 175]和镍化合物[176]的研究。在一些既往研究中,例如在某些石棉工人队列中,没有可用的暴露水平的定量数据,但其工业过程十分"简单",以至于只有一种物质被认为是值得作为整个队列高风险的解释[177]。这种推论只有在少数行业可以接受,比如采掘业;但大多数工业过程涉及多种混合物暴露。能否成功地确定过去暴露情况的特征,取决于调查小组的技能和资源,以及是否有足够的工业卫生数据。工业卫生学家与流行病学家合作,采用了巧妙的方法,以评估不同队列中特定物质的历史暴露情况[178]。

基于社区的病例对照研究

在以社区为基础的研究中,人群通常根据生活在特定地理区域或集中提供医疗保健的区域来定义。基于问卷的病例对照研究提供了直接从癌症患者、近亲及适当的对照组中收集终身职业史和其他相关因素信息的机会。由此,就有可能估计出与各种职业环境相关的癌症风险。

病例对照研究提供了基于职业名称进行分析的机会。使用职业名称进行分析非常有用，通过对职业名称的分析，已经发现了一些与癌症的关联。当工人具有相对同质的暴露时，这种分析最有效且最有价值。例如，矿工、机动车司机、屠夫和锯木工。无论采取何种方法在基于社区的研究中获得某种特定的暴露，都需要开展统计分析以评估职业的风险。然而，职业名称作为职业暴露的描述十分有限[115]。一方面，许多职业的暴露情况各有千秋。另一方面，许多暴露被发现跨越不同的职业类别。在这种情况下，按职业名称进行的流行病学分析可能会产生较大争议，以至于无法得出正确的结论。在以社区为基础的研究中，已经使用了几种方法来确定暴露情况，包括自我报告的暴露清单、工作暴露模型（JEM）和专家评估[179]。

职业性癌症流行病学研究的发展趋势

自从基因研究方法发生了革命性的进步以来，职业性癌症的研究资源发生了转变，人们开始从试图评估职业和职业暴露的主要影响，转向试图评估基因－环境相互作用。虽然这是一个有意义且值得的探索方向，但尚未导致对新致癌物的认知成比例增加。几乎所有关于职业风险因素的认知都是在没有借助基因相互作用的情况下获得的。重要的是要避免将所有的资源都用在基因－环境相互作用的研究中，并将一些资源保留在已经证明其价值的研究方法中。

过去，人们关注的主要焦点是与"肮脏"工业环境相关的职业暴露。但在过去的几十年里，随着"肮脏"环境被清理消除，人们越来越关注工作环境中的非化学物质。已经研究了氡气和电磁场等物理因素，但行为和人体工程学特征，如体力活动（或久坐）和轮班工作已被视为潜在的癌症危险因素。以前的大多数职业性癌症研究都是在男性工人中进行的；然而，鉴于女性参与劳动市场的人数不断增加，研究人员开始更多地调查女性患癌症的职业危险因素。

工业和职业都在不断发展。即使我们对当今职业环境中的癌症风险有所了解，但我们应该清楚，继续监测职业环境中的癌症风险也很重要，因为职业环境总在不停地变化并引入新的暴露和环境（例如，纳米颗粒、射频场）。

虽然表 1.4 和表 1.5 中的职业风险因素清单很长，但并不完整。可能还有更多的职业致癌物没有被发现或有适当的记录。对于大多数职业环境，没有任何流行病学证据表明其致癌性。职业流行病学面临的首要问题之一是如何揭示职业致癌物隐藏在冰山之下的部分。

职业性致癌物持续研究的重要性

20 世纪 60 年代和 70 年代，由于环境保护主义和工人健康受到重视，以及石棉等职业致癌物的重要发现促进了职业癌症研究的发展，职业癌症研究领域成为流行病学研究中最热门的领域之一。

有一种看法认为，对环境致癌原因的研究十分重要，并且很有可能取得突破性进展。工人组织积极主动地呼吁改善工作条件，并支持开展这一行动的研究。受 20 世纪 60 年代时代精神的影响，许多年轻研究人员在意识形态上被吸引到一个与他们的政治和社会利益相吻合的研究领域。相反，当今时代人们的激情与研究兴趣不再高涨，这是什么原因造成的呢？

原因很复杂，但很可能包括以下几点。一是支持职业健康工作的政治／社会局势已经发生了巨大变化。在西方国家，经济和劳动力发生了转变，蓝领产业工人比 30 年前减少了。工会成员，尤其是蓝领工会逐渐衰退，工会也变得不再激进。这些趋势是由科技（例如，计算机化和自动化）和全球化所推动。在一定程度上，"肮脏的工作"已经从西方国家被淘汰或输出到发展中国家。归根到底，西方劳动力从事传统"脏活累活"的比例越来越小。二是如上所述，在工业化国家，大多数工作场所已经变得干净多了。

人们对这一领域兴趣下降的另一个原因是，一些人期望迅速或偶然间地发现类似石棉这样的"确凿证据"，却没有实现。当时人们并不清楚这些期望不切实际。人们普遍认为，在工作场所有许多致癌的危险因素，只需要在正确的地方找到它们。20世纪 70 年代、80 年代和 90 年代的流行病学研究比前几十年要多得多。虽然这些研究产生了大量重要的发现，但这些发现在总体方案中却是逐步增加，对一些人来说，似乎与努力程度不成正比。

面对这些社会和经济变化，以及职业性癌症研究的回报明显减少，我们不禁发问，这是一个值得重点关注的研究领域吗？答案毋庸置疑是肯定的，理由如下：

（a）在工业化国家，很大一部分劳动力仍然暴露在化学制剂的环境中。即使这一比例低于一个世纪前，它仍然相当大，而且在可预见的未来仍将如此。虽然工业设计和卫生已经成功地降低了许多行业的暴露水平，但仍有一些地区的暴露水平很高。

（b）发展中国家的职业卫生状况则不那么乐观。现有大量的人在不健康的条件下工作。随着富裕程度的提高、生活条件和医疗条件的改善，这些人群的期望寿命也在延长。癌症病例的数量以及很可能与职业相关的癌症数量也在稳步增加。流行病学家有一个巨大的机会来研究发展中国家的职业 – 癌症关系。

（c）工作场所中有成千上万种化学物质。其中许多不知名，涉及的工人相对较少；但大多数化学物质涉及到成千上万的工人。其中，只有一小部分利用流行病学数据进行了充分的调查。

（d）随着新的和未经试验的化学物质的引入，工业环境不断演变。我们需要保持一种监测能力，以发现"新的"职业致癌物。最近一个疑似致癌物的例子是半导体工业中的磷化铟[180]。

（e）职业环境是一种适合进行预防性干预的环境。

（f）工作场所的许多化学品通过工业废水或消费品的使用进入一般环境。在工作场所发现的危险，通常可以跨越工厂进入到一般环境中。

（g）职业致癌物的发现对理解致癌原理很重要：工人代表了一种高水平暴露于潜在致癌物质的"自然实验"。

（h）随着暴露评估和结果评估方法的改进，以及使用更大研究规模的趋势，检测危害的能力正在增强。

参考文献

[1] Pott P.Chirurgical observations relative to the cataract, the poly pus of the nose, the cancer of the scrotum, the different kinds of ruptures and the mortification of the toes and feet. London: T. J.Carnegy; 1775.

[2] Volkmann R.Paraffin und Russkrebs(Schornsteinfegerkrebs).Beitrage zur Chirurgie. Leipzig: Druck und Verlag von Breitkopf und Hartel; 1875. p. 370–81.

[3] Bell J. Paraffin epithelioma of the scrotum. Edinb Med J. 1876; 22: 135–7.

[4] Morley J. The lymphatics of the scrotum in relation to the radical operation for scrotal epithelioma. Lancet. 1911; 2: 1545–7.

[5] Southam AH, Wilson SR. Cancer of the scrotum: the aetiology, clinical features, and treatment of the disease.Br Med J.1922; 2: 971–3.

[6] Härting FH, Hesse W.Der Lungenkrebs, die Bergkrankheit in den Schneeberger Gruben. Vrtljhrssch Gerichtl Med. 1879; 30: 296–309.

[7] Pirchan A, Sikl H.Cancer of the lung in the miners of Jachymov(Joachimstal). Report of cases observed in 1929–1930. Am J Cancer. 1932; 16(4): 681–722.

[8] Peller S. Lung cancer among mine workers in Joachimsthal. Hum Biol. 1939; 11(1): 130–43.

[9] Rehn L.Blasengeschwulste bei Fuchsin–Arbeitern. Arch Klin Chir.1895; 50: 588–600.

[10] Yamagiwa K, Ichikawa K.Experimental study of the pathogenesis of carcinoma. J Cancer Res. 1918; 3: 1–29.

[11] Kennaway EL, Hieger I.Carcinogenic substances and their fluorescence spectra.Br Med J. 1930; 1: 1044–6.

[12] Cook JW, Hieger I, Kennaway EL, Mayneord WV.The production of cancer by pure hydrocarbons. Proc R Soc Lond B Biol Sci. 1932; 111: 455–84.

[13] Hieger I.The isolation of a cancer–producing hydrocarbon from coal tar. J Chem Soc. 1933; 395.

[14] Waldron A.A brief history of scrotal cancer. Br J Ind Med. 1983; 40: 390–401.

[15] Bridge JC. Annual report of the chief inspector for the year 1932. London: HMSO; 1933.

[16] Kuroda S, Kawahata K.Uber die gewerbliche Entstehung des Lungenkrebses bei Generatorgasarbeitern. Z Krebsforsch. 1936; 45: 36–9.

[17] Machle W, Gregorius F. Cancer of the respiratory system in the United States chromate–producing industry. Public Health Rep.1948; 63: 1114–27.

[18] Hill AB, Faning EL.Studies in the incidence of cancer in a factory handling inorganic compounds of arsenic. I. Mortality experience in the factory. Br J Ind Med. 1948; 5: 1–6.

[19] ERA M. Asbestosis and carcinoma of the lung.Annual report of the chief inspector of factories for the year 1947. London: HMSO; 1949. p. 79–81.

[20] Doll R. The causes of death among gas–workers with special reference to cancer of the lung. Br J Ind Med. 1952; 9: 180.

[21] Doll R. Mortality from lung cancer in asbestos workers. Br J Ind Med. 1955; 12: 81.

[22] Case RAM, Hosker ME, McDonald DB, Pearson JT. Tumours of the urinary bladder in workmen engaged in the manufacture and use of certain dyestuff intermediates in the British chemical industry.Part I. The role of aniline, benzidine, alpha–naphthylamine and beta–naphthylamine. Br J Ind Med. 1954; 11: 75.

[23] Bucher JR. The National Toxicology Program rodent bioassay: designs, interpretations, and scientific contributions. Ann N Y Acad Sci. 2002; 982: 198–207.

[24] Archer VE, Magnuson JH, Holaday DA, et al. Hazards to health in uranium mining and milling. J Occup Med. 1962; 4: 55–60.

[25] Archer VE, Gillam JD, Wagoner JK. Respiratory disease mortality among uranium miners. Ann N Y Acad Sci. 1976; 271: 280–93.

[26] Howe GR, Nair RC, Newcombe HB, Miller AB, Burch JD, Abbatt JD. Lung cancer mortality(1950–80)in relation to radon daughter exposure in a cohort of workers at the Eldorado port radium uranium mine: possible modification of risk by exposure rate. J Natl Cancer Inst. 1987; 79(6): 1255–60.

[27] Scott TS. The incidence of tumours in a dyestuffs factory. Br J Ind Med. 1952; 9: 127–32.

[28] Meigs JW, Marrett LD, Ulrich FU, Flannery JT. Bladder tumor incidence among workers exposed to benzidine: a thirty–year follow–up. J Natl Cancer Inst.1986; 76: 1–8.

[29] Chief Inspector of Factories. Annual report of the chief inspector of factories for the year 1932. London: HMSO; 1933.

[30] Doll R. Cancer of the lung and nose in nickel workers. Br J Ind Med. 1958; 15: 217–23.

[31] Kaldor J, Peto J, Easton D, Doll R, Hermon C, Morgan L. Models for respiratory cancer in nickel refinery workers. J Natl Cancer Inst.1986; 77(4): 841–8.

[32] Henry SA. Industrial maladies. London: Legge; 1934.J. Siemiatycki17

[33] Lee AM, Fraumeni JF Jr. Arsenic and respiratory cancer in man: an occupational study. J Natl Cancer Inst. 1969; 42(6): 1045–52.

[34] Lee–Feldstein A. Cumulative exposure to arsenic and its relationship to respiratory cancer among copper smelter employees. J Occup Med.1986; 28(4): 296–302.

[35] Pinto SS, Henderson V, Enterline PE.Mortality experience of arsenic–exposed workers. Arch Environ Health.1978; 33(6): 325–30.

[36] Enterline PE, Henderson VL, Marsh GM.Exposure to arsenic and respiratory cancer.A reanalysis. Am J Epidemiol.1987; 125(6): 929–38.

[37] Lynch KM, Smith WA. Pulmonary asbestosis III: carcinoma of lung in asbesto–silicosis. Am J Cancer. 1935; 24: 56–64.

[38] Selikoff IF, Churg J, Hammond EC. Asbestos exposure and neoplasia. JAMA. 1964; 118: 22–6.

[39] McDonald JC, Liddell FDK, Gibbs GW, Eyssen GE, McDonald AD.Dust exposure and mortality in chrysotile mining, 1910–75.Br J Ind Med. 1980; 37: 11–24.

[40] Dement JM, Harris RL Jr, Symons MJ, Shy CM. Exposures and mortality among chrysotile asbestos workers. Part II: mortality.Am J Ind Med. 1983; 4(3): 421–33.

[41] Seidman H, Selikoff IJ, Gelb SK.Mortality experience of amosite asbestos factory workers: dose–response relationships 5to 40years after onset of short–term work exposure. Am J Ind Med. 1986; 10(5–6): 479–514.

[42] Mallory TB, Gall EA, Brickley WJ.Chronic exposure to benzene(benzol). III the pathologic results. J Ind Hyg Toxicol. 1939; 21: 355–77.

[43] Vigliani EC, Saita G.Benzene and leukemia.N Engl J Med.1964; 271: 872–6.

[44] Ishimaru T, Okada H, Tomiyasu T, Tsuchimoto T, Hoshino T, Ichimaru M. Occupational factors in the epidemiology of leukemia in Hiroshima and Nagasaki. Am J Epidemiol. 1971; 93(3): 157–65.

[45] Aksoy M, Erdem S, DinCol G.Leukemia in shoe–workers exposed chronically to benzene. Blood. 1974; 44(6): 837–41.

[46] Infante PF, Rinsky RA, Wagoner JK, Young RJ. Leukaemia in benzene workers. Lancet. 1977; 2(8028): 76–8.

[47] Rinsky RA, Smith AB, Hornung R, et al.Benzene and leukemia. An epidemiologic risk assessment. N Engl J Med.1987; 316(17): 1044–50.

[48] Yin SN, Li GL, Tain FD, et al. Leukaemia in benzene workers: a retrospective cohort study. Br J Ind Med. 1987; 44(2): 124-8.

[49] Figueroa WG, Raszkowski R, Weiss W. Lung cancer in chloromethyl methyl ether workers.N Engl J Med.1973; 288(21): 1096-7.

[50] DeFonso LR, Kelton SC Jr.Lung cancer following exposure to chloromethyl methyl ether. An epidemiological study. Arch Environ Health. 1976; 31(3): 125-30.

[51] McCallum RI, Woolley V, Petrie A. Lung cancer associated with chloromethyl methyl ether manufacture: an investigation at two factories in the United Kingdom. Br J Ind Med. 1983; 40(4): 384-9.

[52] Creech JL Jr, Johnson MN. Angiosarcoma of liver in the manufacture of polyvinyl chloride. J Occup Med. 1974; 16(3): 150-1.

[53] Monson RR, Peters JM, Johnson MN.Proportional mortality among vinyl-chloride workers. Lancet. 1974; 2(7877): 397-8.

[54] Waxweiler RJ, Stringer W, Wagoner JK, Jones J, Falk H, Carter C.Neoplastic risk among workers exposed to vinyl chloride. Ann N Y Acad Sci. 1976; 271: 40-8.

[55] Fox AJ, Collier PF. Mortality experience of workers exposed to vinyl chloride monomer in the manufacture of polyvinyl chloride in Great Britain. Br J Ind Med. 1977; 34(1): 1-10.

[56] Siemiatycki J, Richardson L, Boffetta P. Occupation. In: Schottenfeld D, Fraumeni Jr JF, editors. Cancer epidemiology and prevention. 3rd ed. Oxford: Oxford University Press; 2006.p. 322-54.

[57] Potts CL.Cadmium proteinuria: the health of battery workers exposed to cadmium oxide dust. Ann Occup Hyg. 1965; 8: 55-61.

[58] Kipling MD, Waterhouse JA.Cadmium and prostatic carcinoma.Lancet. 1967; 1: 730-1.

[59] Lemen RA, Lee JS, Wagoner JK, Blejer HP.Cancer mortality among cadmium production workers. Ann N Y Acad Sci.1976; 271: 273-9.

[60] Sorahan T, Waterhouse JAH. Mortality study of nickel-cadmium battery workers by the method of regression models in life tables. Br J Ind Med. 1983; 40: 293-300.

[61] Thun MJ, Schnorr TM, Smith AB, Halperin WE, Lemen RA.Mortality among a cohort of U.S. cadmium production workers—an update. J Natl Cancer Inst. 1985; 74(2): 325-33.

[62] Kazantzis G, Blanks RG, Sullivan KR, Nordberg GF, Herber RFM, Alessio L.Is cadmium a human carcinogen? Cadmium in the human environment: toxicity and carcinogenicity. Lyon: IARC; 1992. p. 435-46.

[63] IARC. IARC Monographs on the evaluation of carcinogenic risks to humans. A review of human carcinogens, part C: arsenic, metals, fibres, and dusts, vol.100.Lyon: IARC(International Agency for Research on Cancer); 2012.

[64] Boffetta P, Saracci R, Andersen A, et al. Cancer mortality among man-made vitreous fiber production workers. Epidemiology. 1997; 8(3): 259-68.

[65] Marsh GM, Buchanich JM, Youk AO. Historical cohort study of US man-made vitreous fiber production workers: VI. Respiratory system cancer standardized mortality ratios adjusted for the confounding effect of cigarette smoking. J Occup Environ Med. 2001; 43(9): 803-8.

[66] Kjaerheim K, Boffetta P, Hansen J, et al. Lung cancer among rock and slag wool production workers. Epidemiology.2002; 13(4): 445-53.

[67] Hogstedt C, Malmqvist N, Wadman B.Leukemia in workers exposed to ethylene oxide.JAMA. 1979; 241(11): 1132-3.

[68] Hogstedt C, Aringer L, Gustavsson A. Epidemiologic support for ethylene oxide as a cancer-causing agent. JAMA. 1986; 255(12): 1575-8.

[69] Stayner L, Steenland K, Greife A, et al. Exposure-response analysis of cancer mortality in a cohort of workers exposed to ethylene oxide. Am J Epidemiol. 1993; 138(10): 787-98.

[70] Teta MJ, Benson LO, Vitale JN.Mortality study of ethylene oxide workers in chemical manufacturing—a ten year update. Br J Ind Med. 1993; 50(8): 704-9.

[71] O'Berg MT.Epidemiologic study of workers exposed to acrylonitrile.J Occup Med. 1980; 22(4): 245-52.

[72] Werner JB, Carter JT. Mortality of United Kingdom acrylonitrile polymerisation workers. Br J Ind Med. 1981; 38(3): 247-53.

[73] Delzell E, Monson RR. Mortality among rubber workers: VI. Men with potential exposure to acrylonitrile. J Occup Med. 1982; 24(10): 767-9.

[74] Acheson ED, Barnes HR, Gardner MJ, Osmond C, Pannett B, Taylor CP. Formaldehyde in the British chemical industry: an occupational cohort study. Lancet. 1984; 1: 611-6.

[75] Blair A, Stewart P, O'Berg M, et al. Mortality among industrial workers exposed to formaldehyde. J Natl Cancer Inst. 1986; 76(6): 1071-84.

[76] Bertazzi PA, Pesatori A, Guercilena S, Consonni D, Zocchetti C.Carcinogenic risk for resin producers exposed to formaldehyde: extension of follow-up. Med Lav. 1989; 80(2): 111-22.

[77] Andjelkovich DA, Janszen DB, Brown MH, Richardson RB, Miller FJ. Mortality of iron foundry workers: 4. Analysis of a subcohort exposed to formaldehyde. J Occup Environ Med. 1995; 37(7): 826-37.

[78] Mahboubi A, Koushik A, Siemiatycki J, Lavoue J, Rousseau MC.Assessment of the effect of occupational exposure to formaldehyde on the risk of lung cancer in two Canadian populationbased case–control studies.Scand J Work Environ Health.2013; 39: 401–10.1Historical Overview of Occupational Cancer Research18

[79] Shubik P, Clark Griffin A, Shaw CR.Identification of environmental carcinogens: animal test models. In: Griffin AC, Shaw CR, editors. Carcinogens: identifications and mechanisms of action. New York: Raven; 1979. p. 37–47.

[80] Berenblum I. Carcinogenicity testing for control of environmental tumor development in man. Isr J Med Sci. 1979; 15(6): 473–9.

[81] Wilbourn J, Haroun L, Heseltine E, Kaldor J, Partensky C, Vainio H. Response of experimental animals to human carcinogens: an analysis based upon the IARC Monographs programme.Carcinogenesis.1986; 7(11): 1853–63.

[82] Montesano R, Bartsch H, Vainio H, Wilbourn J, Yamasaki H. Longterm and short–term assays for carcinogens: a critical appraisal. International Agency for Research on Cancer: Lyon; 1986.

[83] Rall DP, Hogan MD, Huff JE, Schwetz BA, Tennant RW. Alternatives to using human experience in assessing health risks. Annu Rev Public Health. 1987; 8: 355–85.

[84] Allen BC, Crump KS, Shipp AM. Correlation between carcinogenic potency of chemicals in animals and humans. Risk Anal. 1988; 8(4): 531–50.

[85] Gold LS, Slone TH, Ames BN, Gold LS, Zeiger E.Chapter 4.Overview and update of analyses of the carcinogenic potency database. In: Gold LS, Zeiger E, editors. Handbook of carcinogenic potency and genotoxicity databases. Boca Raton: CRC Press; 1997. p. 661–85.

[86] Haseman JK. Using the NTP database to assess the value of rodent carcinogenicity studies for determining human cancer risk. Drug Metab Rev. 2000; 32(2): 169–86.

[87] Tomatis L, Wilbourn J. Evaluation of carcinogenic risks to humans: the experience of IARC.In: Iversen OH, editor. New frontiers in cancer causation. Washington, DC: Taylor and Francis; 1993.p. 371–87.

[88] Swenberg JA, Lehman–McKeeman LD, Capen CC, Dybing E, Rice JM, Wilbourn JD. Alpha 2–urinary globulin associated nephropathy as a mechanism of renal tubule cell carcinogenesis in male rats.In: Capen CC, Dybing E, Rice JM, Wilbourn JD, editors. Species differences in thyroid, kidney and urinary bladder carcinogenesis.Lyon: International Agency for Research on Cancer; 1999. p. 95–118.

[89] Gold LS, Slone TH, Ames BN.What do animal cancer tests tell us about human cancer risk?: Overview of analyses of the carcinogenic potency database. Drug Metab Rev. 1998; 30(2): 359–404.

[90] Purchase IFH, Bannasch P. Carcinogenic risk assessment: are animals good surrogates for man? In: Bannasch P, editor. Cancer risks: strategies for elimination. Berlin: Springer; 1986. p. 65–79.

[91] Gold LS, Bernstein L, Magaw R, Slone TH. Interspecies extrapolation in carcinogenesis: prediction between rats and mice.Environ Health Perspect. 1989; 81: 211–9.

[92] Cohen SM.Human relevance of animal carcinogenicity studies. Regul Toxicol Pharmacol. 1995; 21(1): 75–80; discussion 81–86.

[93] Ashby J.Alternatives to the 2–species bioassay for the identification of potential human carcinogens. Hum Exp Toxicol. 1996; 15(3): 183–202.

[94] Freedman DA, Gold LS, Lin TH. Concordance between rats and mice in bioassays for carcinogenesis. Regul Toxicol Pharmacol. 1996; 23(3): 225–32.

[95] Tomatis L, Kaldor JM, Bartsch H, Schottenfeld D, Fraumeni JF Jr. Experimental studies in the assessment of human risk. In: Schottenfeld D, Fraumeni Jr JF, editors. Cancer epidemiology and prevention. 2nd ed. New York: Oxford University Press; 1996.p. 11–27.

[96] Gottmann E, Kramer S, Pfahringer B, Helma C. Data quality in predictive toxicology: reproducibility of rodent carcinogenicity experiments. Environ Health Perspect. 2001; 109(5): 509–14.

[97] Brent RL.Utilization of animal studies to determine the effects and human risks of environmental toxicants(drugs, chemicals, and physical agents). Pediatrics. 2004; 113(3Suppl): 984–95.

[98] Ashby J, Tennant RW. Chemical structure, Salmonella mutagenicity and extent of carcinogenicity as indicators of genotoxic carcinogenesis among 222chemicals tested in rodents by US NCI/NTP(MYR 01277). Mutat Res. 1988; 204(1): 17–115.

[99] Zeiger E. Identification of rodent carcinogens and noncarcinogens using genetic toxicity tests: premises, promises, and performance. Regul Toxicol Pharmacol. 1998; 28(2): 85–95.

[100] Waters MD, Stack HF, Jackson MA, McGregor DB, Rice JM, Venitt S. Short–term tests for defining mutagenic carcinogens. In: McGregor DB, Rice JM, Venitt S, editors. The use of short–and medium–term tests for carcinogens and data on genetic effects in carcinogenic hazard evaluation. Lyon: IARC; 1999.

[101] Weisburger JH. Carcinogenicity and mutagenicity testing, then and now. Mutat Res. 1999; 437(2): 105–12.

[102] Tennant RW, Spalding J, Stasiewicz S, Ashby J. Prediction

of the outcome of rodent carcinogenicity bioassays currently being conducted on 44chemicals by the National Toxicology Program.Mutagenesis. 1990; 5(1): 3–14.

[103] Huff J, Weisburger E, Fung VA. Multicomponent criteria for predicting carcinogenicity: dataset of 30NTP chemicals. Environ Health Perspect. 1996; 104(Suppl 5): 1105–12.

[104] Kim BS, Margolin BH. Prediction of rodent carcinogenicity utilizing a battery of in vitro and in vivo genotoxicity tests. Environ Mol Mutagen. 1999; 34(4): 297–304.

[105] IARC.IARC Monographs on the evaluation of carcinogenic risks to humans. A review of human carcinogens, part F: chemical agents and related occupations, vol. 100. Lyon: IARC(International Agency for Research on Cancer); 2012.

[106] Hansen J, Stevens RG. Case–control study of shift–work and breast cancer risk in Danish nurses: impact of shift systems. Eur J Cancer. 2012; 48(11): 1722–9.

[107] International Agency for Research on Cancer. Preamble to the IARC Monographs. 2006. http: //monographs.iarc.fr/ ENG/ Preamble/CurrentPreamble.pdf. Accessed 18June 2013.

[108] IARC. IARC Monographs on the evaluation of carcinogenic risks to humans, ionizing radiation, part 1. X–radiation and g–radiation, and neutrons, vol. 75. Lyon: IARC(International Agency for Research on Cancer); 2000.

[109] IARC. IARC Monographs on the evaluation of carcinogenic risks to humans. 2019. http: //monographs. iarc.fr/. Accessed 16October 2019.

[110] Siemiatycki J, Richardson L, Straif K, et al. Listing occupational carcinogens. Environ Health Perspect. 2004; 112(15): 1447–59; see errata: 113(2); A 89.

[111] Guha N, Merletti F, Steenland NK, Altieri A, Cogliano V, Straif K.Lung cancer risk in painters: a meta–analysis. Cien Saude Colet. 2011; 16(8): 3613–32.

[112] World Health Organization. Prevention of cancer. Report of a WHO expert committee. Geneva: World Health Organization; 1964.

[113] IARC. Evaluation of the carcinogenic risk of chemicals to humans.Supplement 7: overall evaluations of carcinogenicity: an updating of IARC Monographs volumes 1to 42. Lyon: IARC(International Agency for Research on Cancer); 1987.

[114] Doll R. 7th Walter Hubert lecture: Pott and the prospects for prevention. Br J Cancer. 1975; 32: 263–72.

[115] Siemiatycki J, Day NE, Fabry J, Cooper JA. Discovering carcinogens in the occupational environment: a novel epidemiologic approach. J Natl Cancer Inst. 1981; 66(2): 217–25.

[116] Nauss KM, Busby WF, Cohen AJ, et al. Critical issues in assessing the carcinogenicity of diesel exhaust: a synthesis of current knowledge. Diesel exhaust: a critical analysis of emissions, exposure, and health effects. Cambridge: Health Effects Institute; 1995. p. 11–61.

[117] Katsouyanni K, Pershagen G. Ambient air pollution exposure and cancer[review]. Cancer Causes Control. 1997; 8(3): 284–91. J. Siemiatycki19

[118] Boffetta P, Jourenkova N, Gustavsson P. Cancer risk from occupational and environmental exposure to polycyclic aromatic hydrocarbons[review]. Cancer Causes Control. 1997; 8(3): 444–72.

[119] Weeks JL. Reducing risk of lung cancer from diesel exhaust in underground mines. Am J Ind Med. 1998; 34(3): 203–6.

[120] Silverman DT. Is diesel exhaust a human lung carcinogen? Epidemiology. 1998; 9(1): 4–6.

[121] Attfield MD, Schleiff PL, Lubin JH, et al. The diesel exhaust in miners study: a cohort mortality study with emphasis on lung cancer. J Natl Cancer Inst. 2012; 104(11): 869–83.

[122] Silverman DT, Samanic CM, Lubin JH, et al. The diesel exhaust in miners study: a nested case–control study of lung cancer and diesel exhaust. J Natl Cancer Inst. 2012; 104(11): 855–68.

[123] Garshick E, Laden F, Hart JE, et al. Lung cancer in railroad workers exposed to diesel exhaust. Environ Health Perspect. 2004; 112(15): 1539–43.

[124] Laden F, Hart JE, Eschenroeder A, Smith TJ, Garshick E.Historical estimation of diesel exhaust exposure in a cohort study of US railroad workers and lung cancer. Cancer Causes Control. 2006; 17(7): 911–9.

[125] Benbrahim–Tallaa L, Baan RA, Grosse Y, et al. Carcinogenicity of diesel–engine and gasoline–engine exhausts and some nitroarenes. Lancet Oncol. 2012; 13(7): 663–4.

[126] IARC. Diesel and gasoline engine exhausts and some Nitroarenes.IARC monographs on the evaluation of carcinogenic risks to humans, vol 105. IARC(International Agency for Research on Cancer, Lyon)2014.

[127] Xu M, et al. Occupational exposures to leaded and unleaded gasoline engine emissions and lung cancer risk. Occup Environ Med. 2018; 75(4): 303–9.

[128] Selikoff IJ. Historical developments and perspectives in inorganic fiber toxicity in man. Environ Health Perspect. 1990; 88: 269–76.

[129] Wagner JC, Sleggs CA, Marchand P. Diffuse pleural

mesothelioma and asbestos exposure in North Western Cape Province. Br J Ind Med. 1960; 17: 260–71.

[130] Doll RPJ. Asbestos: effects on health of exposure to asbestos.London: Her Majesty's Stationery Office; 1985.

[131] Nicholson WJ. Airborne asbestos health assessment update.Washington, DC: Office of Health and Environmental Assessment, U.S. Environmental Protection Agency; 1986.

[132] Stone R.No meeting of the minds on asbestos. Science.1991; 254(5034): 928–31.

[133] Upton ABJBM, et al. Asbestos in public and commercial buildings: a literature review and synthesis of current knowledge.Report to: Health Effects Institute—Asbestos Research(HEI–AR).Cambridge: Health Effects Institute; 1991.

[134] IPCS.(International Programme on Chemical Safety). Chrysotile asbestos.Geneva: World Health Organization; 1998.

[135] Ramazzini C. Call for an international ban on asbestos. J Occup Environ Med. 1999; 41(10): 830–2.

[136] Siemiatycki J. Should Canadian health care professionals support the call for a worldwide ban on asbestos? Can Med Assoc J. 2001; 164(4): 495–7.

[137] Camus M, Siemiatycki J, Meek B. Nonoccupational exposure to chrysotile asbestos and the risk of lung cancer. N Engl J Med.1998; 338(22): 1565–71.

[138] IARC. IARC Monographs on the evaluation of the carcinogenic risk of chemicals to man, some inorganic and organometallic compounds, vol.2. Lyon: IARC(International Agency for Research on Cancer); 1973.

[139] IARC. IARC Monographs on the evaluation of the carcinogenic risk of chemicals to man, cadmium, nickel, some epoxides, miscellaneous industrial chemicals and general considerations on volatile anaesthetics, vol. 11. Lyon: IARC(International Agency for Research on Cancer); 1976.

[140] IARC. IARC Monographs on the evaluation of carcinogenic risks to humans, beryllium, cadmium, mercury, and exposures in the glass manufacturing industry, vol. 58. Lyon: IARC(International Agency for Research on Cancer); 1993.

[141] Collins DE, Richey FA Jr, Kent JA. Synthetic organic chemicals.Riegel's handbook of industrial chemistry, vol. 9. New York: Van Nostrand Reinhold; 1992. p. 800–62.

[142] Block JB, Ede L. A Kentucky study: 1950–1975. In: Proceeding of NIOSH styrene–butadiene rubber briefing, Covington, Kentucky, April 30, 1976. Cincinnati: National Institute for Occupational Safety and Health; 1976. p. 28–32.

[143] Lemen RA, Young R, Ede L. Investigation of health hazards in styrene–butadiene rubber facilities. In: Proceeding of NIOSH styrene–butadiene rubber briefing, Covington, Kentucky, April 30, 1976. Cincinnati: National Institute for Occupational Safety and Health; 1976. p. 3–8.

[144] Nicholson WJ, Selikoff IJ, Seidman H. Mortality experience of styrene–polystyrene polymerization workers. Initial findings.Scand J Work Environ Health. 1978; 4Suppl 2: 247–52.

[145] Bond GG, Bodner KM, Olsen GW, Cook RR. Mortality among workers engaged in the development or manufacture of styrenebased products—an update. Scand J Work Environ Health.1992; 18(3): 145–54.

[146] Wong O, Trent LS, Whorton MD. An updated cohort mortality study of workers exposed to styrene in the reinforced plastics and composites industry. Occup Environ Med. 1994; 51(6): 386–96.

[147] Kogevinas M, Ferro G, Andersen A, et al. Cancer mortality in a historical cohort study of workers exposed to styrene. Scand J Work Environ Health. 1994; 20(4): 251–61.

[148] Kolstad HA, Juel K, Olsen J, Lynge E. Exposure to styrene and chronic health effects: mortality and incidence of solid cancers in the Danish reinforced plastics industry. Occup Environ Med. 1995; 52(5): 320–7.

[149] Delzell E, Macaluso M, Sathiakumar N, Matthews R. Leukemia and exposure to 1, 3–butadiene, styrene and dimethyldithiocarbamate among workers in the synthetic rubber industry. Chem Biol Interact. 2001; 135–136: 515–34.

[150] IARC. IARC Monographs on the evaluation of carcinogenic risks to humans, some traditional herbal medicines, some mycotoxins, naphthalene and styrene, vol. 82. Lyon: IARC(International Agency for Research on Cancer); 2002.

[151] Boffetta P, Adami HO, Cole P, Trichopoulos D, Mandel JS. Epidemiologic studies of styrene and cancer: a review of the literature. J Occup Environ Med. 2009; 51(11): 1275–87.

[152] IARC. IARC Monographs on the evaluation of carcinogenic risks to humans, Re-evaluation of some organic chemicals, hydrazine and hydrogen peroxide, vol. 71. Lyon: IARC(International Agency for Research on Cancer); 1999.

[153] Sathiakumar N, Graff J, Macaluso M, Maldonado G, Matthews R, Delzell E. An updated study of mortality among north American synthetic rubber industry workers. Occup Environ Med. 2005; 62(12): 822–9.

[154] Delzell E, Sathiakumar N, Graff J, Macaluso M, Maldonado G, Matthews R. An updated study of mortality among North American synthetic rubber industry workers. Res

Rep(Health Eff Inst). 2006; 132: 1–63; discussion 65–74.

[155] Cheng H, Sathiakumar N, Graff J, Matthews R, Delzell E.1, 3–butadiene and leukemia among synthetic rubber industry workers: exposure–response relationships. Chem Biol Interact. 2007; 166(1–3Special Issue SI): 15–24.

[156] Ward EM, Fajen JM, Ruder AM, Rinsky RA, Halperin WE, Fesslerflesch CA. Mortality study of workers in 1, 3–butadiene 1Historical Overview of Occupational Cancer Research20production units identified from a chemical workers cohort.Environ Health Perspect. 1995; 103(6): 598–603.

[157] Ward EM, Fajen JM, Ruder AM, Rinsky RA, Halperin WE, Fessler–Flesch CA. Mortality study of workers employed in 1, 3–butadiene production units identified from a large chemical workers cohort. Toxicology. 1996; 113: 157–68.

[158] Divine BJ, Hartman CM. A cohort mortality study among workers at a 1, 3butadiene facility. Chem Biol Interact. 2001; 135(Special Issue SI): 535–53.

[159] Tabershaw IR, Gaffey WR. Mortality study of workers in the manufacture of vinyl chloride and its polymers. J Occup Med. 1974; 16(8): 509–18.

[160] IARC. IARC Monographs on the evaluation of the carcinogenic risk of chemicals to man, some anti–thyroid and related substances, nitrofurans and industrial chemicals, vol. 7. Lyon: IARC(International Agency for Research on Cancer); 1974.

[161] Doll R. Effects of exposure to vinyl chloride. An assessment of the evidence. Scand J Work Environ Health. 1988; 14(2): 61–78.

[162] Boffetta P, Matisane L, Mundt KA, Dell LD. Meta–analysis of studies of occupational exposure to vinyl chloride in relation to cancer mortality. Scand J Work Environ Health.2003; 29(3): 220–9.

[163] Mundt KA, Dell LD, Austin RP, Luippold RS, Noess R, Bigelow C. Historical cohort study of 10 109men in the north American vinyl chloride industry, 1942–72: update of cancer mortality to 31December 1995. Occup Environ Med. 2000; 57(11): 774–81.

[164] Ward E, Boffetta P, Andersen A, et al. Update of the followup of mortality and cancer incidence among European workers employed in the vinyl chloride industry. Epidemiology.2001; 12(6): 710–8.

[165] Marion MJ, Boivin–Angele S. Vinyl chloride–specific mutations in humans and animals. In: Singer B, Bartsch H, editors. Exocyclic DNA adducts in mutagenesis and carcinogenesis. Lyon: IARC; 1999. p. 315–24.

[166] Barbin A. Etheno–adduct–forming chemicals: from mutagenicity testing to tumor mutation spectra. Mutat Res. 2000; 462(2–3): 55–69.

[167] Weihrauch M, Lehnert G, Kockerling F, Wittekind C, Tannapfel A.p53mutation pattern in hepatocellular carcinoma in workers exposed to vinyl chloride. Cancer. 2000; 88(5): 1030–6.

[168] NAS(National Academy of Sciences). The health effects of exposure to indoor radon(BEIR VI). Washington, DC: National Academy Press; 1999.

[169] Checkoway H, Pearce N, Kriebel D. Research methods in occupational epidemiology. 2nd ed. New York: Oxford University Press; 2004.

[170] Rappaport SM, Smith TJ. Exposure assessment for epidemiology and hazard control. Chelsea: Lewis Publishers; 1991.

[171] Armstrong BK, White E, Saracci R. Principles of exposure measurement in epidemiology. Oxford: Oxford University Press; 1994.

[172] Blair A, Stewart PA. Correlation between different measures of occupational exposure to formaldehyde. Am J Epidemiol. 1990; 131(3): 510–6.

[173] Burstyn I, Boffetta P, Kauppinen T, et al. Estimating exposures in the asphalt industry for an international epidemiological cohort study of cancer risk. Am J Ind Med. 2003; 43(1): 3–17.

[174] Swaen GMH, Bloemen LJN, Twisk J, et al. Mortality update of workers exposed to acrylonitrile in the Netherlands. Scand J Work Environ Health. 1998; 24(Suppl 2): 10–6.

[175] Stewart PA, Zaebst D, Zey JN, et al. Exposure assessment for a study of workers exposed to acrylonitrile. Scand J Work Environ Health. 1998; 24(Suppl 2): 42–53.

[176] Grimsrud TK, Berge SR, Haldorsen T, Andersen A. Exposure to different forms of nickel and risk of lung cancer. Am J Epidemiol. 2002; 156(12): 1123–32.

[177] Selikoff IJ, Hammond EC, Seidman H, et al. Cancer risk of insulation workers in the United States. Biological effects of asbestos. Lyon: International Agency for Research on Cancer; 1973.p. 209–16.

[178] Smith TJ, Hammond SK, Wong O. Health effects of gasoline exposure 1. Exposure assessment for US distribution workers.Environ Health Perspect. 1993; 101(Suppl 6): 13–21.

[179] Siemiatycki J. Exposure assessment in community–based studies of occupational cancer. Occup Hyg. 1996; 3: 41–58.

[180] IARC. IARC Monographs on the evaluation of carcinogenic risks to humans, cobalt in hard–metals and cobalt sulfate, gallium arsenide, indium phosphide and vanadium pentoxide, vol. 86. Lyon: IARC(International Agency for Research on Cancer); 2006.

第 2 章
遗传学、表观遗传学和环境的交互作用

Scott M.Langevin and KarlT.Kelsey

遗传学和遗传信息

遗传学通常被认为起源于查尔斯·达尔文的里程碑式著作《物种起源》（1854）[1]，该书提出了新颖的进化论。此后不久，格雷戈尔·约翰·孟德尔于 1866 年出版了他的著作 [2]，在该著作中他通过对豌豆的杰出观察建立了遗传度的概念，指出性状以一种可预测的方式从父母传递给后代。这些出版物共同构成了我们当代遗传学和遗传度概念的基础，并为现代遗传学革命创造了条件。近一个世纪后的 1953 年，沃森和克里克（部分基于他们的同事罗莎琳德·富兰克林的 X 射线晶体学研究 [3, 4]），描述了脱氧核糖核酸（DNA）的双螺旋结构 [5]，开启了一系列与分子遗传学相关的发现，当这些发现与获得诺贝尔奖的 DNA 聚合酶链反应（PCR）方法学相结合时 [6]，可快速、准确和经济地描述遗传变异。PCR 的出现为现代遗传学和分子流行病学提供了重要的基础，从而使人们认识到癌症等慢性疾病的特定遗传易感性及其与环境的相互作用。

遗传信息以其最基本的形式——DNA，从父母双方传递给后代。DNA 由两种简单的聚合物组成，每个聚合物都由一条连接到糖－磷酸主链的含氮碱基组成，即核苷酸。双链彼此互补，形成双螺旋结构 [5]。DNA 中有四种核苷酸：腺嘌呤（A）、胸腺嘧啶（T）、鸟嘌呤（G）和胞嘧啶（C）。腺嘌呤和鸟嘌呤都是被称为嘌呤的双环碱基，分别与它们的单碱基或嘧啶对应物胸腺嘧啶和胞嘧啶配对 [7]。遗传密码的阅读就像阅读一本书，只不过不是从左到右，而是从 5′（上游端）读到 3′（下游端）。互补的 DNA 链（在双螺旋中有两条链）在每个分子上以相反的方向(反平行)运行，因此一条链的 5′ 端与另一条链的 3′ 端对齐。

DNA 位于细胞的细胞核内。为了使它适应这些狭小的空间——典型的真核细胞核的直径只有大约 10μm——DNA 通过缠绕组蛋白而被压缩，并在人类组织成 23 种不同的结构，称为染色体 [7]。种系是一个用来描述配子（即精子或卵子）或产生配子的生殖细胞的术语。配子是由生殖细胞通过减数分裂产生，是单倍体，这意味着它们只携带个体一

S. M. Langevin
Department of Environmental Health, University of Cincinnati
College of Medicine, Cincinnati, OH, USA

Cincinnati Cancer Center, Cincinnati, OH, USA

K. T. Kelsey (✉)
Department of Epidemiology, Brown University,
Providence, RI, USA

Department of Pathology and Laboratory Medicine, Brown
University, Providence, RI, USA
e-mail: karl_kelsey@brown.edu

半的遗传信息，或者每条染色体的一个副本。相比之下，人类生殖细胞和健康体细胞——指构成生物体的所有其他非配子细胞——通过有丝分裂复制，是二倍体。这意味着它们的每条染色体都有副本：一个来自母亲，一个来自父亲。在某些病理条件下，染色体拷贝数可以偏离这种染色体配置。癌细胞往往就是这种情况。体细胞中偏离二倍体的结构被称为非整倍体。染色体可细分为常染色体，即非性别特异性染色体，用数字表示为 1 ~ 22，和性染色体，由 X 或 Y 组成。在正常情况下，人类的体细胞核型或染色体排列由每条常染色体的两个副本组

成。此外，健康女性的体细胞都含有两条 X 染色体，而健康男性的体细胞则含有一条 X 染色体和一条 Y 染色体。

每条染色体都由一组基因组成，这些基因表现为性状，比如面部是否有雀斑存在。目前，人类基因组中有 19 077 个已知的蛋白质编码基因[8]，还有 7143 个非蛋白质编码 RNA 基因和 13 057 个假基因（图 2.1）。这些基因都有两个拷贝或等位基因，在体细胞中每个亲本染色体上各有一个。生物体的集体遗传信息被称为基因组。作为人类基因组计划的结果，第一个人类基因组图谱于 2003 年绘制[9]。

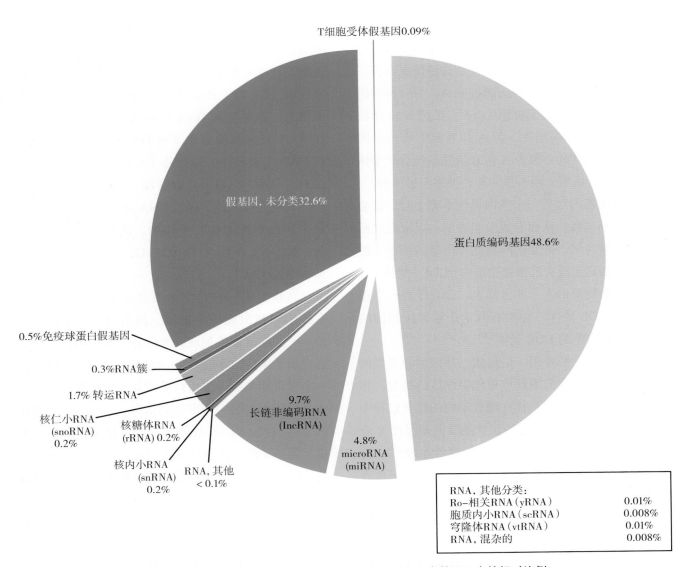

图 2.1　蛋白质编码基因、假基因和非编码 RNA 在人类基因组中的相对比例

对于一个特定基因，具有两个相同等位基因（即包含相同遗传信息的基因拷贝）的个体被称为该基因的纯合子，而一个基因拥有两个不同等位基因被称为杂合子。一个特定基因的等位基因组合被称为基因型，而性状的生理表现则被称为表型。显性等位基因是指如果一个人至少有一个等位基因的拷贝，其表型就会得到表达。一个显性等位基因杂合子或纯合子将会表现出编码的性状。以面部雀斑为例：雀斑的存在是一个显性性状，所以一个至少有一个雀斑编码等位基因的人就会有面部雀斑。相反，隐性等位基因是指需要同一等位基因的两个拷贝才能表达该性状。换句话说，一个人必须是隐性等位基因的纯合子才能表达这种性状，比如面部没有雀斑。此外，一些性状可能不遵循显性／隐性模式，而是表现出共显性或不完全显性。共显性是指杂合子中两个等位基因都能表达。血型就是这种情况，有三种可能的等位基因：一种编码抗原 A，另一种编码抗原 B，第三种编码无抗原（O）。虽然 A 或 B 抗原等位基因对 O 是显性，但 A 和 B 抗原等位基因被认为是共显性的，因为 A 和 B 抗原的纯合子个体同样表达 AB 血型，而不是一种类型多于另一种[7]。当一个等位基因对另一个基因显性不完全时，就会发生不完全显性，从而导致中间表型。以家族性高胆固醇血症为例，高胆固醇血症等位基因纯合子的人在其肝细胞上没有低密度脂蛋白（LDL）受体（导致循环中胆固醇的水平非常高），杂合子有一半正常数量的 LDL 受体，而拥有两个正常等位基因的纯合子则有完整的 LDL 受体[10]。

现在我们已经介绍了染色体、基因型和表型的概念，接下来让我们重新审视性染色体的概念。相对于 X 染色体，Y 染色体在哺乳动物的进化过程中发生了巨大的变化，现在所包含的活性基因比 X 染色体要少得多，性染色体之间的同源性有限[11]。为了避免由于性染色体拷贝数的差异而导致蛋白质表达的性别失衡，在女性中发生了一种被称为 X 染色体失活的剂量补偿过程。X 染色体失活的过程是指两条 X 染色体之一在胚胎形成阶段发生基因随机沉默，导致 X- 连锁基因表达为镶嵌现象，其中大约

一半的细胞表达父系 X 连锁基因，一半表达母系 X 连锁基因[11]。然而需要注意的是，这是一个不完善的过程，在人类女性中约有 12%～20% 的 X- 连锁基因逃脱了 X- 失活过程[12]。另外，X 染色体失活并不是导致单等位基因表达的唯一机制；基因组印记使亲本单等位基因表达不到 1% 的常染色体蛋白编码基因[13]。印记在早期发育中起着至关重要的作用，亲本抑制因印记基因而异，但在新生儿发育之外也起着重要作用。因此，印记缺失与生命早期出现的一些发育障碍、肥胖、神经和精神疾病以及成年人的癌症风险有关[14]。

在分子水平上，蛋白质编码基因的表达是一个多步骤的过程，首先将基因转录成一条互补的单链核糖核酸，称为信使 RNA（mRNA），然后翻译成蛋白质（图 2.2）。转录的诱导是通过转录因子（发出转录开始信号的蛋白质）与位于转录起始位点上游（5′ 端）的启动子区域的调控序列结合来激活的。这是互补 DNA 链解偶联和复制的信号，在 RNA 聚合酶的催化下将 DNA 转录成 mRNA。在 DNA 互补链中，腺嘌呤（A）与胸腺嘧啶（T）配对，鸟嘌呤（G）与胞嘧啶（C）配对。互补的 mRNA 也是相似的，除了 RNA 含有尿嘧啶（U），它是胸腺嘧啶的嘧啶类似物，代替胸腺嘧啶。因此，如 DNA 序列为 TAACTTG，其 mRNA 被转录为 AUUGAAC。

真核生物——这个术语涵盖了由复杂的、含有核的细胞组成的生物体，包括动物、植物和真菌——的基因被排列成几个部分。其中包括一个含有启动子区域的非编码 5′ 非翻译区（5′ UTR）；一个有可能被翻译成蛋白质的开放阅读框；以及位于基因末端的另一个非编码区域，称为 3′ 非翻译区（3′ UTR）。开放阅读框由外显子和内含子组成，外显子随后被翻译成蛋白质，内含子是未翻译的片段，最终在翻译成蛋白质之前从成熟的 mRNA 中剪切出来。内含子和外显子的差异剪切使蛋白质的异构体得以表达。异构体是同一蛋白质的替代形式。这种情况发生在绝大多数的人类基因中，并有助于增加人类基因组中有限数量的基因所能产生蛋

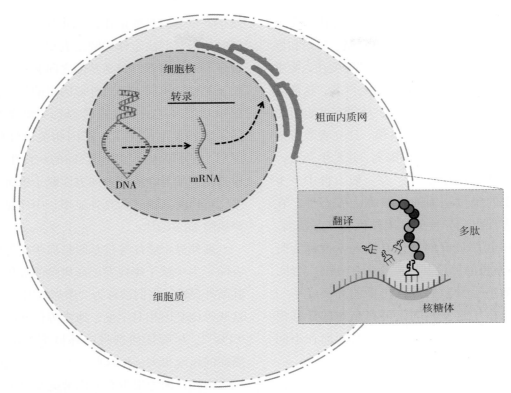

图 2.2 基因表达的示意图。转录因子与基因启动子区结合后，DNA 到 mRNA 的转录在细胞核内进行。mRNA 通过核膜被运输到细胞质中的核糖体，然后在那里被翻译成被称为多肽的单链氨基酸，该多肽由 mRNA 序列中的密码子决定，最终将经过折叠形成最终的蛋白质

白质的多样性。然后成熟的 mRNA 从细胞核迁移到细胞质中的核糖体。沿着成熟的 mRNA 序列排列的连续的三碱基组合被称为密码子。每个密码子在翻译过程中可以编码一个氨基酸或一个终止密码子。密码子由转运 RNA（tRNA）分子识别，该分子具有折叠的三环结构，包括一个识别特定密码子序列的反密码子环，并携带与之相对应的氨基酸。氨基酸是蛋白质的基本组成部分。序列中标志翻译开始的第一个密码子被称为起始密码子，在真核生物中总是编码蛋氨酸。随着 RNA 通过核糖体，每个连续密码子对应的氨基酸被依次加入，形成一个线性的氨基酸链，称为多肽，最终形成编码的蛋白质。这一过程一直持续到序列中出现终止密码子，标志着翻译的结束。合成的多肽经过折叠，获得三维结构，构成编码的蛋白质。在遗传密码中存在 20 种不同的氨基酸，其中 10 种在人体内合成，另外 10 种则通过饮食获得。然而，有 64 种不同的密码子组合可以编码 21 种可能性（20 个氨基酸加上一

个终止密码子），这意味着一些密码子组合有重叠。这对突变效应有重要的影响，下面将进一步讨论。

在本章的开头提到查尔斯·达尔文的《物种起源》一书，阐述了他的自然选择和进化理论。其内容为我们目前理解进化压力和种群内遗传变异的重要性奠定了基础。达尔文提出，更好适应环境的生物更有可能生存下来，并将其特征传递给后代。为此，必须存在导致性状可变表达的遗传分配。种群内的遗传变异，统称为基因库，是由于突变或遗传密码的改变而产生的。虽然人与人之间 99.9% 的基因是相同的，但正是这 0.1% 的差异使我们在基因上具有多样性。虽然乍一看是这样，但如果考虑到人类基因组由近 32 亿个碱基对组成，这并不是一个微不足道的占比[15]。在种系中发生的突变可以传递给后代，并可能在整个种群中传播，而发生在体细胞中的突变，被称为体细胞突变，则不能传递给后代。由于进化压力，有些基因高度保守，这意味着它们几乎在所有人中，甚至在跨物种或跨门物种中都是

相同的。这通常发生在编码对生物体生存能力至关重要的功能基因中，例如参与 DNA 复制、转录和修复的 DNA 解旋酶[16]。相反，由于遗传突变在人类中传播，其基因在人类中的变异性要大得多。这部分是由于进化压力，需要适应环境，尽管有些也可能由于建立者效应而在亚种群中出现。建立者效应描述的是一个小群体或亚群体被隔离，并发生杂交，导致遗传变异丧失的现象[17]。在一般人群中至少有 1% 的突变的等位基因通常被称为多态性；在整个种群中表现出变异性的基因被称为多态基因。在一般人群中频率最高的等位基因通常被称为野生型，而较不常见的等位基因被称为变异型。当然，正如建立者效应会导致区域性传播的高突变率一样，多态性也由于这些不同人群在全球的迁移模式以及人类迁移时基因变异的起源时间而在不同人群中具有不同的频率。

突变有几种不同的发生方式。一些导致遗传密码可遗传改变的常见突变包括单核苷酸多态性（SNP），涉及单个碱基的替换；以及移码突变，即一个或多个碱基被插入或从编码序列中删除，这可能会破坏蛋白质的下游氨基酸序列[7]。SNP 是遗传变异最常见的来源，每 100 ~ 300 个碱基发生一次，占人类群体中所有人群变异的 90%[18]。

SNP 既可以是同义的，意味着碱基变化不会导致氨基酸序列改变（几个密码子组合编码相同的氨基酸）；也可以是非同义的，意味着 SNP 导致新的氨基酸被替换到序列中，潜在地改变蛋白质结构和功能（也称为错义突变）。导致终止密码子过早插入的突变称为无义突变，会导致蛋白质的截断，从而引起功能的丧失[7]。虽然同义 SNP 本身不会改变蛋白质结构本身，但这并不意味着它们不能对基因表达产生相关影响，因为它们仍然可能潜在地改变调控元件的结合位点，从而影响基因的表达和选择性剪接。

表型与基因型

遗传学的一个主要注意事项是，基因型和表型之间并不总是完全一致的。事实上，这种情况经常发生。重要的是要记住，当涉及到生理学和疾病发展时，最终起决定作用的是表型。这种脱节涉及到很多不同的因素，包括基因之间和途径之间复杂的相互关系，不同人群对外源因素的暴露差异，以及影响基因表达的表观遗传修饰（将在本章后面描述）。外显率描述了与基因相关的性状表达的程度[7]，它是基因型和表型之间的一致性。关于癌症，根据基因变异在癌症发展方面赋予携带者的风险水平，可以将其描述为高外显率、中外显率或低外显率风险等位基因。

高外显率癌症等位基因是那些在等位基因携带者的一生中赋予癌症发展高风险的等位基因；由于其高外显性，它们被称为"癌症基因"。幸运的是，这些等位基因相对罕见，通常等位基因的频率低于0.1%[19]。尽管任何携带高外显率等位基因的人患癌症的风险很大，但这些突变引起疾病的人群归因风险很低，因为很少有人携带突变等位基因。事实上，人们普遍认为高外显率基因相关癌症仅占所有癌症的不到 5%[20]。有几个众所周知的高外显率等位基因与癌症发展相关的例子。其中一个例子是胚系 BRCA1/BRCA2 突变和乳腺癌或卵巢癌的强相关风险。携带 BRCA1 突变的女性到 70 岁时患乳腺癌或卵巢癌的概率分别约为 65% 和 39%[21]。在同一时间段内，携带 BRCA2 突变患乳腺癌或卵巢癌的风险略低，分别为 45% 和 11%[21]。据估计，这些突变的总体流行率在一般人群中为 1/400 到 1/800 之间，在德系犹太人中约为 1/40[22]。值得注意的是，尽管患癌症的风险非常高，但并不是每个携带该基因突变的人都会患癌症。遗传性结直肠癌易感综合征、家族性腺瘤性息肉病（FAP）和遗传性非息肉病性结直肠癌（HNPCC）与另一组高外显率等位基因相关。这些综合征与罹患结直肠癌的终生风险急剧上升（约为 80%）相关，通常发病年龄相对较早[23]。FAP 是 APC 基因的胚系突变所致，其特征是可较早在结肠中发现数百个腺瘤性息肉[23]。它在普通人群中的发病率约为 1/8000 到 1/14000，占所有结肠直肠癌的 1% 以下。HNPCC，也被称为林奇综合征，是种系错配修复基因突变（MLH1，

MSH2，*MSH6*，*PMS1* 或 *PMS2*）的结果[23]，大约每 1000 至 3000 人中有 1 人发生此突变[24]。除了与结肠直肠癌的强相关风险外，林奇综合征还增加了其他几种恶性肿瘤的发病风险，包括子宫内膜癌、卵巢癌、胃癌、小肠癌、膀胱癌或胆道癌[23]。其他高外显率癌症风险等位基因包括生殖细胞 *CDKN2A* 突变和黑色素瘤[25]；家族性 *Rb* 突变和视网膜母细胞瘤[26]；范可尼贫血（一种罕见的隐性疾病）以及髓系和鳞状癌[27]；p53 基因突变和李 – 法美尼综合征（一种显性疾病，与各种癌症发病风险显著增加相关）[28]。值得注意的是，尽管携带这些等位基因的人一生中罹患疾病的风险通常很高，但除极少数情况外，风险通常不会达到 100%。

中低外显率基因通常被统称为易感基因。中外显率等位基因是一种中间类别，仍然相对罕见，但总体不如高外显率等位基因那么罕见。它们的等位基因频率通常小于 2%，与疾病风险的适度增加有关[19]。这些突变往往是种群特异性的，通常是由于潜在的建立者效应[19]。有几个与乳腺癌相关的中外显率风险等位基因，包括 *ATM*、*CHEK2*、*BRIP1* 或 *PALB2* 的构成性突变[19]。*APC* I1307K——在密码子 1307 处用赖氨酸取代异亮氨酸——是另一个这样的等位基因，与结直肠癌风险的适度增加相关，在大约 6% 的德系犹太人中存在[19]。虽然 *APC* I1307K 等位基因的携带者不会发生 FAP，但该突变仍然与风险相关，是野生型个体的 1.5 ~ 2 倍[23]。低外显率等位基因往往是相对常见的，等位基因频率大于或等于 10%[19]。与高、中外显率等位基因相比，这些等位基因的个体患病风险要低得多。然而，虽然个体风险较低，但由于该等位基因在普通人群中频繁出现，人群归因风险可能相对较高。这与高外显率等位基因形成了鲜明对比，高外显率等位基因具有较高的个体疾病风险，但对人群风险的总体影响较低。存在许多低外显率等位基因，包括编码外源性物质代谢、DNA 修复、细胞周期、细胞信号传导、主要组织相容性复合体基因或其变异体可导致疾病易感性小幅增加的基因。本章后面将详细介绍

几个这样的低风险易感性等位基因。尽管这些等位基因在任何给定的人中只存在边际风险，但重要的是它们更常见，因此，这些基因及其相关风险可能结合或相互作用，从而显著增加个体疾病风险。

表观遗传学

遗传基因并不是表型多样性的唯一决定因素。表观遗传学一词指的是稳定的、有丝分裂可遗传的变化（即在有丝分裂过程中从亲代转移到子代），这些变化可改变或有可能改变基因表达，而不改变潜在的 DNA 序列[29]。表观遗传学一般被认为包括三大类：（1）DNA 甲基化；（2）共价组蛋白修饰；（3）非编码 RNA。下面将详细介绍。

DNA 甲基化

DNA 甲基化是一个正常的生理过程，在 DNA 甲基转移酶（DNMT）的催化下，一个甲基（–CH3）基团共价连接到胞嘧啶环第五位的碳原子上，形成 5– 甲基胞嘧啶（5–meC）[30, 31]。DNA 甲基化主要发生在胞嘧啶的 CpG 二核苷酸序列中，这是一种两个碱基的序列，其中胞嘧啶位于上游，与 DNA 链中的鸟嘌呤相邻。

CpG 岛（CGI）是 CpG 密集的区域，不成比例地（尽管不是唯一的）位于基因的启动子区域。启动子区域的 CGI 甲基化通常被称为启动子甲基化，与转录抑制有关（图 2.3）。实验证据表明，这是通过招募转录抑制因子来发挥作用的，这些因子通过组蛋白修饰以及干扰转录激活因子的结合来发出染色质构象变化的信号[32]。在非病理条件下，启动子相关的 CGI 在细胞中通常不甲基化[33]，但也有例外，如在正常基因组的 X– 失活和印记[34]或组织分化[35–39]。然而，值得注意的是，启动子甲基化并不是 DNA 甲基化影响基因组的唯一方式。位于基因间和基因内增强子区域的 CpG 岛的甲基化也会影响基因表达的时间或空间模式[40]。越来越多的证据表明，基因 CpG 岛的甲基化可导致转录激活的

增加[41-43]。区域甲基化也会影响非编码 RNA 的表达[40]，其序列通常位于内含子或基因间区域。

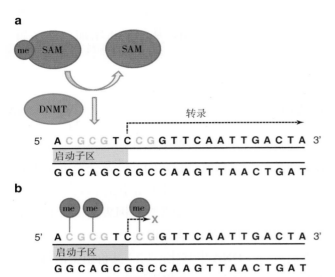

图 2.3　DNA 启动子甲基化导致的转录沉默。（a）该基因启动子 CpG 岛的 CpG 二核苷酸中的胞嘧啶未被甲基化，允许该基因的活跃转录。（b）在 DNA 甲基转移酶（DNMT）的催化下，S- 腺苷甲硫氨酸（SAM）提供的甲基（me）共价连接到启动子区 CpG 岛上 CpG5 二核苷酸胞嘧啶环上的 5- 碳上，从而导致转录抑制

虽然启动子区域富集 CpG 二核苷酸，但人类基因组中 70%～90% 的 CpG 位于 CpG 岛外，在正常条件下常被甲基化[44]。位于 CGI 外的单个 CpG 的甲基化，特别是位于 DNA 序列重复和中心体周围区域的甲基化，有助于维持基因组的稳定性[45, 46]，并在胚胎发育和组织分化中发挥作用[47]。关于序列重复，DNA 甲基化与染色质构象变化相配合，通过抑制转座子（TE）来维持稳定性[48]，转座子是重复的基因组序列，具有重新定位（或至少是潜在的）到基因组中另一个染色体位置的独特能力[49]。TE 的活跃转录和重新插入可导致基因组损伤，这些损伤可在体细胞中传播，如果发生在早期胚胎发生或配子发生期间，则可传递给未来的后代[49]。非长末端重复（LTR）反转录转座子构成了 TE 的大部分，约占人类基因组的三分之一，包括长散在重复序列（LINE）；短散在重复序列（SINE），其中最常见的称为 Alu 序列；哺乳动物广泛散布重复（MIR）元件[50]。

组蛋白修饰

DNA 甲基化并不是唯一能够改变基因表达的表观遗传机制，而是通过共价组蛋白修饰在染色质水平上表现出的协调结构变化的一部分。组蛋白的修饰可导致染色质整体结构的改变，直接影响基因转录、DNA 修复、DNA 复制和染色体组织[31, 34]。组蛋白是蛋白质八聚体，即由 8 个蛋白质亚基组成，分别包含两个 H2A、H2B、H3 和 H4 蛋白亚基，其周围约有 146bp 的 DNA 缠绕，形成核小体[31]。这是真核生物 DNA 的一个重复单位，通过 DNA 的凝缩来组成染色体，从而使整个基因组可以适应细胞核。大多数染色质以紧密凝集的核小体形式存在，称为异染色质，其转录能力不强，在光学显微镜下表现为细胞核的深染部分。相反，常染色质是更松散的核小体，它形成一个容易转录的开放的染色质结构；在光学显微镜下表现为细胞核的浅染部分[31]。

组蛋白修饰涉及不同组蛋白亚基的 N- 末端上各种功能基团与不同的氨基酸残基的共价结合，包括赖氨酸、精氨酸和丝氨酸。修饰可涉及核小体突出的 N- 端组蛋白的乙酰化、甲基化、磷酸化、糖基化、类泛素化、泛素化或 ADP 核糖基化[31, 34, 51]。

组蛋白乙酰化通常与转录激活有关（图 2.4）。它涉及在组蛋白乙酰转移酶（HAT）的催化下，乙酰基与组蛋白 N- 端的赖氨酸残基的连接。使残基的电荷从正电变为中性，导致构象转为更松散的染色质，可以被转录体接近[52]。相反，组蛋白去乙酰化酶（HDAC）与启动子中的甲基 -CpG- 结合蛋白（MBD）和甲基化胞嘧啶形成复合物，使它们从组蛋白的 N- 末端去除乙酰基，引起核小体的凝缩，导致转录失活[31, 34]。

其他类型的组蛋白修饰的影响要复杂得多，取决于修饰的分布、位置和修饰的程度。这种复杂性以组蛋白甲基化为例。与乙酰化一样，组蛋白甲基化是一个可逆的过程：一类称为组蛋白甲基转移酶的酶催化组蛋白甲基化，而组蛋白去甲基化酶负责去除甲基化[31, 53]。组蛋白甲基化可以包括单甲基化、双甲基化和三甲基化。H3 的 N 端第 9、27 或 36 位

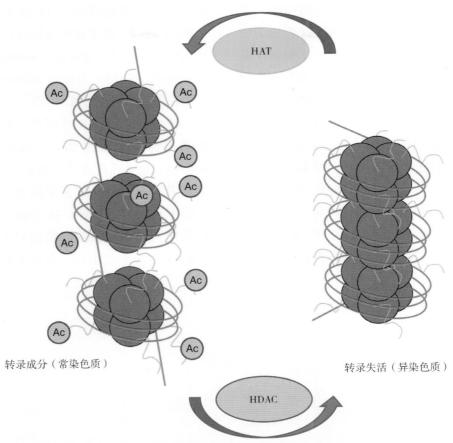

图 2.4 组蛋白乙酰化和转录激活。组蛋白 N 末端的赖氨酸残基在组蛋白乙酰转移酶（HAT）的催化下被乙酰化，使染色质以一个开放的、具有转录活性的常染色质状态存在（如图左侧所示）。乙酰基（Ac）的去除由组蛋白去乙酰化酶（HDAC）催化，致使核小体（异染色质）凝缩和转录失活（右侧）

赖 氨 酸（H3-K9、H3-K27 或 H3-K36）或 H4 第 20 位赖氨酸（H4-K20）的三甲基化引起染色体结构改变，导致转录沉默（即异染色质）。相反，H3 上第 4、36 或 79 位赖氨酸（H3-K4 或 H3-K79）的三甲基化与更疏松的结构（即常染色质）和活性转录有关 [53-55]。

非编码 RNA

非编码 RNA（ncRNA）是一种能够转录但不能翻译（即不编码蛋白质）的异质性 RNA，包括长非编码 RNA（lncRNA）、微 RNA（miRNA）、piwi 相 互 作 用 RNA（piRNA）[56]、小 干 扰 RNA（siRNA）[57]、小 核 RNA（snRNA）[58]、小核仁 RNA（snoRNA）[59]、转 移 RNA（tRNA）[60]、核糖体 RNA（rRNA）[60] 和 yRNA[61]。一些 ncRNA，如 miRNA、piRNA、siRNA，参与了基因表达的转录后调控 [62]；其中，miRNA 是迄今为止研究最多的，将在接下来的部分中有更详细的描述。

微 RNA

微 RNA（miRNA）是一种进化上保守的小 ncRNA 分子，参与了基本上所有真核生物中基因表达的转录后调控。它们成熟的转录本体积很小，长度从 18 到 25 个核苷酸不等 [63-67]。1993 年，在秀丽隐杆线虫中首次了描述 miRNA[68]，并发现 Lin-4，一种小的 ncRNA，可以抑制 Lin-14 蛋白的表达。目前，miRNA 数据库（miRBase）已经登记了 2588 个成熟的人类 miRNA 序列 [69]。miRNA 参与调控关键的细胞功能，包括增殖、凋亡、发育、分化和代谢 [64]。事实上，估计多达 60% 的人类基因受 miRNA 调控[70]。miRNA 的重要调控作用部分源于单个 miRNA 同时控制多个基因表达的能力，每个基因可能调节多达 200 个（或更多）基因[65, 67]。它们受到严格控制，并在胚胎发育期间显示出组织特异性的表达模式[63]，尽管所有组织在任何特定发育阶段都至少表达一些 miRNA[71]。

miRNA 的表达受转录因子调控，并由 RNA 聚合酶Ⅱ（pol Ⅱ）转录，类似于蛋白质编码基因的转录，尽管 miRNA 转录调控的精确机制仍不完全清楚。虽然大多数 miRNA 位于基因间（包含很少或不包含基因的序列）非编码区内[72]，但它们也可以位于编码基因的内含子或外显子中[72]。许多

miRNA 嵌入在基因组中的其他 miRNA 附近，产生 miRNA 簇[72]。单个和成簇的 miRNA 可以从它们自己的启动子转录，通常位于 miRNA 5′ 端的 500 个碱基对内，分别作为多个 miRNA（多顺反子）转录单位单独或同时转录[71, 73]。

转录后，miRNA 经历了一个多步骤的转录后成熟过程，如图 2.5 所示。初级转录本称为 pri-miRNA，通常长度为 3 ～ 4kb，带有一个 5′ 7- 甲基鸟苷（m7G）帽和多聚腺苷（poly-A）尾巴，类似于 mRNA[74]。至少 30 个碱基对的稳定发夹结构是作为处理步骤的起始信号所必需的[75]。Pri-miRNA 在细胞核中被一种称为微处理器的多蛋白

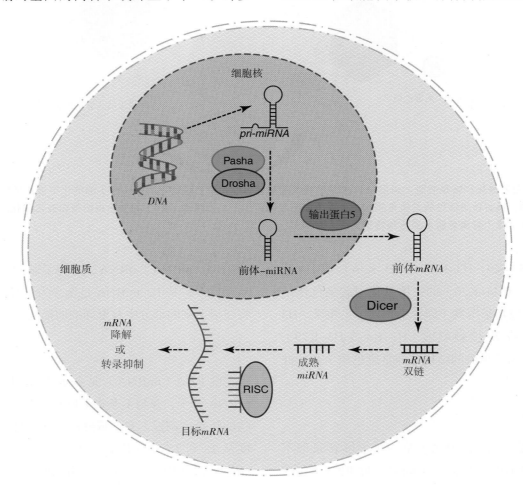

图 2.5 微 RNA 加工和基因表达的转录后调控。（a）微 RNA（miRNA）由 DNA 转录而来，产生一个含有发夹环结构的初级 miRNA 转录本（pri-miRNA）。（b）Pri-miRNA 在细胞核中被 Drosha/Pasha 酶复合物（微处理器）切割，产生一个或多个称为前体 miRNA（pre-miRNA）的小发夹环结构。（c）Pre-miRNA 通过输出蛋白 -5 从细胞核输出。（d）在那里它被 Dicer 酶进一步切割，留下 18 ～ 25 个碱基对的 miRNA 双链（2 条互补链）。（e）双链中的一条保留并成为成熟的 miRNA，与 Argonaut 蛋白（Ago）形成复合物，称为 RNA 诱导沉默复合物（RISC）。（f）成熟的 miRNA 通过靶标 3′ UTR 处的碱基配对相互作用引导 RISC 与靶 mRNA 结合，导致降解或翻译抑制

复合物切割，该复合体由 RNase Ⅲ 酶 Drosha 和双链 RNA 结合域（dsRBD）蛋白 DGCR8/Pasha 组成，产生一个或多个前体 miRNA（pre-miRNA）[63-67]。DGCR8/Pasha 识别原始 RNA 发夹基部的单链和双链 RNA 的连接，并与微处理器结合，使 Drosha 对其进行切割[75]。Pri-miRNA 通常包含几个 pre-miRNA，称为簇。

Pre-miRNA 长度为 65～100 个核苷酸，具有双链 RNA 茎的发夹结构[75]。输出蛋白 5（Exp5）识别 pre-miRNA 特征的 3′ 端和 RNA 双链结构的一部分[76, 77]，并将 pre-miRNA 从细胞核转运到细胞质。一旦进入细胞质，pre-miRNA 就会被 RISC 加载复合物（RLC）结合。

该复合物由另一种称为 Dicer 的 RNase Ⅲ 以及 Argonaut 2 和 TAR RNA 结合蛋白（TRBP）组成[63-67, 75]。Dicer 将发夹结构的茎识别为双链 RNA，并在环侧将其切割，留下一个 18～25 个碱基对的 miRNA 双链[63-67, 71]。双链的 5′ 端在双链热力学稳定性较差的一端，称为引导链，在 Dicer 促进下[71] 成为成熟的 miRNA[78, 79]。

成熟的 miRNA 与 Argonaut（Ago）蛋白形成一个复合体，称为 RNA 诱导沉默复合体（RISC）[63-67, 71]，它通常在靶标 3′ UTR 处通过碱基配对相互作用特异性地引导靶向 mRNA。miRNA 的第 2～7 个核苷酸称为种子区，通过完美或接近完美的碱基配对与目标 mRNA 结合[18]。其余的 miRNA 以不同程度的互补性与靶 mRNA 结合[18]。如果整个 miRNA 是一个完美的或接近完美的补体，则通过 5′ m7G帽 的脱落或 poly（A）尾的去腺苷化诱导 mRNA 的剪切和降解。如果是部分补体，RISC 通过 Ago 蛋白与翻译起始因子 eIF4E[15] 竞争性 m7G 帽结合来抑制翻译[63-67]，阻止靶 mRNA 翻译成蛋白质。这些翻译沉默的 mRNA-RISC 复合体保留并积累在细胞质中，形成加工体（P 小体）[71]。P 小体包含脱帽蛋白和核糖核酸外切酶，因此能够降解 mRNA。然而，有一些迹象表明 miRNA 的翻译沉默可能是可逆的，允许 mRNA 离开 P 小体并迁移到核糖体进行翻译[80]。

长非编码 RNA

与许多尺寸较小的 ncRNA（＜200 碱基）相比，长非编码 RNA（lncRNA）更大（＞200 碱基），通常长度可达约 1～2 个外显子[81]，并可具有二级和三级折叠结构。虽然新 lncRNA 不断被发现，但绝大多数的功能意义目前尚不清楚，然而很明显，它们的功能多种多样，在转录前后过程中发挥作用，包括染色质组织和重塑[82]，可变剪接[83]，单等位基因沉默[84]，蛋白质支架[85]，端粒延长[86]，mRNA 降解[85]，转录增强[85] 等等。

将遗传学、表观遗传学和表型的概念结合起来

遗传和表观遗传对表型变异的影响，加上一生中不同的环境损害暴露，形成了疾病易感性的基础。在保护我们免受疾病侵袭方面发挥作用的性状多样性可能导致具有相似暴露的个体之间具有不同的风险水平。某些基因的变异或变异基因的表达可以影响环境毒性及其代谢物处理和排泄或细胞对 DNA 损伤的反应[70]。本章的其余部分将详细讨论遗传易感性和与环境暴露的相互作用。

基因与环境之间的交互作用

对外源性化学暴露的反应和代谢起关键作用的一个（或多个）基因的功能变异——称为外源化学物，其本身可能不足以改变疾病易感性。为了使生理反应（或缺乏生理反应）产生影响，外源化学物暴露也可能是必要的。换句话说，基因型可以通过环境或职业暴露发生效应修饰，这被称为基因－环境的相互作用（图 2.6）。虽然由于人为和客观发生的暴露，我们经常接触低水平的致癌物，但暴露水平在人与人之间会根据一系列因素而有所不同，如我们生活或工作的地方，以及我们的个人生活方式。铍和人类白细胞抗原基因 *HLA-DPB1* 的多态性与慢性铍病（CBD）风险的相互作用证明了这一概念。铍是一种轻金属，应用于许多工业领域。

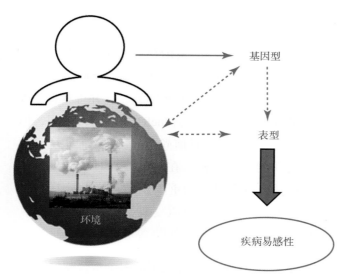

致癌物）。然而，大多数致癌物需要代谢激活才能产生与 DNA 相互作用并破坏 DNA 的活性中间体，这些被称为前致癌物。这些概念将在下一章中进一步讨论，目前重要的是理解基本概念。人与人之间对疾病易感性的差异可以解释为我们如何代谢、排泄和修复因这些暴露而造成的损伤的遗传差异。遗传多态性可以通过改变或灭活（或概念上甚至增强）酶活性，或通过降低（或增强）基因表达影响关键细胞功能的速率，以限制外源性和内源性暴露的损害。

外源化学物质的代谢和排泄通常分为两步：活化，然后结合[93]。活化步骤（或Ⅰ期）需要酶催化的氧化、还原、羟基化或其他此类反应，为外源生物分子的结合创造中间体。在结合步骤（或Ⅱ期），一个小极性分子共价连接到第一阶段产生的反应代谢物上，从而将其生物转化为非活性分子，并最终排泄。由于第一阶段产生的代谢物通常反应性更强，因此具有潜在的致癌性，但在第二阶段则会失活，因此，每个步骤的反应速率对致癌暴露和癌症风险都有重要的影响。重要的是，这些类别不是绝对的，也不是相互排斥的。有些酶在某些情况下可能催化Ⅰ期反应，在另一些情况下可能催化Ⅱ期反应。此外，还存在第三个，也是近期被公认的外源化学物代谢阶段（Ⅲ期），涉及外源化学物质在失活后的主动跨膜转运和排泄[93]。

几种外源化学物质能够刺激外源性代谢酶的表达[93, 94]。外源受体包括核受体超家族的受体（CAR、PXR 和 PPAR）以及芳香烃受体（AHR），可以诱导由Ⅰ期和Ⅱ期外源性代谢酶组成的基因组的协调表达。这些受体与其目标外源性代谢基因的 5' 启动子区域的外源反应元件（XRE）结合——有时也被称为二噁英反应元件，从而诱导转录[94]。例如，AHR 类中同时诱导一系列外源代谢基因的转录，包括 CYP1A1、CYP1A2、CYP1B1、NQO1、GSTA2、UGT1A1 和 UGT1A6。因此，这些外源受体在激活外源化学物的外源性反应中起着至关重要的作用。

图 2.6　这幅画说明了基因型、表型和环境之间的交互作用，以及由此产生的对疾病易感性的影响。每个人都有一个独特的基因集合，统称为基因组。这些基因表现不同程度的表型（性状），这取决于宿主和环境因素。表型表达——例如一种外源代谢酶或 DNA 修复基因——可以与环境或职业暴露相互作用，从而改变个人对疾病的易感性（工厂图片来源：[161]）

通常金属暴露是源于吸入在各种工业过程中产生的铍粉尘，可引发Ⅳ型抗原特异性免疫反应，在暴露者肺部产生肉芽肿病变，导致呼吸功能下降。然而，估计只有 2%～16% 的暴露者会出现 CBD[87]。为什么有些人在接触铍后会患上 CBD，但另一些人却不会，这在很大程度上可以用 HLA-DPB1 基因的多态性来解释（*E69）。HLA-DPB1*E69 等位基因与人们对铍的敏感性增加有关，因此与暴露者中 CBD 的发生相关[88-92]。换句话说，如果没有慢性铍暴露和 HLA-DPB1*E69 等位基因，CBD 就不会发生。因此，CBD 发生的风险取决于遗传学（HLA-DPB1*E69）和环境（慢性铍暴露）之间的相互作用。

外源化学物质的代谢和排泄

如前所述，我们持续暴露于来自环境和职业以及我们自己的个人行为所产生的外源化学物质。其中许多暴露会直接或通过其代谢物的作用造成 DNA 损伤，从而导致癌症风险。可以直接与 DNA 相互作用的化合物被称为直接致癌物（也被称为终

I 期多态性和癌症

细胞色素 P450 酶（CYP）超家族构成了最大的 I 期酶组，占 70%～80%[95]。它们是许多化学致癌物解毒的关键因素，包括在香烟烟雾中发现的致癌物，以及其他环境和工业暴露中。目前已知的 CYP 基因有 57 个，分为 18 个家族[96]。根据基因的不同这些酶可以在肝内或肝外表达，在外源物质代谢中，最关键的 CYP 酶涉及 CYP1、CYP2 和 CYP3 家族的成员[97]。下面介绍了几种常见的多态性或遗传变异 CYP，本章只是一个介绍，不能详尽介绍每一种多态性。

CYP1A1 是一种多态性（即高度可变）的基因，在肝内和肝外表达，编码一种参与多种致癌物解毒的酶，包括但不限于多环芳烃（PAH）、N- 亚硝胺、芳香胺、1，3- 丁二烯和环氧乙烷[97, 98]，所有这些都是烟草烟雾的主要成分。由于该酶在外源物质代谢中的重要性，已经广泛研究了几种 *CYP1A1* 多态性与癌症的相关性，尽管结果往往是混杂和不确定的。迄今为止，已鉴定出 12 种 *CYP1A1* 等位基因变异[99]。

CYP1B1 是另一种多态性细胞色素酶，也在肝内和肝外组织中表达。它参与雌激素类固醇的代谢，但也在多环芳烃（其中一些具有非常高的亲和力）、杂环胺、芳基胺和硝基芳烯的代谢中起着关键作用[100]。*CYP1B1* 基因中已鉴定出 26 种以上的多态性，其中 19 种是非同义的[100]。因此，这种酶也被广泛研究其与癌症之间的关系，并已证明与几种癌症类型有关。

另一种具有多态性且被广泛研究的细胞色素酶是 CYP2E1。该细胞色素是 CYP2E 家族中唯一被发现在肝内表达的[100]。一些多态性与酶活性水平的改变有关[101, 102]，因此它们对于研究与多态性相关的个体间表型变异很有意义。*CYP2E1* 在职业和环境暴露研究中很有价值，因为其产物在几种工业烷烃、烯烃、卤代烃、苯、氯仿、氯乙烯和许多其他与工业毒理学相关的化学物质 I 期代谢中发挥作用[103]，其中许多已知是致癌物。它也是乙醇的诱导性细胞色素代谢物，被称为微粒体乙醇氧化系统[104]，尽管与另一种肝脏表达的酒精代谢酶——乙醇脱氢酶相比，它对乙醇的亲和力低得多。

其他多态性细胞色素由于其在药代动力学（药物代谢）中的关键作用而被广泛研究。然而，这些酶仍然在由环境或职业暴露引起的其他底物的新陈代谢中发挥作用。*CYP3A4* 和 *CYP2D6* 均是肝内表达的细胞色素，被认为是药物代谢中最重要的两种细胞色素酶。然而，它们也有底物，包括有机磷农药[105] 和烟草烟雾衍生的前致癌物 4-（甲基亚硝胺）-1-（3- 吡啶）-1- 丁酮（NNK）[106]。因此，虽然主要的研究重点是药代动力学效应，但也对这两者在癌症易感性方面的潜在作用进行了研究。

II 期多态性和癌症

许多不同的酶能够进行 III 期反应。在这里，我们将介绍一些在癌症中被普遍研究的 III 期酶：谷胱甘肽 S- 转移酶（GST）、N- 乙酰转移酶（NAT）和 NAD（P）H：奎宁氧化还原酶（NQO1）。

谷胱甘肽 S- 转移酶（GSTs；EC 2.5.1.18）是胞质 III 期外源物代谢酶的超家族，其功能是催化亲电代谢物的解毒，包括烟草烟雾、高温烹饪的食物和燃烧副产物中的苯并 [a] 芘和其他多环芳烃，形成可溶的无毒肽衍生物排出体外[107]。目前，人类细胞质 GSTs 有 7 个家族：α、μ、π、Σ、Ω、θ、ξ[108]。研究最多的 GST 变异包括 *GSTM1* 缺失、*GSTT1* 缺失和 *GSTP1*Ile105Val（rs1695）多态性。*GSTM1* 和 *GSTT1* 缺失是隐性变异，纯合缺失导致其各自的酶活性缺失。*GSTP1*Ile105Val 是一个非同义 SNP，引起氨基酸第 105 位的异亮氨酸被缬氨酸取代，导致底物结合位点和酶活性的改变[109]。这些变异非常常见；*GSTM1* 无效基因型在白人和亚洲人中的阳性率约为 53%，在非洲裔中约为 27%；*GSTT1* 无效基因型在白人中阳性率约为 20%，在亚洲人中为 47%；*GSTP1*Ile105Val 变异 G 等位基因在白人中的频率约为 26%[110]。由于这些多态性的高群体频率及其底物的性质，GST 基因在癌症中已被广泛研究[111-117]。早期的研究还表明，变异的 GST 基因具有与基因型相关的不同表型[118-120]。

N- 乙酰转移酶（NAT；EC 2.3.1.5）是一个 II 期胞浆酶家族，在肝内和肝外均有表达。N- 乙酰化构成了芳香胺和肼外源物代谢的主要途径，这两种物质都是工业毒理学的研究热点，也是吸烟和烹饪的副产物。一些芳香胺被国际癌症研究署（IARC）列为明确的人类致癌物（第 1 类）[121]。在人类中已知两种活性 N- 乙酰转移酶同工酶：NAT1 和 NAT2。这些同工酶有 80% ～ 95% 的同源性，并具有重叠的底物[122]。由于有来自 13 个 SNP 的 30 个等位基因，与 NAT2 相关的 N- 乙酰化表型在人类中是相当可变的[103]。由于与基因型高度一致，乙酰化状态通常由表型来定义，即以"慢"、"中"或"快"，描述它们各自灭活反应底物的能力。这种区别既可以通过基因分型[123]，也可以使用适当的底物，如咖啡因进行表型分型[103]。与其对应的基因一样，NAT1 也表现出高度的变异性，已报道了 26 个等位基因变异[103]，其中一些还与酶活性相关，特别是 NAT1*4 和 *10 等位基因[103, 124]。

NAD（P）H：奎宁氧化还原酶（NQO1：EC 1.6.99.2）是一种多功能抗氧化酶，通过催化亲电分子的解毒而发挥 II 期外源物代谢物的作用[125]。更具体地说，NQO1 参与了醌类、硝基芳烃和偶氮染料的氧化还原[125]。它在重要化疗化合物的还原活化中的作用也得到了广泛的研究[126, 127]。NQO1C609T（rs1800566）是一种常见的多态性，涉及 609 号碱基对 C 到 T 的转换，与 NQO1 酶活性的丧失相关[128]，并已在癌症易感性中进行了广泛研究。

其他多态性和癌症

外源物代谢基因并不是唯一对疾病易感性有潜在影响的多态性基因。还有许多其他形式的遗传多态性，可以导致表型变异，并可能改变对癌症的易感性。易感基因可以包括但不限于参与 DNA 修复[129-131]，细胞周期控制[132, 133]，信号转导[134, 135]，表观遗传调控[136-140]（包括一碳代谢[141, 142]），组织相容性基因[143, 144]的可变基因，或那些参与诱导外源物代谢的基因，如前面提到的 AHR 基因。同样重要的是，要认识到并非所有的环境暴露都来源于化学性质。例如，负责修复辐射所致 DNA 损伤的基因的功能多态性，如 XRCC1Arg399Gln（rs25487），使酶修复能力降低 3 ～ 4 倍[145]，可能造成辐射损伤累积的易感性增加，从而导致癌症。本章前面提供的例子只是为了介绍一些最常见的与癌症相关的 SNP，特别是在环境和职业暴露中，而不是提供可能的易感基因的详尽列表。具体的遗传变异及其与职业性癌症的关联将在本书后续的特定器官章节中有进一步介绍。

人群分层

孟德尔遗传学背后的核心假设之一是随机交配。相反，我们知道情况往往并非如此。在人类群体中，地理和社会政治障碍已经阻止（而且仍在阻止）全球人群的随机交配。其结果是某些基因的等位基因频率因种族、民族或地理位置而不同。这是一个需要考虑的重要的概念，因为如果没有适当的解释和控制，由于遗传关联研究中的群体分层，它可能会产生误导性的结果。群体分层是指源群体由于种族或民族而造成的非同质遗传组成[146, 147]，正如上面讨论的许多代谢多态性所观察到的那样[111, 148-151]。如果真正的风险因素与种族或族裔相关，任何基因型（无论是否有因果关系）也将与真正的风险因素相关，这可能会造成基因型与疾病关联的假象，而事实上没有关联（图 2.7）。以 Lander 和 Schork 设计的一个假设为例[152]，其中评估了由大量中国和欧洲血统受试者组成的混合研究人群。在这一人群中，与欧洲血统的人相比，中国血统的人中出现频率更高的任何基因型似乎都与"用筷子吃饭的能力"这一表型表达呈正相关，除非在分析中对筷子的使用或种族 / 民族进行了适当控制。

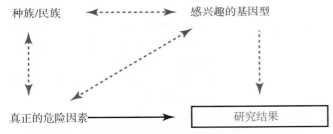

图2.7　人口分层示意图。在人口分层中，影响研究结果的真正因果危险因素可能是遗传因素或环境因素，表现为与种族／民族有关。因此，任何与种族相关的基因型都将与真正的危险因素相关。因此，除非在分析中对真正的危险因素或种族／民族进行适当的解释和控制，否则基因型将错误地与研究的结果相关。黑色实心单向箭头描绘了真实的因果关系。蓝色的双向虚线箭头表示非因果相关性。红色单向虚线箭头表示由于人口分层而导致的混淆关联（改编自Wacholder等[147]）

基因－基因之间相互作用

到目前为止，讨论的重点是基因如何与环境相互作用，但值得一提的是，基因之间也可以相互作用。事实上，在大多数情况下，除了最简单的遗传情景外，还有一个复杂的网络，由多个基因之间的高阶相互作用组成。在最基本的层面上，可以观察到一阶基因－基因之间的相互作用——指的是两个基因之间的相互作用——尽管现实很可能不是那么简单。外源物代谢和癌症易感性的问题，可以通过一阶和二阶基因之间的相互作用得到证实。活跃的一阶基因型导致以较高的速率产生反应性中间物，可能与二阶基因型相互作用，赋予其较慢的结合速度，导致由于长期暴露于致癌代谢物而使癌症风险升高。目前，关于基因－基因之间相互作用的文献报道有限，部分原因是大多数研究检测这种关联的统计能力较低，特别是当感兴趣的变异体具有相对较低的群体等位基因频率时。在 CYP1A1 变异体和 GSTM1/GSTT1 缺失多态性的综合分析中，观察到了与肺癌风险有关的一阶基因－基因之间相互作用[153]，有证据表明携带 CYP1A1*2A 或 4 等位基因和 GSTM1/GSTT1 缺失的受试者的易感性增加。随后，一项针对肺癌的病例对照研究也报道了类似的

发现，其中观察到 CYP1A1*2a 和 GSTM1 缺失之间的相互作用[154]。

全基因组关联研究（GWAS）

高通量技术的出现——最初是 SNP 阵列，现在是全基因组测序——使进行全基因组关联研究（GWAS）成为可能，进一步推进了我们对癌症遗传易感性的理解。然而，尽管我们早期对遗传性癌症危险因素的研究取得了进展，但这些技术进步目前还没有发现任何额外的高外显率基因，我们仍然只能解释一小部分家族性癌症风险（乳腺癌 8%，前列腺癌 20%，结直肠癌 6%[155]）。这在一定程度上可能是由于在一般人群中，每个基因存在大量多态性的相关风险很小。由于没有足够的统计能力进行检测，效应量较小的基因很可能被 GWAS 遗漏。尽管如此，GWAS 也已经发现了 100 多个低外显率的癌症易感位点（即基因或染色体区域），其中大多数是以前未知的[156]。一个特别的易感位点，染色体 8q24 区域，已被认为与多种癌症类型相关，包括前列腺癌、乳腺癌、结直肠癌、膀胱癌、胶质瘤、胃癌和慢性淋巴细胞白血病（CLL）[155, 157]。

表观遗传学和环境／职业暴露

我们的遗传密码并不是唯一能够与外源性化学物质和其他物理损伤相互作用的生物程序。表观遗传结构的改变可能源于职业和环境暴露，它们的相互作用使问题更为复杂。一些相对较新的文献描述了在癌症中表观遗传学和职业或环境之间的相互作用。表观遗传变化可以发生在环境或职业暴露下，导致基因表达的改变，从而引起表型变异。环境暴露可以改变基因组的表观遗传调控，尽管其确切的机制在很大程度上仍不清楚。为了支持这一观点，一项具有里程碑意义的同卵双胎研究报告称，虽然同卵双胎于生命早期在表观遗传学上无法区分，但他们的表观遗传特征在生命后期会变得越来越不同[158]，这可能是由于随着时间的推移，环境暴露的差异。人类在产前和新生儿发育期、青春期和老

年期最容易发生表观遗传失调[159]。除了癌症研究外，许多研究都围绕着宫内发育期间环境暴露在表观遗传重编程方面的重要性及其在整个生命过程中对健康的继发影响展开[160]。

小结

我们从父母那里继承来的 DNA 是我们存在的基本蓝图，它编码了生命所必需的蛋白质和 ncRNA 转录本。在 DNA 编码的基因中，人与人之间的差异，以及表观遗传程序，通过表型多样性使我们彼此不同。在职业性癌症风险中，遗传学和表观遗传学——特别是（但不限于）那些涉及外源物代谢或排泄的酶的表达，DNA 损伤感应和修复以及对外源性物质的炎症反应——可以相互作用，并与人们一生中的环境和职业暴露相互影响，以调节发展为恶性疾病的风险。高外显率的癌症等位基因具有很强的致癌可能性，但相对罕见，仅涉及约 5% 的人类癌症。相反，低外显率遗传变异给个体带来的风险水平要小得多，但更为常见，因此可以在群体层面产生重大影响。

参考文献

[1] Darwin C.On the origin of species by means of natural selection, or the preservation of favoured races in the struggle for life. 1st ed.London: John Murran; 1859.

[2] Mendel GJ.Versuche über Plflanzenhybriden. Verhandlungen des naturforschenden Ver-eines in Brünn. 1866. p.3–47.

[3] Franklin RE, Gosling RG.Molecular configuration in sodium thymonucleate. Nature. 1953; 171(4356): 740–1.

[4] Franklin RE, Gosling RG. The structure of sodium thymonucleate fibres. I. The influence of water content. Acta Crystallogr. 1953; 6: 673–7.

[5] Watson JD, Crick FH. Molecular structure of nucleic acids; a structure for deoxyribose nucleic acid. Nature. 1953; 171(4356): 737–8.

[6] Mullis KB. The unusual origin of the polymerase chain reaction.Sci Am. 1990; 262(4): 56–61, 55–64.

[7] Klug WS, Cummings MR. Genetics: a molecular perspective.Upper Saddle River: Pearson Education, Inc.;

[8] Gray KA, Yates B, Seal RL, Wright MW, Bruford EA.Genenames.org: the HGNC resources in 2015. Nucleic Acids Res.2015; 43(Database issue): D1079–85.

[9] Finishing the euchromatic sequence of the human genome. Nature. 2004; 431(7011): 931–45.

[10] Kumar V, Abbas A, Fausto N, Mitchell R, editors. Basic pathology. 8th ed. Philadelphia: Saunders Elsevier; 2007.

[11] Morey C, Avner P.Genetics and epigenetics of the X chromosome. Ann N Y Acad Sci. 2010; 1214: E18–33.

[12] Robert Finestra T, Gribnau J.X chromosome inactivation: silencing, topology and reactivation. Curr Opin Cell Biol. 2017; 46: 54–61.

[13] Kappil M, Lambertini L, Chen J.Environmental influences on genomic imprinting. Curr Environ Health Rep. 2015; 2(2): 155–62.

[14] Peters J.The role of genomic imprinting in biology and disease: an expanding view. Nat Rev Genet. 2014; 15(8): 517–30.

[15] Kiriakidou M, Tan GS, Lamprinaki S, De Planell-Saguer M, Nelson PT, Mourelatos Z.An mRNA m7G cap binding-like motif within human Ago2represses translation. Cell. 2007; 129(6): 1141–51.

[16] Abdelhaleem M. Helicases: an overview. Methods Mol Biol.2010; 587: 1–12.

[17] Ferla R, Calo V, Cascio S, et al. Founder mutations in BRCA1and BRCA2genes. Ann Oncol. 2007; 18(Suppl 6): vi93–8.

[18] Lewis BP, Burge CB, Bartel DP.Conserved seed pairing, often flanked by adenosines, indicates that thousands of human genes are microRNA targets. Cell. 2005; 120(1): 15–20

[19] Fletcher O, Houlston RS. Architecture of inherited susceptibility to common cancer. Nat Rev Cancer. 2010; 10(5): 353–61.

[20] Vineis P. The relationship between polymorphisms of xenobiotic metabolizing enzymes and susceptibility to cancer. Toxicology.2002; 181–182: 457–62.

[21] Antoniou A, Pharoah PD, Narod S, et al. Average risks of breast and ovarian cancer associated with BRCA1or BRCA2mutations detected in case series unselected for family history: a combined analysis of 22studies. Am J Hum Genet.2003; 72(5): 1117–30.

[22] Petrucelli N, Daly MB, Feldman GL.Hereditary breast and ovarian cancer due to mutations in BRCA1and BRCA2. Genet Med.2010; 12(5): 245–59.

[23] Rowley PT.Inherited susceptibility to colorectal cancer. Annu Rev Med. 2005; 56: 539–54.

[24] Desai TK, Barkel D.Syndromic colon cancer: lynch

syndrome and familial adenomatous polyposis. Gastroenterol Clin North Am. 2008; 37(1): 47–72. vi

[25] Read J, Wadt KA, Hayward NK.Melanoma genetics. J Med Genet. 2016; 53(1): 1–14.

[26] Kamihara J, Bourdeaut F, Foulkes WD, et al. Retinoblastoma and neuroblastoma predisposition and surveillance. Clin Cancer Res.2017; 23(13): e98–e106.

[27] genes MCGF a, susceptibility to cancer. Oncogene.2006; 25(43): 5875–84.

[28] Kratz CP, Achatz MI, Brugieres L, et al. Cancer screening recommendations for individuals with Li–Fraumeni syndrome. Clin Cancer Res. 2017; 23(11): e38–45.

[29] Calvanese V, Lara E, Kahn A, Fraga MF. The role of epigenetics in aging and age–related diseases. Ageing Res Rev. 2009; 8(4): 268–76.

[30] Das PM, Singal R. DNA methylation and cancer. J Clin Oncol.2004; 22(22): 4632–42.

[31] Gronbaek K, Hother C, Jones PA. Epigenetic changes in cancer. APMIS. 2007; 115(10): 1039–59.

[32] Choudhuri S, Cui Y, Klaassen CD. Molecular targets of epigenetic regulation and effectors of environmental influences. Toxicol Appl Pharmacol. 2010; 245(3): 378–93.

[33] Tost J.DNA methylation: an introduction to the biology and the disease–associated changes of a promising biomarker. Mol Biotechnol. 2010; 44(1): 71–81.

[34] Esteller M. Epigenetics in cancer. N Engl J Med.2008; 358(11): 1148–59.

[35] Eckhardt F, Lewin J, Cortese R, et al. DNA methylation profiling of human chromosomes 6, 20and 22. Nat Genet. 2006; 38(12): 1378–85.

[36] Illingworth R, Kerr A, Desousa D, et al. A novel CpG island set identifies tissue–specific methylation at developmental gene loci.PLoS Biol. 2008; 6(1): e22.

[37] Rakyan VK, Down TA, Thorne NP, et al. An integrated resource for genome–wide identification and analysis of human tissuespecific differentially methylated regions(tDMRs). Genome Res. 2008; 18(9): 1518–29.

[38] Rakyan VK, Hildmann T, Novik KL, et al. DNA methylation profiling of the human major histocompatibility complex: a pilot study for the human epigenome project. PLoS Biol. 2004; 2(12): e405.

[39] Schilling E, Rehli M. Global, comparative analysis of tissue–specific promoter CpG methylation. Genomics.2007; 90(3): 314–23.

[40] Kulis M, Queiros AC, Beekman R, Martin–Subero JI.Intragenic DNA methylation in transcriptional regulation, normal differentiation and cancer. Biochim Biophys Acta.2013; 1829(11): 1161–74.

[41] Baylin SB, Jones PA. A decade of exploring the cancer epigenome—biological and translational implications. Nat Rev Cancer. 2011; 11(10): 726–34.

[42] Kulis M, Heath S, Bibikova M, et al. Epigenomic analysis detects widespread gene–body DNA hypomethylation in chronic lymphocytic leukemia. Nat Genet. 2012; 44(11): 1236–42.

[43] Yang X, Han H, De Carvalho DD, Lay FD, Jones PA, Liang G.Gene body methylation can alter gene expression and is a therapeutic target in cancer. Cancer Cell. 2014; 26(4): 577–90.

[44] Miranda TB, Jones PA. DNA methylation: the nuts and bolts of repression. J Cell Physiol. 2007; 213(2): 384–90.

[45] Ehrlich M. DNA hypomethylation, cancer, the immunodeficiency, centromeric region instability, facial anomalies syndrome and chromosomal rearrangements. J Nutr. 2002; 132(8Suppl): 2424S–9S.

[46] Hoffmann MJ, Schulz WA. Causes and consequences of DNA hypomethylation in human cancer. Biochem Cell Biol.2005; 83(3): 296–321.

[47] Senner CE. The role of DNA methylation in mammalian development. Reprod Biomed Online. 2011; 22(6): 529–35.

[48] Wilson AS, Power BE, Molloy PL. DNA hypomethylation and human diseases. Biochim Biophys Acta. 2007; 1775(1): 138–62.

[49] Levin HL, Moran JV.Dynamic interactions between transposable elements and their hosts. Nat Rev Genet. 2011; 12(9): 615–27.

[50] Cordaux R, Batzer MA.The impact of retrotransposons on human genome evolution. Nat Rev Genet. 2009; 10(10): 691–703.

[51] Suganuma T, Workman JL. Crosstalk among histone modifications. Cell. 2008; 135(4): 604–7.

[52] Eberharter A, Becker PB.Histone acetylation: a switch between repressive and permissive chromatin. Second in review series on chromatin dynamics. EMBO Rep. 2002; 3(3): 224–9.

[53] Bartova E, Krejci J, Harnicarova A, Galiova G, Kozubek S.Histone modifications and nuclear architecture: a review. J Histochem Cytochem. 2008; 56(8): 711–21.

[54] Lachner M, O'Carroll D, Rea S, Mechtler K, Jenuwein T.Methylation of histone H3lysine 9creates a binding site for HP1proteins. Nature. 2001; 410(6824): 116–20.

[55] Santos–Rosa H, Schneider R, Bannister AJ, et al. Active genes are tri–methylated at K4of histone H3. Nature.2002; 419(6905): 407–11.

[56] Sai Lakshmi S, Agrawal S. piRNABank: a web resource on classified and clustered Piwi–interacting RNAs. Nucleic Acids Res. 2008; 36(Database issue): D173–7.

[57] Chalk AM, Warfinge RE, Georgii–Hemming P,

Sonnhammer EL.siRNAdb: a database of siRNA sequences. Nucleic Acids Res. 2005; 33(Database issue): D131–4.

[58] Valadkhan S, Gunawardane LS. Role of small nuclear RNAs in eukaryotic gene expression. Essays Biochem. 2013; 54: 79–90.

[59] Lestrade L, Weber MJ. snoRNA–LBME–db, a comprehensive database of human H/ACA and C/D box snoRNAs.Nucleic Acids Res. 2006; 34(Database issue): D158–62.

[60] Hombach S, Kretz M.Non–coding RNAs: classification, biology and functioning. Adv Exp Med Biol. 2016; 937: 3–17.

[61] Christov CP, Gardiner TJ, Szuts D, Krude T.Functional requirement of noncoding Y RNAs for human chromosomal DNA replication. Mol Cell Biol. 2006; 26(18): 6993–7004.

[62] Watanabe T, Cheng EC, Zhong M, Lin H.Retrotransposons and pseudogenes regulate mRNAs and lncRNAs via the piRNA pathway in the germline. Genome Res. 2015; 25(3): 368–80.

[63] Dalmay T.MicroRNAs and cancer. J Intern Med. 2008; 263(4): 366–75.

[64] Garzon R, Fabbri M, Cimmino A, Calin GA, Croce CM.MicroRNA expression and function in cancer. Trends Mol Med. 2006; 12(12): 580–7.

[65] Rouhi A, Mager DL, Humphries RK, Kuchenbauer F.MiRNAs, epigenetics, and cancer. Mamm Genome. 2008; 19: 517.

[66] Weber B, Stresemann C, Brueckner B, Lyko F. Methylation of human microRNA genes in normal and neoplastic cells. Cell cycle. 2007; 6(9): 1001–5

[67] Yang N, Coukos G, Zhang L. MicroRNA epigenetic alterations in human cancer: one step forward in diagnosis and treatment. Int J Cancer. 2008; 122(5): 963–8.

[68] Lee RC, Feinbaum RL, Ambros V. The C. elegans heterochronic gene lin–4encodes small RNAs with antisense complementarity to lin–14. Cell. 1993; 75(5): 843–54.

[69] miRbase. 2011. http: //microrna.sanger.ac.uk/sequences/. Accessed 19Sept 2011.

[70] Friedman RC, Farh KK, Burge CB, Bartel DP. Most mammalian mRNAs are conserved targets of microRNAs. Genome Res. 2009; 19(1): 92–105.

[71] Hudder A, Novak RF. miRNAs: effectors of environmental influences on gene expression and disease. Toxicol Sci. 2008; 103(2): 228–40.

[72] Kim VN, Han J, Siomi MC. Biogenesis of small RNAs in animals.Nat Rev Mol Cell Biol. 2009; 10(2): 126–39.

[73] Lujambio A, Esteller M. CpG island hypermethylation of tumor suppressor microRNAs in human cancer. Cell Cycle. 2007; 6(12): 1455–9.

[74] Wang Y, Lee CG. MicroRNA and cancer—focus on apoptosis. J Cell Mol Med. 2009; 13(1): 12–23.

[75] Lau PW, Macrae IJ. The molecular machines that mediate microRNA maturation. J Cell Mol Med. 2009; 13(1): 54–60.

[76] Zeng Y, Cullen BR. Structural requirements for pre–microRNA binding and nuclear export by exportin 5. Nucleic Acids Res. 2004; 32(16): 4776–85.

[77] Lund E, Dahlberg JE. Substrate selectivity of exportin 5and dicer in the biogenesis of microRNAs. Cold Spring Harb Symp Quant Biol. 2006; 71: 59–66.

[78] Khvorova A, Reynolds A, Jayasena SD. Functional siRNAs and miRNAs exhibit strand bias. Cell. 2003; 115(2): 209–16.

[79] Schwarz DS, Hutvagner G, Du T, Xu Z, Aronin N, Zamore PD. Asymmetry in the assembly of the RNAi enzyme complex. Cell. 2003; 115(2): 199–208.

[80] Bhattacharyya SN, Habermacher R, Martine U, Closs EI, Filipowicz W. Stress–induced reversal of microRNA repression and mRNA P–body localization in human cells. Cold Spring Harb Symp Quant Biol. 2006; 71: 513–21.

[81] Pauli A, Rinn JL, Schier AF. Non–coding RNAs as regulators of embryogenesis. Nat Rev Genet. 2011; 12(2): 136–49.

[82] Bohmdorfer G, Wierzbicki AT. Control of chromatin structure by long noncoding RNA. Trends Cell Biol. 2015; 25(10): 623–32.

[83] Gonzalez I, Munita R, Agirre E, et al. A lncRNA regulates alternative splicing via establishment of a splicing–specific chromatin signature. Nat Struct Mol Biol. 2015; 22(5): 370–6.

[84] Lee JT, Bartolomei MS. X–inactivation, imprinting, and long noncoding RNAs in health and disease. Cell. 2013; 152(6): 1308–23.

[85] Dykes IM, Emanueli C. Transcriptional and post–transcriptional gene regulation by long non–coding RNA. Genomics Proteomics Bioinformatics. 2017; 15(3): 177–86.

[86] Nelson AD, Shippen DE. Evolution of TERT–interacting lncRNAs: expanding the regulatory landscape of telomerase. Front Genet.2015; 6: 277.

[87] Fontenot AP, Maier LA. Genetic susceptibility and immunemediated destruction in beryllium–induced disease. Trends Immunol. 2005; 26(10): 543–9.

[88] Richeldi L, Sorrentino R, Saltini C. HLA–DPB1glutamate 69: a genetic marker of beryllium disease. Science. 1993; 262(5131): 242–4.

[89] Wang Z, White PS, Petrovic M, et al. Differential susceptibilities to chronic beryllium disease contributed by

different Glu69HLADPB1and-DPA1alleles. J Immunol. 1999; 163(3): 1647-53.

[90] Richeldi L, Kreiss K, Mroz MM, Zhen B, Tartoni P, Saltini C. Interaction of genetic and exposure factors in the prevalence of berylliosis. Am J Ind Med. 1997; 32(4): 337-40.

[91] Saltini C, Richeldi L, Losi M, et al. Major histocompatibility locus genetic markers of beryllium sensitization and disease. Eur Respir J. 2001; 18(4): 677-84.

[92] Rossman MD, Stubbs J, Lee CW, Argyris E, Magira E, Monos D.Human leukocyte antigen class II amino acid epitopes: susceptibility and progression markers for beryllium hypersensitivity.Am J Respir Crit Care Med. 2002; 165(6): 788-94.

[93] Omiecinski CJ, Vanden Heuvel JP, Perdew GH, Peters JM. Xenobiotic metabolism, disposition, and regulation by receptors: from biochemical phenomenon to predictors of major toxicities. Toxicol Sci. 2011; 120(Suppl 1): S49-75.

[94] Kohle C, Bock KW. Coordinate regulation of phase I and II xenobiotic metabolisms by the Ah receptor and Nrf2. Biochem Pharmacol. 2007; 73(12): 1853-62.

[95] Evans WE, Relling MV. Pharmacogenomics: translating functional genomics into rational therapeutics. Science. 1999; 286(5439): 487-91.

[96] Singh MS, Michael M. Role of xenobiotic metabolic enzymes in cancer epidemiology. Methods Mol Biol. 2009; 472: 243-64.

[97] Autrup H. Genetic polymorphisms in human xenobiotica metabolizing enzymes as susceptibility factors in toxic response. Mutat Res. 2000; 464(1): 65-76.

[98] Hecht SS. Biochemistry, biology, and carcinogenicity of tobaccospecific N-nitrosamines. Chem Res Toxicol. 1998; 11(6): 559-603.

[99] CYP1A1Allele Nomenclature. 2009. http: //www.cypalleles. ki.se/ cyp1a1.htm. Accessed 15Aug 2011.

[100] Bozina N, Bradamante V, Lovric M.Genetic polymorphism of metabolic enzymes P450(CYP)as a susceptibility factor for drug response, toxicity, and cancer risk. Arh Hig Rada Toksikol.2009; 60(2): 217-42.

[101] Bogaards JJ, van Ommen B, van Bladeren PJ. Interindividual differences in the in vitro conjugation of methylene chloride with glutathione by cytosolic glutathione S-transferase in 22human liver samples. Biochem Pharmacol. 1993; 45(10): 2166-9.

[102] Raucy JL, Kraner JC, Lasker JM. Bioactivation of halogenated hydrocarbons by cytochrome P4502E1. Crit Rev Toxicol. 1993; 23(1): 1-20.

[103] Thier R, Bruning T, Roos PH, et al. Markers of genetic susceptibility in human environmental hygiene and toxicology: the role of selected CYP, NAT and GST genes. Int J Hyg Environ Health.2003; 206(3): 149-71.

[104] Bolt HM, Roos PH, Thier R. The cytochrome P-450isoenzyme CYP2E1in the biological processing of industrial chemicals: consequences for occupational and environmental medicine. Int Arch Occup Environ Health. 2003; 76(3): 174-85.

[105] Eaton DL. Biotransformation enzyme polymorphism and pesticide susceptibility. Neurotoxicology. 2000; 21(1-2): 101-11.

[106] Neafsey P, Ginsberg G, Hattis D, Sonawane B. Genetic polymorphism in cytochrome P450 2D6(CYP2D6): population distribution of CYP2D6activity. J Toxicol Environ Health B Crit Rev. 2009; 12(5-6): 334-61.

[107] Frova C. Glutathione transferases in the genomics era: new insights and perspectives. Biomol Eng. 2006; 23(4): 149-69.

[108] Parl FF. Glutathione S-transferase genotypes and cancer risk.Cancer Lett. 2005; 221(2): 123-9.

[109] Ali-Osman F, Akande O, Antoun G, Mao JX, Buolamwini J.Molecular cloning, characterization, and expression in Escherichia coli of full-length cDNAs of three human glutathione S-transferase Pi gene variants. Evidence for differential catalytic activity of the encoded proteins. J Biol Chem.1997; 272(15): 10004-12.

[110] Garte S, Gaspari L, Alexandrie AK, et al. Metabolic gene polymorphism frequencies in control populations. Cancer Epidemiol Biomark Prev. 2001; 10(12): 1239-48.

[111] Langevin SM, Ioannidis JP, Vineis P, Taioli E, Genetic Susceptibility to Environmental Carcinogens group. Assessment of cumulative evidence for the association between glutathione S-transferase polymorphisms and lung cancer: application of the Venice interim guidelines. Pharmacogenet Genomics. 2010; 20(10): 586-97.

[112] Ma X, Zhang B, Zheng W. Genetic variants associated with colorectal cancer risk: comprehensive research synopsis, meta-analysis, and epidemiological evidence. Gut. 2014; 63(2): 326-36.

[113] Malik SS, Kazmi Z, Fatima I, Shabbir R, Perveen S, Masood N.Genetic polymorphism of GSTM1and GSTT1and risk of prostatic carcinoma—a meta-analysis of 7, 281prostate cancer cases and 9, 082healthy controls. Asian Pac J Cancer Prev. 2016; 17(5): 2629-35.

[114] Masood N, Yasmin A, Kayani MA. Genetic deletions of GSTM1and GSTT1in head and neck cancer: review of the literature from 2000to 2012. Asian Pac J Cancer Prev. 2013; 14(6): 3535-9.

[115] Vogl FD, Taioli E, Maugard C, et al. Glutathione S-transferases M1, T1, and P1and breast cancer: a pooled

analysis. Cancer Epidemiol Biomark Prev. 2004; 13(9): 1473–9.

[116] Yu C, Hequn C, Longfei L, et al. GSTM1and GSTT1polymorphisms are associated with increased bladder cancer risk: evidence from updated meta–analysis. Oncotarget. 2017; 8(2): 3246–58.

[117] Zhao Y, Deng X, Song G, Qin S, Liu Z. The GSTM1null genotype increased risk of gastric cancer: a meta–analysis based on 46studies. PLoS One. 2013; 8(11): e81403.

[118] Kelsey KT, Christiani DC, Wiencke JK. Bimodal distribution of sensitivity to SCE induction by diepoxybutane in human lymphocytes. II. Relationship to baseline SCE frequency. Mutat Res.1991; 248(1): 27–33.

[119] Wiencke JK, Christiani DC, Kelsey KT. Bimodal distribution of sensitivity to SCE induction by diepoxybutane in human lymphocytes. I.Correlation with chromosomal aberrations. Mutat Res.1991; 248(1): 17–26.

[120] Wiencke JK, Kelsey KT, Lamela RA, Toscano WA Jr. Human glutathione S–transferase deficiency as a marker of susceptibility to epoxide–induced cytogenetic damage. Cancer Res. 1990; 50(5): 1585–90.

[121] Some aromatic amines, organic dyes, and related exposures.Lyon: WHO–IARC; 2010.

[122] Indulski JA, Lutz W. Metabolic genotype in relation to individual susceptibility to environmental carcinogens. Int Arch Occup Environ Health. 2000; 73(2): 71–85.

[123] Cascorbi I, Drakoulis N, Brockmoller J, Maurer A, Sperling K, Roots I. Arylamine N–acetyltransferase(NAT2)mutations and their allelic linkage in unrelated Caucasian individuals: correlation with phenotypic activity. Am J Hum Genet.1995; 57(3): 581–92.

[124] Ishibe N, Kelsey KT. Genetic susceptibility to environmental and occupational cancers. Cancer Causes Control. 1997; 8(3): 504–13.

[125] Dinkova–Kostova AT, Talalay P. NAD(P)H: quinone acceptor oxidoreductase 1(NQO1), a multifunctional antioxidant enzyme and exceptionally versatile cytoprotector. Arch Biochem Biophys. 2010; 501(1): 116–23.

[126] Kelsey KT, Ross D, Traver RD, et al. Ethnic variation in the prevalence of a common NAD(P)H quinone oxidoreductase polymorphism and its implications for anti–cancer chemotherapy. Br J Cancer. 1997; 76(7): 852–4.

[127] Ross D, Kepa JK, Winski SL, Beall HD, Anwar A, Siegel D.NAD(P)H: quinone oxidoreductase 1(NQO1): chemoprotection, bioactivation, gene regulation and genetic polymorphisms.Chem Biol Interact. 2000; 129(1–2): 77–97.

[128] Traver RD, Horikoshi T, Danenberg KD, et al. NAD(P)H: quinone oxidoreductase gene expression in human colon carcinoma cells: characterization of a mutation which modulates DT–diaphorase activity and mitomycin sensitivity. Cancer Res.1992; 52(4): 797–802.

[129] D'Errico M, Parlanti E, Pascucci B, et al. Single nucleotide polymorphisms in DNA glycosylases: from function to disease. Free Radic Biol Med. 2017; 107: 278–91.

[130] Formica V, Doldo E, Antonetti FR, et al. Biological and predictive role of ERCC1polymorphisms in cancer. Crit Rev Oncol Hematol. 2017; 111: 133–43.

[131] Koberle B, Koch B, Fischer BM, Hartwig A. Single nucleotide polymorphisms in DNA repair genes and putative cancer risk.Arch Toxicol. 2016; 90(10): 2369–88.

[132] Yang Y, Wang F, Shi C, Zou Y, Qin H, Ma Y. Cyclin D1G870A polymorphism contributes to colorectal cancer susceptibility: evidence from a systematic review of 22case–control studies. PLoS One. 2012; 7(5): e36813.

[133] Basu S, Murphy ME. Genetic modifiers of the p53pathway. Cold Spring Harb Perspect Med. 2016; 6(4): a026302.

[134] Katoh M. Dysregulation of stem cell signaling network due to germline mutation, SNP, Helicobacter pylori infection, epigenetic change and genetic alteration in gastric cancer. Cancer Biol Ther.2007; 6(6): 832–9.

[135] Sun XF, Zhang H. NFKB and NFKBI polymorphisms in relation to susceptibility of tumour and other diseases. Histol Histopathol. 2007; 22(12): 1387–98.

[136] Dzikiewicz–Krawczyk A. MicroRNA polymorphisms as markers of risk, prognosis and treatment response in hematological malignancies. Crit Rev Oncol Hematol. 2015; 93(1): 1–17.

[137] Seven M, Karatas OF, Duz MB, Ozen M. The role of miRNAs in cancer: from pathogenesis to therapeutic implications.Future Oncol. 2014; 10(6): 1027–48.

[138] Langevin SM, Christensen BC. Let–7microRNA–binding–site polymorphism in the 3′UTR of KRAS and colorectal cancer outcome: a systematic review and meta–analysis. Cancer Med. 2014; 3(5): 1385–95.

[139] Duan F, Cui S, Song C, Dai L, Zhao X, Zhang X. Systematic evaluation of cancer risk associated with DNMT3B polymorphisms. J Cancer Res Clin Oncol. 2015; 141(7): 1205–20.

[140] Li H, Liu JW, Sun LP, Yuan Y. A meta–analysis of the association between DNMT1polymorphisms and cancer risk. Biomed Res Int. 2017; 2017: 3971259.

[141] Langevin SM, Lin D, Matsuo K, et al. Review and pooled analysis of studies on MTHFR C677T polymorphism and esophageal cancer. Toxicol Lett. 2009; 184(2): 73–80.

[142] Nazki FH, Sameer AS, Ganaie BA. Folate: metabolism, genes, polymorphisms and the associated diseases. Gene. 2014; 533(1): 11–20.

[143] Chen D, Gyllensten U. MICA polymorphism: biology and importance in cancer. Carcinogenesis. 2014; 35(12): 2633–42.

[144] Donadi EA, Castelli EC, Arnaiz–Villena A, Roger M, Rey D, Moreau P. Implications of the polymorphism of HLA–G on its function, regulation, evolution and disease association. Cell Mol Life Sci. 2011; 68(3): 369–95.

[145] Ginsberg G, Angle K, Guyton K, Sonawane B. Polymorphism in the DNA repair enzyme XRCC1: utility of current database and implications for human health risk assessment. Mutat Res. 2011; 727(1–2): 1–15.

[146] Taioli E, Pedotti P, Garte S. Importance of allele frequency estimates in epidemiological studies. Mutat Res.2004; 567(1): 63–70.

[147] Wacholder S, Rothman N, Caporaso N. Population stratification in epidemiologic studies of common genetic variants and cancer: quantification of bias. J Natl Cancer Inst. 2000; 92(14): 1151–8.

[148] Nelson HH, Wiencke JK, Christiani DC, et al. Ethnic differences in the prevalence of the homozygous deleted genotype of glutathione S–transferase theta. Carcinogenesis. 1995; 16(5): 1243–5.

[149] Walker K, Ginsberg G, Hattis D, Johns DO, Guyton KZ, Sonawane B.Genetic polymorphism in N–acetyltransferase(NAT): population distribution of NAT1and NAT2activity. J Toxicol Environ Health B Crit Rev.2009; 12(5–6): 440–72.

[150] Bertilsson L. Geographical/interracial differences in polymorphic drug oxidation. Current state of knowledge of cytochromes P450(CYP)2D6and 2C19. Clin Pharmacokinet. 1995; 29(3): 192–209.

[151] Nebert DW, Roe AL, Vandale SE, Bingham E, Oakley GG.NAD(P)H: quinone oxidoreductase(NQO1) polymorphism, exposure to benzene, and predisposition to disease: a HuGE review. Genet Med. 2002; 4(2): 62–70.

[152] Lander ES, Schork NJ. Genetic dissection of complex traits.Science. 1994; 265(5181): 2037–48.

[153] Vineis P, Anttila S, Benhamou S, et al. Evidence of gene gene interactions in lung carcinogenesis in a large pooled analysis. Carcinogenesis. 2007; 28(9): 1902–5.

[154] Shah PP, Singh AP, Singh M, et al. Interaction of cytochrome P4501A1genotypes with other risk factors and susceptibility to lung cancer. Mutat Res. 2008; 639(1–2): 1–10.

[155] Stadler ZK, Vijai J, Thom P, et al. Genome–wide association studies of cancer predisposition. Hematol Oncol Clin North Am. 2010; 24(5): 973–96.

[156] Varghese JS, Easton DF.Genome–wide association studies in common cancers—what have we learnt? Curr Opin Genet Dev.2010; 20(3): 201–9.

[157] Grisanzio C, Freedman ML. Chromosome 8q24–associated cancers and MYC. Genes Cancer. 2010; 1(6): 555–9.

[158] Fraga MF, Ballestar E, Paz MF, et al. Epigenetic differences arise during the lifetime of monozygotic twins. Proc Natl Acad Sci U S A. 2005; 102(30): 10604–9.

[159] Weidman JR, Dolinoy DC, Murphy SK, Jirtle RL.Cancer susceptibility: epigenetic manifestation of environmental exposures. Cancer J. 2007; 13(1): 9–16.

[160] Barker DJ. The developmental origins of adult disease. J Am Coll Nutr. 2004; 23(6Suppl): 588S–95S.

[161] https: //www.publicdomainpictures.net/en/view–image.php?image=1703&picture=power–plant.

第 3 章
环境和职业致癌机制

Scott M.Langevin and Karl T.Kelsey

环境和职业致癌

癌变是一个多步骤的过程，以遗传和表观遗传改变的积累为标志，最终在细胞的发育中失去控制生长的能力，这些细胞可能具有侵袭性表型，并发展为临床疾病。这类事件的主要来源包括环境的外源性物理、化学和生物暴露，也包括职业环境的暴露。

Hanahan 和 Weinberg 描述了癌症发展所必需的六种特征能力[1, 2]。这些途径包括持续的增殖信号；逃避生长抑制因子；规避细胞死亡；建立无限的生殖潜能（细胞永生）；诱导血管生成或新血管的生长,作为氧气、营养和废物交换的来源；以及侵袭的激活，即恶性细胞通过组织的基底膜或进入其他邻近的正常组织[3]，还有转移，即恶性细胞从原始部位移动到身体其他部位[3]。这些属性在很大程度上是由于致癌基因的激活和肿瘤抑制基因的失活而获得的。致癌基因是在某些条件下可能诱发癌症的基因，例如提高细胞存活或增殖[3]。原癌基因是一种功能正常的基因，它可以发生改变，导致酶活性、调控、表达或稳定性的改变，从而使其成为致癌基因。相反，肿瘤抑制基因保护细胞免受潜在的致癌改变[3]，如通过抑制增殖或诱导细胞凋亡。

从遗传学的角度来看，致癌基因的异常激活通常以显性的方式发挥作用，而肿瘤抑制基因的失活通常遵循一种隐性模型。单个等位基因活性或表达的增加足以激活致癌基因，因为它会增强信号通路，从而提供生长或生存优势。历史上，Knudson 的二次打击假说表明，肿瘤抑制基因的失活通常需要两个等位基因功能的丧失[4, 5]。例如，可通过删除一个等位基因，通常称为杂合性缺失（LOH），导致第二个等位基因的突变或表观遗传失活。这是因为一个等位基因的失活通常是不够的，因为只要还有一个正常的等位基因，相应的酶仍然可以产生。然而，越来越多的证据表明，这可能是一种过度简化，甚至肿瘤抑制基因的部分失活会导致单倍体不足，当一个野生型等位基因不足以提供两个野生型等位基因的全部功能时，就会出现单倍体不足，并在致癌过程中发挥作用[6]。致癌基因或肿瘤抑制基因的

S. M. Langevin
Department of Environmental Health, University of Cincinnati
College of Medicine, Cincinnati, OH, USA

Cincinnati Cancer Center, Cincinnati, OH, USA

K. T. Kelsey（✉）
Department of Epidemiology, Brown University,
Providence, RI, USA

Department of Pathology and Laboratory Medicine, Brown
University, Providence, RI, USA
e-mail:karl_kelsey@brown.edu

异常激活或失活可能源于环境或职业暴露导致的遗传和 / 或表观遗传变化，通过促进这些标志性事件促进癌变。

区域癌变和扩展场

人体组织经常遇到各种外源性和内源性暴露，这些暴露能够诱导遗传和表观遗传的改变，本章稍后将详细描述。上皮细胞尤其受到影响——其位于消化系统和泌尿生殖道的内壁，长期暴露在大量环境和职业致癌物中。

"致癌物"一词是指任何有助于癌症发展的因素[3]。1953 年，Slaughter 和他的同事[7] 提出了"区域癌变"模型，他们认为，在一个部位或器官患有多种癌症的人，其肿瘤是由不同的克隆发展而来的，这是由于上皮细胞长期暴露于环境致癌物而引起的独立突变的积累。现已证明，新发的原发肿瘤发生在远离原发肿瘤的地方，可以是克隆相关的[8]。这一理论后来被修正为"扩展场"模型，该模型提出，位于上皮细胞基底层的单个干细胞经历了一种具有生长或生存优势的转化。该细胞随后无性扩张，并逐渐取代正常的上皮细胞。随着扩展区域的细胞获得新的有利改变，在该区域内产生各种亚克隆，当上述特征得到满足时，这些亚克隆最终可以繁殖成不同但相关的肿瘤。

DNA 损伤的环境和职业来源

DNA 损伤有多种不同的形式。可能发生的损伤种类繁多，包括加合物形成、交联、氧化、碱基脱氨以及 DNA 糖磷酸主链的断裂[9, 10]（表 3.1）。短期的后果可能会有所不同，尽管最终未修复的 DNA 损伤不会引发细胞凋亡（程序性细胞死亡），但会导致突变融入细胞基因组，并传递给后代细胞。

DNA 损伤可以是外源性和内源性暴露的结果。通过环境或在职业环境中的暴露所造成的损害被认为是外源性的，尽管某些外源性暴露可以触发产生内源性致癌物的内部反应。DNA 损伤的潜在环境或职业来源包括物理和化学因素。

表 3.1　DNA 损伤的主要类型

损伤类型	描述	结果
小加合物（烷基化）	烷基基团与 DNA 分子的共价连接	破坏 DNA 的稳定性，并创造无碱基位点
块状加合物	大分子与 DNA 分子的共价连接	阻断转录机制，扭曲 DNA，导致染色体断裂和缺失
交联	DNA 链的共价连接	链不能分离，抑制 DNA 复制或转录
氧化作用	自由基与 DNA 反应引起的氧化损伤	诱导碱基错配和 DNA 链断裂
脱氨	水解反应导致碱基的丢失	碱基和相应编码信息丢失
DNA 链断裂	DNA 磷酸主链的双链或单链断裂	染色体断裂、缺失和基因组不稳定

物理致癌物

物理 DNA 损伤的一个来源是电离辐射。这包括具有足够能量破坏共价键的高频（即短波长）辐射形式，包括 X 射线或放射性衰变的产物，如伽马射线[11]。这些较高频率的电离辐射形式包括 X 射线、来自太空的宇宙伽马射线，铀 –238 或氡气等不稳定元素的放射性衰变（包括伽马射线和 α 和 β 辐射粒子）。电离辐射可以通过多种方式诱导 DNA 损伤，如图 3.1 所示。电离辐射可直接损伤细胞诱导的单链断裂和双链断裂，以及损伤碱基、链间交联和嘧啶二聚体形成[12]。尽管双链断裂发生的频率远低于单链断裂或碱基损伤，但它们被认为是电离辐射造成的毒性最强的损伤形式，因为它们具有诱导缺失和杂合性缺失的巨大潜力。此外，电离辐射可以间接损害细胞——称为辐射诱导的旁观者效应——通过自由基（具有未配对电子的活性分子或离子）诱导的氧化损伤，自由基来源于电离辐射作用于水分子以及产生的活性氧（ROS）和活性氮（RNS）。要么通过激活的免疫细胞对其他细胞的电离辐射损伤做出反应，要么通过邻近受损细胞传递细胞因子和 ROS/RNS 来直接进行细胞内通信[13]。

紫外（UV）线，只是轻微的电离，也能诱导DNA损伤。它通过嘧啶碱基——胞嘧啶（C）或胸腺嘧啶（T）的共价交联，将碱基连接在双螺旋相反链上，阻碍转录过程中链的分离，从而抑制转录过程，发挥其大部分致癌作用。它还可以产生涉及C到T转换的UV特征突变（转换突变为嘌呤或嘧啶碱基之间的交换，而涉及从嘌呤到嘧啶的变化，反之亦然）。这主要发生在双嘧啶或5-甲基胞嘧啶位点，通过激活小分子（包括核黄素、色氨酸和卟啉）产生ROS而刺激氧化损伤[14-17]。

近年来研究越来越多的另一种形式的物理介质是非电离辐射。与电离辐射相比，非电离辐射缺乏足够的能量来打破原子键[11]，因此这种低频辐射对人类健康的影响是有争议的。主要的问题是，对于非电离辐射是否对人类细胞有任何生物/生理效应，目前尚未达成共识，更不用说它是否在人类的病理过程中发挥作用了。从机制的角度来看，有实验证据表明，长期暴露于非电离电磁场辐射（EMF）可能通过激活生成ROS的途径来诱导氧化应激[18]。

然而，就与人类的相关性而言，这一点还没有得到证实。极低频磁场与儿童白血病、射频电磁场与胶质瘤、听神经纤维瘤之间的流行病学证据有限，均已被国际癌症研究署（IARC）列为可能致癌物（2B）[19, 20]。尽管如此，值得注意的是，这类研究

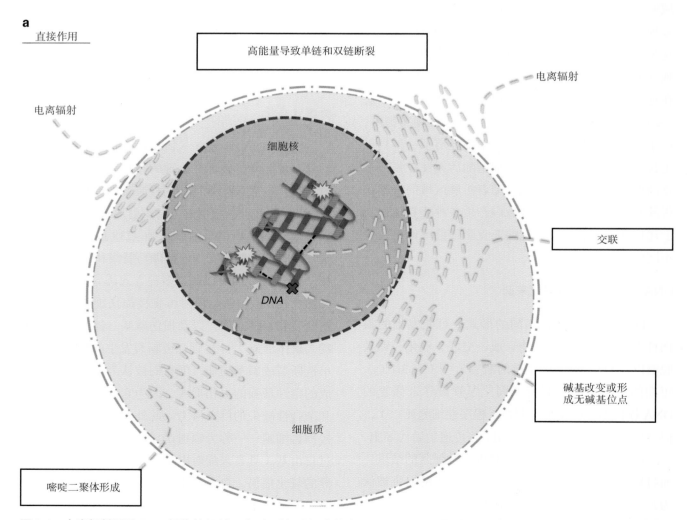

a 直接作用

高能量导致单链和双链断裂

电离辐射

电离辐射

细胞核

DNA

交联

碱基改变或形成无碱基位点

细胞质

嘧啶二聚体形成

图3.1　电离辐射诱导DNA损伤的机制。（a）对辐照细胞的直接影响，包括高能诱导单链断裂和双链断链，形成无碱基位点或碱基变化，或化学改变，包括蛋白质或DNA交联和嘧啶二聚体的形成。（b）间接效应或旁观者效应，源于内源水产生的自由基或其他受损细胞诱导活性氮和氧类细胞因子释放增加，通过相邻受损细胞的间隙连接直接转移，或通过免疫细胞激活间接介导

b

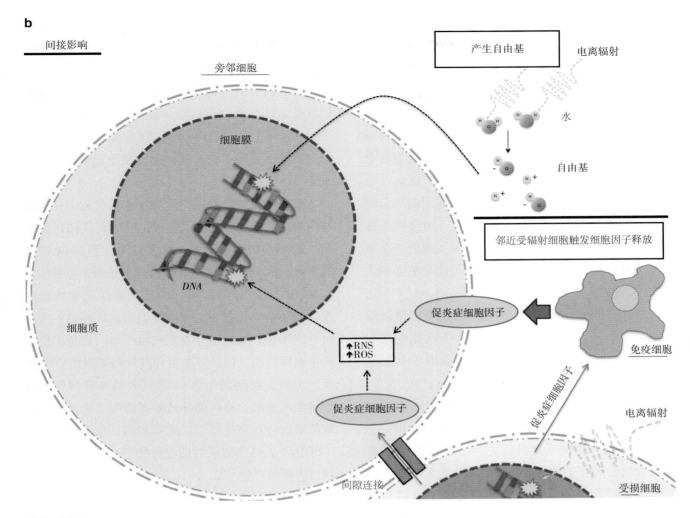

图 3.1（续）

的重复结果非常不一致，围绕其生物学意义的文献是极其矛盾和相悖的[21]。

化学致癌作用

化学致癌物是一种具有独特成分的物质。有可能诱发细胞中的癌症相关变化。James 和 Elizabeth Mill 建立了这样一个概念，即大多数化学致癌物并不直接与 DNA 相互作用，而是必须经过代谢才能发挥其致癌作用[22]。直接致癌物，也被称为最终致癌物，是一种可以与 DNA 以自然非代谢状态发生反应的化合物。直接致癌物包括环氧乙烷、甲醛和一些化疗烷基化剂[23]，所有这些都是直接 DNA 反应性的，不需要进一步的代谢转化。相反，前致癌物必须经过代谢才能产生能够与 DNA 相互作用并破坏 DNA 的活性中间产物。据估计，大约四分之一的化学致癌物是直接作用的，而其余的四分之三属于后一类，需要激活[24]。它们主要通过形成共价损伤，如加合物或交联、自由基产生而引起的氧化损伤，或通过诱导表观遗传改变来破坏 DNA[24]。与已经内化的内源性致癌物相反，外源性化学致癌物或其活性代谢物必须能够进入细胞以产生 DNA 损伤，这意味着它们必须具有亲脂性，允许被动运输的或主动跨膜运输[24]。

化学致癌物发挥作用的主要方式是通过与 DNA 核苷酸共价结合，形成 DNA 加合物。DNA 加合物可分为两大类：（1）小的（低分子量）加合物，（2）大体积（大分子）加合物。值得注意的是，大多数 DNA 加合物并不会引起突变。一些加合物可能对 DNA 的完整性影响不大，而另一些则更具有诱变性。大多数形成化学致癌物的加合物是硬亲电分子——带正电的亲电中心的非极性分子——它们不可逆且稳定地加合到 DNA 上的硬亲核位点——DNA 上具有强电负电荷的非或低极化位点，而其他活性化学物质，如醛和酮，是带部分正电荷的软亲电极化分子，在 DNA 上，可与低电负性的软极化位点发生可逆反应[24, 25]。这是一个重要的化学区别，因为化学物质形成稳定的加合物的能力与增加的致突变性有关[26, 27]。加合物在核苷酸上的结合位置也与致癌潜力有关，因此，在某些位点具有结合亲和力的化学制剂可能是更强的致癌物。

小的、低分子量的 DNA 加合物通常是通过烷基化形成。这些烷基化损伤涉及一个功能烷基与 DNA 分子的共价连接。烷基是仅由碳原子和氢原子组成的有机化学基团，一般化学式为 C_nH_{2n+1}[28]。甲基（-CH$_3$）是结合于 DNA 上最常见的烷基[29]。一般来说，发生在碱基环氮上的烷基化损伤相对于发生在环氧上的烷基化损伤的诱变性较低[30]。这些加合物会破坏 DNA 的稳定性，导致无嘌呤（即嘌呤碱基降解）或无嘧啶（即嘧啶碱基降解）位点——统称为无碱基位点，如果烷基化发生在碱基配对位点，也可能导致碱基错配[31]。例如，O^6- 甲基鸟嘌呤被错误地识别为腺嘌呤，而 O^4- 甲基胸腺嘧啶被读作胞嘧啶。此外，一些烷基化剂能够诱导 DNA 链间交联损伤，从而阻止 DNA 链分离、抑制转录或复制[32]，并可能在修复过程中产生双链断裂[33, 34]。

相比之下，体积大得多的大加合物主要通过阻断 DNA 转录或复制，或通过诱导染色体断裂和大量缺失，从而导致杂合性的缺失来发挥作用[24]。实验和流行病学证据都表明，DNA 加合物的形成与癌症的发展之间有很强的联系[26, 27, 35-40]。与烷基化损伤形成的小加合物一样，加合物在 DNA 分子上的形成位置与致突变性很重要[24]。例如，苯并 [a] 芘是一种多环芳香烃，存在于香烟烟雾、煮熟的食品、燃烧产物和废气中[23]。它产生一种经常被研究

的庞大加合物苯并 [a] 芘 -7，8- 二醇 -9，10- 环氧化物，它与 DNA 螺旋的小凹槽中鸟嘌呤碱基的 N2 氨基结合，扭曲其结构并诱导突变[9, 24]。同样，芳香胺加合物，虽然更复杂，可以产生活性中间体并形成稳定的加合物 C8-N2，或 O6 位置的鸟嘌呤，虽然芳香胺加合物的主要形式 C8 脱氧鸟苷损伤占据螺旋的主要凹槽，并能产生构象变化和诱导序列改变[9, 24]。

此外，一些外源性化学物质或其代谢中介物能够诱导 DNA 氧化损伤，通常是由于其代谢过程中产生的副产物。事实上，氧化损伤占了 DNA 突变的很大一部分[41]。这主要通过自由基的产生发生，如 ROS[42]。ROS 的产生可能是外源性化学物质的直接作用结果，或者，正如我们将在后面的一节中讨论的那样，通过诱导炎症间接产生。氧化损伤可产生多种损伤，包括链断裂和共价碱基损伤[42]。然而，主要引起的损伤是 8- 羟基脱氧鸟苷损伤和胸腺嘧啶乙二醇，这可能导致碱基错配，也可能导致碱基错误合并突变[43]。二噁英和类二噁英多氯联苯（PCBs）是这类致癌物的主要代表，其致癌特性来自自由基的产生[44]。

到目前为止，已经讨论过的大多数致癌物质都涉及到有机化学物质，这意味着这些分子中含有碳原子。然而，IARC 认为一些无机有毒金属或类金属是确定的或可能的致癌物，包括镍、钴、铅、钒、铍、砷和铬[45-47]。人类可以在环境中接触到这些金属，例如通过饮食、污染和职业。由于它们具有长期的生物持久性，不会降解[48]，但是大多数物质的致癌机制不像有机化学致癌物那样被很好地阐明。金属和类金属往往不是有效的诱变剂，通常也不产生加合物，但许多金属能够通过其他化学手段发挥作用。不同金属的致癌性通过各种途径起作用，其中一些途径包括（但不一定限于）诱导遗传和表观遗传改变（后者将在本章后面进一步讨论），细胞增殖和代谢的失调，异常激活信号转导通路，活性氧的产生和缺氧途径的诱导[49]，或通过与酶相关金属的竞争性结合，例如，砷、镉、镍、钴或铅抑制锌指 DNA 修复蛋白[50]。

由外源性暴露激活的内源性机制

环境或职业暴露也可能通过刺激产生致癌作用的内源性机制而间接发挥作用。自发的 DNA 损伤可能是内部过程的结果，导致水解、加合物的形成和自由基的产生，包括 ROS、RNS 和脂质过氧化[42]。水解可以产生无碱基位点，或导致脱氨[31, 51, 52]。来自内源性反应的加合物，如醛类[53] 或雌激素代谢物的产生[54]，与外源性加合物一样，能够诱导突变。ROS 可以产生氧化损伤、单链断裂或磷酸乙醇酸——在辐射诱导的 DNA 链断裂部位产生损伤[42, 55, 56]。RNS，如一氧化氮或过氧亚硝酸盐，也可以产生氧化损伤和 / 或共价加合物[57]。脂质过氧化是 ROS 氧化多不饱和脂肪酸产生脂质氢过氧化物和脂质过氧自由基，并产生共价加合物，包括 DNA 交联的过程[42, 58]。这些内部产生的 DNA 损伤过程中，许多都可能发生在外源性暴露的反应中，特别是在慢性暴露的情况下，例如经常吸入香烟烟雾或颗粒物，或不易降解并留在组织中的生物颗粒，例如石棉纤维和许多金属或类金属。

DNA 修复

人类的遗传信息被编码在 DNA 中，为细胞功能提供了蓝图。因此，保护 DNA 完整性对维持健康细胞至关重要。为此，生物体已经进化出了复杂的机制来修复受损的 DNA。估计每个细胞每天发生 20 000 次 DNA 损伤事件，足以显示其重要性[59]。未修复的 DNA 损伤既可能导致细胞死亡，也可能将突变纳入遗传密码，并传递给后代细胞。在人类中，DNA 的修复率存在很大的个体差异[9]，这在一定程度上有助于解释人与人之间癌症易感性的差异。一般来说，DNA 修复方式有七类：直接逆转、碱基切除修复（BER）、核苷酸切除修复（NER）、错配修复（MMR）、链间交联修复、双链断裂修复和损伤耐受，下面将进一步解释每一类修复。这些功能中的任何一种丧失都可能导致突变率的升高，从而危及基因组完整性。

直接逆转修复

一些 DNA 损伤可以仅通过化学过程进行修复，这被称为直接逆转修复。其中一种机制包括去除核苷酸的烷基化损伤。在这个过程中，烷基损伤直接从烷基化碱基转移到 DNA 烷基转移酶[9]。每个烷基转移酶分子只能进行一次这个反应，之后它就失去活性了。DNA 修复酶 O^6- 甲基鸟嘌呤 -DNA 甲基转移酶（MGMT）参与常见的 O^6- 烷基鸟嘌呤和 O^4- 烷基 - 胸腺嘧啶损伤的修复过程。

肿瘤中 MGMT 表达缺失与基因组不稳定和预后较差有关。一个显著的例外是，正如在胶质母细胞瘤患者中观察到的那样，当患者接受烷基化化疗药物（如替莫唑胺）治疗时，表达缺失对结果有积极的影响[60]。因为这些药物的主要作用是通过在积极复制的肿瘤细胞中积累未修复的烷基损伤来刺激细胞凋亡，当病变被积极修复时，这种作用就不那么有效了。除了烷基损伤的修复外，其他直接化学修复的例子还包括通过 DNA 光解酶修复紫外线诱导的嘧啶二聚体[61]，或通过 DNA 连接酶修复小的单链 DNA 断裂[62]。

碱基切除修复

碱基切除修复（BER）专门用于修复受损的碱基，特别是嘌呤或嘧啶碱基[63, 64]。这一机制的一个关键功能是去除小的、非螺旋扭曲的 DNA 损伤，例如由烷基化剂引起的损伤[9]，因此这一机制与直接 DNA 修复有一定的功能重叠。BER 是通过 DNA 糖基化酶（如 hOGG1 或 MYH）的作用启动的，这些酶可以去除受损的碱基，产生无嘌呤位点。受损链上的这一区域随后被无嘌呤核酸内切酶（AP 核酸内切酶）切割，然后由 DNA 聚合酶（pol β，pol γ，pol δ，pol ε 或 pol λ）合成 DNA，并以未受损链作为模板进行连接（连接酶Ⅰ，Ⅱ，Ⅲ α，Ⅲ β 或Ⅳ）[63, 64]。BER 与癌症的相关性可以通过上述 MYH 糖基化酶的可遗传种系突变来证明，该突变涉及受损碱基的去除。这导致 MYH 相关息肉病（MAP），使个体在 40 ～ 60 岁之间发生多发性腺瘤性息肉，并增加结直肠癌的风险[65]。

核苷酸切除修复

核苷酸切除修复（NER）是另一种移除加合物的机制。然而，与倾向于修复小加合物的 BER 相比，NER 对识别和去除大块 DNA 加合物具有特异性[66, 67]。如前所述，大体积加合物会扭曲螺旋结构，阻碍转录和复制。广义上说，NER 包括三个基本步骤：（1）识别病变，（2）解旋病变周围的 DNA，（3）切开并切除病变[66]。根据损伤的检测方式，NER 可以进一步细分为转录偶联（TC-NER）或全基因组（GG-NER）机制。在 TC-NER 中，当它遇到停止的复制叉时，RNA 聚合酶（RNA pol Ⅱ）正如名称所示，可以在转录过程中检测到损伤。

另外，在 GG-NER 中，大块损伤被损伤敏感蛋白识别，如 DDB1/ DDB2 和 XPC-hHR23B 异源二聚体。在任何一种情况下，发现损伤后都是结合由 XPA、复制蛋白 A（RPA）和多亚基转录因子 Ⅱ H（TF Ⅱ H）组成的切割前复合物，其中包括 XPB 和 XPD 解旋酶亚基。解旋病变周围的 DNA，ERCC1-XPF 和 XPG 内切酶分别在损伤的 5′ 端和 3′ 端周围切割 24 ～ 32 个碱基对[66, 67]。然后将受损的 DNA 片段去除，由此产生的缺口由 DNA 聚合酶和连接酶填补。在具有遗传性隐性 XP 解旋酶缺陷的个体中出现的几种涉及光敏性的严重综合征证明了 NER 的重要性。这些综合征包括非癌症相关的科凯恩氏综合征和毛质营养不良症，以及着色性干皮病[67, 68]，它与紫外线诱导的皮肤癌和眼癌的风险增加 1000 倍以上有关[68]。

错配修复

在 DNA 中，一条链上的腺嘌呤必须与互补链上的鸟嘌呤配对，而胞嘧啶必须与胸腺嘧啶配对。然而，非互补碱基的配对可能是由于 DNA 复制错误导致错误的碱基插入或由于碱基损伤引起，如脱氨基作用[69]。错配修复是一种针对于碱基错配的复制后机制[69]。错配被 MutHLS 系统识别，包括 MutS 异二聚体（Msh2 /Msh3 或 Msh2/

Msh6）和 MutL 异 二 聚 体（由 Mlh1 与 Pms1、Pms2 或 Mlh3 配 对 组 成），以 及 MutH 内 切酶[69, 70]。当发现损伤时，MutS 和 MutL 激活 MutH 内切酶，在未甲基化的子链上做一个切口。DNA 解旋酶 Ⅱ（UvrD）被招募到切口部位，解旋 DNA 链。MutHLS 复合物沿着错配方向的子链滑动，同时外切酶去除受损 DNA。由此产生的单链缺口由 DNA 聚合酶Ⅲ 和 DNA 连接酶填充[69]。Lynch 综合征是一种遗传性癌症综合征，由于几个错配修复基因之一的种系突变，包括 MLH1、MSH2、MSH6 和 / 或 PMS2[71, 72]，导致遗传损伤和基因组不稳定性的积累。Lynch 综合征，也被称为遗传性非息肉病性结直肠癌（HNPCC），估计占结直肠癌病例的 3%，此外还与子宫内膜癌、卵巢癌、膀胱癌、胃癌、小肠癌、胰腺癌、胆囊癌、胆管癌、脑癌和皮肤癌的发病率升高有关[71, 72]。

链间交联修复

这种 DNA 修复机制针对 DNA 双螺旋互补双键的交联。人类链间交联修复涉及多种机制，其中大多数利用 NER 通路与同源重组、错配修复、范可尼贫血和 / 或翻译合成通路等机制[73]。有三种基本情况可以发生链间交联修复：（1）DNA 复制偶联修复，（2）转录偶联修复，（3）既不需要转录也不需要翻译的全通路[32]。在前两种情况下（复制偶联修复和转录偶联修复）中，链间交联损伤在 DNA 通过聚合酶复制或转录过程中导致复制叉停止，随后通过上述修复机制的组合去除和修复损伤。另外，全基因组修复机制（之前在 NER 部分中讨论过）可以用于检测独立于 DNA 复制或转录的 DNA 交联[32]。范可尼贫血通路若存在不能发现交联损伤的缺陷会导致器官缺陷，以及癌症风险的显著升高[74]，这说明了链间交联修复与癌症预防的相关性。

双链 DNA 断裂修复

正如我们在前一节中讨论的，双链 DNA 断裂（DSB）是 DNA 完整性的主要威胁[75]，会阻止复制并可能导致杂合性的缺失和丢失。DSB 修复主要有两种作用机制：（1）非同源端连接；（2）同源重组 [75]。前一种机制（非同源端连接）简单地将 DNA 断裂的末端在酶促反应中重新连接到一起 [75]。然而，这种机制并没有利用模板链进行修复，因此非常容易出错。由于它不考虑缺失或增加的遗传信息，它偶尔与连接点上的几个碱基的获得或丢失有关。这两种机制中的后者（同源重组）要复杂得多，并且考虑了缺失的遗传信息，因此，相比之下，人们认为它更不太容易出错 [9, 75]。同源重组的成功是基于单链 DNA 在基因组的其他地方定位完美或接近完美的同源性区域的能力。这主要是利用 DNA 复制后产生的姐妹染色单体来实现的，尽管相同的 DNA 分子或同源染色体也可能被利用 [75]。由于同源重组修复通常利用姐妹染色单体作为模板，因此它主要局限于细胞周期的 S 期和 G2 期，因此此时有姐妹染色单体可用 [75]。癌症发病率与几种涉及双链断裂修复基因中生殖细胞突变的遗传条件有关。提示了双链断裂修复在防止癌症诱发畸形的重要作用。

BRCA1/BRCA2 基因的种系突变都是在同源重组中发挥作用，与患乳腺癌或卵巢癌的高终生风险相关 [76, 77]。此外，一些辐射敏感性综合征是由于参与 DNA 双链断裂修复的损伤敏感基因的种系突变而引起的。其中包括共济失调性毛细血管扩张症和奈梅亨断裂综合征，这是 *ATM* 和 *NBS1* 的遗传种系突变的结果，这两种突变都涉及发现双链断裂损伤，并与癌症易感性的显著增加有关 [78]。

DNA 损伤耐受性

DNA 损伤耐受性是一种绕过阻断复制叉（翻译合成）的 DNA 损伤的方法。这是一种最后的机制，它并不是在技术上修复 DNA，而是一种耐受模式，允许细胞在受损的情况下存活。DNA 损伤的复制旁路有两种基本的方式：（1）DNA 复制开关和（2）DNA 模板开关。在第一种情况下，负责先导链即 DNA 合成沿复制叉方向前进的那条链，正常复制的 DNA 聚合酶，在损伤部位停滞。且被一

种或任何组合的特殊翻译聚合酶（例如，pol-η，pol-ι，pol-κ，pol-θ，pol-ζ 或 pol-ν）所取代，以绕过病变，之后常规聚合酶再次接管 [79, 80]。第二种方法涉及一个模板开关，发生在后随链上，在那里 DNA 合成远离复制叉。负责后随链合成的聚合酶在损伤部位停滞，形成一个缺口，可以通过新合成的前导链作为模板来填补，如果缺口只有一个碱基，则用单个腺嘌呤来填补 [79, 80]。这两种机制都很容易出错，由于碱基错配和 / 或重组事件，可能会增加 DNA 突变。

细胞凋亡

最后，无法修复的受损细胞可能经历有序的、严格控制的过程，导致凋亡或程序性细胞死亡 [81]。这是一个防止体细胞突变传递给后代的重要过程，这就是为什么获得对凋亡的抗性被认为是癌症的一个标志 [1, 2]。

基因突变

许多不同类型的基因突变都是可能发生的（图 3.2），包括点突变（只影响单个核苷酸）、插入或缺失多个碱基。回顾前一章，有 64 种不同的密码子组合编码 21 种可能性（20 个氨基酸加上一个终止密码子），这意味着一些密码子组合是重叠的。因此，点突变可能导致三种潜在的情况：（1）同义突变或沉默突变，其中碱基变化不会导致氨基酸变化；（2）非同义或错义突变，碱基变化确实导致多肽序列的氨基酸变化；或（3）截断或无义突变，导致原始氨基酸以终止密码子替换，从而切断剩余的多肽序列，并可能产生严重的功能影响，如功能不正常或功能丧失。序列中碱基的插入或缺失可以进一步分类为：（1）阅读框内，插入或缺失的碱基数是 3 的倍数，导致多肽中的氨基酸插入或缺失而不改变阅读框（即序列的其余部分保持完整）；或（2）移码，插入或缺失碱基的数量不是 3 的倍数，从而改变下游的阅读框，并相应地改变蛋白质序列。

从暴露生物学的角度来看，有证据表明，由于暴露诱导突变的机制，某些暴露可在癌症中产生独

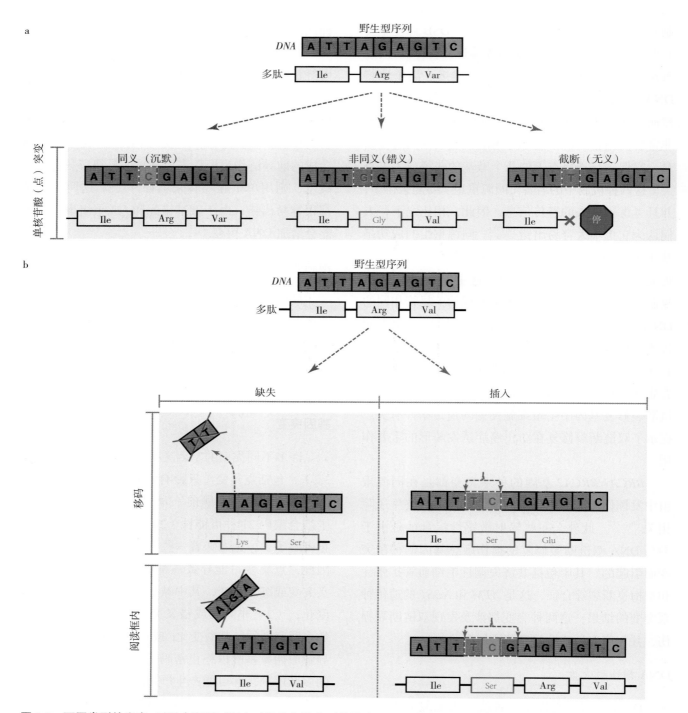

图3.2　不同类型的突变，以及在翻译过程中对相关多肽序列的影响。图（a）描述了同义（沉默）、非同义（错义）和截断（无义）突变。图（b）描述了移码和阅读框内的插入和缺失（Ile：异亮氨酸，Ang：精氨酸，Val：缬氨酸，Gly：甘氨酸，Lys：赖氨酸，Ser：丝氨酸，Glu：谷氨酸）

特的突变[82]。例如，暴露于紫外线辐射会优先诱导嘧啶二聚体位点[83-85]上的C到T或CC到TT突变，从而在皮肤癌中产生独特的突变特征[86]。同样，在黄曲霉毒素暴露[87]相关的癌症和直接暴露于香烟烟雾的上皮细胞中产生的癌症中，也发现了特定的突变特征[88]。

表观遗传学和癌症

DNA 损伤引起的突变并不是体细胞致癌畸变的唯一形式：表观遗传学在癌症的发展中也起着重要作用。表观遗传学包括稳定的和可遗传的变化，能改变或有可能改变基因表达或表型[89]。有越来越多的证据表明，环境暴露可以改变基因组的表观遗传调控，尽管许多此类暴露的确切机制尚不清楚。一项关于同卵双胎的研究报告称，虽然同卵双胎在生命早期的表观遗传学上无法区分，但随着年龄的增长，他们的表观遗传特征会越来越不相同[90]，这可能是由于一生中环境暴露的差异。在这方面的两个主要暴露期分别是：（1）子宫内、新生儿或发育早期，此时细胞仍在发育，暴露会增加表观遗传错误在整个基因组中传播的机会。（2）成年期：此期间人们会经历较长时间的各种环境暴露。在接下来的章节中，我们将重点关注癌症发展中的 DNA 甲基化和组蛋白修饰。

DNA 甲基化和癌症

人们普遍认为，癌症的发展伴随着 5- 甲基胞嘧啶（即 DNA 甲基化）的广泛增加和减少，分别被称为高甲基化和低甲基化。DNA 甲基化的程度和方向对衰老和环境暴露的反应以 CpG 环境依赖的方式发生，基于其嵌入序列的生物学特性（例如，CpG 岛、重复序列类型、转录因子结合位点等）而不同[91, 92]。

与癌症相关的 DNA 甲基化改变包括被称为 CpG 岛的 CpG 密集区域的局部高甲基化，特别是在肿瘤抑制基因的启动子区域，尽管致癌基因启动子的局部低甲基化导致其异常激活也可能发生。启动子高甲基化通常与转录沉默相关，至少与肿瘤抑制基因失活中的 DNA 突变一样常见，并被认为是癌变过程中的一个主要事件。大多数肿瘤的启动子区域约有 100 ～ 400 个高甲基化的 CpG 岛[93]。一些基因在多种癌症类型中经常发生启动子高甲基化，如 *RASSF1A* 和 *CDKN2A*，而其他基因的启动子高甲基化是癌症特异性的[94]。启动子高甲基化可影响细胞周期控制、DNA 修复、致癌物代谢、细胞 - 细胞相互作用、凋亡和血管生成等相关基因[93, 95]。这通常在癌症发生的早期就开始了，甚至在出现明显恶性肿瘤之前的正常组织中，高甲基化基因的数量在癌变过程中逐渐增加[93, 95, 96]。在癌变过程中观察到的局部高甲基化是随机事件还是靶向事件，以及它是由于表观遗传机制的失败、随机生化过程、对内源性或外源性刺激的反应，还是这些事件的组合，目前还没有得到充分的认识。

大多数癌症还伴有全基因组的低甲基化，低甲基化通常开始表现为癌变的早期事件，并随着肿瘤的进展而加重[93, 97]。低甲基化指甲基化的普遍缺失，肿瘤细胞相对于正常组织损失了 20% ～ 60% 的基因组 5- 甲基胞嘧啶[98]。低甲基化可能与相应的基因组稳定性的丧失有关，这是由于核小体重新定位是转座因子的一部分，增加了染色体断裂、易位或等位基因丢失的风险[93, 99, 100]。染色体中心周围区域的低甲基化尤其如此，这是许多癌症的特征，并可能进一步增加染色体断裂的可能性[99]。

环境和职业表观遗传效应

许多环境和职业暴露与 DNA 甲基化的改变有关，包括物理制剂以及有机和无机化学制剂，据报道，许多具有多效性。DNA 甲基化较为明确的自然环境和职业环境中 DNA 甲基化的修饰因子如下：

苯是一种单环挥发性芳香烃，是一种常见的空气污染物，源于机动车排放、汽油蒸发、香烟烟雾和工业暴露，被 IARC 列为人类致癌物（第 1 类）[101]。许多人体和实验研究已经观察到苯暴露与整体低甲基化和 / 或靶向启动子高甲基化之间的联系，正如 Fenga 及其同事[102] 最近所做的回顾研究那样。加油站工作人员和交警在空气中接触苯也与 *LINE-1* 和 *Alu* 甲基化水平降低、*p15* 的高甲基化和 *MAGE-1* 的甲基化水平降低有关[103]。在机制上，体外研究表明，这些作用可能部分源于苯代谢物对苯二酚和 1，4- 苯醌对 DNMT 活性的抑制[104]。

砷是一种天然存在的类金属，被 IARC 列为对人类致癌物（第 1 类）[105]，多项研究表明砷与 DNA 低甲基化有关[106, 107]。砷被认为通过多种机制影响 DNA 甲基化：（1）在砷代谢过程中，随着无机砷酸盐（As^{+5}）还原为亚砷酸盐（As^{+3}），亚砷酸盐甲基转移酶（AS3MT）催化亚砷酸盐的甲基化并竞争性地消耗 S- 腺苷甲硫氨酸（SAM），DNA 甲基化中的主要甲基供体，以获得可排泄的单甲基胂酸（MMA^{+5}）；（2）砷诱导的 ROS 可导致氧化损伤，降低 DNA 甲基转移酶（DNMTs）甲基化附近胞嘧啶碱基的能力；（3）砷诱导的氧化应激会消耗还原性谷胱甘肽，导致谷胱甘肽生物合成增加，而 SAM 生物合成减少，从而减少 DNA 甲基化可用的甲基[108, 109]。与整体的低甲基化相比，砷还与 p53[110]、CDKN2A[111]、DAPK[112] 和 RASSF1A[111, 113] 的局部启动子高甲基化有关。

铅是一种众所周知的有毒金属，与多种疾病状况有关，包括神经认知损伤、高血压、慢性肾脏疾病和心血管疾病。无机铅化合物也被 IARC 列为可能对人类致癌的物质（2A 类）[114]。流行病学研究显示了全球 DNA 低甲基化的趋势[115-118]。实验研究进一步证实了这一观点，研究发现铅暴露会抑制 DNMT 酶的表达[119-122]。

镉是一种有毒金属，被 IARC 列为人类致癌物（1 类）[123]。有趣的是，镉暴露会引起相反的表观遗传效应，这取决于暴露的持续时间。短期暴露于镉可通过抑制 DNMT 导致低甲基化[124]。然而，实验[124-133] 和流行病学证据[115, 134, 135] 表明，由于 DNMT 对初始抑制反应的过度补偿，长时间接触镉可导致低甲基化。

组蛋白修饰

与 DNA 甲基化的情况一样，已有报道称环境和职业暴露会改变组蛋白修饰，特别是暴露于金属和类金属。镍是一种致癌金属[136]，它可以通过干扰 HAT 酶抑制 H4 乙酰化而诱导异染色质构象，从而激活肿瘤抑制基因的重新甲基化[95, 137-139]，通过干扰组蛋白去甲基化酶改变赖氨酸甲基化[140]，通过诱导 JNK-MAPK 通路磷酸化丝氨酸 H3 第 10 位（H3S10）[141]。铬是一种六价形式的致癌金属[142]，可以通过与组蛋白乙酰转移酶（HAT）和组蛋白去乙酰化酶复合物（HDAC）酶[143] 相互作用，

以及组蛋白乙酰化导致基因沉默，这两种酶分别负责添加和去除组蛋白乙酰化标记。据报道，砷可以增加 H3 第 9 位赖氨酸的二甲基化（H3K9）和减少 H3 第 27 位赖氨酸的三甲基化（H3K27），这两者都与转录抑制有关，并增加 H3 第 4 位赖氨酸的三甲基化（H3K4），这与有转录活性的异染色质构象有关[144]。然而，与 DNA 甲基化一样，金属并不是唯一能够诱导组蛋白变化的化学物质。工业有机化学物 1, 3- 丁二烯，通常用于合成橡胶生产，被 IARC 列为人类致癌物（第 1 类）[145]，与转录抑制性 H3K9 和 H3K27 甲基化降低以及参与转位因子抑制 H3K20 甲基化减少相关，尽管驱动这些改变的精确机制目前尚不清楚[108]。

CpG 甲基化和点突变

DNA 甲基化的另一个潜在后果是点突变的诱导。如果不修复，甲基化的 CpG 位点会导致基因功能的改变或丧失，并可能导致细胞过程的失调。CpG 甲基化能够通过 5-meC 的脱氨基作用或增强外源性致癌物来诱导点突变。

甲基化的胞嘧啶可以进行自发的水解脱氨，导致 C 向 T 转变[99]。因此，由于 5-meC 的相对不稳定性，大多数人类基因组中的 CpG 二核苷酸都已耗尽[99]。C 到 T 甲基化相关转变的频率因组织类型而异，这可能是由于错配修复的组织特异性差异[99]。脱氨作用导致的 T-G 错配修复也会引起 T-A 转位突变[146]。超过 30% 的疾病相关种系点突变发生在 CpG 二核苷酸上[99]。p53 蛋白由一个关键的肿瘤抑制基因编码，参与损伤的发现、细胞周期调控和 DNA 修复过程，在致癌过程中通常是失活的[3]。近一半的体细胞 p53 突变和三分之一的种系 p53 突变发生在甲基化的 CpG 上，而体细胞中许多常见的 p53 突变是由 C 向 T 转变引起的，包括密码子 248、273 和 282 的"热点"突变[147]。在 5-meC 位点发生 p53 突变的风险是未甲基化胞嘧啶的 10 倍，而这些区域的 CpG 二核苷酸在正常组织[147] 中通常被甲基化。

另外，DNA 甲基化也可以通过增强外源性致癌

物的诱变作用来间接诱导点突变[99]。这方面的一个例子是苯并[a]芘-环氧二醇（BPDE）对 5-meC 邻近鸟嘌呤加合物形成的亲和力，导致吸烟者的气道、消化道癌症中 G 到 T 的转换[148-150]。同样，丙烯醛具有结合 5-meC 的亲和力，可诱导 C 到 T 的转变[151]。此外，甲基化改变了胞嘧啶的光吸收波长，有利于皮肤 DNA 在紫外线照射下形成共价交联损伤[99]。

表观遗传调控因子的体细胞突变

最近大规模的全外显子测序研究[152-162]揭示了许多癌症中普遍存在的表观遗传基因[163-165]。其中有一些表观遗传标记的关键调控因子，包括组蛋白乙酰转移酶、去乙酰化酶、甲基转移酶和去甲基化酶。虽然这些事件并不代表直接的表观遗传改变，但这些基因的功能突变明显会影响细胞维持表观遗传现状的能力，从而导致广泛的转录失调。

炎症和活性氧

虽然炎症在保护我们的组织免受外来物质、病原体和受损细胞的伤害以及促进伤口愈合方面至关重要，但它也在癌症的发生和发展中发挥关键作用[2, 166]。这有如下几个原因：激活的免疫细胞可以诱导氧化应激，或活性自由基相对于我们解毒能力的失衡，通过产生活性氧（ROS）和氮（RNS），进而破坏脂质、脂膜、酶和其他蛋白质，就持久的影响而言，也许关键是破坏 DNA[167]，但是对蛋白质和脂质的损伤也可以增加细胞对基因组损伤的敏感性[168]。

表 3.2　致癌或潜在致癌的内分泌干扰物及其相互作用或干扰的激素或激素受体

内分泌干扰物	工业或医药应用	IARC 分类	破坏靶点	参考文献
邻苯二甲酸二酯（2-乙基己基）（DEHP）	增塑剂	对人类可能致癌（2B 类）[174]	PPAR α；PPAR γ；CAR	[175，176]
多氯联苯（PCB）	工业副产品	对人类致癌物（1 类）[177]	T3；T4	[178]
2，3，7，8-四氯二苯并对二噁英（TCDD）	工业副产品	对人类致癌物（1 类）[179]	通过 AhR 激活：ER α；ERβ；GCR	[180-182]
二氯二苯三氯乙烷（DDT）	农药	可能对人类致癌（2A 类）[183]	ER α；ERβ；AR	[184]
己烯雌酚（DES）	合成雌激素	对人类致癌物（1 类）[185]	ER α	[186]

ER α：雌激素受体 α，ERβ：雌激素受体 β，T3：三碘甲状腺激素（甲状腺激素），T4：甲状腺素（甲状腺激素），PPAR α：过氧化物酶体增殖物激活受体 α，PPARγ：过氧化物酶体增殖物激活受体 γ，AhR：芳基烃受体，GCR：糖皮质激素受体，AR：雄激素受体，CAR：构成型雄激素受体。

此外，活化的免疫细胞和/或受损组织分泌细胞因子和趋化因子，可刺激血管生成或恶性（或癌前）细胞的生长和增殖，以及通过持续激活促炎 NF-κB 通路发出促生存信号[169]。

环境或职业暴露的一个例子是吸入有机材料燃烧或车辆尾气产生的颗粒物，这两种物质都被 IARC 列为对人类致癌物（1 类）[170, 171]。颗粒物的致癌作用部分源于对免疫反应的刺激，导致 ROS 和 RNS 的产生，以及上文所述的促癌信号[169]。这得到了 Falcon-Rodriguez 及其同事最近综述的肺和血管周围组织炎增加以及促炎细胞因子水平增加

的实验和流行病学证据的支持[172]。石棉的一些致癌作用也被认为是源于长期嵌在组织的石棉纤维而引起的慢性炎症反应[173]。

内分泌紊乱

内分泌干扰物指的是可能干扰内分泌系统，导致不良健康影响的外源性化学物质或化学混合物。它们可以模仿激素，并以特定或非特定的方式与激素受体相互作用。因此，一些内分泌干扰物可以通过改变激素敏感组织中的关键通路来产生致癌作用。表 3.2 列出致癌或潜在致癌的内分泌干扰物及

其干扰的内分泌靶点。

小结

癌变是一个复杂的多步骤过程，涉及遗传和表观遗传变化的积累，这些变化改变细胞的表型，并赋予生长或生存优势，最终使受影响的细胞发展为恶性特性并侵入其他组织。来自自然环境或职业环境的外源性物理、化学和生物暴露可通过多种机制诱导这种体细胞遗传和表观遗传变化。幸运的是，真核细胞已经进化出了一种高效的机制来修复这种损伤，尽管这一过程保真度很高，但不幸的是，突变仍然可能无法修复并被纳入基因组。了解物理、化学和生物暴露如何导致遗传和表观遗传畸变，对于识别职业暴露如何调节癌症发展风险至关重要。

参考文献

[1] Hanahan D, Weinberg RA. The hallmarks of cancer. Cell. 2000; 100(1): 57–70.

[2] Hanahan D, Weinberg RA. Hallmarks of cancer: the next generation. Cell. 2011; 144(5): 646–74.

[3] Weinberg RA. The biology of cancer. New York: Garland Science; 2007.

[4] Knudson AG Jr. Mutation and cancer: statistical study of retinoblastoma. Proc Natl Acad Sci U S A. 1971; 68(4): 820–3.

[5] Comings DE. A general theory of carcinogenesis. Proc Natl Acad Sci U S A. 1973; 70(12): 3324–8.

[6] Berger AH, Knudson AG, Pandolfi PP.A continuum model for tumour suppression. Nature. 2011; 476(7359): 163–9.

[7] Slaughter DP, Southwick HW, Smejkal W. Field cancerization in oral stratified squamous epithelium; clinical implications of multicentric origin. Cancer. 1953; 6(5): 963–8.

[8] Braakhuis BJ, Tabor MP, Kummer JA, Leemans CR, Brakenhoff RH.A genetic explanation of Slaughter's concept of field cancerization: evidence and clinical implications. Cancer Res.2003; 63(8): 1727–30.

[9] Weston A, Harris C.Chemical carcinogensis. In: Bast RJ, Kufe D, Pollock R, Weichselbaum M, Holland J, Frei E, editors. Holland–Frei cancer medicine. 5th ed. Hamilton: BC Decker; 2000.

[10] Vamvakas S, Vock EH, Lutz WK. On the role of DNA doublestrand breaks in toxicity and carcinogenesis. Crit Rev Toxicol.1997; 27(2): 155–74.

[11] Yassi A, Kjellstrom T, de Kok T, Guidotti TL. Basic environmental health. New York: Oxford University Press; 2001.

[12] Reisz JA, Bansal N, Qian J, Zhao W, Furdui CM. Effects of ionizing radiation on biological molecules—mechanisms of damage and emerging methods of detection. Antioxid Redox Signal.2014; 21(2): 260–92.

[13] Desouky O, Ding N, Zhou G. Targeted and non–targeted effects of ionizing radiation. J Radiati Res Appl Sci. 2015; 8(2): 247–54.

[14] Peak JG, Peak MJ, MacCoss M. DNA breakage caused by 334–nm ultraviolet light is enhanced by naturally occurring nucleic acid components and nucleotide coenzymes. Photochem Photobiol.1984; 39(5): 713–6.

[15] Walrant P, Santus R. N–formyl–kynurenine, a tryptophan photooxidation product, as a photodynamic sensitizer. Photochem Photobiol. 1974; 19(6): 411–7.

[16] McCormick JP, Fischer JR, Pachlatko JP, Eisenstark A.Characterization of a cell–lethal product from the photooxidation of tryptophan: hydrogen peroxide. Science. 1976; 191(4226): 468–9.

[17] Krasnovsky AA Jr. Photoluminescence of singlet oxygen in pigment solutions. Photochem Photobiol. 1979; 29: 29–36.

[18] Yakymenko I, Tsybulin O, Sidorik E, Henshel D, Kyrylenko O, Kyrylenko S. Oxidative mechanisms of biological activity of low–intensity radiofrequency radiation. Electromagn Biol Med. 2016; 35(2): 186–202.

[19] IARC Working Group on the Evaluation of Carcinogenic Risks to Humans. Non–ionizing radiation, part 2: radiofrequency electromagnetic fields. IARC Monogr Eval Carcinog Risks Hum. 2013; 102(Pt 2): 1–460.

[20] IARC Working Group on the Evaluation of Carcinogenic Risks to Humans. Non–ionizing radiation, part 1: static and extremely lowfrequency(ELF)electric and magnetic fields. IARC Monogr Eval Carcinog Risks Hum. 2002; 80: 1–395.

[21] Phillips JL, Singh NP, Lai H. Electromagnetic fields and DNA damage. Pathophysiology. 2009; 16(2–3): 79–88.

[22] Conney AH, Poirier MC, Surh YJ, Kadlubar FF. Elizabeth Cavert Miller: May 2, 1920–October 14, 1987; James A. Miller: May 27, 1915–December 24, 2000. Biographical Memoirs; National Academy of Sciences, vol. 90. Washington, DC: National Academies Press; 2009. p. 1–38.

[23] NTP. Report on carcinogens. 12th ed. Research Triangle: U.S. Department of Health and Human Services, Public Health Service, National Toxicology Program; 2011.

[24] Irigaray P, Belpomme D. Basic properties and molecular mechanisms of exogenous chemical carcinogens. Carcinogenesis.2010; 31(2): 135–48.

[25] Williams D, Foye W, Lemke T, editors. Foye's principles of medicinal chemistry. 6th ed. Baltimore: Lippincott Williams & Wilkins; 2007.

[26] Martelli A, Robbiano L, Gazzaniga GM, Brambilla G. Comparative study of DNA damage and repair induced by ten N-nitroso compounds in primary cultures of human and rat hepatocytes. Cancer Res. 1988; 48(15): 4144-52.

[27] Wiencke JK, McDowell ML, Bodell WJ. Molecular dosim etry of DNA adducts and sister chromatid exchanges in human lymphocytes treated with benzo[a]pyrene. Carcinogenesis. 1990; 11(9): 1497-502.

[28] Vollhardt KPC, Schore NE. Organic chemistry: structure and function. 4th ed. New York: W.H. Freeman and Company; 2003.

[29] Shrivastav N, Li D, Essigmann JM. Chemical biology of muta genesis and DNA repair: cellular responses to DNA alkylation.Carcinogenesis. 2010; 31(1): 59-70.

[30] Singer B. Sites in nucleic acids reacting with alkylating agents of differing carcinogenicity of mutagenicity. J Toxicol Environ Health. 1977; 2(6): 1279-95.

[31] Gates KS. An overview of chemical processes that damage cellular DNA: spontaneous hydrolysis, alkylation, and reactions with radicals. Chem Res Toxicol. 2009; 22(11): 1747-60.

[32] Hlavin EM, Smeaton MB, Miller PS. Initiation of DNA interstrand cross-link repair in mammalian cells. Environ Mol Mutagen.2010; 51(6): 604-24.

[33] Rothfuss A, Grompe M. Repair kinetics of genomic interstrand DNA cross-links: evidence for DNA double-strand breakdependent activation of the Fanconi anemia/BRCA pathway. Mol Cell Biol. 2004; 24(1): 123-34.

[34] Sczepanski JT, Jacobs AC, Van Houten B, Greenberg MM. Doublestrand break formation during nucleotide excision repair of a DNA interstrand cross-link. Biochemistry. 2009; 48(32): 7565-7.

[35] Wilson VL, Weston A, Manchester DK, et al. Alkyl and aryl carcinogen adducts detected in human peripheral lung. Carcinogenesis.1989; 10(11): 2149-53.

[36] van Schooten FJ, Hillebrand MJ, van Leeuwen FE, et al. Polycyclic aromatic hydrocarbon-DNA adducts in lung tissue from lung cancer patients. Carcinogenesis. 1990; 11(9): 1677-81.

[37] Li D, Wang M, Dhingra K, Hittelman WN. Aromatic DNA adducts in adjacent tissues of breast cancer patients: clues to breast cancer etiology. Cancer Res. 1996; 56(2): 287-93.

[38] Pfohl-Leszkowicz A, Grosse Y, Carriere V, et al. High levels of DNA adducts in human colon are associated with colorectal cancer. Cancer Res. 1995; 55(23): 5611-6.

[39] Hamada K, Umemoto A, Kajikawa A, et al. Mucosa-specific DNA adducts in human small intestine: a comparison with the colon.Carcinogenesis. 1994; 15(11): 2677-80.

[40] Wang M, Abbruzzese JL, Friess H, et al. DNA adducts in human pancreatic tissues and their potential role in carcinogenesis.Cancer Res. 1998; 58(1): 38-41.

[41] Lu AL, Li X, Gu Y, Wright PM, Chang DY. Repair of oxidative DNA damage: mechanisms and functions. Cell Biochem Biophys. 2001; 35(2): 141-70.

[42] Klaunig JE, Wang Z, Pu X, Zhou S. Oxidative stress and oxida tive damage in chemical carcinogenesis. Toxicol Appl Pharmacol.2011; 254(2): 86-99.

[43] Kuchino Y, Mori F, Kasai H, et al. Misreading of DNA templates containing 8-hydroxydeoxyguanosine at the modified base and at adjacent residues. Nature. 1987; 327(6117): 77-9.

[44] Schiestl RH, Aubrecht J, Yap WY, Kandikonda S, Sidhom S.Polychlorinated biphenyls and 2, 3, 7, 8-tetrachlorodibenzop-dioxin induce intrachromosomal recombination in vitro and in vivo. Cancer Res. 1997; 57(19): 4378-83.

[45] International Agency for Research on Cancer. Some metals and metallic compounds. IARC Monographs 1980; 23.

[46] International Agency for Research on Cancer. Cobalt in hard metals and cobalt sulfate, gallium arsenide, indium phosphide and vanadium pentoxide. IARC Monogr Eval Carcinog Risks Hum.2006; 86: 1-294.

[47] Beryllium, cadmium, mercury, and exposures in the glass manufacturing industry. IARC Monographs on the Evaluation of Carcinogenic Risks to Humans, vol. 58. Lyon: International Agency for Research on Cancer; 1993.

[48] Salnikow K, Zhitkovich A. Genetic and epigenetic mechanisms in metal carcinogenesis and cocarcinogenesis: nickel, arsenic, and chromium. Chem Res Toxicol. 2008; 21(1): 28-44.

[49] Galanis A, Karapetsas A, Sandaltzopoulos R. Metal-induced carcinogenesis, oxidative stress and hypoxia signalling. Mutat Res.2009; 674(1-2): 31-5.

[50] Witkiewicz-Kucharczyk A, Bal W. Damage of zinc fingers in DNA repair proteins, a novel molecular mechanism in carcinogenesis. Toxicol Lett. 2006; 162(1): 29-42.

[51] Barnes DE, Lindahl T. Repair and genetic consequences of endogenous DNA base damage in mammalian cells. Annu Rev Genet.2004; 38: 445-76.

[52] Bertram JS.The molecular biology of cancer. Mol Asp Med.2000; 21(6): 167-223.

[53] Swenberg JA, Lu K, Moeller BC, et al. Endogenous versus exogenous DNA adducts: their role in carcinogenesis, epidemiology, and risk assessment. Toxicol Sci. 2011;

120(Suppl 1): S130–45.

[54] Cavalieri EL, Rogan EG. Unbalanced metabolism of endogenous estrogens in the etiology and prevention of human cancer. J Steroid Biochem Mol Biol. 2011; 125(3–5): 169–80.

[55] Dianov GL, Parsons JL. Co–ordination of DNA single strand break repair. DNA Repair(Amst). 2007; 6(4): 454–60.

[56] Winters TA, Henner WD, Russell PS, McCullough A, Jorgensen TJ.Removal of 3′–phosphoglycolate from DNA strand–break damage in an oligonucleotide substrate by recombinant human apurinic/apyrimidinic endonuclease 1. Nucleic Acids Res.1994; 22(10): 1866–73.

[57] Martinez MC, Andriantsitohaina R. Reactive nitrogen species: molecular mechanisms and potential significance in health and disease. Antioxid Redox Signal. 2009; 11(3): 669–702.

[58] Blair IA. Lipid hydroperoxide–mediated DNA damage. Exp Gerontol. 2001; 36(9): 1473–81.

[59] Lindahl T, Wood RD.Quality control by DNA repair. Science.1999; 286(5446): 1897–905.

[60] Hegi ME, Liu L, Herman JG, et al. Correlation of O6–methylguanine methyltransferase(MGMT)promoter methylation with clinical outcomes in glioblastoma and clinical strategies to modulate MGMT activity. J Clin Oncol. 2008; 26(25): 4189–99.

[61] Brettel K, Byrdin M. Reaction mechanisms of DNA photolyase.Curr Opin Struct Biol. 2010; 20(6): 693–701.

[62] Caldecott KW. Mammalian DNA single–strand break repair: an X–ra(y)ted affair. BioEssays. 2001; 23(5): 447–55.

[63] Svilar D, Goellner EM, Almeida KH, Sobol RW. Base excision repair and lesion–dependent subpathways for repair of oxidative DNA damage. Antioxid Redox Signal. 2011; 14(12): 2491–507.

[64] Sung JS, Demple B. Roles of base excision repair subpathways in correcting oxidized abasic sites in DNA. FEBS J.2006; 273(8): 1620–9.

[65] Kastrinos F, Syngal S. Recently identified colon cancer predispositions: MYH and MSH6mutations. Semin Oncol. 2007; 34(5): 418–24.

[66] Rouillon C, White MF. The evolution and mechanisms of nucleotide excision repair proteins. Res Microbiol. 2011; 162(1): 19–26.

[67] Rechkunova NI, Lavrik OI. Nucleotide excision repair in higher eukaryotes: mechanism of primary damage recognition in global genome repair. Subcell Biochem. 2010; 50: 251–77.

[68] Kraemer KH, Patronas NJ, Schiffmann R, Brooks BP, Tamura D, DiGiovanna JJ. Xeroderma pigmentosum, trichothiodystrophy and Cockayne syndrome: a complex genotype–phenotype relationship. Neuroscience. 2007; 145(4): 1388–96.

[69] Kunz C, Saito Y, Schar P. DNA repair in mammalian cells: mismatched repair: variations on a theme. Cell Mol Life Sci. 2009; 66(6): 1021–38.

[70] Marti TM, Kunz C, Fleck O. DNA mismatch repair and mutation avoidance pathways. J Cell Physiol. 2002; 191(1): 28–41.

[71] Power DG, Gloglowski E, Lipkin SM. Clinical genetics of hereditary colorectal cancer. Hematol Oncol Clin North Am. 2010; 24(5): 837–59.

[72] Lynch HT, Lynch PM, Lanspa SJ, Snyder CL, Lynch JF, Boland CR.Review of the Lynch syndrome: history, molecular genetics, screening, differential diagnosis, and medicolegal ramifications.Clin Genet. 2009; 76(1): 1–18.

[73] Wood RD. Mammalian nucleotide excision repair proteins and interstrand crosslink repair. Environ Mol Mutagen. 2010; 51(6): 520–6.

[74] Kitao H, Takata M. Fanconi anemia: a disorder defective in the DNA damage response. Int J Hematol. 2011; 93(4): 417–24.

[75] Mladenov E, Iliakis G. Induction and repair of DNA double strand breaks: the increasing spectrum of non–homologous end joining pathways. Mutat Res. 2011; 711(1–2): 61–72.

[76] Shuen AY, Foulkes WD. Inherited mutations in breast cancer genes––risk and response. J Mammary Gland Biol Neoplasia. Apr 2011; 16(1): 3–15.

[77] Pruthi S, Gostout BS, Lindor NM. Identification and management of women with BRCA mutations or hereditary predisposition for breast and ovarian Cancer. Mayo Clin Proc. 2010; 85(12): 1111–20.

[78] Frappart PO, McKinnon PJ. Ataxia–telangiectasia and related diseases. NeuroMolecular Med. 2006; 8(4): 495–511.

[79] Lange SS, Takata K, Wood RD. DNA polymerases and cancer. Nat Rev Cancer. 2011; 11(2): 96–110.

[80] Friedberg EC. Suffering in silence: the tolerance of DNA damage.Nat Rev Mol Cell Biol. 2005; 6(12): 943–53.

[81] Wong RS. Apoptosis in cancer: from pathogenesis to treatment. J Exp Clin Cancer Res. 2011; 30: 87.

[82] Alexandrov LB, Stratton MR. Mutational signatures: the patterns of somatic mutations hidden in cancer genomes. Curr Opin Genet Dev. 2014; 24: 52–60.

[83] Howard BD, Tessman I. Identification of the altered bases in mutated single–stranded DNA. Ii. In vivo mutagenesis by 5–bromodeoxyuridine and 2–aminopurine. J Mol Biol.1964; 9: 364–71.

[84] Setlow RB, Carrier WL. Pyrimidine dimers in ultravioletirradiated DNA's. J Mol Biol. 1966; 17(1): 237–54.

[85] Nik-Zainal S, Kucab JE, Morganella S, et al. The genome as a record of environmental exposure. Mutagenesis. 2015; 30(6): 763–70.

[86] Brash DE. UV signature mutations. Photochem Photobiol. 2015; 91(1): 15–26.

[87] Huang MN, Yu W, Teoh WW, et al. Genome-scale mutational signatures of aflatoxin in cells, mice, and human tumors. Genome Res. 2017; 27(9): 1475–86.

[88] Alexandrov LB, Ju YS, Haase K, et al. Mutational signatures associated with tobacco smoking in human cancer. Science.2016; 354(6312): 618–22.

[89] Calvanese V, Lara E, Kahn A, Fraga MF. The role of epigenetics in aging and age-related diseases. Ageing Res Rev.2009; 8(4): 268–76.

[90] Fraga MF, Ballestar E, Paz MF, et al. Epigenetic differences arise during the lifetime of monozygotic twins. Proc Natl Acad Sci U S A. 2005; 102(30): 10604–9.

[91] Langevin SM, Houseman EA, Christensen BC, et al. The influence of aging, environmental exposures and local sequence features on the variation of DNA methylation in blood. Epigenetics.2011; 6(7): 908–19.

[92] Christensen BC, Houseman EA, Marsit CJ, et al. Aging and environmental exposures alter tissue-specific DNA methylation dependent upon CpG island context. PLoS Genet. 2009; 5(8): e1000602.

[93] Esteller M. Epigenetics in cancer. N Engl J Med. 2008; 358(11): 1148–59.

[94] Das PM, Singal R. DNA methylation and cancer. J Clin Oncol. 2004; 22(22): 4632–42.

[95] Davis CD, Uthus EO. DNA methylation, cancer susceptibility, and nutrient interactions. Exp Biol Med(Maywood).2004; 229(10): 988–95.

[96] Shi H, Wang MX, Caldwell CW. CpG islands: their potential as biomarkers for cancer. Expert Rev Mol Diagn. 2007; 7(5): 519–31.

[97] Fraga MF, Herranz M, Espada J, et al. A mouse skin multistage carcinogenesis model reflects the aberrant DNA methylation patterns of human tumors. Cancer Res. 2004; 64(16): 5527–34.

[98] Lujambio A, Esteller M. How epigenetics can explain human metastasis: a new role for microRNAs. Cell Cycle. 2009; 8(3): 377–82.

[99] Gronbaek K, Hother C, Jones PA. Epigenetic changes in cancer.APMIS. 2007; 115(10): 1039–59.

[100] Hoffmann MJ, Schulz WA. Causes and consequences of DNA hypomethylation in human cancer. Biochem Cell Biol. 2005; 83(3): 296–321.

[101] International Agency for Research on Cancer. Chemical agents and related occupations. IARC Monogr Eval Carcinog Risks Hum. 2012; 100F: 249–94.

[102] Fenga C, Gangemi S, Costa C. Benzene exposure is associated with epigenetic changes(Review). Mol Med Rep. 2016; 13(4): 3401–5.

[103] Bollati V, Baccarelli A, Hou L, et al. Changes in DNA methylation patterns in subjects exposed to low-dose benzene. Cancer Res. 2007; 67(3): 876–80.

[104] Hu J, Ma H, Zhang W, Yu Z, Sheng G, Fu J. Effects of benzene and its metabolites on global DNA methylation in human normal hepatic L02cells. Environ Toxicol. 2014; 29(1): 108–16.

[105] International Agency for Research on Cancer. Arsenic, metals, fibres and dusts. IARC Monogr Eval Carcinog Risks Hum.2012; 100C: 41–93.

[106] Chen H, Liu J, Zhao CQ, Diwan BA, Merrick BA, Waalkes MP.Association of c-myc overexpression and hyperproliferation with arsenite-induced malignant transformation. Toxicol Appl Pharmacol. 2001; 175(3): 260–8.

[107] Zhao CQ, Young MR, Diwan BA, Coogan TP, Waalkes MP.Association of arsenic-induced malignant transformation with DNA hypomethylation and aberrant gene expression. Proc Natl Acad Sci U S A. 1997; 94(20): 10907–12.

[108] Pogribny IP, Rusyn I.Environmental toxicants, epigenetics, and cancer. Adv Exp Med Biol. 2013; 754: 215–32.

[109] Reichard JF, Puga A. Effects of arsenic exposure on DNA methylation and epigenetic gene regulation. Epigenomics. 2010; 2(1): 87–104.

[110] Davis CD, Uthus EO, Finley JW. Dietary selenium and arsenic affect DNA methylation in vitro in Caco-2cells and in vivo in rat liver and colon. J Nutr. 2000; 130(12): 2903–9.

[111] Cui X, Wakai T, Shirai Y, Hatakeyama K, Hirano S. Chronic oral exposure to inorganic arsenate interferes with methylation status of p16INK4a and RASSF1A and induces lung cancer in A/J mice.Toxicol Sci. 2006; 91(2): 372–81.

[112] Huang YC, Hung WC, Chen WT, Yu HS, Chai CY. Sodium arsenite-induced DAPK promoter hypermethylation and autophagy via ERK1/2phosphorylation in human uroepithelial cells. Chem Biol Interact. 2009; 181(2): 254–62.

[113] Marsit CJ, Houseman EA, Schned AR, Karagas MR, Kelsey KT.Promoter hypermethylation is associated with current smoking, age, gender and survival in bladder

cancer. Carcinogenesis.2007; 28(8): 1745–51.

[114] International Agency for Research on Cancer. Inorganic and organic lead compounds. IARC Monogr Eval Carcinog Risks Hum. 2006; 87: 39–468.

[115] Hanna CW, Bloom MS, Robinson WP, et al. DNA methylation changes in whole blood is associated with exposure to the environmental contaminants, mercury, lead, cadmium and bisphenol A, in women undergoing ovarian stimulation for IVF. Hum Reprod.2012; 27(5): 1401–10.

[116] Tajuddin SM, Amaral AF, Fernandez AF, et al. Genetic and non-genetic predictors of LINE-1methylation in leukocyte DNA.Environ Health Perspect. 2013; 121(6): 650–6.

[117] Wright RO, Schwartz J, Wright RJ, et al. Biomarkers of lead exposure and DNA methylation within retrotransposons. Environ Health Perspect. 2010; 118(6): 790–5.

[118] Li C, Yang X, Xu M, Zhang J, Sun N. Epigenetic marker(LINE-1promoter)methylation level was associated with occupational lead exposure. Clin Toxicol(Phila). 2013; 51(4): 225–9.

[119] Eid A, Bihaqi SW, Renehan WE, Zawia NH. Developmental lead exposure and lifespan alterations in epigenetic regulators and their correspondence to biomarkers of Alzheimer's disease. Alzheimers Dement(Amst). 2016; 2: 123–31.

[120] Bihaqi SW, Zawia NH. Alzheimer's disease biomarkers and epigenetic intermediates following exposure to Pb in vitro. Curr Alzheimer Res. 2012; 9(5): 555–62.

[121] Senut MC, Sen A, Cingolani P, Shaik A, Land SJ, Ruden DM.Lead exposure disrupts global DNA methylation in human embryonic stem cells and alters their neuronal differentiation. Toxicol Sci.2014; 139(1): 142–61.

[122] Sanchez OF, Lee J, Yu King Hing N, Kim SE, Freeman JL, Yuan C.Lead(Pb)exposure reduces global DNA methylation level by non-competitive inhibition and alteration of dnmt expression.Metallomics. 2017; 9(2): 149–60.

[123] International Agency for Research on Cancer. Arsenic, metals, fibres and dusts. IARC Monogr Eval Carcinog Risks Hum.2012; 100C: 121–45.

[124] Takiguchi M, Achanzar WE, Qu W, Li G, Waalkes MP. Effects of cadmium on DNA-(Cytosine-5) methyltransferase activity and DNA methylation status during cadmium-induced cellular transformation. Exp Cell Res. 2003; 286(2): 355–65.

[125] Benbrahim-Tallaa L, Waterland RA, Dill AL, Webber MM, Waalkes MP. Tumor suppressor gene inactivation during cadmium-induced malignant transformation of human prostate cells correlates with overexpression of de novo DNA methyltransferase. Environ Health Perspect. 2007; 115(10): 1454–9.

[126] Castillo P, Ibanez F, Guajardo A, Llanos MN, Ronco AM.Impact of cadmium exposure during pregnancy on hepatic glucocorticoid receptor methylation and expression in rat fetus. PLoS One.2012; 7(9): e44139.

[127] Inglot P, Lewinska A, Potocki L, et al. Cadmium-induced changes in genomic DNA-methylation status increase aneuploidy events in a pig Robertsonian translocation model. Mutat Res.2012; 747(2): 182–9.

[128] Jiang G, Xu L, Song S, et al. Effects of long-term low-dose cadmium exposure on genomic DNA methylation in human embryo lung fibroblast cells. Toxicology. 2008; 244(1): 49–55.

[129] Poirier LA, Vlasova TI. The prospective role of abnormal methyl metabolism in cadmium toxicity. Environ Health Perspect.2002; 110(Suppl 5): 793–5.

[130] Yuan D, Ye S, Pan Y, Bao Y, Chen H, Shao C.Long-term cadmium exposure leads to the enhancement of lymphocyte proliferation via down-regulating p16by DNA hypermethylation. Mutat Res. 2013; 757(2): 125–31.

[131] Wang B, Li Y, Tan Y, et al. Low-dose Cd induces hepatic gene hypermethylation, along with the persistent reduction of cell death and increase of cell proliferation in rats and mice. PLoS One.2012; 7(3): e33853.

[132] Zhou ZH, Lei YX, Wang CX. Analysis of aberrant methylation in DNA repair genes during malignant transformation of human bronchial epithelial cells induced by cadmium. Toxicol Sci.2012; 125(2): 412–7.

[133] Fujishiro H, Okugaki S, Yasumitsu S, Enomoto S, Himeno S.Involvement of DNA hypermethylation in down-regulation of the zinc transporter ZIP8 in cadmium-resistant metallothioneinnull cells. Toxicol Appl Pharmacol. 2009; 241(2): 195–201.

[134] Zhang C, Liang Y, Lei L, et al. Hypermethylations of RASAL1and KLOTHO is associated with renal dysfunction in a Chinese population environmentally exposed to cadmium. Toxicol Appl Pharmacol. 2013; 271(1): 78–85.

[135] Sanders AP, Smeester L, Rojas D, et al. Cadmium exposure and the epigenome: exposure-associated patterns of DNA methylation in leukocytes from mother-baby pairs. Epigenetics.2014; 9(2): 212–21.

[136] International Agency for Research on Cancer. Arsenic, metals, fibres and dusts. IARC Monogr Eval Carcinog Risks Hum.2012; 100C: 169–218.

[137] Broday L, Cai J, Costa M. Nickel enhances telomeric silencing in Saccharomyces cerevisiae. Mutat Res. 1999; 440(2): 121–30.

[138] Chen H, Ke Q, Kluz T, Yan Y, Costa M. Nickel ions increase histone H3lysine 9dimethylation and induce transgene silencing.Mol Cell Biol. 2006; 26(10): 3728–37.

[139] Ke Q, Davidson T, Chen H, Kluz T, Costa M. Alterations of histone modifications and transgene silencing by nickel chloride.Carcinogenesis. 2006; 27(7): 1481–8.

[140] Chen H, Giri NC, Zhang R, et al. Nickel ions inhibit histone demethylase JMJD1A and DNA repair enzyme ABH2by replacing the ferrous iron in the catalytic centers. J Biol Chem.2010; 285(10): 7374–83.

[141] Ke Q, Li Q, Ellen TP, Sun H, Costa M. Nickel compounds induce phosphorylation of histone H3at serine 10by activating JNKMAPK pathway. Carcinogenesis. 2008; 29(6): 1276–81.

[142] International Agency for Research on Cancer. Arsenic, metals, fibres and dusts. IARC Monogr Eval Carcinog Risks Hum.2012; 100C: 147–67.

[143] Weidman JR, Dolinoy DC, Murphy SK, Jirtle RL. Cancer susceptibility: epigenetic manifestation of environmental exposures.Cancer J. 2007; 13(1): 9–16.

[144] Zhou X, Sun H, Ellen TP, Chen H, Costa M. Arsenite alters global histone H3methylation. Carcinogenesis. 2008; 29(9): 1831–6.

[145] International Agency for Research on Cancer. Chemical agents and related occupations. IARC Monogr Eval Carcinog Risks Hum. 2012; 100F: 309–38.

[146] Sved J, Bird A. The expected equilibrium of the CpG dinucleotide in vertebrate genomes under a mutation model. Proc Natl Acad Sci U S A. 1990; 87(12): 4692–6.

[147] Rideout WM 3rd, Coetzee GA, Olumi AF, Jones PA. 5–Methylcytosine as an endogenous mutagen in the human LDL receptor and p53genes. Science. 1990; 249(4974): 1288–90.

[148] Chen JX, Zheng Y, West M, Tang MS. Carcinogens preferentially bind at methylated CpG in the p53mutational hot spots. Cancer Res. 1998; 58(10): 2070–5.

[149] Denissenko MF, Pao A, Tang M, Pfeifer GP. Preferential formation of benzo[a]pyrene adducts at lung cancer mutational hotspots in P53. Science. 1996; 274(5286): 430–2.

[150] Yoon JH, Smith LE, Feng Z, Tang M, Lee CS, Pfeifer GP.Methylated CpG dinucleotides are the preferential targets for G–to–T transversion mutations induced by benzo[a]pyrene diol epoxide in mammalian cells: similarities with the p53mutation spectrum in smoking-associated lung cancers. Cancer Res. 2001; 61(19): 7110–7.

[151] Feng Z, Hu W, Hu Y, Tang MS. Acrolein is a major cigaretterelated lung cancer agent: Preferential binding at p53mutational hotspots and inhibition of DNA repair. Proc Natl Acad Sci U S A.2006; 103(42): 15404–9.

[152] Cancer Genome Atlas Network. Comprehensive molecular portraits of human breast tumours. Nature. 2012; 490(7418): 61–70.

[153] Cancer Genome Atlas Network. Comprehensive molecular characterization of human colon and rectal cancer. Nature.2012; 487(7407): 330–7.

[154] Cancer Genome Atlas Network. Comprehensive genomic characterization of head and neck squamous cell carcinomas. Nature.2015; 517(7536): 576–82.

[155] Cancer Genome Atlas Research Network. Comprehensive genomic characterization defines human glioblastoma genes and core pathways. Nature. 2008; 455(7216): 1061–8.

[156] Cancer Genome Atlas Research Network. Integrated genomic analyses of ovarian carcinoma. Nature. 2011; 474(7353): 609–15.

[157] Cancer Genome Atlas Research Network. Comprehensive molecular characterization of clear cell renal cell carcinoma. Nature.2013; 499(7456): 43–9.

[158] Cancer Genome Atlas Research Network. Comprehensive molecular characterization of urothelial bladder carcinoma. Nature.2014; 507(7492): 315–22.

[159] Cancer Genome Atlas Research Network, Kandoth C, Schultz N, et al. Integrated genomic characterization of endometrial carcinoma. Nature. 2013; 497(7447): 67–73.

[160] Cancer Genome Atlas Research Network, Ley TJ, Miller C, et al.Genomic and epigenomic landscapes of adult de novo acute myeloid leukemia. N Engl J Med. 2013; 368(22): 2059–74.

[161] Cancer Genome Atlas Research Network. Comprehensive molecular profiling of lung adenocarcinoma. Nature. 2014; 511(7511): 543–50.

[162] Cancer Genome Atlas Research Network. Comprehensive genomic characterization of squamous cell lung cancers. Nature.2012; 489(7417): 519–25.

[163] Kandoth C, McLellan MD, Vandin F, et al. Mutational landscape and significance across 12major cancer types. Nature.2013; 502(7471): 333–9.

[164] Langevin SM, Kelsey KT. Clinical epigenetics of lung cancer. In: Laurence J, Van Beusekom M, editors. Translating epigenetics to the clinic. Oxford: Academic Press; 2017. p.97–133.

[165] Li X. Emerging role of mutations in epigenetic regulators

including MLL2derived from The Cancer Genome Atlas for cervical cancer. BMC Cancer. 2017; 17(1): 252.

[166] Grivennikov SI, Greten FR, Karin M. Immunity, inflammation, and cancer. Cell. 2010; 140(6): 883–99.

[167] Reuter S, Gupta SC, Chaturvedi MM, Aggarwal BB.Oxidative stress, inflammation, and cancer: how are they linked? Free Radic Biol Med. 2010; 49(11): 1603–16.

[168] Schraufstatter I, Hyslop PA, Jackson JH, Cochrane CG.Oxidant–induced DNA damage of target cells. J Clin Invest.1988; 82(3): 1040–50.

[169] Ovrevik J, Refsnes M, Lag M, Brinchmann BC, Schwarze PE, Holme JA. Triggering mechanisms and inflammatory effects of combustion exhaust particles with implication for carcinogenesis.Basic Clin Pharmacol Toxicol. 2017; 121(Suppl 3): 55–62.

[170] International Agency for Research on Cancer. Diesel and gasoline engine exhaust and some nitroarenes. IARC Monogr Eval Carcinog Risks Hum. 2014; 105: 33–467.

[171] International Agency for Research on Cancer. Outdoor air pollution. IARC Monogr Eval Carcinog Risks Hum. 2016; 109: 33–444.

[172] Falcon-Rodriguez CI, Osornio-Vargas AR, Sada-Ovalle I, SeguraMedina P. Aeroparticles, composition, and lung diseases. Front Immunol. 2016; 7: 3.

[173] Benedetti S, Nuvoli B, Catalani S, Galati R. Reactive oxygen species a double-edged sword for mesothelioma. Oncotarget.2015; 6(19): 16848–65.

[174] International Agency for Research on Cancer. Some chemicals present in industrial and consumer products, food and drinking-water. IARC Monogr Eval Carcinog Risks Hum. 2013; 101: 149–284.

[175] Eveillard A, Mselli-Lakhal L, Mogha A, et al. Di–(2–ethylhexyl)–phthalate(DEHP)activates the constitutive androstane receptor(CAR): a novel signalling pathway sensitive to phthalates.Biochem Pharmacol. 2009; 77(11): 1735–46.

[176] Kambia N, Farce A, Belarbi K, et al. Docking study: PPARs interaction with the selected alternative plasticizers to di(2–ethylhexyl)phthalate. J Enzyme Inhib Med Chem. 2016; 31(3): 448–55.

[177] International Agency for Research on Cancer. Polychlorinated biphenyls and polybrominated biphenyls. IARC Monogr Eval Carcinog Risks Hum. 2016; 107: 39–440.

[178] Boas M, Feldt-Rasmussen U, Skakkebaek NE, Main KM.Environmental chemicals and thyroid function. Eur J Endocrinol. 2006; 154(5): 599–611.

[179] International Agency for Research on Cancer. Chemical agents and related occupations. IARC Monogr Eval Carcinog Risks Hum. 2012; 100F: 339–78.

[180] Kietz S, Thomsen JS, Matthews J, Pettersson K, Strom A, Gustafsson JA. The Ah receptor inhibits estrogen–induced estrogen receptor beta in breast cancer cells. Biochem Biophys Res Commun. 2004; 320(1): 76–82.

[181] Matthews J, Wihlen B, Thomsen J, Gustafsson JA. Aryl hydrocarbon receptor–mediated transcription: ligand–dependent recruitment of estrogen receptor alpha to 2, 3, 7, 8–tetrachlorodibenzo–p–dioxin–responsive promoters. Mol Cell Biol.2005; 25(13): 5317–28.

[182] Dvorak Z, Vrzal R, Pavek P, Ulrichova J. An evidence for regulatory cross–talk between aryl hydrocarbon receptor and glucocorticoid receptor in HepG2cells. Physiol Res. 2008; 57(3): 427–35.

[183] International Agency for Research on Cancer. DDT, lindane and 2, 4–D. IARC Monogr Eval Carcinog Risks Hum. 2015; 113

[184] Lemaire G, Mnif W, Mauvais P, Balaguer P, Rahmani R.Activation of alpha–and beta–estrogen receptors by persistent pesticides in reporter cell lines. Life Sci. 2006; 79(12): 1160–9.

[185] International Agency for Research on Cancer. Pharmaceuticals.IARC Monogr. 2012; 100A: 175–218.

[186] Couse JF, Korach KS. Estrogen receptor–alpha mediates the detrimental effects of neonatal diethylstilbestrol(DES) exposure in the murine reproductive tract. Toxicology.2004; 205(1–2): 55–63

第4章
头颈癌

Dana Hashim and Paolo Boffetta

概述

　　唇、口腔、咽、喉、唾液腺和鼻腔的头颈部癌症（HNC）主要始于口腔、鼻腔和咽喉内湿润黏膜表面的鳞状细胞（占所有 HNC 的 90%）[1]。大约 30% ～ 40% 的 HNC 鳞状细胞癌患者为早期（Ⅰ或Ⅱ期）；其中，接受治疗的 5 年生存率为 70% ～ 90%[2]。然而，对于大多数的 HNC 患者来说，诊断时已处于疾病晚期，此时治疗效果较差，而且对言语和吞咽器官的损害很大。特别是在不能获得先进治疗方式的国家，据报道，HNC 所有阶段的生存率较低，为 30% ～ 40%[3-6]，而美国的总生存率为 64%[2]。

　　在美国过去 20 年里[7]，5 年生存率并没有大幅下降，达到了略高于确诊病例的一半的水平[2]。低生存率主要是由于晚期诊断和缺乏系统的 HNC

D. Hashim□✉)
Department of Hematology and Medical Oncology, Icahn School of Medicine at Mount Sinai, New York, NY, USA
e-mail:Dana.hashim@mssm.edu

P. Boffetta
Tisch Cancer Institute, Icahn School of Medicine at Mount Sinai, New York, NY, USA

Department of Medical and Surgical Sciences, University of Bologna, Bologna, Italy
e-mail:paolo.boffetta@mssm.edu

筛查方案。即使在治疗后，大约 30% ～ 60% 成功治疗的 HNC 患者仍会出现复发性局部癌[8-11]，由于既往治疗对肿瘤细胞的影响，以及复发性疾病的典型特征浸润性和多灶性，难以治疗[12]。鉴于 HNC 具有高侵袭性、诊断晚期和易复发的临床特征，识别 HNC 危险因素在降低 HNC 负担方面起着关键作用。大多数 HNC 是由于获得性基因毒性暴露，而不是遗传性高外显癌基因突变导致的癌症。暴露于环境的上皮组织中产生的 HNC 肿瘤和流行病学证据提示了 HNC 的高危风险因素。因此，必须了解在职业环境中发生的 HNC 致癌物的病因、职业中的患病率和风险程度，以便在减少国家之间和国家内部的总体接触方面准确地获得临床和公共卫生信息。

流行病学特点

　　HNC 约占全球所有恶性肿瘤的 3.8%，占癌症死亡的 3.6%[13]。2013 年，全球约发生了 529 500 例唇癌、口腔癌和咽癌病例，其中 292 300 例死亡[13]。HNC 的发病率各不相同，美拉尼西亚为 26.3/10 万，西非为 2.2/10 万，密克罗尼西亚为 1/10 万（图 4.1），而各地区的死亡率与发病率的比率是相似的[14]。在印度，城市和农村地区的发病率都非常高。其他高发地区包括东欧、西欧和南欧、澳大利亚和新西

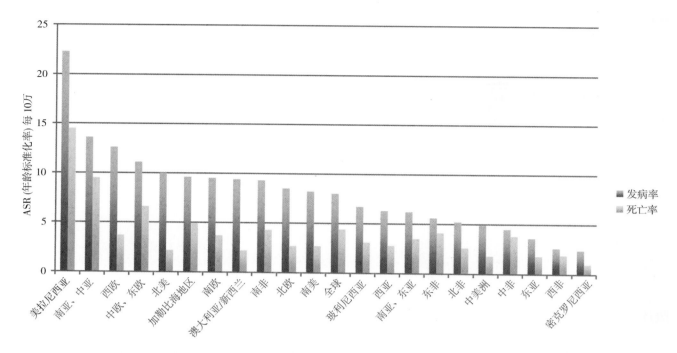

图 4.1　全球头颈部癌症（不包括鼻咽癌）的年龄标准化发病率和死亡率（参考文献：Ferlay J, Soerjomataram I, Ervik M, Dikshit R, Eser S, Mathers C, Rebelo M, Parkin DM, Forman D, Bray, F. GLOBOCAN 2012 v1.0, Cancer Incidence and Mortality Worldwide: IARC CancerBase No. 11 [Internet]. Lyon, France: International Agency for Research on Cancer; 2013. Available from: http://globocan.iarc.fr, accessed on 10/Jan/2018)

兰[14]。即使在这些国家，发病率和死亡率也有很大差异[15, 16]。在巴西，男性和女性的口腔癌死亡率均保持稳定，而咽癌则在不断增加[17]。HNC 发病率的多样性被认为是由于危险因素流行率的差异，如吸烟和饮酒，以及在某些职业中接触化学药剂。遗传易感性差异在年轻患者中比老年患者中发挥更重要的作用[18]。

鼻咽癌

鼻咽癌在流行病学、病理学、自然病史和治疗方面不同于其他 HNC。全球男性发病率约为 1.7/10万，女性为 0.8/10 万，男性和女性死亡率分别为 1.1/10 万和 0.4/10 万。然而，在中国南部、东南亚、中东和北非的发病率较高（图 4.2）。在中国南方的一些地区，如香港，男性的发病率达到 20/10 万以上，但这些肿瘤有显著的持续下降趋势[20-22]。

这主要归因于中国人群内部环境风险因素的变化，比如中国[22]和华裔美国人[23, 24]对传统中式咸鱼的食用量降低。世界卫生组织将鼻咽癌分为三种组织学类型：鳞状细胞癌（Ⅰ型）、非角化癌（Ⅱ型）和未分化癌（Ⅲ型）。其中非角化癌和未分化癌在高发地区最常见（> 90%），鳞状细胞癌在低发地区最常见（> 70%）[24-27]。除美国外，这些部位的角化鳞状癌并不常见，而未分化癌是最常见的鼻咽癌[27]。与其他 HNC 部位类似，鼻咽癌发病率在不同地区差异很大，提示存在包括环境和遗传易感性在内的多因素病因。在中国南部、东南亚、北极和中东 / 北非，发病率可达到每年 25 例 /10 万人[28]。在美国和欧洲，鼻咽癌很罕见（每年发病率为 0.5/10万人），但更常见的是与饮酒和吸烟有关，这是其他头颈部肿瘤典型的危险因素[29]。在美国，鼻腔和鼻窦是头颈部癌症最不常见的发病部位。在亚洲和南非，这些部位的肿瘤比美国更常见。

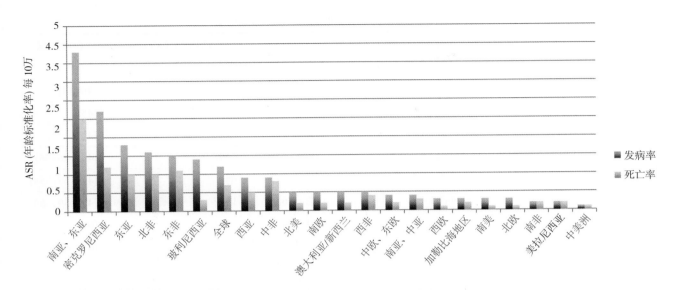

图 4.2　全球鼻咽癌的年龄标准化发病率和死亡率（参考文献：Ferlay J, Soerjomataram I, Ervik M, Dikshit R, Eser S, Mathers C, Rebelo M, Parkin DM, Forman D, Bray, F. GLOBOCAN 2012v1.0, Cancer Incidence and Mortality Worldwide: IARC CancerBase No. 11 [Internet]. Lyon, France: International Agency for Research on Cancer; 2013. 可从 http://globocan.iarc.fr 获得，可于 10/Jan/2018 访问）

非职业危险因素

在高收入国家，大约 75% 的唇癌、口腔癌和咽喉癌可归因于吸烟和饮酒。在低收入国家，唇癌、口腔癌和咽喉癌的危险因素还包括含或不含烟草一起咀嚼槟榔，特别是对于口腔癌、口咽癌[31]。其他主要的全球风险因素包括使用烟斗吸烟；食用富含亚硝胺的食物，包括咸鱼[18] 和与鼻咽癌[18] 相关的 EB 病毒感染。此外，感染高危人乳头瘤病毒（HR-HPV）（即 HPV16 和 HPV18）与发达国家 17%～56% 的口咽癌相关，而在较不发达国家，其感染占口咽癌的比例较低（13%）[32]。口咽鳞状细胞癌（OPSCC）在美国等高收入国家的发病率呈上升趋势[33, 34]。对斯堪的纳维亚人口的研究也表明，男女青年的舌癌发病率都在增加[33, 34]。这些流行病学变化是由口腔人乳头瘤病毒（HPV）感染增加引起的。与 HPV 阴性 OPSCC 患者相比，HPV 阳性 OPSCC 患者更有可能是白人，而且更年轻，在初次诊断时和疾病复发时[37] 都有更好的生存率[35, 36]。

其他 HNC 危险因素与环境暴露有关，如紫外线辐射（UVR）（唇癌）[38]，或饮食摄入不足，如水果和非淀粉类蔬菜（口腔癌和咽喉癌）[39]。一些非职业因素已被发现始终与发生 HNC 的风险增加有关。表 4.1 列出了国际癌症研究署（IARC）专著招募的专家所同意的具有足够证据的 HNC 药物。吸烟和饮酒已被公认为口腔和咽部肿瘤的主要致病因素，与 HNC 风险存在一致的剂量 - 反应关系，HNC 远端器官的风险明显更高[42, 84, 85]。这两个危险因素之间也有明显的相互作用[86]。

表 4.1   在人类中有充分证据的致癌物质危险因素

	定义	风险范围 [a]	头颈癌（HNC）部位	参考文献
生活方式危险因素				
酒精饮料	> 3 杯 / 天	1.5 ~ 2.8	口腔	[40–44]
	> 10g/ 天	1.01 ~ 1.3	咽	[45]
	> 3 杯 / 天	1.7 ~ 3.8	咽	[40]
含烟草的槟榔	咀嚼者 vs 不咀嚼者	4.0 ~ 30.4	口腔	[43，46–56]
	咀嚼者 vs 不咀嚼者	1.8 ~ 8.0	咽	[47，57，58]
不含烟草的槟榔	咀嚼者 vs 不咀嚼者	2.2 ~ 6.9	口腔	[43，59，60]
吸烟	吸烟 vs 不吸烟	1.4 ~ 9.7	口腔	[61，62]
	吸烟 vs 不吸烟	1.5 ~ 36.7	咽	[61，62]
	超过 1 包 / 天 vs 没有	4.0 ~ 5.3	除鼻咽部外的所有 HNC	[62]
	持续时间：超过 10 年 vs 从不吸烟	1.4 ~ 6.5	除鼻咽部外的所有 HNC	[62]
	≥ 30 包年 vs 从不吸烟	1.9 ~ 3.0	鼻咽	[63，64]
无烟烟草	咀嚼者 vs 不咀嚼者	4.7 ~ 51	口腔	[47，65]
中式咸鱼	饮食包括咸鱼和不包括咸鱼	2.0 ~ 4.9	鼻咽	[66，67]
传染性危险因素				
人乳头瘤病毒（HPV） 16 型	HPV 阳性	1.3 ~ 24.0	口腔	[68，69]
	HPV 阳性	51	扁桃体	[69]
	HPV 抗体或 HPV 阳性	38.2 ~ 69.0	口咽	[70–72]
EB 病毒	EB 病毒感染抗体	9.4 ~ 22.0	鼻咽	[73，74]
化学危险因素				
甲醛	> 4.0ppm vs 0ppm	1.8	鼻咽	[75]
	住宅暴露或工作暴露 vs 无暴露	1.3 ~ 55	鼻咽	[26，76–79]
辐射危险因素				
X 射线辐射 γ 射线照射	每 Gy 的超额相对风险（ERR）或超额优势比（EOR）	2.4 ~ 4.5	唾液腺	[80–83]

[a] 置信区间不包括 1

一项病例对照研究的汇总分析显示，非自愿吸烟与头颈部解剖部位，特别是咽部和喉部的致癌作用有关 [87]。尽管证据有限，但在家庭和工作场所的二手烟暴露也与口腔和咽部肿瘤有关。虽然一些研究报告称，曾经接触过二手烟的人患 HNC 的风险较高，但许多研究无法调整影响癌症或二手烟暴露的其他因素，包括其他接触二手烟的来源 [88，89]。其他调整混杂因素并汇集多个数据源的研究 [87] 没有发现关联的有力证据。在从未吸烟和饮酒的人群中，在家或在工作场所暴露 15 年以上的人其头颈部所有肿瘤及咽癌的 OR，及仅在工作场所暴露的人的喉癌的 OR 均升高 [87]。与 HNC 和二手烟暴露相关的一个重要危险因素是社会经济地位低下。在社会经济地位较低的人群中，口腔和咽喉癌症的患病率和发病率较高 [90，91]。

尽管咀嚼槟榔在西方国家不常见，但在印度次大陆的大部分地区、东亚和亚太国家很普遍，是全球很大一部分人患唇癌、口腔癌和咽癌的主要危险因素。据报道，咀嚼槟榔的流行率从斯里兰卡农村的 33.8% [92] 到所罗门群岛的 76.8% [93] 不等。是否包含烟草风险均与咀嚼槟榔有关[18, 31]。槟榔液与口腔黏膜密切接触并被吸收，类似于烟草鼻烟，由槟榔叶、槟榔果、熟石灰组成，有时还包括烟草和/或其他香料和草药[92]。含烟草和不含烟草的产品在印度都可以买到，并且被认为对人类有致癌作用[94, 95]。

最近烟草和槟榔使用有所减少，导致世界上口腔癌的总体发病率有所下降。

然而，口咽癌的发病率一直在增加，特别是在高收入国家中，可能是由于未降低的 HR-HPV 感染[96, 97]。人乳头瘤病毒（HPV），特别是HPV16，与口咽癌有关。通过 HR-HPV 预防规划努力提高年轻男性和女性的疫苗接种覆盖率，有望控制年轻人口咽癌发病率的上升。针对最常见的 HR-HPV 类型进行免疫接种可以预防大部分的 HR-HPV 相关癌症（在某些情况下，约为 80%～90%），特别是口咽癌[96]。45 岁以下的舌和扁桃体肿瘤发病率的增加归因于发展中国家 HPV 感染的日益流行、口交和性伴侣数量的增加[96, 98]。尽管许多最近接种疫苗的年龄组尚未达到中年，但通过控制 HPV 暴露，增加 HR-HPV 预防规划的覆盖率可能有效地控制口咽癌的增长趋势。针对最常见的 HR-HPV 类型进行免疫接种，预计可以预防大部分与 HR-HPV 相关的癌症（在某些情况下，约80%～90%），特别是主要由HPV16 型引起的口咽癌[15]。

其他与HNC相关但证据有限的因素也有报道。水果和蔬菜的摄入与HNC 风险呈负相关[39]。BMI＜18 的个体患所有 HNC 或亚位点（包括口腔、咽和喉）的风险增加[99-101]；牙周病和定期牙龈出血，以及每天使用漱口水已被证明是口腔和咽癌的独立危险因素[102, 103]，即使在调整了受教育程度（全球社会经济地位的代表）后也是如此[104]。

尽管全国卫生保健公司都认为吸烟是鼻咽癌的共同危险因素，但两种独特的非职业性因素与鼻咽癌密切相关：EB 病毒，中式咸鱼。从儿童时期开始长期食用咸鱼是中国人群鼻咽癌的重要原因[18, 95]。虽然有足够的证据表明 EB 病毒与鼻咽癌

之间存在关联，但其他辅助因子也必须存在于癌变中[24, 105, 106]。其他与鼻咽癌相关的因素还包括：居住接触甲醛[107] 可导致慢性耳鼻疾病，如慢性鼻炎或中耳炎[108, 109]；主动和被动吸烟[18, 108-112]；使用中国鼻油和传统草药[110, 113]。

职业危险因素

有证据表明，已知的致癌物也可能在职业中对HNC 风险发挥作用，包括石棉、强酸雾、多环芳烃、纺织粉尘、橡胶工业、金属加工液和人造玻璃纤维[114-119]。由于样本量小，进行的研究很少，以及HNC 风险与特定职业之间的关联不一致，因此是否存在因果关系尚不确定。除了讨论既定的 HNC职业风险因素外，本章还将概述证据有限的HNC可疑职业原因。

一些研究探讨了职业与口腔癌、咽癌的关系。表 4.2 和 4.3 描述了 20 个病例对照研究和 24 个队列研究，这些研究报告了特定职业和行业与口腔癌和咽癌之间的关联。对几种职业、特定行业的工作和对特定药剂的接触进行了致癌潜力筛选。

口腔癌和咽癌

职业和制剂证据不足

甲醛

甲醛被广泛用于建筑材料和家用产品的制造。大多数甲醛的生产是为了制造树脂，用于制造压制木制品的粘合剂。甲醛也被用作医学实验室和停尸房的防腐剂。

现有关于口腔癌和咽癌与职业性甲醛暴露的研究结果不一致，没有明确的关联[118, 159]。在四项检查甲醛暴露与口腔癌和咽喉癌之间关系的病例对照研究中，有三项没有报告任何风险或不确定[76, 125, 129, 136, 159]。然而，这些研究规模较小，而且是回顾性的，依赖于调查问卷进行暴露评估。

队列研究在甲醛职业暴露与口腔癌和咽癌之间的关系上提供了相互矛盾的结果。一项对美国 10

表 4.2　口腔、咽癌与职业相关性的病例对照研究

参考文献、研究地点和时间	病例特征	对照特征	暴露评估	暴露类别	病例数（对照数）	相对风险（95%置信区间）	潜在混杂因素调整	备注
Decouflé[120]，美国，1956–1965	来自纽约一家临床中心的口腔和咽癌患者	无癌症的患者	皮革业	男性			根据吸烟情况调整后 RR	
				在任何时候	18（?）	3.22（P<0.01）		
				工作年限至少为5年	12（?）	3.58（P<0.01）		
Winn 等[121]，美国，1975–1978	在北卡罗来纳州中部的某些县，232名患有口腔和咽癌的女性	502例对照，按入院日期、年龄、种族和居住县匹配（来自与病例相同的机构；以及死亡证明）。对照组如果诊断为精神障碍、口腔或咽部肿瘤，或其他食道或喉部疾病，非传染性口腔或咽部疾病，则不符合条件（156 份来自 5 家医院，99 份来自死亡证明）	纺织、服装和丝袜纺织工业的粉尘进行了研究	纺织			粗 RR。作者提到吸烟和鼻烟消费调整后并没有显著减少这种关联	
				否	192（344）	1.0		
				是	40（66）	1.1（0.7~1.7）		
				1~4年	13（16）	1.5（0.7~3.1）		
				5~9年	6（9）	1.2（0.4~3.4）		
				10~19年	6（18）	0.6（0.3~1.6）		
				20年以上	13（16）	1.5（0.7~3.1）		
				服装				
				否	233（392）	1.0		
				是	9（18）	0.9（0.4~2.0）		
				1~4年	3（7）	0.8（0.2~3.0）		
				5~9年	1（4）	0.6（0.1~3.7）		
				10年以上	4（5）	1.4（0.4~5.1）		
				袜带				
				否	225（384）	1.0		
				是	7（26）	0.5（0.2~1.1）		
				1~4年	3（7）	0.8（0.2~2.9）		
				5~9年	2（5）	0.8（0.2~3.5）		
				10年以上	1（11）	0.2（0.0~1.2）		
				纺织粉尘				
				从未（工作<6个月）	204（373）	1.0		
				1~4年	9（4）	3.9（1.2~12.0）		
				5~9年	4（5）	1.5（0.4~5.3）		
				10+年	14（26）	1.0（0.5~1.9）		

续表

参考文献、研究地点和时间	病例特征	对照特征	暴露评估	暴露类别		病例数（对照数）	相对风险（95%置信区间）	潜在混杂因素调整	备注
Vaughan 等[76]，美国，1980-1983年	285例（男性186例，女性99例），口腔和下咽癌（n=205），鼻咽癌（n=27），鼻窦和鼻腔癌（n=53），从基于人群的癌症登记处中选择	552例对照（327例男性，225例女性）通过随机数字拨号确定	通过工作暴露模型评估职业性甲醛暴露	口－下咽部 暴露水平	背景	147（381）	1.0	根据年龄、性别、吸烟和饮酒调整后优势比	
					低	41（121）	0.8（0.5～1.4）		
					中	13（42）	0.8（0.4～1.7）		
					高	4（8）	0.6（0.1～2.7）		
				暴露年数	0	147（381）	1.0		
					1月9日	32（127）	0.6（0.3～1.0）		
					10+	26（44）	1.3（0.7～2.5）		
				暴露评分（所有年份）	0～4	170（464）	1.0		
					5月19日	14（59）	0.6（0.3～1.2）		
					20+	21（29）	1.5（0.7～3.0）		
				暴露评分归纳（排除诊断前15年）	0～4	174（490）	1.0		
					5月19日	16（40）	0.9（0.4～1.8）		
					20+	15（22）	1.3（0.6～3.1）		
Oreggia 等[122]，乌拉圭，1977-1981	242例男性口腔、咽癌，下咽癌（n=236）和喉癌（n=6），从单一中心选择	在同一家医院中，选择322例按年龄匹配的对照，排除肺癌、膀胱癌、胰腺癌和肾癌患者	从业时间最长的职业根据国际职业分类编纂	口－下咽部	农民	16（72）	0.9（0.3～2.2）	根据吸烟、饮酒调整后RR	参考类别：行政、商业和专业工作者
					咖啡师	2（6）	1.0（0.1～7.0）		
					机械工	2（7）	1.5（0.3～9.3）		
					农业工人	2（6）	1.9（0.3～10.7）		
					屠夫	7（8）	2.0（0.4～9.5）		
					铁匠	3（3）	2.8（0.4～16.0）		
					砖瓦匠	18（23）	2.8（1.1～7.6）		
					司机	6（13）	3.1（0.7～14.0）		
					电工	2（2）	5.5（0.7～40.2）		
					铁路工人	2（1）	5.7（0.6～51.3）		

续表

参考文献、研究地点和时间	病例特征	对照特征	暴露评估	暴露类别	病例数（对照数）	相对风险（95%置信区间）	潜在混杂因素调整	备注
Franco等[107]，巴西，1986-1988	来自巴西三个城市的三个临床中心的232例口腔癌患者（男性201例，女性31例）	在病例同一医院或邻近综合医院的患者中选择对照，与病例的性别、年龄和住院时间相匹配	从未/曾经在选定的职业环境中工作	纺织	12 (40)	0.5 (0.3～1.1)	根据吸烟和饮酒调整后	参考类别：从未暴露
				木材	27 (39)	1.2 (0.7～2.2)		
				纸	6 (5)	2.1 (0.6～7.3)		
				采矿	10 (27)	0.8 (0.3～1.8)		
				皮革	7 (13)	1.3 (0.4～3.7)		
				金属	23 (70)	0.6 (0.3～1.0)		
				糖/酒精	7 (11)	0.9 (0.3～2.5)		
				橡胶	7 (11)	1.5 (0.5～4.8)		
				职业/行业		OR（所有年份）		
Vaughan[123]，美国，1980-1983	183例（121例男性，62例女性，口腔和下咽鳞状细胞癌，从基于人群的癌症登记处选择	552例对照（327例男性，225例女性）通过随机数字拨号确定，年龄、性别相匹配	美国人口普查局将工作大致分为31个行业和59个职业。从未/从未考虑所有年份（诊断前15年除外）。这里只列出"所有年份"和"诱导期"两种情况的比值比等于或大于1.5的情况	娱乐行业的作家、娱乐人员，运动员	8 (8)	3.6 (0.9～13.9)	根据年龄、性别、种族和吸烟调整后	诱导期=除去参考日期前最近15年（病例为诊断日，对照者的诱导期，对照者为两者的时间间隔时间）后计算的在职时间
				个人服务方面的行政人员	3 (4)	2.2 (0.8～6.0)		
				交通、通讯的食品服务	3 (1)	3.8 (0.2～57.2)		
				零售行业的食品服务	41 (67)	1.9 (1.0～3.6)		
				个体服务中的个人服务	4 (10)	2.0 (0.4～9.2)		
				专业服务中的个人服务	4 (9)	3.5 (0.8～14.5)		
				维修服务中的车辆机械师	5 (9)	2.5 (0.8～8.3)		
				所有行业的工业机械师	4 (1)	31.0 (3.0～315.1)		
				建筑业的工匠	10 (17)	1.5 (0.7～3.4)		
				所有行业的漆工	4 (5)	2.3 (0.4～14.4)		
				建筑行业的油漆工	3 (4)	2.2 (0.3～14.3)		
				其他建筑行业	6 (10)	1.5 (0.4～5.6)		

续表

参考文献、研究地点和时间	病例特征	对照特征	暴露评估	暴露类别	病例数（对照数）	相对风险（95%置信区间）	潜在混杂因素调整	备注
				所有行业的精密金属工人	13（33）	1.7（0.8～3.7）		
				从事金属制品制造的精密金属工人	3（3）	4.6（1.0～21.8）		
				公共行政管理中的精密金属工人	5（4）	9.7（1.6～59.9）		
				金属制品制造过程中的金属加工机械操作员	3（3）	3.3（0.6～19.7）		
				农业、林业、渔业领域的其他机器操作员	6（11）	1.6（0.5～5.3）		
				木材、木材产品制造业的其他机器操作员	4（3）	4.4（0.7～28.3）		
				公共管理中的机动车辆运营者	4（3）	5.4（1.0～28.4）		
				其他交通运输人员	8（9）	1.7（0.7～4.5）		
				木材、木制品制造业的搬运工人、清洁工	8（18）	1.6（0.6～4.7）		
				职业/行业		OR（诱导期）		
				娱乐行业的作家、娱乐人员、运动员	8（8）	4.0（1.0～16.1）		
				个人服务方面的行政人员	3（4）	3.0（1.1～7.9）		

续表

参考文献、研究地点和时间	病例特征	对照特征	暴露评估	暴露类别	病例数（对照数）	相对风险（95%置信区间）	潜在混杂因素调整	备注
				交通、通讯的食品服务	3（1）	3.8（0.2～57.2）		
				零售行业的食品服务	41（67）	2.1（1.1～4.0）		
				个人服务中的个人服务	4（10）	2.2（0.5～10.4）		
				专业服务中的个人服务	4（9）	9.1（1.9～44.8）		
				维修服务中的车辆机械师	5（9）	2.6（0.8～8.8）		
				所有行业的工业机械师	4（1）	31.0（3.0～315.1）		
				建筑业的工匠	10（17）	1.8（0.7～4.8）		
				所有行业的漆工	4（5）	2.3（0.4～14.4）		
				建筑行业的油漆工	3（4）	2.2（0.3～14.3）		
				其他建筑行业	6（10）	1.7（0.4～6.4）		
				所有行业的精密金属工人	13（33）	1.7（0.8～3.7）		
				金属产品制造中的精密金属工人	3（3）	4.6（1.0～21.8）		
				公共行政管理中的精密金属工人	5（4）	7.6（1.1～54.0）		
				金属制品制造过程中的金属加工机械操作员	3（3）	3.3（0.6～19.7）		
				农业、林业、渔业领域的其他机器操作员	6（11）	1.6（0.5～5.4）		

续表

参考文献、研究地点和时间	病例特征	对照特征	暴露评估	暴露类别	病例数（对照数）	相对风险（95%置信区间）	潜在混杂因素调整	备注
				木材、木制品制造中的其他机械操作员	4（3）	2.8（0.3～24.0）		
				公共管理中的机动车辆经营者	4（3）	5.4（1.0～28.4）		
				其他交通运输人员	8（9）	1.5（0.6～4.0）		
				木材、木制品制造业的搬运工人、清洁工	8（18）	1.6（0.6～4.7）		
Haguenoer等[124]，法国，1983	283例男性病例，鼻（14例），口腔（16例），唇（64例），咽（54例），喉（114例）及其他癌症及多部位（21例）	每个病例在同一地区内从综合医院的非癌症患者中选择两名对照，按年龄、性别、种族、匹配	职业类型分为11组	口腔				
				采矿	11（11）	3.5（$P < 0.5$）		
				建筑行业	12（14）	1.9（$P \geqslant 0.5$）		
				金属加工、机械	13（22）	1.2（$P \geqslant 0.5$）		
				农业	1（7）	0.3（$P \geqslant 0.5$）		
				道路运输	4（10）	0.8（$P \geqslant 0.5$）		
				航运和海员	3（9）	0.5（$P \geqslant 0.5$）		
				纺织工业	2（5）	0.7（$P \geqslant 0.5$）		
				木材工程	2（3）	1.3（$P \geqslant 0.5$）		
				道路工程	5（5）	2.2（$P \geqslant 0.5$）		
				服务	11（39）	0.5（$P \geqslant 0.5$）		
				其他	1（3）	0.7（$P \geqslant 0.5$）		
	1983年上半年在法国北部的一个地区癌症中心诊断癌症	居住地区，吸烟和饮酒史		咽				
				采矿	17（28）	1.4（$P \geqslant 0.5$）		
				建筑行业	21（23）	2.0（$P < 0.5$）		
				金属加工、机械	16（42）	0.7（$P \geqslant 0.5$）		
				农业	4（15）	0.5（$P \geqslant 0.5$）		
				道路运输	6（15）	0.8（$P \geqslant 0.5$）		
				航运和海员	5（10）	1.0（$P \geqslant 0.5$）		
				纺织工业	12（11）	2.4（$P < 0.5$）		
				木材工程	4（1）	—		
				道路工程	5（6）	1.8（$P \geqslant 0.5$）		
				服务	20（67）	0.5（$P < 0.5$）		
				其他	5（10）	1.0（$P \geqslant 0.5$）		

续表

参考文献、研究地点和时间	病例特征	对照特征	暴露评估	暴露类别	病例数（对照数）	相对风险（95%置信区间）	潜在混杂因素调整	备注
Merletti 等[125]，意大利，1982-1984	都灵居民中诊断出86例男性口腔癌和咽癌病例	1980-1984年都灵市居民档案中按性别和年龄分层的随机样本	职业名称和经济活动分别按照国际劳工局的国际标准职业分类和联合国的国际标准工业分类进行编码	**职业**			根据年龄、教育程度、出生地区、吸烟和饮酒调整后优势比	分析考虑到可能接触到石棉、多环芳烃、铬、镍、砷、矿物纤维、木材粉尘、皮革粉尘、异丙醇、硫酸二甲酯
				服务人员	15（36）	2.7（1.0~4.6）		
				经营业主	3（1）	14.7（1.0~206.5）		
				厨师，服务员，调酒师	3（3）	10.3（1.3~81.2）		
				服务人员	3（4）	5.9（1.0~35.4）		
				生产及相关工人，运输设备	69（235）	2.3（1.1~5.0）		
				化学加工者及相关工人	4（2）	8.3（1.3~55.0）		
				裁缝，成衣工，缝纫工	3（8）	6.8（1.4~38.7）		
				机械装配工，精密仪器制造商（电工除外）	18（43）	2.0（1.0~4.0）		
				水管工和管道安装工	6（5）	5.0（1.8~21.5）		
			对于每个职业类别和每个行业，受试者被分为曾经和从未就业；工作时间是按每一就业期间计算的。同时期进行潜伏期分析，忽略1967年以后的职业史	**活动分类**				对苯、硫酸、甲醛、气体、溶剂、粉尘进行了检测，但所有RR均有95%置信区间包括1
				铁路设备生产	3（2）	7.7（1.0~63.2）		
				建筑行业	29（67）	2.5（1.3~4.5）		
				餐厅，酒吧，酒店	6（4）	14.5（2.8~75.7）		
				社会服务	10（26）	2.8（1.1~6.7）		
				娱乐和文化方面的私人服务	3（1）	34.6（2.3~524.0）		

续表

参考文献、研究地点和时间	病例特征	对照特征	暴露评估	暴露类别	病例数（对照数）	相对风险（95%置信区间）	潜在混杂因素调整	备注
			将13种与呼吸系统癌症相关或可能相关的物质和3种非特异性暴露模型应用于该数据库。这里只给出了95%置信区间排除1的比值比OR					
Vaufhan和Davis[126]，美国，1983—1987	单中心诊断的183例口咽鳞状细胞癌	对照组通过随机数字拨号选择与病例的年龄和性别相匹配	获得了一生的职业历史，包括每项工作所涉及的职责描述，以及相关行业	曾从事与木材有关的工作	14	0.6（0.3～1.1）	根据年龄、性别、吸烟和种族调整后RR	参考类别：从未暴露
				诊断前从事木材相关工作≥15年	12	0.5（0.2～1.2）		
				在参考日期前至少15年受雇10年或以上	无信息	1.5（0.4～5.5）		
			被认为需要大量接触木屑的工作包括木匠、林业和伐木工人、精密木工人（包括制版木工、橱柜工人和其他家具制造商和精加工工人）和木工机器操作员					

续表

参考文献、研究地点和时间	病例特征	对照特征	暴露评估	暴露类别	病例数（对照数）	相对风险（95%置信区间）	潜在混杂因素调整	备注
Huebner等[127]，美国，1984—1985	口腔及口咽部病例1114例（男性762例，女性352例），18~79岁	1268例对照（837例男性，431例女性）按性别、种族、年龄和研究区域相匹配	使用四位数的工作和行业代码（分别为标准职业分类标准和行业分类）对就业历史信息进行编码。有14种疑似高风险工作，并根据具体的解剖部位检查就业类别清单。考虑曾经/从未就业或工作情况	**疑似高风险工作**			根据年龄、种族、吸烟、饮酒和研究地点调整后RR	研究人员还分析了自我报告的接触甲醛和石棉的情况。但是，在男性（甲醛0.73，石棉0.82）和女性（甲醛0.36，石棉0.71）中，OR值较低
				男人				
				地毯安装人员	23（4）	7.68（2.37~24.9）		
				半导体制造业	12（10）	2.27（0.83~6.19）		
				电阻器/晶体管制造业	14（10）	1.43（0.56~3.65）		
				制动器修理工作	41（42）	1.15（0.68~1.92）		
				防腐液的使用/制造	16（15）	1.09（0.48~1.52）		
				尿素/苯酚/树脂制造	6（8）	1.02（0.30~3.55）		
				油漆、清漆的使用和制造	125（116）	0.99（0.71~1.38）		
				电报/电话供电工作	24（28）	0.79（0.41~1.52）		
				电视/电子管制造	8（11）	0.71（0.25~2.03）		
				其他电视/收音机零件制造	7（12）	0.60（0.20~1.81）		
				绝缘制造/工作	31（44）	0.54（0.31~0.97）		
				女性				
				其他电视/收音机零件制造	6（7）	1.06（0.29~3.90）		
				电阻器/晶体管制造业	5（6）	0.94（0.23~3.82）		
				油漆/清漆使用制造	13（17）	0.89（0.37~2.14）		
				就业种类				
				各				
				男性				
				锅炉、熔炉操作员等	6（14）	2.32（0.80~6.79）		
				家具和固定装置业工人	3（26）	0.57（0.16~2.04）		
				钢铁工人	6（17）	1.23（0.41~3.70）		

续表

参考文献、研究地点和时间	病例特征	对照特征	暴露评估	暴露类别	病例数（对照数）	相对风险（95%置信区间）	潜在混杂因素调整	备注
				机械师	10（31）	1.22（0.51～2.93）		
				油漆工	5（18）	0.97（0.33～2.84）		
				石油工业工人	8（11）	3.20（1.15～8.90）		
				初级金属行业工人	8（35）	0.75（0.30～1.89）		
				运输工人	23（82）	0.92（0.52～1.64）		
				木工、机械工	1（9）	0.34（0.04～3.28）		
				女性				
				运输设备制造业工人	3（27）	0.66（0.19～2.34）		
				口腔				
				男性				
				锅炉/熔炉操作员等	8（14）	1.67（0.58～4.84）		
				家具和固定装置业工人	8（26）	0.94（0.37～2.40）		
				钢铁工人	6（17）	1.08（0.36～3.20）		
				机械师	11（31）	1.15（0.51～2.59）		
				油漆工	5（18）	0.71（0.22～2.34）		
				石油业工人	1（11）	0.41（0.05～3.46）		
				初级金属行业工人	13（35）	1.03（0.47～2.23）		
				运输工人	41（82）	1.65（1.04～2.61）		
				木工机械工	2（9）	0.51（0.09～2.96）		
				女性				
				运输设备制造工人	8（27）	0.76（0.29～1.98）		
				咽				
				男性				
				锅炉/熔炉操作员等	8（14）	1.92（0.63～5.83）		
				家具和固定装置业工人	14（26）	2.17（1.01～4.66）		
				钢铁工人	12（17）	2.03（0.83～5.13）		
				机械师	15（31）	1.93（0.93～4.00）		
				油漆工	12（18）	2.03（0.87～4.71）		

续表

参考文献、研究地点和时间	病例特征	对照特征	暴露评估	暴露类别	病例数（对照数）	相对风险（95%置信区间）	潜在混杂因素调整	备注
				石油业工人	7（11）	2.31（0.75～7.15）		
				初级金属行业工人	22（35）	2.22（1.16～4.25）		
				运输工人	22（82）	0.65（0.36～1.18）		
				木工机械工人	0（9）	2.27（0.69～7.44）		
				女性				
				运输设备生产工人	13（27）	2.75（1.13～6.66）		
Tisch 等[128]，德国，1988—1991	100 例口腔癌患者	400 例随机对照	曾经/从未从事机械工作	作为有机机械工人暴露/未暴露	22/34	3.4（1.7～7.0）	根据烟草和酒精调整后	
Gustavsson 等[129]，瑞典，1988—1990	居住于瑞典两个地区的 40～79 岁男性中的口腔癌（n=128）咽癌（n=138）食管癌（n=122）喉癌（n=157）	根据年龄和居住地区分层，在人群中随机选取 641 例对照	职业史包括一生中从事时间大于 1 年的职业。记录职业起始时间，职责和单位名称。职位名称。由职业卫生学家评估对 17 种职业暴露因素的暴露强度和可能性	口腔			根据地理区域、年龄、吸烟和饮酒调整后	
				多环芳烃				
				低	25	0.99（0.57～1.73）		
				高	41	1.39（0.86～2.25）		
				石棉				
				低	17	0.64（0.35～1.20）		
				高	16	0.67（0.36～1.25）		
				粉尘				
				低	21	1.76（0.98～3.16）		
				高	16	1.35（0.70～2.60）		
				木尘	16	0.70（0.38～1.29）		
				石英	20	0.85（0.48～1.50）		
				金属粉尘	19	0.76（0.43～1.36）		
				油雾	15	0.69（0.37～1.29）		
				焊接烟尘	18	0.88（0.48～1.60）		
				甲醛	14	1.28（0.64～2.54）		
				人造矿物纤维	6	0.51（0.20～1.32）		
				纸屑	6	0.63（0.24～1.64）		
				纺织品粉尘	4	0.80（0.26～2.48）		
				铬	7	1.60（0.63～4.06）		
				苯氧酸	7	1.61（0.61～4.24）		
				镍	6	1.53（0.57～4.16）		
				酸雾	3	1.39（0.34～5.58）		
				皮革粉尘	3	2.15（0.54～8.67）		

续表

参考文献、研究地点和时间	病例特征	对照特征	暴露评估	暴露类别	病例数（对照数）	相对风险（95%置信区间）	潜在混杂因素调整	备注
				唱				
				多环芳烃				
				低	28	1.06（0.61～1.82）		
				高	44	1.52（0.94～2.45）		
				石棉				
				低	24	1.01（0.57～1.80）		
				高	22	1.08（0.62～1.91）		
				粉尘				
				低	15	1.06（0.55～2.05）		
				高	17	1.42（0.74～2.72）		
				木尘	14	0.52（0.27～0.99）		
				石英	27	1.29（0.77～2.18）		
				金属粉尘	31	1.40（0.84～2.33）		
				油雾	19	0.78（0.43～1.41）		
				焊接烟雾	28	1.57（0.91～2.71）		
				1～8年		1.12（0.53～2.35）		
				＞8年		2.26（1.09～3.69）		
				甲醛	13	1.01（0.49～2.07）		
				人造矿物纤维	7	0.56（0.23～1.38）		
				纸尘	7	0.68（0.27～1.69）		
				纺织粉尘	3	0.53（0.14～1.93）		
				铬	3	0.66（0.18～2.41）		
				苯氧酸	0			
				镍	2	0.45（0.10～2.11）		
				酸雾	4	1.21（0.35～4.23）		
				皮革灰尘	5	2.83（0.79～10.20）		

续表

参考文献、研究地点和时间	病例特征	对照特征	暴露评估	暴露类别	病例数（对照数）	相对风险（95%置信区间）OR	潜在混杂因素调整	备注
Schildt 等[130]，瑞典，1980-1988	在瑞典最北部的4个县，410例（276例男性，134例女性）口腔鳞状细胞癌被诊断并报告给癌症登记处	410例对照按年龄、性别和所在的县与病例匹配	调查问卷涵盖了诊断前的一生职业史，并询问了某些物质暴露情况。所有职业都按照北欧工作分类系统进行分类	职业（10个或以上项目）				
				秘书和打字员	4（10）	0.4（0.1~1.3）		
				矿工、爆破工	5（11）	0.4（0.1~1.4）		
				送货员	4（9）	0.4（0.1~1.5）		
				焊工	7（3）	2.3（0.6~9.1）		
				木材和木制品工人	12（3）	5.5（1.2~25）		
				纸浆工业工人	18（6）	4.0（1.3~12）		
				仓库工人	10（5）	2.2（0.6~7.4）		
				药剂（10个或更多）				
				有机溶剂	69（60）	1.2（0.8~1.8）		
				所有农药	49（43）	1.2（0.7~1.8）		
				苯氧乙酸	20（12）	1.7（0.8~3.5）		
				除草剂，其他	4（6）	0.7（0.1~2.4）		
				DDT	8（12）	0.6（0.2~1.7）		
				汞种衣剂	6（4）	1.5（0.4~5.3）		
				浸渍剂	17（16）	1.1（0.5~2.3）		
				柴油	8（8）	1.0（0.3~2.7）		
				油	7（11）	1.6（0.2~1.7）		
				氯	4（6）	0.6（0.1~2.6）		
				生产气体	6（6）	1.0（0.3~3.2）		
				硫化合物	7（6）	1.2（0.3~3.5）		
				塑料	7（7）	1.0（0.3~2.9）		

续表

参考文献、研究地点和时间	病例特征	对照特征	暴露评估	暴露类别	病例数（对照数）	相对风险（95%置信区间）	潜在混杂因素调整	备注
Marchand 等[131]，法国，1989—1991	从法国6个城市的15家医院招募病例 206例下咽癌病例	305例患有其他（非呼吸系统）癌症的医院中的男性病例	通过工作暴露模型评估受试者过去对石棉和4种MMVF（矿棉、耐火陶瓷纤维、玻璃丝和微丝纤维）的职业暴露	石棉			根据年龄、吸烟和饮酒调整RR。在石棉暴露和吸烟的联合效应分析中，为年龄和饮酒调整后RR	
				从未暴露	40（110）	1		
				曾经暴露过	161（185）	1.80（1.08～2.99）		
				累积水平				
				低	52（67）	1.92（1.03～3.57）		
				中	52（67）	1.40（0.74～2.63）		
				高	57（51）	2.14（1.14～4.01）		
				石棉				
				无/低水平和吸烟 <30包年		1.0		
				无/低水平和吸烟 ≥30包年		3.95（2.16～7.24）		
				中/高水平和吸烟 <30包年		1.19（0.61～2.32）		
				中/高水平和吸烟 ≥30包年		6.22（3.41～11.36）		
				矿棉				
				曾经暴露过	99（99）	1.55（0.99～2.41）		
				陶瓷纤维				
				曾经暴露过	7（9）	0.78（0.26～2.38）		
				玻璃丝				
				曾经暴露过	8（11）	0.91（0.30～2.76）		
				微纤维				
				曾经暴露过	7（9）	0.78（0.26～2.38）		

续表

参考文献、研究地点和时间	病例特征	对照特征	暴露评估	暴露类别		病例数（对照数）	相对风险（95%置信区间）	潜在混杂因素调整	备注
Garrote 等[132]，古巴，1996—1999	200 例口腔和口咽病例（143 例男性，57 例女性）	200 例基于医院的对照（136 例男性，64 例女性）按年龄和性别与病例进行匹配	四大职业类别	白领		51（85）	1.0	根据性别、年龄、居住地区、受教育程度、吸烟和饮酒习惯调整	
				蓝领		68（57）	1.73（0.97～3.09）		
				农民		37（19）	2.22（0.97～5.10）		
				家庭主妇等		35（30）	1.94（0.87～4.33）		
				口腔					
				农业产业		36（64）	1.4（0.8～2.6）		
				甘蔗产业		16（13）	3.4（1.2～9.4）		
				蔗农		14（10）	4.4（1.4～13.6）		
				咽					
				农业产业		24（64）	1.6（0.8～3.2）		
				甘蔗产业		5（13）	1.0（0.3～3.8）		
				蔗农		3（10）	0.8（0.2～4.0）		
				口腔和咽部					
Coble 等[133]，波多黎各，1992—1995	在年龄 21～79 岁的波多黎各居民中，有 327 例口腔和咽喉癌病例（286 例男性，41 例女性）	499 例基于人群的对照（413 例男性，86 例对照）在年龄、性别和居住地区与病例相匹配	职业按行业类别和职业类别分类。使用工作暴露模型来检查潜在的粉尘、金属和溶剂暴露	粉尘				根据年龄、吸烟和饮酒调整。趋势 P 值：粉尘0.5；金属0.2；溶剂0.03	
				无		119（197）	1.0		
				低		25（51）	0.5（0.3～1.0）		
				中		60（70）	1.3（0.7～2.1）		
				高		82（94）	1.1（0.7～1.7）		
				金属					
				无		234（350）	1.0		
				低		20（23）	1.1（0.5～2.6）		
				中		24（32）	1.2（0.6～2.5）		
				高		8（7）	2.7（0.7～10.6）		
				溶剂					
				无		205（321）	1.0		
				低		28（33）	1.0（0.5～2.1）		
				中		41（54）	1.6（0.9～2.9）		
				高		12（4）	3.2（0.8～12.6）		

参考文献、研究地点和时间	病例特征	对照特征	暴露评估	暴露类别	病例数（对照数）	相对风险（95%置信区间）	潜在混杂因素调整	备注
Menvielle 等[134] 法国，1989—1991	来自法国6个城市15家医院的504例下咽癌（=201例）和喉癌（=303例）男性病例	242例非呼吸系统癌症患者作为对照	按曾经从事或未用手操作进行职业分类	下咽			根据酒精摄入、吸烟和职业暴露石棉、煤尘（曾经/从未）和甲醛（最大暴露概率）调整后RR	
				从未用手操作	27	1.0		
				曾经用手操作	174			
				调整				
				年龄		3.50（2.14~5.73）		
				+酒精和烟草		2.65（1.51~4.66）		
				+职业暴露		1.84（0.97~3.48）		
Andreotti 等[135] 巴西，1999—2001	来自圣保罗市7家医院的325例口腔和咽部病例（274名男性，51名女性）	基于医院362例无癌症的对照，按年龄和性别匹配	根据行业类别和职业类别划分职业，并考虑每个类别的暴露时间（潜伏期≥10年，潜伏期≥10年和≥20年）	在汽车维修车间工作			根据年龄、吸烟、饮酒情况调整后RR	仅对男性工人进行分析。 仅报告有统计学意义的职业或行业RR
				曾经暴露过	26（12）	2.45（1.14~5.27）		
				≥10年	21（3）	7.90（2.03~30.72）		
				≥10年和≥20年	19（3）	7.38（1.88~28.98）		
				潜伏期				
				车辆维修工人				
				曾经暴露过	14（7）	2.10（0.78~5.68）		
				≥10年	13（1）	26.21（2.34~294.06）		
				≥10年和≥20年	11（1）	24.46（2.10~284.60）		
				潜伏期				

续表

参考文献、研究地点和时间	病例特征	对照特征	暴露评估	暴露类别	病例数（对照数）	相对风险（95%置信区间）OR	潜在混杂因素调整	备注
Vlajinac 等[136]，塞尔维亚和黑山，1998-2000	纳入单中心口咽部（包括舌底、上腭肿瘤、扁桃体肿瘤）病例 100 例（男 89 例，女 11 例）	纳入 100 例在同一时期接受治疗的头颈部非恶性疾病病例作为对照，这些病例根据年龄、性别和居住地进行匹配	职业接触是通过询问参与者是否曾经接触过列出的物品来评估的	高温	49 (52)	0.51 (0.12～2.09)	根据教育程度、体重指数（BMI）、吸烟、饮酒和口咽癌家族史调整后 OR	
				低温	56 (56)	0.82 (0.42～1.58)		
				高湿度	52 (45)	1.04 (0.53～2.05)		
				干燥空气	57 (73)	0.30 (0.14～0.64)		
				煤尘	16 (14)	0.88 (0.36～2.14)		
				水泥粉尘	16 (12)	1.58 (0.58～4.33)		
				苯胺染料	11 (7)	1.41 (0.44～4.44)		
				木尘	22 (12)	2.33 (0.96～5.66)		
				金属粉尘	23 (30)	0.57 (0.27～1.18)		
				化学粉尘或烟雾	24 (30)	0.71 (0.34～1.48)		
				镍和铬	6 (5)	1.33 (0.30～5.90)		
				砂浆	16 (11)	1.68 (0.57～4.97)		
				甲醛	8 (2)	4.48 (0.63～31.63)		
Jayaprakash 等[137]，美国，1982-1988	1522 例上呼吸道、消化道癌症患者（241 例口腔和咽喉癌患者）	1522 例在年龄相匹配配对相匹配的对照，从疑似患有癌症的医院来访者和患者在同一家医院接受筛查，但没有被诊断为任何恶性或良性肿瘤的门诊病人中纳入	通过几个关于干工作中既往暴露的问题来评估木屑暴露。如果患者存在暴露，他们会被询问同暴露的频率、时间，以及首次暴露的年份	口腔癌和咽癌 木尘暴露 从未	188 (1153)	1.0	根据年龄、吸烟包年、体重指数、教育程度、吸烟状况、每周饮酒量和入组年份调整后 RR	
				偶尔	32 (262)	0.72 (0.48～1.08)		
				定期	21 (107)	1.14 (0.68～1.92)		
				口腔、咽部鳞状细胞癌 木尘暴露 从未	169 (1153)	1.0		
				偶尔	28 (262)	0.68 (0.44～1.06)		
				定期	21 (107)	1.27 (0.76～2.14)		

表 4.3 口腔、咽癌与职业相关性的队列研究

参考文献，地点	队列特点	暴露评估	肿瘤部位	病例/死亡例数	暴露类别	SIR、SMR、IRR 或 RR(95% 置信区间)	潜在混杂因素调整	备注
Moulin 等[138], 法国	1975—1984 年，该工厂的 1374 名生产一种人造矿物纤维的男性工人，他们至少工作了一整年。开始暴露的时间没有明确的定义，但第一条生产线始于 1940 年。于 1975—1984 年进行癌症发病率随访	1981 年进行了环境调查，以测量纤维的污染情况	口腔和咽部	口腔 9 咽部 5		SIR 3.01 1.40		两种 SIR 估计都没有统计学意义
Blair 等[139], 美国	26 561 名工人（22 553 名男性，3130 名女性），1996 年以前，首次受雇于 10 个生产或使用甲醛的工厂。死亡率随访至 1980 年	考虑每个工作 - 工作区域 - 年份组合，工业卫生学家编制了工作暴露模型	多种肿瘤	18 3 0 0 3 3	口腔和咽部 白人男性 暴露 未暴露 白人女性 暴露 未暴露 黑人男性 暴露 未暴露	SMR 96 (57～152) 54 (11～157) — — — —		黑人女性因人数少（n = 26）而被排除在分析之外。SMR 基于美国国家比率

续表

参考文献、地点	队列特点	暴露评估	肿瘤部位	病例/死亡例数	暴露类别	SIR、SMR、IRR 或 RR（95% 置信区间）	潜在混杂因素调整	备注
		分析中使用的甲醛暴露测量包括水平或强度、平均、持续时间、累积或峰值暴露、存在颗粒的和测量值			暴露强度（白人男性）			
				2	0	89（NS）		
				1	＞0 至 ＜0.1	30（NS）		
				4	0.1～0.4	59（NS）		NS = 无统计学意义
				14	0.5～1.9	130（NS）		
				0	≥2.0	－		
					唇			
					累积甲醛暴露量			
				0	0ppm－年	－		
				1	≤0.5ppm－年	477（NS）		
				0	0.51～5.5ppm－年	－		
				1	＞5.5ppm－年	764（NS）		
					舌			
		将近期的暴露排除在暴露指数之外			累积甲醛暴露量			
				0	0ppm 年	－		
				0	≤0.5ppm－年	－		
				2	0.51～5.5ppm－年	96（NS）		
				0	＞5.5ppm－年	－		
					牙龈、口底、其他口腔部位			
					累积甲醛暴露量			
				0	0-ppm－年	－		
				1	≤0.5ppm－年	66（NS）		
				0	0.51～5.5ppm－年	－		
				1	＞5.5ppm－年	88（NS）		
					口咽			
					累积甲醛暴露量			
				0	0ppm－年	－		
				4	≤0.5ppm－年	443（$P < 0.05$）		
				1	0.51～5.5ppm－年	95（NS）		
				0	＞5.5ppm－年	－		

续表

参考文献、地点	队列特点	暴露评估	肿瘤部位	病例/死亡例数	暴露类别	SIR、SMR、IRR或RR(95%置信区间)	潜在混杂因素调整	备注
					下咽			
					累积甲醛暴露量			
				1	0ppm-年	594(NS)		
				1	≤0.5ppm-年	172(NS)		
				0	0.51~5.5ppm-年	–		
				0	>5.5ppm-年	–		
					其他咽部			
					累积甲醛暴露量			
				0	0ppm-年	–		
				1	≤0.5ppm-年	73(NS)		
				0	0.51~5.5ppm-年	–		
				0	>5.5ppm-年	–		
Andreotti等[140],美国	1955—1977年工作至少3个月的三家服装制造商的11 030名工人(男性2088人,女性9022人)。死亡率随访至1982年底	研究人员将这批工人与美国国人口进行了比较。暴露评估考虑了工作时间、潜伏期和暴露的第一年	所有肿瘤			SMR		仅从事文书或行政工作的工人被排除在分析之外
			口腔	4	口腔	343(118~786)		
				0	白人男性	–		
				4	白人女性	485(P<0.01)		
				0	非白人男性	–		
				0	非白人女性	–		
				2	工厂1	306(NS)		
				2	工厂2	886(P<0.01)		
				0	工厂3	–		
					潜伏期			本文仅报道了口腔和咽部肿瘤的风险估计。NS=无统计学意义
					(3个月至9年)			
					持续暴露时间			
				0	3个月至3年	–		
				0	4~9年	–		
				0	10+年	–		
				0	总计	–		
					潜伏期			
					(10~19年)			
					持续暴露时间			
				0	3个月至3年	–		
				0	4~9年	–		

续表

参考文献、地点	队列特点	暴露评估	肿瘤部位	病例/死亡例数	暴露类别	SIR、SMR、IRR 或 RR(95% 置信区间)	潜在混杂因素调整	备注
				2	10+ 年	822 ($P < 0.01$)		
				2	总计	357 (NS)		
					潜伏期			
					(20+ 年)			
					持续暴露时间			
				0	3 个月至 3 年	—		
				1	4～9 年	315 (NS)		
				1	10+ 年	654 (NS)		
				2	总计	705 ($P < 0.01$)		
					首次暴露年份			
				4	1955—1962	440 ($P < 0.01$)		
				0	1963—1970	—		
				0	1971—1978	—		
				2	咽	359 (NS)		
				1	白人男性	239 (NS)		
				1	白人女性	86 (NS)		
				0	非白人男性	—		
				0	非白人女性	—		
				1	工厂 1	100 (NS)		
				0	工厂 2	—		
				1	工厂 3	—		
					潜伏期			
					(3 个月至 9 年)			
					持续暴露时间			
				0	3 个月至 3 年	—		
				0	4～9 年	—		
				0	10+ 年	—		
				0	总计	—		
					潜伏期			
					(10～19 年)			
					持续暴露时间			

续表

参考文献、地点	队列特点	暴露评估	肿瘤部位	病例／死亡例数	暴露类别	SIR、SMR、IRR 或 RR(95% 置信区间)	潜在混杂因素调整	备注
				1	3 个月至 3 年	368 (NS)		
				1	4～9 年	490 (NS)		
				0	10+ 年	—		
				0	总计	233 (NS)		
					潜伏期			
					(20+ 年)			
					暴露持续时间			
				0	3 个月至 3 年	—		
				0	4～9 年	—		
				0	10+ 年	—		
				0	总计	—		
					首次暴露年份			
				1	1955—1962	76 (NS)		
				1	1963—1970	273 (NS)		
				0	1971—1978	—		
Lynge 和 Thygesen [141]，丹麦	队列包括 1970 年 11 月 9 日人口普查时年龄在 20～64 岁之间的人群。对 1970—1980 年癌症发病率进行了 10 年随访	只记录人口普查时从事的国际标准工业分类和专门的丹麦编码，活跃受雇人员的行业和职业	咽癌		职业／行业	RR		只报告了95% 置信区间排除1 的 RR
				12	服务员	12.08 (6.26～21.17)		
				8	砌砖工	2.69 (1.16～5.31)		
				6	油漆工	3.30 (1.21～7.18)		
				5	码头工人	5.23 (1.69～12.16)		
				4	自由职业者 杂货	3.89 (1.06～9.94)		
				3	海上总工程师	5.00 (1.03～14.62)		
				3	出纳员	8.94 (1.82～25.79)		
				2	其他银行工作人员	9.90 (1.21～36.10)		
					选择的职业组			
				1	熟练工人，金属工业 中的油漆工	1.95 (0.05～10.92)		
				6	熟练工人，油漆车间 的油漆工	3.30 (1.21～7.18)		
				0	熟练工人，其他行业 的漆工	—		

续表

参考文献、地点	队列特点	暴露评估	肿瘤部位	病例/死亡例数	暴露类别	SIR, SMR, IRR 或 RR(95%置信区间)	潜在混杂因素调整	备注
				3	自谋职业，喷漆车间的漆工	1.73 (0.34～5.07)		
				10	所有漆工	2.27 (1.09～4.18)		
Gardner 等[142]，英国	14 017 名男性受雇于 6 个生产或使用甲醛的工厂（7660 名在 1965 年之前首次就业，6357 名在 1964 年之后首次就业）；死亡率随访至 1989 年底	接触甲醛的情况是根据每个人在 1982 年之前所从事工作的记录得出的	所有肿瘤			SMR		只报道了口腔癌和咽癌的风险
					受雇于 1965 年前			
				3	口腔	137 (28～401)		
				7	咽	147 (59～303)		
					受雇于 1964 年后			
				1	口腔	190 (5～1059)		
				0	咽	–		
Johnson[143]，美国	巴尔的摩切肉工人工会受雇时间至少 1 年的 10841 名成员的队列研究（6906 名男性，3935 名女性）；死亡率随访 1949-1989	在详细讨论了过去的工作条件后，对暴露进行了定性分类	口腔咽部		曾在超市或杂货店的肉类部门工作过的研究对象	SMR		
					男性			
					肉类部门	1.81 (1.0～3.0)		
					女性			
						1.51 (0.3～4.4)		
					其他部门 男性	1.71 (0.8～3.2)		
					女性			
						1.50 (0.0～2.6)		
Pukkala[144] 等，芬兰	1906—1945 年间在芬兰出生的人群。1971—1985 年随访发现 3178 例（男性 2369 例，女性 809 例）唇、舌、口腔和咽部癌症	芬兰统计局使用修正北欧职业分类对职业进行编码	口腔（唇、舌），咽			S/R	根据社会阶层调整后 SIR	只报告了排除 95% 置信区间为 1 的 SIR
					舌（仅限男性）			
				3	记者	6.84 (1.41～20.0)		
					口腔（男/女）			
				16	服务业	1.82 (1.04～2.96)		
				48	无经济收入	1.62 (1.20～2.15)		
					口腔（男性）			
				5	文职人员	4.13 (1.34～9.63)		
				10	电气工人	2.29 (1.10～4.21)		

续表

参考文献、地点	队列特点	暴露评估	肿瘤部位	病例/死亡例数	暴露类别	SIR、SMR、IRR 或 RR（95% 置信区间）	潜在混杂因素调整	备注
					口腔（女性）			
				2	铁路交通监督者	13.64（1.65～49.3）		
				3	职业教师	8.28（1.71～24.2）		
				6	女服务员	3.01（1.11～6.56）		
					咽部（男/女）			
				97	无经济收入	1.71（1.39～2.08）		
					咽部（男性）			
				3	电子和远程工作者	7.81（1.61～22.8）		
				3	行政管理人员	5.18（1.07～15.1）		
				8	艺术/文学工作者	3.20（1.38～6.31）		
					咽（女性）			
				8	裁剪/缝纫工人	2.34（1.01～4.61）		
				15	农民	1.80（1.01～2.98）		
Andjelkovich 等[145]，美国	1960—1987年期间，3929名在一家汽车铸铁厂可能接触甲醛6个月的3929名男性；死亡率随访至1989年底。选择同一时期从事不接触甲醛工作的2032名男性作为内部参照人群进行比较	每个受试者的工作经历，包括所有工作，部门编号和职务名称，由工业卫生学家判定是否与甲醛中、低水平或二氧化硅暴露相关	所有恶性肿瘤		口腔和咽部	SMR		仅报道口腔癌和咽喉癌、癌风险。RR 估计值的参照组由未暴露于甲醛和累积二氧化硅暴露处于第1四分位数的白人非吸烟者组成
				6	暴露者	131（48～286）		
				5	吸烟者	191（NS）		
				0	不吸烟者	–		
				5	未暴露者	169（54～395）		
				1	吸烟者	71（NS）		
				2	不吸烟者	392（NS）		
					甲醛	RR		
					暴露者	0.59（0.14～2.93）		
					第3四分位数＋第4四分位数	1.16（0.20～6.51）		
					非白人	4.41（1.004～22.7）		
					曾经吸烟	1.00（0.23～6.84）		
					二氧化硅			
					第2四分位	0.43（0.02～4.54）		
					第3四分位	0.48（0.06～4.00）		
					第4四分位	0.37（0.06～2.91）		

续表

参考文献、地点	队列特点	暴露评估	肿瘤部位	病例/死亡例数	暴露类别	SIR、SMR、IRR 或 RR(95% 置信区间)	潜在混杂因素调整	备注
Coggon 和 Wield[146]，英格兰和威尔士	针对 1961 年对普查确定的 4018 名男性屠夫和 2062 名男性厨师的队列研究；死亡率随访至 1992 年底（79.9%）		口腔和咽部		屠夫	SMR		
				1	口腔	0.55（0.01～3.08）		
				2	咽	0.53（0.06～1.91）		
					厨师			
				4	口腔	5.57（1.52～14.26）		
				4	咽	2.66（0.73～6.81）		
Boffetta 等[147]，丹麦、芬兰、挪威、瑞典	9 家工厂雇用 1 年以上的 6296 名工人（岩渣羊毛玻璃棉 3685 人；玻璃棉 2611 人）1933—1961 年；随访：1995 人（占全部队列的 94.2%）		口腔和咽部			SIR		
				38	队列全体	1.65（1.17～2.26）		
				27	岩渣棉	1.84（1.22～2.68）		
				11	玻璃棉	1.31（0.65～2.34）		
Innos 等[148]，爱沙尼亚	1946—1988 年间在两家大型家具厂工作至少 6 个月的 6786 名工人（3723 名男性，3063 名女性）；1968—1995 年进行癌症发病率的随访	中、高水平接触木屑；工作年限：<10 年，10～19 年，≥20 年；甲醛暴露（无/可能）	口腔或咽部			SIR		
					男性			
				12	口腔	1.22（0.63～2.13）		
				9	咽	1.82（0.83～3.46）		
					中等水平暴露			
				5	口腔	3.66（1.19～8.55）		
				3	咽	4.02（0.83～11.75）		
					高水平暴露			
				6	口腔	0.76（0.28～1.65）		
				6	咽	1.51（0.58～3.29）		
					<10 年			
				9	口腔	1.50（0.68～2.84）		
				7	咽	2.18（0.88～4.49）		
					10～19 年			
				3	口腔	1.36（0.28～3.98）		
				2	咽	2.12（0.26～7.66）		
					≥20 年			
				0	口腔	0		
				0	咽	0		

续表

参考文献、地点	队列特点	暴露评估	肿瘤部位	病例/死亡例数	暴露类别	SIR、SMR、IRR 或 RR(95% 置信区间)	潜在混杂因素调整	备注
					女性			
				0	口腔	1.84 (0.50～4.71)		
				0	咽	0		
					中等水平暴露			
				2	口腔	2.47 (0.30～8.91)		
				0	咽	0		
					高水平暴露			
				2	口腔	1.61 (0.19～5.81)		
				0	咽	0		
					<10 年			
				1	口腔	0.75 (0.02～4.20)		
				-	咽	-		
					10～19 年			
				0	口腔	0		
				-	咽	-		
					≥20 年			
				3	口腔	8.10 (1.67～23.68)		
				-	咽	-		
					甲醛暴露（男性和女性）			
					无			
					口腔	1.58 (0.43～4.05)		
					咽	3.57 (0.97～9.14)		
					可能			
					口腔	1.25 (0.62～2.23)		
					咽	1.17 (0.38～2.73)		
Boffetta 等[149]，瑞典	在 1960—1970 年期间的 25 049 名男性屠夫或肉制品工人；1971—1989 年进行发病率的随访	三类：肉制品行业的屠夫、其他行业的屠夫、肉制品行业的非屠夫	口腔和咽部	73	屠夫或肉制品工人	SIR 1.1 (0.8～1.3)	根据年龄、日历周期、地理区域和城市环境后调整风险	RR 参考类别：其他工人，不包括与动物有关的工作
				14	肉制品行业屠夫	1.5 (0.8～2.5)		
				14	肉制品行业的屠夫	RR 1.6 (1.0～2.7)		
				2	其他行业的屠夫	1.3 (0.3～5.1)		
				5	肉制品行业的非屠夫	0.7 (0.3～1.6)		

续表

参考文献、地点	队列特点	暴露评估	肿瘤部位	病例/死亡例数	暴露类别	SIR、SMR、IRR 或 RR(95%置信区间)	潜在混杂因素调整	备注
Boffetta 等[150]，瑞典	根据1960年瑞典人口职业和就业行业普查，男性（740万人年）和女性（24万人年）暴露于柴油发动机排放；死亡率随访：1971—1989年	根据队列成员（男性和女性，有1960年职业数据）的工作和行业名称制定的职业暴露模型，考虑到接触柴油发动机排放的概率和强度	口腔和咽部			SIR	根据年龄、日历周期、地理区域和城乡居住情况调整后的相对风险	RR 参考 未暴露于柴油机排放物
				1733	男性	1.05 (1.00～1.10)		
				31	女性	1.64 (1.11～2.33)		
					男性	RR		
					概率			
				633	低	1.2 (1.11～1.26)		
				559	中	1.11 (0.99～1.18)		
				439	高	1.1 (0.99～1.21)		
					强度			
				1150	低	1.2 (1.11～1.26)		
				280	中	1.2 (0.95～1.21)		
				201	高	0.98 (0.85～1.13)		
					女性			
					概率			
				18	低	1.4 (0.91～2.30)		
				4	中	1.2 (0.46～3.31)		
				6	高	1.71 (0.75～3.74)		
					强度			
				22	低	1.4 (0.77～2.84)		
				6	中高	1.7 (0.77～3.84)		
Marsh 等[151]，美国	1941—1984年，在一家塑料生产工厂工作的7328名工人（6859名男性，469名女性）；死亡率随访至1998年	暴露估计是基于现有的抽样数据和工作描述，以及对工作任务的口头描述	口腔和咽部		癌	SMR		
				31	口腔+咽	1.80 (1.22～2.55)		
				1	唇	3.23 (0.08～18.0)		
				3	舌	0.76 (0.16～2.22)		
				3	牙龈、口腔其他部位	1.20 (0.25～3.51)		
				2	口底	2.07 (0.25～7.48)		
				22	咽（包括鼻咽）	2.63 (1.65～3.98)		
				5	口咽	2.17 (0.71～5.07)		
				3	下咽	2.25 (0.46～6.58)		
				7	咽，未指定部位	2.11 (0.85～4.35)		
					所有咽部肿瘤（包括鼻咽）			
				12	短期（<1年）	2.35 (1.22～4.11)		

续表

参考文献、地点	队列特点	暴露评估	肿瘤部位	病例/死亡例数	暴露类别	SIR、SMR、IRR 或 RR(95% 置信区间)	潜在混杂因素调整	备注
				10	长期（1+年）	2.10（1.01～3.86）		
					雇用年份			
				1	1941—1946	0.46（0.01～2.56）		
				18	1947—1956	3.24（1.92～5.12）		
				3	1957+	1.41（0.29～4.12）		
					DOE（年）（所有员工）			
				12	<1	2.34（1.21～4.09）		
				5	1月9日	1.89（0.61～4.42）		
				5	10+	2.36（0.76～5.50）		
					TSFE（年）			
				4	<20	1.41（0.38～3.61）		
				7	20～29	2.32（0.93～4.78）		
				11	30+	2.75（1.37～4.92）		
					甲醛暴露			
				2	无暴露	1.24（0.15～4.49）		
				20	暴露	2.42（1.48～3.74）		
					暴露持续时间			
				11	>0到<1	2.35（1.17～4.21）		
				4	9-Jan	1.81（0.49～4.63）		
				5	10+	3.65（1.18～8.52）		
					累积暴露			
				6	>0至<0.004	3.31（1.22～7.21）		
				7	0.004～0.129	2.06（0.83～4.24）		
				7	0.22+	2.30（0.92～4.73）		
					对甲醛的 AIE（ppm）			
				6	>0至<0.03	2.02（0.74～4.40）		
				7	0.03～0.159	3.82（1.54～7.88）		
				7	0.16+	2.03（0.82～4.19）		
					甲醛> 0.2ppm			
				8	无暴露	1.72（0.74～3.39）		
				14	暴露	2.68（1.46～4.49）		
					持续时间（年）			
				6	>0至<1	2.19（0.80～4.77）		

续表

参考文献、地点	队列特点	暴露评估	肿瘤部位	病例/死亡例数	暴露类别	SIR、SMR、IRR或RR(95%置信区间)	潜在混杂因素调整	备注
				5	10+	7.35 (2.39~17.16)		
					甲醛>0.7ppm			
				16	未暴露	2.12 (1.21~3.45)		
				6	暴露	2.55 (0.94~5.56)		
					持续时间(年)			
				4	>0到<1	2.58 (0.70~6.61)		
				2	1+	2.50 (0.30~9.03)		
Brown 等[152]，瑞典	瑞典 1960 年和 1970 年人口普查中确定的个体队列。参与者受雇于油漆行业和油漆制造行业：男性画家（42 433），男性漆工（12 331），男性艺术家（6662），受雇于油漆和清漆厂的男性（5741），女性漆工（974），女性艺术家（2136）；至 1971 年存活无癌症发生。1971—1989 年癌症发病率随访	在两次人口普查（1960 年和 1970 年）中，工业分类都是根据瑞典职业分类进行	口腔	122	男性 画家	S/R 1.0 (0.8~1.1)		
				30	任何油漆工	1.0 (0.7~1.5)		
				22	金属油漆工	0.9 (0.6~1.4)		
				10	木漆工	2.1 (1.0~3.9)		
				29	艺术家	1.5 (1.0~2.1)		
				13	油漆/清漆工	0.8 (0.4~1.3)		
					女性			
				4	油漆工	3.8 (1.0~9.7)		
				4	上釉工	4.6 (1.2~11.8)		
				2	艺术家	0.9 (0.1~3.2)		
Coggon 等[161]，英国	受雇于 6 个生产或使用甲醛的工厂的 14 014 名男性，每例最迟从 1941 年 1 月 1 日开始随访；死亡率随访至 2000 年底	甲醛暴露是根据每个工人的职业史判断。为每个工人所记录的职业名称判断，厂构建了一个单独的工作暴露模型	所有肿瘤	队列总计（1941—2000）		SMR		该研究是对 Gardner 等[142]研究的更新。见上表。这里只报道了口腔和咽部癌症的风险
				4	舌	0.84 (0.23~2.14)		
				6	口腔	1.28 (0.47~2.78)		
				15	咽	1.55 (0.87~2.56)		

续表

参考文献、地点	队列特点	暴露评估	肿瘤部位	病例/死亡例数	暴露类别	SIR、SMR、IRR 或 RR（95%置信区间）	潜在混杂因素调整	备注
		甲醛暴露被分为：背景暴露（<0.1ppm），低水平暴露（0.1~0.5ppm），中等暴露（0.6~2.0ppm），高水平暴露（>2.0ppm）和无暴露		高水平暴露的男性（1941—2000）				
				3	舌	1.91（0.39~5.58）		
				2	口腔	1.32（0.16~4.75）		
				6	咽	1.91（0.70~4.17）		
Pinkerton 等[153]，美国	1955—1977 年，三家服装制造商的 11 039 名工人（2015 名男性，9024 名女性）在至少 3 个月内暴露于甲醛。死亡率随访至 1998 年底	该队列的工人与美国人口进行了比较。暴露评估考虑了工作时间、潜伏期和受雇第一年的暴露	所有肿瘤		SMR			本研究是对 Stayner 等（1998）的队列的更新。见上表。这里只报道了口腔和咽部癌症的风险
					原始研究时段（1955—1982）			
				6	口腔+咽	1.58（0.58~3.45）		
				4	口腔	3.53（0.96~9.02）		
				2	咽	1.15（0.14~4.15）		
					更新时段（1983—1998）			
				2	口腔+咽	0.31（0.04~1.14）		
				0	口腔	~		
				1	咽	0.34（0.01~1.87）		
					总研究时段（1955—1998）			
				8	口腔+咽	0.79（0.34~1.55）		
				4	口腔	1.33（0.36~3.41）		
				3	咽	0.64（0.13~1.86）		
Hauptmann 等[75]，美国	25 619 名工人（22 493 名男性，3126 名女性），1966 年以前在 10 家美国工厂工作，使用甲醛或生产甲醛的工厂工作，对肿瘤的随访直到 1994 年底	甲醛暴露（未暴露和暴露）是由工业卫生学家通过职业名称、工作内容、对工厂的访问与工人和其他人员的讨论来估计的，并定义又平均强度、暴露峰值、累积暴露、暴露持续时间	口腔		SMR		根据日历周期、年龄、性别、种族（黑人/白人）和薪酬类别（工资）调整后 RR	本研究是对 Blair 等[139]队列的更新。见上表。（*）95%置信区间不包括 1
				13	未暴露	0.99（0.58~1.71）		
				49	暴露	1.01（0.77~1.34）		
					强度（ppm）	RR		
				13	0	2.42（*）		
				18	>0 至<0.5	1		
				16	0.5 至<1.0	2.41（*）		
				15	≥1.0	1.89（NS）		

续表

参考文献、地点	队列特点	暴露评估	肿瘤部位	病例 / 死亡例数	暴露类别	SIR、SMR、IRR 或 RR(95% 置信区间)	潜在混杂因素调整	备注
					峰值（ppm）			
				13	0	2.08（NS）		
				15	> 0 到 < 2.0	1		
				11	2.0 至 < 4.0	1.07（NS）		（NS） 95% 置信 区间包括 1
				23	≥ 4.0	1.83（NS）		
					累积暴露（ppm-年）			
				13	0	1.98（NS）		
				25	> 0 至 < 1.5	1		
				12	1.5 至 < 5.5	1.59（NS）		
				12	≥ 5.5	1.74（NS）		
					持续时间（年）			
				13	0	1.87（NS）		
				27	> 0 至 < 5	1		
				16	5 至 < 15	1.74（NS）		
				6	≥ 15	0.95（NS）		
Ji and Hemminki[154]，瑞典	经济活动活跃的瑞典人口（男性，1960 年人口普查，1 644 958 人；女性，1970 年人口普查，1 154 091 人；上消化道肿瘤发病情况随访至 2000 年底	根据国家的北欧职业标准（改编版）进行职业分类。共定义又了 53 个职业组			男性（1960 年人口普查）	SIR		只报道了 SIR 有 统 计学意义 的职业
			口腔、舌、咽部		舌癌			
				7	牙医	2.88（1.14 ～ 5.41）		
				90	销售员	1.36（1.09 ～ 1.65）		
				36	店员	1.44（1.01 ～ 1.94）		
				5	调酒师	5.95（1.88 ～ 12.31）		
				13	厨师	4.83（2.56 ～ 7.82）		
				8	服务员	5.41（2.31 ～ 9.80）		
				9	理发师	2.41（1.09 ～ 4.25）		
					口腔癌			
				129	销售员	1.27（1.06 ～ 1.50）		
				43	画家	1.40（1.01 ～ 1.85）		
				27	打字员	1.52（1.00 ～ 2.15）		
				9	厨师	2.27（1.03 ～ 4.00）		

续表

参考文献、地点	队列特点	暴露评估	肿瘤部位	病例/死亡例数	暴露类别	SIR、SMR、IRR 或 RR(95%置信区间)	潜在混杂因素调整	备注
					咽癌			
				173	技术工人	0.85（0.73~0.98）		
				26	艺术家	1.87（1.22~2.66）		
				160	销售员	1.19（1.02~1.39）		
				80	店员	1.52（1.20~1.97）		
				16	海员	1.85（1.06~2.87）		
				38	油漆工	1.53（1.08~2.06）		
				24	洗衣工	1.83（1.17~2.64）		
					女性（1970 年人口普查）			
					咽癌			
				8	艺术家	3.83（1.63~6.94）		
				14	机械师	2.27（1.24~3.62）		
				9	美发师	2.49（1.13~4.39）		
Pardue 等[172]，瑞典	瑞典建筑业 307 799 名瑞典男性工人的队列研究；随访：1971—2001 年	暴露于柴油废气、石棉、有机溶剂、木材粉尘、石头沥青、金属粉尘、粉尘、矿棉和水泥粉尘的程度通过半定量的工作暴露模型进行评估	口腔或咽部			RR	根据年龄、吸烟、鼻烟的使用调整后	仅包括 RR 等于或高于 1.5 的职业暴露
					口腔			
					石棉			
				161	从未暴露	1		
				10	暴露	1.3（0.7~2.6）		
				9	中度	1.7（0.9~3.3）		
				1	高	0.5（0.1~5.2）		
					咽			
					水泥粉尘			
				92	从未暴露	1		
				20	暴露	1.9（1.2~3.1）		
				16	中度	1.9（1.1~3.2）		
				4	高	1.9（0.7~5.0）		
					沥青			
				1	从未暴露	1		
				1.8	暴露	1.8（0.7~4.9）		

续表

参考文献、地点	队列特点	暴露评估	肿瘤部位	病例/死亡例数	暴露类别	SIR、SMR、IRR 或 RR（95%置信区间）	潜在混杂因素调整	备注
Krstev 等[155]，美国	1950—1964 年在美国海岸警卫队船厂工作的队列所有工人的队列研究（4413 名男性；289 名女性）；死亡率随访至 2001 年底（完成队列的 93.3%）	职业群体。使用识别特定的金属、酸、溶剂、石棉和其他物质的清单，将工人判定为暴露或非暴露	口腔、咽、鼻		男性	SMR	根据年龄、性别和种族进行调整后	仅报道 SMR≥1.5 的职业组，对包括口腔、咽、鼻咽部肿瘤的 SMR 进行评估
				18		0.89（0.53～1.40）		
				8	<10 年工作	0.64（0.28～1.27）		
				10	≥10 年工作	1.28（0.61～2.35）		
				18	在船厂暴露职业组	0.94（0.56～1.49）		
				3	木匠	1.53（0.31～4.48）		
				3	机械师	2.06（0.41～6.02）		
				6	木工	6.20（2.27～13.50）		
				1	专业人员	2.04（0.03～11.33）		
				0	女性			
Marsh 等[156]，美国	1941—1984 年在塑料生产工厂工作的 7345 名工人；死亡率随访至 2003 年（完成队列的 98%，获得 95%的死亡原因）	通过工作经历得出暴露评估	舌、牙龈和其他口腔部位、口底和咽部			SMR		
				5	舌	1.08（0.55～2.53）		
				4	牙龈和其他口腔部位	1.36（0.37～3.50）		
				2	口底	1.91（0.23～6.92）		
				23	咽	2.38（1.51～3.57）		
Tarvainen 等[157]，芬兰	1906—1945 年出生的所有芬兰人（725 868 名男性和 825 528 名女性）；发病率随访：1971—1995 年	43 种化学制剂的职业分类、特定职业和全国职业暴露模型（FINJEM）；每 5 年的累积暴露量（暴露人数的年平均值×该职业的平均暴露水平）	口腔及咽（鼻咽除外）		男性	SIR	年龄、日历周期和社会阶层后调整后 SIR。参考芬兰总人口。RR 包括年龄、日历年、社会经济地位和所有 3 种职业暴露水平（高、中、低）	仅报道高于 1.2 且 95%CI 具有统计学意义的 SIR。RR 参考类别：无职业暴露
				4	律师	5.70（1.55～14.59）		
				2	作者	9.32（1.13～33.65）		
				10	记者	3.28（1.57～6.03）		
				4	表演艺术家	5.60（1.53～14.35）		
				7	音乐家	3.03（1.15～5.90）		
				6	电子产品及远程工作者	2.92（1.07～6.35）		
				21	油漆工、建筑工	1.63（1.01～2.49）		
				48	建造师	1.58（1.16～2.09）		
				15	码头工人	2.28（1.28～3.76）		
				7	酒店搬运工	3.51（1.41～7.23）		
					女性			
				9	私人秘书	2.20（1.00～4.17）		
				12	裁缝	2.42（1.25～4.23）		

续表

参考文献、地点	队列特点	暴露评估	肿瘤部位	病例/死亡例数	暴露类别	SIR、SMR、IRR 或 RR（95%置信区间）	潜在混杂因素调整	备注
				2	制鞋工人和鞋匠	17.42（2.11～62.94）		
				23	女服务员	1.80（1.14～2.70）		
				2	乘务员，空姐	9.56（1.16～34.52）		
					男性和女性			
					累积的暴露			
					最低			
				105	石棉	1.32（1.08～1.66）		
				104	铁	1.23（1.00～1.49）		
				164	铅	1.32（1.12～1.53）		
				90	镉	1.45（1.17～1.78）		
				185	一氧化碳	1.26（1.08～1.45）		
				102	柴油机排气	1.26（1.03～1.53）		
				130	汽油机排气	1.28（1.07～1.52）		
				38	杀菌剂	1.48（1.05～2.04）		
					中等			
				37	氯化烃	1.42（1.00～1.96）		
				87	发动机排气	1.34（1.08～1.66）		
				51	汽油机排气	1.37（1.02～1.80）		
					最高			
				22	脂肪烃和脂环烃	1.97（1.23～2.98）		
				23	石油产品	1.60（1.02～2.41）		
				88	石棉	1.26（1.01～1.55）		
				25	发动机排气	1.68（1.09～2.48）		
				20	柴油机排气	1.62（0.99～2.50）		
					男性和女性			
					高水平的累积暴露	RR		

续表

参考文献、地点	队列特点	暴露评估	肿瘤部位	病例/死亡例数	暴露类别	SIR、SMR、IRR 或 RR(95% 置信区间)	潜在混杂因素调整	备注
				22	脂肪烃和脂环烃	1.69 (1.06 ~ 2.71)		
				10	杀虫剂	1.92 (1.00 ~ 3.68)		
				25	发动机排气	1.37 (0.90 ~ 2.09)		
Andersen 等[158]，丹麦	1925—1973 年，在丹麦出生的 322 万人发病期间（1994—2003）年龄≥30岁		口腔和咽部		**男性**	IRR	根据日历周期、年龄、教育水平和可支配收入调整后 RR	
					工作状态			
				956	在职	1.00		
				427	失业早期	2.98 (2.63 ~ 3.37)		
				480	退休	4.52 (4.01 ~ 5.11)		
					社会阶层			
				69	核心创意人群	0.69 (0.52 ~ 0.90)		
				224	创造性专业人士	0.65 (0.56 ~ 0.76)		
				20	放荡不羁的艺术家	1.80 (1.15 ~ 2.82)		
				517	服务业	0.92 (0.83 ~ 1.03)		
				1022	手工业	1.00		
				47	农业	0.31 (0.23 ~ 0.42)		
				182	未知	0.95 (0.81 ~ 1.12)		
					女性			
					工作状态			
				273	在职	1.00		
				172	失业	2.46 (2.02 ~ 2.99)		
				217	提前退休	3.90 (3.22 ~ 4.72)		
					社会阶层			
				11	核心创意人群	0.70 (0.37 ~ 1.33)		
				48	创造性专业人士	0.60 (0.42 ~ 0.87)		
				1	放荡不羁的艺术家	0.47 (0.07 ~ 3.37)		
				412	服务业	0.81 (0.63 ~ 1.04)		
				74	手工业	1.00		
				2	农业	0.12 (0.03 ~ 0.47)		
				227	未知	1.20 (0.92 ~ 1.57)		

SIR: 标准化发病比，SMR: 标准化死亡比，IRR: 发病率比，RR: 相对风险

家甲醛生产或利用工厂的工人进行的队列研究发现，暴露于累积剂量≤ 0.5/ 百万年（ppm- 年）甲醛的工人口咽癌的标准化死亡比（SMR）为 443（$P < 0.05$）。然而，一项关于工业工人死亡率的研究发现，暴露于较高累积剂量水平的人其 SMR 低于 100[160]。对这项研究的扩大随访发现[75]，尽管没有检测到剂量反应效应，但平均暴露强度口腔癌的死亡风险比大于 2.0。在一项针对英国 6 家甲醛生产公司进行的队列研究中[142]，发现口腔癌和咽癌的 SMR 升高。在汽车铸铁厂[142]、化工工人[161]、家具工人[148]和塑料生产厂[151]的甲醛暴露工人中也发现口腔癌和咽喉癌的 SMR 升高，尽管后一项研究的阳性结果可能是由于纳入了鼻咽癌，而鼻咽癌已知与甲醛暴露有关。因为该行业的工人可能暴露于甲醛中，Stayner 等[140]在服装制造商中进行了一项死亡率队列研究，并指出口腔癌的 SMR 为 343（95% CI 118 ～ 786）。将该队列研究延长到 1998 年[153]结果证实，在原始队列暴露期，口腔癌 SMR（3.53，95%CI 0.96 ～ 9.02）的风险增加，但更近期的 SMR 风险降低。另一项关于化学制剂暴露的队列研究[157]没有发现芬兰工人在最低、中等或最高水平接触甲醛使患口腔癌和咽癌的风险增加。

其他在人体组织保存过程中暴露于甲醛的专业人员，如病理学家、解剖学家、医学实验室技术人员、防腐师和葬礼承办人[162-166]中的研究显示患癌症的风险升高，但矛盾的是口腔癌和咽癌的风险却降低了。在一项关于甲醛和癌症风险队列研究的荟萃分析中，工业工人口腔和咽部的 RR 为 1.09（95%CI 0.75 ～ 1.23），专业人员的 RR 为 0.96（95%CI 0.75 ～ 1.23）[167]。

木尘和木材工业

许多病例对照研究报告了口腔 / 咽癌与木尘或木材相关工作之间的关联，发现风险降低或无关联[76, 107, 124, 125, 129, 135, 137, 148, 152]。虽然一些研究发现咽癌的风险范围在 1.5 到 2.0 之间[123, 127, 136]，但相关的程度并不一致；两项病例对照研究[130]观察到木材 / 木材制品工人的 RR

为 5.5（RR 5.5，95%CI 1.2 ～ 25.0），而美国海岸警卫队船厂木工[155]的队列研究发现了高风险（RR 6.20，95%CI 2.27 ～ 13.50）。在芬兰，两项队列研究未发现木工患口腔癌和咽癌的任何风险[149, 157]。木材粉尘暴露风险的降低可能是由于这些工人的吸烟水平较低造成的残留混杂，因为吸烟存在明显的火灾危险[129]，然而，在将吸烟习惯细分为 8 个不断增加的累积烟草类别后，与木尘暴露相关的低 RR 持续存在。总的来说，这些研究采用了不同的风险暴露方法，从特定的物质暴露到职业和行业，无论在回顾性研究还是前瞻性研究中，都没有发现木制品和口腔 / 咽癌之间的明确相关性。此外，没有证据表明剂量 - 反应关系与暴露水平或暴露时间有关，这减少了吸入木尘与 HNC 部位特异性癌症有因果关系的可能性。

皮革粉尘和皮革工业

虽然一些研究显示了皮革工业工人患有口腔癌和咽癌的证据[120]，但随后的三项专门报道皮革工业或接触皮革粉尘的病例对照研究显示的结果不那么明确。来自巴西[161]、意大利[125]和瑞典[110]的病例对照研究没有发现皮革粉尘暴露具有统计学上显著的正相关关系，而芬兰的队列研究[157]报道，中等水平暴露的人因皮革粉尘暴露而患口腔癌和咽喉癌的风险增加，标准化发病比（SIR）为 1.75（95%CI 0.36 ～ 5.13），研究中没有观察到高暴露水平的病例。目前还没有针对皮革行业工人的具体队列研究。尽管皮革粉尘已被国际癌症研究署（IARC）列为具有人类致癌性的充分证据（1 类）[168, 169]，但基于现有的病例对照和包括口腔癌和咽癌的队列研究，无法假设两者之间存在结论性关联。

棉尘和纺织

关于棉尘暴露或纺织工作与口腔癌和咽癌之间关系的研究显示了不一致的结果，也不支持因果关系。一项针对美国女性的病例对照研究[121]发现，在纺织工业中推测接触粉尘 1 ～ 4 年的女性患口腔癌的风险增加（RR 3.9，95% CI 1.2 ～ 12.0），但接触粉尘 10 年或以上的女性没有发现风险。法国的研究未发现患咽癌风险增加（RR 2.4，95%CI 1.0 ～ 5.7）[124]，意大利的研究 [125] 未发现患口腔癌风险增加（RR 2.5，95%CI 0.5 ～ 9.9）。类似的研究也支持了纺织品粉尘暴露或纺织工作的零关联 [123, 127, 129, 135, 157, 161]。

焊接烟雾和职业焊接

许多不同的焊接方法涉及暴露于致癌物质，如刺激性气体、铬、多环芳烃和金属粉尘。然而，暴露于焊接烟雾与口腔癌和咽癌的关系尚无定论。

瑞典的一项病例对照研究 [129] 发现，暴露于焊接烟雾超过 8 年的工人患咽喉癌的风险过高（RR 2.26，95% CI 1.09 ～ 3.69）。然而，在瑞典的另一项病例对照研究 [130] 中，在焊工中发现了患口腔癌的风险增加（RR 2.3，95% CI 0.6 ～ 9.1）。这些发现与其他病例对照研究 [123, 125, 127, 135] 和队列研究 [154, 155] 的结果之间几乎没有一致性。IARC 工作组认为关于焊接的证据不足 [170]。

柴油发动机废气和车辆维修机械师

IARC 工作组发现柴油发动机废气和肺癌之间存在充分的因果关系，然而，关于 HNC 的研究太少，无法支持两者之间的关系 [171]。Boffetta 等 [150] 进行了一项队列研究，评估了瑞典人群中柴油发动机排放的暴露情况，发现女性口腔癌和咽喉癌的一般 SIR 为 1.64（95% CI 1.11 ～ 2.33），但男性没有风险。使用工作暴露模型，根据可能性和强度将暴露分为低、中、高水平。研究中观察到阳性 RR，但没有剂量 – 反应效应。芬兰的一项队列研究 [157] 发现，暴露于中等水平发动机废气（SIR 1.34；95%CI 1.08 ～ 1.66）和最高水平发动机废气（SIR 1.68；95% CI 1.09 ～ 2.48）的男性和女性患口腔癌和咽癌的风险增加。Vaughan 在一项病例对照研究 [123] 中发现，从事维修服务的车辆机械师患肿瘤的风险高于 2.0，但他们将口腔、咽和鼻咽部肿瘤合并进行了研究。在巴西进行的一项关于车辆机械师工作的病例对照研究 [135] 发现风险增加，特别是

考虑到＞ 10 年的暴露和诱导期（等于或大于诊断前 20 年）。车辆机械师有可能暴露在柴油和汽油发动机的废气中，但他们也会暴露在其他危险因素中，如溶剂、矿物油、强酸烟雾和金属粉尘。从事汽车修理和柴油、汽油排气服务的机械师患口腔癌和咽喉癌的风险可能会增加，但需要更多的研究来证实这种关系。

其他职业

其他一些职业、行业和药剂也与口腔癌和咽癌有关。

肉类行业中的暴露，如病毒、亚硝胺和多环芳烃可能会导致癌症风险升高。在队列研究和病例对照研究中都发现屠夫患口腔癌和咽喉癌的 RR 增加 [122, 143, 149]，但结果并不显著。相比之下，Coggon 和 Wield[146] 在英格兰和威尔士的一项队列研究发现屠夫有患口腔癌和咽喉癌的风险。

对人造矿物纤维和高碳纤维的研究显示了相互矛盾的结果 [129, 131, 138, 147]。一项针对法国人造矿物纤维（MMMF）工厂工人进行的队列研究发现，患口腔癌的 SIR 为 3.0，咽喉癌的 SIR 为 1.4，两者均无统计学显著性 [138]。斯堪的纳维亚 9 家生产岩渣棉和玻璃棉的工厂的员工队列发现 [147]，暴露于岩渣棉的人患 HNC 的风险增加（SIR 1.84，95% CI 1.22 ～ 2.68），而暴露于玻璃棉的风险较低（SIR 1.31，95% CI 0.65 ～ 2.34）。

石棉是 1 类致癌物，由于暴露途径的原因，是 HNC 的重点检查物质。最大规模的研究是在从事绝缘工作的工人普遍接触辐射的时期进行的回顾性队列研究。虽然一项病例对照研究发现，累积低暴露水平或累积高暴露水平 [131, 157] 人群的风险增加，但之前的病例对照研究没有发现与石棉相关的患 HNC 风险增加 [125, 127, 129]。一项针对建筑工人的队列研究也显示了不一致的结果，发现中度石棉暴露的 RR 为 1.7（95% CI 0.9 ～ 3.3），但石棉高暴露水平的 RR 风险较低（RR 0.5，95% CI 0.1 ～ 5.2）[172]。

一些病例对照研究和队列研究 [129, 144, 157] 显示，厨师、服务员和调酒师以及餐馆、酒吧和酒店的工

人患口腔癌和咽喉癌的风险持续增加。然而，这些风险增加的主要假设是这些工人中大量吸烟和饮酒的比例较高。这些情况需要进一步的研究，才能对它们在疾病因果链中的可能作用得出明确的结论。

其他几种具有致癌性的职业物质，如铬、镍、铅、铁、镉、苯氧酸、溶剂、水泥粉尘、沥青、杀虫剂、脂肪族和脂环烃等，已经通过暴露水平或使用职业名称进行了研究。总的来说，这些风险的增加是基于少数观察到的病例，提供了不精确的结果。

鼻咽癌

14项病例对照研究和8项队列研究，考察了职业或暴露于某些物质与鼻咽癌之间的关系。甲醛和木尘对鼻咽部有强烈的致癌作用；然而，与其他药物和职业的关系尚不确定。

甲醛

第一个表明甲醛暴露与鼻咽癌之间存在关联的流行病学证据发现，在生产或使用甲醛的10个工厂中，不同甲醛暴露水平的工人SMR增加[139]。动物模型表明，吸入甲醛蒸气的啮齿动物会发生鼻鳞状细胞癌[173, 174]。一项病例对照研究发现，较长暴露时间[76]和较长诱导期（首次暴露后25年或更长时间）的RR增加[175]。Hauptmann等[75]对Blair等[139]的研究进行了更新，在甲醛工业工人队列中观察到鼻咽癌死亡率增加。该队列揭示了甲醛暴露的峰值和累积暴露的暴露-反应效应，但对平均暴露强度或持续时间没有影响。

Haptmann等的研究[75]是IARC在2004年决定将甲醛确定为人类致癌物时评估的流行病学证据的主要组成部分[156, 176, 177]。对Haptmann等[75]队列研究的一些批评已经得到了解决，例如发现的关联主要来自于一个工厂，占9例鼻咽部死亡病例中的5例[156]。然而，正如Cogliano等所指出的那样[177]，为了将一种物质归类为致癌物，如果在人类身上的证据不足，应该考虑根据作用机制证据和实验动物的充分证据使该物质被归类为IARC 1类。这一决

定在最近的IARC评估中得到了支持[118, 178]，甲醛在美国国家环境健康科学研究所的第12份致癌物报告中被列为已知的人类致癌物[179]。

木尘和木材工业

除粉尘之外，木材工业的工人还可能接触到甲醛、氯酚和其他化学物质，使他们患鼻咽癌的风险增加。即便如此，这种风险的增加似乎可归因于木材粉尘暴露，而与工作场所的其他暴露无关，因为其他化学物质不存在与木材粉尘暴露相关的相对风险[168, 180]。

在另一项针对马来西亚华人的病例对照研究中发现[181]，一次暴露于木材粉尘的RR为2.36（95% CI 1.33～4.19），而暴露水平增加10倍以上的人的RR为1.24（95%CI 1.07～1.44）。几乎所有其他调查木材相关职业与鼻咽癌之间关系的病例对照研究都发现了风险的增加[26, 126, 182, 183]。

然而，Vaughan等[184]没有发现任何证据表明暴露于木材粉尘会增加鼻咽癌的风险，因为在调整了潜在的甲醛暴露后，这种中等水平的关联消失了。Siew等在1906—1945年出生的芬兰男性队列中[185]，没有发现木尘和甲醛增加鼻咽癌风险的任何迹象。一项针对四个北欧国家的研究发现，在木材粉尘的最高累积暴露类别（≥ 28.82mg/m³-年）的HR为16.5（95% CI 5.05～54.1），但鼻非腺癌和鼻咽癌均与木尘暴露无关[186]。

在一项对四个美国队列和一个英国木材相关行业队列的汇总再分析中[187]，发现所有木工（SMR为2.4，95%CI 1.1～4.5）和家具工人（SMR为2，95%CI 1.2～5.9）的鼻咽癌风险过高。1940年以前，从事木材工业的工人鼻咽癌死亡风险更高（RR为7.7，95%CI 1.6～22.5），但这仅限于英国的队列，因为1946年才开始美国的队列研究。明确暴露于木屑的家具工人（RR为7.3，95% CI 2.4～16.9），以及可能暴露于木屑的胶合板工人（RR为11.8，95% CI 1.4～42.5）的风险增加。

IARC认为有足够的证据表明，人类暴露于木尘对鼻咽部具有致癌性[156]。这在最近的修订中得

到了重申 [169]。

棉尘和纺织工业

在纺织制造业中发现了几种化学物质；这些物质包括阻燃剂、纺织染料、溶剂、防腐剂和纺织印刷品。有些可能致癌。Li 等 [188] 在上海进行的一项病例队列研究表明，暴露于棉尘的人群中可能存在鼻咽癌风险。棉尘类累积暴露最高（> 143.4mg/m³ × 年）者的 RR 为 3.6（95% CI 1.8 ～ 7.2）。同样的研究还发现，在纺织工业中，接触到酸、碱、致病菌、染料和油墨的人患鼻咽癌的风险增加。然而，在暴露时间内没有观察到剂量 – 反应关系。

一些研究表明，棉尘是一种可能的鼻咽致癌物 [186]，但结果在很大程度上相互矛盾，或者对棉尘暴露的结果不确定 [181, 189, 190]。IARC 将棉尘和在纺织行业的工作归类为可能对人类致癌（2B 类）[191]，表明鼻咽癌与棉尘和纺织行业工作存在因果关系的证据有限。

其他职业

由于研究数量有限，将鼻咽癌与其他职业危险因素联系起来的证据不太明确。所有这些职业因素都需要进一步的研究来阐明这些危险因素和职业在鼻咽癌风险中的作用。

烟雾、吸烟和化学物质：Henderson 等 [192] 在一项病例对照研究中发现，烟雾、吸烟和化学物质会增加患鼻咽癌的风险，但粉尘没有增加患鼻咽癌的风险。Yu 等 [190] 发现烟雾和化学烟雾的风险增加，而非粉尘。Armstrong 等 [181] 没有发现接触化学物质、烟雾或粉尘的风险。

氯酚：氯酚被 IARC 归类为可能对人类致癌的 2B 类 [193]。一系列的病例对照研究发现了暴露于氯酚与鼻咽癌之间的关系。Hardell 等 [194] 发现，暴露在木材工业中的氯酚中，鼻咽癌和鼻部癌的总体风险约为 7 倍。Mirabelli 等 [195] 还发现，暴露于高水平氯酚的人群风险较高（RR 2.64，95% CI 1.10 ～ 5.78），暴露时间少于 10 年的人群风险（RR 3.52，95% CI 1.07 ～ 9.73），或暴露时间超过 10

年的人群风险更高（RR 9.07，95% CI 1.41 ～ 42.9）。Zhu 等 [108] 发现，暴露于氯酚的人发生鼻咽部鳞状细胞癌的风险增加（RR 2.2，95% CI 1.1 ～ 4.3）。

工业热能和燃烧产物：两项病例对照研究已经检验了工业热能对鼻咽癌的影响。Henderson 等 [192] 发现风险增加，约为 1.5，但这些都没有统计学意义。Armstrong 等 [181] 还发现，在调整了木尘、饮食和香烟烟雾后，热暴露导致鼻咽癌风险增加的 RR 为 1.23（P = 0.02）。在中国的一项病例对照研究 [190] 也发现，暴露于燃烧产物会增加鼻咽癌的风险，偶尔暴露者 RR 为 2.7（P < 0.05），暴露 10 年或以上者 RR 为 10.1（P < 0.05）。由于研究数量有限，无法就工业热能对鼻咽癌的影响得出明确的结论。

有机溶剂：台湾的一项病例对照研究 [26] 探讨了有机溶剂对鼻咽癌的影响，结果显示风险低、但不精确，且未发现到剂量反应效应。

切削油：Zhu 等 [108] 发现使用切割油或在其周围工作的人患所有组织学类型的鼻咽癌的风险都增加（RR 1.9，95% CI 1.1 ～ 3.1）；职业暴露于铬化合物或合金中患鳞状细胞癌的风险增加（RR 2.6，95% CI 1.1 ～ 6.1）。

结论性评论

减少 HNC 主要职业危险因素的努力取决于对不同工业环境中特定职业中存在的潜在致癌物的了解，以及对工人接触这些物质的有效监测和预防。

与更常见的癌症相比，HNC 总体上和具体部位的高致癌性癌症发病率较低，这使得具有足够样本量的前瞻性研究难以进行精确估计。此外，由于在特定行业或国家缺乏特定出生队列时间段的暴露测量工具和暴露监测，职业暴露可能存在错误分类偏差。每项研究对职业暴露的定义也有所不同，使用从职业名称、行业名称到暴露水平等不同定义。对于一个充分确定职业风险的职业研究，应考虑暴露水平、强度、持续时间和诱导时间。主要的混杂因素，如吸烟和饮酒，必须加以调整，因为大多数职业都与生活习惯和选择有关。

需要进一步的研究来证实许多可疑物质、职业和行业与口腔癌、咽癌和鼻咽癌之间的关联。然而，迄今为止积累的知识已使预防和安全工作成为可能。监测项目，特别是针对暴露于氯酚、甲醛和木材粉尘的项目对此有促进作用。

参考文献

[1] Pai SI, Westra WH. Molecular pathology of head and neck cancer: implications for diagnosis, prognosis, and treatment. Annu Rev Pathol. 2009; 4: 49–70. https://doi.org/10.1146/annurev.pathol.4.110807.092158.

[2] Surveillance, Epidemiology and ER(SEER)P(www.seer.cancer.gov. SEER*Stat Database: Incidence—SEER 9Regs Research Data, Nov 2015Sub(1973–2013) < Katrina/Rita Population Adjustment > —Linked To County Attributes—Total U.S., 1969–2014, based on the November 2015submission.

[3] Pruegsanusak K, Peeravut S, Leelamanit V, Sinkijcharoenchai W, Jongsatitpaiboon J, Phungrassami T, et al. Survival and prognostic factors of different sites of head and neck cancer: an analysis from Thailand. Asian Pac J Cancer Prev. 2012; 13: 885–90.

[4] Sinha R, Anderson DE, McDonald SS, Greenwald P.Cancer risk and diet in India. J Postgrad Med. 2003; 49: 222–8.

[5] Nandakumar A, Nandakumar A. Survival in head and neck cancers—results of a multi–institution study. Asian Pac J Cancer Prev.2016; 17: 1745–54.

[6] Attar E, Dey S, Hablas A, Seifeldin IA, Ramadan M, Rozek LS, et al. Head and neck cancer in a developing country: a population–based perspective across 8years. Oral Oncol NIH Public Access. 2010; 46: 591–6. https://doi.org/10.1016/j.oraloncology.2010.05.002.

[7] Solca F, Dahl G, Zoephel A, Bader G, Sanderson M, Klein C, et al. Target binding properties and cellular activity of afatinib(BIBW 2992), an irreversible ErbB family blocker. J Pharmacol Exp Ther. 2012; 343: 342–50. https://doi.org/10.1124/jpet.112.197756.

[8] Posner MR, Hershock DM, Blajman CR, Mickiewicz E, Winquist E, Gorbounova V, et al. Cisplatin and fluorouracil alone or with docetaxel in head and neck cancer. N Engl J Med. 2007; 357: 1705–15. https://doi.org/10.1056/NEJMoa070956.

[9] Nakashima K, Hironaka S, Boku N, Onozawa Y, Fukutomi A, Yamazaki K, et al. Irinotecan plus cisplatin therapy and S–1plus cisplatin therapy for advanced or recurrent gastric cancer in a single institution. Jpn J Clin Oncol. 2008; 38: 810–5. https://doi.org/10.1093/jjco/hyn109.

[10] Pignon J–P, le Maître A, Maillard E, Bourhis J. Meta-analysis of chemotherapy in head and neck cancer(MACH-NC): an update on 93randomised trials and 17, 346patients. Radiother Oncol. 2009; 92: 4–14. https://doi.org/10.1016/j.radonc.2009.04.014.

[11] Brockstein B, Haraf DJ, Rademaker AW, Kies MS, Stenson KM, Rosen F, et al. Patterns of failure, prognostic factors and survival in locoregionally advanced head and neck cancer treated with concomitant chemoradiotherapy: a 9–year, 337–patient, multi–institutional experience. Ann Oncol. 2004; 15: 1179–86. https://doi.org/10.1093/annonc/mdh308.

[12] Ho AS, Kraus DH, Ganly I, Lee NY, Shah JP, Morris LGT. Decision making in the management of recurrent head and neck cancer. Head Neck. 2014; 36: 144–51. https://doi.org/10.1002/hed.23227.

[13] Ferlay J, Soerjomataram I, Dikshit R, Eser S, Mathers C, Rebelo M, et al. Cancer incidence and mortality worldwide: sources, methods and major patterns in GLOBOCAN 2012. Int J Cancer. 2015; 136: E359–86. https://doi.org/10.1002/ijc.29210.

[14] Ferlay J, Soerjomataram II, Dikshit R, Eser S, Mathers C, Rebelo M, et al. Cancer incidence and mortality worldwide: sources, methods and major patterns in GLOBOCAN 2012. Int J Cancer. 2014; 136: E359–86. https://doi.org/10.1002/ijc.29210.

[15] Wünsch–Filho V. The epidemiology of oral and pharynx cancer in Brazil. Oral Oncol. 2002; 38(8): 737–46. https://doi.org/10.1016/S1368–8375(02)00066–0.

[16] Wünsch–Filho V, De Camargo EA. The burden of mouth cancer in Latin America and the Caribbean: epidemiologic issues. Semin Oncol. 2001; 28(2): 158–68. https://doi.org/10.1016/S0093–7754(01)90087–9.

[17] Boing AF, Peres MA, Antunes JLF. Mortality from oral and pharyngeal cancer in Brazil: trends and regional patterns, 1979–2002. Rev Panam Salud Publica. 2006; 20(1): 1–8. https://doi.org/10.1590/S1020–49892006000700001.

[18] IARC. IARC Monographs on the evaluation of carcinogenic risks to humans: Volume 100E. Personal habits and indoor. Lyon: International Agency for Research on Cancer(IARC; 2009.

[19] Ferlay J, Shin H–R, Bray F, Forman D, Mathers C, Parkin DM. Estimates of worldwide burden of cancer in 2008: GLOBOCAN 2008. Int J Cancer. 2010; 127: 2893–917. https://doi.org/10.1002/ijc.25516.

[20] Wei KR, Yu YL, Yang YY, Ji MF, Yu BH, Liang ZH, et al. Epidemiological trends of nasopharyngeal carcinoma in China. Asian Pac J Cancer Prev. 2010; 11(1): 29–32.

[21] Yang L, Parkin DM, Li L, Chen Y. Time trends in cancer

mortality in China: 1987–1999. Int J Cancer. 2003; 106(5): 771–83. https: //doi. org/10.1002/ijc.11300.

[22] Lee AWM, Foo W, Mang O, Sze WM, Chappell R, Lau WH, et al. Changing epidemiology of nasopharyngeal carcinoma in Hong Kong over a 20–year period(1980–99): an encouraging reduction in both incidence and mortality. Int J Cancer. 2003; 103(5): 680–5. https: //doi.org/10.1002/ijc.10894.

[23] Sun LM, Epplein M, Li CI, Vaughan TL, Weiss NS. Trends in the incidence rates of nasopharyngeal carcinoma among Chinese Americans living in Los Angeles County and the San Francisco metropolitan area, 1992–2002. Am J Epidemiol. 2005; 162(12): 1174–8. https: //doi.org/10.1093/aje/kwi345.

[24] Chang ET, Adami HO. The enigmatic epidemiology of nasopharyngeal carcinoma. Cancer Epidemio Biomark Prev. 2006; 15(10): 1765–77. https: //doi.org/10.1158/1055–9965.EPI–06–0353.

[25] Hildesheim A, Levine PH. Etiology of nasopharyngeal carcinoma: a review. Epidemiol Rev. 1993; 15: 466–85.

[26] Hildesheim A, Dosemeci M, Chan CC, Chen CJ, Cheng YJ, Hsu MM, et al. Occupational exposure to wood, formaldehyde, and solvents and risk of nasopharyngeal carcinoma. Cancer Epidemiol Biomarkers Prev. 2001; 10(11): 1145–53.

[27] Sankaranarayanan R, Masuyer E, Swaminathan R, Ferlay J, WhelanS. Head and neck cancer: a global perspective on epidemiology and prognosis. Anticancer Res. 1998; 18: 4779–86.

[28] Bosetti C, Negri E, Franceschi S, Conti E, Levi F, Tomei F, et al. Risk factors for oral and pharyngeal cancer in women: a study from Italy and Switzerland. Br J Cancer. 1999; 82: 204–7. https: //doi. org/10.1054/bjoc.1999.0900.

[29] Chang ET, Adami H–O. The enigmatic epidemiology of nasopharyngeal carcinoma. Cancer Epidemiol Biomarkers Prev. 2006; 15: 1765–77. https: //doi.org/10.1158/1055–9965. EPI–06–0353.

[30] Tuyns AJ, Estève J, Raymond L, Berrino F, Benhamou E, Blanchet F, et al. Cancer of the larynx/hypopharynx, tobacco and alcohol: IARC International Case–Control Study in Turin and Varese(Italy), Zaragoza and Navarra(Spain), Geneva(Switzerland)and Calvados(France). Int J Cancer. 1988; 41: 483–91.

[31] Petti S. Lifestyle risk factors for oral cancer. Oral Oncol. 2009; 45: 340–50. https: //doi.org/10.1016/j.oraloncology.2008. 05.018.

[32] de Martel C, Ferlay J, Franceschi S, Vignat J, Bray F, Forman D, et al. Global burden of cancers attributable to infections in 2008: a review and synthetic analysis. Lancet

Oncol. 2012; 13: 607–15. https: //doi.org/10.1016/S1470–2045(12)70137–7.

[33] Shiboski CH, Schmidt BL, Jordan RCK. Tongue and tonsil carcinoma: Increasing trends in the U.S. population ages 20–44years. Cancer. 2005; 103(9): 1843–9. https: //doi.org/10.1002/cncr.20998.

[34] Schantz SP, Yu G–P. Head and neck cancer incidence trends in young Americans, 1973–1997, with a special analysis for tongue cancer. Arch Otolaryngol Head Neck Surg. 2002; 128(3): 268–74. https: //doi.org/10.1001/archotol.128.3.268.

[35] Settle K, Posner MR, Schumaker LM, Tan M, Suntharalingam M, Goloubeva O, et al. Racial survival disparity in head and neck cancer results from low prevalence of human papillomavirus infection in black oropharyngeal cancer patients. Cancer Prev Res. 2009; 2: 776–81, https: //doi.org/10.1158/1940–6207.CAPR–09–0149.

[36] Young D, Xiao CC, Murphy B, Moore M, Fakhry C, Day TA. Increase in head and neck cancer in younger patients due to human papillomavirus(HPV). Oral Oncol. 2015; 51: 727–30. https: // doi.org/10.1016/j.oraloncology.2015.03.015.

[37] Kass JI, Giraldez L, Gooding W, Choby G, Kim S, Miles B, et al. Oncologic outcomes of surgically treated early–stage oropharyngeal squamous cell carcinoma. Head Neck. 2016; 38: 1467–71. https: // doi.org/10.1002/hed.24456.

[38] Moore S, Johnson N, Pierce A, Wilson D. The epidemiology of lip cancer: a review of global incidence and aetiology. Oral Dis. 1999; 5: 185–95.

[39] Freedman ND, Park Y, Subar AF, Hollenbeck AR, Leitzmann MF, Schatzkin A, et al. Fruit and vegetable intake and head and neck cancer risk in a large United States prospective cohort study. Int J Cancer. 2008; 122: 2330–6. https: //doi.org/10.1002/ijc.23319.

[40] Freedman ND, Abnet CC, Leitzmann MF, Mouw T, Subar AF, Hollenbeck AR, et al. A prospective study of tobacco, alcohol, and the risk of esophageal and gastric cancer subtypes. Am J Epidemiol. 2007; 165(12): 1424–33. https: //doi.org/10.1093/aje/ kwm051.

[41] Friborg JT, Yuan J–M, Wang R, Koh W–P, Lee H–P, Yu MC. A prospective study of tobacco and alcohol use as risk factors for pharyngeal carcinomas in Singapore Chinese. Cancer. 2007; 109(6): 1183–91. https: //doi.org/10.1002/cncr.22501.

[42] Ide R, Mizoue T, Fujino Y, Hoshiyama Y, Sakata K, Tamakoshi A, et al. Cigarette smoking, alcohol drinking, and oral and pharyngeal cancer mortality in Japan. Oral Dis. 2008; 14: 314–9.

[43] Muwonge R, Ramadas K, Sankila R, Thara S, Thomas

G, Vinoda J, et al. Role of tobacco smoking, chewing and alcohol drinking in the risk of oral cancer in Trivandrum, India: a nested case–control design using incident cancer cases. Oral Oncol. 2008; 44: 446–54. https: //doi. org/10.1016/j.oraloncology.2007.06.002.

[44] Allen NE, Beral V, Casabonne D, Kan SW, Reeves GK, Brown A, et al. Moderate alcohol intake and cancer incidence in women. J Natl Cancer Inst. 2009; 101: 296–305. https: //doi.org/10.1093/jnci/ djn514.

[45] Weikert C, Dietrich T, Boeing H, Bergmann MM, Boutron–Ruault MC, Clavel–Chapelon F, et al. Lifetime and baseline alcohol intake and risk of cancer of the upper aero–digestive tract in the European prospective investigation into cancer and nutrition(EPIC)study. Int J Cancer. 2009; 125(2): 406–12. https: //doi. org/10.1002/ijc.24393.

[46] Subapriya R, Thangavelu A, Mathavan B, Ramachandran CR, Nagini S. Assessment of risk factors for oral squamous cell car–cinoma in Chidambaram, Southern India: a case–control study. Eur J Cancer Prev. 2007; 16: 251–6. https: //doi.org/10.1097/01. cej.0000228402.53106.9e.

[47] Znaori A, Brennan P, Gajalakshmi V, Mathew A, Shanta V, Varghese C, et al. Independent and combined effects of tobacco smoking, chewing and alcohol drinking on the risk of oral, pharyngeal and esophageal cancers in Indian men. Int J Cancer. 2003; 105(5): 681–6. https: //doi.org/10.1002/ ijc.11114.

[48] Balaram P, Sridhar H, Rajkumar T, Vaccarella S, Herrero R, Nandakumar A, et al. Oral cancer in southern India: the influence of smoking, drinking, paan–chewing and oral hygiene. Int J Cancer. 2002; 98: 440–5.

[49] Merchant A, Husain SS, Hosain M, Fikree FF, Pitiphat W, Siddiqui AR, et al. Paan without tobacco: an independent risk factor for oral cancer. Int J Cancer. 2000; 86: 128–31.

[50] Dikshit RP, Kanhere S. Tobacco habits and risk of lung, oropharyngeal and oral cavity cancer: a population–based casecontrol study in Bhopal, India. Int J Epidemiol. 2000; 29: 609–14.

[51] Rao DN, Ganesh B, Rao RS, Desai PB. Risk assessment of tobacco, alcohol and diet in oral cancer—a case–control study. Int J Cancer. 1994; 58: 469–73.

[52] Rao DN, Desai PB. Risk assessment of tobacco, alcohol and diet in cancers of base tongue and oral tongue—a case control study. Indian J Cancer. 1998; 35(2): 65–72.

[53] Sankaranarayanan R, Duffy SW, Padmakumary G, Day NE, Nair MK. Risk factors for cancer of the buccal and labial mucosa in Kerala, southern India. J Epidemiol Community Health. 1990; 44(4): 286–92. https: //doi. org/10.1136/jech.44.4.286.

[54] Sankaranarayanan R, Duffy SW, Padmakumary G, Day NE, Padmanabhan TK. Tobacco chewing, alcohol and nasal snuff in can–cer of the gingiva in Kerala, India. Br J Cancer. 1989; 60(4): 638–43. https: //doi.org/10.1038/bjc.1989.330.

[55] Sankaranarayanan R, Duffy SW, Nair MK, Padmakumary G, Day NE. Tobacco and alcohol as risk factors in cancer of the lar–ynx in Kerala, India. Int J Cancer. 1990; 45(5): 879–82. https: //doi. org/10.1002/ijc.2910450517.

[56] Nandakumar A, Anantha N, Pattabhiraman V, Prabhakaran PS, Dhar M, Puttaswamy K, et al. Importance of anatomical subsite in cor–relating risk factors in cancer of the oesophagus—report of a case–control study. Br J Cancer. 1996; 73: 1306–11.

[57] Lee KW, Kuo WR, Tsai SM, Wu DC, Wang WM, Fang FM, et al. Different impact from betel quid, alcohol and cigarette: Risk factorsfor pharyngeal and laryngeal cancer. Int J Cancer. 2005; 117(5): 831–6. https: //doi.org/10.1002/ ijc.21237.

[58] Wasnik KS, Ughade SN, Zodpey SP, Ingole DL. Tobacco consum–tion practices and risk of oro–pharyngeal cancer: a case–control study in Central India. Southeast Asian J Trop Med Public Health. 1998; 29: 827–34.

[59] Ko YC, Huang YL, Lee CH, Chen MJ, Lin LM, Tsai CC. Betel quid chewing, cigarette smoking and alcohol consumption related to oral cancer in Taiwan. J Oral Pathol Med. 1995; 24: 450–3.

[60] Thomas SJ, Bain CJ, Battistutta D, Ness AR, Paissat D, MaclennanR. Betel quid not containing tobacco and oral cancer: a report on a case–control study in Papua New Guinea and a meta–analysis of current evidence. Int J Cancer. 2007; 120: 1318–23. https: //doi. org/10.1002/ ijc.22304.

[61] Blot WJ, McLaughlin JK, Winn DM, Austin DF, Greenberg RS, Preston–Martin S, et al. Smoking and drinking in relation to oral and pharyngeal cancer. Cancer Res. 1988; 48: 3282–7.

[62] Wyss A, Hashibe M, Chuang S–C, Lee Y–CA, Zhang Z–F, Yu G–P, et al. Cigarette, cigar, and pipe smoking and the risk of head and neck cancers: pooled analysis in the International Head and NeckCancer Epidemiology Consortium. Am J Epidemiol. 2013; 178: 679–90. https: // doi.org/10.1093/aje/kwt029.

[63] Hsu W–L, Chen J–Y, Chien Y–C, Liu M–Y, You S–L, Hsu M–M, et al. Independent effect of EBV and cigarette smoking on nasopharyngeal carcinoma: a 20–year follow–up study on 9, 622males without family history in Taiwan. Cancer Epidemiol Biomarkers Prev. 2009; 18: 1218–26. https://doi.org/10.1158/1055–9965.EPI–08–1175.

[64] Xu F–H, Xiong D, Xu Y–F, Cao S–M, Xue W–Q, Qin H–D, et al. An epidemiological and molecular study of

the relationship between smoking, risk of nasopharyngeal carcinoma, and Epstein–Barr virus activation. J Natl Cancer Inst. 2012; 104: 1396–410. https: //doi.org/10.1093/jnci/djs320.

[65] Rosenquist K. Risk factors in oral and oropharyngeal squamous cell carcinoma: a population–based case–control study in southern Sweden. Swed Dent J Suppl. 2005; (179): 1–66.

[66] Jia WH, Luo XY, Feng BJ, Ruan HL, Bei JX, Liu WS, et al. Traditional Cantonese diet and nasopharyngeal carcinoma risk: a large–scale case–control study in Guangdong, China. BMC Cancer. 2010; 10: 446. https://doi.org/10.1186/1471–2407-10–446.

[67] Farrow DC, Vaughan TL, Berwick M, Lynch CF, Swanson GM, Lyon JL. Diet and nasopharyngeal cancer in a low–risk population. Int J Cancer. 1998; 78(6): 675–9. https://doi.org/10.1002/(SICI)1097–0215(19981209)78: 6 < 675: : AID–IJC2 > 3.0.CO; 2–J.

[68] Pintos J, Black MJ, Sadeghi N, Ghadirian P, Zeitouni AG, Viscidi RP, et al. Human papillomavirus infection and oral cancer: A case–control study in Montreal, Canada. Oral Oncol. 2008; 44(3): 242–50. https://doi.org/10.1016/j.oraloncology.2007.02.005.

[69] Hansson BG, Rosenquist K, Antonsson A, Wennerberg J, Schildt EB, Bladstrom A, et al. Strong association between infection with human papillomavirus and oral and oropharyngeal squamous cell carcinoma: a population–based case–control study in southern Sweden. Acta Otolaryngol. 2005; 125(12): 1337–44. https://doi.org/10.1080/00016480510043945.

[70] Ernster JA, Sciotto CG, O'Brien MM, Finch JL, Robinson LJ, Willson T, et al. Rising incidence of oropharyngeal cancer and the role of oncogenic human papilloma virus. Laryngoscope. 2007; 117(12): 2115–28. https://doi.org/10.1097/ MLG.0b013e31813e5fbb.

[71] Tachezy R, Klozar J, Saláková M, Smith E, Turek L, Betka J, et al. HPV and other risk factors of oral cavity/oropharyngeal cancer in the Czech Republic. Oral Dis. 2005; 11(3): 181–5. https://doi. org/10.1111/j.1601–0825.2005.01112.x.

[72] D'Souza G, Kreimer AR, Viscidi R, Pawlita M, Fakhry C, Koch WM, et al. Case–control study of human papillomavirus and oropharyngeal cancer. N Engl J Med. 2007.; 356/19/1944[pii]\r; 356: 1944–56. https://doi.org/10.1056/NEJMoa065497.\

[73] Chien YC, Chen JY, Liu MY, Yang HI, Hsu MM, Chen CJ, et al. Serologic markers of Epstein–Barr virus infection and nasopharyngeal carcinoma in Taiwanese men. N Engl J Med. 2001; 345(26): 1877–82. https://doi.org/10.1056/NEJMoa011610.

[74] Ji MF, Wang DK, Yu YL, Guo YQ, Liang JS, Cheng WM, et al. Sustained elevation of Epstein–Barr virus antibody levels preceding clinical onset of nasopharyngeal carcinoma. Br J Cancer. 2007; 96(4): 623–30. https://doi.org/10.1038/sj.bjc.6603609.

[75] Hauptmann M, Lubin JH, Stewart PA, Hayes RB, Blair A. Mortality from solid cancers among workers in formaldehyde industries. Am J Epidemiol. 2004; 159(12): 1117–30. https://doi.org/10.1093/aje/ kwh174.

[76] Vaughan TL, Strader C, Davis S, Daling JR. Formaldehyde and cancers of the pharynx, sinus and nasal cavity: I. Occupational expo–sures. Int J Cancer. 1986; 38(5): 677–83. https://doi.org/10.1002/ ijc.2910380510.

[77] Roush GC, Walrath J, Stayner LT, Kaplan SA, Flannery JT, Blair A. Nasopharyngeal cancer, sinonasal cancer, and occupations related to formaldehyde: a case–control study. J Natl Cancer Inst. 1987; 76(6): 1221–4.

[78] West S, Hildesheim A, Dosemeci M. Non–viral risk factors for nasopharyngeal carcinoma in the philippines: results from a case–control study. Int J Cancer. 1993; 55(5): 722–7. https://doi.org/10.1002/ ijc.2910550504.

[79] Vaughan TL, Stewart PA, Teschke K, Lynch CF, Swanson GM, Lyon JL, et al. Occupational exposure to formaldehyde and wood dust and nasopharyngeal carcinoma. Occup Environ Med. 2000; 57(6): 376–84.https://doi.org/10.1136/ oem.57.6.376.

[80] Preston DL, Ron E, Tokuoka S, Funamoto S, Nishi N, Soda M, et al. Solid cancer incidence in atomic bomb survivors: 1958–1998. Radiat Res. 2007; 168(1): 1–64. https://doi.org/10.1667/RR0763.1.

[81] Modan B, Chetrit A, Alfandary E, Tamir A, Lusky A, Wolf M, et al. Increased risk of salivary gland tumors after low–dose irradiation. Laryngoscope. 1998; 108: 1095–7.

[82] Land CE, Saku T, Hayashi Y, Takahara O, Matsuura H, Tokuoka S, et al. Incidence of salivary gland tumors among atomic bomb survivors, 1950–1987. Evaluation of radiation–related risk. Radiat Res. 1996; 146(3): 356. https://doi.org/10.2307/3579392.

[83] Schneider AB, Shore–Freedman E, Ryo UY, Bekerman C, Favus M, Pinsky S. Radiation–induced tumors of the head and neck following childhood irradiation. Prospective studies. Medicine(Baltimore). 1985; 64(1): 1–15.

[84] Hashibe M, Brennan P, Benhamou S, Castellsague X, Chen C, Curado MP, et al. Alcohol drinking in never users of tobacco, cigarette smoking in never drinkers, and the risk of head and neck cancer: pooled analysis in the International Head and Neck Cancer Epidemiology Consortium. J Natl Cancer Inst. 2007; 99: 777–89. https://doi.org/10.1093/jnci/

djk179.

[85] Purdue MP, Hashibe M, Berthiller J, La Vecchia C, Maso LD, Herrero R, et al. Type of alcoholic beverage and risk of head and neck cancer—a pooled analysis within the INHANCE Consortium. Am J Epidemiol. 2009; 169(2): 132–42. https: //doi.org/10.1093/aje/ kwn306.

[86] Hashibe M, Brennan P, Chuang S–C, Boccia S, Castellsague X, Chen C, et al. Interaction between tobacco and alcohol use and the risk of head and neck cancer: pooled analysis in the International Head and Neck Cancer Epidemiology Consortium. Cancer Epidemiol Biomarkers Prev. 2009; 18: 541–50. https://doi.org/10.1158/1055–9965.EPI–08–0347.

[87] Lee Y–CA, Boffetta P, Sturgis EM, Wei Q, Zhang Z–F, Muscat J, et al. Involuntary smoking and head and neck cancer risk: pooled analysis in the International Head and Neck Cancer Epidemiology Consortium. Cancer Epidemiol Biomarkers Prev. 2008; 17: 1974–81. https: //doi.org/10.1158/1055–9965.EPI–08–0047.

[88] Zhang ZF, Morgenstern H, Spitz MR, Tashkin DP, Yu GP, Hsu TC, et al. Environmental tobacco smoking, mutagen sensitivity, and headand neck squamous cell carcinoma. Cancer Epidemiol Biomarkers Prev. 2000; 9(10): 1043–9.

[89] Tan EH, Adelstein DJ, Droughton ML, Van Kirk MA, LavertuP. Squamous cell head and neck cancer in nonsmokers. Am J Clin Oncol. 1997; 20(2): 146–50.

[90] Boing AF, Antunes JLF, de Carvalho MB, de Gois Filho JF, Kowalski LP, Michaluart PJ, et al. How much do smoking and alcohol consumption explain socioeconomic inequali–ties in head and neck cancer risk? J Epidemiol Community Health. 2011; 65(8): 709–14. https: //doi.org/10.1136/ jech.2009.097691.

[91] Conway DI, Petticrew M, Marlborough H, Berthiller J, Hashibe M, Macpherson LM. Socioeconomic inequalities and oral cancer risk: a systematic review and meta–analysis of case–control studies. Int J Cancer. 2008; 122(12): 2811–9. https: //doi.org/10.1002/ ijc.23430.

[92] IARC Monographs on the Evaluation of Carcinogenic Risks to Humans N 85, editor. Humans, IARC Working Group on the evaluation of carcinogenic risk to humans. Betel–quid and areca–nut chewing and some areca–nut–derived nitrosamines. Lyon: International Agency for Research on Cancer; 2004.

[93] Tovosia S, Chen P–H, Ko AM–J, Tu H–P, Tsai P–C, Ko Y–C. Prevalence and associated factors of betel quid use in the Solomon Islands: a hyperendemic area for oral and pharyngeal cancer. Am J Trop Med Hyg. 2007; 77: 586–90.

[94] IARC Working Group on the Evaluation of Carcinogenic Risk to Humans. Betel–quid and areca–nut chewing and some areca–nut derived nitrosamines. IARC Monogr Eval Carcinog Risks Hum. 2004; 85: 1–334.

[95] Secretan B, Straif K, Baan R, Grosse Y, El Ghissassi F, Bouvard V, et al. A review of human carcinogens—Part E: tobacco, areca nut, alcohol, coal smoke, and salted fish. Lancet Oncol. 2009; 10(11): 1033–4. https: //doi.org/10.1016/ S1470–2045(09)70326–2.

[96] Marur S, D'Souza G, Westra WH, Forastiere AA. HPV–associated head and neck cancer: a virus–related cancer epi–demic. Lancet Oncol. 2010; 11(8): 781–9. https: //doi.org/10.1016/ S1470–2045(10)70017–6.

[97] Hammarstedt L, Dahlstrand H, Lindquist D, Onelöv L, Ryott M, Luo J, et al. The incidence of tonsillar cancer in Sweden is increasing. Acta Otolaryngol. 2007; 127(9): 988–92. https: //doi. org/10.1080/00016480601110170.

[98] Chaturvedi AK, Graubard BI, Broutian T, Pickard RKL, Tong ZY, Xiao W, et al. NHANES 2009–2012findings: association of sexual behaviors with higher prevalence of oral oncogenic human papillomavirus infections in U.S. men. Cancer Res. 2015; 75: 2468–77. https: //doi. org/10.1158/0008–5472.CAN–14–2843.

[99] Gaudet MM, Olshan AF, Chuang SC, Berthiller J, Zhang ZF, Lissowska J, et al. Body mass index and risk of head and neck cancer in a pooled analysis of case–control studies in the International Head and Neck Cancer Epidemiology(INHANCE)Consortium. Int J Epidemiol. 2010; 39(4): 1091–102. dyp380[pii]\r. https: //doi. org/10.1093/ije/dyp380.

[100] Hashim D, Sartori S, La Vecchia C, Serraino D, Dal Maso L, Negri E, et al. Hormone factors play a favorable role in female head and neck cancer risk. Cancer Med. 2017; 6: 1998–2007. https: //doi. org/10.1002/cam4.1136.

[101] Peters ES, Luckett BG, Applebaum KM, Marsit CJ, McClean MD, Kelsey KT. Dairy products, leanness, and head and neck squamous cell carcinoma. Head Neck. 2008; 30(9): 1193–205. https: //doi.org/10.1002/ hed.20846.

[102] Guha N, Boffetta P, Wünsch Filho V, Eluf Neto J, Shangina O, Zaridze D, et al. Oral health and risk of squamous cell carcinoma of the head and neck and esophagus: results of two multicentric case–control studies. Am J Epidemiol. 2007; 166: 1159–73. https: //doi.org/10.1093/aje/kwm193.

[103] Marques LA, Eluf–Neto J, Figueiredo RAO, de Góis–Filho JF, Kowalski LP, de Carvalho MB, et al. Oral health, hygiene practices and oral cancer. Rev Saude Publica. 2008; 42(3): 471–9. https://doi.org/10.1590/S0034–89102008000300012.

[104] Hashim D, Sartori S, Brennan P, Curado MP, Wünsch–Filho V, Divaris K, et al. The role of oral hygiene in head

and neck cancer: results from International Head and Neck Cancer Epidemiology(INHANCE)consortium. Ann Oncol. 2016; 27: 1619–25. https: // doi.org/10.1093/annonc/ mdw224.

[105] IARC Working Group on the Evaluation of Carcinogenic Risks to Humans. Biological Agents. Volume 100B. A review of human carcinogens. IARC Monogr Eval Carcinog Risks Hum. 2012; 100(Pt B): 1–441.

[106] Bouvard V, Baan R, Straif K, Grosse Y, Secretan B, El Ghissassi F, et al. A review of human carcinogens--Part B: biological agents. Lancet Oncol. 2009; 10(4): 321–2. https: //doi.org/10.1016/ S1470–2045(09)70096–8.

[107] Franco EL, Kowalski LP, Oliveira BV, Curado MP, Pereira RN, Silva ME, et al. Risk factors for oral cancer in Brazil: a case–control study. Int J Cancer. 1989; 43(6): 992–1000.

[108] Zhu K, Levine RS, Brann EA, Hall HI, Caplan LS, Gnepp DR. Case–control study evaluating the homogeneity and hetero–geneity of risk factors between sinonasal and nasopharyngeal can–cers. Int J Cancer. 2002; 99(1): 119–23. https: //doi.org/10.1002/ ijc.10311.

[109] Yuan JM, Wang XL, Xiang YB, Gao YT, Ross RK, Yu MC. Non–dietary risk factors for nasopharyngeal carcinoma in Shanghai, China. Int J Cancer. 2000; 85(3): 364–9. https: // doi.org/10.1002/(SICI)1097–0215(20000201)85: 3 ＜ 364: : AID–IJC12 ＞ 3.0.CO; 2–C.

[110] Lin TM, Chen KP, Lin CC, Hsu MM, Tu SM, Chiang TC, et al. Retrospective study on nasopharyngeal carcinoma. J Natl Cancer Inst. 1973; 51: 1403–8.

[111] Nam JM, McLaughlin JK, Blot WJ. Cigarette smoking, alcohol, and nasopharyngeal carcinoma: a case–control study among U.S. whites. J Natl Cancer Inst. 1992; 84(8): 619–22.

[112] Mabuchi K, Bross DS, Kessler II. Cigarette smoking and nasopharyngeal carcinoma. Cancer. 1985; 55: 2874–6.

[113] Hirayama T, Ito Y. A new view of the etiology of nasopharyngeal carcinoma. Prev Med(Baltim). 1981; 10(5): 614–22. https: //doi. org/10.1016/0091–7435(81)90051–7.

[114] Lipworth L, La Vecchia C, Bosetti C, McLaughlin JK. Occupational exposure to rock wool and glass wool and risk of cancers of the lung and the head and neck: a systematic review and meta–analysis. J Occup Environ Med. 2009; 51(9): 1075–87. https: //doi.org/10.1097/ JOM.0b013e3181b35125.

[115] Savitz DA. Epidemiologic evidence on the carcinogenicity of metalworking fluids. Appl Occup Environ Hyg. 2003; 18(11): 913–20. https: //doi. org/10.1080/10473220390237539.

[116] Paget–Bailly S, Cyr D, Luce D. Occupational exposures and cancer of the larynx–systematic review and meta–analysis. J Occup Environ Med. 2012; 54(1): 71–84. https: //doi.org/10.1097/ JOM.0b013e31823c1343.

[117] Paget–Bailly S, Cyr D, Luce D. Occupational exposures to asbestos, polycyclic aromatic hydrocarbons and solvents, and cancers of the oral cavity and pharynx: A quantitative literature review. Int Arch Occup Environ Health. 2012; 85(4): 341–51. https: //doi. org/10.1007/s00420–011–0683–y.

[118] Baan R, Grosse Y, Straif K, Secretan B, El Ghissassi F, Bouvard V, et al. A review of human carcinogens—Part F: chemical agents and related occupations. Lancet Oncol. 2009; 10(12): 1143–4. https: //doi.org/10.1016/S1470–2045(09)70358–4.

[119] Straif K, Benbrahim–Tallaa L, Baan R, Grosse Y, Secretan B, El Ghissassi F, et al. A review of human carcinogens—Part C: metals, arsenic, dusts, and fibres. Lancet Oncol. 2009; 10(5): 453–4. https: //doi.org/10.1016/S1470–2045(09)70134–2.

[120] Decoufle P. Cancer risks associated with employment in the leather and leather products industry. Arch Environ Health. 1979; 34: 33–7.

[121] Winn DM, Blot WJ, Shy CM, Fraumeni JF. Occupation and oral cancer among women in the South. Am J Ind Med. 1982; 3: 161–7.

[122] Oreggia F, de Stefani E, Correa P, Rivero S, Fernàndez G, Leiva J, Zavala D. Exposición ocupacional en el cancer oral, faringeo y laringeo[Occupational exposure in cancer of the mouth, pharynx and larynx]. An Otorrinolaringol Ibero Am. 1989; 16: 365–76.[Spanish].

[123] Vaughan T. Occupation and squamous cell cancers of the pharynx and sinonasal cavity. Am J Ind Med. 1989; 16: 493–510.

[124] Haguenoer JM, Cordier S, Morel C, Lefebvre JL, HemonD. Occupational risk factors for upper respiratory tract and upper digestive tract cancers. Br J Ind Med. 1990; 47: 380–3.

[125] Merletti F, Boffetta P, Ferro G, Pisani P, Terracini B. Occupation and cancer of the oral cavity or oropharynx in Turin, Italy. Scand J Work Environ Health. 1991; 17(4): 248–54. https: //doi. org/10.5271/sjweh.1706.

[126] Vaughan TL, Davis S. Wood dust exposure and squamous cell cancers of the upper respiratory tract. Am J Epidemiol. 1991; 133: 560–4.

[127] Huebner WW, Schoenberg JB, Kelsey JL, Wilcox HB, McLaughlin JK, Greenberg RS, Preston–Martin S, Austin DF, Stemhagen A, Blot WJ, Winn DM, Fraumeni JF. Oral and pharyngeal cancer and occupation: a case–control

study. Epidemiology. 1992; 3: 300–9.

[128] Tisch M, Enderle G, Zöller J, Maier H. Cancer of the oral cavity in machine workers. Laryngo–rhino–otologie. 1996; 75(12): 759–63.

[129] Gustavsson P, Jakobsson R, Johansson H, Lewin F, Norell S, Rutkvist LE. Occupational exposures and squamous cell carcinoma of the oral cavity, pharynx, larynx, and oesophagus: a case–control study in Sweden. Occup Environ Med. 1998; 55(6): 393–400. https: //doi.org/10.1136/oem.55.6.393.

[130] Schildt EB, Eriksson M, Hardell L, Magnuson A. Occupational exposures as risk factors for oral cancer evaluated in a Swedish case–control study. Oncol Rep. 1999; 6: 317–20.

[131] Marchand JL, Luce D, Leclerc A, Goldberg P, Orlowski E, Bugel I, Brugère J. Laryngeal and hypopharyngeal cancer and occupational exposure to asbestos and man–made vitreous fibers: results of a case–control study. Am J Ind Med. 2000; 37: 581–9.

[132] Garrote LF, Herrero R, Reyes RO, Vaccarella S, Anta JL, Ferbeye L, Munoz N, Franceschi S. Risk factors for cancer of the oral cav–ity and oro–pharynx in Cuba. Br J Cancer. 2001; 85(1): 46.

[133] Coble JB, Brown LM, Hayes RB, Huang WY, Winn DM, Gridley G, Bravo–Otero E, Fraumeni JF Jr. Sugarcane farming, occupational solvent exposures, and the risk of oral cancer in Puerto Rico. J Occup Environ Med. 2003; 45(8): 869–74.

[134] Menvielle G, Luce D, Goldberg P, Bugel I, Leclerc A. Smoking, alcohol drinking and cancer risk for various sites of the larynx and hypopharynx. A case–control study in France. Eur J Cancer Prevent. 2004; 13(3): 165–72.

[135] Andreotti M, Rodrigues AN, Cardoso LMN, Figueiredo RAO, Eluf–Neto J, Wünsch–Filho V. Ocupação e câncer da cavidade oral e orofaringe[Occupational status and cancer of the oral cavity and oropharynx]. Cad Saúde Pública. 2006; 22: 543–52.[Portuguese].

[136] Vlajinac HD, Marinkovic JM, Sipetic SB, Andrejic DM, Adanja BJ, Stosic–Divjak SL. Case–control study of oropharyngeal cancer. Cancer Detect Prev. 2006; 30(2): 152–7. https: //doi.org/10.1016/j. cdp.2006.02.001.

[137] Jayaprakash V, Natarajan KK, Moysich KB, Rigual NR, Ramnath N, Natarajan N, Reid ME. Wood dust exposure and the risk of upper aero–digestive and respiratory cancers in males. Occup Environ Med. 2008; 65: 647–54.

[138] Moulin JJ, Mur JM, Wild P, Perreaux JP, Pham QT. Oral cavity and laryngeal cancers among man–made mineral fiber production workers. Scand J Work Environ Health. 1986; 12: 27–31

[139] Blair A, Stewart P, O'Berg M, Gaffey W, Walrath J, Ward J, Bales R, Kaplan S, Cubit D. Mortality among industrial workers exposed to formaldehyde. J Natl Cancer Inst. 1986; 76: 1071–84.

[140] Stayner LT, Elliot L, Blade L, Keenlyside R, Halperin W. A retrospective cohort mortality study of workers exposed to formalde–hyde in the garment industry. Am J Ind Med. 1988; 13: 667–81.

[141] Lynge E, Thygesen L. Use of surveillance systems for occupational cancer: data from the Danish National system. Int J Epidemiol. 1988; 17(3): 493–500.

[142] Gardner MJ, Pannett B, Winter PD, Cruddas AM. A cohort study of workers exposed to formaldehyde in the British chemical industry: an update. Br J Ind Med. 1993; 50(9): 827–34. https: //doi. org/10.1136/oem.50.9.827.

[143] Johnson ES. Cancer mortality among workers in the meat department of supermarkets. Occup Environ Med. 1994; 51: 541–7.

[144] Pukkala E, Söderholm AL, Lindqvist C. Cancers of the lip and oropharynx in different social and occupational groups in Finland. Eur J Cancer B Oral Oncol. 1994; 30B: 209–15.

[145] Andjelkovich DA, Janszen DB, Brown MH, Richardson RB, Miller FJ. Mortality of iron foundry workers. IV. Analysis of a subcohort exposed to formaldehyde. J Occup Environ Med. 1995; 37: 826–37.

[146] Coggon D, Wield G. Mortality of butchers and cooks identified from the 1961census of England and Wales. Occup Environ Med. 1995; 52: 157–9.

[147] Boffetta P, Andersen A, Hansen J, Olsen JH, Plato N, Teppo L, Westerholm P, Saracci R. Cancer incidence among European man–made vitreous fiber production workers. Scand J Work Environ Health. 1999; 25: 222–6.

[148] Innos K, Rahu M, Rahu K, Lang I, Leon DA. Wood dust exposure and cancer incidence: a retrospective cohort study of furniture workers in Estonia. Am J Ind Med. 2000; 37: 501–11.

[149] Boffetta P, Gridley G, Gustavsson P, Brennan P, Blair A, Ekström AM, Fraumeni JF. Employment as butcher and cancer risk in a record–linkage study from Sweden. Cancer Causes Control. 2000; 11: 627–33.

[150] Boffetta P, Dosemeci M, Gridley G, Bath H, Moradi T, Silverman D. Occupational exposure to diesel engine emissions and risk of cancer in Swedish men and women. Cancer Causes Control. 2001; 12: 365–74.

[151] Marsh GM, Youk AO, Buchanich JM, Cassidy LD, Lucas LJ, Esmen NA, Gathuru IM. Pharyngeal cancer mortality among chemical plant workers exposed to formaldehyde. Toxicol Ind Health. 2002; 18: 257–68.

[152] Brown LM, Moradi T, Gridley G, Plato N, Dosemeci M, Fraumeni JF. Exposures in the painting trades and paint manufacturing industry and risk of cancer among men and women in Sweden. J Occup Environ Med. 2002; 44: 258–64.

[153] Pinkerton LE, Hein MJ, Stayner LT. Mortality among a cohort of garment workers exposed to formaldehyde: an update. Occup Environ Med. 2004; 61: 193–200.

[154] Ji J, Hemminki K. Occupation and upper aerodigestive tract cancers: a follow-up study in Sweden. J Occup Environ Med. 2005; 47: 785–95.

[155] Krstev S, Stewart P, Rusiecki J, Blair A. Mortality among shipyard Coast Guard workers: a retrospective cohort study. Occup Environ Med. 2007; 64: 651–8.

[156] Marsh GM, Youk AO, Buchanich JM, Erdal S, Esmen NA. Work in the metal industry and nasopharyngeal cancermortality among formaldehyde-exposed workers. Regul Toxicol Pharmacol. 2007; 48: 308–19.

[157] Tarvainen L, Kyyrönen P, Kauppinen T, Pukkala E. Cancer of the mouth and pharynx, occupation and exposure to chemical agents in Finland[in 1971–95]. Int J Cancer. 2008; 123: 653–9.

[158] Andersen ZJ, Lassen CF, Clemmensen IH. Social inequality and incidence of and survival from cancers of the mouth, pharynx and larynx in a population-based study in Denmark, 1994–2003. Eur J Cancer. 2008; 44(14): 1950–61.

[159] IARC Working Group on the Evaluation of Carcinogenic Risks to Humans. International Agency for Research on Cancer IARC Monographs on the evaluation of carcinogenic risks to humans. IARC Monogr Eval Carcinog Risks Hum. 2002. https: //doi. org/10.1002/food.19940380335.

[160] Sterling TD, Weinkam JJ. Mortality from respiratory cancers(including lung cancer)among workers employed in formaldehyde industries. Am J Ind Med. 1994; 25: 593–602–6.

[161] Coggon D, Harris EC, Poole J, Palmer KT. Extended follow-up of a cohort of British chemical workers exposed to formaldehyde. J Natl Cancer Inst. 2003; 95: 1608–15.

[162] Walrath J, Fraumeni JF Jr. Mortality patterns among embalmers. Int J Cancer. 1983; 31: 407–11.

[163] Walrath J, Fraumeni JF Jr. Cancer and other causes of death among embalmers. Cancer Res. 1984; 44: 4638–41.

[164] Stroup NE, Blair A, Erikson GE. Brain cancer and other causes of death in anatomists. J Natl Cancer Inst. 1986; 77: 1217–24.

[165] Hayes RB, Blair A, Stewart PA, Herrick RF, Mahar H. Mortality of US embalmers and funeral directors. Am J Ind Med. 1990; 18: 641–52.

[166] Logue JN, Barrick MK, Jessup GL Jr. Mortality of radiologists and pathologists in the Radiation Registry of Physicians. J Occup Med. 1998; 28: 91–9.

[167] Bosetti C, McLaughlin JK, Tarone RE, Pira E, La Vecchia C. Formaldehyde and cancer risk: a quantitative review of cohort studies through 2006. Ann Oncol. 2008; 19: 29–139.

[168] Straif K, Benbrahim-Tallaa L, Baan R, Grosse Y, Secretan B, El Ghissassi F, Bouvard V, Guha N, Freeman C, Galichet L, Cogliano V. A review of human carcinogens—Part C: metals, arsenic, dusts, and fibres. Lancet Oncol. 2009; 10: 453–4.

[169] IARC. IARC monographs on the evaluation of carcinogenic risks to humans. Volume 100C. A review of human carcinogens: arsenic, metals, fibres, and dusts. Lyon: IARC Press; 2012.

[170] Guha N, Loomis D, Guyton KZ, Grosse Y, El Ghissassi F, Bouvard V, Benbrahim-Tallaa L, Vilahur N, Muller K, Straif K, International Agency for Research on Cancer Monograph Working Group. Carcinogenicity of welding, molybdenum trioxide, and indium tin oxide. Lancet Oncol. 2017; 18(5): 581–2. https: //doi.org/10.1016/S1470-2045(17)30255-3. Epub 2017Apr 10. PubMed PMID: 28408286.

[171] Benbrahim-Tallaa L, Baan RA, Grosse Y, Lauby-Secretan B, El Ghissassi F, Bouvard V, Guha N, Loomis D, Straif K. Carcinogenicity of diesel-engine and gasoline-engine exhaust and some nitroarenes. Lancet Oncol. 2012; 13: 663–4.

[172] Purdue MP, Järvholm B, Bergdahl IA, Hayes RB, Baris D. Occupational exposures and head and neck cancers among Swedish construction workers. Scan J Work Environ Health. 2006; 32(4): 270–5.

[173] Swenberg JA, Kerns WD, Mitchell RE, Gralla EJ, Pavkov KL. Induction of squamous cell carcinomas of the rat nasal cavity by inhalation exposure to formaldehyde vapor. Cancer Res. 1980; 40: 3398–402.

[174] Albert RE, Sellakumar AR, Laskin S, Kuschner M, Nelson A, Snyder CA. Nasal cancer in the rat induced by gaseous formaldehyde and hydrogen chloride. J Natl Cancer Inst. 1982; 68: 597–603.

[175] West S, Hildesheim A, Dosemeci M. Non-viral risk factors nasopharyngeal carcinoma in the Philippines: results from a case-control study. Int J Cancer. 1993; 55: 722–7.

[176] IARC. IARC monographs on the evaluation of carcinogenic risk to humans. Volume 88. Formaldehyde,

2-butoxyethanol, and 1-tert-butoxy-2-propanol. Lyon: IARC Press; 2004.

[177] Cogliano VJ, Grosse Y, Baan RA, Straif K, Secretan MB, El Ghissassi F, The Working Group for Volume 88. Meeting report: summary of IARC monographs on formaldehyde, 2-butoxyethanol, and 1-tert-butoxy-2-propanol. Environ Health Perspect. 2005; 113: 1205-8.

[178] IARC. IARC Monographs on the evaluation of carcinogenic risks to humans. Volume 100F. A review of human carcinogens: chemical agents and related occupations. Lyon: IARC Press; 2012.

[179] National Toxicology Program, National Institute of Environmental Health Science, National Institute of Health. The report on carcinogens. 12th ed. Washington, DC: National Institute of Environmental Health Science; 2011.

[180] IARC. IARC monographs on the evaluation of carcinogenic risk to humans. Volume 62: wood dust and formaldehyde. Lyon: IARC Press; 1995.

[181] Armstrong RW, Imrey PB, Lye MS, Armstrong MJ, Yu MC, Sani S. Nasopharyngeal carcinoma in Malaysian Chinese: occupational exposures to particles, formaldehyde and heat. Int J Epidemiol. 2000; 29: 991-8.

[182] Kawachi I, Pearce N, Fraser J. A New Zealand cancer registry-based study of cancer in wood workers. Cancer. 1989; 64: 2609-13.

[183] Sriamporn S, Vatanasapt V, Pisani P, Yongchaiyudha S, Rungpitarangsri V. Environmental risk factors for nasopharyngeal carcinoma: a case-control study in Northeastern Thailand. Cancer Epidemiol Biomarkers Prev. 1992; 1: 345-8.

[184] Vaughan TL, Stewart PA, Teschke K, Lynch CF, Swanson GM, Lyon JL, Berwick M. Occupational exposure to formaldehyde and wood dust and nasopharyngeal carcinoma. Occup Environ Med. 2000; 57: 376-84.

[185] Siew SS, Kauppinen T, Kyyrönen P, Hiekkilä P, Pukkala E. Occupational exposure to wood dust and formaldehyde and risk of nasal, nasopharyngeal, and lung cancer among Finnish men. Cancer Manag Res. 2012; 4: 223-32.

[186] Siew SS, Martinsen JI, Kjaerheim K, Sparén P, Tryggvadottir L, Weiderpass E, Pukkala E. Occupational exposure to wood dust and risk of nasal and nasopharyngeal cancer: a case-control study among men in four nordic countries-With an emphasis on nasal adenocarcinoma. Int J Cancer. 2017; 141(12): 2430-6. https://doi.org/10.1002/ ijc.31015. Epub 2017Sep 8. PubMed PMID: 28840594.

[187] Demers PA, Boffetta P, Kogevinas M, Blair A, Miller BA, Robinson CF, Roscoe RJ, Winter PD, Colin D, Matos E, Vainio H. Pooled reanalysis of cancer mortality among five cohorts of workers in wood-related industries. Scand J Work Environ Health. 1995; 21: 179-90.

[188] Li W, Ray RM, Gao DL, Fitzgibbons ED, Seixas NS, Camp JE, Wernli KJ, Astrakianakis G, Feng Z, Thomas DB, Checkoway H. Occupational risk factors for nasopharyngeal cancer among female textile workers in Shangai, China. Occup Environ Med. 2006; 63: 39-44.

[189] Roush GC, Walrath J, Stayner LT, Kaplan SA, Flannery JT, Blair A. Nasopharyngeal cancer, sinonasal cancer, and occupations related to formaldehyde: a case-control study. J Natl Cancer Inst. 1987; 79: 1221-4.

[190] Yu MC, Garabrant DH, Huang TB, Henderson BE. Occupational and other non-dietary risk factors for nasopharyngeal carcinoma in Guangzhou, China. Int J Cancer. 1990; 45: 1033-9.

[191] IARC. IARC monographs on the evaluation of carcinogenic risk to humans. Volume 48. Some flame retardants and textile chemicals, and exposures in the textile manufacturing industry. Lyon: IARC Press; 1990.

[192] Henderson BE, Louie E, Jing JS, Buell P, Gardner M. Risk fac-tors associated with nasopharyngeal carcinoma. N Engl J Med. 1976; 295: 1101-6.

[193] IARC. IARC monographs on the evaluation of carcinogenic risk to humans. Volume 71. Re-evaluation of some organic chemicals, hydrazine and hydrogen peroxice. Lyon: IARC Press; 1999.

[194] Hardell L, Johansson B, Axelson O. Epidemiological study of nasal and nasopharyngeal cancer and their relation to phenoxy acid or chlorophenol exposure. Am J Ind Med. 1982; 3: 247-57.

[195] Mirabelli MC, Hoppin JA, Tolbert PE, Herrick RF, Gnepp DR, Brann EA. Occupational exposure to chlorophenol and the risk of nasal and nasopharyngeal cancers among U.S. men aged 30to 60. Am J Ind Med. 2000; 37: 532-41

第5章
胃肠道癌症
（食管、胃和结直肠癌）

Miguel Santibañez and Juan Alguacil

概述

本章探讨食管癌、胃癌、结肠癌和直肠癌的职业危险因素。首先，简要回顾这些肿瘤的一般流行病学，以及主要的组织学亚型和相关的非职业危险因素，以便进一步探讨职业危险因素。

关于职业危险因素，首先介绍被国际癌症研究署（IARC）列为致癌物，且职业流行病学研究提示与特定地点存在相关性的职业暴露。最后，介绍流行病学研究提示的其他职业暴露，特别是经过系统综述或荟萃分析研究的暴露。

食管癌的流行病学研究

食管癌（EC）可能是世界上地理位置和性别变化差异最大的肿瘤之一。它的特点是不同地区的发

M. Santibañez (✉)
Global Health Research Group, University of Cantabria–IDIVAL
Valdecilla Research Institute, Santander, Spain
e–mail:santibanezm@unican.es

J. Alguacil
Department of Sociology, Social Work, and Public Health, Huelva
University, Huelva, Spain
e–mail:alguacil@uhu.es

病率差异显著以及发病率随时间推移显著变化，提示多因素作用模式下环境因素起主导作用，但与病因学有关的所有危险因素尚未明确[1, 2]。

与胰腺癌一样，食管癌的生存率是所有癌症中最低的。由于食管癌的生存率很低，死亡率和发病率具有可比性。可将死亡率作为衡量问题真正严重程度的良好指标。世界各国的发病率差异比任何其他癌症都大，高发病率和低发病率国家之间的差异超过50倍。大多数发达国家的年发病率低于10/10万人，而在一些发展中国家，如伊朗，它是最常见的癌症[1]。

根据2012年GLOBOCAN评估的年龄标准化发病率和死亡率（ASR–W），食管癌的全球发病率排名第10位，发病率ASR（W）为5.9/10万，死亡率排名第8位，死亡率ASR（W）为5/10万[3]。

在男性中，食管癌的发病率和死亡率排名第6位，ASR（W）分别为9和7.7，而在女性中，发病率排名第13位，ASR（W）为3.1，死亡率排名第10位，ASR（W）为2.7[3]。

食管癌在世界大部分地区的男性中更为常见，特别是在一些欧洲国家，如法国和西班牙，性别比可达到6.5 : 1.0[2]。

在形态学和病因学上，主要有两种类型：食管"鳞状细胞癌（SCC）"和"腺癌（ADC）"，占

食管癌 90% 以上 [1, 4, 5]。

鳞状细胞癌是大多数地区最常见的类型，发病率稳定或呈下降趋势 [6]。大多数流行病学研究发现，吸烟和饮酒是西方（工业化）国家导致鳞状细胞分化发生食管癌的主要危险因素。患者通常携带 TP53 基因的 G：C > T：A 突变。每天摄入 40 ～ 100g 酒精的人患食管癌的风险增加了 3 ～ 8 倍，如果同时也吸烟，就会产生倍增效应 [7]。其他原因包括热饮引起的慢性黏膜损伤或水果和蔬菜摄入量较低或营养不良 [8]，但在伊朗和一些非洲和亚洲地区观察到的极高发病率仍然无法解释 [4]。

食管腺癌（ADC）通常位于食管远端，主要发生在西方国家的白人男性，在许多工业化国家的发病率显著增加 [6]。与此同时，近端起源的胃腺癌（近端 / 贲门癌）的发病率也在上升。腺癌最重要的病因是慢性胃食管反流导致巴雷特型黏膜化生，这是腺癌最常见的癌前病变 [4]。如今，肥胖也被认为与其密切相关 [9]。吸烟已被确定为另一个主要的危险因素，但其相关性不如与鳞状细胞癌，而对于酒精，其相关性尚不确定 [4, 7, 10]。

已知某些职业和职业暴露会影响 EC 风险，但风险是否因组织学类型（SCC 或 ADC）而变化尚不清楚。Jasson 等 [11] 在"北欧职业癌症研究"中发现，EC 的风险升高，特别是在服务员或食品行业工人中，而教师的风险降低。然而，组织学类型对风险的特异性增加或降低影响不大。相反，Santibanez 等 [12] 在西班牙东部的一项基于医院的病例对照研究结果表明，一些职业暴露可能会增加 SCC 或 ADC 的风险，而其他暴露如石棉可能会增加 EC 的总体风险。Vaughan 等 [13] 在美国的一项基于人群的病例对照研究中发现四氯乙烯暴露和 SCC 亚型之间有更高的相关性，尽管这些相关性没有统计学意义。在可能的情况下，本章将具体介绍以下职业暴露与组织学亚型之间的相关性。

职业暴露和 EC

干洗和四氯乙烯

四氯乙烯（全氯乙烯）是世界范围内最重要的氯化溶剂之一。在 20 世纪 50 年代到 80 年代之间，四氯乙烯最重要的用途是干洗，少量用作多种工序的脱脂剂。自 20 世纪 90 年代以来，其最大的用途是作为合成氟碳化合物的原料。根据 IARC 在 2014 出版的专著（IARC 专著，第 106 卷，2014 年），四氯乙烯可能对人类致癌（2A 类，IARC）。在动物实验中，有足够的证据表明四氯乙烯致癌性，但在人类中，关于四氯乙烯的致癌性的证据仍然有限，流行病学证据提示与膀胱癌的关联性最高。

对于 EC，最初的研究以从事相关职业或行业类别来代表暴露，并被纳入若干综述 [14, 15]。在两篇综述中都引用了两项关于死亡率的研究，其中纳入了两组干洗工人队列，主要接触该产品 [16, 17]。这两项研究都发现了显著的关联。然而，在其分析中，该研究并没有正确地控制混杂，也不能排除这种关联由于存在酒精或烟草等强烈混杂变量而有偏倚。因此，IARC 在 1995 年第 63 卷专著（IARC 专著，第 63 卷，1995 [18]）中将干洗列入可能致癌的行业 / 职业（2B 类）。

上述干洗工人的队列研究均未直接评估四氯乙烯的暴露情况。最近，在美国的两项干洗工人的队列研究中观察到食管癌死亡率有统计学意义的显著增加，其中就业时间最长的工人增幅更大 [19, 20]。在北欧干洗店的研究中，没有发现食管癌发病率的增加，该研究控制了社会阶层作为烟草和酒精消费的替代指标 [21]。一项对暴露于三氯乙烯的飞机制造工人的研究报告显示 EC 的死亡率没有显著增加 [22]。

关于病例对照研究，两项小型病例对照研究提供了 EC 与四氯乙烯潜在暴露的相关信息：一项评估了干洗工作，结果显示无显著正相关 [13]，另一项评估了四氯乙烯暴露，但没有暴露病例 [23]。

橡胶工业和亚硝胺

在 Kogevinas 等 [24] 对 1982 年之后发表的论文进行的综述中，四项队列报告 EC 的风险增加 [25-28]。针对英国橡胶行业的研究 [29] 也观察到 EC 略有超标，Chow 等 [30] 对瑞典癌症环境登记处的男性队列进行的研究，结果显示橡胶行业硫化车间工人的标准化发病比（SIR）为 4.7，具有统计学意义。在波兰，Szymczak 等 [31] 报告称，橡胶鞋类工人面临的患病风险明显过高。相比之下，在英格兰、威尔士和苏格兰的一项队列死亡率研究中，没有发现与 EC 有关 [32, 33]。

在这种情况下，IARC 工作组在 1981 年和 1987 年首次考虑了橡胶制造业的职业暴露。在 2012 年发表的最后一篇专著中，IARC 工作组基于上述已发表的队列研究得出结论，有一些证据表明橡胶制造行业的工人患食管癌的风险过高（IARC 专著，第 100 卷 F-36，2012 年 [34]）。

然而，根据 IARC 的说法，此癌症部位的证据是有限的，因为 IARC 工作组指出，在所有的研究中，都没有对烟草或酒精的使用进行调整。相比之下，有足够的证据表明其与人的胃癌和其他部位癌症，如膀胱癌、肺癌、白血病或淋巴瘤相关，因此橡胶制造业的职业暴露被认为对人类具有致癌作用（第 1 类 IARC）。

关于亚硝胺的暴露，Straif 等 [35] 在 2000 年发表了一项关于该行业工人死亡率的回顾性队列研究，对亚硝胺的半定量暴露进行了评估。相关分析发现，中等水平暴露的相对风险（RR）为 2.7［95% 置信区间（CI）：0.7 ~ 11.5］，高水平暴露的 RR 为 9.1（95% CI：2.1 ~ 38.8），这项研究并没有对酒精或烟草进行调整。最后，尽管证据不足，一些研究表明，饮食中的亚硝胺和 EC 之间存在关联，但任何情况下，亚硝胺与 EC 的关联都弱于与胃癌之间的关联 [36]。

炭黑

根据 IARC 的最近更新（IARC 专著，第 93 ~ 6 卷，2010 [37]），炭黑可能对人类致癌（2B 类），并有较高的证据表明与肺癌相关。工业中接触到炭黑的情况发生在炭黑生产行业和几个用户行业，包括橡胶、油漆和印刷行业。

关于 EC，有几项研究关注炭黑生产行业，其中炭黑是工业环境中的主要暴露因素，英国 [38]、美国 [39] 和德国 [40] 的研究表明，标准化死亡比（SMR）在 1.15 和 1.62 之间。这些研究中与 EC 之间的关联均无统计学意义。意大利的一项研究以运输炭黑的船场工人作为研究人群 [41]，也显示 SMR（SMR 1.62; 95%CI 0.44 ~ 4.15）无统计学显著性差异。

两份来自加拿大的基于同一社区 [42, 43] 的多病例对照研究，特别将炭黑纳入分析的暴露范围，由化学家和工业卫生学家团队进行评估，他们检查了通过问卷调查获得的详细工作史。来自蒙特利尔的研究中，有 99 例 EC，其中 63 例为 SCC。根据当地数据的单独分析 [42]，显示有 11 例暴露病例暴露于炭黑具有统计学上显著的正相关，调整了包括酒精和吸烟在内的几个混杂变量后，总体优势比（OR）为 2.1（95% CI 1.0 ~ 4.3），当限定为 SCC 时，相关性增加：OR 为 3.4（95% CI 1.0 ~ 4.3）。

包括硫酸在内的无机强酸产生的烟雾

使用无机酸，包括硫酸，可产生强烈的无机酸雾。硫酸用于制造化肥、肥皂或人造丝的生产过程，用于清洗金属、精炼石油产品或电池的电解质。有足够的证据表明，强无机酸的烟雾对人体具有致癌作用。根据 2012 年出版的 IARC 第 100F-33 卷专著，强无机酸的烟雾导致喉癌，而且与肺癌呈正相关（1 类 IARC）（IARC 专著，第 100F-33，2012 [34]）。

Parent 等 [42] 在加拿大社区开展的病例对照研究中发现接触硫酸与 15 例暴露病例具有统计学显著性正相关，调整了包括酒精和吸烟在内的几个混杂变量后，总体 OR 为 2.2（95% CI 1.2 ~ 4.3）。

最早的基于职业和死亡原因的研究，呈现出喜忧参半的结果。例如，Blair 和 Mason 的研究 [44] 显示了一种在以前的研究中尚未证实的关联 [30, 45]。

接触粉尘和纤维

与胃癌的情况一样，一些职业相关性 EC 风险的研究主要集中在接触不同的粉尘（主要是硅尘）和石棉等纤维，并发现行业和 / 或职业与大量接触这些物质存在关联。

结晶性硅尘

IARC 关于石英或方石英形式的结晶二氧化硅的专著（第 100C-14 卷）包括 14 项关于 EC 风险的研究。在这 14 份报告中，5 份的 RR ＞ 1.0，9 份的 RR ≤ 1.0（IARC 专论，第 100 卷 C-14，2012）。在 RR ＞ 1.0 的 5 份报告中，有 3 份的相关性特别高：Wernlirn 等[46] 报告的接触结晶性硅尘 10 年以上的中国纺织工人的风险比（HR）为 15.80（95% CI 3.5 ～ 70.6）。Pan 等[47] 报告中国耐火砖工人，随暴露年限有明显的暴露 - 反应趋势，总体 HR 为 2.75（95%CI 1.44 ～ 5.25）。Yu 和 Tse[48] 报告了沉箱工人的总体 SMR 为 2.22（95% CI 1.36 ～ 3.43），SMR 为 4.21（95% CI 1.81 ～ 8.30）。

所有形式的石棉

所有形式的石棉（温石棉、青石棉、铁石棉、透闪石、阳起石、直闪石）与间皮瘤、肺癌、喉癌和卵巢癌之间的联系和因果关系已经确定，所有形式的石棉对人类都致癌（1 类 IARC）（IARC 专著，第 100C-11 卷，2012）。

与食管癌的相关性存在一些证据。在队列研究中，Selikoff 和 Seidman[49] 发现在美国和加拿大的 17 800 名石棉绝缘工人队列中，SMR 为 1.61（95% CI 1.13 ～ 2.40）。

Berry 等[50] 发现在英国超过 5000 名男性和女性接触石棉的工厂工人队列中，SMR 为 2.08（95% CI 1.07 ～ 3.63），但与暴露没有一致的关系。相比之下，一组近 40 万瑞典建筑工人组成的队列研究发现了石棉暴露与食管腺癌之间存在正相关的证据。与无石棉暴露相比，"中度"暴露的工人 RR 增加到 1.7（95% CI 0.5 ～ 5.4），"高"水平石棉暴露工人的 RR 增加到 4.5；95% CI 1.4 ～ 14.3，这表明存在正剂量 - 反应关系[51]。

Hein 等[52] 对南卡罗来纳州一家石棉纺织厂（1916—1977 年）3072 名接触温石棉的工人的死亡率进行随访，直到 2001 年，发现 SMR 为 1.87（95% CI 1.09 ～ 2.99）。

其他针对不同职业接触石棉的队列研究——石棉矿工和磨工、石棉水泥工人、摩擦制品工人和"普通"石棉工人——得出的与食管癌的相关性通常为非阳性结果，或阳性结果但统计学上无显著意义[53-56]。这些研究可在 IARC 100C 专著的表 2.6 中查阅，网址为 http：//monographs.iarc.fr/ENG/Monographs/vol100C/100C-06-Table2.6.pdf。

医学研究所（IOM）在 2006 年对 25 项队列研究进行了荟萃分析，报告了石棉暴露与未暴露的汇总 RR 为 0.99（95%CI 0.78 ～ 1.27）。"高"水平暴露与无暴露的 RR 在 1.35 和 1.43 之间，但无统计学意义[57]。

Li 等在 2016 年[58] 发表了一项关于 EC 和石棉暴露队列研究的荟萃分析。根据纳入标准，共纳入了 20 项队列研究。总体合并标准化死亡比（meta-SMR）为 1.24（95%CI 1.13 ～ 1.38），几乎没有证据表明研究之间存在异质性。男性、接触温石棉或混合石棉、纺织业工作、长期研究随访（≥ 20 年）、亚洲、欧洲和美洲的队列规模（＞ 500）以及高水平暴露组均导致 SMR 显著提高。

关于病例对照研究，Parent 等[42] 在加拿大基于社区的病例对照研究中发现 21 例接触温石棉病例的 OR 为 1.4（95% CI 0.8 ～ 2.4）。当限定在 SCC 时，相关性增强，具有统计学意义：OR 2.0（95%CI 1.1 ～ 3.8），但没有一致的剂量反应趋势。Santiibañez 等[12] 在西班牙医院的病例对照研究中发现，对于所有组织学类型的 EC 以及单独的 SCC 和 ADC 亚型，风险随着剂量 - 反应趋势增加了 3 倍，暴露 ＞ 0.26 纤维 /cm³ 的总体 OR 为 3.46（95% CI 0.99 ～ 12.10）。其他研究，如 Gustavsson 等[59] 在瑞典进行的基于社区的病例对照研究发现了暴露于石棉与喉癌之间存在关联，但与 EC 没有关联。

其他粉尘

1992 年，Mind 和 Beer-Porizek[45] 报告了 EC 与"木匠和木工"的关联。Gustavson 等在 1998 年[59] 发现暴露于高水平"所有粉尘"的 OR 为 2.16（95% CI 1.15 ~ 4.05）。然而，对于金属粉尘、木材粉尘、纺织工业或皮革工业粉尘的特定暴露，这些 OR 值接近一致，并不显著。Parent 等[42] 也评估了金属和木材粉尘的特定暴露量，结果相同，然而，在这项研究中，暴露于铁化合物和低碳钢粉尘的风险显著增加。Dement 等在 2003 年发表的一项队列死亡率研究中没有发现与男性木匠的相关性，SMR 为 1.1（95%CI 0.5 ~ 2.2）。相比之下，Jansson 等在 2005 年[51] 发表的瑞典男性建筑工人癌症发病率队列研究中发现，根据工作暴露模型（JEM）的评估，食管鳞状细胞癌与高水平暴露于木尘相关，RR 为 2.2（95%CI 0.3 ~ 15.9）。对于腺癌，在西班牙基于医院的病例对照研究中发现在"木匠和细木工"中具有统计学意义的增加，OR 为 9.69（95%CI 1.32 ~ 70.81）[12]。

多环芳烃（PAHs）

暴露于多环芳烃（PAHs）已被认为是发生食管 SCC 的危险因素[60, 61]。

多环芳烃是一组由有机物质的不完全燃烧形成的化合物，包括植物、化石燃料和石油产品。多环芳烃存在于土壤、水、空气和食物中。其是非常广泛的环境污染物，因此可能通过吸入、摄入或经皮渗透而接触多环芳烃，不一定是职业来源。除职业外，接触多环芳烃的常见来源还包括食物和吸烟。

多环芳烃由两个或两个以上的浓缩芳香环组成，其中一些被认为是致癌的，其他的未被归类为致癌物。苯并 [a] 芘是人类最常见的多环芳烃，根据实验动物中苯并 [a] 芘致癌性的充分证据，被公认为致癌物（IARC 1 类）（IARC 专著，卷 100F-14，2012[34]）。最近，基于充分证据表明接触 PAH 与肺癌风险增加相关（IARC 专著，2013 年第 105 卷[62]），IARC 还将柴油发动机废气（PAH 的一个重要暴露来源）归类为对人类致癌物（IARC1 类）。

关于 PAH 和 EC 的职业暴露，Gustavson 等[59] 发现两者之间的相关性有统计学意义，职业性高水平暴露 PAH 和食管 SCC 的 OR 为 1.9（95% CI 1.1 ~ 3.2）。Nadon 等[63] 也报告了 EC 的过度风险。来自 Parent 等的研究结果[42] 并不是完全矛盾，一些 PAH 有较弱的关联，但是无统计学意义。

在与这种暴露相关的职业中，已报道，瑞典烟囱清洁工[64-66]、法国铺路工人[67] 和接触燃烧产品的工人[68] 的风险增加。

其他职业暴露

Santibañez 等发现，高水平暴露于"挥发性硫化合物"，包括接触二氧化硫、硫化氢、硫醇、二甲基硫和二甲基二硫等气体，食管 ADC 的风险显著增加[12]。二氧化硫是一种常用于纸浆生产的化合物，此前加拿大的一项死亡率队列研究发现加拿大的纸浆和造纸行业工人的 SMR 具有统计学意义[69]。然而，当这些作者在 2001 年发表关于食管癌发病率的数据时，这种相关性没有得到证实，其将差异归因于使用更准确的形态学和地形数据后食管癌和胃癌的诊断分类差异[70]。IARC 在来自 12 个不同国家的 5613 名纸浆和造纸行业工人的队列研究中没有发现二氧化硫暴露有关的 EC 导致死亡率增加的证据[71]。化学工业、金属工业或铸造厂的工人通常也会接触到挥发性硫化合物，这些群体中关于 EC 的大多数流行病学研究没有显示出正相关。但瑞士的一项基于死亡证明的研究发现，虽然没有发现与冶金工业相关的其他职业的关联，但发现了与铸造工人的正相关[45]。另一项历史队列研究也发现新西兰这些工人有较高的 SMR[72]。由于这些职业也有其他暴露，如多环芳烃、石棉等，均与挥发性硫化物高度相关，也与 EC 有关，其相关性值得进一步研究。

EC 主要是鳞状细胞型，已被充分证明是接受辅助放疗治疗的乳腺癌患者的第二种癌症[73, 74]。关于职业性电离辐射暴露和 EC 相关性的研究很少，但存在一些证据[12, 75, 76]。

Li 等[77]在美国内布拉斯加州东部的一项基于人群的病例对照研究中，评估了与农业和农业用农药相关的食道或胃腺癌的风险，未发现与农业或曾经使用杀虫剂或除草剂，或与个别杀虫剂的相关性。Santibanez 等在西班牙东部的研究也没有发现统计学上显著的关联[12]。

胃癌流行病学

尽管在世界上许多地区胃癌（GC）的发病率和死亡率都有所下降，但 GC 仍然是一个主要的公共卫生问题。根据 2012 年 GLOBOCAN 评估的估计年龄标准化发病率和死亡率（ASR-W），GC 的发病率在全球排名第六，5 年患病率排名第七，死亡率排名第四；年龄标准化发病率 [ASR（W）] 为 12.1/10 万；5 年患病率为 29.6/10 万；死亡率 ASR(W)为 8.9/10 万[3]。

在男性中，GC 的发病率和 5 年患病率排名第四，ASR（W）为 17.4，5 年患病率为 39.7/10 万；死亡率排名第三，ASR（W）为 12.8[3]。

在女性中，GC 的发病率排名第六，ASR（W）为 7.5；死亡率排名第五，ASR（W）为 5.7[3]。

GC 还与一项最高的癌症负担相关，即以残疾调整后的生命损失年[78, 79]。

GC 的病因是多因素的，包括环境和遗传因素[79-81]。

据估计，幽门螺杆菌感染导致的胃癌病例占所有病例的 65%～80%，或每年有 66 万例新发病例，这些数字可能被低估了[82, 83]。必须指出的是，至少在西方国家，幽门螺杆菌仅是远端 / 非贲门 GC 的主要危险因素，而不是近端 / 贲门 GC 的主要危险因素[79]。

幽门螺杆菌和胃黏膜的相互作用是一个复杂的过程，目前还知之甚少。在大多数情况下，这种微生物不会引起任何病变，但在某些情况下，它会导致黏膜的严重病变，如上所述，是远端 / 非贲门 GC 的主要流行病学危险因素，该类型的 RR 约为 6。感染菌株的特征与毒力因子的存在，如细胞毒素相关因子 A（cagA）、宿主或环境因素，或其组合有关，可从根本上改变幽门螺杆菌的致癌性[84-87]。

在其组织学分类方面，腺癌是迄今为止最常见的胃癌类型（约 90%）[79]。Lauren 在 1965 年提出的腺癌的两种主要组织学亚型已被接受和广泛使用。根据 Lauren 分类，病变分为两种主要类型，肠型和弥漫型。含有大致相同数量的肠型和弥漫性成分的肿瘤被称为混合癌。未分化到不能完全属于任何一类的癌被归入不确定类别[4]。

与肠型发病时间下降趋势相比，弥漫型病例数呈增加趋势，美国每年约增加 3.7%[80, 88]。

另一方面，胃被分为几个解剖亚部位，包括贲门（大约于胃顶部 1 英寸）、胃底、胃体、幽门和胃窦。这些区域通过解剖分界、组织学差异或两者兼有来区分。此外，流行病学研究和综述通常区分起源于贲门（贲门 GC）和胃其他部分（非贲门 GC）的腺癌，因为它们显示出不同的流行病学模式和病因。

目前，GC 疾病组织学亚型和解剖亚部位的不同流行病学差异表明，GC 不仅是一种单一的疾病，作为不同的单独的疾病更恰当。新的分子生物学证据也支持这一观点[80, 89, 90]。因此，最近出现了近端起源的肠型胃腺癌 [贲门和胃食管交界处（GEJ）] 和远端起源于窦体腔（非近端、非贲门、非弥漫性）的肠型胃腺癌以及弥漫型组织学之间的进一步分类[80]。

总之，目前有三种主要的 GC 亚型：（1）近端 / 贲门，（2）远端 / 非贲门，（3）弥漫型；在环境和遗传危险因素以及临床管理方面，它们之间存在显著差异。

远端 / 非贲门腺癌与近端 / 贲门腺癌来源的肠型胃腺癌的差异

近端来源的肠型发病的男女比例接近 3∶1，而远端肠型男性与女性的比例接近 1∶1[80, 91]。

幽门螺杆菌感染是导致远端 / 非贲门性胃癌发病的致癌物质。相比之下，幽门螺杆菌感染似乎对近端胃癌（也包括 GEJ 和远端食管腺癌）的发生有保护作用[92, 93]。其原因是严重的萎缩性胃炎和产酸减少，这是慢性幽门螺杆菌感染的常见后果，可显著降低胃食管反流病（GERD）的风险[80, 94]。支持这一解释的证据是，肥胖和 GERD 与近端胃癌相关，而与远端胃癌无关[79]。

回顾胃癌发病率的时间趋势，不仅显示了两种不同的 Lauren 亚型腺癌之间的变化，而且还显示了近端和远端肠型胃癌之间的变化。除弥漫性亚型外，近端起源的肠型胃腺癌逐年增加，而远端肠型胃腺癌逐年下降[80, 88]。

除了幽门螺杆菌感染外，环境中似乎与远端胃癌更相关的环境危险因素包括吸烟和饮酒[79]以及饮食因素，如水果和蔬菜摄入不足[95]和高盐摄入量[96]。

体力活动[97]和高纤维摄入量[98]似乎具有保护作用，而辐射似乎是所有 GC 亚型的危险因素[79]。

弥漫型胃腺癌与肠型非贲门胃腺癌

远端 / 非贲门起源的肠型胃腺癌的特征是由慢性炎症引发的多阶段进展过程，慢性胃炎、肠上皮化生和异型增生。弥漫性 GC 没有已知的癌前病变。弥漫性 GC 通路可能在其发展过程中出现一个常见的前体事件，与 E- 钙粘蛋白基因突变或表观遗传沉默有关，而肠型非贲门 GC 的特征是慢性炎症和胃萎缩[79, 80]。

职业暴露和 GC

大多数关于职业健康的研究并没有单独报告上述 GC 亚型的结果，因此在本章中决定将总体 GC 的信息结合起来，在尽可能的情况下也单独考虑了 GC 亚型的信息。

粉尘和纤维暴露

大多数已发表的关于 GC 风险的职业研究都集中在暴露于不同的粉尘（主要是矿物质）和纤维（如石棉），并发现与接触这些物质较多的行业和 / 或职业有关。1996 年，Cocco 等[99]在一篇关于职业危险因素和 GC 的综述中已经强调了这些暴露，Raj 等在 2003 年[100]的另一篇综述中进一步证实了这一结论[101]。

一项研究对 3260 名工人（1639 名暴露于不同的粉尘中）进行了 50 年的研究，结果显示 GC 的危险比（HR）为 1.77。Aragones 等[102]也证明了 1971—1989 年期间从事的职业之间的关联，Santibañez 等[103]发现，一些灰尘可能会增加弥漫型 GC 的风险，而其他职业，如"矿工"以及特定的暴露，如石棉，可能会增加肠型 GC 的风险。

最令人信服的解释是，金属、玻璃、陶瓷或石材行业（大理石、花岗岩等）中的二氧化硅等不溶性粉尘颗粒吸入后，可能会被肺清除，随吞咽进入胃中，这些物质会直接作为刺激物、促进剂或致癌物发挥作用[99]。

特定灰尘和纤维的关联证据如下所述：

结晶性硅尘

结晶二氧化硅是最常见的颗粒矿物污染物之一。在人体中有充分证据表明石英或方石英形式的结晶二氧化硅与肺癌有关，2012 年 IARC 将其归类为 1 类致癌物（IARC 专著，第 100C–14 卷，2012 年）。

除了肺癌以外，其他癌症还没有得到那么深入的研究。在 IARC 专著中，回顾了 40 篇关于胃癌的报告，其中 18 篇的结果显示 RR > 1.0（包括 3 篇显著升高），22 篇 RR ≤ 1.0（包括 2 篇显著降低）。最近，Lee 等[104]在 2016 年发表了一项系统综述和荟萃分析，检索了截至 2014 年 12 月，关于二氧化硅暴露和 GC 研究的文章。根据入选标准，纳入分析了 29 篇文章，包括 9 篇病例对照研究和 20 篇队列研究。他们的研究包括组织学分型、研究设计和行业与荟萃回归和亚组相关性的分析。总体 meta 分析的 OR 为 1.25（95% CI：1.18 ～ 1.34）。研究的异质性在行业的荟萃回归后减弱。亚组分析后，异质性和发表偏倚均部分减弱，并在采矿和铸造行业中观察到更高的总体效应，支持了职业性结晶二氧化硅暴露与 GC 之间的显著关系。

石棉（所有形式）

在 IARC 发表的专著（IARC 专著，第 100 卷 C-11，2012）中，工作组注意到了石棉暴露和 GC 之间的正相关，支持了之前发表的两项较好的大型荟萃分析结果[105, 106]。

Fortunato 和 Rushton 在 2015 年[107] 发表了一项仅限于队列研究的新的荟萃分析。通过亚组分析和 meta 回归分析探讨了异质性的来源[107]。根据纳入标准确定了 37 篇论文，并从 14 篇论文中提取了 15 个独立队列的癌症发病率数据。GC 的总体合并标准化死亡比（meta-SMR）为 1.15（95%CI：1.03 ～ 1.27），各研究的结果存在异质性。在北美和澳大利亚的研究中观察到统计学上显著性过量，但在欧洲，普通石棉工人和绝缘工中未发现。对于报告肺癌 SMR > 2 和队列规模 < 1000 人的队列，其 meta-SMR 较大。

来自荷兰的前瞻性队列研究[108] 和中国的矿工 / 磨工队列[109] 的新结果支持这种关联。

关于病例对照研究，波兰的一项研究[110] 发现，曾经接触过石棉的工人发生 GC 的 OR 为 1.5（95%CI：0.9 ～ 2.4），接触石棉 10 年及以上的工人的 OR 为 1.2（95%CI：0.6 ～ 2.3）。Cocco 等于 1994 年[111] 报告称，在意大利曾接触过石棉的工人的 OR 为 0.7（95% CI：0.5 ～ 1.1），接触石棉 21 年以上的工人的 OR 为 1.4（95% CI：0.6 ～ 3.0）。Santibanez 等发现，石棉暴露程度最高的男性中患肠型胃癌的风险显著增加[103]。

总的来说，基于 IARC 专著和荟萃分析的结果支持石棉与 GC 风险中度增加相关。

煤尘

有一些证据表明煤矿工作与 GC 之间存在关联[102, 112-117]。此外，在对饮食和社会经济水平等混杂因素进行调整后没有发现实质性变化[112, 113]。在这些研究中，工作场所产生的粉尘被认为是致病因素，但煤尘含有许多致癌物，包括多环芳烃（PAHs）、镉或铬等金属和二氧化硅。由于缺乏根据这些物质的具体水平来分析暴露情况的研究，因此很难明确这些成分在多大程度上可能致癌。

木尘

根据 IARC 的最后一篇专著，木尘对人类致癌（1 类），有充分证据表明其可导致鼻腔、鼻窦和鼻咽癌（IARC 专著，第 100C-15 卷，2012 年）。

关于 GC，已发表的研究显示了不同的结果，证据也没有定论。

Cocco 等在 1998 年和 1999 年美国[118, 119] 贲门癌和全胃癌普查的病例对照研究中未发现相关性，但在北美和加拿大的基于死亡证明的研究发现了阳性的结果[120-122]。

对来自英国和美国[123] 的五项队列研究的最新数据进行汇总分析，没有发现相关关联。Stellman 等[124] 对参加美国癌症协会癌症预防研究 II 的男性进行的前瞻性研究中发现基于自我报告的木材粉尘暴露，RR 为 1.3（95%CI：1.0 ～ 1.9），但同样的研究在木材相关的职业中发现 RR 为 1.1（95%CI：0.6 ～ 1.9）。Innos 等[125] 在一项对爱沙尼亚家具工人进行的回顾性队列研究中，根据工业卫生调查和男女性的工作史，未发现与接触木材粉尘相关的显著关联。

丹麦一项大型研究将基于丹麦癌症登记处通报的癌症病例与另一个全国登记处保存的就业信息相关联，发现与木材加工职业相关的 GC 风险增加了 2 倍。然而，与鼻窦癌发病率没有相关性，并且鼻窦癌高风险的行业中 GC 风险没有增加，这表明木尘对 GC 的病因学意义不大[126]。Dement 等[127] 在美国的一项死亡率队列研究中没有发现相关性，然而 Jansson 等在 2005 年发表的瑞典男性建筑工人的癌症发病率队列研究中发现，近端 / 贲门胃腺癌的 RR 为 4.8（95% CI 1.2 ～ 19.4），与 JEM 评估的高水平暴露于木尘有关，但与远端 / 非贲门胃腺癌不相关，RR 为 1.2（95% CI 0.4 ～ 3.6）[115]。北欧国家的 Pukkala 等[128] 和巴西的 Arias Bahia 等[129]，在他们基于人口普查和登记的队列研究中没有发现相关性。

对于基于直接访谈的病例对照研究，在 1991 年西班牙发表的一项关于职业暴露和 GC 的病例对照研究中，观察到木材和家具工人的风险增加，但没有统计学意义（OR: 1.76, 95% CI: 0.45～6.9）[113].

2012 年 Santibanes 等在西班牙发现，弥漫性腺癌和木材相关职业之间也有一些统计学上显著的相关性，并且根据 Finish 工作暴露模型（FinJEM）评估"木尘"暴露存在显著的相关性，但没有剂量 - 反应模式的证据。

橡胶工业及相关职业暴露

IARC 工作组在 2012 年得出结论，有证据表明橡胶制造工人胃癌发生率较高（IARC 专著，第 100 卷 F-36，2012 年[34]），橡胶制造业的职业暴露对人类具有致癌性（IARC 1 类）。

在橡胶制造业工作的工人中观察到的多种遗传和细胞遗传学效应支持遗传毒性作为观察到的癌症风险增加的一种作用机制。然而，由于暴露混合物的复杂性和不断变化的性质，以及橡胶制造业中暴露之间的潜在相互作用，其他机制也可能发挥作用。虽然随着时间的推移，橡胶制造业某些物质的暴露已经明显减少，但最近的细胞遗传学研究结果继续引起人们对癌症风险的担忧。

关于 GC，风险似乎更局限于混合、研磨和复合阶段。基于这一证据，炭黑、多环芳烃、石棉或滑石粉被认为是可能的致癌特异性物质。亚硝胺对 GC 风险的作用似乎不那么确定，亚硝胺不太可能是该行业 GC 的主要危险因素。Straif 等在 2005 年的研究[35]与其他研究一致，均未发现与胃癌的相关性，尽管同样的研究确实发现了与食管癌相关性的有力证据。

包括硫酸在内的无机强酸产生的烟雾

如前所述，强无机酸产生的酸雾会导致喉癌，被 IARC 归类为 1 类致癌物（IARC 专著，第 100F-33，2012[34]）。

磷酸盐和硝酸盐的生产可能与暴露于强无机酸（硫酸雾）相关。从这个意义上说，瑞典对硝酸肥料工厂 1756 名男性工人进行的历史死亡率队列研究显示，在 1960 年之前雇佣的 27 名男性患 GC 的 SIR 略有增加，为 1.50[130]。在俄罗斯的一个生产磷酸盐和硝酸盐肥料的工厂里，Bubulyan 等[131]报告了在硫酸塔部工作的男性 GC 死亡率有统计学意义的显著增加：11 例死亡，SMR 2.04（95% CI：1.02～3.66）。相反，Dabbagh 等在英国[132]，Ravenson 和 Gunnersdottir 在冰岛[133]，Fandrem 等在挪威的研究[134]，都没有发现相关性。

关于 GC 和其他部位的病例对照研究见 100F-33IARC 专著中的表 2.2，网址为 http://monographs.iarc.fr/ENG/Monographs/vol100F/100F-28Table2.2.pdf。美国的两项研究中，发现胃癌风险的增加与暴露于硫酸有关，这是根据死亡证明上显示的职业和行业的工作暴露模型（JEM）得出的[118, 119]。

多环芳烃（PAHs）

如上对于 EC 的讨论，一些多环芳烃的潜在致癌作用是毫无疑问的（IARC 专著，卷 100F-14，2012[34]）。

人类的间接证据表明，GC 与更高水平的多环芳烃暴露有关，因为吸烟是多环芳烃的主要来源，在最近的荟萃分析中，吸烟与较高的 GC 风险相关，或暴露于柴油废气也与 GC 相关[115]。

基于评估多环芳烃职业暴露和 GC 的研究结果显示，两者之间的相关性尚不清楚。与胃癌相关的流行病学研究结果相矛盾，在职业流行病学中，同样有得到阳性和阴性结果的研究。

Partanen 和 Boffetta 于 1994 年[135]进行的荟萃分析中，屋顶工人面临的风险过高（暴露在沥青烟雾中，以前经常暴露在煤焦油烟雾中）。作者将这种过高解释为主要与暴露于高水平的多环芳烃有关，尽管也提出包括石棉在内的其他因素。后来，没有明确的迹象表明在欧洲沥青工人中接触沥青和死亡率之间存在联系[136]。根据 IARC 在 2013 年发表的最新一篇专著（IARC 专著，第 103 卷，2013 年[137]），职业接触氧化沥青以及在屋面铺设过程中的排放被视为 2A 类，职业接触直馏沥青以及在铺路过程中的排放被视为 2B 类。

相反，Stucker 等 [67] 在法国沥青工人中发现，铺路工人的 GC 率高于未暴露的同行：SMR = 2.2；95%CI 0.8 ～ 4.7。

Friesen 等人在一个汽车工人队列中没有发现油基金属工作液（PAH 成分）与 GC 风险相关的证据 [138]。

2014 年，Liao 等 [139] 在上海妇女健康研究中检测了 153 例胃癌患者和 306 例匹配的对照患者诊断前尿液中 1- 羟基芘葡糖苷酸（1-OHPG）（一种 PAH 的代谢物）的浓度。1-OHPG（μmol/mol Cr）浓度的增加似乎与 GC 风险的升高有关：Q3 vs Q1 调整后的 OR 为 1.91，95% CI 1.02 ～ 3.60，但不属于 1-OHPG 的最高类别：Q4 vs Q1 调整后的 OR 为 1.34，95% CI：0.72 ～ 2.50，因此没有观察到明确的剂量 – 反应关系。

六价铬化合物

有各种含六价铬的物质，总体来说，它们被称为六价铬化合物。根据 IARC 最新的一篇专著（IARC 专著，第 100C-9 卷，2012 年），六价铬或六价铬化合物对人类具有致癌作用（1 类），并有足够的人类患肺癌的证据。暴露的主要途径是吸入，六价铬化合物被用于许多行业，如皮革鞣革、镀铬、水泥制品、不锈钢焊接和制造。

2015 年 Welling 等 [140] 发表了一篇系统综述和荟萃分析，纳入了 56 项关于 GC 和特定六价铬暴露，或在与高六价铬暴露相关职业（包括铬生产、镀铬、皮革工作和硅酸盐水泥工作）的队列研究和病例对照研究，总体 meta 分析 OR 为 1.27，95% CI：1.18 ～ 1.38。在一项亚组分析中，与肺癌显示阳性关联的研究（肺癌 RR 估计≥ 1.5）可能提示患者有较高的暴露水平，其中胃癌的总 RR 略高于总体的 meta 分析：OR 为 1.41，95% CI 1.18 ～ 1.69。

不能排除六价铬是否仅在接触的工人中导致 GC，而且在饮用水中摄入六价铬的人中也会导致 GC。基于它在胃肠道的潜在致癌性，美国环境保护机构（US EPA）正在考虑对饮用水中的六价铬进行监管，加利福尼亚州最近制定了第一个六价铬饮用水标准 [140]。

杀虫剂

最近 IARC 出版的专著第 112 卷评估了有机磷农药四氯磷、对硫磷、马拉硫磷、二嗪农和草甘膦的致癌性（IARC 专著，第 112 卷，2017[141]）。

杀虫剂四氯磷和对硫磷被归类为"可能对人类致癌"（2B 类）。杀虫剂马拉硫磷、二嗪农和草甘膦被归类为"很可能对人类致癌"（2A 类），但对非霍奇金淋巴瘤、前列腺癌、白血病和肺癌的证据有限。此外，IARC 还评估了杀虫剂林丹和 1，1，1- 三氯 -2，2- 双（4- 氯苯基）乙烷（DDT）和除草剂 2，4- 二氯苯氧乙酸（2，4-D）的致癌性。这些评估已作为 IARC 专著的第 113 卷发表 [142]。有足够的证据证明林丹是非霍奇金溶巴瘤的致癌物，被归类为"对人类致癌"（1 类）。DDT 归为 2A 类，2，4-D 归为 2B 类。

关于 GC，一些研究中发现的农药暴露与 GC 之间的关系尚未在其他研究中得到证实 [77、99、100、143-145]。

因此，1999 年 Ekstrom 等 [143] 发表的一项病例对照研究中发现胃腺癌与暴露于苯氧乙酸的除草剂有关：OR 1.70，95%CI 1.16 ～ 2.48。然而，内布拉斯加州 [77] 的另一项病例对照研究没有发现胃腺癌与接触杀虫剂或除草剂有关，包括被归类为亚硝基的杀虫剂（与硝酸盐反应时能够形成 N- 亚硝基化合物）。Santibanez 等在 2012 年 [103] 发现一些农业相关的职业中，以及其在 FinJEM 的分析结果显示，胃弥漫性腺癌与农药最高暴露水平显著相关：OR 为 10.39，95% CI：2.51 ～ 43.02，P 值 =0.02，尽管当分析仅限于持续时间超过 15 年的暴露时，不存在与农药的特定关联。

其他职业暴露

根据 2016 年发表的最新一篇 IARC 专著，在实验动物中有足够的证据表明无机铅化合物具有致癌性，因此这种暴露被归类为 2A 类（IARC 专著，第 87 卷，2006 年 [146]）。

该专著中报道了关于 GC 风险的一些病例对照研究，无机铅化合物被认为是一种在人类 GC 中证据有限的物质。相比之下，根据 IARC 2012 年发表的最新专著（IARC 专著，第 100D-7 卷，2012 年[147]），"X 射线辐射，伽马射线辐射"是与 GC（1 类，IARC）有关的在人类中有足够证据的致癌物质。

根据实验研究和关于人类乳腺癌风险的有限证据（IARC 专著，第 98-8 卷，2010[148]），涉及昼夜节律紊乱的轮班工作可能对人类致癌（2A 类，IARC）。MCC 西班牙研究最近对夜班工作和 GC 风险进行了评估。在这项基于人群的病例对照研究中，没有发现明确的证据表明两者之间存在关联[149]。发现 GC 与曾经长期上夜班（≥ 1 年）有关联但无显著性：OR 1.2，95%CI 0.9 ～ 1.8，但与曾经从事过轮值夜班工作无相关性：OR 0.9，95%CI：0.6 ～ 1.2，未获得明确的剂量 - 反应趋势。

2013 年，Christensen 等[23] 在加拿大蒙特利尔进行的一项病例对照研究中，结合受试者报告的工作史和专家评估，评估了 GC 与职业性四氯乙烯暴露的关系，发现胃癌风险增加但无统计学意义（2 例暴露病例：OR 2.1，95% CI 0.3 ～ 17）。

结直肠癌的流行病学研究

直肠癌的分布与结肠癌的分布相似。结直肠癌（CRC）是世界范围内癌症和癌症相关死亡的主要原因之一，也是工业国家的一个主要健康问题。发达国家的 CRC 发病率最高，而发展中国家的发病率较低，但随着经济发展，发病率也在不断上升[150, 151]。

根据 GLOBOCAN 2012 年评估的年龄标准化发病率和死亡率（ASR-W），其发病率全球第四，5 年患病率第三，死亡率第五；年龄标准化发病率[ASR（W）]为 17.2/10 万；5 年患病率为 68.2/10 万，死亡率 ASR（W）为 8.4/10 万[3]。

在男性中，其发病率排名第二，发病率 ASR（W）为 20.6；5 年患病率和死亡率排名第三，5 年患病率为 75.3/10 万，死亡率 ASR（W）为 10[3]。

在女性中，其发病率和 5 年患病率排名第二，发病率 ASR（W）为 14.3，5 年患病率为 61.2/10 万；死亡率排名第三，ASR（W）为 6.9[3]。

结肠癌常为偶发，估计 5% ～ 15% 的病例是遗传性的[152, 153]。

结肠癌和直肠癌的大多数生物学特征是相同的。结肠癌和直肠癌的主要组织学类型是腺癌，癌前病变是息肉或腺瘤，非息肉样异型增生的黏膜少见。

各国发病率不同，正在经历经济增长的发展中国家发病率增加，对从低风险到高风险地区移民人口的研究显示 CRC 发病率快速上升，表明环境对 CRC 的发病有很大的影响[150, 154]。西方生活方式的采用，以及预期寿命的增加和人口的增长，被认为是发病率增加的原因[150, 155]。

总的来说，红肉和加工肉类摄入量每增加 100g/d，CRC 的风险就会增加 12%。新的流行病学证据支持牛奶和全谷物可能对 CRC 有保护作用，而蔬菜和鱼作为 CRC 保护因素的证据仍然不令人信服，根据 WCRF-AICR 的最新证据，摄入水果或豆类与结直肠癌风险无关[156]。

体育活动一直与 CRC 风险降低相关，职业活动、休闲活动和总活动量的研究报告也一致[157, 158]。肥胖和糖尿病也可能与 CRC 有关[157]。

与其他疾病相比，溃疡性结肠炎和克罗恩病患者发生 CRC 的风险增加[159]。

吸烟最初与结直肠癌风险增加无关。然而，最近的一些研究表明两者存在关联，根据最近的综述，两者的关联结果令人信服[157]。此外，吸烟一直与结直肠腺瘤（癌前病变）的高风险相关（Giovannucci 等[160]；IARC 专著，吸烟，第 100E-6 卷，2012 年[161]）。

WCRF 小组在 1997 年得出的结论提示，"大量饮酒可能会增加患结肠癌和直肠癌的风险"，这可能与乙醇总摄入量有关，与饮酒类型无关。根据最新的综述，酗酒始终与 CRC 相关[162]，酒精饮料中乙醇摄入量每增加 10g/d，CRC 的风险似乎增加 7%。

职业暴露和 CRC

大多数关于职业健康的研究并没有分别报告结肠癌和直肠癌的结果，因此在本章中决定合并这两个部位的信息（结肠和直肠），但是在可能的情况下，也会分别提供这两个部位的信息。

石棉

石棉是文献中研究与 CRC 相关的最经典的职业暴露。IARC 在 2012 年发表的最新一篇评估石棉的专著，回顾了 41 个职业队列和 13 个病例对照研究（IARC 专著，第 100C-11 卷，2012 年）。所有形式的石棉（温石棉、青石棉、铁石棉、透闪石、阳起石和叶蜡石）与间皮瘤和肺癌、喉癌和卵巢癌之间的相关性和因果关系已经确定，所有形式的石棉对人类都是致癌的（IARC 1 类）。关于结直肠癌，IARC 评估的结论是："暴露于各种形式的石棉与咽部、胃癌和结直肠癌之间存在正相关。对于结直肠癌，IARC 工作组对于证据是否足够有力的问题上意见不一。"

石棉和结直肠癌的职业队列研究可在 100C IARC 专著中的表 2.7 中查到，网址是 http：//monographs.iarc.fr/ENG/Monographs/vol100C/100C-06-Table2.7.pdf。大多数队列研究发现了石棉暴露与 CRC 之间存在关联的证据，少数队列研究没有发现两者之间存在关联[52, 163-167]。最近，Paris 等在法国石棉相关疾病的队列研究（ARDCo-Nut）中支持了职业暴露于石棉与男性结肠癌发病率之间的关联[168]。

在病例对照研究方面，来自北欧国家的研究和几项美国的研究报告了统计上有显著的相关性[169-173]，而其他美国研究尚未发现这样的证据[174, 175]。

木尘

总的来说，流行病学证据并不支持暴露于木尘与 CRC 之间的联系。Demers 等在 1995 年[123]发表了对来自英国和美国的五项研究的更新数据的汇总分析，报告了直肠的边缘性保护关联（ICD 编码 153）：RR 0.8；95% CI 0.6 ～ 1.0。Stellman 等[124]在美国的前瞻性研究中，根据自我报告的木尘暴露情况，发现木尘与结肠（ICD 编码 153）无相关性：RR 1.0；95% CI 0.8 ～ 1.3，与直肠无显著正相关：RR 1.3；95%CI 0.8 ～ 2.0。Innos 等[125]在对爱沙尼亚家具工人的回顾性队列研究中，分别报道了木尘与结肠癌和直肠癌的非显著性正相关。相比之下，Dement 等[127]在美国死亡率队列研究中发现，直肠的 RR 为 1.5，95%CI 1.1 ～ 2.1，具有统计学意义。北欧国家的 Pukkala 等[128]和巴西的 Arias Bahia 等[129]均未发现木尘与结肠或直肠有统计学意义的相关性。

柴油和汽油发动机废气

如前所述，IARC 在 2013 年将柴油和汽油发动机尾气列为人类致癌物质（IARC 1 类），基于充分证据表明其暴露与肺癌风险增加有关（IARC 专论，第 105 卷，2013[62]）。

关于 CRC 的研究结果不一致。加拿大的一项关于各种癌症的职业暴露和风险的大型多中心基于人群的病例对照研究中[176]，发现长期高暴露于柴油发动机废气会增加结肠癌的风险：OR 1.7，90%CI 1.2 ～ 2.5，长期高水平暴露于汽油发动机废气会增加直肠癌的风险：OR 1.6，90% CI 1.1 ～ 2.3。然而，必须注意的是，在这项研究中使用的是 90% CI（在 95% 水平上，大部分区间将包括 1），而对照组仅包括其他中心的住院癌症患者。使用加拿大多中心基于人群的病例对照研究[176]的同一方法，Goldberg 等[171]报告称，当包括癌症对照组，但也使用基于人群的对照组，使用癌症和基于人群的合并对照组，大量暴露于柴油发动机废气的 OR 为 2.1，95%CI 1.1 ～ 3.7。

相反，2011 年 Fang 等[177]在另一项加拿大的病例对照研究中报告了出租车司机结肠癌风险升高：OR 1.54；95% CI 1.01 ～ 2.25，而其他职业，包括公交车司机、重型货车司机和机车司机，则没有相关性，研究中没有对接触柴油或汽油尾气的情况进行具体评估。此前，Decoufle 等[178] 报道了对结直肠癌保护作用：OR 为 0.60（24 例暴露；$P = 0.04$）（未提供 CI）。

杀虫剂

Lee 等[179] 在农业健康研究中对结直肠癌进行了研究。在研究期间（1993—2002 年）共诊断了 305 例结直肠癌病例（结肠 212 例；直肠 93 例）。在被检测的 50 种农药中，大多数与结直肠癌风险无关。然而，毒死蜱的使用对直肠癌有显著的暴露-反应趋势（P 值 =0.008），在最高暴露类别中风险增加至 2.7 倍（95% CI 1.2～6.4）。少量暴露病例的数据显示，涕灭威与结肠癌风险的显著增加相关（P 值 =0.001），最高暴露水平导致风险增加 4.1 倍（95% CI 1.3～12.8）。

四氯乙烯

如前所述，四氯乙烯可能对人类致癌（2A 类 IARC），与膀胱癌相关的流行病学证据最高。（IARC 专著，2014 年第 106 卷）。

关于 CRC，Paulu 等进行了一项基于人群的病例对照研究，包括 326 例 CRC，以评估马萨诸塞州的 CRC 和四氯乙烯污染饮用水之间的关系[180]。在长期暴露的受试者中，校正后的 CRC 的 OR 值略有升高，并且随着潜伏期的延长而发生显著变化，潜伏期为 13 年的 OR 为 2.0（95%CI：0.6～5.8）。在曾经暴露的受试者中，直肠癌的校正 OR 高于相应的结肠癌估计值：13 年潜伏期的 OR 3.1（95%CI：0.7～10.9）vs OR 1.5（95%CI：0.3～5.8）。

2013 年，Christensen 等[23] 发表的加拿大的病例对照研究中，发现与职业性四氯乙烯暴露相关的结肠癌（3 例暴露病例；OR1.8，95% CI 0.3～11）或直肠癌的风险增加无统计学意义（1 例暴露病例；OR 1.1，95% CI 0.1～13）。

其他职业暴露

2014 年，Oddone 等[181] 发表了一篇文献综述和荟萃分析，内容涉及根据国际标准行业分类（ISIC）代码分类的多个工业部门的工人罹患结直肠癌的风险。这篇综述中没有发现结直肠癌和工业部门之间的同质关联模式。不过，该研究提供了一些有意义的结果值得进一步研究。其结果显示，估计的职业暴露造成的粗超额风险比约为 11%~15%。

从事机械维修和安装的工人中结直肠癌的合并 RR 增加，且有统计学意义（ISIC 代码 33，RR 1.40，95% CI 1.07～1.84）。作者解释说，这一有趣的结果完全来自于 1977 年和 1978 年发表的两篇文章，研究对象是同一批暴露于石棉的意大利造船厂工人[182, 183]。

制革和毛皮行业工人（ISIC 代码 15）的风险显著增加：RR 1.70，95% CI 1.24～2.34，而钢铁工人的（ISIC 代码 24）合并 RR 为 1.32，95%CI 1.07～1.65。

在"化学品和化学产品制造工人（ISIC 代码）"中的结果具有临界显著性，合并 RR 1.27，95%CI 0.92～1.76。"橡胶和塑料（ISIC 代码 22）行业"中的结果也为临界显著性：合并 RR 1.30，95% CI 0.98～1.71。

总的来说，他们的研究结果指出，除了机械维修和安装行业接触石棉的工人外，皮革、常规金属、塑料和橡胶制造等广泛使用化学化合物的行业面临的风险也在增加。

参考文献

[1] Blot W, McLaughlin J, Fraumeni F. Esophageal cancer. In: Schottenfeld D, Fraumeni JF, editors. Cancer epidemiology and prevention. 3th ed. New York: Oxford University Press; 2006.p. 697–706.

[2] Parkin M, Bray F. International patterns of cancer incidence and mortality. In: Shottenfeld D, Fraumeni JF, editors. Cancer epidemiology and prevention. 3th ed. New York: Oxford University Press; 2006. p. 101–38.

[3] Ferlay J, Soerjomataram I, Ervik M, Dikshit R, Eser S, Mathers C, et al. GLOBOCAN 2012v1.0, Cancer incidence and mortal–ity worldwide: IARC CancerBase no. 11[Internet]. Lyon, France: International Agency for Research on Cancer; 2013. http://globocan.iarc.fr. Accessed 23May 2017.

[4] Bosman FT, Carneiro F, Hruban RH, Theise ND, editors. WHO classification of tumours of the digestive system, vol. 3. 4th ed. Lyon: IARC Press International Agency for Research on Cancer(IARC); 2000.

[5] Nyrén O, Adami H. Esophageal cancer. In: Adami H, Hunter D, Trichopoulos D, editors. Textbook of cancer epidemiology. Oxford: Oxford University Press; 2002. p. 137-61.

[6] Edgren G, Adami HO, Weiderpass E, Nyrén O. A global assessment of the oesophageal adenocarcinoma epidemic. Gut. 2013; 62: 1406-14.

[7] Engel LS, Chow WH, Vaughan TL, Gammon MD, Risch HA, Stanford JL, et al. Population attributable risks of esophageal and gastric cancers. J Natl Cancer Inst. 2003; 95: 1404-13.

[8] Schaafsma T, Wakefield J, Hanisch R, Bray F, Schüz J, Joy EJ, et al. Africa's Oesophageal Cancer Corridor: geographic variations in incidence correlate with certain micronutrient deficiencies. PLoS One. 2015; 10: e0140107. Erratum in: PLoS One. 2015; 10: e0142648.

[9] Lagergren J, Lagergren P. Recent developments in esophageal adenocarcinoma. CA Cancer J Clin. 2013; 63: 232-48.

[10] Pennathur A, Gibson MK, Jobe BA, Luketich JD. Oesophageal carcinoma. Lancet. 2013; 381: 400-12.

[11] Jansson C, Oh JK, Martinsen JI, Lagergren J, Plato N, Kjaerheim K, et al. Occupation and risk of oesophageal adenocarcinoma and squamous-cell carcinoma: the Nordic Occupational Cancer Study. Int J Cancer. 2015; 137: 590-7.

[12] Santibañez M, Vioque J, Alguacil J, Barber X, García de la Hera M, Kauppinen T. Occupational exposures and risk of oesophageal cancer by histological type: a case-control study in eastern Spain. Occup Environ Med. 2008; 65: 774-81.

[13] Vaughan TL, Stewart PA, Davis S, Thomas DB. Work in dry cleaning and the incidence of cancer of the oral cavity, larynx, and oesophagus. Occup Environ Med. 1997; 54: 692-5.

[14] Lynge E, Anttila A, Hemminki K. Organic solvents and cancer. Cancer Causes Control. 1997; 8: 406-19.

[15] Weiss NS. Cancer in relation to occupational exposure to perchloroethylene. Cancer Causes Control. 1995; 6: 257-66.

[16] Blair A, Stewart PA, Tolbert PE, Grauman D, Moran FX, Vaught J, et al. Cancer and other causes of death among a cohort of dry cleaners. Br J Ind Med. 1990; 47: 162-8.

[17] Ruder AM, Ward EM, Brown DP. Cancer mortality in female and male dry-cleaning workers. J Occup Med. 1994; 36: 867-74.

[18] International Agency for Research on Cancer. Dry cleaning, some chlorinated solvents and other industrial chemicals. In: IARC Monographs on the evaluation of carcinogenic risks to humans, vol. 63. IARC: Lyon; 1995.

[19] Blair A, Petralia SA, Stewart PA. Extended mortality follow-up of a cohort of dry cleaners. Ann Epidemiol. 2003; 13: 50-6.

[20] Calvert GM, Ruder AM, Petersen MR. Mortality and end-stage renal disease incidence among dry cleaning workers. Occup Environ Med. 2011; 68: 709-16.

[21] Seldén AI, Ahlborg G Jr. Cancer morbidity in Swedish dry-cleaners and laundry workers: historically prospective cohort study. Int Arch Occup Environ Health. 2011; 84: 435-43.

[22] Boice JD Jr, Marano DE, Fryzek JP, Sadler CJ, McLaughlin JK. Mortality among aircraft manufacturing workers. Occup Environ Med. 1999; 56: 581-97.

[23] Christensen KY, Vizcaya D, Richardson H, Lavoué J, Aronson K, Siemiatycki J. Risk of selected cancers due to occupational exposure to chlorinated solvents in a case-control study in Montreal. J Occup Environ Med. 2013; 55: 198-208.

[24] Kogevinas M, Sala M, Boffetta P, Kazerouni N, Kromhout H, Hoar-Zahm S. Cancer risk in the rubber industry: a review of the recent epidemiological evidence. Occup Environ Med. 1998; 55: 1-12.

[25] Delzell E, Monson RR. Mortality among rubber workers: X. Reclaim workers. Am J Ind Med. 1985; 7: 307-13.

[26] Sorahan T, Parkes HG, Veys CA, Waterhouse JA, Straughan JK, Nutt A. Mortality in the British rubber industry 1946-85. Br J Ind Med. 1989; 46: 1-10.

[27] Szeszenia-Dabrowska N, Wilczyńska U, Kaczmarek T, Szymczak W. Cancer mortality among male workers in the Polish rubber industry. Pol J Occup Med Environ Health. 1991; 4: 149-57.

[28] Weiland SK, Mundt KA, Keil U, Kraemer B, Birk T, Person M, et al. Cancer mortality among workers in the German rubber industry: 1981-91. Occup Environ Med. 1996; 53: 289-98.

[29] Parkes HG, Veys CA, Waterhouse JA, Peters A. Cancer mortality in the British rubber industry. Br J Ind Med. 1982; 39: 209-20.

[30] Chow WH, McLaughlin JK, Malker HS, Linet MS, Weiner JA, Stone BJ. Esophageal cancer and occupation in a cohort of Swedish men. Am J Ind Med. 1995; 27: 749-57.

[31] Szymczak W, Sobala W, Wilczyńska U, SzeszeniaDabrowska N. Assessment of risk of death due to malignant neoplasms induced by occupational exposure in a

rubber footwear plant. Med Pr. 2003; 54: 221–8.

[32] Dost A, Straughan J, Sorahan T. A cohort mortality and cancer incidence survey of recent entrants(1982–91)to the UK rubber industry: findings for 1983–2004. Occup Med(Lond). 2007; 57: 186–90.

[33] Straughan JK, Sorahan T. Cohort mortality and cancer incidence survey of recent entrants(1982–91)to the United Kingdom rubber industry: preliminary findings. Occup Environ Med. 2000; 57: 574–6.

[34] International Agency for Research on Cancer. Chemical agents and related occupations. In: IARC Monographs on the evaluation of carcinogenic risks to humans, vol. 100F. IARC: Lyon; 2012

[35] Straif K, Weiland SK, Bungers M, Holthenrich D, Taeger D, Yi S, et al. Exposure to high concentrations of nitrosamines and cancer mortality among a cohort of rubber workers. Occup Environ Med. 2000; 57: 180–7.

[36] Jakszyn P, Gonzalez CA. Nitrosamine and related food intake and gastric and oesophageal cancer risk: a systematic review of the epidemiological evidence. World J Gastroenterol. 2006; 12: 4296–303.

[37] International Agency for Research on Cancer. Carbon black, titanium dioxide, and talc. In: IARC Monographs on the evaluation of carcinogenic risks to humans, vol. 93. IARC: Lyon; 2010.

[38] Sorahan T, Hamilton L, van Tongeren M, Gardiner K, Harrington JM. A cohort mortality study of U.K. carbon black workers, 1951–1996. Am J Ind Med. 2001; 39: 158–70.

[39] Dell LD, Mundt KA, Luippold RS, Nunes AP, Cohen L, Burch MT, et al. A cohort mortality study of employees in the U.S. carbon black industry. J Occup Environ Med. 2006; 48: 1219–29.

[40] Wellmann J, Weiland SK, Neiteler G, Klein G, Straif K. Cancer mortality in German carbon black workers 1976–98. Occup Environ Med. 2006; 63(8): 513–21.

[41] Puntoni R, Ceppi M, Gennaro V, Ugolini D, Puntoni M, La Manna G, et al. Occupational exposure to carbon black and risk of cancer. Cancer Causes Control. 2004; 15: 511–6.

[42] Parent ME, Siemiatycki J, Fritschi L. Workplace exposures and oesophageal cancer. Occup Environ Med. 2000; 57: 325–34.

[43] Parent ME, Siemiatycki J, Renaud G. Case–control study of exposure to carbon black in the occupational setting and risk of lung cancer. Am J Ind Med. 1996; 30: 285–92.

[44] Blair A, Mason TJ. Cancer mortality in United States countries with metal electroplating industries. Arch Environ Health. 1980; 35: 92–4.

[45] Minder C, Beer–Porizek V. Cancer mortality of Swiss men by occupation, 1979–1982. Scand J Work Environ Health. 1992; 18(Suppl 3): 1–27.

[46] Wernli KJ, Fitzgibbons ED, Ray RM, Gao DL, Li W, Seixas NS, et al. Occupational risk factors for esophageal and stomach cancers among female textile workers in Shanghai, China. Am J Epidemiol. 2006; 163: 717–25.

[47] Pan G, Takahashi K, Feng Y, Liu L, Liu T, Zhang S, et al. Nested case–control study of esophageal cancer in relation to occupational exposure to silica and other dusts. Am J Ind Med. 1999; 35: 272–80.

[48] Yu IT, Tse LA. Exploring the joint effects of silicosis and smoking on lung cancer risks. Int J Cancer. 2007; 120: 133–9.

[49] Selikoff IJ, Seidman H. Asbestos–associated deaths among insulation workers in the United States and Canada, 1967–1987. Ann N Y Acad Sci. 1991; 643: 1–14.

[50] Berry G, Newhouse ML, Wagner JC. Mortality from all cancers of asbestos factory workers in east London 1933–80. Occup Environ Med. 2000; 57: 782–5.

[51] Jansson C, Johansson AL, Bergdahl IA, Dickman PW, Plato N, Adami J, et al. Occupational exposures and risk of esophageal and gastric cardia cancers among male Swedish construction workers. Cancer Causes Control. 2005; 16: 755–64.

[52] Hein MJ, Stayner LT, Lehman E, Dement JM. Follow–up study of chrysotile textile workers: cohort mortality and exposure–response. Occup Environ Med. 2007; 64: 616–25.

[53] McDonald JC, Liddell FD, Gibbs GW, Eyssen GE, McDonald AD. Dust exposure and mortality in chrysotile mining, 1910–75. Br J Ind Med. 1980; 37: 11–24.

[54] Peto J, Doll R, Hermon C, Binns W, Clayton R, Goffe T. Relationship of mortality to measures of environmental asbes–tos pollution in an asbestos textile factory. Ann Occup Hyg. 1985; 29: 305–55.

[55] McDonald JC, Liddell FD, Dufresne A, McDonald AD. The 1891–1920birth cohort of Quebec chrysotile miners and millers: mortality 1976–88. Br J Ind Med. 1993; 50: 1073–81.

[56] Musk AW, de Klerk NH, Reid A, Ambrosini GL, Fritschi L, Olsen NJ, Merler E, Hobbs MS, Berry G. Mortality of former crocidolite(blue asbestos)miners and millers at Wittenoom. Occup Environ Med. 2008; 65: 541–3.

[57] Institute of Medicine. Asbestos: Selected Cancers. Washington, DC: The National Academies Press; 2006. https://doi. org/10.17226/11665.

[58] Li B, Tang SP, Wang KZ. Esophagus cancer and occupational exposure to asbestos: results from a meta-analysis of epidemiology studies. Dis Esophagus. 2016; 29:

421–8.

[59] Gustavsson P, Jakobsson R, Johansson H, Lewin F, Norell S, Rutkvist L. Occupational exposures and squamous cell carcinoma of the oral cavity, pharynx, larynx, and oesophagus: a case–control study in Sweden. Occup Environ Med. 1998; 55: 393–400.

[60] Kamangar F, Chow W–H, Abnet C, CM DS. Environmental causes of esophageal cancer. Gastroenterol Clin N Am. 2009; 38: 27–57.

[61] Roshandel G, Semnani S, Malekzadeh R, Dawsey SM. Polycyclic aromatic hydrocarbons and esophageal squamous cell carcinoma. Arch Iran Med. 2012; 15: 713–22.

[62] International Agency for Research on Cancer. Diesel and gasoline engine exhausts and some nitroarenes. In: IARC Monographs on the evaluation of carcinogenic risks to humans, vol. 105. IARC: Lyon; 2013.

[63] Nadon L, Siemiatycki J, Dewar R, Krewski D, Gérin M. Cancer risk due to occupational exposure to polycyclic aromatic hydrocarbons. Am J Ind Med. 1995; 28: 303–24.

[64] Evanoff BA, Gustavsson P, Hogstedt C. Mortality and incidence of cancer in a cohort of Swedish chimney sweeps: an extended follow up study. Br J Ind Med. 1993; 50: 450–9.

[65] Gustavsson P, Gustavsson A, Hogstedt C. Excess of cancer in Swedish chimney sweeps. Br J Ind Med. 1988; 45: 777–81.

[66] Hogstedt C, Anderson K, Frenning B, Gustavsson A. A cohort study on mortality among long–time employed Swedish chimney sweeps. Scand J Work Environ Health. 1982; 8: 72–8.

[67] Stucker I, Meguellati D, Boffetta P, Cenee S, Margelin D, Hemon D. Cohort mortality study among French asphalt workers. Am J Ind Med. 2003; 43: 58–68.

[68] Gustavsson P, Evanoff B, Hogstedt C. Increased risk of esophageal cancer among workers exposed to combustion products. Arch Environ Health. 1993; 48: 243–5.

[69] Band P, Le N, Fang R, Threlfall W, Astrakianakis G, Anderson J, et al. Cohort mortality study of pulp and paper mill workers in British Columbia, Canada. Am J Epidemiol. 1997; 146: 186–94.

[70] Band PR, Le ND, Fang R, Astrakianakis G, Bert J, Keefe A, Krewski D. Cohort cancer incidence among pulp and paper mill workers in British Columbia. Scand J Work Environ Health. 2001; 27: 113–9.

[71] Lee W, Teschke K, Kauppinen T, Andersen A, Jäppinen P, Szadkowska–Stanczyk I, et al. Mortality from lung cancer in workers exposed to sulfur dioxide in the pulp and paper industry. Environ Health Perspect. 2002; 110: 991–5.

[72] Firth HM, Elwood JM, Cox B, Herbison GP. Historical cohort study of a New Zealand foundry and heavy engineering plant. Occup Environ Med. 1999; 56: 134–8.

[73] Salminen E, Pukkala E, Kiel K, Hakulinen T. Impact of radiotherapy in the risk of esophageal cancer as subsequent pri–mary cancer after breast cancer. Int J Radiat Oncol Biol Phys. 2006; 65: 699–704.

[74] Zablotska L, Chak A, Das A, Neugut A. Increased risk of squamous cell esophageal cancer after adjuvant radiation therapy for primary breast cancer. Am J Epidemiol. 2005; 161: 330–7.

[75] Gilbert E, Cragle D, Wiggs L. Updated analyses of combined mortality data for workers at the Hanford Site, Oak Ridge National Laboratory, and Rocky Flats Weapons Plant. Radiat Res. 1993; 136: 408–21.

[76] Weiderpass E, Vainio H, Kauppinen T, Vasama–Neuvonen K, Partanen T, Pukkala E. Occupational exposures and gastrointestinal cancers among Finnish women. J Occup Environ Med. 2003; 45: 305–15.

[77] Lee WJ, Lijinsky W, Heineman EF, Markin RS, Weisenburger DD, Ward MH. Agricultural pesticide use and adenocarcinomas of the stomach and oesophagus. Occup Environ Med. 2004; 61: 743–9.

[78] Soerjomataram I, Lortet–Tieulent J, Parkin DM, Ferlay J, Mathers C, Forman D, et al. Global burden of cancer in 2008: a systematic analysis of disability–adjusted life–years in 12world regions. Lancet. 2012; 380: 1840–50.

[79] Karimi P, Islami F, Anandasabapathy S, Freedman ND, Kamangar F. Gastric cancer: descriptive epidemiology, risk factors, screening, and prevention. Cancer Epidemiol Biomark Prev. 2014; 23: 700–13.

[80] Guggenheim DE, Shah MA. Gastric cancer epidemiology and risk factors. J Surg Oncol. 2013; 107: 230–6.

[81] Shibata A, Parsonnet J. Stomach cancer. In: Schottenfeld D, Fraumeni JF, editors. Cancer epidemiology and prevention. 3th ed. New York: Oxford University Press; 2006. p. 707–20.

[82] de Martel C, Ferlay J, Franceschi S, Vignat J, Bray F, Forman D, et al. Global burden of cancers attributable to infections in 2008: a review and synthetic analysis. Lancet Oncol. 2012; 13: 607–15.

[83] Helicobacter and Cancer Collaborative Group. Gastric cancer and Helicobacter pylori: a combined analysis of 12case control studies nested within prospective cohorts. Gut. 2001; 49: 347–53.

[84] Huang JQ, Zheng GF, Sumanac K, Irvine EJ, Hunt RH. Meta–analysis of the relationship between cagA seropositivity and gastric cancer. Gastroenterology. 2003; 125: 1636–44.

[85] Nyrén O, Adami HO. Stomach cancer. In: Adami HO, Hunter D, Trichopoulos D, editors. Textbook of cancer epidemiology. 2nd ed. New York: Oxford University Press; 2008. p. 239–74.

[86] Polk DB, Peek RM Jr. Helicobacter pylori: gastric cancer and beyond. Nat Rev Cancer. 2010; 10: 403–14.

[87] Santibáñez M, Aguirre E, Belda S, Aragones N, Saez J, Rodríguez JC, et al. Relationship between tobacco, cagA and vacA i1virulence factors and bacterial load in patients infected by Helicobacter pylori. PLoS One. 2015; 10: e0120444.

[88] Henson DE, Dittus C, Younes M, Nguyen H, Albores-Saavedra J. Differential trends in the intestinal and diffuse types of gastric carcinoma in the United States, 1973–2000: increase in signet ring cell type. Arch Pathol Lab Med. 2004; 128: 765–70.

[89] Cho JY. Molecular diagnosis for personalized target therapy in gastric cancer. J Gastric Cancer. 2013; 13: 129–35.

[90] Tan IB, Ivanova T, Lim KH, Ong CW, Deng N, Lee J, et al. Intrinsic subtypes of gastric cancer, based on gene expression pattern, predict survival and respond differently to chemotherapy. Gastroenterology. 2011; 141: 476–85.

[91] Wilkinson NW, Howe J, Gay G, Patel-Parekh L, Scott-Conner C, Donohue J. Differences in the pattern of presentation and treatment of proximal and distal gastric cancer: results of the 2001gas–tric patient care evaluation. Ann Surg Oncol. 2008; 15: 1644–50.

[92] Kamangar F, Dawsey SM, Blaser MJ, Perez-Perez GI, Pietinen P, Newschaffer CJ, et al. Opposing risks of gastric cardia and noncardia gastric adenocarcinomas associated with Helicobacter pylori seropositivity. J Natl Cancer Inst. 2006; 98: 1445–52.

[93] Ye W, Held M, Lagergren J, Engstrand L, Blot WJ, McLaughlin JK, et al. Helicobacter pylori infection and gastric atrophy: risk of adenocarcinoma and squamous-cell carcinoma of the esophagus and adenocarcinoma of the gastric cardia. J Natl Cancer Inst. 2004; 96: 388–96.

[94] Raghunath A, Hungin AP, Wooff D, Childs S. Prevalence of Helicobacter pylori in patients with gastro-esophageal reflux disease: systemic review. BMJ. 2003; 326: 737–44.

[95] Key TJ. Fruit and vegetables and cancer risk. Br J Cancer. 2011; 104: 6–11.

[96] Wang XQ, Terry PD, Yan H. Review of salt consumption and stomach cancer risk: epidemiological and biological evidence. World J Gastroenterol. 2009; 15: 2204–13.

[97] Abioye AI, Odesanya MO, Abioye AI, Ibrahim NA. Physical activity and risk of gastric cancer: a meta-analysis of observational studies. Br J Sports Med. 2015; 49: 224–9.

[98] Zhang Z, Xu G, Ma M, Yang J, Liu X. Dietary fiber intake reduces risk for gastric cancer: a meta-analysis. Gastroenterology. 2013; 145: 113–20.

[99] Cocco P, Ward MH, Buiatti E. Occupational risk factors for gastric cancer: an overview. Epidemiol Rev. 1996; 18: 218e34.

[100] Raj A, Mayberry JF, Podas T. Occupation and gastric cancer. Postgrad Med J. 2003; 79: 252–8.

[101] Moshammer H, Neuberger M. Lung cancer and dust exposure: results of a prospective cohort study following 3260workers for 50years. Occup Environ Med. 2004; 61: 157–62.

[102] Aragones N, Pollan M, Gustavsson P. Stomach cancer and occupation in Sweden: 1971–89. Occup Environ Med. 2002; 59: 329–37.

[103] Santibañez M, Alguacil J, de la Hera MG, Navarrete-Muñoz EM, Llorca J, Aragonés N, et al. Occupational exposures and risk of stomach cancer by histological type. Occup Environ Med. 2012; 69: 268–75.

[104] Lee W, Ahn YS, Lee S, Song BM, Hong S, Yoon JH. Occupational exposure to crystalline silica and gastric cancer: a systematic review and meta-analysis. Occup Environ Med. 2016; 73: 794–801.

[105] Frumkin H, Berlin J. Asbestos exposure and gastrointestinal malignancy review and meta-analysis. Am J Ind Med. 1988; 14: 79–95.

[106] Gamble J. Risk of gastrointestinal cancers from inhalation and ingestion of asbestos. Regul Toxicol Pharmacol. 2008; 52(Suppl): S124–53.

[107] Fortunato L, Rushton L. Stomach cancer and occupational exposure to asbestos: a meta-analysis of occupational cohort studies. Br J Cancer. 2015; 112: 1805–15.

[108] Offermans NS, Vermeulen R, Burdorf A, Goldbohm RA, Keszei AP, Peters S, et al. Occupational asbestos exposure and risk of esophageal, gastric and colorectal cancer in the prospective Netherlands Cohort Study. Int J Cancer. 2014; 135: 1970–7.

[109] Lin S, Wang X, Yano E, Yu I, Lan Y, Courtice MN, Christiani DC. Exposure to chrysotile mining dust and digestive cancer mortality in a Chinese miner/miller cohort. Occup Environ Med. 2014; 71: 323–8.

[110] Krstev S, Dosemeci M, Lissowska J, Chow WH, Zatonski W, Ward MH. Occupation and risk of stomach cancer in Poland. Occup Environ Med. 2005; 62: 318–24.

[111] Cocco P, Palli D, Buiatti E, Cipriani F, DeCarli A, Manca P, et al. Occupational exposures as risk factors for stomach cancer in Italy. Cancer Causes Control. 1994; 5: 241–8.

[112] Coggon D, Barker DJ, Cole RB. Stomach cancer and work in dusty industries. Br J Ind Med. 1990; 47: 298–301.

[113] Gonzalez CA, Sanz M, Marcos G, Pita S, Brullet E, Vida

F, et al. Occupation and stomach cancer in Spain. Scand J Work Environ Health. 1991; 17: 240–7.

[114] Romundstad P, Andersen A, Haldorsen T. Cancer incidence among workers in the Norwegian silicon carbide industry. Am J Epidemiol. 2001; 153: 978–86.

[115] Sjödahl K, Jansson C, Bergdahl IA, Adami J, Boffetta P, Lagergren J. Airborne exposures and risk of gastric cancer: a prospective cohort study. Int J Cancer. 2007; 120: 2013–8.

[116] Tsuda T, Mino Y, Babazono A, Shigemi J, Otsu T, Yamamoto E. A casecontrol study of the relationships among silica exposure, gastric cancer, and esophageal cancer. Am J Ind Med. 2001; 39: 52–7.

[117] Wright WE, Bernstein L, Peters JM, Garabrant DH, Mack TM. Adenocarcinoma of the stomach and exposure to occupational dust. Am J Epidemiol. 1988; 128: 64–73.

[118] Cocco P, Ward MH, Dosemeci M. Risk of stomach cancer associated with 12workplace hazards: analysis of death certificates from 24states of the United States with the aid of job exposure matrices. Occup Environ Med. 1999; 56: 781–7.

[119] Cocco P, Ward MH, Dosemeci M. Occupational risk factors for cancer of the gastric cardia. Analysis of death certificates from 24US states. J Occup Environ Med. 1998; 40: 855–61.

[120] Dubrow R, Wegman DH. Cancer and occupation and Massachusetts: a death certificate study. Am J Ind Med. 1984; 6: 207–30.

[121] Lindsay JP, Stavraky KM, Howe GR. The Canadian Labour Force ten percent sample study. J Occup Med. 1993; 35: 408–14.

[122] Milham S. Occupational mortality in Washington state, 1950–79. Washington, DC: US Department of Health and Human Services, 1983(DHSS(NIOSH), Publication No 83–116.

[123] Demers PA, Boffetta P, Kogevinas M, Blair A, Miller BA, Robinson CF, et al. Pooled reanalysis of cancer mortality among five cohorts of workers in wood–related industries. Scand J Work Environ Health. 1995; 21: 179–90.

[124] Stellman SD, Demers PA, Colin D, Boffetta P. Cancer mortality and wood dust exposure among participants in the American Cancer Society Cancer Prevention Study–II(CPS–II). Am J Ind Med. 1998; 34: 229–37.

[125] Innos K, Rahu M, Rahu K, Lang I, Leon DA. Wood dust exposure and cáncer incidence: a retrospective cohort study of furniture workers in Estonia. Am J Ind Med. 2000; 37: 501–11.

[126] Olsen JH, Moller H, Jensen OM. Risks for respiratory and gastric cáncer in wood–working occupations in Denmark. J Cancer Res Clin Oncol. 1988; 114: 420–4.

[127] Dement JM, Pompeii L, Lipkus IM, Samsa GP. Cancer incidence among union carpenters in New Jersey. J Occup Environ Med. 2003; 45: 1059–67.

[128] Pukkala E, Martinsen JI, Lynge E, Gunnarsdottir HK, Sparén P, Tryggvadottir L, et al. Occupation and cancer—follow–up of 15million people in five Nordic countries. Acta Oncol. 2009; 48: 646–790.

[129] Arias Bahia SH, Echenique Mattos I, Koifman S. Cancer and wood–related occupational exposure in the Amazon region of Brazil. Environ Res. 2005; 99: 132–40.

[130] Zandjani F, Høgsaet B, Andersen A, Langård S. Incidence of cancer among nitrate fertilizer workers. Int Arch Occup Environ Health. 1994; 66: 189–93.

[131] Bulbulyan MA, Jourenkova NJ, Boffetta P, Astashevsky SV, Mukeria AF, Zaridze DG. Mortality in a cohort of Russian fertil–izer workers. Scand J Work Environ Health. 1996; 22: 27–33.

[132] Al–Dabbagh S, Forman D, Bryson D, Stratton I, Doll R. Mortality of nitrate fertiliser workers. Br J Ind Med. 1986; 43: 507–15.

[133] Rafnsson V, Gunnarsdóttir H. Mortality study of fertiliser manufacturers in Iceland. Br J Ind Med. 1990; 47: 721–5.

[134] Fandrem SI, Kjuus H, Andersen A, Amlie E. Incidence of cancer among workers in a Norwegian nitrate fertiliser plant. Br J Ind Med. 1993; 50: 647–52.

[135] Partanen T, Boffetta P. Cancer risk in asphalt workers and roofers: review and meta–analysis of epidemiologic studies. Am J Ind Med. 1994; 26: 721–40.

[136] Boffetta P, Burstyn I, Partanen T, Kromhout H, Svane O, Langård S, et al. Cancer mortality among European asphalt workers: an international epidemiological study. I. Results of the analysis based on job titles. Am J Ind Med. 2003; 43: 18–27.

[137] International Agency for Research on Cancer. Bitumens and bitumen emissions, and some N–and S–heterocyclic polycyclic aro–matic hydrocarbons. In: IARC monographs on the evaluation of carcinogenic risks to humans, vol. 103. IARC: Lyon; 2013.

[138] Friesen MC, Costello S, Thurston SW, Eisen EA. Distinguishing the common components of oil–and water–based metalworking fluids for assessment of cancer incidence risk in autoworkers. Am J Ind Med. 2011; 54: 450–60.

[139] Liao LM, Hofmann JN, Kamangar F, Strickland PT, Ji BT, Yang G, et al. Polycyclic aromatic hydrocarbons and risk of gastric cancer in the Shanghai Women's Health Study. Int J Mol Epidemiol Genet. 2014; 5: 140–4.

[140] Welling R, Beaumont JJ, Petersen SJ, Alexeeff GV, Steinmaus C. Chromium VI and stomach cancer: a meta-analysis of the current epidemiological evidence. Occup Environ Med. 2015; 72: 151-9.

[141] International Agency for Research on Cancer. Some organophosphate insecticides and herbicides: tetrachlorvinphos, parathion, malathion, diazinon and glyphosate. In: IARC Monographs on the evaluation of carcinogenic risks to humans, vol. 112. IARC: Lyon; 2017.

[142] International Agency for Research on Cancer. DDT, lindane and 2, 4-D. In: IARC Monographs on the evaluation of carcinogenic risks to humans, vol. 113. IARC: Lyon; 2018.

[143] Ekström AM, Eriksson M, Hansson LE, Lindgren A, Signorello LB, Nyrén O, et al. Occupational exposures and risk of gastric cancer in a population-based case-control study. Cancer Res. 1999; 59: 5932-7.

[144] Jansson C, Plato N, Johansson AL, Nyrén O, Lagergren J. Airborne occupational exposures and risk of oesophageal and cardia adenocarcinoma. Occup Environ Med. 2006; 63: 107-12.

[145] Morrison HI, Wilkins K, Semenciw R, MaoY, Wigle D. Herbicides and cancer. J Natl Cancer Inst. 1992; 84: 1866-74.

[146] International Agency for Research on Cancer. Inorganic and organic lead compounds. In: IARC Monographs on the evaluation of carcinogenic risks to humans, vol. 87. IARC: Lyon; 2006.

[147] International Agency for Research on Cancer. Radiation. In: IARC Monographs on the evaluation of carcinogenic risks to humans, vol. 100D. IARC: Lyon; 2012.

[148] International Agency for Research on Cancer. Painting, firefighting, and shiftwork. In: IARC Monographs on the evaluation of carcinogenic risks to humans, vol. 98. IARC: Lyon; 2010.

[149] Gyarmati G, Turner MC, Castaño-Vinyals G, Espinosa A, Papantoniou K, Alguacil J, et al. Night shift work and stomach cancer risk in the MCC-Spain study. Occup Environ Med. 2016; 73: 520-7.

[150] Bishehsari F, Mahdavinia M, Vacca M, Malekzadeh R, Mariani-Costantini R. Epidemiological transition of colorectal cancer in developing countries: environmental factors, molecular pathways, and opportunities for prevention. World J Gastroenterol. 2014; 20: 6055-72.

[151] Forman D, Bray F, Brewster DH, Gombe Mbalawa C, Kohler B, Piñeros M, et al., editors. Cancer Incidence in five continents, vol. X. Lyon: International Agency for Research on Cancer(IARC); 2013. http://www.iarc.fr/en/publications/pdfs-online/ epi/sp164/.

[152] Jackson-Thompson J, Ahmed F, German RR, Lai SM, Friedman C. Descriptive epidemiology of colorectal cancer in the United States, 1998-2001. Cancer. 2006; 107: 1103-11.

[153] Stewart BW, Kleihus P. World cancer report. Lyon: IARC Press; 2003.

[154] Center MM, Jemal A, Smith RA, Ward E. Worldwide variations in colorectal cancer. CA Cancer J Clin. 2009; 59: 366-78.

[155] Feng YL, Shu L, Zheng PF, Zhang XY, Si CJ, Yu XL, et al. Dietary patterns and colorectal cancer risk: a meta-analysis. Eur J Cancer Prev. 2017; 26: 201-11.

[156] Vieira AR, Abar L, Chan D, Vingeliene S, Polemiti E, Stevens C, et al. Foods and beverages and colorectal cancer risk: a systematic review and meta-analysis of cohort studies, an update of the evidence of the WCRF-AICR Continuous Update Project. Ann Oncol. 2017; https://doi.org/10.1093/annonc/mdx171.

[157] Huxley RR, Ansary-Moghaddam A, Clifton P, Czernichow S, Parr CL, Woodward M. The impact of dietary and lifestyle risk factors on risk of colorectal cancer: a quantitative overview of the epidemiological evidence. Int J Cancer. 2009; 125: 171-80.

[158] World Cancer Research Fund/American Institute for Cancer Research. Food, nutrition physical activity and prevention of cancer: a global perspective. Washington, DC: AIRC; 2007.

[159] Giovannucci E, Wu K. Cancers of the colon and rectum. In: Schottenfeld D, Fraumeni JF, editors. Cancer epidemiology and prevention. 3th ed. New York: Oxford University Press; 2006.p. 809-29.

[160] Giovannucci E, Martínez ME. Tobacco, colorectal cancer, and adenomas: a review of the evidence. J Natl Cancer Inst. 1996; 88: 1717-30.

[161] International Agency for Research on Cancer. Personal habits and indoor combustions. In: IARC Monographs on the evaluation of carcinogenic risks to humans, vol. 100E. IARC: Lyon; 2012.

[162] Fedirko V, Tramacere I, Bagnardi V, Rota M, Scotti L, Islami F, Net a. Alcohol drinking and colorectal cancer risk: an overall and dose-response meta-analysis of published studies. Ann Oncol. 2011; 22: 1958-72.

[163] Dement JM, Brown DP, Okun A. Follow-up study of chrysotile asbestos textile workers: cohort mortality and case-control analyses. Am J Ind Med. 1994; 26: 431-47.

[164] Gardner MJ, Winter PD, Pannett B, Powell CA. Follow up study of workers manufacturing chrysotile asbestos cement products. Br J Ind Med. 1986; 43: 726-32.

[165] Hodgson JT, Jones RD. Mortality of asbestos workers in England and Wales 1971–81. Br J Ind Med. 1986; 43: 158–64.

[166] Loomis D, Dement JM, Richardson D, Wolf S. Asbestos fibre dimensions and lung cancer mortality among workers exposed to chrysotile. Occup Environ Med. 2009; 67: 580–4.

[167] Tulchinsky TH, Ginsberg GM, Iscovich J, Shihab S, Fischbein A, Richter ED. Cancer in exasbestos cement workers in Israel, 1953–1992. Am J Ind Med. 1999; 35: 1–8.

[168] Paris C, Thaon I, Hérin F, Clin B, Lacourt A, Luc A, et al. Occupational asbestos exposure and incidence of colon and rectal cancers in French men: the asbestos–related diseases cohort(ARDCo–Nut). Environ Health Perspect. 2017; 125: 409–15.

[169] Fredriksson M, Bengtsson NO, Hardell L, Axelson O. Colon cancer, physical activity, and occupational exposures. A case–control study. Cancer. 1989; 63: 1838–42.

[170] Gerhardsson de Verdier M, Plato N, Steineck G, Peters JM. Occupational exposures and cancer of the colon and rectum. Am J Ind Med. 1992; 22: 291–303.

[171] Goldberg MS, Parent ME, Siemiatycki J, Désy M, Nadon L, Richardson L, et al. A case–control study of the relationship between the risk of colon cancer in men and exposures to occupational agents. Am J Ind Med. 2001; 39: 531–46.

[172] Kang SK, Burnett CA, Freund E, Walker J, Lalich N, Sestito J. Gastrointestinal cancer mortality of workers in occupations with high asbestos exposures. Am J Ind Med. 1997; 31: 713–8.

[173] Vineis P, Ciccone G, Magnino A. Asbestos exposure, physi–cal activity and colon cancer: a case–control study. Tumori. 1993; 79: 301–3.

[174] Demers RY, Burns PB, Swanson GM. Construction occupations, asbestos exposure, and cancer of the colon and rectum. J Occup Med. 1994; 36: 1027–31.

[175] Garabrant DH, Peters RK, Homa DM. Asbestos and colon cancer: lack of association in a large case–control study. Am J Epidemiol. 1992; 135: 843–53.

[176] Siemiatycki J, Gérin M, Stewart P, Nadon L, Dewar R, Richardson L. Associations between several sites of cancer and ten types of exhaust and combustion products. Results from a case–referent study in Montreal. Scand J Work Environ Health. 1988; 14: 79–90.

[177] Fang R, Le N, Band P. Identification of occupational cancer risks in British Columbia, Canada: a population-based case–control study of 1, 155cases of colon cancer. Int J Environ Res Public Health. 2011; 8: 3821–43.

[178] Decoufle P, Stanislawczyk K, Houten L, Bross ID, Viadana E. A retrospective survey of cancer in relation to occupation. Washington, DC: U.S. Government Printing Office, DHEW Publication No.(NIOSH); 1977. p. 77–178.

[179] Lee WJ, Sandler DP, Blair A, Samanic C, Cross AJ, Alavanja MC. Pesticide use and colorectal cancer risk in the Agricultural Health Study. Int J Cancer. 2007; 121: 339–46.

[180] Paulu C, Aschengrau A, Ozonoff D. Tetrachloroethylene–contaminated drinking water in Massachusetts and the risk of colon–rectum, lung, and other cancers. Environ Health Perspect. 1999; 107: 265–71.

[181] Oddone E, Modonesi C, Gatta G. Occupational exposures and colorectal cancers: a quantitative overview of epidemiological evidence. World J Gastroenterol. 2014; 20: 12431–44.

[182] Puntoni R, Russo L, Zannini D, Vercelli M, Gambaro RP, Valerio F, Santi L. Mortality among dock–yard workers in Genoa, Italy. Tumori. 1977; 63: 91–6.

[183] Puntoni R, Vercelli M, Merlo F, Valerio F, Santi L. Mortality among shipyard workers in Genoa, Italy. Ann N Y Acad Sci. 1979; 330: 353–77.

第6章

胰腺癌

Yingtai Chen，Chengfeng Wang，and Yawei Zhang

概述

胰腺癌是一种致命且进展迅速的恶性肿瘤。胰腺癌的 1 年相对生存率低于 30%，几乎所有患者在诊断后 7 年内因该病而死亡 [1, 2]。据估计，在 2012 年有 33.8 万人确诊胰腺癌，33.1 万人死于该病 [2]。虽然胰腺癌的诊断和预后有所改善，但变化很小 [3]。虽然吸烟是唯一确定的胰腺癌的非遗传性危险因素，但只有大约 30% 的病例可归因于吸烟 [4]。尽管缺少令人信服的结果，肥胖、糖尿病、饮酒、慢性胰腺炎、饮食、缺乏运动和基因也被认为是胰腺癌的危险因素 [5, 6]。由于人们对胰腺癌的病因了解甚少，预防仍然是一个巨大的挑战。

由于胰腺癌的高度侵袭性，它的病因学研究遇到了方法学上的困难。因为大多数研究必须依赖死亡证明或近亲提供的暴露信息。疾病和暴露的错误分类是主要问题，此外，大多数队列研究只包括了很少的胰腺癌病例（暴露病例少于 50 例）。尽管存在许多挑战，但人们已经发现了一些职业环境中的潜在危险因素，并怀疑它们与胰腺癌的发病机制有关；据估计，约有 12% 的胰腺癌病例可归因于职业暴露 [7, 8]。

职业危险因素

胰腺癌

目前关于职业因素和胰腺癌风险的研究表明，胰腺癌与化学生产、金属制造、印刷和造纸、运输和通信以及纺织等行业有关。其他与胰腺癌风险增加相关的职业还包括与溶剂相关的职业，如机械师、制革师和干洗工，以及一些与二氧化硅和石棉相关的职业，如玻璃制造工、制陶工人和建筑工人。

如表 6.1（队列研究）[9-64] 和表 6.2（病例对照研究）[65-83] 所示，一些研究调查了特定职业或行业与胰腺癌风险之间的关系。尽管这些研究得出了不一致的结果，但它们确实表明，一些职业和行业可能与胰腺癌的高风险有关。

Y. Chen · C. Wang
Department of Pancreatic and Gastric Surgery, National Cancer Center, Cancer Hospital, Chinese Academy of Medical Sciences, Beijing, China

Y. Zhang (□ ✉)
Section of Surgical Outcomes and Epidemiology, Department of Surgery, Yale School of Medicine, New Haven, CT, USA

Department of Environmental Health Sciences, Yale School of Public Health, New Haven, CT, USA
e–mail:yawei.zhang@yale.edu

表 6.1　职业暴露和胰腺癌的队列研究

参考文献和研究地点	队列特点	暴露评估	病例数 / 死亡数	相对风险（95%CI）*
Li 等[12]	纳入了 1948—1967 年间美国化学学会报告的 3637 例死亡的死亡率研究	工厂记录中的职业史	56	在 20～64 岁的男性药剂师中，死于胰腺癌的比例明显高于一般的职业男性
Milham[13]，华盛顿州，美国	1951—1970 年间在华盛顿州进行的男性死亡的 PMR 研究	死亡证明	152	钣金工人 PMR = 132；铝厂工人 PMR = 204
Williams 等[23]，美国	第三次全国癌症调查的 7518 例病例，研究了职业和行业史，控制了年龄、性别、种族、教育、烟酒摄入和地理位置	部分研究对象的访谈	未知	农民、油漆工、卡车司机和公共管理行业的风险增加
Decoufle[10]，美国	1938—1967 年期间，从事暴露于切削油雾工作 5 年或以上的 2485 名白人男性	公司记录	8	暴露于切削油雾的白人男性工人预期死亡为 7.6
Chiazze and Ference[9]，美国	1964—1973 年期间对 17 家 PVC 制造商的 3847 名（白人）现任和前任雇员进行的横断面死亡率研究，计算了性别和种族特定的 PMR	工厂记录	男性 =37；女性 =7	男性员工 PMR = 113，女性员工 PMR = 116
Hanis 等[11]，美国	包括 8666 名员工的动态回顾性队列，他们从 1970 年 1 月 1 日至 1977 年 12 月 31 日在炼油厂和化工厂工作了至少 1 个月	工厂记录中的职业史	23	炼油厂和化工厂雇用的工人 SMR=152（96～228）
Rockette 和 Arena[22]，美国	在 14 家铝电解厂工作 5 年以上的 21 1829 名工人的队列	工厂记录	63	铝电解厂工人 SMR = 125
Howe 等[18]，加拿大	对加拿大国家铁路公司的 43 826 名男性退休人员进行的死亡率研究。1965—1977 年期间死亡的 17 838 名退休人员的死亡原因是通过加拿大国家死亡率数据库的计算机记录关联确定的	退休时的职业	197	铁路公司工人 SMR = 93
Decoufle 等[16]，美国	工厂的 259 名男性员工，他们在 1947 年 1 月 1 日至 1960 年 12 月 31 日期间大量使用苯，并一直随访到 1977 年 12 月 31 日	工厂记录	1	接触苯的工人 SMR = 164
Acheson 等[14]，英国	对 1947—1979 年期间在制造隔热板的工厂中工作并使用铁石棉的 5969 名男性员工的死亡率进行了研究	工业卫生学家根据职位确定的暴露	3	接触石棉的工人 SMR = 96
Elinder 等[17]，瑞典	对 1940—1980 年期间，在瑞典一家镉镍电池厂接触镉至少 1 年，1951 年之前未死亡的 545 名男性员工，随访到 1983 年	工厂记录	3	暴露于镉和 / 或镍的工人 SMR = 130

续表

参考文献和研究地点	队列特点	暴露评估	病例数 /死亡数	相对风险（95%CI）*
Lynge[19]，丹麦	该队列基于公司记录，并补充了从1964年起到1982年的公共养老金计划的数据。通过国家癌症登记表格来确定癌症病例。该研究共包括3390名男性和1069名女性	记录	3	从事生产苯氧基除草剂的工人RR =0.59
Bond 等[15]，美国德克萨斯州	对现在和以前在一家德克萨斯州化工厂工作的白人男性员工进行的5%随机抽样普查死亡率研究（N=1666）。	从工厂记录中获得的职业史	7	化工厂工作的工人 SMR = 233
Wen 等[41]，美国德克萨斯州	对1008名男性炼油厂工人的回顾性死亡率队列研究，他们曾从事润滑油的润滑脱蜡过程，并随访了43年（1935年1月15日 –1978年1月1日）	从工厂记录中获得的职业史	5	润滑脱蜡过程工人 SMR=1.67（0.54 ~ 3.89）
Vena 等[40]，美国	PMR 的一项研究包括来自3个工会的死亡证明，包括熔铸、铸造和发动机（机器和装配）工厂，病例的死亡时间为1970年1月1日至1979年12月31日	从工厂记录中获得的职业史	11	为发动机厂工作了20多年的工人 PMR = 297*
Ott 等[21]，美国加利福尼亚州	回顾性死亡率队列研究（n = 1919）。对1940—1969年期间在一家大型化工公司运营部门工作了1年或以上的男性进行了调查，随访至1979年	从工厂记录中获得的职业史	6	化工厂工人 SMR=117（43 ~ 254）
Milham[20]，美国华盛顿州	对1950—1982年在华盛顿州提交的48.6万名成年男性死亡记录进行的职业死亡率分析	职业记录	174	职业暴露于电磁场的工人 PMR = 117*
Zoloth 等[43]，美国	对1401名商业印刷工的PMR研究	职业记录	18	从事商业印刷工作20年以上的职工 PMR = 162
Coggon 等[28]，芬兰	1947—1975年期间，对一家生产、配制和喷洒2甲基4氯苯氧基乙酸（MCPA）和其他苯氧基除草剂的5784名员工进行的死亡率研究，随访至1983年底	记录	9	接触 MCPA 和其他苯氧基除草剂的工人 SMR = 68
Brown[27]，美国	1981年的一项对生产电容器的两家工厂接触多氯联苯（PCBs）的工人进行的回顾性死亡率队列研究	记录	2	暴露于 PCBs 的工人 SMR = 54
Wong[42]，美国	对来自7个工厂的7676名化工工人进行的队列研究，这些工人连续或间歇地接触苯达6个月以上，和来自这些工厂的相同时间内从未职业暴露于苯的男性化工工人进行比较	职业记录	14	接触苯的工人 SMR = 92.1;未接触苯的工人 SMR = 133

续表

参考文献和研究地点	队列特点	暴露评估	病例数/死亡数	相对风险（95%CI）*
Enterline 等[30]，美国	1980 年底报道的一项研究对在 1941—1967 年期间作为生产和维护员工为一家美国石棉公司工作并暴露于石棉的 1074 名白人男性退休员工进行死亡率研究	行业记录	8	接触石棉的工人 SMR = 108
Silverstein 等[38]，美国底特律市	在 1950 年 1 月 1 日至 1982 年 6 月 30 日之间死亡的 1766 名轴承工人	工厂记录的职业史	24	接触直馏油的机械加工师（SMOR = 9.9）和研磨工（SMOR = 3.2）
Smulevich 等[39]，苏联	对 1939—1977 年期间从事氯乙烯和聚氯乙烯生产的工人进行的癌症死亡率的研究	工厂记录	3	男性 SMR = 172
Boffetta 等[26]，美国	1982 年，美国癌症协会招募了超过 120 万美国男女参与调查不同危险因素和癌症以及其他死亡原因关系的预期死亡率研究，分析了已知吸烟史的 461 981 名年龄在 40 ~ 79 岁之间的男性的 2 年死亡率与柴油废气（DE）的暴露以及与 DE 暴露有关职业的相关性	问卷调查	27	暴露于柴油废气中的工人 RR = 1.39
Hansen 等[33]，丹麦	对汽车技工队列进行了 10 年的死因别死亡率随访	工厂记录的职业史	17	汽车技工 SMR = 219*
Costantini 等[29]，意大利	对意大利托斯卡纳"皮革区"制革厂的 2926 名男性工人 1950—1983 年的死亡率进行了调查	来自制革业的职业史	4	皮革厂工人 SMR=146（39 ~ 373）
Hearne 等[34]，美国纽约	对 1964—1970 年的 1013 名接触二氯甲烷的时薪工人进行的死亡率研究，随访至 1988 年	厂区测量	8	接触二氯甲烷的工人 SMR = 1.9
Langard 等[36]，挪威	从 1953 年 1 月 1 日至 1985 年 12 月 31 日，对铬铁和硅铁工人的癌症发病率和粗死亡率进行的队列研究	厂区测量	7	铬铁和硅铁工人的预期死亡 =6.2
Gustavsson 和 Reuterwall[32]，瑞典	对瑞典一家燃气生产公司的 295 名工人进行的癌症死亡率和发病率研究。研究对象为在 1965—1972 年期间至少工作了 1 年的男性。死亡率的随访期为 1966—1986 年，发病率的随访期为 1966 1983 年	厂区测量	死亡 =1；发病 =1	燃气生产公司工人 SMR = 67；SIR = 106
Lanes 等[35]，美国南卡罗来纳州	对南卡罗来纳州罗克希尔一家工厂 1271 名生产三醋酯纤维的工人进行死亡率研究。在 1954—1977 年期间，每个受试者在暴露于最高浓度的二氯甲烷的岗位至少工作了 3 个月，随访至 1990 年	工厂记录	2	暴露于二氯甲烷的工人 SMR = 83

续表

参考文献和研究地点	队列特点	暴露评估	病例数/死亡数	相对风险（95%CI）*
Gardner 等[31]，英国	对英国化学工厂的 7660 名暴露于甲醛的工人进行的队列研究，随访至 1989 年底。这些工人在 1965 年之前就已经开始工作	测量记录	27	暴露于甲醛的工人 SMR = 90
McDonald 等[37]，加拿大	对魁北克省温石棉矿山和磨坊工作过至少 1 个月的大约 11 000 名出生在 1891—1920 年的男性组成的队列进行研究，该队列于 1966 年确定并在 1976 年至 1988 年之间随访	工厂记录	37	在温石棉矿山和磨坊工作的工人 SMR = 102
Benson 等[25]，美国西弗吉尼亚州	从 1940 年到 1988 年底，对 278 名在氯乙醇单位工作的男性进行了死亡率随访，该单位生产 2- 氯乙醇（副产品是 1，2- 二氯乙烷和二氯乙醚）。平均工作时间为 5.9 年，平均随访时间为 36.5 年	职业记录	8	暴露于 2- 氯乙醇的工人 SMR*=492（158 ~ 1140）
Asp 等[45]，美国	持续 18 年的随访研究，观察 1909 名从 1955 年到 1971 年使用氯苯氧基除草剂（混合 2，4- 二氯苯氧基乙酸 [2，4-D] 和 2，4，5- 三氯苯氧基乙酸 [2，4，5-T]）进行喷洒的男性，以评估其死亡率和癌症发病率	对受试者或其近亲进行问卷调查	12	暴露于氯苯氧基除草剂的工人 SMR=73 ~ 12
Yassi 等[58]，加拿大	持续到 1989 年 12 月的死亡率研究，队列包括 1947—1975 年在加拿大一家变压器制造厂工作的 2222 名男性，该变压器制造厂广泛使用变压器液，其中一些含有多氯联苯（PCBs）	工厂记录	11	接触多氯联苯的工人 SMR = 292 ~ 764*
Wong 等[57]，美国	包括 15 826 名曾在 1948 年 -1989 年至少工作 6 个月，并接触苯乙烯单体或其他化学品的增强塑料和复合材料行业工人的死亡率研究	职业记录	19	接触苯乙烯单体和其他化学物质的工人 SMR = 113
Brown 等[49]，美国南卡罗来纳州	对来自南卡罗来纳州一家纺织厂的 3022 名工人进行的回顾性死亡率队列分析，其中温石棉是主要暴露物	记录	15	接触温石棉的工人 SMR = 146
Anttila 等[44]，芬兰	包括职业接触三氯乙烯、四氯乙烯或 1，1，1- 三氯乙烷的 2050 名男性和 1924 名女性工人的队列，在 1967 至 1992 年观察其癌症发病情况	个人测量、监控	12	暴露于三氯乙烯、四氯乙烯或 1，1，1- 三氯乙烷 10 年后的 SIR=204*
Enterline 等[54]，英国	对 1940—1964 年期间在一家铜冶炼厂工作 1 年或以上的 2802 名男子进行的死亡率研究，对 1941—1986 年期间的死亡情况进行随访。估计了 1977—1984 年期间暴露的情况	通过空气和尿液测量	14	铜冶炼厂工人 SMR = 86

续表

参考文献和研究地点	队列特点	暴露评估	病例数 / 死亡数	相对风险（95%CI）*
Hansen 和 Olsen[56]，丹麦	1970—1984 年，丹麦评估了在 265 家有甲醛暴露的公司工作的男性职工患癌症的风险，这些员工最早被雇佣自 1964 年，距离诊断至少有 10 年之久	登记表数据	69	暴露于甲醛的工人的标准化比例发病比（SPIR）= 1.0
Baris 等[47]，加拿大	对 1970—1988 年在魁北克省一家电力公司工作的 21 744 名工人进行的历史死亡率队列研究	对每个研究对象的最后一份工作进行了编码。采用工作暴露模型（JEM）估计了该工作中 60Hz 电磁场（EMFs）和脉冲电磁场的暴露情况	23	暴露于电磁场的工人 SMR = 76
Gibbs 等[55]	对 1970 年 1 月 1 日或之后在纤维素纤维生产工厂工作了至少 3 个月的 3211 名工人进行的死亡率研究，随访至 1989 年 12 月 31 日	测量记录	3	纤维素纤维生产工人 SMR = 35 ～ 89
Boffetta 等[48]，欧洲	1982—1990 年，对来自丹麦、芬兰、挪威、瑞典、英国、德国和意大利的 22 002 名人造玻璃纤维生产行业工人的癌症死亡率进行随访的队列研究	工厂记录	60	人造玻璃纤维生产行业的工人 SMR = 120
Cocco 等[53]，意大利	在意大利一家铅冶炼厂进行的死亡率研究，在 1950—1992 年期间调查了 1388 名生产和维护部门工人的生存状况	工业卫生调查测量	7	铅冶炼厂的工人 SMR = 99
Cocco 等[52]，意大利	对 1946—1950 年曾在意大利撒丁岛参加抗疟疾运动的 1043 名死亡男性进行了 PMR 研究	记录	3	暴露于 DDT 的工人 PMR = 55
Kogevinas 等[61]，国际	历史队列研究，对 12 个国家的 36 个接触苯氧基除草剂、氯酚和二噁英的队列中的 21 863 名男性和女性工人进行癌症死亡率研究，随访时间为 1939—1992 年	工作记录，公司暴露问卷	47	接触苯氧基除草剂、氯酚和二噁英的工人 SMR = 94
Anttila 等[51]，芬兰	对 3922 名男性和 1379 名女性工人的癌症发病率监测，被监测的工人暴露于苯乙烯、甲苯或二甲苯，并在第一次个人测量后进行随访，1973—1992 年的总人时为 66 500 人 - 年	个人测量、监控	5	接触芳香烃 10 年以上的人群 SIR = 277

续表

参考文献和研究地点	队列特点	暴露评估	病例数 / 死亡数	相对风险（95%CI）*
Hooiveld 等[59]，荷兰	对 1955—1985 年在荷兰的一家化工公司接触苯氧基除草剂、氯酚和污染物 [2，3，7，8- 四氯二苯并 -p- 二噁英（TCDD）和其他多氯联苯及呋喃] 的 1167 名工人进行死亡率研究，随访至 1991 年	工业记录及调查问卷	4	接触苯氧基除草剂、氯酚和污染物的工人 SMR = 250
Sathiakumar 等[63]，美国	1943—1991 年对在北美 8 家苯乙烯 – 丁二烯橡胶厂工作了至少 1 年的 15 649 名男性进行的回顾性随访研究	职业记录	43	苯乙烯 – 丁二烯橡胶厂的工人 SMR = 82
Jarup 等[60]，瑞典	对在 1940—1980 年期间工作了至少 1 年的 869 名接触过氢氧化镍和氧化镉的电池工人进行的调查，随访至 1992 年。发病率来自瑞典癌症登记处，生存状况和死因来自瑞典死因登记处	就业记录，工作场所测量报告，以及工厂关键知情人的采访	死亡（男性 =6；女性 = 1）；发病（男性 =7）	暴露于氢氧化镍和氧化镉的男性工人 SMR = 148；暴露于氢氧化镍和氧化镉的女性工人 SMR = 220；暴露于氢氧化镍和氧化镉的男性工人 SIR = 194
Wiebelt 等[64]，德国	从 1960—1992 年在三个工作区域的 11 个工厂接触甲苯的 6830 名德国男性的历史队列	工业记录	5	接触甲苯的工人 SMR = 94.3
Rafnsson 等[62]，冰岛	在冰岛印刷行业工作的 1332 名男性和 426 名女性的队列来源于公开的工会注册表，与癌症注册处进行关联	工厂记录	死亡（男性 =3，女性 = 1）	从事印刷业的男性工人 SIR = 83；从事印刷业的女性工人 SIR = 124
Alguacil 等[50]，瑞典	由 1 779 646 名男性和 1 101 669 名女性组成的历史队列，他们在 1970 年 1 月 1 日普查时在职，且在 1971 年 1 月 1 日时年龄超过 24 岁且仍在世，随访了 19 年直到 1989 年	来自瑞典癌症环境登记处和人口普查的职业记录	4420 名男性和 2143 名女性	女性：教育方法顾问（RR = 2.6*）；图书管理员、档案管理员和馆长（RR = 1.7*）；汽车或火车司机（RR = 2.5*）；印刷工和平版工（RR = 2.3*）；事务长、乘务员和空姐（RR = 5.2*）；其他家政和相关工人（RR = 2.9*）；电气、电子和相关工人（RR =1.7*）；玻璃、陶器和瓷砖工人（RR = 2.4*）。男性：技术助理（RR = 2.8*）、旅行经理（RR = 1.6*）、其他金属加工工人（RR = 1.9*）、面包师和糕点师（RR = 1.4*）、码头工人和货物装卸工（RR = 1.6*）和服务员（RR = 2.1）

表格中报告了胰腺癌结果，但没有在摘要中，或标题中报告的队列研究不包括在本表格中。

*P < 0.05

表 6.2　职业暴露与胰腺癌的病例对照研究

参考文献、研究地点和时期	病例特征	对照组特征	暴露评估	结果	注释
Pickle 等 [75]，美国路易斯安那州，1960—1975	876 例胰腺癌死亡病例	死亡对照按照年龄、种族、性别、死亡年份和居住区匹配	死亡证明	炼油（OR= 2.1）；造纸业（OR= 1.8）	
Lin 和 Kessler[71]，美国	109 例发病病例	109 名未患癌症的医院对照组	个人访谈	接触干洗和汽油超过 10 年以上的男性 OR= 5.1*	调整了吸烟情况
Mack 等 [72]，美国洛杉矶，1975—1981	490 例工作年龄人群的病例	相同数量的邻居作为对照	直接来自 124 对问卷调查	未发现相关性	
Magnani 等 [73]，英国	1959—1963 年至 1965—1979 年确诊的 343 例 18 ～ 54 岁男性胰腺癌病例	每个病例都被分配了 2 名在同一年死于其他原因的对照	死亡证明，职业暴露模型	纸张、印刷和出版（OR= 2.2*）；化学及相关工业（OR= 1.4）；煤炭和石油产品（OR= 1.8）；食品、饮料和烟草（OR=1.5）；公共行政和国防（OR= 1.6）	混杂信息未知
Mallin 等 [74]，美国伊利诺伊州	2444 例胰腺癌死亡病例	3198 例非癌症死亡病例	死亡证明	金属工人 OR= 3.7*；摄影雕刻家和平版印刷师 OR= 4.2*；销售职业 OR= 5.3*；砖匠和石匠 OR= 3.8*	混杂信息未知
Pietri 等 [76]，法国，1982—1985	来自巴黎 7 家医院的 171 名患者（105 名男性和 66 名女性）	年龄、性别、医院和访谈者相匹配的 317 名对照	面对面访谈	纺织工业（OR=1.87）、食品工业（OR=1.86）的工人	调整了吸烟情况
Falk 等 [68]，美国路易斯安那州，1979—1983	198 例病例	209 名基于医院的对照病例	问卷调查	白领职业的风险一致升高；提示卡车司机（OR= 1.7）和长期从事机械维修或机械师的工人的风险（OR= 2.5）；长期在化工加工业工作的工人风险略有升高（OR= 1.2）	调整了吸烟情况
Garabrant 等 [69]，美国费城，1953—1988	化学工厂死亡队列中的 28 例病例	112 名匹配的对照	来自近亲的调查问卷	暴露于 DDT 与风险增加相关，RR = 4.8*	调整了吸烟情况
Partanen 等 [80]，芬兰，1984—1987	年龄在 40 ～ 74 岁的 625 例新发病例	1700 名癌症患者(胃癌、结肠癌和直肠癌）按年龄匹配	从其近亲获得的工作史	石材开采（OR= 3.7）、水泥和建筑材料（OR= 11.1）、药房的药剂师和销售员（OR= 12.9）、男性木工（OR=4.1）、男性园丁（OR=6.7）、女性纺织工（OR=5.4）、男性交通检查员和主管（OR=9.4）	混杂信息未知

续表

参考文献、研究地点和时期	病例特征	对照组特征	暴露评估	结果	注释
Selenskas 等 [82]，新泽西，1946—1988	来自塑料制造和研发设施中存在潜在暴露的死亡队列中的 28 例男性病例	140 名随机选定的对照	从工作场所记录中获得的工作历史记录	加工乙烯基树脂和聚乙烯超过 16 年的男性工人 OR= 7.15*	巢式病例对照研究，混杂信息未知
Kauppinen 等 [77]，芬兰，1984—1987	共 595 例胰腺癌病例，应答率为 47%	1622 例社区对照，应答率为 50%	邮寄调查问卷至近亲，工作暴露模型	电离辐射（OR= 4.3*）、非氯化溶剂（OR=1.6 ～ 1.8）、农药（OR= 1.7）、含结晶二氧化硅的无机粉尘（OR=2.0*）、热应激（OR= 2.2）、橡胶化学品，包括丙烯腈（OR= 2.1）	调整了吸烟和所有代替物
Mikoczy 等 [79]，瑞典，1900—1989	巢式病例对照研究 68 例，其中 10 例为胰腺癌病例	从 1900 年至 1989 年在三个瑞典皮革鞣制厂工作至少 6 个月的 2487 名工人中选取了 178 名匹配的对照	工厂记录	暴露于皮革粉尘 OR= 7.2*	调整了吸烟情况
Bardin 等 [67]，美国密歇根州	从三家汽车零部件制造工厂工作至少 3 年且始于 1985 年 1 月 1 日之前的 46 384 名小时工的队列中选取 97 名死亡病例	从相同队列中选取 1825 名种族、性别、工厂和出生日期（± 5 年）匹配的对照	对暴露模型中每个特定的工厂、部门、工作和时间的暴露量进行了估计	在研磨作业中接触合成液体超过 1.4mg/m³ 的人 OR= 3.0*	混杂信息未知
Ji 等 [70]，中国上海，1990—1993	451 名新发胰腺癌病例，回应率为 78.2%，37% 经过组织学确诊	1552 名人群对照，应答率为 84.5%	采访，JEM	男性：电工（OR= 7.5）；金属工人（OR= 2.1）；工具制造者（OR= 3.4*）；水管工和焊工（OR= 3.0*）；玻璃制造者、陶工、油漆工和建筑工人（OR= 2.6*）；暴露于电磁场（EMFs）。女性：纺织工人（OR= 1.4）	对混杂因素进行了调整
Kernan 等 [78]，美国的 24 个州，1984—1993	死于胰腺癌的 63 097 例病例	在同一时期死于其他病因的 252 386 例病例	死亡证明，JEM	与增加风险相关的行业（如印刷和纸制造业，化学、石油和相关加工业，交通、通讯和公共服务，医疗和其他与健康有关的服务）和职业（如管理、行政和其他职业专业，技术职业和销售，文员和其他行政支持职业）的 OR=1.1 ～ 1.2。基于 JEM，甲醛高暴露概率的 OR=1.4	混杂信息未知

参考文献、研究地点和时期	病例特征	对照组特征	暴露评估	结果	注释
Alguacil 等[65, 66]，西班牙，1992—1995	185 例新发病例中的 164 例	264 例住院对照中的 238 例	面对面的采访	男性：物理、化学和工程科学技术人员的风险显著增加；金属模具工、钣金工人、结构金属工人、焊工和相关工人，油漆工和清漆工，机械师和装配工的风险不显著。女性：农业工人、纺织和服装工人的风险升高。*K-ras* 基因的突变改变了与烃类溶剂的关联	调整了吸烟情况
Zhang 等[83]，美国爱荷华州，1985—1987	376 例新发病例（男性 202 例，女性 174 例），应答率为 88%	2434 例基于人群的对照（1601 名男性和 833 名女性），应答率分别为 82%（＜65 岁）和 79%（≥65 岁）	自主填写问卷，90.2% 的病例和 10% 的对照组来自委托人	男性：化学品及相关产品行业（OR = 3.5*）和铁路运输（OR = 4.1*）行业；保险销售职业（OR = 5.5*）和铁路制动器、信号和开关操作员（OR = 5.9*）。女性：家具和家居用品店（OR = 5.5*）；纺织缝纫机操作员和梭织机工（OR = 3.9*）	调整了吸烟情况，但是病例中委托人很多
Santibanez 等[81]，西班牙，1995—1999	161 例新发病例（其中 95 例组织学确认），应答率为 80.9%	455 例基于医院的对照，应答率为 99.6%	面对面采访；12% 的病例和 4% 的对照来自委托人，JEM	男性：矿工，引爆工，石切割工和雕刻工；机械修理工和钳工；建筑工人；汽车司机；和服务员。女性：办公室职员和服务员。职业暴露于氯代烃溶剂（OR = 4.1*），合成聚合物粉尘，电离辐射，农药，柴油和汽油发动机尾气及碳氢化合物溶剂	调整了吸烟情况

* $P < 0.05$

化学、石油及相关加工行业

既往的研究表明，在化学行业工作的人患胰腺癌的风险会增加。在一项纳入了 1948—1967 年期间美国化学学会报告的 3637 例死亡病例的死亡率研究中，Li 等[12]发现，20 ～ 64 岁的男性药剂师死于胰腺癌的比例明显高于其他职业的男性。在标准化死亡比（standardized mortality ratio，SMR）研究中，Hanis 等[11]报告称，炼油厂和化工厂工人患胰腺癌的风险较一般人群更高（SMR=152）。Bond 等[15]报告了化学工人患胰腺癌的风险增加（SMR= 233）。Wen 等[41]报告了炼油厂工人的风险升高（SMR=167）。Ott 等[21]发现，化学工业相关的工作会导致患胰腺癌的风险增加。但上述研究的结果均无统计学意义。在一项对氯乙醇生产工人进行的死亡率研究中，Benson 和 Teta[25]观察到，这些生产二氯甲烷的工人因胰腺癌导致的死亡率（SMR=492）显著升高。华盛顿州的一项职业死亡率研究也表明，化学家、化学工程师和化学公司工人的胰腺癌死因构成比率（PMR）升高[84]。

一项病例对照研究纳入了 343 例胰腺癌病例并以 1315 例其他死亡原因病例作为对照，发现在化学和相关行业工作的患病优势比（OR）为 1.4[73]。一项针对 198 例胰腺癌病例和 209 例对照的医院病例对照研究结果显示，在化学加工业的长期员工中，风险略有升高（OR = 1.2）[68]。Partanen 等[80] 对 625 例胰腺癌病例和 1700 例其他癌症对照进行了病例对照研究。结果显示，在化学和类似行业就业导致的胰腺癌风险略有降低。

在路易斯安那州一个胰腺癌死亡率较高的地区，纳入 876 例胰腺癌死亡记录对照按年龄、种族、性别、死亡年份和居住区进行匹配。该研究在炼油行业的工人中发现了 2 倍的 OR 值[75]。Zhang 等[83] 在爱荷华州进行的一项基于人群的病例对照研究观察到，在与化学及类似产品相关的行业中胰腺癌风险显著增加（OR = 3.5）。

从生物学上讲，胰腺癌风险的增加与化学相关工作有关是合理的，因为许多化学制剂被认为是致癌物，其中一些被证明会增加胰腺癌的风险。例如，在芬兰进行的一项队列研究，纳入了 1967—1992 年期间接触三氯乙烯、四氯乙烯或三氯乙烷的 2050 名男性及 1924 名女性，结果显示患胰腺癌的风险增加[44]。在一项涉及 28 例胰腺癌死亡病例和 140 例随机选择的对照的巢式病例对照研究中，Selenskas 等[82] 观察到，加工乙烯基和聚乙烯会增加患胰腺癌的风险。Garabrant 等[69] 的另一项巢式病例对照研究涉及 28 例胰腺癌死亡病例和 112 例匹配的对照，结果显示，暴露于 DDT 与胰腺癌风险增加相关。

来自芬兰的一项包括 595 例病例和 1622 例对照的基于人群的病例对照研究报告了与职业接触溶剂（包括脂肪族和芳香烃）相关的胰腺癌风险升高[77]。两项荟萃分析报告了与职业接触氯化烃相关的胰腺癌风险升高[7, 85]。一项研究检查了 32 种特定物质，发现氯代烃溶剂和相关化合物的荟萃风险比（MRR）为 1.4（95%CI：1.0 ～ 1.8）[7]。另一种方法采用分层贝叶斯方法，同时使用工作职衔和暴露数据；结果显示与职业接触氯化烃化合物相关的胰腺癌风险增加了 2 倍以上（MRR=2.21，95%CI 1.31 ～ 3.68）[85]。最近在西班牙进行的一项基于医院患者的病例对照研究进一步支持了接触氯代烃溶剂与胰腺癌症之间的正相关关系，且与胰腺导管腺癌的相关性似乎更强（OR=4.11，95%CI：1.11 ～ 15.23），随着接触时间的延长，风险呈显著正相关趋势（P 值 = 0.04）[81]。

金属制造业

许多研究报道，胰腺癌风险升高与金属制造业有关。Milham[13] 的研究显示，铝厂工人和钣金工人的胰腺癌死亡率增加。Maruchi 等[86] 回顾了 1935—1974 年在明尼苏达州奥姆斯特德县的所有居民中被诊断为胰腺癌的病例，发现患者中金属工人的比例过高。一项对汽车工厂工人进行的调查，包括了煅造、铸造和发动机（机器和装配）的工厂，结果显示发动机工厂中胰腺癌的 PMR 显著增加（PMR=1.9）[40]。另一项在轴承工厂进行的 PMR 研究也报道了胰腺癌的风险增加[38]。伊利诺斯州的一项死亡证明死亡率研究显示金属工人患胰腺癌的风险升高[74]。Acquavella 等[24] 通过分析金属相关工作队列（n = 3630），发现胰腺癌的死亡率过高。Ji 等[70] 报告称，中国金属工人患胰腺癌的风险增加。

研究还调查了与胰腺癌相关的特定金属和金属化合物。一项研究跟踪了一组暴露于氢氧化镍和氧化镉中的瑞典电池工人，发现他们的胰腺癌 SIR 和 SMR 增加[60]。Rockette 和 Arena[22] 对 21 829 名在 14 家铝回收厂工作 5 年或以上的工人进行了跟踪调查，发现其胰腺癌的死亡率较高。一项荟萃分析报告称，镍和镍化合物以及铬和铬化合物会导致胰腺癌风险升高，但未发现镉和镉化合物存在此风险[7]。在金属制造业工作的人不仅接触到不同的金属和金属化合物，而且还暴露于二氧化硅、润滑剂和化学烟雾[13]。例如，暴露于铝生产工业和钢铁铸造业中的多环芳烃（PAHs），一类包括数百种化合物的化学品[87]。虽然早期的荟萃分析显示职业暴露于 PAH 与胰腺癌的风险增加相关性不显著[7, 85]，但随后的研究支持 PAH 与胰腺癌风险之间呈正相关[88]。与金属制造业相关的胰腺癌风险升高可能是多重因素加成的结果。

印刷业和造纸业

一项对 1401 名商业印刷工人的 PMR 研究显示，

在从业 20 年或更长时间的员工中，胰腺癌的 PMR 较高[43]。在另一项针对印刷工的研究中也发现了类似的结果[89]。

第三次美国全国癌症调查包括了 7518 例癌症病例，发现印刷工人患胰腺癌的风险升高[23]。Wingren 等[90]调查了瑞典纸浆和造纸厂工人的死亡率模式，并报告了患胰腺癌的额外风险。路易斯安那州的研究发现，造纸行业的工人有 2 倍的优势比[75]。Kernan 等[78]报告了与印刷和造纸相关的胰腺癌风险的显著增加。在瑞典，Alguacil 等[50]报告称，女性印刷工人患胰腺癌的风险升高。虽然大多数研究报告了风险升高，但一些研究没有观察到这些工人与胰腺癌的关联[62, 64]。有人认为，暴露于溶剂可能是最合理的解释，即使具体的溶剂尚未确定[78]。

交通运输和通信行业

美国癌症协会开展了一项癌症的前瞻性死亡率研究，涉及 461 981 名 40 ～ 79 岁的吸烟男性，结果显示卡车司机患胰腺癌的风险升高[26]。芬兰的一项研究以其他癌症患者为对照，报告了男性运输检查员和监管人员患胰腺癌的风险升高[80]。一项基于医院患者的包括 198 例病例和 209 例对照的病例对照研究表明，卡车司机患胰腺癌的风险增加[68]。爱荷华州的一项基于人群的研究报告称，担任重型卡车司机或铁路制动、信号和转换器操作员的男性患胰腺癌的风险增加[83]。西班牙最近的一项基于医院患者的病例对照研究发现，柴油发动机废气会使发病风险增加大约 2 倍，卡车司机的风险增加 2 ～ 3 倍[81]。从事这些职业的工人可能严重暴露在汽车尾气中，汽车尾气中含有已被归类为人类致癌物[91]的 PAH，并与胰腺癌的风险增加有关[7, 85, 88]。除了 PAH 外，在这些行业工作的人还可能接触到各种有害物质，如切削油、溶剂和金属粉尘，这些都被认为是危险因素[38, 85, 92]。

纺织工业

华盛顿州的一项职业死亡率研究报告称，65 岁以下的纺织工人的胰腺癌死亡率增加了 3 倍[93]。芬兰的一项涉及 625 例胰腺癌病例和 1700 例其他癌症对照的病例对照研究发现女性纺织工人的风险增加[80]。西班牙的一项基于医院患者的病例对照研究发现，女性纺织和服装工人的风险升高[65]。法国一项基于医院的病例对照研究报告称，与纺织工业相关的胰腺癌风险增加[76]。爱荷华州的一项基于人群的病例对照研究发现，女性纺织缝纫机操作员和梭织机工人患胰腺癌的风险增加，而且在该职业工作时间越长，风险越大[83]。在中国上海进行的一项基于人群的病例对照研究也发现，女性纺织工人的风险升高[70]。据推测，纺织工人的风险升高可能与接触纺纱油或纺织粉尘有关[68]。相反，中国上海的一项队列研究报告称，并未发现纺织行业接触棉尘和内毒素与胰腺癌风险升高相关[94]。

其他职业和行业

除了上述研究得相对较彻底的行业和职业外，胰腺癌风险的增加还与其他一些职业环境有关。然而，这些流行病学研究的结果并不一致。例如，一些研究表明玻璃制造商、陶工和建筑工人的风险升高[70, 76]。目前尚不清楚这种关联是否由于暴露于硅尘、石棉或其他工业粉尘导致[68, 93]。一些与有机溶剂相关的职业或行业，如机械[33, 65, 68, 80]、制革师或其他皮革工业[29, 43, 73, 76]和干洗店工人[71]与胰腺癌风险增加有关。虽然农民通常接触的农药与胰腺癌风险的增加有关[69, 95, 96]，但研究没有观察到农民患胰腺癌的风险增加[78, 82]。家具和家居商店、医疗和其他与健康相关的服务、教育服务、采购代理和买家、销售职业主管和保险销售人员等方面的工作也被认为与胰腺癌风险有关[78, 83]。在没有暴露于环境危害物的情况下，生活方式的危险因素，如缺乏体育活动[97, 98]，可能在这些工人的胰腺癌发展中发挥作用。虽然一项基于 4 个前瞻性队列研究的荟萃分析显示，职业体育活动与降低胰腺癌的风险相关[99]，但是另一项研究发现，在调整了体重指数（BMI）后，降低胰腺癌的风险与职业体育活动的关联不再成立，这表明观察到的这一联系可能是由混杂因素导致的[94]。暴露于感染源也有可能在这些职业的胰腺癌的发展中发挥作用，因为它们需要大量的个人接触[83]。

一般注意事项

在解释职业研究的结果时，考虑到"健康工人效应"是很重要的。能够维持就业机会的个体需要拥有最低程度的健康状况。就业人员往往比包括健康和患病人群在内的一般人群更健康。在比较职业环境与一般人群的发病率或死亡率的研究中，真正的关联很可能被低估了。

在解释职业危险因素时，还需要考虑其他几个问题。首先，使用职业/行业名称来评估职业暴露的研究很可能会引入暴露的错误分类。职业/行业名称缺乏关于特定环境有害物质的信息。属于特定职业的工人或特定行业的工人可能会接触到多种有害物质。另一方面，接触一种有害物质可能发生在多个职业或行业。相同的职业名称可能在不同的行业之间有所不同，也可能具有不同的暴露水平。因此，职业暴露模型将从职业和行业名称中提取的信息与特定的暴露联系起来，因而可以减少暴露的错误分类。

其次，许多职业病研究只能基于死亡病例，由于该疾病的临床侵袭性，这限制了可用信息的质量和数量。因此，许多既往的研究未能控制潜在的混杂因素，如吸烟。

第三，由于胰腺癌的罕见性，大多数现有的研究很难检测出某些职业暴露与胰腺癌风险之间的小到中度的相关性。因此，许多研究很可能未发表，因为它们无法发现有意义的关联。因此，对于数据的汇总和研究的重复非常重要。

第四，非职业性危险因素可能与职业因素起协同作用，增加患胰腺癌的风险。综合考虑职业和非职业危险因素有利于更加精确地预测个体风险。最后，在调查职业危险因素时，也应考虑遗传易感性。

胰腺癌的非职业风险因素

吸烟

自 20 世纪 60 年代以来，几乎所有研究都表明吸烟与胰腺癌之间存在正相关关系。在一项大型荟萃分析中，与不吸烟者相比，目前吸烟者患胰腺癌的风险增加了 70%，且该风险表现出明显的剂量 - 反应关系[100]。戒烟后，该风险在至少 10 年的时间内保持升高[100]。国际胰腺癌队列联盟最近的一项汇总分析进一步表明，与不吸烟者相比，当前吸烟者患胰腺癌的风险显著升高（OR = 1.77），且随着吸烟强度、持续时间和累积吸烟量的增加而显著增加[101]。这项汇总分析还表明，戒烟后 15 年以上的风险与从不吸烟的人相似[101]，这强调了戒烟在预防疾病方面的重要性。环境烟草烟雾或被动吸烟含有许多与主动吸烟相同的致癌物质[102]。然而，很少有研究调查被动吸烟和胰腺癌风险之间的关系。有限的研究提供了不一致的结果[103-106]。

酒精摄入量

根据大多数病例对照研究和队列研究的结果，国际癌症研究署（IARC）的专著工作组在 2007 年得出结论，目前没有足够的证据表明酒精在人类胰腺癌中的作用[107]。然而，已经有研究通过收集饮酒的详细信息，提出重度饮酒与胰腺癌之间存在正相关关系[108-119]。最近的一项来自国际胰腺癌病例对照联合研究的合并分析进一步证明，重度饮酒者患胰腺癌的风险增加，而轻度到中度饮酒与胰腺癌的风险增加无关[120]。

咖啡摄入量

自从 McMahon 等[121] 在 1981 年报道了咖啡摄入量与胰腺癌风险之间强烈的正相关关系以来，许多研究对这种关系进行了调查，并提供了不一致的结果。一项 2011 年的 14 个队列研究的荟萃分析表明，咖啡摄入与胰腺癌风险之间存在显著的负相关[122]。随后的一项荟萃分析包括了 37 项病例对照研究和 17 项队列研究，表明咖啡摄入使此类风险呈非显著性增加[123]。最近一项包括 20 项队列研究的荟萃分析报告了高咖啡摄入对胰腺癌风险的保护作用（OR = 0.75；95%CI 0.63 ～ 0.86）[124]。

肥胖

世界癌症研究基金（WCRF）和美国癌症研究所（AICR）小组基于 23 项队列研究（RR = 1.14；95%CI，1.07，1.22，BMI 每增加 $5kg/m^2$）和 15 项病例对照研究（OR = 1.00；95% CI，0.87，1.15，BMI 每增加 $5kg/m^2$）得出结论，BMI 和胰腺癌风险之间存在剂量 – 反应关系[125]。一项包括 14 个队列研究的汇总分析报告称，与 BMI 在 21 ～ 22.9kg/m^2 之间的个体相比，超重（BMI ≥ $30kg/m^2$）个体患胰腺癌的风险增加了 47%[126]。据估计，大约 12.8% 的男性和 11.5% 的女性胰腺癌可归因于超重 / 肥胖[4]。一项荟萃分析证实，全身肥胖和腹部肥胖都与胰腺癌风险的增加有关[127]。

营养

尽管将膳食摄入与胰腺癌风险联系起来的研究提供了不一致的结果，但大多数研究表明，高水果和蔬菜摄入量可以降低胰腺癌的风险[98, 128-132]。研究还表明，在水果和蔬菜中发现的某些营养物质（如维生素 C、维生素 E、类胡萝卜素和其他抗氧化剂）与降低胰腺癌的风险有关[133-138]。一些研究发现高脂肪和红肉摄入量与胰腺癌风险增加有关[98, 139-141]，但在其他研究中没有发现这种关系[132, 136, 142, 143]。一项对 11 项前瞻性研究进行的荟萃分析发现，胰腺癌发病率与加工肉类摄入呈正相关[144]。然而，随后的队列研究并不支持这一结果[145-147]。一项大型队列研究没有发现红肉和加工肉类的摄入与患胰腺癌的风险之间的关联，但该研究发现，食用家禽与患胰腺癌风险增加有关[145]。另一项队列研究表明，加工肉类来源的膳食硝酸盐和亚硝酸盐可能与男性胰腺癌有关[147]。最近的一项大型队列研究报

告称，与定期食用肉类的人相比，少食肉、素食主义者和严格的素食主义者胰腺癌的死亡率较低[148]。在女性中，经常食用坚果与患胰腺癌的风险呈负相关[149, 150]。最新的荟萃分析结果支持，水果和蔬菜的摄入量与胰腺癌的风险呈负相关[151]。此外，另一项研究表明，0 ～ 12% 的胰腺癌病例可以通过增加水果或叶酸的摄入量来预防[152]。

糖尿病

糖尿病一直被认为与胰腺癌的发生风险有关，但糖尿病和胰腺癌之间的因果关系仍存在争议。最近的一项包括 35 个队列研究的荟萃分析报告称，糖尿病与 90% 的胰腺癌发病风险增加相关。该风险与糖尿病的持续时间呈负相关，在病程少于 1 年的患者中风险最高。一些研究报告称，1 型和 2 型糖尿病会使患胰腺癌的发病风险增加 1 倍[154-156]。美国国家癌症研究所估计，与白人和黑人相比，糖尿病使西班牙裔男性和亚裔患胰腺癌的风险增加了 1.8 倍[67]。胰腺癌的风险随着糖尿病病程的延长而降低，但对于患糖尿病超过 20 年的患者，仍有 30% 的额外风险[70]。口服降糖药或胰岛素的使用与胰腺癌的风险降低相关[67, 70]。

胰腺炎

慢性胰腺炎是胰腺癌的另一个确定的危险因素。一项由 6 个国家组成的历史队列研究调查了 2015 例患有慢性胰腺炎的患者，报告显示，胰腺癌的 10 年累积风险为 1.8%，20 年累积风险为 4.0%[157]。约 4% 的慢性胰腺炎患者会发展为胰腺癌[158]。与胰腺炎相关的胰腺癌风险中，65 岁以下的人群是 65 岁或以上人群的两倍[159]。患有遗传性胰腺炎的患者（一种罕见的常染色体显性疾病，通常发生于年轻群体）的风险预计会高出 50 ～ 60 倍[160]。

幽门螺杆菌

研究表明，幽门螺杆菌感染是与胰腺癌相关的重要危险因素，估计其人群归因比例为 4% ～ 25%[152]。然而，最近的一项随访研究，并未

支持这些结果[161]。

胰腺癌的临床和病理特征

临床特征

胰腺癌在 40 岁之前很少见，诊断时的中位年龄约为 70 岁。由于胰腺癌早期症状的隐匿性和胰腺的解剖位置相对难以触及，胰腺癌很难检测和诊断。胰腺癌的症状取决于肿瘤在腺体内的位置。对于位于胰头和胰体的肿瘤，症状通常是由周围结构的受压引起的，如胆管、肠系膜神经和腹腔神经、胰管和十二指肠[162]。因此，典型的症状包括不明原因的体重减轻、黄疸、上或中腹部和背部疼痛。其他症状可包括消化不良、恶心、呕吐和疲劳。疼痛是胰腺癌患者最常见的症状。由于肿瘤入侵腹腔和肠系膜神经丛，疼痛难以忍受。除腹痛外，胰头癌患者通常会发生由胆道梗阻引起的黄疸，可增加结合胆红素和碱性磷酸酶的水平。因此，患者的尿液会变暗。此外，由于肠道内粪胆素原减少，粪便可能会变为白色。在极少数情况下，胰腺肿瘤可能会引起十二指肠梗阻或胃肠出血。胰管梗阻可导致胰腺炎。胰腺癌患者经常会有血糖异常。因此，在急性胰腺炎和新诊断的糖尿病的鉴别诊断中应考虑胰腺癌。

病理特征

胰腺癌肿瘤可发生在胰腺的任何部位，最常见的病灶是在胰头，其次是胰体和胰尾。胰腺癌的外观呈坚硬、边界不清、多结节性肿块，并伴有强烈的结缔组织增生反应[163]。除导管腺癌外，许多胰腺癌的组织学类型已被确认，包括腺鳞癌、胶样癌、肝样癌、髓样癌、印戒细胞癌、未分化癌和伴有类蚀骨巨细胞的未分化癌。胰腺癌具有极强的浸润性。

血管和神经周侵袭存在于大多数手术切除的癌症中。胰腺癌最常转移到局部淋巴结和肝脏。其他常见的转移部位包括腹膜、肺、肾上腺和骨骼[163]。

分子标志物

临床上应用最广泛的胰腺癌肿瘤标志物是癌抗原（CA）19-9。血清标志物 CA19-9 有助于确定有症状患者的诊断，并预测切除后的预后和复发[164,165]。由于缺乏敏感性和特异性，该抗原不能用于筛查无症状的患者[162]。

胰腺癌的全基因表达研究已经提出了一些潜在的新血清标志物。其中一个标志物是巨噬细胞抑制因子 1（MIC1）[166]。在区分可手术的胰腺癌患者和健康对照方面，血清 MIC1 抗原水平的升高显著优于 CA19-9 和其他肿瘤标志物[167]。除 MIC1 外，骨桥蛋白的基因产物[168]、金属蛋白酶组织抑制剂 -1[169] 和间皮素基因[170] 也被认为是胰腺癌潜在的新肿瘤标志物。

将胰液作为早期胰腺癌生物标志物的潜在来源已经引起了学术界的极大兴趣[171,172]。由于它与胰腺导管系统的直接关系，它无疑富含未经血清成分掺杂的肿瘤标志物[173]。然而，胰液只能在有创的内窥镜手术中获得。因此，以胰液为基础的生物标志物不能用于筛选。

致癌机制

在过去的二十年里，对胰腺癌的分子生物学知识的快速积累，极大地提高了我们对胰腺癌致癌作用的理解。像许多其他恶性肿瘤一样，胰腺癌的发生涉及多个发生遗传变化的基因[174]。胰腺癌从正常的导管上皮开始，通过依次恶化的前体病变逐渐形成，这可以通过组织学和基因检测来确定[175,176]。在疾病的早期阶段，HER2/neu 的过表达和 K-ras 基因的点突变在超过 90% 的胰腺癌病例中出现[175,177,178]。在中期阶段，抑癌基因 p16 在超过 80% ～ 90% 的胰腺癌病例中失活[179]。

在相对晚期，约 50% 的胰腺癌患者中 P53 和 DPC4 基因失活，约有 7% ～ 10% 的 BRCA2 基因失活[174,180,181]。

一些遗传综合征（如遗传性胰腺炎、遗传性非息肉病性结直肠癌、共济失调性毛细血管扩张症、

Peutz–Jehers 综合征、家族性乳腺癌和家族性非典型性多发性黑色素瘤）与胰腺癌的风险相关[182]。然而，这些遗传性疾病的携带者在一般人群中是罕见的。目前已经认识到，正常和低外显率基因中的单核苷酸多态性（SNPs）影响对致癌物的反应和易感性，并可能在胰腺癌的发生中发挥重要作用。外源性和内源性致癌物可以通过异常的 DNA 甲基化、氧化作用、受损的 DNA 修复通路、受体、转录因子和细胞周期蛋白的异常激活等机制来改变基因的表达、增殖或分化[183]。虽然在理解环境因素和遗传易感性对人类癌症的相互作用方面已经取得了重大进展，但胰腺癌的基因 – 环境相互作用尚未得到充分评估。目前有几项研究正在调查遗传多态性与胰腺癌风险之间的关系。

遗传易感性

使用候选基因方法的研究主要集中在以下途径的基因上：致癌物代谢途径[184–193]、DNA 修复[186, 194–199]、炎症反应[200, 201]、酒精代谢酶[202, 203]、甲基化[117, 202–206]和蛋白酶抑制剂[191, 207–209]。代谢基因多态性（即 GSTM1、GSTT1、CYP1A1、CYP1A2、NAT1NAT2 和 UGT1A7）和胰腺癌风险之间的关联在荟萃分析中普遍为零[175]。然而，研究表明，GSTT1 缺失和 GSTP1 密码子 105 缬氨酸变异的联合作用显著增加了胰腺癌的风险[193]。与携带 GSTT1 基因的非吸烟者相比，缺失 GSTT1 基因的吸烟个体患胰腺癌的风险显著增加[185]。携带 CYP1A2*1F（A–163C）C 等位基因或 NAT1 快速等位基因的重度吸烟者患胰腺癌的风险显著升高[188]。

MD Anderson 癌症中心进行的一项病例对照研究通过 1654 例患者和 1182 例对照分析了葡萄糖代谢基因变异和胰腺癌风险[210]。研究对 5 种葡萄糖代谢基因（GCK、GFPT1、GPI、HK2、OGT）的 26 个 SNPs 进行了基因分型，发现 HK2R844K GA/AA 基因型与胰腺癌风险降低显著相关（OR = 0.78）。研究还观察到与糖尿病的显著相互作用。HK2R844K GA/AA 基因型与非糖尿病患者的胰腺癌风险降低相关（OR = 0.68），而与糖尿病患者的胰腺癌风险增加相关（OR = 3.69）。即使将分析限制在白人或排除近期诊断的糖尿病后，这些风险关联仍然具有统计学意义。研究未观察到其他基因的显著效应或基因型与其他危险因素的显著交互作用。

来自日本的两项研究分析了酒精代谢酶基因多态性和胰腺癌风险之间的关系[202, 203]。Anderson 等[203] 报道称，在男性中，具有 ALDH2 非活性形式的受试者吸烟导致的胰腺癌的风险增加。Kanda 等[202] 发现，与同时携带 ADH1B His/His 和 ALDH2Glu/Glu 的不饮酒者相比，同时携带 ADH1B His/His 和 ALDH2Lys+ 的饮酒者患胰腺癌的风险显著增加。

Li 等[197] 调查了 7 个 DNA 修复基因（LIG3、LIG4、OGG1、ATM、POLB、RAD54L 和 RECQL），发现 ATM 和 LIG3 基因中的 SNP 与胰腺癌风险显著相关，并提出 ATM 或 LIG4 基因的 SNP 与糖尿病之间的相互作用与胰腺癌风险显著相关。几项研究表明，XRCC2 和 XPD 基因的多态性影响与吸烟相关的胰腺癌[186, 196, 198]。一些研究还表明，在同一通路中可能存在潜在的基因 – 基因相互作用（例如 XRCC1 与 APE1，XRCC1 与 MGMT，OGG1 与 XPC，XPA 与 ERCC2）[195] 或不同通路之间的相互作用（例如 XRCC1 与 GSTT1/GSTM1）[194] 与胰腺癌风险相关。

梅奥诊所的一项病例对照研究纳入了 1354 例高加索人胰腺癌患者和 1189 名健康对照，分析了 102 个炎症通路基因中的 1538 个 SNPs[201]。在调整了已知的胰腺癌危险因素后，单 SNP 分析显示 NOS1 中的 4 个 SNP 和 CD101 基因中的 1 个 SNP 与胰腺癌风险相关。然而，这些结果在其他胰腺癌病例对照研究和队列研究中没有得到重复。一项基于人群的病例对照研究，包括来自旧金山湾区的 308 例病例和 964 例对照，表明促炎基因多态性结合促炎条件可能影响胰腺癌的发展[200]。

Suzuki 等[117] 调查了 MTHFR、MTR、MTRR 和 TS 基因的多态性，发现携带 MTHFR 667CC、MTR

2756AA 或 *MTRR* 66G 等位基因的重度饮酒者患胰腺癌的风险显著增加，这表明叶酸相关酶的多态性修饰了饮酒和胰腺癌风险之间的关联。

Wang 等[206]报道了与 *MTHFR* CC 基因型相比，*MTHFR* 677CT 或 *TT* 基因型患胰腺癌的风险增加。*TS* 3Rc/3RC 基因型与 *TS* 3Rg/3Rg 基因型相比，相关的胰腺癌风险增加。这项研究还表明，*MTHFR* C677T 多态性与吸烟和饮酒之间存在相互作用。在另一项研究中也报道了类似的相互作用[204]。

最近，在欧洲血统人群中进行的全基因组关联分析（GWAS）发现了几个基因组区域（即 1q32.1、2p14、3q28、5p15.33、7p14.1、7q32.3、8q24.21、9q34.2、12q24.31、13q22.1、16q23.1、17q24.3、22112.1）与胰腺癌风险相关[211-214]。中国的 GWAS 发现了 5 个与胰腺癌风险相关的重要基因组区域（5p13.1、10q26.11、21q21.3、、21q22.3 和 22q13.32）[215]。日本 GWAS 报道了 3 个与胰腺癌风险相关的重要位点（6p 25.3、7q36.2 和 12p11.21）[216]。除了吸烟和饮酒外，还需要进一步研究基因与各种职业和环境因素之间的基因 – 环境相互作用。

结论

尽管胰腺癌的总体发病率比其他癌症低，但这种致命疾病与低生存率相关，通常在第一年就能夺去患者的生命。以往的研究提出了许多职业相关和非职业危险因素，包括吸烟、过度饮酒、肥胖、缺乏运动、糖尿病、慢性胰腺炎、营养问题以及复杂的遗传易感性和相互作用。进一步的研究和数据汇总可能有助于更好地了解这些危险因素，最终得到有效的认识和预防方案。

由于早期诊断的延误可能会导致预后不佳，可以通过使用特定的分子标记，防止根据初始症状的错误分类，并实现早期诊断。因此，胰腺肿瘤标志物的识别和使用具有成为重要诊断工具的潜力。

参考文献

[1] Garcea G, Dennison AR, Pattenden CJ, Neal CP, Sutton CD, Berry DP. Survival following curative resection for pancreatic ductal adenocarcinoma. A systematic review of the literature. JOP. 2008; 9(2): 99–132.

[2] Ferlay J, Soerjomataram I, Ervik M, Dikshit R, Eser S, Mathers C, et al. GLOBOCAN 2012 v1.0, Cancer Incidence and Mortality Worldwide: IARC CancerBase No. 11[Internet]. Lyon: International Agency for Research on Cancer; 2013. http: //globocan.iarc.fr, accessed on day/month/year.

[3] David M, Lepage C, Jouve JL, Jooste V, Chauvenet M, Faivre J, et al. Management and prognosis of pancreatic cancer over a 30–year period. Br J Cancer. 2009; 101(2): 215–8.

[4] Parkin DM. The fraction of cancer attributable to lifestyle and environmental factors in the UK in 2010. Br J Cancer. 2011; 105(Suppl 2): S2–5.

[5] Bosetti C, Bertuccio P, Negri E, La Vecchia C, Zeegers MP, Boffetta P. Pancreatic cancer: overview of descriptive epidemiology. Mol Carcinog. 2012; 51(1): 3–13.

[6] Dunphy EP. Pancreatic cancer: a review and update. Clin J Oncol Nurs. 2008; 12(5): 735–41.

[7] Ojajarvi IA, Partanen TJ, Ahlbom A, Boffetta P, Hakulinen T, Jourenkova N, et al. Occupational exposures and pancreatic cancer: a meta–analysis. Occup Environ Med. 2000; 57(5): 316–24.

[8] Seilkop SK. Occupational exposures and pancreatic cancer: a meta–analysis. Occup Environ Med. 2001; 58(1): 63–4.

[9] Chiazze L Jr, Ference LD. Mortality among PVC–fabricating employees. Environ Health Perspect. 1981; 41: 137–43.

[10] Decoufle P. Further analysis of cancer mortality patterns among workers exposed to cutting oil mists. J Natl Cancer Inst. 1978; 61(4): 1025–30.

[11] Hanis NM, Holmes TM, Shallenberger G, Jones KE. Epidemiologic study of refinery and chemical plant workers. J Occup Med. 1982; 24(3): 203–12.

[12] Li FP, Fraumeni JF Jr, Mantel N, Miller RW. Cancer mortality among chemists. J Natl Cancer Inst. 1969; 43(5): 1159–64.

[13] Milham S Jr. Cancer mortality pattern associated with exposure to metals. Ann N Y Acad Sci. 1976; 271: 243–9.

[14] Acheson ED, Gardner MJ, Winter PD, Bennett C. Cancer in a factory using amosite asbestos. Int J Epidemiol. 1984; 13(1): 3–10.

[15] Bond GG, Reeve GR, Ott MG, Waxweiler RJ. Mortality among a sample of chemical company employees. Am J

Ind Med. 1985; 7(2): 109–21.

[16] Decoufle P, Blattner WA, Blair A. Mortality among chemical workers exposed to benzene and other agents. Environ Res. 1983; 30(1): 16–25.

[17] Elinder CG, Kjellstrom T, Hogstedt C, Andersson K, Spang G. Cancer mortality of cadmium workers. Br J Ind Med. 1985; 42(10): 651–5.

[18] Howe GR, Fraser D, Lindsay J, Presnal B, Yu SZ. Cancer mortality(1965–77)in relation to diesel fume and coal exposure in a cohort of retired railway workers. J Natl Cancer Inst. 1983; 70(6): 1015–9.

[19] Lynge E. A follow–up study of cancer incidence among workers in manufacture of phenoxy herbicides in Denmark. Br J Cancer. 1985; 52(2): 259–70.

[20] Milham S Jr. Mortality in workers exposed to electromagnetic fields. Environ Health Perspect. 1985; 62: 297–300.

[21] Ott MG, Carlo GL, Steinberg S, Bond GG. Mortality among employees engaged in chemical manufacturing and related activities. Am J Epidemiol. 1985; 122(2): 311–22.

[22] Rockette HE, Arena VC. Mortality studies of aluminum reduction plant workers: potroom and carbon department. J Occup Med. 1983; 25(7): 549–57.

[23] Williams RR, Stegens NL, Goldsmith JR. Associations of cancer site and type with occupation and industry from the Third National Cancer Survey Interview. J Natl Cancer Inst. 1977; 59(4): 1147–85.

[24] Acquavella J, Leet T, Johnson G. Occupational experience and mortality among a cohort of metal components manufacturing workers. Epidemiology. 1993; 4(5): 428–34.

[25] Benson LO, Teta MJ. Mortality due to pancreatic and lymphopoietic cancers in chlorohydrin production workers. Br J Ind Med. 1993; 50(8): 710–6.

[26] Boffetta P, Stellman SD, Garfinkel L. Diesel exhaust exposure and mortality among males in the American Cancer Society prospective study. Am J Ind Med. 1988; 14(4): 403–15.

[27] Brown DP. Mortality of workers exposed to polychlorinated biphenyls—an update. Arch Environ Health. 1987; 42(6): 333–9.

[28] Coggon D, Pannett B, Winter PD, Acheson ED, Bonsall J. Mortality of workers exposed to 2methyl–4chlorophenoxyacetic acid. Scand J Work Environ Health. 1986; 12(5): 448–54.

[29] Costantini AS, Paci E, Miligi L, Buiatti E, Martelli C, Lenzi S. Cancer mortality among workers in the Tuscan tanning indus–try. Br J Ind Med. 1989; 46(6): 384–8.

[30] Enterline PE, Hartley J, Henderson V. Asbestos and cancer: a cohort followed up to death. Br J Ind Med. 1987; 44(6): 396–401.

[31] Gardner MJ, Pannett B, Winter PD, Cruddas AM. A cohort study of workers exposed to formaldehyde in the British chemical industry: an update. Br J Ind Med. 1993; 50(9): 827–34.

[32] Gustavsson P, Reuterwall C. Mortality and incidence of cancer among Swedish gas workers. Br J Ind Med. 1990; 47(3): 169–74.

[33] Hansen ES. Mortality of auto mechanics. A ten–year follow–up. Scand J Work Environ Health. 1989; 15(1): 43–6.

[34] Hearne FT, Pifer JW, Grose F. Absence of adverse mortality effects in workers exposed to methylene chloride: an update. J Occup Med. 1990; 32(3): 234–40.

[35] Lanes SF, Rothman KJ, Dreyer NA, Soden KJ. Mortality update of cellulose fiber production workers. Scand J Work Environ Health. 1993; 19(6): 426–8.

[36] Langard S, Andersen A, Ravnestad J. Incidence of cancer among ferrochromium and ferrosilicon workers: an extended observation period. Br J Ind Med. 1990; 47(1): 14–9.

[37] McDonald JC, Liddell FD, Dufresne A, McDonald AD. The 1891–1920birth cohort of Quebec chrysotile miners and millers: mortality 1976–88. Br J Ind Med. 1993; 50(12): 1073–81.

[38] Silverstein M, Park R, Marmor M, Maizlish N, Mirer F. Mortality among bearing plant workers exposed to metalworking fluids and abrasives. J Occup Med. 1988; 30(9): 706–14.

[39] Smulevich VB, Fedotova IV, Filatova VS. Increasing evidence of the rise of cancer in workers exposed to vinylchloride. Br J Ind Med. 1988; 45(2): 93–7.

[40] Vena JE, Sultz HA, Fiedler RC, Barnes RE. Mortality of workers in an automobile engine and parts manufacturing complex. Br J Ind Med. 1985; 42(2): 85–93.

[41] Wen CP, Tsai SP, Weiss NS, Gibson RL, Wong O, McClellan WA. Long–term mortality study of oil refinery workers.IV. Exposure to the lubricating–dewaxing process. J Natl Cancer Inst. 1985; 74(1): 11–8.

[42] Wong O. An industry wide mortality study of chemical workers occupationally exposed to benzene. I. General results. Br J Ind Med. 1987; 44(6): 365–81.

[43] Zoloth SR, Michaels DM, Villalbi JR, Lacher M. Patterns of mortality among commercial pressmen. J Natl Cancer Inst. 1986; 76(6): 1047–51.

[44] Anttila A, Pukkala E, Sallmen M, Hernberg S, Hemminki K. Cancer incidence among Finnish workers exposed to halogenated hydrocarbons. J Occup Environ Med. 1995; 37(7): 797–806.

[45] Asp S, Riihimaki V, Hernberg S, Pukkala E. Mortality and cancer morbidity of Finnish chlorophenoxy herbicide applicators: an 18-year prospective follow-up. Am J Ind Med. 1994; 26(2): 243-53.

[46] Axelson O, Selden A, Andersson K, Hogstedt C. Updated and expanded Swedish cohort study on trichloroethylene and cancer risk. J Occup Med. 1994; 36(5): 556-62.

[47] Baris D, Armstrong BG, Deadman J, Theriault G. A mortality study of electrical utility workers in Quebec. Occup Environ Med. 1996; 53(1): 25-31.

[48] Boffetta P, Saracci R, Andersen A, Bertazzi PA, Chang-Claude J, Cherrie J, et al. Cancer mortality among man-made vitreous fiber production workers. Epidemiology. 1997; 8(3): 259-68.

[49] Brown DP, Dement JM, Okun A. Mortality patterns among female and male chrysotile asbestos textile workers. J Occup Med. 1994; 36(8): 882-8.

[50] Alguacil J, Pollan M, Gustavsson P. Occupations with increased risk of pancreatic cancer in the Swedish population. Occup Environ Med. 2003; 60(8): 570-6.

[51] Anttila A, Pukkala E, Riala R, Sallmen M, Hemminki K. Cancer incidence among Finnish workers exposed to aromatic hydrocarbons. Int Arch Occup Environ Health. 1998; 71(3): 187-93.

[52] Cocco P, Blair A, Congia P, Saba G, Ecca AR, Palmas C. Long-term health effects of the occupational exposure to DDT. A preliminary report. Ann N Y Acad Sci. 1997; 837: 246-56.

[53] Cocco P, Hua F, Boffetta P, Carta P, Flore C, Flore V, et al. Mortality of Italian lead smelter workers. Scand J Work Environ Health. 1997; 23(1): 15-23.

[54] Enterline PE, Day R, Marsh GM. Cancers related to exposure to arsenic at a copper smelter. Occup Environ Med. 1995; 52(1): 28-32.

[55] Gibbs GW, Amsel J, Soden K. A cohort mortality study of cellulose triacetate-fiber workers exposed to methylene chloride. J Occup Environ Med. 1996; 38(7): 693-7.

[56] Hansen J, Olsen JH. Formaldehyde and cancer morbidity among male employees in Denmark. Cancer Causes Control. 1995; 6(4): 354-60.

[57] Wong O, Trent LS, Whorton MD. An updated cohort mortality study of workers exposed to styrene in the reinforced plastics and composites industry. Occup Environ Med. 1994; 51(6): 386-96.

[58] Yassi A, Tate R, Fish D. Cancer mortality in workers employed at a transformer manufacturing plant. Am J Ind Med. 1994; 25(3): 425-37.

[59] Hooiveld M, Heederik DJ, Kogevinas M, Boffetta P, Needham LL, Patterson DG Jr, et al. Second follow-up of a Dutch cohort occupationally exposed to phenoxy herbicides, chlorophenols, and contaminants. Am J Epidemiol. 1998; 147(9): 891-901.

[60] Jarup L, Bellander T, Hogstedt C, Spang G. Mortality and cancer incidence in Swedish battery workers exposed to cadmium and nickel. Occup Environ Med. 1998; 55(11): 755-9.

[61] Kogevinas M, Becher H, Benn T, Bertazzi PA, Boffetta P, Bueno-de-Mesquita HB, et al. Cancer mortality in workers exposed to phenoxy herbicides, chlorophenols, and dioxins. An expanded and updated international cohort study. Am J Epidemiol. 1997; 145(12): 1061-75.

[62] Rafnsson V. Incidence of cancer among bookbinders, printers, photoengravers, and typesetters. Occup Environ Med. 2001; 58(8): 523-7.

[63] Sathiakumar N, Delzell E, Hovinga M, Macaluso M, Julian JA, Larson R, et al. Mortality from cancer and other causes of death among synthetic rubber workers. Occup Environ Med. 1998; 55(4): 230-5.

[64] Wiebelt H, Becker N. Mortality in a cohort of toluene exposed employees(rotogravure printing plant workers). J Occup Environ Med. 1999; 41(12): 1134-9.

[65] Alguacil J, Porta M, Benavides FG, Malats N, Kogevinas M, Fernandez E, et al. Occupation and pancreatic cancer in Spain: a case-control study based on job titles. PANKRAS II Study Group. Int J Epidemiol. 2000; 29(6): 1004-13.

[66] Alguacil J, Porta M, Malats N, Kauppinen T, Kogevinas M, Benavides FG, et al. Occupational exposure to organic solvents and K-ras mutations in exocrine pancreatic cancer. Carcinogenesis. 2002; 23(1): 101-6.

[67] Bardin JA, Eisen EA, Tolbert PE, Hallock MF, Hammond SK, Woskie SR, et al. Mortality studies of machining fluid exposure in the automobile industry. V: a case-control study of pancreatic cancer. Am J Ind Med. 1997; 32(3): 240-7.

[68] Falk RT, Pickle LW, Fontham ET, Correa P, Morse A, Chen V, et al. Occupation and pancreatic cancer risk in Louisiana. Am J Ind Med. 1990; 18(5): 565-76.

[69] Garabrant DH, Held J, Langholz B, Peters JM, Mack TM. DDT and related compounds and risk of pancreatic cancer. J Natl Cancer Inst. 1992; 84(10): 764-71.

[70] Ji BT, Silverman DT, Dosemeci M, Dai Q, Gao YT, Blair A. Occupation and pancreatic cancer risk in Shanghai, China. Am J Ind Med. 1999; 35(1): 76-81.

[71] Lin RS, Kessler II. A multifactorial model for pancreatic cancer in man. Epidemiologic evidence. JAMA. 1981; 245(2): 147-52.

[72] Mack TM, Peters JM, Yu MC, Hanisch R, Wright WE, Henderson BE. Pancreas cancer is unrelated to the workplace in Los Angeles. Am J Ind Med. 1985; 7(3): 253-

66.

[73] Magnani C, Coggon D, Osmond C, Acheson ED. Occupation and five cancers: a case–control study using death certificates. Br J Ind Med. 1987; 44(11): 769–76.

[74] Mallin K, Rubin M, Joo E. Occupational cancer mortality in Illinois white and black males, 1979–1984, for seven cancer sites. Am J Ind Med. 1989; 15(6): 699–717.

[75] Pickle LW, Gottlieb MS. Pancreatic cancer mortality in Louisiana. Am J Public Health. 1980; 70(3): 256–9.

[76] Pietri F, Clavel F, Auquier A, Flamant R. Occupational risk factors for cancer of the pancreas: a case–control study. Br J Ind Med. 1990; 47(6): 425–8.

[77] Kauppinen T, Partanen T, Degerth R, Ojajarvi A. Pancreatic cancer and occupational exposures. Epidemiology. 1995; 6(5): 498–502.

[78] Kernan GJ, Ji BT, Dosemeci M, Silverman DT, Balbus J, Zahm SH. Occupational risk factors for pancreatic cancer: a case–control study based on death certificates from 24 U.S. states. Am J Ind Med. 1999; 36(2): 260–70.

[79] Mikoczy Z, Schutz A, Stromberg U, Hagmar L. Cancer incidence and specific occupational exposures in the Swedish leather tan–ning industry: a cohort based case–control study. Occup Environ Med. 1996; 53(7): 463–7.

[80] Partanen T, Kauppinen T, Degerth R, Moneta G, Mearelli I, Ojajarvi A, et al. Pancreatic cancer in industrial branches and occupations in Finland. Am J Ind Med. 1994; 25(6): 851–66.

[81] Santibanez M, Vioque J, Alguacil J, de la Hera MG, Moreno–Osset E, Carrato A, et al. Occupational exposures and risk of pancreatic cancer. Eur J Epidemiol. 2010; 25(10): 721–30.

[82] Selenskas S, Teta MJ, Vitale JN. Pancreatic cancer among workers processing synthetic resins. Am J Ind Med. 1995; 28(3): 385–98.

[83] Zhang Y, Cantor KP, Lynch CF, Zhu Y, Zheng T. Occupation and risk of pancreatic cancer: a population–based case–control study in Iowa. J Occup Environ Med. 2005; 47(4): 392–8.

[84] Milham S. Occupational mortality in Washington state, 1950–1989. Cincinnati: DHHS(NIOSH); 1997.

[85] Ojajarvi A, Partanen T, Ahlbom A, Hakulinen T, Kauppinen T, Weiderpass E, et al. Estimating the relative risk of pancreatic cancer associated with exposure agents in job title data in a hier–archical Bayesian meta-analysis. Scand J Work Environ Health. 2007; 33(5): 325–35.

[86] Maruchi N, Brian D, Ludwig J, Elveback LR, Kurland LT. Cancer of the pancreas in Olmsted County, Minnesota, 1935–1974. Mayo Clin Proc. 1979; 54(4): 245–9.

[87] Boffetta P, Jourenkova N, Gustavsson P. Cancer risk from occupational and environmental exposure to polycyclic aromatic hydrocarbons. Cancer Causes Control. 1997; 8(3): 444–72.

[88] Andreotti G, Silverman DT. Occupational risk factors and pancreatic cancer: a review of recent findings. Mol Carcinog. 2012; 51(1): 98–108.

[89] Lloyd JW, Decoufle P, Salvin LG. Unusual mortality experience of printing pressmen. J Occup Med. 1977; 19(8): 543–50.

[90] Wingren G, Persson B, Thoren K, Axelson O. Mortality pattern among pulp and paper mill workers in Sweden: a case–referent study. Am J Ind Med. 1991; 20(6): 769–74.

[91] Mastrangelo G, Fadda E, Marzia V. Polycyclic aromatic hydrocarbons and cancer in man. Environ Health Perspect. 1996; 104(11): 1166–70.

[92] Calvert GM, Ward E, Schnorr TM, Fine LJ. Cancer risks among workers exposed to metalworking fluids: a systematic review. Am J Ind Med. 1998; 33(3): 282–92.

[93] Milham S. Occupational mortality in Washington state, 1950–1979. Washington, DC: US NIOSH; 1983.

[94] Li W, Ray RM, Gao DL, Fitzgibbons ED, Seixas NS, Camp JE, et al. Occupational risk factors for pancreatic cancer among female textile workers in Shanghai, China. Occup Environ Med. 2006; 63(12): 788–93.

[95] Cantor KP, Silberman W. Mortality among aerial pesticide applicators and flight instructors: follow–up from 1965–1988. Am J Ind Med. 1999; 36(2): 239–47.

[96] Porta M, Malats N, Jariod M, Grimalt JO, Rifa J, Carrato A, et al. Serum concentrations of organochlorine compounds and K-ras mutations in exocrine pancreatic cancer. PANKRAS II Study Group. Lancet. 1999; 354(9196): 2125–9.

[97] Hanley AJ, Johnson KC, Villeneuve PJ, Mao Y, Canadian Cancer Registries Epidemiology Research Group. Physical activity, anthropometric factors and risk of pancreatic cancer: results from the Canadian enhanced cancer surveillance system. Int J Cancer. 2001; 94(1): 140–7.

[98] Stolzenberg–Solomon RZ, Pietinen P, Taylor PR, Virtamo J, Albanes D. A prospective study of medical conditions, anthropometry, physical activity, and pancreatic cancer in male smokers(Finland). Cancer Causes Control. 2002; 13(5): 417–26.

[99] O'Rorke MA, Cantwell MM, Cardwell CR, Mulholland HG, Murray LJ. Can physical activity modulate pancreatic can–cer risk? A systematic review and meta analysis. Int J Cancer. 2010; 126(12): 2957–68.

[100] Iodice S, Gandini S, Maisonneuve P, Lowenfels AB. Tobacco and the risk of pancreatic cancer: a review and

meta-analysis. Langenbeck's Arch Surg. 2008; 393(4): 535–45.

[101] Lynch SM, Vrieling A, Lubin JH, Kraft P, Mendelsohn JB, Hartge P, et al. Cigarette smoking and pancreatic cancer: a pooled analysis from the pancreatic cancer cohort consortium. Am J Epidemiol. 2009; 170(4): 403–13.

[102] Brownson RC, Figgs LW, Caisley LE. Epidemiology of environmental tobacco smoke exposure. Oncogene. 2002; 21(48): 7341–8.

[103] Gallicchio L, Kouzis A, Genkinger JM, Burke AE, Hoffman SC, Diener-West M, et al. Active cigarette smoking, household passive smoke exposure, and the risk of developing pancreatic cancer. Prev Med. 2006; 42(3): 200–5.

[104] Tranah GJ, Holly EA, Wang F, Bracci PM. Cigarette, cigar and pipe smoking, passive smoke exposure, and risk of pancreatic cancer: a population-based study in the San Francisco Bay Area. BMC Cancer. 2011; 11: 138.

[105] Villeneuve PJ, Johnson KC, Mao Y, Hanley AJ, Canadian Cancer registries research Group. Environmental tobacco smoke and the risk of pancreatic cancer: findings from a Canadian population-based case-control study. Can J Public Health. 2004; 95(1): 32–7.

[106] Vrieling A, Bueno-de-Mesquita HB, Boshuizen HC, Michaud DS, Severinsen MT, Overvad K, et al. Cigarette smoking, environmental tobacco smoke exposure and pancreatic cancer risk in the European Prospective Investigation into Cancer and Nutrition. Int J Cancer. 2010; 126(10): 2394–403.

[107] International Agency for Research on Cancer. IARC monographs on the evaluation of carcinogenic risks to humans, vol. 96. Alcohol consumption and ethyl carbamate. Lyon: International Agency for Research on Cancer; 2010.

[108] Cuzick J, Babiker AG. Pancreatic cancer, alcohol, diabetes mellitus and gall-bladder disease. Int J Cancer. 1989; 43(3): 415–21.

[109] Falk RT, Pickle LW, Fontham ET, Correa P, Fraumeni JF Jr. Life-style risk factors for pancreatic cancer in Louisiana: a case-control study. Am J Epidemiol. 1988; 128(2): 324–36.

[110] Harnack LJ, Anderson KE, Zheng W, Folsom AR, Sellers TA, Kushi LH. Smoking, alcohol, coffee, and tea intake and incidence of cancer of the exocrine pancreas: the Iowa Women's Health Study. Cancer Epidemiol Biomark Prev. 1997; 6(12): 1081–6.

[111] Hassan MM, Bondy ML, Wolff RA, Abbruzzese JL, Vauthey JN, Pisters PW, et al. Risk factors for pancreatic cancer: case-control study. Am J Gastroenterol. 2007;

102(12): 2696–707.

[112] Heinen MM, Verhage BA, Ambergen TA, Goldbohm RA, van den Brandt PA. Alcohol consumption and risk of pancreatic cancer in the Netherlands cohort study. Am J Epidemiol. 2009; 169(10): 1233–42.

[113] Heuch I, Kvale G, Jacobsen BK, Bjelke E. Use of alcohol, tobacco and coffee, and risk of pancreatic cancer. Br J Cancer. 1983; 48(5): 637–43.

[114] Jiao L, Silverman DT, Schairer C, Thiebaut AC, Hollenbeck AR, Leitzmann MF, et al. Alcohol use and risk of pancreatic cancer: the NIH-AARP Diet and Health Study. Am J Epidemiol. 2009; 169(9): 1043–51.

[115] Olsen GW, Mandel JS, Gibson RW, Wattenberg LW, Schuman LM. A case-control study of pancreatic cancer and cigarettes, alcohol, coffee and diet. Am J Public Health. 1989; 79(8): 1016–9.

[116] Silverman DT, Brown LM, Hoover RN, Schiffman M, Lillemoe KD, Schoenberg JB, et al. Alcohol and pancreatic cancer in blacks and whites in the United States. Cancer Res. 1995; 55(21): 4899–905.

[117] Suzuki T, Matsuo K, Sawaki A, Mizuno N, Hiraki A, Kawase T, et al. Alcohol drinking and one-carbon metabolism-related gene polymorphisms on pancreatic cancer risk. Cancer Epidemiol Biomark Prev. 2008; 17(10): 2742–7.

[118] Talamini R, Polesel J, Gallus S, Dal Maso L, Zucchetto A, Negri E, et al. Tobacco smoking, alcohol consumption and pancreatic cancer risk: a case-control study in Italy. Eur J Cancer. 2010; 46(2): 370–6.

[119] Zheng W, McLaughlin JK, Gridley G, Bjelke E, Schuman LM, Silverman DT, et al. A cohort study of smoking, alcohol consumption, and dietary factors for pancreatic cancer(United States). Cancer Causes Control. 1993; 4(5): 477–82.

[120] Lucenteforte E, La Vecchia C, Silverman D, Petersen GM, Bracci PM, Ji BT, et al. Alcohol consumption and pancreatic cancer: a pooled analysis in the International Pancreatic Cancer Case-Control Consortium(PanC4). Ann Oncol. 2012; 23(2): 374–82.

[121] MacMahon B, Yen S, Trichopoulos D, Warren K, Nardi G. Coffee and cancer of the pancreas. N Engl J Med. 1981; 304(11): 630–3.

[122] Dong J, Zou J, Yu XF. Coffee drinking and pancreatic cancer risk: a meta-analysis of cohort studies. World J Gastroenterol. 2011; 17(9): 1204–10.

[123] Turati F, Galeone C, Edefonti V, Ferraroni M, Lagiou P, La Vecchia C, et al. A meta-analysis of coffee consumption and pan-creatic cancer. Ann Oncol. 2012; 23(2): 311–8.

[124] Ran HQ, Wang JZ, Sun CQ. Coffee consumption and

pancreatic cancer risk: an update meta–analysis of cohort studies. Pak J Med Sci. 2016; 32(1): 253–9.

[125] World Cancer Research Fund/American Institute for Cancer Research. Food, nutrition, physical activity, and the prevention of cancer: a global perspective. Washington, DC: AICR; 2007.p. 211–42.

[126] Genkinger JM, Spiegelman D, Anderson KE, Bernstein L, van den Brandt PA, Calle EE, et al. A pooled analysis of 14cohort studies of anthropometric factors and pancreatic cancer risk. Int J Cancer. 2011; 129(7): 1708–17.

[127] Aune D, Greenwood DC, Chan DS, Vieira R, Vieira AR, Navarro Rosenblatt DA, et al. Body mass index, abdominal fatness and pancreatic cancer risk: a systematic review and non–linear dose–response meta–analysis of prospective studies. Ann Oncol. 2012; 23(4): 843–52.

[128] Chan JM, Wang F, Holly EA. Vegetable and fruit intake and pancreatic cancer in a population–based case–control study in the San Francisco bay area. Cancer Epidemiol Biomark Prev. 2005; 14(9): 2093–7.

[129] Mills PK, Beeson WL, Abbey DE, Fraser GE, Phillips RL. Dietary habits and past medical history as related to fatal pancreas cancer risk among adventists. Cancer. 1988; 61(12): 2578–85.

[130] Nkondjock A, Krewski D, Johnson KC, Ghadirian P, Canadian Cancer Registries Epidemiology Research Group. Dietary patterns and risk of pancreatic cancer. Int J Cancer. 2005; 114(5): 817–23.

[131] Shibata A, Mack TM, Paganini–Hill A, Ross RK, Henderson BE. A prospective study of pancreatic cancer in the elderly. Int J Cancer. 1994; 58(1): 46–9.

[132] Silverman DT, Swanson CA, Gridley G, Wacholder S, Greenberg RS, Brown LM, et al. Dietary and nutritional factors and pancreatic cancer: a case–control study based on direct interviews. J Natl Cancer Inst. 1998; 90(22): 1710–9.

[133] Gong Z, Holly EA, Wang F, Chan JM, Bracci PM. Intake of fatty acids and antioxidants and pancreatic cancer in a large population–based case–control study in the San Francisco Bay Area. Int J Cancer. 2010; 127(8): 1893–904.

[134] Howe GR, Ghadirian P, Bueno de Mesquita HB, Zatonski WA, Baghurst PA, Miller AB, et al. A collaborative case–control study of nutrient intake and pancreatic cancer within the search programme. Int J Cancer. 1992; 51(3): 365–72.

[135] Nkondjock A, Ghadirian P, Johnson KC, Krewski D, Canadian Cancer Registries Epidemiology Research Group. Dietary intake of lycopene is associated with reduced pancreatic cancer risk. J Nutr. 2005; 135(3): 592–7.

[136] Olsen GW, Mandel JS, Gibson RW, Wattenberg LW, Schuman LM. Nutrients and pancreatic cancer: a population–based case–control study. Cancer Causes Control. 1991; 2(5): 291–7.

[137] Stolzenberg–Solomon RZ, Albanes D, Nieto FJ, Hartman TJ, Tangrea JA, Rautalahti M, et al. Pancreatic cancer risk and nutrition–related methyl–group availability indicators in male smokers. J Natl Cancer Inst. 1999; 91(6): 535–41.

[138] Zatonski W, Przewozniak K, Howe GR, Maisonneuve P, Walker AM, Boyle P. Nutritional factors and pancreatic cancer: a case–control study from south–west Poland. Int J Cancer. 1991; 48(3): 390–4.

[139] Chan JM, Wang F, Holly EA. Pancreatic cancer, animal protein and dietary fat in a population–based study, San Francisco Bay Area, California. Cancer Causes Control. 2007; 18(10): 1153–67.

[140] Larsson SC, Hakanson N, Permert J, Wolk A. Meat, fish, poultry and egg consumption in relation to risk of pancreatic cancer: a prospective study. Int J Cancer. 2006; 118(11): 2866–70.

[141] Nothlings U, Wilkens LR, Murphy SP, Hankin JH, Henderson BE, Kolonel LN. Meat and fat intake as risk factors for pancreatic cancer: the multiethnic cohort study. J Natl Cancer Inst. 2005; 97(19): 1458–65.

[142] Coughlin SS, Calle EE, Patel AV, Thun MJ. Predictors of pancreatic cancer mortality among a large cohort of United States adults. Cancer Causes Control. 2000; 11(10): 915–23.

[143] Michaud DS, Giovannucci E, Willett WC, Colditz GA, Fuchs CS. Dietary meat, dairy products, fat, and cholesterol and pancreatic cancer risk in a prospective study. Am J Epidemiol. 2003; 157(12): 1115–25.

[144] Larsson SC, Wolk A. Red and processed meat consumption and risk of pancreatic cancer: meta–analysis of prospective studies. Br J Cancer. 2012; 106(3): 603–7.

[145] Rohrmann S, Linseisen J, Nothlings U, Overvad K, Egeberg R, Tjonneland A, et al. Meat and fish consumption and risk of pancreatic cancer: results from the European Prospective Investigation into Cancer and Nutrition. Int J Cancer. 2013; 132(3): 617–24.

[146] Arem H, Mayne ST, Sampson J, Risch H, Stolzenberg–Solomon RZ. Dietary fat intake and risk of pancreatic cancer in the prostate, lung, colorectal and ovarian cancer screening trial. Ann Epidemiol. 2013; 23(9): 571–5.

[147] Aschebrook–Kilfoy B, Cross AJ, Stolzenberg–Solomon RZ, Schatzkin A, Hollenbeck AR, Sinha R, et al. Pancreatic cancer and exposure to dietary nitrate and

nitrite in the NIH–AARP Diet and Health Study. Am J Epidemiol. 2011; 174(3): 305–15.

[148] Appleby PN, Crowe FL, Bradbury KE, Travis RC, Key TJ. Mortality in vegetarians and comparable nonvegetarians in the United Kingdom. Am J Clin Nutr. 2016; 103(1): 218–30.

[149] Bao Y, Hu FB, Giovannucci EL, Wolpin BM, Stampfer MJ, Willett WC, et al. Nut consumption and risk of pancreatic cancer in women. Br J Cancer. 2013; 109(11): 2911–6.

[150] Wu L, Wang Z, Zhu J, Murad AL, Prokop LJ, Murad MH. Nut consumption and risk of cancer and type 2diabetes: a systematic review and meta–analysis. Nutr Rev. 2015; 73(7): 409–25.

[151] Wu QJ, Wu L, Zheng LQ, Xu X, Ji C, Gong TT. Consumption of fruit and vegetables reduces risk of pancreatic cancer: evidence from epidemiological studies. Eur J Cancer Prev. 2016; 25(3): 196–205.

[152] Maisonneuve P, Lowenfels AB. Risk factors for pancreatic cancer: a summary review of meta–analytical studies. Int J Epidemiol. 2015; 44(1): 186–98.

[153] Ben Q, Xu M, Ning X, Liu J, Hong S, Huang W, et al. Diabetes mellitus and risk of pancreatic cancer: a meta–analysis of cohort studies. Eur J Cancer. 2011; 47(13): 1928–37.

[154] Batabyal P, Vander Hoorn S, Christophi C, NikfarjamM. Association of diabetes mellitus and pancreatic adenocarcinoma: a meta–analysis of 88 studies. Ann Surg Oncol. 2014; 21(7): 2453–62.

[155] Haugvik SP, Hedenstrom P, Korsaeth E, Valente R, Hayes A, Siuka D, et al. Diabetes, smoking, alcohol use, and family history of cancer as risk factors for pancreatic neuroendocrine tumors: a systematic review and meta–analysis. Neuroendocrinology. 2015; 101(2): 133–42.

[156] Stevens RJ, Roddam AW, Beral V. Pancreatic cancer in type 1and young–onset diabetes: systematic review and meta–analysis. Br J Cancer. 2007; 96(3): 507–9.

[157] Lowenfels AB, Maisonneuve P, Cavallini G, Ammann RW, Lankisch PG, Andersen JR, et al. Pancreatitis and the risk of pancreatic cancer. International Pancreatitis Study Group. N Engl J Med. 1993; 328(20): 1433–7.

[158] Kudo Y, Kamisawa T, Anjiki H, Takuma K, Egawa N. Incidence of and risk factors for developing pancreatic cancer in patients with chronic pancreatitis. Hepato–Gastroenterology. 2011; 58(106): 609–11.

[159] Duell EJ, Lucenteforte E, Olson SH, Bracci PM, Li D, Risch HA, et al. Pancreatitis and pancreatic cancer risk: a pooled analysis in the international pancreatic Cancer case–control consortium(PanC4). Ann Oncol. 2012;

23(11): 2964–70.

[160] Lowenfels AB, Maisonneuve P, Whitcomb DC. Risk factors for cancer in hereditary pancreatitis. International Hereditary Pancreatitis Study Group. Med Clin North Am. 2000; 84(3): 565–73.

[161] Chen XZ, Schottker B, Castro FA, Chen H, Zhang Y, Holleczek B, et al. Association of helicobacter pylori infection and chronic atrophic gastritis with risk of colonic, pancreatic and gastric cancer: a ten–year follow–up of the ESTHER cohort study. Oncotarget. 2016; 7(13): 17182–93.

[162] Freelove R, Walling AD. Pancreatic cancer: diagnosis and management. Am Fam Physician. 2006; 73(3): 485–92.

[163] Lauwers GY, Mino–Kenudson M, Rubin R. In: Rubin R, Strayer D, editors. Rubin's pathology: clinicopathologic foundations of medicine. Wolters Kluwer Lippincott Williams & Wilkins: Baltimore; 2008.

[164] Malesci A, Montorsi M, Mariani A, Santambrogio R, Bonato C, Bissi O, et al. Clinical utility of the serum CA 19–9test for diagnosing pancreatic carcinoma in symptomatic patients: a prospective study. Pancreas. 1992; 7(4): 497–502.

[165] Montgomery RC, Hoffman JP, Riley LB, Rogatko A, Ridge JA, Eisenberg BL. Prediction of recurrence and survival by post–resection CA 19–9values in patients with adenocarcinoma of the pancreas. Ann Surg Oncol. 1997; 4(7): 551–6.

[166] Koopmann J, Buckhaults P, Brown DA, Zahurak ML, Sato N, Fukushima N, et al. Serum macrophage inhibitory cytokine 1as a marker of pancreatic and other periampullary cancers. Clin Cancer Res. 2004; 10(7): 2386–92.

[167] Koopmann J, Rosenzweig CN, Zhang Z, Canto MI, Brown DA, Hunter M, et al. Serum markers in patients with resectable pancreatic adenocarcinoma: macrophage inhibitory cytokine 1versus CA19–9. Clin Cancer Res. 2006; 12(2): 442–6.

[168] Koopmann J, Fedarko NS, Jain A, Maitra A, Iacobuzio–Donahue C, Rahman A, et al. Evaluation of osteopontin as biomarker for pancreatic adenocarcinoma. Cancer Epidemiol Biomark Prev. 2004; 13(3): 487–91.

[169] Zhou W, Sokoll LJ, Bruzek DJ, Zhang L, Velculescu VE, Goldin SB, et al. Identifying markers for pancreatic cancer by gene expression analysis. Cancer Epidemiol Biomark Prev. 1998; 7(2): 109–12.

[170] Argani P, Iacobuzio–Donahue C, Ryu B, Rosty C, Goggins M, Wilentz RE, et al. Mesothelin is overexpressed in the vast major–ity of ductal adenocarcinomas of the pancreas: identification of a new pancreatic cancer marker by serial

analysis of gene expression(SAGE). Clin Cancer Res. 2001; 7(12): 3862–8.

[171] Chen R, Pan S, Cooke K, Moyes KW, Bronner MP, Goodlett DR, et al. Comparison of pancreas juice proteins from cancer versus pancreatitis using quantitative proteomic analysis. Pancreas. 2007; 34(1): 70–9.

[172] Gronborg M, Bunkenborg J, Kristiansen TZ, Jensen ON, Yeo CJ, Hruban RH, et al. Comprehensive proteomic analysis of human pancreatic juice. J Proteome Res. 2004; 3(5): 1042–55.

[173] Rosty C, Goggins M. Early detection of pancreatic carcinoma. Hematol Oncol Clin North Am. 2002; 16(1): 37–52.

[174] Hruban RH, Goggins M, Parsons J, Kern SE. Progression model for pancreatic cancer. Clin Cancer Res. 2000; 6(8): 2969–72.

[175] Mazaki T, Masuda H, Takayama T. Polymorphisms and pancreatic cancer risk: a meta–analysis. Eur J Cancer Prev. 2011; 20(3): 169–83.

[176] Wilentz RE, Iacobuzio–Donahue CA, Argani P, McCarthy DM, Parsons JL, Yeo CJ, et al. Loss of expression of Dpc4in pancreatic intraepithelial neoplasia: evidence that DPC4inactivation occurs late in neoplastic progression. Cancer Res. 2000; 60(7): 2002–6.

[177] Almoguera C, Shibata D, Forrester K, Martin J, Arnheim N, Perucho M. Most human carcinomas of the exocrine pancreas contain mutant c–K–ras genes. Cell. 1988; 53(4): 549–54.

[178] Aspinall RJ, Lemoine NR. Gene therapy for pancreatic and biliary malignancies. Ann Oncol. 1999; 10(Suppl 4): 188–92.

[179] Schutte M, Hruban RH, Geradts J, Maynard R, Hilgers W, Rabindran SK, et al. Abrogation of the Rb/p16tumor–suppressive pathway in virtually all pancreatic carcinomas. Cancer Res. 1997; 57(15): 3126–30.

[180] Cowgill SM, Muscarella P. The genetics of pancreatic cancer. Am J Surg. 2003; 186(3): 279–86.

[181] Sohn TA, Yeo CJ. The molecular genetics of pancreatic ductal carcinoma: a review. Surg Oncol. 2000; 9(3): 95–101.

[182] Lowenfels AB, Maisonneuve P. Epidemiology and risk factors for pancreatic cancer. Best Pract Res Clin Gastroenterol. 2006; 20(2): 197–209.

[183] Li D, Xie K, Wolff R, Abbruzzese JL. Pancreatic cancer. Lancet. 2004; 363(9414): 1049–57.

[184] Bartsch H, Malaveille C, Lowenfels AB, Maisonneuve P, Hautefeuille A, Boyle P. Genetic polymorphism of N–acetyltransferases, glutathione S–transferase M1and NAD(P)H: quinone oxidoreductase in relation to malignant and benign pancreatic disease risk. The International Pancreatic Disease Study Group. Eur J Cancer Prev. 1998; 7(3): 215–23.

[185] Duell EJ, Holly EA, Bracci PM, Liu M, Wiencke JK, Kelsey KT. A population–based, case–control study of polymorphisms in carcinogen–metabolizing genes, smoking, and pancreatic adenocarcinoma risk. J Natl Cancer Inst. 2002; 94(4): 297–306.

[186] Jiao L, Hassan MM, Bondy ML, Abbruzzese JL, Evans DB, Li D. The XPD Asp312Asn and Lys751Gln polymorphisms, corresponding haplotype, and pancreatic cancer risk. Cancer Lett. 2007; 245(1–2): 61–8.

[187] Lee HC, Yoon YB, Kim CY. Association between genetic polymorphisms of the cytochromes P–450(1A1, 2D6, and 2E1)and the susceptibility to pancreatic cancer. Korean J Intern Med. 1997; 12(2): 128–36.

[188] Li D, Jiao L, Li Y, Doll MA, Hein DW, Bondy ML, et al. Polymorphisms of cytochrome P4501A2and N–acetyltransferase genes, smoking, and risk of pancreatic cancer. Carcinogenesis. 2006; 27(1): 103–11.

[189] Liu G, Ghadirian P, Vesprini D, Hamel N, Paradis AJ, Lal G, et al. Polymorphisms in GSTM1, GSTT1and CYP1A1and risk of pancreatic adenocarcinoma. Br J Cancer. 2000; 82(10): 1646–9.

[190] Ockenga J, Vogel A, Teich N, Keim V, Manns MP, Strassburg CP. UDP glucuronosyltransferase(UGT1A7) gene polymorphisms increase the risk of chronic pancreatitis and pancreatic cancer. Gastroenterology. 2003; 124(7): 1802–8.

[191] Piepoli A, Gentile A, Valvano MR, Barana D, Oliani C, Cotugno R, et al. Lack of association between UGT1A7, UGT1A9, ARP, SPINK1and CFTR gene polymorphisms and pancreatic cancer in Italian patients. World J Gastroenterol. 2006; 12(39): 6343–8.

[192] Verlaan M, Drenth JP, Truninger K, Koudova M, Schulz HU, Bargetzi M, et al. Polymorphisms of UDP-glucuronosyltransferase 1A7 are not involved in pancreatic diseases. J Med Genet. 2005; 42(10): e62.

[193] Vrana D, Pikhart H, Mohelnikova-Duchonova B, Holcatova I, Strnad R, Slamova A, et al. The association between glutathione S–transferase gene polymorphisms and pancreatic cancer in a central European Slavonic population. Mutat Res. 2009; 680(1–2): 78–81.

[194] Duell EJ, Holly EA, Bracci PM, Wiencke JK, Kelsey KT. A population–based study of the Arg399Gln polymorphism in X–ray repair cross–complementing group 1(XRCC1)and risk of pancreatic adenocarcinoma. Cancer Res. 2002; 62(16): 4630–6.

[195] Jiao L, Bondy ML, Hassan MM, WolffRA, Evans DB,

Abbruzzese JL, et al. Selected polymorphisms of DNA repair genes and risk of pancreatic cancer. Cancer Detect Prev. 2006; 30(3): 284–91.

[196] Jiao L, Hassan MM, Bondy ML, Wolff RA, Evans DB, Abbruzzese JL, et al. XRCC2and XRCC3gene polymorphism and risk of pancreatic cancer. Am J Gastroenterol. 2008; 103(2): 360–7.

[197] Li D, Suzuki H, Liu B, Morris J, Liu J, Okazaki T, et al. DNA repair gene polymorphisms and risk of pancreatic cancer. Clin Cancer Res. 2009; 15(2): 740–6.

[198] McWilliams RR, Bamlet WR, Cunningham JM, Goode EL, de Andrade M, Boardman LA, et al. Polymorphisms in DNA repair genes, smoking, and pancreatic adenocarcinoma risk. Cancer Res. 2008; 68(12): 4928–35.

[199] Wang L, Lin DX, Lu XH, Miao XP, Li H. Polymorphisms of the DNA repair genes XRCC1and XPC: relationship to pancreatic cancer risk. Wei Sheng Yan Jiu. 2006; 35(5): 534–6.

[200] Duell EJ, Casella DP, Burk RD, Kelsey KT, Holly EA. Inflammation, genetic polymorphisms in proinflammatory genes TNF-A, RANTES, and CCR5, and risk of pancreatic adenocarcinoma. Cancer Epidemiol Biomark Prev. 2006; 15(4): 726–31.

[201] Reid-Lombardo KM, Fridley BL, Bamlet WR, Cunningham JM, Sarr MG, Petersen GM. Inflammation-related gene variants as risk factors for pancreatic cancer. Cancer Epidemiol Biomark Prev. 2011; 20(6): 1251–4.

[202] Kanda J, Matsuo K, Suzuki T, Kawase T, Hiraki A, Watanabe M, et al. Impact of alcohol consumption with polymorphisms in alcohol-metabolizing enzymes on pancreatic cancer risk in Japanese. Cancer Sci. 2009; 100(2): 296–302.

[203] Miyasaka K, Kawanami T, Shimokata H, Ohta S, Funakoshi A. Inactive aldehyde dehydrogenase-2increased the risk of pancreatic cancer among smokers in a Japanese male population. Pancreas. 2005; 30(2): 95–8.

[204] Li D, Ahmed M, Li Y, Jiao L, Chou TH, Wolff RA, et al. 5, 10-Methylenetetrahydrofolate reductase polymorphisms and the risk of pancreatic cancer. Cancer Epidemiol Biomark Prev. 2005; 14(6): 1470–6.

[205] Matsubayashi H, Skinner HG, Iacobuzio-Donahue C, Abe T, Sato N, Riall TS, et al. Pancreaticobiliary cancers with deficient methylenetetrahydrofolate reductase genotypes. Clin Gastroenterol Hepatol. 2005; 3(8): 752–60.

[206] Wang L, Miao X, Tan W, Lu X, Zhao P, Zhao X, et al. Genetic polymorphisms in methylenetetrahydrofolate reductase and thymidylate synthase and risk of pancreatic cancer. Clin Gastroenterol Hepatol. 2005; 3(8): 743–51.

[207] Lempinen M, Paju A, Kemppainen E, Smura T, Kylanpaa ML, Nevanlinna H, et al. Mutations N34S and P55S of the SPINK1gene in patients with chronic pancreatitis or pancreatic cancer and in healthy subjects: a report from Finland. Scand J Gastroenterol. 2005; 40(2): 225–30.

[208] Matsubayashi H, Fukushima N, Sato N, Brune K, Canto M, Yeo CJ, et al. Polymorphisms of SPINK1N34S and CFTR in patients with sporadic and familial pancreatic cancer. Cancer Biol Ther. 2003; 2(6): 652–5.

[209] Teich N, Schulz HU, Witt H, Bohmig M, Keim V. N34S, a pancreatitis associated SPINK1mutation, is not associated with sporadic pancreatic cancer. Pancreatology. 2003; 3(1): 67–8.

[210] Dong X, Li Y, Chang P, Tang H, Hess KR, Abbruzzese JL, et al. Glucose metabolism gene variants modulate the risk of pancreatic cancer. Cancer Prev Res(Phila). 2011; 4(5): 758–66.

[211] Amundadottir L, Kraft P, Stolzenberg-Solomon RZ, Fuchs CS, Petersen GM, Arslan AA, et al. Genome-wide association study identifies variants in the ABO locus associated with susceptibility to pancreatic cancer. Nat Genet. 2009; 41(9): 986–90.

[212] Petersen GM, Amundadottir L, Fuchs CS, Kraft P, Stolzenberg-Solomon RZ, Jacobs KB, et al. A genome-wide association study identifies pancreatic cancer susceptibility loci on chromosomes 13q22. 1, 1q32. 1and 5p15.33. Nat Genet. 2010; 42(3): 224–8.

[213] Wolpin BM, Rizzato C, Kraft P, Kooperberg C, Petersen GM, Wang Z, et al. Genome-wide association study identifies multiple susceptibility loci for pancreatic cancer. Nat Genet. 2014; 46(9): 994–1000.

[214] Childs EJ, Mocci E, Campa D, Bracci PM, Gallinger S, Goggins M, et al. Common variation at 2p13.3, 3q29, 7p13and 17q25.1associated with susceptibility to pancreatic cancer. Nat Genet. 2015; 47(8): 911–6.

[215] Wu C, Miao X, Huang L, Che X, Jiang G, Yu D, et al. Genome-wide association study identifies five loci associated with susceptibility to pancreatic cancer in Chinese populations. Nat Genet. 2011; 44(1): 62–6.

[216] Low SK, Kuchiba A, Zembutsu H, Saito A, Takahashi A, Kubo M, et al. Genome-wide association study of pancreatic cancer in Japanese population. PLoS One. 2010; 5(7): e11824.

第 7 章
鼻腔鼻窦癌

Kirsti Husgafvel-Pursiainen，Matthieu Carton，
Danièle Luce，Henrik Wolff，Reetta Holmila，
Vivi Schlünssen，Jette Bornholdt，and Johnni Hansen

概述

　　鼻腔鼻窦癌，为鼻腔和鼻窦的癌症（ICD10 疾病编码为 C30.0 和 C31.0 至 C31.9），是一种罕见的癌症。发病率低于 2/10 万人 / 年，不同国家之间存在明显差异，且男性的发病率高于女性[1]。随着时间的推移，发病率有所变化[2-4]。到目前为止，普遍认为解释这种发病率变化的最重要的因素是暴露，尤其是职业暴露，而个体因素（如遗传易感性）仅起到次要作用[2, 4]。

　　在解剖学上，鼻腔鼻窦区位于面中部，由面部中央的成对鼻腔和鼻腔周围成对鼻窦（上颌窦、额窦、筛窦和蝶窦）组成（图 7.1）[5]。鼻窦内的气腔通过狭窄的通道与鼻腔相连。

　　鼻前庭在鼻腔最前部，上壁和侧壁由鼻翼的软组织组成。鼻前庭内层有由角化复层上皮和次级附

K. Husgafvel-Pursiainen (✉)
Research and Service Centre for Occupational Health, Finnish Institute of Occupational Health, Helsinki, Finland
e-mail:kirsti.husgafvel-pursiainen@ttl.fi

M. Carton
Institut Curie, PSL Research University, Biometry, Saint-Cloud, France
e-mail:matthieu.carton@curie.fr

D. Luce
Univ Rennes, Inserm, EHESP, Irset（Institut de recherche en santé, environnement et travail），Pointe-à-Pitre, France
e-mail:daniele.luce@inserm.fr

H. Wolff
Work Environment Laboratories/Pathology, Finnish Institute of Occupational Health, Helsinki, Finland
e-mail:Henrik.Wolff@ttl.fi

R. Holmila
Molecular Medicine, Department of Internal Medicine, Wake Forest Baptist Medical Health, Winston-Salem, NC, USA

V. Schlünssen
Department of Public Health, Section for Environment, Occupation and Health, Danish Ramazzini Center, Aarhus University, Aarhus, and National Research Center for the Working Environment, Copenhagen, Denmark
e-mail: vs@mil.au.dk

J. Bornholdt
Department of Biology, The Bioinformatics Centre, University of Copenhagen, Copenhagen, Denmark

J. Hansen
Research Center, Danish Cancer Society, Copenhagen, Denmark
e-mail: johnni@cancer.dk

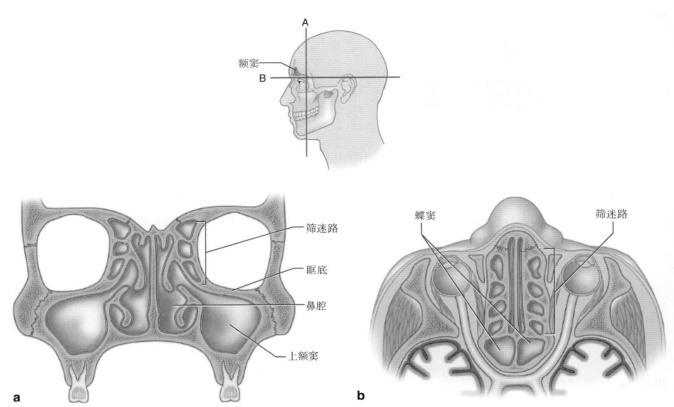

图 7.1 鼻腔和鼻窦如（a）冠状和（b）横切面所示。纵切面的方向如中间图所示，图中还标示了额窦。筛迷路是鼻腔鼻窦腺癌的常见发病部位。（来自 Gnepp[5]）

属器组成的皮肤。此内层从鼻外缘延伸 1 ～ 2cm 至鼻孔。

呼吸道黏膜（也称施耐德膜）起始于黏膜皮肤交界处。鼻窦和鼻腔（包含鼻甲）内覆盖这种上皮。上、中、下鼻甲沿鼻腔外侧壁位于鼻腔内。鼻甲向后延伸止于后鼻孔前方约 1cm 处。通过后鼻孔，鼻腔通向鼻咽的前开口。

成人的筛迷路是一个每侧有 3 ～ 18 个小房的完全充气的复杂结构。迷路顶与颅前窝毗邻。上颌窦是最大的鼻窦，它包含了上颌骨的大部分区域。额窦和蝶窦（图 7.1）对本章主题来说不太重要，更详细的论述参见参考文献[6]。

本章概述和讨论了鼻腔鼻窦癌的流行病学研究，涉及各种职业危险因素的流行病学证据、暴露特征、肿瘤病理，有助于理解癌症发展机制的实验和人体研究的各项发现，以及在肿瘤中观察到的可用作潜在分子标志物的分子水平的改变。

鼻腔鼻窦癌的主要研究及其发现，以及主要病理学特征总结在表格中，并举例说明。

流行病学和职业危险因素

鼻腔鼻窦癌是一种罕见的癌症，男性每年新发病例为 0.5 ～ 1.5/10 万例，女性每年新发病例为 0.1 ～ 0.6/10 万例。在过去几十年里，发病率相对稳定，但不同国家之间以及同一个国家的不同地区之间，发病率显著不同[1, 7]。例如，2003—2007 年间，一些欧洲国家男性的年龄标化发病率分别为：法国 0.8 ～ 1.5，意大利 0.2 ～ 1.2，丹麦 1.0，荷兰 0.8，挪威 0.6，英国 0.4 ～ 0.6，德国 0.3 ～ 0.8，芬兰 0.6，瑞典 0.6。在美国，有色人种的发病率为 0.7，白人的发病率为 0.6。每个国家女性的相应比率均较低[1]。鳞状细胞癌和腺癌是鼻腔鼻窦癌的两种主要组织学类型，它们的病因学和流行病学都有所不同。在欧洲和美国，鼻腔鼻窦癌的 5 年相对生存率为 45% ～ 60%[8–13]。

一些职业暴露会增加患鼻腔鼻窦癌的风险。

根据国际癌症研究署（International Agency for Research on Cancer，IARC）汇编的人类致癌物的最新综述[4, 14, 16]，木尘、皮革粉尘、镍化合物、镭-226 和镭-228 及其衰变产物，以及在特定的异丙醇生产环境中工作可导致鼻腔鼻窦癌。鼻腔鼻窦癌与暴露于六价铬（铬 VI）化合物、甲醛以及从事纺织工业工作也正相关，但针对人类的相关研究证据仍然有限[17]。甲醛和鼻腔鼻窦癌的流行病学证据有限，而鼻咽癌与甲醛暴露的相关性已得到充分证实（IARC 1 类）[4, 18]。表7.3 总结了经 IARC（1 类）评估的人类致癌物的暴露特征[4]。

除"制鞋和皮革加工"外，其他所有与鼻腔鼻窦癌危险因素相关的职业暴露均为世界范围内相对普遍的暴露。关于木尘,据估计,在2001—2003 年间,欧盟成员国约有 360 万工人有规律地暴露于木尘；而在全球范围内，有数亿工人规律地暴露于木尘[2, 19]。除此之外，全球有数百万工人暴露于空气中的烟雾和粉尘、含有镍和镍化合物的雾霾，以及铬或铬化合物[20]。

由于鼻腔鼻窦癌是一种罕见疾病，队列研究通常缺乏统计把握度来检测即使是中等的超额风险。此外，许多职业队列研究使用的是死亡率数据，所以不能获得可靠的组织学信息。因此，大多数关于鼻腔鼻窦癌危险因素的信息都来自病例对照研究。然而，对于这种罕见疾病来说，即使是病例对照研究，往往也只涉及相对较少的病例（通常少于 100 例），所以难以发现该疾病与特定工作或特定物质暴露的相关性。

一个关键的信息来源是对在 7 个国家进行的 12 项鼻腔鼻窦癌病例对照研究的汇总分析[21-23]，这样就具有了足够的统计学把握度，可以根据组织学类型、性别、工作、暴露水平和暴露持续时间来真实检查风险。根据组织学类型、年龄、性别、吸烟和职业史信息的可用性选择这些研究。汇总数据集包括 930 例鼻腔鼻窦癌患者（680 例男性和 250 例女性）和 3136 例对照（2349 例男性和 787 例女性）。这些病例包括 195 例腺癌（169 例男性，26 例女性）和 432 例鳞状细胞癌（330 例男性，102 例女性）。

在法国（49%）、意大利（22%～69%）和荷兰（25%）进行的研究中，腺癌的比例明显高于在美国进行的研究（3%～14%）。研究对职业史进行编码，并通过工作暴露模型评估暴露。

汇总数据集的分析重点关注木尘[21]、甲醛、二氧化硅、纺织粉尘、煤尘、面粉粉尘、石棉、人造玻璃纤维[23]以及各种职业和行业[22]的相关性。还对汇总数据集中纳入的 8 项欧洲研究进行了分析，涉及木尘、皮革粉尘和甲醛暴露[24]。12 项研究的主要特征总结见表 7.1。其中列出了原始研究的具体结果以及未纳入汇总数据集的病例对照研究（表7.2）和队列研究的结果，并在添加相关信息时进行了讨论。

木尘

20 世纪 60 年代首次提出的木尘暴露与鼻腔鼻窦癌之间存在因果关系[61]，长期以来针对不同地理区域、不同活动领域、不同暴露时间的人群进行的大量流行病学研究明确证实了这种因果关系[2, 4, 15]。

木尘暴露存在于许多行业中，典型的高水平暴露行业或工作是: 家具工业、橱柜制造和细木工[2, 4]。过去和最近，关于各行业的木尘暴露水平都有相当多的记录，可知在过去木尘暴露水平高于 $5mg/m^3$ 是很常见的，主要是在砂磨操作和类似工作中，例如家具和橱柜制造。然而，即使是现在，许多受试者的暴露水平仍高于 $5mg/m^{3[19, 62]}$。

Demers 及其同事[21]分析了上述 12 项病例对照研究的汇总数据，并在考虑木尘暴露水平的表格（表 7.1）中进行了总结。其将 7 类木工纳入了研究。将木尘暴露水平分为 4 类（无、低、中和高水平），大致对应以下估计浓度：等于零、< 1mg/ m^3、1～$5mg/m^3$ 和 > $5mg/m^3$。不同研究的组织学类型分布差异显著。

腺癌

汇总分析的结果[21] 显示腺癌的相对风险很大（图 7.2）。研究显示，从事木材相关工作的男性相对风险较高［比值比（OR）13.5；95%

CI 9.0 ～ 20.0〕。对于橱柜制造厂和家具工厂的雇员，这种相对风险尤其高（OR 41.1；95%CI 24.5 ～ 68.7）。伐木工、林务员和造纸厂员工患腺癌的风险没有增加。锯木厂员工患腺癌的风险中等（OR 19.7；95%CI 11.1 ～ 35.1），但是排除在家具厂工作过的人员后风险略有降低（OR 14.9；95%CI 8.0 ～ 28.7）。

表 7.1　Demers 等 [21]、Leclerc 等 [22]、Luce 等 [23] 和 't Mannetje 等 [24] 的汇总分析中纳入的 12 项病例对照研究的主要特征

国家 / 参考文献	信息来源，暴露评估	研究的危险因素	病例性别：n（%AC/%SCC）	对照
中国（上海）/ Zheng 等 [25]	当面访谈	石棉、二氧化硅、金属、煤、木材、纺织品、石油产品、苯 / 油漆、铬、农药、甲醛	基于上海市人群的癌症登记，在 1988 年 1 月—1990 年 2 月期间确诊的病例	从上海市居民登记处随机选择
	本人报告暴露信息	职业名称	男性：39（16/72）	男性：269
	职业名称		女性：21（18/55）	女性：145
法国 /Leclerc 等 [26]，Luce 等 [27-29]	医生（已培训）访谈	职业名称	1986 年 1 月—1988 年 2 月，在法国的 27 家参与研究的医院确诊的病例	从同一家医院患其他部位或邻近部位癌症的患者中选择
	详细职业史	行业名称	男性：167（49/36）	男性：320
	职业名称和行业的 ISCO、ISIC 编码	木尘、甲醛、皮革粉尘、纺织粉尘、面粉粉尘、糖粉尘、煤 / 焦炭粉尘、镍、铬、六价铬、焊接烟雾、钎焊烟雾、切削油、油漆、清漆和漆、胶水、粘合剂	女性：40（13/45）	女性：89
	接触的物质、化合物或工作流程的具体问卷调查			
	工业卫生学家作出的评估			
德国（Hessen）/ Bolm-Audorff 等 [30]	通过访谈收集职业史	木尘、皮革粉尘、焊接烟雾、杀虫剂、其他粉尘（石头、建筑工地、谷物）	1983 年 1 月至 1985 年 12 月，在黑森的医院确诊的病例	根据病例的年龄、性别和住址选择非职业原因导致的骨折患者
			男性：33（9/39）	男性：33
			女性：21（5/33）	女性：21
意大利（维罗纳省，维琴察省）/Comba 等 [31]	访谈或邮寄问卷调查	木尘、皮革粉尘、金属、纺织品、采矿和建筑、农业	1982—1987 年，在维罗纳省、维琴察省和锡耶那省的医院确诊的病例	从因鼻腔鼻窦疾病以外的疾病入院的患者中选择，按照年龄、性别和居住地进行匹配
	职业史概述		男性：55（25/47）	男性：184
	7 个行业的详细工作说明		女性：23（14/36）	女性：70

续表

国家 / 参考文献	信息来源，暴露评估	研究的危险因素	病例性别：n（%AC/%SCC）	对照
意大利（布雷西亚）/Comba 等[32]	详细职业史	木尘、皮革粉尘、金属、纺织品、采矿和建筑、农业	1980—1989 年，在布雷西亚的医院确诊的病例	
	关于金属、皮革和木材行业工作的具体内容		男性：23（22/52）	男性：70
			女性：11（10/50）	女性：32
意大利（比耶拉）/Magnani 等[33]	详细职业史	木尘、皮革粉尘、金属、纺织品、采矿和建筑、农业	在 1976—1988 年期间，确诊的比耶拉和科萨托居民	从诊断为非呼吸道癌症的患者中选择，按照年龄、性别进行匹配
	纺织品、服装、家具、鞋、皮革、金属加工和农业的相关工作的具体内容	甲醛（工业暴露模型和工业卫生学家评估）	男性：22（43/38）	男性：92
			女性：4（4/67）	女性：19
意大利（维罗纳）/Merler 等[34]	访谈收集职业史	皮革粉尘、溶剂、橡胶、木尘、多环芳烃、镍、苯	于 1968—1982 年确诊，并通过癌症登记确定的病例	从病例名册（存活对照）和死亡记录（死亡对照）中选择 按照年龄、性别、生命状态、死亡年份（如果死亡）进行匹配
	在记录访谈的基础上由 2 名职业医师进行盲法评估		男性：16	男性：29
			女性：5	女性：10
			男性 + 女性：21（69/6）	
荷兰 /Hayes 等[35, 36]	职业史	木尘	1978—1981 年期间，在 6 家重点医院治疗头颈部肿瘤，并且确诊年龄为 35～79 岁的男性	从市居民登记处和中央家谱局记录的 1981 年的荷兰生存 / 死亡的男性中，抽取随机样本
	由经过培训的人员进行访谈		男性：91（25/55）	男性：195
	美国人口普查局和美国交通部规定的职业名称和行业编码	甲醛	女性：-	女性：-
	根据木尘暴露和甲醛暴露的水平和概率（对病例对照状态设盲），审查并分类职业史			
瑞典 /Hardell 等[37]	通过电话访谈完成邮寄的问卷调查	石棉、氯酚、有机氯农药（DDT）、玻璃纤维、皮革制品、有机溶剂、木制品、颗粒板生产	于 1970—1979 年确诊，并由瑞典癌症登记处报告的病例	既往关于软组织肉瘤和淋巴瘤研究的参考文献
			男性：44（7/70）	男性：541
			女性：-	女性：-

续表

国家 / 参考文献	信息来源，暴露评估	研究的危险因素	病例性别：n （%AC/%SCC）	对照
美国（弗吉尼亚、北卡罗来纳州）/ Brinton 等[38, 39]	电话访谈	木尘、皮革、镍、铬、石棉、石油产品、甲醛	1970—1980 年间，在北卡罗来纳州和弗吉尼亚州的四家医院住院的病例	从住院存活病例中选择，并按照入院年份、年龄、性别、种族和居住地区进行匹配
	职业暴露、病史和家族史		男性：93（15/61）	男性：181
			女性：67（17/52）	女性：106
美国（洛杉矶）/ Mack et Preston–Martina[a]	电话访谈		于 1979—1985 年确诊，并向肿瘤登记中心报告的病例	邻居
	职业史、职业名称		男性：64（3/63）	男性：108
			女性：38（3/41）	女性：70
美国（西雅图）/ Vaughan 和 Davis[40]	电话访谈	木尘、甲醛（职业暴露模型）	于 1979—1983 年确诊，并由基于人群的肿瘤登记确定的病例	通过随机数字拨号法选择，并按照性别和年龄进行匹配
	职业史、职业名称		男性：33（3/59）	男性：317
			女性：20（5/35）	女性：225
IARC 的 12 项国际病例对照研究的汇总分析 /Demers 等[21]，Luce 等[23]	职业史、职业名称、行业的 ISCO 和 ISIC 编码	木尘、皮革粉尘、甲醛、面粉粉尘、煤尘、二氧化硅粉尘、纺织粉尘、石棉、矿物棉、陶瓷纤维	上述 12 项研究的病例	上述 12 项研究的对照
	职业暴露模型		男性：680（25/48）	男性：2349
			女性：250（10/40）	女性：787
8 项欧洲病例对照研究的汇总分析 / 't Mannetje 等[24]	职业史、职业名称、行业的 ISCO 和 ISIC 编码	木尘、皮革、甲醛	上述 8 项欧洲研究的病例（法国、德国、意大利、荷兰、瑞典）	上述 8 项欧洲研究的对照（法国、德国、意大利、荷兰、瑞典）
	职业暴露模型	其他高风险职业 / 行业	男性：451（33/44）	男性：1464
			女性：104（11/39）	女性：241

AC: 腺癌，SCC: 鳞状细胞癌，WD: 木尘

[a] Mack W, Preston-Martin S, Case-control study of cancers of the nasal sinuses and nasopharynx among non-Asians in Los Angeles county, 1995, unpublished work

表 7.2   其他病例对照研究（未纳入汇总分析）的主要特征

国家 / 参考文献	信息来源，暴露评估	研究的危险因素	病例性别：n （%AC/%SCC）	对照
意大利（锡耶纳）/ Battista 等[41]		木尘、皮革	于 1963—1981 年在锡耶纳医院确诊的病例	从因非鼻腔鼻窦癌入院的男性中选择，并按照年龄进行匹配
			男性：36（14/47）	男性：164
			女性：—	女性：—

续表

国家 / 参考文献	信息来源，暴露评估	研究的危险因素	病例性别：n（%AC/%SCC）	对照
意大利（皮埃蒙特）/d'Errico 等[42]	职业史、工作和工作内容描述	木尘、皮革粉尘、砷、镍、铬、多环芳烃、焊接烟雾、油雾、甲醛、面粉、可可粉、纺织粉尘、二氧化硅、煤尘、漆雾、强酸雾和有机溶剂蒸气	1996—2000 年期间，在皮埃蒙特的任一家医院确诊或治疗的病例	从耳鼻喉科和骨科病例中选择，按照年龄、性别和居住地进行匹配
	职业暴露模型		男性：76（59/16）	男性：234
	专业医生作出职业暴露评估		女性：37（22/68）	女性：102
加拿大（不列颠哥伦比亚省）/Elwood[43]	职业史	木尘	1939 年至 1977 年间，在不列颠哥伦比亚省重点癌症治疗中心确诊的病例	从与吸烟或户外工作无关的癌症病例中选择，按照年龄和确诊年份进行匹配
			男性：121（9/50）	男性：363
			女性：–	女性：–
日本（北海道）/Fukuda 和 Shibata[44]，Fukuda 等[45]	邮寄问卷调查	木器制造（木匠、细木工、家具工人和其他木工）	于 1982 年至 1986 年，在北海道的任一医院确诊，年龄 40～79 岁的病例	从电话簿中选择，按照性别、年龄和居住地进行匹配
	职业史、鼻部疾病史		男性：81（?/91）	男性：162
			女性：25（?/83）	女性：50
北欧/Hernberg 等[46]	电话访谈	木器制造业、农业、林业、纺织业、金属加工行业、建筑工程行业	于 1977 年 7 月—1980 年 12 月确诊，并报告至丹麦、芬兰和瑞典的国家癌症登记处的病例	结肠和直肠肿瘤患者，按照国家、性别和确诊时的年龄进行匹配
	职业史、工作内容、粉尘暴露、烟尘、烟雾、化学物质	镉、铬、镍	男性：110	男性：110
	工业卫生学家作出暴露评估		女性：57	女性：57
			男性 + 女性：167（11/57）	
香港地区 /Ng[47]	职业史	职业名称	于 1974—1981 年确诊，并报告至香港癌症登记处的病例	两组：从同一登记研究中随机选择鼻咽癌和其他癌症病例，并按照治疗中心、入院年份、年龄、性别、人种和居民状态进行匹配
		行业名称	男性：157	男性：159 + 158
			女性：68	女性：65 + 68
			男性 + 女性：225（2/53）	

续表

国家 / 参考文献	信息来源，暴露评估	研究的危险因素	病例性别：n（%AC/%SCC）	对照
丹麦 /Olsen 等[48]，Olsen 和 Jensen[49]，Olsen 和 Asnaes[50]，Olsen[51]	职业史 工业卫生学家作出暴露评估	甲醛、木尘、皮革粉尘、镍、铬、氯酚、纺织粉尘、石棉、金属制品、人造矿物纤维、油漆、漆、胶水制造、塑料制造、青储饲料生产	于 1970—1982 年确诊，并由丹麦癌症处确认的病例 男性：345（13/69） 女性：180（8/66）	同期诊断为结肠癌、直肠癌、前列腺癌或乳腺癌的病例 男性：1631 女性：834
德国 /Pesch 等[52]	职业史 基于德国木工行业的个体测量数据的职业暴露模型：mg/m³ 和 mg/m³-年	木尘、清漆、颜料染剂、甲醛	于 1994 年至 2003 年，确诊为职业病的患鼻腔鼻窦鳞状细胞癌的木器制造行业工人 男性：86（100/0） 女性：	认定为意外事故和跌倒事故的木器制造行业的工人，按照年龄进行匹配 男性：204 女性：
美国（康涅狄格州）/Roush 等[53, 54]	死亡前 1 年、10 年、20 年、25 年、30 年、40 年、50 年或直至受试者小于 20 岁时的职业名称	镍、切削油、木尘	由康涅狄格州肿瘤登记处确定，年龄 35 岁或以上，且于 1935—1975 年在康涅狄格州死亡的病例 男性：198（10/55） 女性：—	从 1935 年至 1975 年，在康涅狄格州的 35 岁或 35 岁以上的死亡的男性病例中随机选择 男性：605 女性：—
日本 /Shimizu 等[55]	职业史	与木材相关的职业清单	1983 年 10 月—1985 年 10 月，由日本东北部的 6 家医院确诊的上颌窦鳞状细胞癌病例 男性：45（0/100） 女性：21（0/100）	从电话簿中随机抽取同一地区的居民，按照年龄、性别进行匹配 男性：90 女性：42
日本 /Takasaka 等[56]	木器制作和详细工作内容的完整经历	职业清单（林业工人、煤矿工人、镍工、锯木工、切割工、胶合板生产工、木材机械工、木制家具工、细木工、皮革工人、木匠）	1791—1982 年间在日本东北大学医院住院的病例 男性：107（6/80） 女性：—	从因其他耳鼻喉科疾病入住同一医院的病例中选择，按照性别、年龄、入院日期进行匹配 男性：413 女性：—

续表

国家 / 参考文献	信息来源，暴露评估	研究的危险因素	病例性别：n（%AC/%SCC）	对照
美国/Caplan 等[57]，Mirabelli 等[58]，Zhu 等[59]	电话访谈	杀虫剂 / 除草剂、干洗剂、木材防腐剂、木尘、石棉、皮革、氯酚、甲醛	从选定癌症研究（越南战争退伍军人）中选择病例，且于 1929—1953 年出生，于 1984 年 12 月 —1988 年 11 月被美国 8 个癌症登记处报告	通过随机数字拨号法选择
	职业史		男性：70（20/59）	男性：1910
	工业卫生学家作出的暴露估计		女性：-	女性：-
北欧 /Siew 等[60]	据职业暴露模型评估职业暴露史	木尘和甲醛	AC：男性：393 女性：- 其他鼻癌：男性：2446 女性：-	在人群中随机选择每个病例的 5 个对照，按照出生年份和国家进行匹配：14197

AC: 腺癌，SCC: 鳞状细胞癌

对于男性，患腺癌的风险随暴露强度的增加而增加（低水平暴露的 OR 0.6，95%CI 0.1 ～ 4.7；中等暴露的 OR 3.1，95%CI 1.6 ～ 6.1；高水平暴露的 OR 45.5，95%CI 28.3 ～ 72.9），并且随着暴露持续时间的增加而增加（每一年的 OR 1.08，95%CI 1.07 ～ 1.09；持续时间短于 5 年的 OR 5.3，95%CI 2.5 ～ 11.1；持续时间 10 ～ 19 年的 OR 10.7，95%CI 5.2 ～ 11.8；持续时间 ≥ 30 年的 OR 36.7，95%CI 22.0 ～ 61.3）。这些数据提供了至少 20 年的潜伏期证据。

关于女性研究结果不够确定。从事木材相关工作的女性患腺癌风险的增加（OR 2.78；95% CI 0.75 ～ 10.3）比从事木材相关工作的男性更小。而与男性一样，从事家具制造业的女性患腺癌的风险最大（OR 4.6；95%CI 1.16 ～ 18.3）。无论是哪种组织学类型，在女性中均未观察到风险随暴露强度增加而增加。然而，由于病例数量较少，无法进行详细分析。

鳞状细胞癌

通过汇总分析[21] 得出的结论是：关于鳞状细胞癌的结论比关于腺癌的结论更不明确（图 7.2）。对于女性，尤其是从事中度暴露或高度暴露工作的女性，患鳞状细胞癌的风险大约增加了 1 倍。暴露 – 效应关系与暴露持续时间有明显关联。必须指出的是，关于女性的结果是基于较少的数据研究得出的。对于男性，患鳞状细胞癌的风险既与职业暴露无关，也与暴露强度或暴露持续时间无关。总之，鳞状细胞癌的风险评估显然低于腺癌。

未纳入汇总分析的病例对照研究证实了木尘暴露与鼻腔鼻窦癌的相关性，木尘暴露与腺癌的相关性比与鳞状细胞癌的相关性更强（图 7.2）。

队列研究

在木工队列中也发现鼻腔鼻窦癌死亡率升高的风险，但没有关于组织学类型的信息。Demers 及其同事[63] 对暴露于木尘的五个工人队列进行了汇总分析。他们发现，鼻腔鼻窦癌死亡人数［11 例；标准死亡比（SMR）3.1；95%CI 1.6 ～ 5.6］显著多于预期，并且 SMR 随暴露概率的增加而明显增加。超额风险仅限于从事家具工业的工人，在胶合板生产工业的队列中未观察到鼻腔鼻窦癌死亡病例。超

木尘

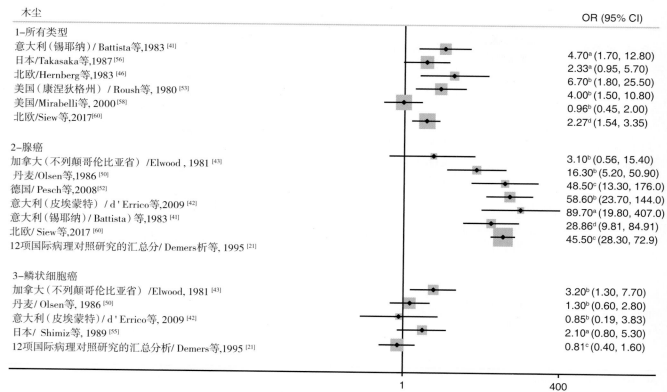

图 7.2　木尘暴露。按主要组织学类型，列出了与职业暴露相关的鼻腔鼻窦癌病例对照（CC）研究（森林图）的估计相对风险。菱形表示 OR 估计值，水平线表示 95% 置信区间，灰色方块的大小表示每个层次中研究人群的相对多少。OR：比值比，95%CI：95% 置信区间。对于每项研究，当报告特定组织学类型的 OR 值时，未列出"所有类型"类别的 OR 值。未列出汇总分析纳入的各项研究的各自的结果。暴露类别：[a] 木工或家具木匠，[b] 木尘，[c] 木尘 ≥ 5mg/m³，[d] 高累积暴露量（> 28mg/m³− 年）

额风险仅限于 1940 年之前就开始工作且暴露时间超过 20 年的工人。此汇总分析的结果受到英国家具工业工人群体中鼻腔鼻窦癌死亡病例数的较大影响（11 例鼻腔鼻窦癌死亡病例中有 10 例来自英国家具工业工人群体）。芬兰最近的一项记录链接研究，提供了针对组织学类型的发病率数据，发现暴露于木尘的男性鼻癌（RR 1.59；95%CI 1.06 ～ 2.38）和鼻鳞状细胞癌（RR 1.98；95%CI 1.19 ～ 3.31）的风险过高。由于腺癌病例数量较少，未报告其相对风险[64]。

木尘研究综述

流行病学数据表明，木尘暴露与鼻腔鼻窦癌极高的相对风险有关联。腺癌病例在鼻腔鼻窦癌病例中的占比因国家而异，介于 10% ～ 50% 之间。木尘暴露与腺癌的相关性非常明确，并且，与腺癌的相关性比与鳞状细胞癌的相关性强 10 倍以上。近期的 Meta 分析支持了该结果[65]。

尽管对腺癌的研究结果和这些研究的结果总体上是一致的，但其相对风险在欧洲（尤其是法国和意大利）远高于北美和亚洲。这种差异可能与木尘暴露水平有关，尤其是和暴露过程中使用的木材类型有关，但是，在汇总分析中没有关于暴露于具体木材类型的数据来证实这一猜想。然而，硬木在欧洲应用更广泛，特别是在南部国家，那里鼻腔鼻窦癌病例中腺癌的比例高于北部国家。

最近的研究表明，已发表的大部分关于鼻腔鼻窦腺癌病例都与硬木粉尘暴露有关。此外，评估应用木材类型的病例对照研究证实，鼻腔鼻窦腺癌与硬木粉尘的相关性很可能强于与软木粉尘的相关性[4, 26, 52]。针对仅暴露于或主要暴露于软木粉尘的工人做了一些研究，结果显示出一致的超额风险，但与硬木相比，软木的超额风险较小，且主要与鳞状细胞癌有关[4, 66]。然而，最近在北欧国家进行的一项大型基于登记的病例对照研究表明，暴露于软木为主的混合木尘会明显增加患鼻腔腺癌的风险，但此研究未考虑到烟草吸烟是潜在混淆因素[60]。

然而，几乎不可能区分每种木材在鼻腔鼻窦癌发生中的各自的作用。一方面，极少有研究记录了足够的信息，另一方面，家具工厂、木工厂和橱柜制作厂也常常使用这两种木材，从事相关工作的工人患鼻腔鼻窦腺癌的风险是最高的。

研究暴露–反应关系的流行病学研究数据[2, 42, 66-68]表明，与较高的暴露水平[68]相比，低于1mg/m³的暴露水平对健康的影响较小（图7.2和表7.3）。

皮革粉尘

多项病例对照研究，以及英国[72, 73]、北欧国家[51, 74]和意大利[75]的队列研究或记录关联研究表明，皮革工人，特别是从事鞋靴制造与修复的工人中，鼻腔鼻窦癌发病率明显增高（图7.3），制

表7.3 与鼻腔鼻窦癌（SNC）有因果关系的致癌物的暴露特征

	SNC 的组织学类型	相关的行业/职业	暴露–反应模式，阈值	暴露信息来源
木尘[a]	腺癌 疑似鳞状细胞癌	高水平暴露木材行业，例如家具行业、橱柜制造行业、细木工厂	在几项研究中观察到的暴露–反应关系	国际癌症研究署[2]
			高水平暴露（>1～5mg/m³）数年。对致癌性来说无安全水平。但已确认暴露水平<1mg/m³对呼吸道有非致癌性风险	国际癌症研究署[67]
				Demers 等[66]
				Derick 等[42]
				国际癌症研究署[4]
				Siew 等[60]
				职业接触限值科学委员会[68]
镍化合物	未明确	镍精炼工业	未报告明确的暴露–反应关系	国际癌症研究署[20]
		湿法冶金	在早期研究中发现镍空气暴露>1mg/m³，近年来有所降低	国际癌症研究署[4]
		电解工		
		煅烧工		
"制鞋和皮革加工"（皮革粉尘）	主要为腺癌 也可能包括其他类型	鞋靴制造	在5项研究中观察到的暴露–反应关系（"皮革粉尘暴露年数"或暴露强度）	国际癌症研究署[69]
		鞋靴修复	轻度暴露和重度暴露均增加，5年暴露量和10年暴露量也均增加	Merler 等[34]
				Derick 等[42]
				Strait 等[15]
				国际癌症研究署[4]
烟草吸烟	鳞状细胞癌		在几项研究中观察到的暴露–反应关系（暴露持续时间、暴露强度）	国际癌症研究署[70]
			无明确阈值	't Mannetje 等[24]
				国际癌症研究署[71]

仅纳入了经 IARC 评估的人类致癌物（1类）。

[a] 评估基于对主要暴露于硬木粉尘的工人的研究。

鞋皮革加工涉及多种工作程序并暴露于多种有毒物质；1981 年 IARC 发布的专题报告认为，"制鞋和皮革加工"对人类有致癌作用[69]。已经观察到暴露于粉尘的工作和最广泛暴露于皮革粉尘的工人的患癌风险较高，这提示了皮革粉尘的作用。目前，IARC[4, 15] 有充分的人类证据认为皮革粉尘是鼻腔癌症和鼻窦癌症的致癌物（1 类）

皮革粉尘与腺癌的相关性更强，但是，一些研究结果表明，其他组织学类型也与皮革粉尘相关。更多的病例对照研究和队列研究显示，皮革粉尘以剂量依赖性的方式与鼻腔鼻窦癌相关[69]。Merler 及其同事[34] 发现，皮革粉尘暴露水平与腺癌风险之间的关联非常明确，中度暴露的 OR 为 20.4（95%CI 2.7 ～ 152.0），高度暴露的 OR 为 88.0（95%CI 12.1 ～ 642.0）。对于其他组织学类型，皮革粉尘暴露相关的 OR 为 6.9（95%CI 1.4 ～ 34.4）。

将大量队列研究和病例对照研究的结果纳入 Meta 分析[65]，结果显示，腺癌风险显著增加（Meta RR = 35.3；95%CI 20.6 ～ 60.3），鳞状细胞癌风险也显著增加（Meta RR = 2.1；95%CI 1.1 ～ 3.9）。

尚无暴露 - 反应数据可用来确定关于鼻腔鼻窦癌与制鞋和皮革加工中皮革粉尘可能的安全暴露水平（图 7.3 和表 7.3）。

镍化合物和铬化合物

鼻腔鼻窦癌与镍精炼时的镍化合物暴露之间的关联已得到广泛认可。在六价铬暴露的工人队列中，鼻腔鼻窦癌病例数明显增加[4, 15, 20]。

在许多行业中，镍化合物和镍金属已被广泛商用超过 100 年。高浓度的镍空气暴露可发生在镍精炼、镍合金生产、不锈钢焊接、电镀、研磨和切割操作中[4, 20]。在从事镍精炼行业的工人、湿法冶金

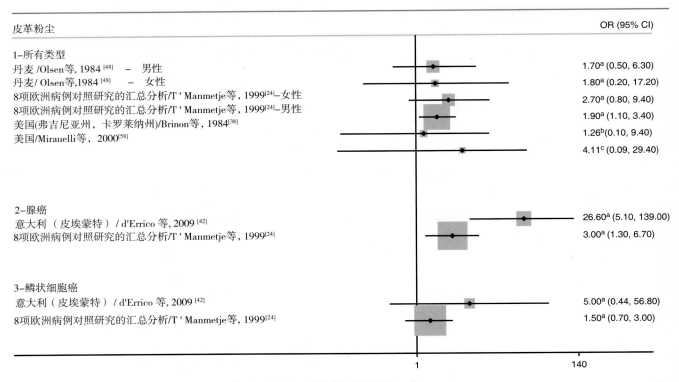

· 对于每项研究，当报告特定组织学类型的 OR 值时，未列出"所有类型"类别的 OR 值。
· 未列出汇总分析中纳入的各项研究的各自结果。
· 暴露类别：ᵃ：皮革粉尘，ᵇ：制鞋或皮革加工行业，ᶜ：皮革工人

图 7.3 暴露于皮革粉尘。按主要组织学类型列出的与职业暴露相关的鼻腔鼻窦癌病例对照（CC）研究（森林图）的估计相对风险。菱形表示 OR 估计值，水平线表示 95% 置信区间，灰色方块的大小表示每个层次研究人群的相对大小。OR：比值比，95%CI：95% 置信区间

和电解厂的员工中发现了过多的鼻腔鼻窦癌病例。而在其他职业中，比如焊工，未发现一致的关系[20]。此外，IARC 的评估是基于无机镍化合物的暴露，比如硫酸镍以及硫化镍和氧化镍的混合物[4、20]。例如，在镍精炼和镍合金的生产过程中，发现空气中镍的浓度超过了 1mg/m³。暴露水平随时间的推移而降低，但在不同行业和不同生产方法中测定的暴露水平仍具有高度变异性，介于 4 ~ 800µg/m³ 之间[4、76]。单个镍化合物过去的浓度水平尚不清楚。

在病例对照研究中，镍和铬（通常同时）暴露主要来自不锈钢焊接或喷漆，并且暴露水平较低，这也许可以解释主要的无效结果（图 7.4 和图 7.5）。然而，Hernberg 及其同事[46] 观察到铬暴露的 OR 为 2.7（95%CI 1.1 ~ 6.6），镍暴露的 OR 为 2.4（95%CI 0.9 ~ 6.6）。其他研究尚未证实这些结果。Brinton 及其同事[38] 观察到，在建筑和油漆领域，使用铬酸盐的受试者患鼻腔鼻窦癌的风险没有显著增加（OR 1.49；95%CI 0.40 ~ 5.60）。该研

究仅有 1 例男性病例暴露于镍（OR 1.78；95%CI 0.10 ~ 27.6）。两项研究分别研究了不同的组织学类型[28、42]，结果显示，无论哪种组织学类型，均未观察到与铬和镍暴露的显著相关性。关于焊接烟雾暴露的几个研究，结果相互矛盾[28]。

在一项 Meta 分析中，Binazzi 及其同事[65] 观察到，与所有组织学上鼻腔鼻窦癌相关的镍和铬化合物暴露，有显著的 Meta 相对危险度（Meta RR = 18.0；95%CI 14.6 ~ 22.3）。

进行了一系列关于镍和 / 或六价铬与鼻腔鼻窦癌的流行病学研究，包括暴露 – 反应分析，但未发现明确的暴露 – 反应关系（图 7.4、图 7.5 和表 7.3）。

甲醛

鉴于大量研究显示啮齿类动物鳞状细胞癌例数增加，以及有限的人类病例佐证，甲醛可能是鼻腔鼻窦癌的病因之一[14、77]。

在 20 世纪 80 年代早期，报告了高剂量甲醛暴

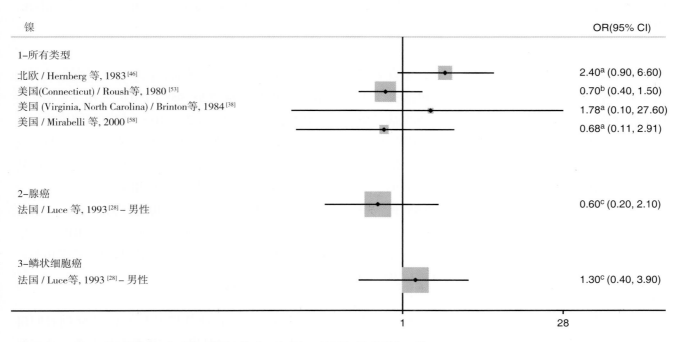

镍   OR(95% CI)

1-所有类型

北欧 / Hernberg 等, 1983[46]   2.40ᵃ (0.90, 6.60)

美国(Connecticut) / Roush 等, 1980[53]   0.70ᵇ (0.40, 1.50)

美国 (Virginia, North Carolina) / Brinton 等, 1984[38]   1.78ᵃ (0.10, 27.60)

美国 / Mirabelli 等, 2000[58]   0.68ᵃ (0.11, 2.91)

2-腺癌

法国 / Luce 等, 1993[28] – 男性   0.60ᶜ (0.20, 2.10)

3-鳞状细胞癌

法国 / Luce 等, 1993[28] – 男性   1.30ᶜ (0.40, 3.90)

1   28

• 对于每项研究，当报告特定组织学类型的 OR 值时，未列出"所有类型"类别的OR值。
• 未列出汇总分析中纳入的各项研究的各自结果。
• 暴露类别：ᵃ：既往暴露，ᵇ：镍工（研磨机、过滤机、搅拌机、模具、焊接机等），ᶜ：既往"很可能或明确"暴露

图 7.4 暴露于镍化合物。按主要组织学类型列出的与职业暴露相关的鼻腔鼻窦癌病例对照（CC）研究（森林图）的相对风险估计值。菱形表示 OR 估计值，水平线表示 95% 置信区间，灰色方块的大小表示每个层次中研究人群的相对多少。OR：比值比，95%CI：95% 置信区间

铬   OR (95% CI)

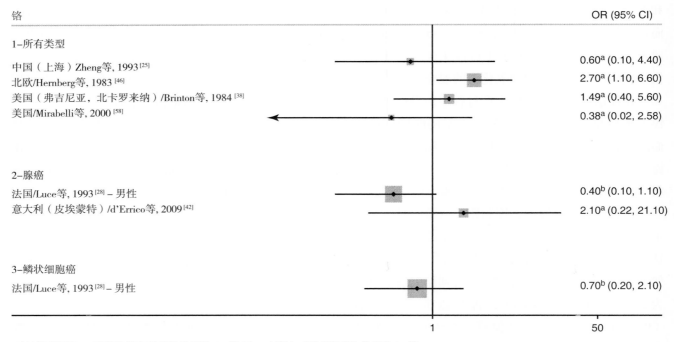

1–所有类型	
中国（上海）Zheng等, 1993[25]	0.60ᵃ (0.10, 4.40)
北欧/Hernberg等, 1983[46]	2.70ᵃ (1.10, 6.60)
美国（弗吉尼亚，北卡罗来纳）/Brinton等, 1984[38]	1.49ᵃ (0.40, 5.60)
美国/Mirabelli等, 2000[58]	0.38ᵃ (0.02, 2.58)
2–腺癌	
法国/Luce等, 1993[28] – 男性	0.40ᵇ (0.10, 1.10)
意大利（皮埃蒙特）/d'Errico等, 2009[42]	2.10ᵃ (0.22, 21.10)
3–鳞状细胞癌	
法国/Luce等, 1993[28] – 男性	0.70ᵇ (0.20, 2.10)

- 对于每项研究，当报告特定组织学类型的OR值时，未列出"所有类型"类别的OR值。
- 未列出汇总分析中纳入的各项研究的各自结果。
- 暴露类别：ᵃ：既往暴露，ᵇ：既往"很可能或确定"暴露

图 7.5　暴露于铬化合物。按主要组织学类型列出的与职业暴露相关的鼻腔鼻窦癌的病例对照（CC）研究的估计相对风险（森林图）。菱形表示 OR 估计值，水平线表示 95% 置信区间，灰色方块的大小表示每个层次研究人群的相对多少。OR：比值比，95%CI：95% 置信区间

露对大鼠鼻腔鳞状细胞致癌作用后[78]，还发表了几项流行病学研究[2, 77]。一些研究，包括关于工业甲醛暴露的 5 项队列研究和 1 项成比例发病率研究[79-87]，以及 5 项关于病理学家和防腐剂暴露的研究[88-92]，都显示了甲醛与鼻腔鼻窦癌之间的相关性。所有队列均未指明组织学亚型。由于该疾病的罕见性以及每项研究中可观察到的以及预期的病例数量较少，对风险的解释尚不明确。然而，一项来自丹麦的成比例发病率研究纳入了 13 例男性和 4 例女性鼻腔癌病例，估计的相对风险分别为 2.3（95%CI 1.3 ～ 1.4）和 2.4（95%CI 0.6 ～ 6.0）[83, 84]。

对 12 项病例对照研究的汇总数据进行了甲醛暴露分析[23]（图 7.6）。在男性（OR 3.0；95%CI 1.5 ～ 5.7）和女性（OR 6.2；95%CI 2.0 ～ 19.7）累积暴露量最高的组中，腺癌的相对风险显著升高，而鳞状细胞癌的相对风险未显著升高（男性和女性分别为 OR 1.2；95%CI 0.8 ～ 1.8 和 OR 1.5；

95%CI 0.6 ～ 3.8）。然而，在甲醛暴露概率最高的组中，男性（OR 2.5；95%CI 0.6 ～ 10.1）和女性（OR 3.5；95%CI 1.2 ～ 10.5）鳞状细胞癌的相对风险升高。在未纳入汇总分析的 5 项病例对照研究中也对甲醛暴露进行了研究（图 7.6），并发现其中 3 项与鼻腔鼻窦癌风险增加相关。

一项 Meta 分析[65]表明腺癌（Meta RR = 3.8；95%CI 1.4 ～ 10.4）和鳞状细胞癌（Meta RR = 2.4；95%CI 1.7 ～ 3.3）的风险增加均与甲醛暴露相关。

纺织工人 / 纺织粉尘

根据职业和行业分析了上述 12 项病例对照研究和表 7.1 中的数据[22]。该汇总分析发现，从事纺织业的女性患鼻腔鼻窦腺癌的风险增加（OR 2.6；95%CI 1.0 ～ 6.6），从事纤维制备（OR 5.1；95%CI 1.3 ～ 19.2）或纺织品精加工（OR 3.0；95%CI 1.0 ～ 9.1）的男性患鳞状细胞癌的风险较

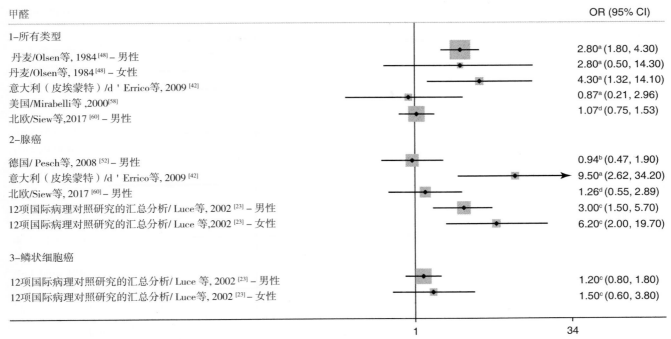

甲醛

	OR (95% CI)
1–所有类型	
丹麦/Olsen等, 1984[48] – 男性	2.80ª (1.80, 4.30)
丹麦/Olsen等, 1984[48] – 女性	2.80ª (0.50, 14.30)
意大利（皮埃蒙特）/d'Errico等, 2009[42]	4.30ª (1.32, 14.10)
美国/Mirabelli等, 2000[58]	0.87ª (0.21, 2.96)
北欧/Siew等, 2017[60] – 男性	1.07ᵈ (0.75, 1.53)
2–腺癌	
德国/Pesch等, 2008[52] – 男性	0.94ᵇ (0.47, 1.90)
意大利（皮埃蒙特）/d'Errico等, 2009[42]	9.50ª (2.62, 34.20)
北欧/Siew等, 2017[60] – 男性	1.26ᵈ (0.55, 2.89)
12项国际病理对照研究的汇总分析/Luce等, 2002[23] – 男性	3.00ᶜ (1.50, 5.70)
12项国际病理对照研究的汇总分析/Luce等, 2002[23] – 女性	6.20ᶜ (2.00, 19.70)
3–鳞状细胞癌	
12项国际病理对照研究的汇总分析/Luce等, 2002[23] – 男性	1.20ᶜ (0.80, 1.80)
12项国际病理对照研究的汇总分析/Luce等, 2002[23] – 女性	1.50ᶜ (0.60, 3.80)

图 7.6 甲醛暴露。按主要组织学类型列出的与职业暴露相关的鼻腔鼻窦癌病例对照（CC）研究（森林图）的相对风险估计值。菱形表示 OR 估计值，水平线表示 95% 置信区间，灰色方块的大小表示每个层次研究人群的相对多少。OR：比值比，95%CI：95% 置信区间。对于每项研究，当报告特定组织学类型的 OR 值时，未列出"所有类型"类别的 OR 值。未列出汇总分析中纳入的各项研究的各自的结果。暴露类别：ª 既往暴露，ᵇ 1985 年后暴露，ᶜ 累积暴露水平高，ᵈ 累积暴露水平：> 0.85ppm– 年

高。

有研究根据纺织粉尘暴露分析了同一数据集，认为纺织粉尘是可能的致癌因素[23]。腺癌的风险仅与女性累积暴露于纺织粉尘相关，无明确的剂量 – 反应关系：低、中、高累积暴露水平的 OR 值分别为 1.7、3.5 和 2.5。对于任一组织学类型的男性病例，以及女性鳞状细胞癌病例，均未发现与纺织粉尘暴露的累积水平、概率或持续时间相关。然而，在暴露水平超过 0.5mg/m³ 的男性中，鳞状细胞癌风险较高（OR 6.6；95%CI 1.4 ～ 31.8）。在其他几项病例对照研究中，纺织粉尘或纺织作业也与鼻腔鼻窦癌风险升高有关（图 7.7）。

在 Binazzi 及其同事进行的 Meta 分析中[65]，纺织业与鼻腔鼻窦腺癌的显著 Meta 相对危险度相关（Meta RR = 3.5；95%CI 1.9 ～ 6.5），未发现纺织业与鳞状细胞癌相关（Meta RR = 0.9；95%CI 0.4 ～ 1.8）。

有人提出，甲醛暴露也许可以解释纺织工业患

癌风险升高，但在汇总分析中，甲醛暴露水平的调整并没有显著影响纺织粉尘相关的 OR 值[23]。不同类型的纺织纤维暴露可以解释男性和女性患癌风险的差异。Brinton 等提出了棉尘的致病作用[39]，他们报告了棉尘暴露病例在总病例中的高占比。在汇总分析中，有 4 项研究提供了纺织纤维（棉花、羊毛、合成纤维）的性质，但是当合并数据时，并未发现特定类型纺织纤维的特定效应[23]。

其他职业暴露

在镭表盘画家中发现鼻窦癌和乳突癌的风险增加，他们因用嘴唇碰画刷而摄入了镭。这种额外风险与体内沉积的镭 –226 相关[15]。此外，有充分的证据表明，通过强酸工艺生产异丙醇会导致鼻腔鼻窦癌。尚无足够证据证明使用其他方法生产异丙醇、异丙基油具有致癌性[77]。

其他职业暴露也与鼻腔鼻窦癌风险相关，比如暴露于油漆[46]、粘合剂[28]、切削油[53, 54]和氯

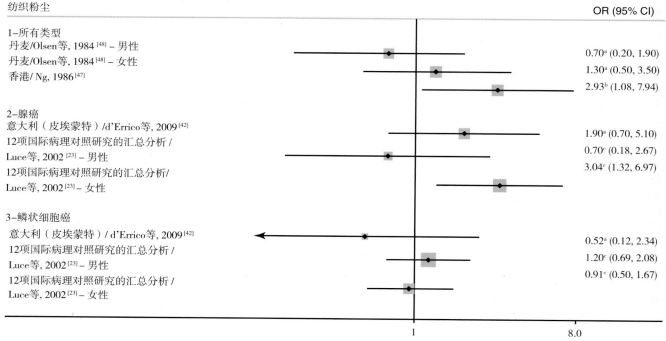

纺织粉尘   OR (95% CI)

1–所有类型
丹麦/Olsen等, 1984[48] – 男性   0.70ᵃ (0.20, 1.90)
丹麦/Olsen等, 1984[48] – 女性   1.30ᵃ (0.50, 3.50)
香港/ Ng, 1986[47]   2.93ᵇ (1.08, 7.94)

2–腺癌
意大利（皮埃蒙特）/d'Errico等, 2009[42]   1.90ᵃ (0.70, 5.10)
12项国际病理对照研究的汇总分析 /
Luce等, 2002[23] – 男性   0.70ᵃ (0.18, 2.67)
12项国际病理对照研究的汇总分析/
Luce等, 2002[23] – 女性   3.04ᶜ (1.32, 6.97)

3–鳞状细胞癌
意大利（皮埃蒙特）/ d'Errico等, 2009[42]   0.52ᵃ (0.12, 2.34)
12项国际病理对照研究的汇总分析 /
Luce等, 2002[23] – 男性   1.20ᶜ (0.69, 2.08)
12项国际病理对照研究的汇总分析 /
Luce等, 2002[23] – 女性   0.91ᶜ (0.50, 1.67)

1   8.0

- 对于每项研究，当报告特定组织学类型的 OR 值时，未列出"所有类型"类别的OR值。
- 未列出汇总分析中纳入的各项研究各自的结果。
- 暴露类别：ᵃ：纺织粉尘，ᵇ：纺织工人，ᶜ：累积暴露水平：≥ 中–高（重新计算）

图 7.7 暴露于纺织粉尘。按主要组织学类型列出的与职业暴露相关的鼻腔鼻窦癌病例对照（CC）研究（森林图）的估计相对风险。菱形表示 OR 估计值，水平线表示 95% 置信区间，灰色方块的大小表示每个层次研究人群的相对大小。OR：比值比，95%CI：95% 置信区间。

酚[37, 58, 59]。汇总分析[23]发现，石棉累积暴露量较高的男性患鳞状细胞癌的风险增加（OR 1.6；95%CI 1.1～2.3）。然而，其他评估石棉暴露相关风险的病例对照研究未发现显著相关性[25, 46]，但是这些研究未考虑到暴露水平和组织学类型。砷暴露与鼻腔鼻窦鳞状细胞癌的相关性（OR 5.2；95%CI 1.20～22.20），以及有机溶剂暴露与鼻腔鼻窦腺癌的相关性（OR 8.2；95%CI 4.32～15.72）最近已被报道[42]并有待验证。

在许多其他职业中也发现患鼻腔鼻窦癌的较高风险。12 项病例对照研究的汇总分析强调了一些相关性[22]。

一些研究结果强化了其他研究（未纳入汇总分析中）中报告相关性的合理性：农民、食品工业雇员、食品保鲜员、厨师和机动车驾驶员患鼻腔鼻窦癌风险显著升高。而一些研究中报告的煤矿工人[93]、从事建筑相关工作的人[27, 31, 47]或从事金属加工行

业的人[32, 51, 93]的高风险在汇总分析中未得到证实。然而，对于鼻腔鼻窦鳞状细胞癌，有两种新的相关因素：理发师（OR 2.87；95%CI 1.03～8.02）和橡胶工人的 OR 值显著（OR 3.17；95%CI 1.28～7.86）。最近，在丹麦苯乙烯暴露队列中，发现鼻腔鼻窦癌风险增加（SIR1.62，95%CI：1.16，2.21），并且随着暴露持续时间的延长有增加的趋势，这是未调整潜在混杂因素得出的结论[94]。

非职业性危险因素

烟草吸烟与患鼻腔、鼻窦的癌症风险有因果关系[71, 95]。吸烟在全球范围内仍然非常普遍，几十年来一直是一些人群的常见生活方式相关的暴露因素[70, 71, 95]。

表 7.3 提供了鼻腔鼻窦癌和吸烟的暴露特征。1项队列研究和9项病例对照研究已经研究了吸烟与患鼻腔鼻窦癌风险的相关性。吸烟与鼻腔鼻窦鳞状

细胞癌的相关性始终强于与腺癌的相关性[96]。平均相对风险为 1.5 ～ 2.5，其相关性明显低于许多其他与烟草相关的癌症，比如肺癌的估计相对风险约为15 ～ 30[96]。

一些研究从暴露强度（每天吸香烟数量）、持续时间或吸烟累积指数方面分析了吸烟与鼻腔鼻窦癌的暴露 – 反应关系，大多数研究都显示了正向的暴露 – 反应关系。一般而言，吸烟与鼻和鼻窦癌症的相关性远低于木尘暴露[4, 70]。

IARC 还评估了二手烟以及烟草烟雾的暴露类型（例如与工作暴露相关的类型）对患鼻腔鼻窦癌的影响，评估结果认为，相关文献很少，并且结果相互矛盾[4, 70]。

尚未发现鼻腔鼻窦癌的其他非职业性风险因素。尤其是对于归类为人类致癌物的生物制剂，鼻腔和鼻窦不属于与此相关的已有足够或有限的人类证据的癌症部位。尽管 EB 病毒（EBV）感染与鼻腔鼻窦淋巴瘤有关，且在较小程度上与淋巴上皮癌有关，但尚未报告与其他组织学类型有关。同样地，鼻腔鼻窦癌症病例中报告了人乳头瘤病毒（HPV）感染，但缺乏病例对照研究的证据支持这些数据[97-100]。

小结

职业因素在鼻腔鼻窦癌的病因学中起着主要作用，除职业暴露外，仅吸烟已被证实为危险因素。木材和皮革粉尘暴露主要与腺癌相关，而吸烟导致的患癌风险增加主要见于鳞状细胞癌。流行病学数据无法确认与鼻腔鼻窦癌相关的其他职业暴露是否与特定组织学类型相关。此外，尚无流行病学研究可用于区分组织学亚型，例如肠型腺癌。与木尘暴露相关的极高的超额风险，以及大量木尘暴露工人的病例，表明木尘暴露是鼻腔鼻窦癌的主要病因。

病理学

概述

WHO 头颈部肿瘤分类[6, 101]列出了 42 种发生在鼻腔和鼻窦或其附近部位的原发性肿瘤（不包括骨和软骨肿瘤）。其中 10 种为恶性上皮癌（表 7.4）。其他肿瘤类型为畸胎癌肉瘤、鼻腔鼻窦乳头状瘤、呼吸道上皮病变、唾液腺瘤、恶性软组织肿瘤、交界性 / 低度恶性肿瘤、良性软组织肿瘤、血液淋巴瘤和神经外胚层 / 黑色素细胞瘤。除了与职业暴露相关外，一些鼻腔鼻窦癌还与病毒感染相关[6, 101]。淋巴上皮癌与 EBV 有关，HPV 与鳞状细胞癌有关[6, 101]。

鼻腔鼻窦癌最常见的发病部位是上颌窦（55% ～ 60%），19% ～ 35% 发生在鼻腔，9% ～ 15% 发生在筛窦，只有 1% 发生在蝶窦和额窦[102, 103]（图 7.1）。已有上颌窦癌和筛窦癌的分期（T）分类发表[104]。职业暴露主要与鳞状细胞癌和腺癌有关（图7.8），流行病学研究[2, 4, 6, 101]表明这两种肿瘤类型的病因有所不同（参见"流行病学和职业风险因素"章节）。

表 7.4　鼻腔和鼻窦癌症[a]

组织学类型	国际肿瘤疾病分类编码
角化鳞状细胞癌	8071/3
非角化鳞状细胞癌	8072/3
梭形细胞鳞状细胞癌	8074/3
淋巴上皮癌	8082/3
鼻腔鼻窦未分化癌	8020/3
NUT 癌（中线癌）	8023/3
神经内分泌癌	
小细胞神经内分泌癌	8041/3
大细胞神经内分泌癌	8013/3
腺癌	
肠型腺癌	8144/3
非肠型腺癌	8140/3

[a] 来自 WHO 肿瘤分类[101]

在一些研究中，鳞状细胞癌约占鼻腔鼻窦区域恶性肿瘤的 35% ～ 70%[101, 103, 105]（参见"流行病学和职业风险因素"章节）。

前庭鳞状细胞癌被认为是皮肤癌，而不是鼻腔鼻窦黏膜上皮癌。在不同国家，腺癌在鼻腔鼻窦癌中所占比例不同，介于 10%～50% 之间 [6、101]（见"流行病学和职业风险因素"章节）。

鳞状细胞癌

鳞状细胞癌可细分为不同的类型，包括角化性、非角化性和梭形细胞类型（表 7.4）[101]。角化鳞状细胞癌如图 7.8a。鼻腔鼻窦鳞状细胞癌的癌前病变尚不明确。在约 10% 的病例中鼻腔鼻窦内翻性乳头状瘤（Schneiderian 乳头状瘤）可能是其癌前病变；鳞状上皮化生的作用仍不确定 [6]。角化和非角化鳞状细胞癌的发病危险因素包括吸烟、木尘和皮革粉尘以及其他行业暴露。淋巴上皮癌常见 EBV 阳性（见"流行病学和职业风险因素"章节）。

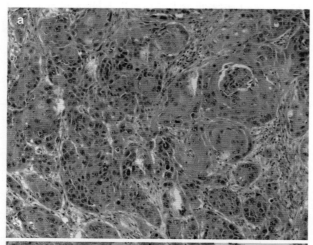
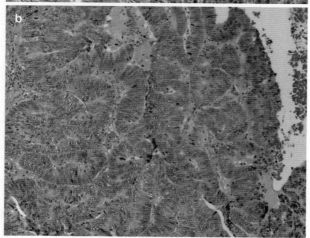

图 7.8　鼻腔鼻窦癌的两种主要组织学类型。鳞状细胞癌（a）和腺癌（肠型）（b）的苏木精-伊红染色；使用 20 倍物镜

肠型腺癌

WHO 将鼻腔鼻窦腺癌分为两组：肠型腺癌（ITAC）（图 7.8b 和图 7.9）和非肠型腺癌（non-ITAC）[101]。相当大比例（40%）的鼻腔鼻窦肠型腺癌累及筛窦，其中 27% 的病例累及鼻腔，20% 的病例累及上颌窦 [106, 107]。ITAC 的显著特征体现在名称中，即它们在形态、免疫组化和超微结构上表现出肠癌（大肠或小肠）的特征。关于鼻腔鼻窦癌和木尘暴露之间相关性的流行病学研究未区分腺癌亚型。此外，病理学文献将 ITAC 与木尘暴露相关联 [101]。

有两种 ITAC 分类（表 7.5）[107,108]。如表 7.5 所示，除了 Barnes 分类中没有将黏液性癌细分之外，不同分类中的类别在不同分类之间是兼容的 [107]。本文使用 Barnes 分类。细胞角蛋白的免疫组化通常用于确定肿瘤的来源；细胞角蛋白 20 的免疫染色通常在肠上皮和肠型腺癌中呈阳性，而细胞角蛋白 7 在呼吸道腺癌中呈阳性。ITAC 通常为细胞角蛋白 20 阳性，细胞角蛋白 7 阴性（图 7.9b，c）。

CDX-2 同源盒基因在肠道的分化过程中起着至关重要的作用。CDX-2 通常在 ITAC 中表达（图 7.9d）[109-111]。然而，最近的一项研究 [112] 表明，CDX-2 在 ITAC 以外的其他类型鼻腔鼻窦癌中也有表达（未分化癌、鳞状细胞癌、唾液腺癌和小细胞癌）。

ITAC 的癌前病变具有特殊意义，因为它们也许可以作为一种标志物用于早期发现和预防有职业危险因素暴露的工人的恶性肿瘤。这个问题已在三篇文章 [113-115] 中得到一定程度的解答。在一项细胞学研究中，在木尘暴露的工人中发现立方细胞化生和杯状细胞增生 [114]。组织学化生变化也与木尘暴露相关 [115]。在第三项探讨 ITAC 邻近黏膜病变的研究中，在肿瘤附近发现了化生和轻度异型增生病变 [113]。但是，木尘暴露和非暴露患者均存在这种变化。有趣的是，在后来的两项研究中，木尘暴露与上皮非恶性肿瘤细胞中 p53 肿瘤抑制蛋白的表达增加有关 [113, 115]。

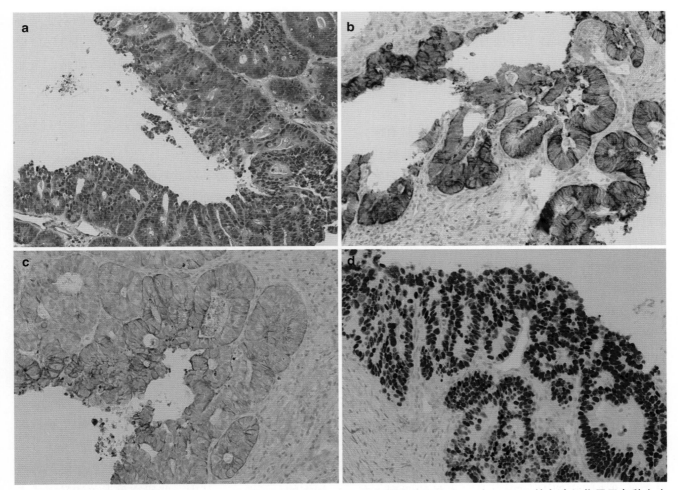

图 7.9　结肠型鼻腔鼻窦肠型腺癌（ITAC）的（a）苏木精 – 伊红染色及免疫组化（b–d）。ITAC 的免疫组化显示各种上皮标志物阳性：CK20（b）、CK7（c）和 CDX–2（d）阳性（使用 20 倍物镜）。（由芬兰图尔库的图尔库大学，病理学部学医学博士伊尔默 · 莱沃教授提供）

表 7.5　鼻腔鼻窦肠型腺癌（ITAC）的分类

Barnes 肿瘤分类和 WHO 肿瘤分类[107]	Kleinsasser 和 Schroeder[108]	3 年累积生存率[108]（%）
乳头型	PTCC– I	82
结肠型	PTCC– II	54
实体型	PTCC– III	36
黏液型	肺泡杯状细胞	46
	印戒细胞	0
混合型	过渡期细胞	71

表中列出了 Kleinsasser 和 Schroeder 的研究中病例的 3 年生存率
PTCC: 乳头状管状圆柱形细胞，I：高分化，II：中分化，III：低分化

非肠型腺癌

　　20 世纪 80 年代早期发表的一项研究首次报告了鼻腔鼻窦非肠型腺癌[116]。该研究纳入了高级别肿瘤，文章指出，27 例高级别肿瘤中的 12 例显示出与中度分化结肠腺癌的显著相似性，其余病例可能未表现出这种特征[116]。目前的 WHO 分类（表7.4）将鼻腔鼻窦非肠型腺癌作为一个单独的实体肿瘤，进一步分为低级别亚型和高级别亚型[5, 101]。

　　低级别亚型相对独特，有许多相当一致的小腺体或腺泡，呈背靠背或融合状排列，很少或无中间间质。腺体内衬单层不同类型的相对单一的细胞，有时由双层细胞构成，第二层由基底细胞或肌上皮细胞构成。低度恶性的非 ITAC 的预后普遍良好。高级别非 ITAC 与实体瘤生长模式的高级别腺癌相似，虽然也可观察到腺体样或乳头样的生长模式[101]。高级别非 ITAC 与其他高级别腺癌之间的鉴

别诊断具有挑战性 [117]。有人提出，它们形成多个未知实体或已知实体变异型的异质性肿瘤 [117]。部分 ITAC 被认为是真正的血清黏液性腺癌 [118]。高级别非 ITAC 受试者的生存率很低，3 年生存率仅为 20%。

关于非 ITAC 肿瘤的免疫组化信息非常有限。Franchi 及其同事的研究 [109] 纳入了 4 种低级别非 ITAC，与 ITAC 相反，非 ITAC 的 CDX2 或细胞角蛋白 20 染色阴性，但细胞角蛋白 7 染色阳性。在最近的一篇文章中，高级别非 ITAC 病例 CDX2 染色阴性，大部分病例细胞角蛋白 20 染色也阴性，而细胞角蛋白 7 染色常常阳性 [117]。如上所述，流行病学研究未区分鼻腔鼻窦腺癌亚型，因此无法提供关于腺癌亚型与木尘暴露的可能相关性以及关于腺癌亚型的相对频率的信息。在病理学文献中，非 ITAC 与木尘暴露无关；此外，非 ITAC 被认为比 ITAC 更少见 [6, 101]，但是显然没有研究专门报告 ITAC 和非 ITAC 的相对频率及其与木尘暴露的相关性。在最近的一项研究中，使用免疫组化方法研究了法国和芬兰的 ITAC 和非 ITAC 的相对频率，以进行鉴别诊断 [119]。结果表明，在硬木粉尘暴露很常见的法国病例中，ITAC 是最常见的亚型。在芬兰，软木暴露很常见，而鼻腔鼻窦腺癌的发病率普遍较低，非 ITAC 的发病率略高于 ITAC。两种鼻腔鼻窦腺癌亚型均发生在既往木尘暴露的病例中。然而，与非 ITAC 相比，木尘暴露更常见于 ITAC 病例中 [119]。

小结和结论

鼻腔鼻窦区由位于中央的成对鼻腔组成，周围有成对的鼻窦（上颌窦、额窦、筛窦和蝶窦）。鼻腔鼻窦癌是罕见的。与职业暴露相关，最重要的发生部位是鼻腔、上颌窦和筛窦。主要与职业暴露相关的两种组织学类型是腺癌和鳞状细胞癌。腺癌分为肠型腺癌和非肠型腺癌，前者约 40% 发生于筛窦。鼻腔鼻窦肠型腺癌的显著特征是它与肠腺癌非常相似，各种免疫组化标志物的阳性指标也相似。

木尘暴露与腺癌有很强的流行病学相关性。在

病理学文献中，通常认为 ITAC 与木尘的职业暴露相关。在最近的一项研究中，ITAC 和非 ITAC 似乎均发生在木尘职业暴露的病例中。但是，与非 ITAC 相比，木尘暴露更常见于 ITAC 病例中。

致癌机制

目前对人类鼻和鼻腔癌症发生的病理机制的了解相对较少。一方面，从鼻腔鼻窦癌的已知或疑似危险因素来看，目前对癌症机制的了解主要限于木尘暴露，木尘暴露是被报告最多的发病因素（参见"流行病学和职业风险因素"章节），而关于其他因素（如暴露于皮革粉尘或纺织粉尘）的病理机制的数据很少。另一方面，存在关于镍和铬化合物或甲醛暴露的研究，以及很多关于烟草烟雾的文献；所有文献都有遗传毒性的证据，或者至少有一些关于可能机制的其他数据 [2, 4, 70, 71, 77, 120]。

关于木尘暴露相关的鼻腔鼻窦癌症的可能机制，大多数信息来自实验研究，以及使用生物标志物方法检查暴露工人的研究。

此外，还有一系列研究调查了鼻腔鼻窦癌肿瘤组织的分子改变；其中一些研究重点关注暴露或未暴露于木尘的病例，如综述 [2, 4] 所示。

本节综述了在这种背景下的相关研究，例如关于毒性、致癌性、DNA 损伤和遗传毒性、刺激相关以及炎症相关效应的研究，以说明木尘暴露相关的各种细胞过程和木尘暴露在各种组织中起作用的机制。尤其介绍了对职业性木尘暴露工人进行的实验研究以及其他研究。此外，简要介绍了在既往木尘暴露病例的鼻腔鼻窦癌组织中检测到的分子遗传学改变（更多详情见"分子标志物"章节）。

木材和木尘的毒理学特征

木材的化学成分因树的品种而异。与木材有关的工业中，使用的木材种类不仅因地区而异，而且因生产的产品类型而异；硬木（裸子植物，即针叶树）和软木（被子植物，即落叶乔木）都被广泛应用。木尘是在加工木材（通常是机器操作）

时产生的，是复杂的混合物，主要由纤维素（约40%～50%）、多聚糖和木质素以及大量不同类型的相对分子量较低的化合物组成。木材中的化合物还包括非极性有机提取物（脂肪酸、树脂酸、蜡、醇、萜烯、甾醇、甾醇酯和甘油酯）、极性提取物（鞣质、黄酮类、醌类和木脂素类）以及水溶性提取物。关于木材中的无机化合物，已经确定了铬化合物，但是它们似乎主要存在于用防腐剂或染色剂处理的木材中[2, 4]。

在硬木和软木中发现了许多生物活性物质，包括萜烯、酚类、鞣质、黄酮类、醌类、木脂素类和二苯乙烯类；木材中还含有一些生物碱和呋喃香豆素类物质[2]。虽然木尘发挥生物活性作用的机制尚不明确，但很可能比较复杂[2, 4]。

在木材中发现的一些化合物具有细胞毒性（例如，松香酸、大侧柏酸）或致突变性（Δ3-卡林、槲皮素）[2, 4]。此外，醌类化合物主要存在于硬木中，但也有一些存在于软木中[2]，被认为是可产生活性氧自由基（ROS）的氧化还原化学物质，最终可引起毒性反应[121]。然而，木材中也可能含有可以抵消此类毒性作用的化合物（例如，具有抗氧化能力的黄酮类化合物和酚类化合物）[2]。此外，除了具有复杂性之外，木材中发现的一些化合物或化合物组可能表现出两种活性，这取决于人体组织的化学构成或代谢。例如槲皮素，如上所述，可归类为致突变化合物之一[2]，但也可作为一种黄酮类化合物，具有膳食抗氧化剂的功能[122]。

木尘的基本特征与许多其他已知或疑似能够增加患鼻腔鼻窦癌风险的暴露因素有相同之处（例如，皮革粉尘、烟草吸烟、纺织粉尘、含有镍或铬的焊接烟雾。参见"流行病学和职业风险因素"章节），即除了多种化学物质外，还含有颗粒物[2]。对于木尘，产生的粉尘中的颗粒浓度和类型在很大程度上取决于正在处理的木材类型和处理过程所使用的方法（锯切、砂磨等，现在主要使用机器操作）[2, 4]。

由于其复杂性，木尘暴露可能在多个水平上产生人体毒性，例如，通过影响上呼吸道颗粒沉积和清除。有许多特征会影响颗粒在呼吸道中的沉积，比如呼吸模式、气流和气道上皮状况[4, 123, 124]。此外，微粒诱导的毒性涉及多种细胞和分子机制，已知或已怀疑在人体中发生的机制，包括产生活性氧自由基引起DNA损伤（原发性遗传毒性）或引起炎症反应（继发性遗传毒性）[4, 123-125]。其中一些机制可能参与鼻、鼻窦和呼吸道其他部位上皮的木尘相关毒性。有人提出，木尘清除能力受损会延长上呼吸道上皮暴露时间[3, 4]。

总之，已证明生物活性和有毒化合物是许多硬木和软木中的天然成分。此外，木尘的毒性作用与颗粒暴露的主要特征密切相关。在加工木材的职业环境中，还有可能暴露于其他化学物质或制剂，比如胶水、漆、涂料、溶剂、甲醛、木材防腐剂和真菌孢子[2, 4]。

木尘的动物致癌作用研究

到目前为止，对木尘暴露的实验动物的研究很少阐明木尘相关的鼻腔鼻窦癌的癌变过程。

主要于20世纪80年代和90年代发表的研究，针对啮齿类动物（大鼠或仓鼠），使用吸入或气管内注射作为暴露途径，来研究山毛榉或橡木粉尘的致癌性。从此类研究中获得的结果大部分是阴性或不确定的[2, 4]，部分是由于设计和报告的缺陷[2, 4]。除了在动物研究中检测木尘之外，还研究了山毛榉粉尘溶剂提取物对小鼠皮肤癌的致突变作用（皮肤暴露）。与木尘作为暴露剂的致癌作用研究有相似之处，但山毛榉尘溶剂提取物的报告结果与其存在一定差异[2, 4]。

之后，一项对大鼠的研究探讨了吸入橡木粉尘的致癌作用除了研究纯橡木粉尘外，还研究了用防腐剂或含铬染色剂处理后的橡木粉尘的致癌作用。然而，研究结果在一定程度上是不确定的[126]。

在IARC最近的评估中[4]，关于木尘在实验动物中的致癌作用，证据仍然不充分，因为除了早期专著[2]中评估的研究外，中期发表的研究很少。

总之，关于木尘提取物或木尘对啮齿类动物致癌作用的研究很少，并且多数结果是阴性或不确定的。

实验环境中木尘引起的 DNA 损伤和其他遗传毒性

在几项体外遗传毒性研究中，研究了木尘暴露后的 DNA 损伤，并报告了一些阳性结果。早期的研究表明，橡树、桦木、山毛榉、胡桃树和林巴木尘（也是颗粒板粉尘）的溶剂或水提取物的细菌致突变性通常较弱[2]。

在沙门氏菌试验中观察到山毛榉木粉尘提取物具有一致的致突变性。还在一些其他实验系统对木尘进行了研究，如肝细胞和人胚肺细胞系；针对体内暴露的大鼠鼻上皮细胞，研究了木尘提取物损伤 DNA 或诱导其他形式遗传毒性（微核和 DNA 加合物）的能力，结果为阳性[2, 4, 127]。

除了木尘提取物，还研究了硬木和软木粉尘致 DNA 损伤的能力。在应用广泛的遗传毒性试验（彗星试验）中，研究了 6 种常用木材（包括山毛榉、桦树、橡树、柚木、松树、云杉）的细粉尘以及橡树涂层的中密度纤维板（MDF）的粉尘对人肺细胞系的 DNA 损伤[128]。研究发现，硬木（山毛榉，柚木）和软木（松树）粉尘，以及 MDF 粉尘，可以诱导遗传毒性。重要的是，据报告，观察到的 DNA 损伤并非继发于细胞因子反应[128]，而是原发性遗传毒性。

总之，已记录了实验环境下，硬木和软木的木尘或木尘提取物的致突变性、DNA 损伤和其他遗传毒性。

实验研究中木尘暴露的炎症反应

最近的研究表明，木尘（硬木和软木粉尘）暴露能够通过调节巨噬细胞源性细胞因子和趋化因子的表达来触发促炎症反应。一系列的体外研究表明，硬木类（橡树、山毛榉、桦树和柚木）和软木类（松树和云杉）的细粉尘可调节大鼠肺泡巨噬细胞[129]、小鼠巨噬细胞系[130, 131] 和人肺细胞系[128] 的炎症反应。在这些体外实验中，硬木和软木粉尘诱导了几种细胞因子（例如 TNF-α、IL-6 和 IL-8）和趋化因子的表达[128-131]，在一些种属之间观察到一些定量差异[130, 131]。木尘诱导的炎症反应可能至少部分涉及 ROS 介导机制，此外，已知炎症过程中也会产生活性氮[128, 129, 132]。即使如上所述，但是硬木和软木粉尘诱导人 A549 肺细胞 DNA 损伤的时间表明，炎症反应不是木尘的遗传毒性所必需的[128]。

使用体内小鼠模型对木尘在肺部的炎症作用展开了进一步的研究。反复鼻内滴注两种硬木（橡树和桦树）的细粉尘（粒径 ≤ 5 μm 的颗粒超过 99%），可诱导炎症细胞（巨噬细胞、中性粒细胞、淋巴细胞和嗜酸性粒细胞）向非过敏小鼠的肺部趋化[133]。橡树粉尘暴露后，淋巴细胞和中性粒细胞增加，而桦树粉尘暴露后，嗜酸性粒细胞浸润更明显。炎症细胞浸润与肺组织中多种细胞因子、趋化因子和趋化因子受体表达水平的增加有关。总之，与桦树粉尘相比，橡树粉尘似乎是这些炎症介质的更强效诱导剂[133]。最后，卵白蛋白致敏的体内小鼠模型的研究结果表明，将气道反复暴露于橡木细粉尘可调节肺部炎症（和哮喘反应）[134]。

总之，使用实验系统进行的多项体外和体内研究的证据表明，来自多个硬木和软木种属的木尘能够诱导和调节炎症反应，这可能涉及 ROS 介导的损伤机制。

木尘暴露工人的 DNA 损伤和其他遗传毒性作用

多项研究对工作中接触木尘的工人的基因组损伤进行了研究。在波兰的一家木制家具工厂，大多数工人在此工作超过 10 年，评估了对照组外周血淋巴细胞 DNA 损伤情况（DNA 单链断裂）与未暴露的吸烟对照组相比，吸烟工人的 DNA 损伤水平显著增加（约 2 倍高）；暴露组和对照组非吸烟者的 DNA 损伤水平差异无显著性[135]。此外，该研究还观察到与对照组相比，暴露工人（吸烟者和非吸烟者）中 DNA 修复活性（代表正在修复的 DNA 损伤）显著被诱导[135]。同一组的另一项研究评估了来自同一木制家具工厂的另一组工人白细胞中的 DNA 损伤。与对照组相比，彗星试验结果显示，家具工人中的 DNA 损伤水平显著增加，而且在吸烟者和非吸烟者中均观察到此效应[136]。这两项研究解释了 DNA 损伤升高可能反映了木尘暴露的遗传毒性作用。然而，不能完全排除这种影响可能与家具制造厂工作环境中的其他暴露因素相关的可能性，例如使用清漆、亮漆和抛光剂（这些研究中的一些工人就是如此）[135, 136]。

一项研究探讨了在通风不良的车间中，暴露于高浓度硬木和软木混合粉尘的家具工人脱落颊上皮细胞（假定可以代表首先暴露组织的细胞类型）中的微核和其他细胞核变化[137]。与男性对照组相比，家具工厂女性工人的颊黏膜细胞表现出明显更高频率的微核和其他细胞核变化（例如，提示细胞毒性的双核、核碎裂和核溶解）。在两个组中，吸烟者微核和其他细胞核变化的频率较高，而木尘暴露的吸烟者的微核和其他细胞核改变的频率最高[137]。

对在印度木制家具行业工作的工人中进行了两项研究，以染色体畸变试验检查遗传毒性损伤[138, 139]。第一项研究发现，家具工人的微核频率显著升高。SCE 的频率也增加，但无统计学意义[138]。第二项研究中的家具工人们已经在木工工厂工作了 5 年或更长时间，在展开研究的时候，他们在通风不良的木工房工作，主要暴露于软木和硬木的粉尘（有时也会暴露于抛光中使用的化学用品和家具制造过程中的粘合剂）。结果显示，与对照组相比，暴露于木尘的工人的平均 DNA 损伤以及淋巴细胞微核和染色体畸变的频率显著增加。并且，在颊上皮细胞中检测到微核发生率显著增加。然而，研究中也观察到混杂因素（年龄、吸烟和饮酒）也增加了淋巴细胞中的 DNA 损伤以及淋巴细胞和颊上皮细胞中微核发生率增加。在暴露组工人中检测到生物监控机制中发挥作用的抗氧化酶水平明显下降[139]。欧洲近期开展了三项研究。瑞士的研究对暴露于木尘的建筑工人（例如镶木地板铺设工、安装工或木匠）或家具行业的工人进行了遗传损伤调查[140]。工人们主要暴露于冷杉、云杉、山毛榉、橡树和木板的粉尘中，例如 MDF 和木质三聚氰胺[140]。研究了鼻和颊上皮细胞的微核和其他细胞核变化。与对照组相比，木工的鼻和颊上皮细胞中微核频率显著增加[140]。

Bruschweiler 和研究小组的第二项研究[141]对象是与上述研究相同的研究人群[140]，并通过彗星试验检测外周血细胞中的 DNA 损伤。与未暴露的对照组或处理天然木材的工人相比，处理复合木材的非吸烟木工的 DNA 损伤显著增加。然而，在后一组和对照组之间未观察到 DNA 损伤差异。暴露持续时间对 DNA 损伤没有影响[141]。

另一项欧洲研究重点关注低水平暴露，并研究了两组奥地利的木尘暴露工人鼻和颊上皮细胞的微核和其他细胞核变化[142]。其中一组的家具木工加工云杉制成的压板，或直接加工云杉、橡木和山毛榉（均无甲醛）。另一组是处理软木和硬木的胶合板工厂的工人，他们暴露于加热过程中释放的挥发性有机化学物质[142]。与对照组相比，家具木工或胶合板工厂工人鼻细胞的微核频率无明显增加。但细胞发生其他细胞核变化（如核芽生、核碎裂和核溶解）的频率明显增加，特别是在胶合板生产工人中，在家具木工中也是如此。对于颊上皮细胞，结果是相似的，暴露组和对照组之间差异更明显；从事胶合板生产的工人的微核（而不是微核细胞）数量显著增加。关于研究中的生物化学标志物，两组工人的丙二醛（氧化应激的标志物）水平均升高[142]。

最后，作为恶性肿瘤相关改变的指征，虽然不直接代表遗传损伤，但在一系列早期研究中，在木工中观察到鼻黏膜纤毛运动减少以及鼻黏膜的组织学变化，如上皮增生、化生和发育不良[2]。在几项研究中，暴露于硬木粉尘的工人和暴露于软木粉尘的工人与对照组之间存在显著差异。还报告了恶性肿瘤改变的相关指征与长期暴露和 / 或高水平暴露相关。值得注意的是，木尘颗粒物以及木材中的化学成分被认为直接参与此类过程或能够增强这些过程[2, 4, 123]。

总之，有一些关于职业木尘暴露的 DNA 损伤或其他遗传毒性作用的研究，其中纳入了许多木工团体和木材加工厂。这些研究主要显示了一些遗传损伤频率增加，并提出了一些关于剂量－反应的建议。

与木尘暴露受试者相关的其他毒性、刺激和炎症反应

除诱导炎症反应的实验结果外，职业性木尘暴露与暴露受试者的多种非恶性症状以及疾病相关，许多效应涉及炎症机制。一些研究重点关注眼睛、上呼吸道、下呼吸道的症状和疾病以及包括皮肤过敏在内的皮肤感染[2, 68, 143-146]。

自 20 世纪 70 年代以来，多项研究纳入了软木和硬木粉尘以及各种木板的粉尘暴露，进行了综合分析，报告了木尘暴露工人的眼部症状[2, 68, 143-146]。

总的来说，研究报告了一系列与工作相关的眼部症状，如眼睛发红、瘙痒、流泪和结膜炎这些症状在木工中相对常见，并且，木工和对照组之间常存在明显差异[2, 68, 143-146]。

与眼部症状相似，职业性木尘暴露可引起多种鼻部症状。这些症状包括鼻炎、鼻腔刺激、鼻分泌物过多、流涕、打喷嚏、鼻塞和鼻窦问题。鼻部症状通常与工作相关，木尘暴露组和对照组受试者之间存在显著差异。据报告，在木工行业的多个分支中，包括主要暴露于干燥木材粉尘的家具工厂、地板工厂和其他木工设备，以及处理新鲜或绿色木材的锯木厂和其他行业，工人们鼻部症状的患病率增加[2, 68, 143-146]。

几十年来，大量研究已探讨了暴露于硬木和软木粉尘相关的下呼吸道症状，彻底研究了西部红雪松（一种软木）的粉尘暴露情况，已确定大侧柏酸是西部红雪松引起哮喘的特异性化学成分[2 68 143-150]。哮喘及哮喘症状（包括自我报告、医生诊断或临床哮喘）是研究最多的内容之一。据报告，哮喘症状常与工作相关，症状包括喘息、胸闷、呼吸急促和慢性咳嗽。许多此类研究报告称，在职业性木尘暴露的受试者中，患哮喘或有哮喘症状的总体风险较高；大多数研究显示，与对照组相比，实验组患哮喘或有哮喘症状的总体风险显著增加（以及与暴露水平较低组相比，暴露水平较高组患哮喘或有哮喘症状的总体风险显著增加），但并非所有研究的结果均如此。许多研究报告了木尘暴露或工作持续时间与哮喘或哮喘症状之间的剂量–反应关系[2, 68, 143-146, 148-150]。慢性支气管炎也与木尘暴露相关[144, 145, 150]。

最后，相关研究提出了炎症相关机制在鼻腔鼻窦癌的发生中起作用[2, 151]。有研究报道鼻腔鼻窦腺癌中 COX-2 表达增加[152]，COX-2 是一种参与前列腺素合成并且可以被许多炎症因子上调的酶。COX-2 表达与职业性木尘暴露显著相关，而与烟草吸烟无关[152]。

总之，对职业性暴露于各种硬木和软木粉尘以及木板粉尘的工人们进行的大量研究表明，木尘暴露是眼部和鼻部各种刺激相关症状和疾病的危险因素。

同样，在暴露于各种木材粉尘的木工中也报告了明显更高的肺部影响风险，主要是哮喘和哮喘症状，但也有其他气道不良反应。许多关于刺激作用和呼吸系统疾病的研究发现了一些剂量–反应关系。此外，在木尘相关的鼻腔鼻窦癌中也观察到了炎症相关机制的作用。

人类鼻腔鼻窦癌的基因改变和其他变化

对人类鼻腔鼻窦癌相关分子机制的研究证明了鼻腔鼻窦癌的多种基因改变和其他分子变化。在这些研究中，有一些研究从有职业史的病例中研究了鼻腔鼻窦癌；然而，具有良好记录的工作相关暴露数据的更大系列的鼻腔鼻窦癌的研究较少[2, 4]。在鼻腔鼻窦癌中，KRAS 基因突变和抑癌基因 TP53 突变频率明显增加。KRAS 和 TP53 突变与职业性木尘暴露、累积木尘暴露以及木工持续工作时间相关[153-157]。在一些研究中，已经研究了职业暴露于木材或皮革粉尘的鼻腔鼻窦腺癌（通常为肠型腺癌）病例，报告了多种基因改变和其他分子变化[153, 157-163]。关于鼻腔鼻窦癌的基因改变和其他分子变化会在之后章节中进行更详细的阐述（参见"分子标志物"章节）。

小结

职业暴露，特别是木尘暴露，在鼻和鼻腔癌症的发病中起主要作用。从非职业性危险因素来看，

吸烟主要与鳞状细胞癌有关——并且是唯一被证实的非职业性危险因素。因此，本节主要讨论了相关研究，以理解木尘相关鼻腔鼻窦癌中发现的或可能存在的致癌机制。

一方面，关于木尘提取物或木尘对动物致癌作用的研究很少，且信息量较少。另一方面，其他体外和体内的实验性研究与各种不良生物学效应和分子变化有关，这些效应和变化（例如细胞毒性、DNA 氧化损伤、遗传毒性、炎症反应和细胞增殖增加）与各种类型木尘暴露相关。此外，人们认为木尘颗粒是引起这些有害影响过程的主要参与者之一。颗粒物、化学物质及其混合物很可能通过生物和分子途径协同作用导致了木尘相关鼻腔鼻窦癌的发生。

一些研究报告了木尘暴露工人的 DNA 损伤和其他遗传毒性作用，与各种体外实验系统中报告的木尘对 DNA 的损伤能力的结果一致。此外，大量研究表明，职业暴露于木尘的工人的刺激相关和炎症相关症状和疾病显著增加。这些症状和疾病包括对眼睛以及上呼吸道和下呼吸道的影响，特别是家具木工和其他木工所报告的哮喘和哮喘症状。

在对职业暴露于木尘的鼻腔鼻窦癌病例的肿瘤组织进行的研究中，观察到多种基因改变和其他分子变化。尤其是抑癌基因 TP53 的突变经常发生在木尘相关的鼻腔鼻窦癌中，并与木工作业的累积暴露和持续时间相关。

总的来说，这些数据支持木尘可以通过毒性、炎症反应、遗传毒性和致癌机制发挥作用。然而，职业暴露于木尘以外的其他已知的人类鼻腔鼻窦致癌物相关的癌症机制的可用数据非常少。

分子标志物

关于人类鼻腔鼻窦癌分子标志物的文献资料仍然非常有限，尤其是在基因组、表观基因组和蛋白质组的水平方面。总之，已发表的结果主要基于相对较少数量的病例，多数涉及腺癌。例如，已发表的研究报告了通过比较基因组杂交检测到高频率

DNA 拷贝数变化[159, 164, 165]，而单个基因突变率通常较低或可变。此外，少数研究表明，正如许多其他类型的人类癌症一样，表观遗传变化在鼻腔鼻窦癌中也起作用。

TP53 和 KRAS 基因突变

大多数研究探讨抑癌基因 TP53 突变（人类癌症的标志性基因变化）[166, 167]，或研究细胞中 p53 蛋白的聚集，这些研究重点关注鼻腔鼻窦肠型腺癌，研究的病例数量非常有限。

p53 蛋白聚集通常反映了 TP53 突变，但 p53 蛋白聚集也有其他原因；此外，并非所有突变均诱导 p53 蛋白核内聚集[168, 169]。鼻腔鼻窦癌的报告结果表明，p53 蛋白聚集是一种常见特征，免疫检测阳性率为 20%～100%，与较差预后相关[113, 152, 158, 170-175]。

在分析 TP53 突变的研究中，报告了不同的发生率（18%～60%）[158, 176-179]。在一项大型研究中，在三个欧洲国家（丹麦、芬兰和法国；n = 358 例）收集了腺癌和鳞状细胞癌类型的鼻腔鼻窦癌病例，在所有鼻腔鼻窦癌病例中，发现 TP53 突变频率总体较高（77%）[155]。腺癌中 TP53 的突变风险高于鳞状细胞癌。此外，TP53 突变随着职业性木尘暴露时间的增加而增加，与非暴露病例相比，暴露时间 ≥ 24 年（OR 5.1；95%CI 1.5～17.1）的病例 TP53 突变风险增加了 5 倍[155]。此外，突变风险的增加与木尘暴露的平均水平 > 2mg/m^3（OR 3.6，95% CI 1.2～10.8）以及累积暴露水平 30mg/m^3-年（OR 3.5，95%CI 1.2～10.7）显著相关。吸烟草和甲醛暴露对结果均无显著影响[155]。

在西班牙的另一系列鼻腔鼻窦肠型腺癌病例中，也常常检测到 TP53 突变（41%），而且仅见于职业性木尘暴露病例[157]。仅 20% 的吸烟者病例表现出 TP53 突变[157]。

这些研究表明，木尘暴露组和非木尘暴露组的 TP53 突变谱存在差异；总之，与作为更大群体的头颈癌相比，鼻腔鼻窦癌的突变谱表现出一些差异[156, 157, 180]（图 7.10）。基于观察到的突变特征（即 50% 为 G → A 转换，绝大多数的突变在非吸

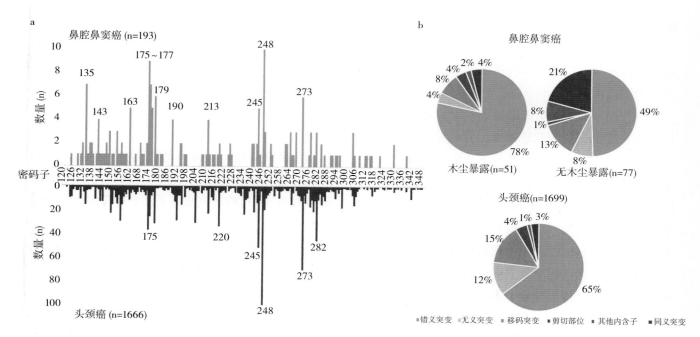

图 7.10　鼻腔鼻窦癌中抑癌基因 *TP53* 突变谱，并与较大人群和暴露于木尘的头部和颈部癌症进行比较。数据源自国际癌症研究署提供的 *TP53* 突变数据库（第 18 版，2016 年 4 月）[180]。突变按照（a）位置（*TP53* 基因的密码子编号）和（b）类型列出。据癌症类型和木尘暴露，列出了数据库纳入的癌症病例数量以及各类突变发生的频率。

烟者中检测到，所有 G→T 转换在吸烟者中检测到），有人提出慢性炎症过程产生的活性氮物质参与了木尘暴露病例的 *TP53* 基因突变[157]。作为潜在的临床标志物，与保留功能性的 *TP53* 突变的肿瘤相比，无功能性 *TP53* 突变与更差的总生存期和无病生存期相关[181]。

最初，*KRAS* 和 *HRAS* 突变在鼻腔鼻窦癌中都相对常见，可以提示有癌变发生以及预后意义[153, 158, 161, 171, 178]。而最近的研究表明，腺癌 *KRAS* 突变频率不太重要，*KRAS* 基因在鼻腔鼻窦癌发生中的作用可能有限[154, 162, 179, 182]。

其他分子遗传学特征

除了在最重要的癌症相关基因中发现的突变外，在人类鼻腔鼻窦癌中还发现了染色体不平衡、杂合性缺失（即由于基因改变导致两个等位基因中的一个基因缺失或靶基因区域丢失）、基因扩增以及基因表达改变（见[2, 4, 151]）。一方面，在鼻腔鼻窦腺癌中发现的染色体异常模式似乎与头颈部其他肿瘤不同，但与胃和结肠腺癌相似[160]。另一方面，

鼻腔鼻窦鳞状细胞癌的 DNA 拷贝数分析和微阵列比较基因组杂交显示，基因扩增与头颈部鳞状细胞癌的基因变化相似[182, 183]。在 ITAC 中，比较基因组杂交分析显示了整个基因组拷贝数的增加与减少[151, 184]。

众所周知，尽管主要是环境因素导致了大多数癌症的发生，但遗传因素也参与其中[185]。除上述鼻腔鼻窦癌体细胞突变外，遗传易感性在肿瘤的发生中也发挥一定的作用[186]。然而，关于鼻腔鼻窦癌遗传易感性的数据非常有限。一项对 30 例筛窦 ITAC 病例和 79 例非癌症对照组的研究表明，ITAC 病例中特定 *CYP1A1* 基因型（密码子 46Thr/Asn 的杂合子）以及该基因型和 *GSTM1* 基因缺失（无效突变）基因型组合过度表达[187]。

已证明未分化鼻腔鼻窦癌（SNUC）携带 *IDH2*（R172）突变[188, 189]。已经在进行关于 *IDH2* 靶向治疗急性髓系白血病的临床试验，并且 *IDH2* 靶向治疗可能也有助于治疗 SNUC[188]。有研究在 SNUC 中分析了全基因组拷贝数变化，观察到独特的拷贝数图谱[190]。

表观遗传学

已在多种类型的人类癌症中检测到异常的DNA 甲基化，并且整体低甲基化和特异性启动子超甲基化，与基因组不稳定性以及抑癌基因失活相关[191]。此外，表观遗传学变化的逆转表明了治疗策略的潜在靶点[192]。对于鼻腔鼻窦癌，关于表观遗传学变化的研究较为有限，研究主要针对启动子甲基化和非编码 RNA（ncRNA）。

对于鼻腔鼻窦肠型腺癌的小规模系列研究，通过甲基化特异性 PCR 检测到了抑癌基因 $p14^{ARF}$ 和 $p16^{INK4a}$ 的启动子甲基化[158]。$p14^{ARF}$ 通过抑制 mdm^2 从而稳定 p53 发挥作用；有趣的是，在该系列中，几乎所有职业暴露癌症均显示 TP53 或 $p14^{ARF}$ 失调（15 例 /17 例，88%）[158]。其他研究使用了甲基化特异性多重连接依赖性探针扩增（MS-MLPA），可同时评估一组基因的异常启动子甲基化[193、194]。在约一半的鼻腔鼻窦癌中检测到靶基因甲基化，包括 RASSF1、CDH13、ESR1、TP73、CHFR、APC、CASP8、HIC1 和 TIMP3 基因甲基化，部分指示与临床病理学特征以及生存期相关[193、194]。

另一种形式的表观遗传基因调控是由 ncRNA 进行调控的，ncRNA 在转录水平和转录后水平调控基因表达；ncRNA 也与很多癌症过程有关。已分析了鼻腔鼻窦鳞状细胞癌的长链非编码 RNA（lncRNA），与癌旁组织相比，在肿瘤组织中检测出数千个表达显著差异的 lncRNA，包括表达上调和表达下调[195]。此外，还在鼻腔鼻窦鳞状细胞癌和顺铂耐药背景下研究了 microRNAs（miRNA）[196]。此研究发现，有一种 miRNA，即 miR-34a，与细胞系顺铂耐药性的获得相关，并且在临床样本中显示出与预后显著相关[196]。

基因和蛋白表达

关于鼻腔鼻窦癌基因表达的研究并不多。对于鼻腔鼻窦鳞状细胞癌，已使用基因表达微阵列分析研究辐射敏感和辐射抗性的鼻腔鼻窦鳞状细胞癌之间的差异；研究确定了 206 个差异表达基因，例如，CCND2、COL5A2、GADD45B 和 THBS2[197]。还使用基因表达谱研究鼻窦鳞状细胞癌中的 NOTCH 通路，确定了 Hes1 与生存期改善的相关性[198]。对于鼻腔鼻窦腺癌，通过基因表达谱分析鉴别了两种差异表达蛋白：LGALS4 和 CLU[199]。

鼻腔鼻窦癌的分子变化包括蛋白表达的变化。EGFR 蛋白是临床相关性研究最多的蛋白之一，已被证明在头颈部鳞状细胞癌的癌变过程中发挥重要作用。同样地，在鼻腔鼻窦癌中，EGFR 蛋白经常过度表达（在不同的研究中 7% ～ 89% 的鼻腔鼻窦癌病例存在 EGFR 蛋白过度表达），但未显示与临床病理学特征一致的相关性，例如暴露病史或预后[163、174、179、182、200-203]。

类似地，MET（一种与 EGFR 协同作用的酪氨酸激酶受体）在 64% 的鼻腔鼻窦肠型腺癌中过度表达[204]。此外，还发现 c-KIT（另一种酪氨酸激酶受体）在未分化的鼻腔鼻窦癌中过度表达[203]。

鼻腔鼻窦肠型腺癌中其他过度表达的蛋白有 COX-2、β- 连环蛋白和 E- 钙黏蛋白[152、174]。在一项研究中，发现 COX-2（一种参与炎症的酶）的过度表达与腺癌型肿瘤、木尘暴露以及非吸烟暴露相关[152]。然而，在另一项研究中未观察到 COX-2 过度表达与木尘的相关性[174]。COX-2 和 E- 钙黏蛋白在鼻腔鼻窦鳞状细胞癌中的表达水平较低[152、205]。与上皮标志物 E- 钙黏蛋白的缺失相反，在鳞状细胞癌中检测到间充质标志物纤连蛋白和 SLUG 蛋白表达增加，提示上皮 – 间充质转化（EMT）[204]。pRb 过度表达在鼻腔鼻窦鳞状细胞癌中也较为常见[206]。

已知与非恶性组织相比，所有类型的 ITAC 肿瘤组织中的膜联蛋白 A1（膜联蛋白的成员之一）经常表达缺失，而膜联蛋白 A1 涉及广泛的细胞过程，例如，细胞骨架维持、细胞外基质完整性、组织生长和分化[207]。膜联蛋白家族的另一个成员膜联蛋白 A2 在 ITAC 中也表达降低，然而，这种蛋白表达降低仅限于分化程度较低的组织病理学类型[206]。在鼻腔鼻窦肠型腺癌中经常发生蛋白丢失的另一种蛋白是 OTX1（OTX 同源盒基因家族成员）。OTX 在胚胎形态形成中发挥重要作用，可能在肿瘤发生中也发挥作用，因为 OTX 的表达或表达缺失可能影响细胞生长和分化[208]。据报告，肿瘤抑制因子 p16 表达缺失经常发生在鼻腔鼻窦肠型腺癌中[174, 175]，而未分化的鼻腔鼻窦癌会显示 p16 过度表达[209]。

人乳头瘤病毒（HPV）和 EB 病毒（EBV）

据估计，约 30% 的鼻腔鼻窦鳞状细胞癌存在鼻腔鼻窦区域的人乳头瘤病毒（HPV）感染[210, 211]。已证明 HPV DNA 与 pRB 和 p53 的表达呈负相关[206, 212]，有报告认为 p16 与 HPV DNA 相关[179, 212]也有报告认为不相关[205]。此外，在 47.7%（21/44）的鼻腔鼻窦鳞状细胞癌病例中检测到 EB 病毒（EBV），并与癌症转移相关[179]。

小结

鼻腔鼻窦癌表现出一系列分子变化，例如，DNA 拷贝数变化、等位基因失衡或杂合性缺失、基因扩增、表观遗传学变化以及基因和蛋白表达改变，其中一些变化明显与头颈部癌症的变化相同。鼻腔鼻窦癌经常发生 TP53 基因突变，而 TP53 突变与木尘（主要的职业性风险因素之一）相关。患者也会发生 KRAS 突变，但突变频率明显低于 TP53 突变。EGFR 在鼻腔鼻窦癌中常常过度表达，但未显示与暴露史或预后的一致相关性。已报告了未分化鼻腔鼻窦癌以及 HPV 或 EBV 阳性的鼻腔鼻窦癌的一些分子特征，但迄今为止发表的数据很少。然而，由于鼻腔鼻窦癌的一个突出特征就是其罕见性，所以未来可能会积累更多关于此癌症的重要分子标志物的数据。

致谢　我们感谢所有参与欧盟第五框架计划的 WOODRISK 项目（QLK-2000-00573）以及此后研究合作的同事们。

参考文献

[1] Forman D, Bray F, Brewster DH, Gombe Mbalawa C, Kohler B, Piñeros M, Steliarova-Foucher E, Swaminathan R, Ferlay J, editors. Cancer incidence in five continents, Vol. X, vol. 164. International Agency for Research on Cancer. IARC Scientific Publication: Lyon; 2014.

[2] International Agency for Research on Cancer(IARC). IARC monographs on the evaluation of carcinogenic risks to humans, Wood dust and formaldehyde, vol. 62. Lyon: IARC; 1995.p. 1–405.

[3] Littman AJ, Vaughan TL. Cancers of the nasal cavity and paranasal sinuses. In: Schottenfield D, Fraumeni Jr JF, editors. Cancer epi demiology and prevention. 3rd ed. New York: Oxford University Press; 2006. p. 603–19.

[4] International Agency for Research on Cancer(IARC). IARC monographs on the evaluation of carcinogenic risks to humans, A review of human carcinogens: arsenic, metals, fibres, and dusts, vol. 100C. Lyon: IARC; 2012. p. v–499.

[5] Gnepp DR. Diagnostic surgical pathology of the head and neck. Philadelphia: Saunders Elsevier; 2009.

[6] WHO(World Health Organization). Classification of tumours. Pathology and genetics of head and neck tumours. In: Barnes L, Eveson JW, Reichart P, Sidransky D, editors. WHO classifica tion of tumours, vol. 9. 3rd ed. Lyon: International Agency for Research on Cancer(IARC); 2005. p. 12–42.

[7] International Agency for Research on Cancer(IARC), Parkin DM, Whelan SL, Ferlay J, Raymond L, Young J, editors. Cancer incidence in five continents, VII. IARC Scientific Publications No 143.Lyon: IARC; 1997. p. v–1274.

[8] Bhattacharyya N. Cancer of the nasal cavity: survival and factors inauencing prognosis. Arch Otolaryngol Head Neck Surg. 2002; 128: 1079–83.

[9] Hansen J, Olsen JH. Survival of Danish cancer patients 1943–1987. Respiratory system. APMIS Suppl. 1993; 33: 77–98.

[10] Ries LAG, Young JL, Keel GE, Eisner MP, Lin YD, Horner M-J, editors. SEER survival monograph: cancer survival among adults: U.S. SEER program, 1988–2001, patient and tumor characteristics. 2007National Cancer Institute, SEER Program. NIH Pub 07–6215. Bethesda: NIH; 2007.

[11] Sant M, Allemani C, Santaquilani M, Knijn A, Marchesi F, Capocaccia R. EUROCARE-4. Survival of cancer patients diagnosed in 1995–1999. Results and commentary. Eur J Cancer. 2009; 45: 931–91.

[12] ThorupC, Sebbesen L, Dano H, et al. Carcinoma of the nasal cavity and paranasal sinuses in Denmark 1995–2004. Acta Oncol. 2010; 49: 389–94.

[13] UnsalAA, Kılıç S, Dubal PM, Baredes S, EloyJA, EUROCARE-5Working Group. A population-based

comparison of European and North American sinonasal cancer survival. Auris Nasus Larynx. 2018; 45(4): 815–24.

[14] Baan R, Grosse Y, Straif K, et al. A review of human carcinogens—Part F: chemical agents and related occupations. Lancet Oncol. 2009; 10: 1143–4.

[15] Straif K, Benbrahim-Tallaa L, Baan R, et al. A review of human carcinogens—Part C: metals, arsenic, dusts, and ibres. Lancet Oncol. 2009; 10: 453–4.

[16] International Agency for Research on Cancer(IARC). IARC monographs on the evaluation of carcinogenic risks to humans, A review of human carcinogens: radiation, vol. 100D. Lyon: IARC; 2012. p. v–341.

[17] International Agency for Research on Cancer(IARC). IARC monographs on the evaluation of carcinogenic risks to humans, Some aame retardants and textile chemicals, and exposure in the manufacturing industry, vol. 48. Lyon: IARC; 1990. p. v–345.

[18] International Agency for Research on Cancer(IARC). IARC monographs on the evaluation of carcinogenic risks to humans, Formaldehyde, 2–butoxyethanol and 1–tert–butoxypropan–2–ol, vol. 88. Lyon: IARC; 2006. p. v–478.

[19] Kauppinen T, Vincent R, Liukkonen T, et al. Occupational exposure to inhalable wood dustin the member states of the European Union. Ann Occup Hyg. 2006; 50(6): 549–61.

[20] International Agency for Research on Cancer(IARC). IARC monographs on the evaluation of carcinogenic risks to humans, Chromium, nickel and welding, vol. 49. Lyon: IARC; 1990. p. v–648.

[21] Demers PA, Kogevinas M, Boffetta P, et al. Wood dust and sinonasal cancer: pooled reanalysis of twelve case–control studies. Am J Ind Med. 1995; 28: 151–66.

[22] Leclerc A, Luce D, Demers PA, et al. Sinonasal cancer and occupation. Results from the reanalysis of twelve case–control studies. Am J Ind Med. 1997; 31: 153–65.

[23] Luce D, Leclerc A, Begin D, et al. Sinonasal cancer and occupational exposures: a pooled analysis of 12case–control studies. Cancer Causes Control. 2002; 13: 147–57.

[24] 't Mannetje A, Kogevinas M, Luce D, et al. Sinonasal cancer, occupation, and tobacco smoking in European women and men. Am J Ind Med. 1999; 36: 101–7.

[25] Zheng W, McLaughlin JK, Chow WH, Chien HT, Blot WJ. Risk factors for cancers of the nasal cavity and paranasal sinuses among white men in the United States. Am J Epidemiol. 1993; 138: 965–72.

[26] Leclerc A, Martinez CM, Gerin M, Luce D, Brugere J. Sinonasal cancer and wood dust exposure: results from a case–control study. Am J Epidemiol. 1994; 140: 340–9.

[27] Luce D, Leclerc A, Morcet JF, et al. Occupational risk factors for sinonasal cancer: a case–control study in France.

Am J Ind Med. 1992; 21: 163–75.

[28] Luce D, Gerin M, Leclerc A, Morcet JF, Brugere J, Goldberg M. Sinonasal cancer and occupational exposure to formaldehyde and other substances. Int J Cancer. 1993; 53: 224–31.

[29] Luce D, Gerin M, Morcet JF, Leclerc A. Sinonasal cancer and occupational exposure to textile dust. Am J Ind Med. 1997; 32: 205–10.

[30] Bolm–Audorff U, Vogel C, Woitowitz H. Occupation and smoking as risk factors of nasal and nasopharyngeal cancer. In: Sakurai H, editor. Occupational epidemiology. New York: Elsevier Science Publishers; 1990. p. 71–4.

[31] Comba P, Battista G, Belli S, et al. A case–control study of cancer of the nose and paranasal sinuses and occupational exposures. Am J Ind Med. 1992; 22: 511–20.

[32] Comba P, Barbieri PG, Battista G, et al. Cancer of the nose and paranasal sinuses in the metal industry: a case–control study. Br J Ind Med. 1992; 49: 193–6.

[33] MagnaniC, Comba P, Ferraris F, IvaldiC, Meneghin M, Terracini B. A case–control study of carcinomas of the nose and parana–sal sinuses in the woolen textile manufacturing industry. Arch Environ Health. 1993; 48: 94–7.

[34] Merler E, Baldasseroni A, Laria R, et al. On the causal association between exposure to leather dust and nasal cancer: further evidence from a case–control study. Br J Ind Med. 1986; 43: 91–5.

[35] Hayes RB, Gerin M, Raatgever JW, de Bruyn A. Wood–related occupations, wood dust exposure, and sinonasal cancer. Am J Epidemiol. 1986; 124: 569–77.

[36] Hayes RB, Raatgever JW, de Bruyn A, Gerin M. Cancer of the nasal cavity and paranasal sinuses, and formaldehyde exposure. Int J Cancer. 1986; 37: 487–92.

[37] Hardell L, Johansson B, Axelson O. Epidemiological study of nasal and nasopharyngeal cancer and their relation to phenoxy acid or chlorophenol exposure. Am J Ind Med. 1982; 3: 247–57.

[38] Brinton LA, Blot WJ, Becker JA, et al. A case–control study of cancers of the nasal cavity and paranasal sinuses. Am J Epidemiol. 1984; 119: 896–906.

[39] Brinton LA, Blot WJ, Fraumeni JF Jr. Nasal cancer in the textile and clothing industries. Br J Ind Med. 1985; 42: 469–74.

[40] Vaughan TL, Davis S. Wood dust exposure and squamous cell cancers of the upper respiratory tract. Am J Epidemiol. 1991; 133: 560–4.

[41] Battista G, Cavallucci F, Comba P, Quercia A, Vindigni C, Sartorelli E. A case–referent study on nasal cancer and exposure to wood dustin the province of Siena, Italy. ScandJ Work Environ Health. 1983; 9: 25–9.

[42] d'Errico A, Pasian S, Baratti A, et al. A case–control study on occupational risk factors for sino–nasal cancer. Occup Environ Med. 2009; 66: 448–55.

[43] Elwood JM. Wood exposure and smoking: association with cancer of the nasal cavity and paranasal sinuses in British Columbia. Can Med Assoc J. 1981; 124: 1573–7.

[44] Fukuda K, Shibata A. A case–control study of past history of nasal diseases and maxillary sinus cancer in Hokkaido, Japan. Cancer Res. 1988; 48: 1651–2.

[45] Fukuda K, Kojiro M, Hirano M, Hyams VJ, Heffner D. Predominance of squamous cell carcinoma and rarity of adeno–carcinoma of maxillary sinus among Japanese. Kurume Med J. 1989; 36: 1–6.

[46] Hernberg S, Westerholm P, Schultz–Larsen K, et al. Nasal and sinonasal cancer. Connection with occupational exposures in Denmark, Finland and Sweden. Scand J Work Environ Health. 1983; 9: 315–26.

[47] Ng TP. A case–referent study of cancer of the nasal cavity and sinuses in Hong Kong. Int J Epidemiol. 1986; 15: 171–5.

[48] Olsen JH, Jensen SP, Hink M, Faurbo K, Breum NO, Jensen OM. Occupational formaldehyde exposure and increased nasal cancer risk in man. Int J Cancer. 1984; 34: 639–44.

[49] Olsen JH, Jensen OM. Nasal cancer and chlorophenols. Lancet. 1984; 2: 47–8.

[50] Olsen JH, Asnaes S. Formaldehyde and the risk of squamous cell carcinoma of the sinonasal cavities. Br J Ind Med. 1986; 43: 769–74.

[51] Olsen JH. Occupational risks of sinonasal cancer in Denmark. Br J Ind Med. 1988; 45: 329–35.

[52] Pesch B, Pierl CB, Gebel M, et al. Occupational risks for adenocarcinoma of the nasal cavity and paranasal sinuses in the German wood industry. Occup Environ Med. 2008; 65: 191–6.

[53] Roush GC, Meigs JW, Kelly JA, Flannery JT, Burdo H. Sinonasal cancer and occupation: a case–control study. Am J Epidemiol. 1980; 111: 183–93.

[54] Roush GC, Walrath J, Stayner LT, Kaplan SA, Flannery JT, Blair A. Nasopharyngeal cancer, sinonasal cancer, and occupations related to formaldehyde: a case–control study. J Natl Cancer Inst. 1987; 79: 1221–4.

[55] Shimizu H, Hozawa J, Saito H, et al. Chronic sinusitis and woodworking as risk factors for cancer of the maxillary sinus in Northeast Japan. Laryngoscope. 1989; 99: 58–61.

[56] Takasaka T, Kawamoto K, Nakamura K. A case–control study of nasal cancers. An occupational survey. Acta Otolaryngol. 1987; 435(Suppl): 136–42.

[57] Caplan LS, Hall HI, Levine RS, Zhu K. Preventable risk factors for nasal cancer. Ann Epidemiol. 2000; 10: 186–91.

[58] Mirabelli MC, Hoppin JA, Tolbert PE, Herrick RF, Gnepp DR, Brann EA. Occupational exposure to chlorophenol and the risk of nasal and nasopharyngeal cancers among U.S. men aged 30 to 60. Am J Ind Med. 2000; 37: 532–41.

[59] Zhu K, Levine RS, Brann EA, Hall HI, Caplan LS, Gnepp DR. Case–control study evaluating the homogeneity and heterogeneity of risk factors between sinonasal and nasopharyngeal cancers. Int J Cancer. 2002; 99: 119–23.

[60] Siew SS, MartinsenJI, Kjaerheim K, et al. Occupational exposure to wood dust and risk of nasal and nasopharyngeal cancer: a case–control study among men in four Nordic countries–with an emphasis on nasal adenocarcinoma. Int J Cancer. 2017; 141(12): 2430–6.

[61] Acheson ED, Cowdell RH, Hadield E, Macbeth RG. Nasal cancer in woodworkers in the furniture industry. Br Med J. 1968; 2: 587–96.

[62] Rongo LM, Msamanga GI, Burstyn I, Barten F, Dolmans WM, Heederik D. Exposure to wood dust and endotoxin in small–scale wood industries in Tanzania. J Expo Anal Environ Epidemiol. 2004; 14(7): 544–50.

[63] Demers PA, Boffetta P, Kogevinas M, et al. Pooled reanalysis of cancer mortality among ive cohorts of workers in wood–related industries. Scand J Work Environ Health. 1995; 21: 179–90.

[64] Siew SS, Kauppinen T, Kyyrönen P, Heikkilä P, Pukkala E. Occupational exposure to wood dust and formaldehyde and risk of nasal, nasopharyngeal, and lung cancer among Finnish men. Cancer Manag Res. 2012; 4: 223–32.

[65] Binazzi A, Ferrante P, Marinaccio A. Occupational exposure and sinonasal cancer: a systematic review and meta-analysis. BMC Cancer. 2015; 15: 49.

[66] DemersPA, Teschke K, KennedySM. What to do about softwood? A review of respiratory effects and recommendations regarding exposure limits. Am J Ind Med. 1997; 31: 385–98.

[67] International Agency for Research on Cancer(IARC), Demers PA, Boffetta P, editors. Cancer risk from occupational exposure to wood dust, A pooled analysis of epidemiological studies. IARC technical report no. 30. Lyon: IARC; 1998. p. i–97.

[68] Scientiic Committee group on Occupational Exposure Limits(SCOEL). Wood dust. Luxembourg: European Commission; 2003. SCOEL/INF/576.

[69] International Agency for Research on Cancer(IARC). IARC monographs on the evaluation of carcinogenic risks to humans, Wood, leather and some associated industries, vol. 25. Lyon: IARC; 1981. p. v–421.

[70] International Agency for Research on Cancer(IARC).

IARC monographs on the evaluation of carcinogenic risks to humans, Tobacco smoke and involuntary smoking, vol. 83. Lyon: IARC; 2004. p. v–1452.

[71] International Agency for Research on Cancer(IARC). IARC monographs on the evaluation of carcinogenic risks to humans, A review of human carcinogens: personal habits and indoor combustions, vol. 100E. Lyon: IARC; 2012. p. v–579.

[72] Acheson ED, Pippard EC, Winter PD. Nasal cancer in the Northamptonshire boot and shoe industry: is it declining? Br J Cancer. 1982; 46: 940–6.

[73] PippardEC, Acheson ED. The mortality of boot and shoemakers, with special reference to cancer. Scand J Work Environ Health. 1985; 11: 249–55.

[74] Andersen A, Barlow L, Engeland A, Kjaerheim K, Lynge E, Pukkala E. Work–related cancer in the Nordic countries. Scand J Work Environ Health. 1999; 25(Suppl 2): 1–116.

[75] Cecchi F, Buiatti E, Kriebel D, Nastasi L, Santucci M. Adenocarcinoma of the nose and paranasal sinuses in shoe–makers and woodworkers in the province of Florence, Italy(1963–77). Br J Ind Med. 1980; 37: 222–5.

[76] Luippold RS, Mundt KA, Dell LD, Birk T. Low–level hexavalent chromium exposure and rate of mortality among US chromate production employees. J Occup Environ Med. 2005; 47: 381–5.

[77] International Agency for Research on Cancer(IARC). IARC monographs on the evaluation of carcinogenic risks to humans, A review of human carcinogens: chemical agents and related occupations, vol. 100F. Lyon: IARC; 2012. p. v–499.

[78] Swenberg JA, Kerns WD, Mitchell RI, Gralla EJ, Pavkov KL. Induction of squamous cell carcinomas of the rat nasal cavity by inhalation exposure to formaldehyde vapor. Cancer Res. 1980; 40: 3398–402.

[79] Bertazzi PA, Pesatori AC, Radice L, Zocchetti C, Vai T. Exposure to formaldehyde and cancer mortality in a cohort of workers producing resins. Scand J Work Environ Health. 1986; 12: 461–8.

[80] Edling C, Jarvholm B, Andersson L, Axelson O. Mortality and cancer incidence among workers in an abrasive manufacturing industry. Br J Ind Med. 1987; 44: 57–9.

[81] Bertazzi PA, Pesatori A, Guercilena S, Consonni D, Zocchetti C. Carcinogenic risk for resin producers exposed to formaldehyde: extension of follow–up. Med Lav. 1989; 80: 111–22.

[82] Andjelkovich DA, Janszen DB, Brown MH, Richardson RB, Miller FJ. Mortality of iron foundry workers: IV. Analysis of a subcohort exposed to formaldehyde. J Occup Environ Med. 1995; 37: 826–37.

[83] Hansen J, Olsen JH. Formaldehyde and cancer morbidity among male employees in Denmark. Cancer Causes Control. 1995; 6: 354–60.

[84] Hansen J, Olsen JH. Occupational exposure to formaldehyde and risk of cancer. Ugeskr Laeger. 1996; 158: 4191–4.

[85] CoggonD, Harris EC, Poole J, Palmer KT. Extended follow–up of a cohort of British chemical workers exposed to formaldehyde. J Natl Cancer Inst. 2003; 95: 1608–15.

[86] Hauptmann M, Lubin JH, Stewart PA, Hayes RB, Blair A. Mortality from solid cancers among workers in formaldehyde industries. Am J Epidemiol. 2004; 159: 1117–30.

[87] Pinkerton LE, Hein MJ, Stayner LT. Mortality among a cohort of garment workers exposed to formaldehyde: an update. Occup Environ Med. 2004; 61: 193–200.

[88] Walrath J, Fraumeni JF Jr. Mortality patterns among embalmers. Int J Cancer. 1983; 31: 407–11.

[89] Walrath J, Fraumeni JF Jr. Cancer and other causes of death among embalmers. Cancer Res. 1984; 44: 4638–41.

[90] Levine RJ, Andjelkovich DA, Shaw LK. The mortality of Ontario undertakers and a review of formaldehyde–related mortality studies. J Occup Med. 1984; 26: 740–6.

[91] Stroup NE, Blair A, Erikson GE. Brain cancer and other causes of death in anatomists. J Natl Cancer Inst. 1986; 77: 1217–24.

[92] Hayes RB, Blair A, Stewart PA, Herrick RF, Mahar H. Mortality of U.S. embalmers and funeral directors. Am J Ind Med. 1990; 18: 641–52.

[93] AchesonED, Cowdell RH, RangEH. Nasal cancer in England and Wales: an occupational survey. Br J Ind Med. 1981; 38: 218–24.

[94] Christensen MS, Hansen J, Ramlau–Hansen CH, Toft G, Kolstad H. Cancer incidence in workers exposed to styrene in the Danish–reinforced plastics industry, 1968–2012. Epidemiology. 2017; 28(2): 300–10.

[95] Secretan B, Straif K, Baan R, et al. A review of human carcinogens–Part E: tobacco, areca nut, alcohol, coal smoke, and salted ish. Lancet Oncol. 2009; 10: 1033–4.

[96] Sasco AJ, Secretan MB, Straif K. Tobacco smoking and cancer: a brief review of recent epidemiological evidence. Lung Cancer. 2004; 45(Suppl 2): S3–9.

[97] Bouvard V, Baan R, Straif K, et al. A review of human carcinogens—part B: biological agents. Lancet Oncol. 1990; 10: 321–2.

[98] International Agency for Research on Cancer(IARC). IARC monographs on the evaluation of carcinogenic risks to humans, A review of human carcinogens: biological agents, vol. 100B. Lyon: IARC; 2012. p. v–475.

[99] Bishop JA, Guo TW, Smith DF, Wang H, Ogawa T, Pai

SI, et al. Human papillomavirus–related carcinomas of the sinonasal tract. Am J Surg Pathol. 2013; 37: 185–92.

[100] Thavaraj S. Human papillomavirus–associated neoplasms of the sinonasal tract and nasopharynx. Semin Diagn Pathol. 2016; 33: 10411.

[101] WHO(World Health Oranization)Classiication of tumours, El–Naggar A, Chan L, Grandis J, Takata T, Slootweg P. Tumours of the nasal cavity, paranasal sinuses and skull base. In: WHO classiication of head and neck tumours. 4th ed. Lyon: International Agency for Research on Cancer(IARC); 2017. p. 11–42.

[102] Roush GC. Epidemiology of cancer of the nose and paranasal sinuses: current concepts. Head Neck Surg. 1979; 2: 3–11.

[103] Robin PE, Powell DJ, Stansbie JM. Carcinoma of the nasal cavity and paranasal sinuses: incidence and presentation of different histological types. Clin Otolaryngol Allied Sci. 1979; 4: 431–56.

[104] Sobin L, Wittekind C, editors. TNM classiication of malignant tumours. 6th ed. New York: Wiley; 2002.

[105] Muir C, Weiland L. Upper aerodigestive tract cancers. Cancer. 1995; 75: 147–53.

[106] Klintenberg C, Olofsson J, HellquistH, Sokjer H.Adenocarcinoma of the ethmoid sinuses. A review of 28cases with special reference to wood dust exposure. Cancer. 1984; 54: 482–8.

[107] Barnes L. Intestinal–type adenocarcinoma of the nasal cavity and paranasal sinuses. Am J Surg Pathol. 1986; 10: 192–202.

[108] Kleinsasser O, Schroeder HG. Adenocarcinomas of the inner nose after exposure to wood dust. Morphological indings and relation–ships between histopathology and clinical behavior in 79cases. Arch Otorhinolaryngol. 1988; 245: 1–15.

[109] FranchiA, MassiD, Palomba A, BiancalaniM, Santucci M. CDX–2, cytokeratin 7and cytokeratin 20immunohistochemical expression in the differential diagnosis of primary adenocarcinomas of the sinonasal tract. Virchows Arch. 2004; 445: 63–7.

[110] Kennedy MT, Jordan RC, Berean KW, Perez–Ordonez B. Expression pattern of CK7, CK20, CDX–2, and villin in intestinal–type sinonasal adenocarcinoma. J Clin Pathol. 2004; 57: 932–7.

[111] Resto VA, Krane JF, Faquin WC, Lin DT. Immunohistochemical distinction of intestinal–type sinonasal adenocarcinoma from metastatic adenocarcinoma of intestinal origin. Ann Otol Rhinol Laryngol. 2006; 115: 59–64.

[112] Tilson MP, Gallia GL, Bishop JA. Among sinonasal tumors, CDX–2immunoexpression is not restricted to intestinal–type adenocarcinomas. Head Neck Pathol. 2014; 8(1): 59–65.

[113] Vivanco B, Llorente JL, Perez–Escuredo J, Alvarez Marcos C, Fresno MF, Hermsen MA. Benign lesions in mucosa adjacent to intestinal–type sinonasal adenocarcinoma. Pathol Res Int. 2011; Article ID 230147; 8 pages. https: //doi. org/10.4061/2011/230147.

[114] Wilhelmsson B, Lundh B. Nasal epithelium in woodworkers in the furniture industry. A histological and cytological study. Acta Otolaryngol. 1984; 98: 321–34.

[115] Valente G, Ferrari L, Kerim S, et al. Evidence of p53 immunohistochemical overexpression in ethmoidal mucosa of woodworkers. Cancer Detect Prev. 2004; 28: 99–106.

[116] Heffner DK, Hyams VJ, Hauck KW, Lingeman C. Low-grade adenocarcinoma of the nasal cavity and paranasal sinuses. Cancer. 1982; 50: 312–22.

[117] Stelow EB, Jo VY, Mills SE, Carlson DL. A histologic andimmunohistochemical study describing the diversity of tumors classified as sinonasal high–grade nonintestinal adenocarcinomas. Am J Surg Pathol. 2011; 35: 971–80.

[118] Purgina B, Bastaki JM, Duvvuri U, Seethala RR. A subset of sinonasal non–intestinal type adenocarcinomas are truly seromucinous adenocarcinomas: a morphologic and immunophenotypic assessment and description of a novel pitfall. Head Neck Pathol. 2015; 9(4): 436–46.

[119] Wolff H, Leivo I, Holmila R, Luce D, Husgafvel-Pursiainen K. Differential occurrence of sinonasal Intestinal Type Adenocarcinoma(ITAC)and sinonasal non–ITAC in Finland and France and their association with wood dust exposure. Virchows Arch. 2013; 463(2): 114.

[120] Sunderman FW. Nasal toxicity, carcinogenicity, and olfactory uptake of metals. Ann Clin Lab Sci. 2001; 31: 3–24.

[121] Monks TJ, Jones DC. The metabolism and toxicity of quinones, quinonimines, quinone methides, quinone-thioethers. Curr Drug Metab. 2002; 3: 425–38.

[122] BootsAW, Haenen GR, Bast A. Health effects of quercetin: from antioxidant to nutraceutical. Eur J Pharmacol. 2008; 585: 325–37.

[123] Feron VJ, Arts JHE, Kuper CF, Slootweg PJ, Woutersen RA. Health risks associated with inhaled nasal toxicants. Crit Rev Toxicol. 2001; 31: 313–47.

[124] Oberdörster G, Oberdörster E, Oberdörster J. Nanotoxicology: an emerging discipline evolving from studies of ultraine particles. Environ Health Perspect. 2005; 113: 823–39.

[125] Kuper CF, Woutersen RA, Slootweg PJ, Feron VJ. Carcinogenic response of the nasal cavity to inhaled chemical mixtures. Mutat Res. 1997; 380: 19–26.

[126] Klein RG, Schmezer P, Amelung F, Schroeder H-G, Woeste W, Wolf J. Carcinogenicity assays of wood dust and wood additives in rats exposed by long-term inhalation. Int Arch Occup Environ Health. 2001; 74: 109–18.

[127] Zhou ZC, Norpoth KH, Nelson E. Genotoxicity of wood dust in a human embryonic lung cell line. Arch Toxicol. 1995; 70(1): 57–60.

[128] BornholdtJ, Saber AT, Sharma AK, Savolainen K, Vogel U, Wallin H. Innammatory response and genotoxicity of seven wood dusts in the human epithelial cell line A549. Mutat Res. 2007; 632: 78–88.

[129] Long H, Shi T, Borm PJ, et al. ROS-mediated TNF-α and MIP-2 gene expression in alveolar macrophages exposed to pine dust. Part Fibre Toxicol. 2004; 1: 3. https: //doi.org/10.1186/1743-8977-1-3.

[130] Määttä J, Majuri M-L, Luukkonen R, et al. Characterization of oak and birch dust-induced expression of cytokines and chemokines in mouse macrophage RAW 264.7cells. Toxicology. 2005; 215: 25–36.

[131] Määttä J, Luukkonen R, Husgafvel-Pursiainen K, Alenius H, Savolainen K. Comparison of hardwood and softwood dust-induced expression of cytokines and chemokines in mouse macrophage RAW 264.7cells. Toxicology. 2006a; 218: 13–21.

[132] NaaralaJ, Kasanen J-P, Pasanen P, et al. The effects of wood dusts on the redox status and cell death in mouse macrophages(RAW 264.7)and human leukocytes in vitro. J Toxicol Environ Health. 2003; 66(A): 1221–35.

[133] Määttä J, Lehto M, Leino M, et al. Mechanisms of particle-induced pulmonary inaammation in a mouse model: exposure to wood dust. Toxicol Sci. 2006b; 93: 96–104.

[134] Määttä J, Haapakoski R, Leino M, et al. Immunomodulatory effects of oak dust exposure in a murine model of allergic asthma. Toxicol Sci. 2007; 99: 260–6.

[135] Palus J, Dziubaltowska E, Rydzynski K. DNA single-strand breaks and DNA repair in the lymphocytes of wooden furniture workers. Mutat Res. 1998; 408: 91–101.

[136] Palus J, Dziubaltowska E, Rydzynski K. DNA damage detected by the comet assay in the white blood cell of workers in a wooden furniture plant. Mutat Res. 1999; 444: 61–74.

[137] Çelik A, Kanik A. Genotoxicity and occupational exposure to wood dust: micronucleus frequency and nuclear changes in exfoliated buccal mucosa cells. Environ Mol Mutagen. 2006; 47: 693–8.

[138] Elavarasi D, Ramakrishnan V, Subramoniam T, Ramesh A, Cherian KM, Emmanuel C. Genotoxicity study in lymphocytes of workers in wooden industry. Curr Sci. 2002; 82(7): 869–973.

[139] Rekhadevi PV, Mahboob M, Rahman MF, Grover P. Genetic damage in wood dust-exposed workers. Mutagenesis. 2009; 24(1): 59–65.

[140] Bruschweiler ED, Hopf NB, Wild P, Huynh CK, Fenech M, Thomas P, Hor M, Charriere N, Savova-Bianchi D, Danuser B. Workers exposed to wood dust have an increased micronucleus frequency in nasal and buccal cells: results from a pilot study. Mutagenesis. 2014; 29(3): 201–7.

[141] BruschweilerED, Wild P, HuynhCK, Savova-Bianchi D, Danuser B, Hopf NB. DNA damage among wood workers assessed with the comet assay. Environ Health Insights. 2016; 10: 105–12. https: // doi.org/10.4137/EHI.S38344.

[142] Wultsch G, NersesyanA, Kundi M, Wagner KH, Ferk F, Jakse R, Knasmueller S. Impact of exposure to wood dust on genotoxicity and cytotoxicity in exfoliated buccal and nasal cells. Mutagenesis. 2015; 30(5): 701–9.

[143] Goldsmith DF, Shy CM. An epidemiologic study of respiratory health effects in a group of North Carolina furniture workers. J Occup Med. 1988; 30(12): 959–65.

[144] Jacobsen G, Schaumburg I, Sigsgaard T, Schlunssen V. Non-malignant respiratory diseases and occupational exposure to wood dust. Part I. Fresh wood and mixed wood industry. Ann Agric Environ Med. 2010; 17(1): 15–28.

[145] Jacobsen G, Schaumburg I, Sigsgaard T, Schlunssen V. Non-malignant respiratory diseases and occupational exposure to wood dust. Part II. Dry wood industry. Ann Agric Environ Med. 2010; 17(1): 29–44.

[146] The American Conference of Governmental Industrial Hygienists(ACGIH®). Threshold Limit Values® for chemical substances and physical agents & biological exposure indices. Wood dusts. 7th ed. ACGIH® 2015. 23p.

[147] Chan-Yeung M, Vedal S, Kus J, MacLean L, Enarson D, Tse KS. Symptoms, pulmonary function, and bronchial hyperreactivity in western red cedar workers compared with those in ofice workers. Am Rev Respir Dis. 1984; 130(6): 1038–41.

[148] Pérez-Ríos M, Ruano-Ravina A, Etminan M, Takkouche B. A meta-analysis on wood dust exposure and risk of asthma. Allergy. 2010; 65(4): 467–73.

[149] Carlsten C, Dybuncio A, Pui MM, Chan–Yeung M. Respiratory impairment and systemic inaammation in cedar asthmatics removed from exposure. PLoS One. 2013; 8(2): e57166. https: // doi.org/10.1371/journal. pone.0057166.

[150] Wiggans RE, Evans G, Fishwick D, Barber CM. Asthma in furniture and wood processing workers: a systematic review. Occup Med(Lond). 2016; 66(3): 193–201. https: //doi.org/10.1093/ occmed/kqv149.

[151] Llorente JL, Perez-Escuredo J, Alvarez–Marcos C, Suarez C, Hermsen M. Genetic and clinical aspects of wood dust related intestinal–type sinonasal adenocarcinoma: a review. Eur Arch Otorhinolaryngol. 2009; 266: 1–7.

[152] HolmilaR, Cyr D, Luce D, et al. COX–2and p53 in human sinonasal cancer: COX–2expression is associated with adenocarcinoma histology and wood–dust exposure. Int J Cancer. 2008; 122: 2154–9.

[153] Saber AT, Nielsen LR, Dictor M, Hagmar L, Mikoczy Z, Wallin H. K–ras mutations in sinonasal adenocarcinomas in patients occupationally exposed to wood or leather dust. Cancer Lett. 1998; 126(1): 59–65.

[154] Bornholdt J, Hansen J, Steiniche T, et al. K–ras mutations in sino–nasal cancers in relation to wood dust exposure. BMC Cancer. 2008; 8: 53.

[155] Holmila R, Bornholdt J, Heikkila P, et al. Mutations in TP53tumor suppressor gene in wood dust–related sinonasal cancer. IntJ Cancer. 2010; 127: 578–88.

[156] Holmila R, Bornholdt J, Suitiala T, et al. Proile of TP53gene mutations in sinonasal cancer. Mutat Res. 2010; 686: 9–14.

[157] Pérez-Escuredo J, Martinez JG, Vivanco B, et al. Wood dust–related mutational proile of TP53mutations in intestinal–type sinonasaladenocarcinoma. Hum Pathol. 2012; 43: 1894–901.

[158] Perrone F, Oggionni M, Birindelli S, et al. TP53, p14ARF, p16INK4a and H–ras gene molecular analysis in intestinal–type adenocarcinoma of the nasal cavity and paranasal sinuses. Int J Cancer. 2003; 105(2): 196–203.

[159] Korinth D, Pacyna–Gengelbach M, Deutschmann N, et al. Chromosomal imbalances in wood dust–related adenocarcinomas of the inner nose and their associations with pathological parameters. J Pathol. 2005; 207(2): 207–15.

[160] Franchi A, Miligi L, Palomba A, Giovannetti L, Santucci M. Sinonasal carcinomas: recent advances in molecular and phenotypic characterization and their clinical implications. Crit Rev Oncol Hematol. 2011; 79(3): 265–77.

[161] Frattini M, Perrone F, Suardi S, et al. Phenotype–genotype correlation: challenge of intestinal–type adenocarcinoma of the nasal cavity and paranasal sinuses. Head Neck. 2006; 28(10): 909–15.

[162] López F, García Inlcán C, Pérez-Escuredo J, et al. KRAS and BRAF mutations in sinonasal cancer. Oral Oncol. 2012; 48: 629–97.

[163] Gárcia-Inclán C, López F, Pérez-Escuredo J, et al. EGFR status and KRAS/BRAF mutations in intestinal typesinonasaladenocar–cinomas. Cell Oncol. 2012; 35: 443–50.

[164] Ariza M, Llorente JL, Alvarez–Marcas C, et al. Comparative genomic hybridization in primary sinonasal adenocarcinomas. Cancer. 2004; 100(2): 335–41.

[165] Hermsen MA, Llorente JL, Perez-Escuredo J, et al. Genome–wide analysis of genetic changes in intestinal–type sinonasaladenocarcinoma. Head Neck. 2009; 31(3): 290–7.

[166] Levine AJ, Oren M. The irst 30years of p53: growing ever more complex. Nat Rev Cancer. 2009; 9: 749–58.

[167] Vousden KH, Prives C. Blinded by the light: the growing complexity of p53. Cell. 2009; 137(3): 413–31.

[168] Partridge M, Costea DE, Huang X. The changing face of p53 in head and neck cancer. Int J Oral Maxillofac Surg. 2007; 36(12): 1123–38.

[169] Goh AM, Cofill CR, Lane DP. The role of mutant p53 in human cancer. J Pathol. 2011; 223(2): 116–26.

[170] Bashir AA, Robinson RA, Benda JA, Smith RB. Sinonasal adenocarcinoma: immunohistochemical marking and expression of oncoproteins. Head Neck. 2003; 25(9): 763–71.

[171] Yom SS, Rashid A, Rosenthal DI, et al. Genetic analysis of sino–nasal adenocarcinoma phenotypes: distinct alterations of histogenetic signiicance. Mod Pathol. 2005; 18(3): 315–9.

[172] Wang X, Lv W, Qi F, et al. Clinical effects of p53overexpression in squamous cell carcinoma of the sinonasal tract: a systematic meta–analysis with PRISMA guidelines. Medicine(Baltimore). 2017; 96(12): e6424.

[173] Re M, Magliulo G, Tarchini P, et al. p53 and BCL–2 over–expression inversely correlates with histological differentiation in occupational ethmoidal intestinal–typesinonasaladenocarcinoma. Int J Immunopathol Pharmacol. 2011; 24(3): 603–9.

[174] Vivanco Allende B, Perez-Escuredo J, Fuentes Martinez N, et al. Intestinal–type sinonasal adenocarcinomas. Immunohistochemical proile of 66cases. Acta

Otorrinolaringol Esp. 2013; 64(2): 115–23.

[175] Franchi A, Palomba A, Fondi C, et al. Immunohistochemical investigation of tumorigenic pathways in sinonasal intestinal–type adenocarcinoma. A tissue array of 62cases. Histopathology. 2011; 59: 98–105.

[176] Bandoh N, Hayashi T, Kishibe K, et al. Prognostic value of p53mutations, bax, and spontaneous apoptosis in maxillary sinus squamous cell carcinoma. Cancer. 2002; 94(7): 1968–80.

[177] Licitra L, Suardi S, Bossi P, et al. Prediction of TP53status for primary cisplatin, nuorouracil, and leucovorin chemotherapy in ethmoid sinus intestinal–type adenocarcinoma. J Clin Oncol. 2004; 22(24): 4901–6.

[178] Wu TT, Barnes L, Bakker A, Swalsky PA, Finkelstein SD. K–ras–2and p53genotyping of intestinal–type adenocarcinoma of the nasal cavity and paranasal sinuses. Mod Pathol. 1996; 9(3): 199–204.

[179] Doescher J, Piontek G, Wirth M, et al. Epstein–Barr virus infection is strictly associated with the metastatic spread of sinonasal squamous–cell carcinomas. Oral Oncol. 2015; 51(10): 929–34.

[180] Bouaoun L, Sonkin D, Ardin M, et al. TP53variations in human cancers: new lessons from the IARC TP53database and genomics data. Hum Mutat. 2016; 37(9): 865–76.

[181] Bossi P, Perrone F, Miceli R, et al. Tp53status as guide for the management of ethmoid sinus intestinal–type adenocarcinoma. Oral Oncol. 2013; 49(5): 413–9.

[182] Lopez F, Llorente JL, Oviedo CM, et al. Gene ampliication and protein overexpression of EGFR and ERBB2in sinonasal squamous cell carcinoma. Cancer. 2012; 118: 1818–26.

[183] Lopez F, Llorente JL, Garcia–Inclan C, et al. Genomic proiling of sinonasal squamous cell carcinoma. Head Neck. 2011; 33(2): 145–53.

[184] Perez–Escuredo J, Lopez–Hernandez A, Costales M, et al. Recurrent DNA copy number alterations in intestinal-typesinona–saladenocarcinoma. Rhinology. 2016; 54(3): 278–86.

[185] Lichtenstein P, Holm NV, Verkasalo PK, et al. Environmental and heritable factors in the causation of cancer-analyses of cohorts of twins from Sweden, Denmark, and Finland. N Engl J Med. 2000; 343(2): 78–85.

[186] Fletcher O, Houlston RS. Architecture of inherited susceptibility to common cancer. Nat Rev Cancer. 2010; 10(5): 353–61.

[187] Pastore E, Perrone F, Orsenigo M, et al. Polymorphisms of metab–olizing enzymes and susceptibility to ethmoid intestinal–type adenocarcinoma in professionally exposed patients. Transl Oncol. 2009; 2(2): 84–8.

[188] Dogan S, Chute DJ, Xu B, et al. Frequent IDH2R172mutations in undifferentiated and poorly-differentiated sinonasal carcinomas. J Pathol. 2017; 242(4): 400–8.

[189] Jo VY, Chau NG, Hornick JL, Krane JF, Sholl LM. Recurrent IDH2R172X mutations in sinonasal undifferentiated carcinoma. Mod Pathol. 2017; 30(5): 650–9.

[190] López–Hernández A, Vivanco B, Franchi A, et al. Genetic proiling of poorly differentiated sinonasal tumours. Sci Rep. 2018; 8(1): 3998. https: //doi.org/10.1038/s41598018–21690–6.

[191] Herceg Z, GhantousA, Wild CP, et al. Roadmap for investigating epigenome deregulation and environmental origins of cancer. IntJ Cancer. 2018; 142(5): 874–82.

[192] Ginder GD, Williams DC Jr. Readers of DNA methylation, the MBD family as potential therapeutic targets. Pharmacol Ther. 2018; 184: 98–111. https: //doi.org/10.1016/j.phar–mthera.2017.11.002. pii: S0163-7258(17)30286–3.

[193] Chmelarova M, Sirak I, Mzik M, et al. Importance of tumour suppressor gene methylation in sinonasal carcinomas. Folia Biol(Praha). 2016; 62(3): 110–9.

[194] Costales M, Lopez–Hernandez A, Garcia–Inclan C, et al. Gene methylation proiling in sinonasaladenocarcinoma and squamous cell carcinoma.Otolaryngol Head Neck Surg. 2016; 155(5): 808–15.

[195] Meng LZ, Fang JG, Sun JW, Yang F, Wei YX. Aberrant expression proile of long noncoding RNA in human sino–nasal squamous cell arcinoma by microarray analysis. Biomed Res Int. 2016; 2016: 1095710. 10 pages. https: //doi. org/10.1155/2016/1095710.

[196] Ogawa T, Saiki Y, Shiga K, et al. miR–34a is downregulated in cisdiamminedichloroplatinum treated sinonasal squa–mous cell carcinoma patients with poor prognosis. Cancer Sci. 2012; 103(9): 1737–43.

[197] Yan L, Zhan C, Wang S, Wang S, Guo L. Genetic analysis of radiation–speciic biomarkers in sinonasal squamous cell carcinomas. Tumour Biol. 2016; 37(9): 12001–9.

[198] Wirth M, Doescher J, Jira D, et al. HES1mRNA expression is associated with survival in sinonasal squamous cell carcinoma. Oral Surg Oral Med Oral Pathol Oral Radiol. 2016; 122(4): 491–9.

[199] Tripodi D, Quemener S, Renaudin K, et al. Gene expression proiling in sinonasaladenocarcinoma. BMC Med Genet. 2009; 2: 65.

[200] Projetti F, Durand K, Chaunavel A, et al. Epidermal growth factor receptor expression and KRAS and

BRAF mutations: study of 39 sinonasal intestinal–type adenocarcinomas. Hum Pathol. 2013; 44(10): 2116–25.

[201] Szablewski V, Solassol J, Poizat F, et al. EGFR expression and KRAS and BRAF mutational status in intestinal–type sinonasal adenocarcinoma. Int J Mol Sci. 2013; 14(3): 5170–81.

[202] Franchi A, Fondi C, Paglierani M, et al. Epidermal growth factor receptor expression and gene copy number in sinonasal intestinal type adenocarcinoma. Oral Oncol. 2009; 45(9): 835–8.

[203] Chernock RD, Perry A, Pfeifer JD, Holden JA, Lewis JS Jr. Receptor tyrosine kinases in sinonasal undifferentiated carcinomas—evaluation for EGFR, c–KIT, and HER2/neu expression. Head Neck. 2009; 31(7): 919–27.

[204] Projetti F, Mesturoux L, Coulibaly B, et al. Study of MET protein levels and MET gene copy number in 72sinonasal intestinal–type adenocarcinomas. Head Neck. 2015; 3(11): 1563–8.

[205] Stasikowska–Kanicka O, Wagrowska–Danilewicz M, Danilewicz M. Immunohistochemical study EMT–related proteins in HPV–, and EBV–negative patients with sinonasal tumours. Pathol Oncol Res. 2016; 22(4): 781–8.

[206] Yamashita Y, Hasegawa M, Deng Z, et al. Human papillomavirus infection and immunohistochemical expression of cell cycle proteins pRb, p53, and p16(INK4a)in sinonasal diseases. Infect Agent Cancer. 2015; 10: 23.

[207] Rodrigo JP, Garcia–Pedrero JM, Llorente JL, et al. Down–regulation of annexin A1and A2protein expression in intestinal–type sinonasaladenocarcinomas. Hum Pathol. 2011; 42(1): 88–94.

[208] Pirrone C, Chiaravalli AM, Marando A, et al. OTX1and OTX2as possible molecular markers of sinonasal carcinomas and olfactory neuroblastomas. Eur J Histochem. 2017; 61(1): 2730.

[209] Wadsworth B, Bumpous JM, Martin AW, et al. Expression of p16 in sinonasal undifferentiated carcinoma(SNUC) without associated human papillomavirus(HPV). Head Neck Pathol. 2011; 5(4): 349–54.

[210] Syrjanen K, Syrjanen S. Detection of human papillomavirus in sinonasal carcinoma: systematic review and meta–analysis. Hum Pathol. 2013; 44(6): 983–91.

[211] Isayeva T, Li Y, Maswahu D, Brandwein–Gensler M. Human papillomavirus in non–oropharyngeal head and neck cancers: a systematic literature review. Head Neck Pathol. 2012; 6(Suppl 1): S104–20.

[212] Alos L, Moyano S, Nadal A, et al. Human papillomaviruses are identiied in a subgroup of sinonasal squamous cell carcinomas with favorable outcome. Cancer. 2009; 115(12): 2701–9.

第 8 章
肠癌、肝癌和胆道癌

Paolo Boffetta，Francesca Donato，Doriane Gouas，
André Nogueira da Costa，Behnoush Abedi-Ardekani，
And Pierre Hainaut

概述

本章回顾肠癌(包括小肠癌、结肠癌和直肠癌)、肝癌和胆道癌的职业危险因素。此外，本章还将回顾这些肿瘤的一般流行病学，以便将相当有限的关于职业危险因素的数据放在更广泛的背景下进行分析。最后，将回顾原发性肝癌的分子和遗传机制，以深入认识这种重要的疾病，最终可能对预防职业相关病例产生影响。

肠癌

在非吸烟者中，肠癌是最常见的肿瘤，特别是在发达国家，其发病率很高。大多数肠癌发生在大肠，而小肠癌则比较罕见。在结直肠癌中，约三分之二源自结肠，三分之一源自直肠及直肠与乙状结肠交界处。大多数肠癌属于腺癌，即起源于腺细胞。其他组织学类型包括类癌、肉瘤和淋巴瘤。

2012 年全球结肠癌和直肠癌约新增 136 万新病例和 69.4 万死亡病例[1]。按发病率结肠癌和直肠癌是第三大常见恶性肿瘤，死亡率排名第四。

小肠癌

在大多数人群中，无论男女，小肠癌的年龄标准化发病率均低于 1/10 万。该肿瘤的男性发病率高

P. Boffetta（✉）
Tisch Cancer Institute, Icahn School of Medicine at Mount Sinai,
New York, NY, USA

Department of Medical and Surgical Sciences,
University of Bologna, Bologna, Italy
e-mail:paolo.boffetta@mssm.edu

F. Donato
Department of Public Health and Pediatric Sciences,
University of Turin, Turin, Italy
e-mail:francesca.donato@unito.it

D. Gouas
Sanofi Pasteur, Lyon, France

A. N. da Costa
Experimental Medicine and Diagnostics, Global Exploratory
Development, UCB BioPharma SPRL, Braine-L'Alleud, Belgium
e-mail:Andre.DaCosta@ucb.com

B. Abedi-Ardekani
International Agency for Research on Cancer, World Health
Organization, Lyon, France
e-mail:abedib@iarc.fr

P. Hainaut
Institute for Advanced Biosciences, University Grenoble Alpes,
La Tronche, France
e-mail:pierre.hainaut@univ-grenoble-alpes.fr

于女性，男女比约为 1.5 ～ 3。小肠癌的发病率与结肠癌的发病率相关。腺癌约占小肠癌的 50%。小肠癌主要起源于十二指肠和空肠近端，并先于腺瘤形成。患各种遗传性综合征的患者罹患小肠腺癌的风险增加，如家族性腺瘤性息肉病和黑斑息肉综合征，临床特征为小肠多发错构性腺瘤，结肠也有少量腺瘤。同样，克罗恩病患者罹患小肠腺癌的风险增加 10 倍[2]。主要为弥漫组织细胞型的恶性淋巴瘤约占小肠肿瘤的四分之一，获得性免疫缺陷综合征和乳糜泻的患者罹患小细胞淋巴瘤的风险更高。源于肠内分泌（嗜银）细胞的类癌是另一种重要的组织学类型。

有关小肠癌危险因素的数据十分有限。吸烟、饮酒和饮食等环境因素在小肠肿瘤发生中的作用，目前尚无定论，但超重 / 肥胖的作用似乎可信。目前尚无已知的导致小肠癌的职业原因。

结肠癌

高收入国家的结肠癌发病率最高（男性约 30/10 万，女性约 25/10 万），虽然发展中国家的发病率较低（5 ～ 15/10 万），但近年也在不断上升[3]。移民人群研究表明，在一代内，结肠癌的风险接近移居地当地人群；城市的发病率高于农村。结肠癌的主要组织学类型是腺癌。这种肿瘤起源于息肉或腺瘤，扁平黏膜表现出不同程度的异型增生。腺瘤的表面直径大于 1cm、呈绒毛状（而非管状）组织以及严重的细胞异型增生会增加其恶性风险。携带一个直径大于 1cm 的腺瘤患者患结肠癌的风险增加 2 ～ 4 倍；多个腺瘤的携带者罹患结肠癌的风险将再增加 1 倍。

移民研究表明，生活方式是导致结直肠癌的主要原因，研究重点主要集中在饮食的变化上；然而，最近的前瞻性研究仅提供了有限的证据来支持特定食物和营养素的作用[4]。超重 / 肥胖和缺乏锻炼的致病作用似乎已经明确[4]。最有力的证据表明，大量摄入肉类和熏制、腌制或加工肉类（可能还有其他食物）会增加患病风险。一些研究报告称，高水平摄入水果和蔬菜具有保护作用，但仍有待讨论。

多个研究表明，吸烟与结肠腺瘤的风险增加有关。对于结肠癌，一些大型前瞻性研究显示，长期大量吸烟会一定程度增加结肠癌的风险[5]。据观察，大量饮酒 RR 增加 50%[6]。

阿司匹林和其他抗炎药物的使用很可能会降低结直肠癌的发病率[7]。溃疡性结肠炎和克罗恩病患者罹患结肠癌的风险增加[7]。糖尿病和胆囊切除术与结肠癌风险增加（1.5 ～ 2 倍）相关[7]。有结肠癌史的患者患结肠或直肠二次原发肿瘤的风险增加 1 倍，在女性中，也显示结肠癌与子宫内膜癌、卵巢癌和乳腺癌相关，可能与共同的激素或饮食因素有关。

有几种罕见的遗传性疾病表现出结肠癌发病率极高的特征[7]。其中，家族性腺瘤性息肉病是由于第 5 号染色体上的腺瘤性息肉病结肠基因发生遗传或基因突变所致，其特点是结肠腺瘤数量非常多，到 55 岁时结肠癌或直肠癌的累积发病率接近 100%。以结肠息肉病为特征的其他罕见疾病包括 Gardner 综合征、Turcot 综合征和幼年性息肉病。所有这些遗传性疾病虽然对患者的影响非常严重，但在普通人群中患结肠癌的比例不超过 1%。此外，还有两种以遗传性非息肉病结肠癌为特征的综合征，即在没有腺瘤的情况下，结肠癌的家族性风险增加。Lynch 综合征 Ⅰ 型的特征是患近端（右侧）结肠癌的风险增加，这是由于两个参与 DNA 修复的基因之一发生了遗传突变。Lynch 综合征 Ⅱ 型的患者发生结肠外肿瘤（主要是子宫内膜和乳腺）的风险也会增加，总的来说，在西方人群的结肠癌病例中，可能大多为遗传性非息肉病结肠癌。除了这些遗传性疾病外，结肠癌患者的一级亲属患结肠癌或直肠癌的风险也将增加 2 ～ 3 倍。

直肠癌

直肠癌（包括直肠乙状结肠交界处和肛门）的分布与结肠癌的地区分布相似：大洋洲、北美洲和中欧的发病率最高，男性为 20/10 万，女性为 10/10 万[3]。近几十年来，大多数人群发病率一直保持稳定。男女发病比接近 2。

大多数直肠癌的生物学和流行病学特征与结肠癌相似，包括癌前腺瘤和非息肉样黏膜异常增生。存在家族综合征、慢性炎症性肠病患者的风险增加。饮食因素和体力活动可能有保护作用。此外，大量饮酒与直肠癌的关联似乎比结肠癌更强[6]。

石棉

有证据表明，吸入石棉会增加患结直肠癌的风险（大多数研究并没有将结肠和直肠分开报告）。早期对从事绝缘体工作的工人的研究报告称，其死亡率增加了 2 ~ 3 倍[8]，但如此强烈的关联未得到证实，因为其他队列研究要么未能重复这些发现，要么研究结果只存在弱关联，荟萃分析得出结论也认为绝缘体工人与结直肠癌存在弱关联[9]。IARC[10] 的一项综述包括 41 项职业队列研究和 13 项病例对照研究：结果表明石棉暴露和结直肠癌之间存在正相关，但证据不足以得出因果关系的结论，最近的研究结果与这一结论一致[11]。有一些研究证据表明，结肠癌的相关性可能比直肠癌更强。有关饮用水中石棉职业暴露的数据很少[12]；总的来说，这些数据并不支持石棉暴露会增加结直肠癌风险的假设。

其他职业因素

除石棉外，其他职业因素与结直肠癌风险的研究结果很少。在一些研究中，过量饮酒（如酿酒厂工人[13]）和缺乏锻炼（如久坐不动的工作[7]）等非职业危险因素也会导致结直肠癌的风险增加。在一项对来自北欧国家 1500 多万居民的系统分析中，观察到 10 多万例结直肠癌，男性和女性职业群体之间的发病率差异有限[14]。烟囱清扫工患结肠癌的风险较高（SIR 1.52，95%CI 1.25 ~ 1.84，基于 104 例暴露病例）；瑞典烟囱清扫工队列中也报告了类似的发现，该结果与人口普查分析部分重叠（SIR 1.36；95%CI 1.02 ~ 1.76）[15]。

Oddone 和他的同事[16] 回顾了职业暴露于几种物质、几种职业与结直肠癌风险的研究，结果认为结直肠癌风险与广泛使用化学化合物的行业有关，如皮革业（RR=1.70，95%CI：1.24 ~ 2.34）、基本

金属业（RR=1.32，95%CI：1.07 ~ 1.65）、塑料制造业（RR=1.30，95%CI：0.98 ~ 1.71）和橡胶制造业（RR=1.27，95%CI：0.92 ~ 1.76），以及安装和维修机械行业中可能接触石棉的工人（RR=1.40，95%CI：1.07 ~ 1.84）。然而，本次研究并未发现结直肠癌与工业部门之间存在一致的关联。

肝癌

肝脏解剖

肝脏是一个形似金字塔状的器官，分为左右两叶。每个叶由被称为小叶的微观结构单位组成，小叶大致呈六角形，由围绕着中央静脉呈放射状排列的肝细胞组成。肝脏有双重血供，肝动脉供应富氧血液，门静脉将富含营养的血液从肠道输送到肝脏。肝细胞成行排列，即所谓的肝索，位于肝窦的毛细血管通道附近。窦内有内皮细胞排列，内皮细胞有窗孔。肝细胞和内皮细胞之间的间隙被称为"窦周间隙"。肝细胞和血液之间的密切接触有利于肝脏内的新陈代谢。另一方面，肝脏分泌胆汁，胆汁通过肝内胆道（胆道树）的细支运输并聚集到胆囊中，胆囊将储存的胆汁分泌到十二指肠，促进脂肪消化。胆管、肝动脉和门静脉分支组成的肝门是肝脏组织学的重要标志。

肝细胞是肝实质的主要细胞类型，约占肝脏体积的 80%。肝细胞呈圆形，单核，含有丰富的细胞器，如光滑 / 粗糙内质网和高尔基体。这些细胞器支持肝细胞的特殊代谢和分泌功能。肝细胞中还含有大量的线粒体。

病理

肝细胞癌

晚期肝细胞癌（HCC）的宏观表现随肝硬化程度和肿瘤的大小而异。宏观形态上，小的 HCC 指直径小于 2cm，外观呈模糊结节状，很难与周围的肝硬化区分。非肝硬化的肿瘤通常生长为单个大肿块，偶尔伴有卫星结节（肿块或弥漫型），而与肝

硬化相关的肿瘤通常生长为多个散在结节（结节型）或大量微小结节（弥漫型），与肝硬化难以区分。肝脏因一个或多个肿瘤结节增大，这些结节柔软、肉质、斑片状、切面呈绿色胆汁染色，淡黄色，通常伴有出血、坏死和纤维化区域。在较大的肿瘤中，侵犯门静脉和肝静脉分支的情况很常见。

主要胆管受累和肿瘤在胆管内生长可导致梗阻性黄疸。分期标准取决于肿瘤结节的大小和数量，以及有无血管侵犯。

HCC 的微观形态取决于分化程度。分级基于细胞实质结构、细胞核和细胞质的特征以及细胞大小。目前世界卫生组织（WHO）将肿瘤分为高分化、中度分化、低分化和未分化四级[17]。分化良好的肿瘤可能难以与肝腺瘤等非恶性肿瘤增生相区分，而未分化的肿瘤几乎没有肝细胞分化的迹象。大多数HCC 属于中度分化（2～3级），在特定肿瘤中有一个以上的组织学分级。HCC 很少具有特征性的临床表现。在西方国家，HCC 往往被潜在的肝硬化或慢性肝炎相关的疾病所掩盖。在高发病率地区，尽管在尸检中常常发现肝硬化，但许多患者以前可能没有肝病的临床病史。HCC 最常见的症状是腹痛、恶心、腹胀或肝硬化引起的症状加重。

胆管癌

胆管癌（CCA）是肝内或肝外胆管的恶性肿瘤，包括从法特壶腹到胆总管、胆囊管、肝管和胆管的每个部分，其中大多数是腺癌[18]。

肝外 CCA 是一种罕见肿瘤，产生于右侧或左侧肝管。它通常表现为胆管壁内坚硬的灰色结节。也可表现为弥漫性浸润或乳头状或息肉样病变。

肝内 CCA 可发生于肝内胆管的任何部位，并可能沿门静脉系统走行，在部分肝脏内形成树状肿块。组织学上，CCA 与身体其他部位的腺癌相似。CCA 可大致分为三种类型：肿块形成型（MF）、导管周围浸润型（PI）和导管内生长型（IG）。大多数 CCA 是高分化至中度分化的硬化性腺癌，具有明确的腺体和管状结构，内层为立方体至低柱状上皮细胞。肝内 CCA 有两种类型的前驱病变：胆管扁平上皮内瘤（BillN）和导管内乳头瘤（IPN）。肝内 CCA 由于早期侵袭、广泛转移、缺乏有效的治疗策略，预后较差。尽管 CCA 和 HCC 的结构和生物标志物明显不同，但两者的一般临床特征在某种程度上具有相似性。

肝血管肉瘤

肝血管肉瘤（HAS）起源于肝脏血管的内皮细胞，它虽然是肝脏中最常见的肉瘤，但也是一种非常罕见的肿瘤[19]。从外观上看，肿瘤通常呈多灶性，累及整个肝脏。切面为棕灰色坚硬病灶与大出血灶的混杂。镜下显示，肝实质内可见大小不一、扩张的间隙，排列着高度不典型的内皮细胞。邻近的肝索表现出不同程度的萎缩和破坏。鉴别诊断包括上皮样血管内皮细胞瘤、卡波西肉瘤、纤维肉瘤和平滑肌肉瘤。HAS 预后较差，大多数患者在确诊后 6 个月内死亡。

流行病学

肝癌的流行病学因在肝脏中出现大量的继发性肿瘤而变得复杂，未经组织学验证，很难与原发性肝癌相区分。原发性肝癌最常见的组织学类型是肝细胞癌（HCC）。其他类型包括肝母细胞瘤（儿童）、胆管癌（源于肝内胆管）和血管肉瘤（源于肝内血管）。大多数 HCC 起源于肝硬化组织。

除北非和西亚外，世界上所有资源匮乏地区的肝癌发病率都很高。泰国、日本和中国某些地区的发病率最高（男性高于40/10万，女性高于10/10万）。在大多数资源丰富的国家，男性的年龄标准化率低于 5/10 万，女性低于 2.5/10 万。南欧和中欧地区的发病率处于中等水平（男性为 5～10/10 万）[3]。据估计，2012 年全球肝癌新发病例为 78.2 万，其中 80% 以上来自发展中国家（仅中国就占 51%）[1]。鉴于肝癌患者的生存率较低，估计死亡人数与新发病例（74.6 万）相近，使肝癌成为全球第二大肿瘤死亡原因。

肝细胞癌

乙型肝炎病毒（HBV）和丙型肝炎病毒（HCV）

的慢性感染是引起 HCC 的主要原因。感染年龄越小，风险越高（在高风险国家，大多数 HBV 感染发生在围产期或儿童早期），而肝硬化是病程中的一个病理改变。HBV 是中国、东南亚和非洲导致 HCC 的主要病毒，而 HCV 是日本和南欧导致 HCC 的主要病毒。

HCV 最常见的传播途径是肠外 HCC 和性传播，而围产期感染则很罕见。与未感染者相比，感染者罹患 HCC 的风险估计在 15～20 左右。在全球范围内，HBV 导致的肝癌病例占 54%，HCV 导致的肝癌病例占 31%[20]。

黄曲霉毒素是曲霉属真菌产生的一类霉菌毒素，主要来源于谷物、花生和其他蔬菜的不当储存，非洲、东南亚和中国普遍存在黄曲霉毒素，黄曲霉毒素也是这些人群患 HCC 的重要原因。过量饮酒会增加 HCC 的风险；最可能的机制是通过肝硬化发展成 HCC，但是致癌物的激活和解毒等替代机制也可能发挥作用。现已确定吸烟与 HCC 之间的关联，其 RR 约为 1.5~2[5]。其他已知的 HCC 病因包括超重 / 肥胖、糖尿病史、使用口服避孕药和铁过载（血色素沉着症或其他铁代谢紊乱的患者）。

其他类型的肝癌

泰国肝吸虫和华支睾吸虫感染是 CCA 的主要原因，这种疾病在大多数人群中罕见，但在东南亚地区相对常见。感染途径为食用烹饪不当的鱼类。1930—1955 年期间，欧洲和日本在血管造影术中使用了一种放射性钍的造影剂，暴露于这种造影剂会导致 CCA 和 HAS 增加。

职业危险因素

尽管肝脏是参与许多外源性化学物质（包括潜在致癌物质）代谢的主要器官，但我们对肝脏类疾病的潜在职业病因知之甚少。

氯乙烯是一种用于化工行业生产塑料聚合物聚氯乙烯的单体，接触氯乙烯的工人患 HAS 的风险会增加。这种职业致癌物最初是在美国生产工人的 HAS 病例报告中发现的[21]。随后在欧洲、北美

和亚洲进行了多项研究[22]，包括两个大型多中心队列研究[23-25]，证实了暴露于氯乙烯的工人中存在 HAS 病例。由于 HAS 是一种非常罕见的疾病，在潜在暴露的工人中，可归因于氯乙烯的病例比例基本为 100%。识别了氯乙烯的危害后，氯乙烯的职业暴露大幅减少，在实施一系列措施后，受雇工人中没有再出现 HAS 的病例报告，然而，现有的队列研究可能没有足够的证据排除存在小的超额风险。

在有关氯乙烯暴露的队列研究中也报告了患 HCC 的风险增加。然而，重要的是要避免 HCC 和 HAS 之间的诊断分类错误。此外，一些队列研究将所有肝胆肿瘤归为一类[27]，即使这些研究报告了风险增加，但也无法避免错误分类并确定特定的发病部位。对接触氯乙烯的工人进行的两项多中心队列研究[23, 24]的汇总分析结果显示，除 HAS 外的其他肝癌的 Meta-SMR 为 1.35（95%CI：1.04～4.39）[22]。一项来自意大利队列的多中心研究[24]（其中 HCC 的发病率随着氯乙烯累积暴露量的增加而显著增加[29]）、一些小型和异质性研究，以及有提示性证据的研究表明，暴露于氯乙烯、感染乙型肝炎病毒[30]或报告大量饮酒[31]的工人患 HCC 的风险更高。2009 年，IARC 工作组基于这两个研究[23, 24]得出结论[28]，认为氯乙烯和 HCC 之间存在因果关系。最近更新的美国队列[25]证实了肝癌死亡率的升高、HAS 和 HCC 与氯乙烯累积暴露密切相关，但是这两种癌症之间的误诊仍有可能影响研究结果。

基于九项队列研究和一项病例对照研究，三氯乙烯暴露是否与肝癌风险相关的流行病学证据有限，而且部分证据结果不一致[32]，尽管一项在三个北欧国家开展的接受生物监测的个体研究报告了两者之间的关联[33]。在干洗及相关职业中[34]没有发现一致的证据表明暴露于四氯乙烯会导致肝癌，不过一项基于北欧人口普查数据的研究报告了微弱的相关性[35]。最近的一项回顾性队列研究调查了在微电子和商用机器厂工作（1969—2001 年）的 34 494 名工人的健康状况，这些工人同时暴露于三

氯乙烯和四氯乙烯，但结果显示没有证据表明肝癌或胆道癌的死亡风险增加[36]。

在一项生产纤维素的工人暴露于二氯甲烷[37]的队列研究中报告了肝癌死亡风险增加，但其他研究并未证实这一点（见综述和荟萃分析[38]）。

已知黄曲霉毒素主要通过食物污染诱发肝癌。然而，在工作场所接触黄曲霉毒素也会增加动物饲料加工业[39]和其他职业[40, 41]的工人患肝癌的风险。

基于6例死亡病例，Kumagai等观察到，1991年至2006年期间，在日本大阪一家小型印刷厂的62名工人中，因接触1, 2-二氯丙烷和二氯甲烷而死于胆管癌的人数有所增加[42]。Kubod等将观察周期扩大到1981—2012年，报告了17胆管癌病例[43]。这些研究者最近报告称，胶印打样部门的95名工人患胆管癌的风险随着1, 2-二氯丙烷累积暴露量的增加而增加，这表明存在暴露-反应关系[44]。

为了评估这些结果是否适用于印刷业的其他工人，开展了几项研究。Okamoto等利用日本健康保险协会的索赔数据库，比较了印刷业工人和所有其他行业的年龄标准化对照之间的胆管癌患病率：与所有其他行业的工人相比，男性工人患胆管癌风险无显著升高[45]。Vlaanderen等对北欧国家的人口普查和癌症登记进行了关联分析，发现印刷工人和平版印刷工人的肝内胆管癌发病率升高，而肝外胆管癌发病率没有升高[46]。这些作者认为氯化溶剂可能起了作用。最后，Ahrens等分析了一项欧洲肝外胆道癌的多中心病例对照研究，以评估其与印刷行业的关系[47]，结果显示，印刷工和排字工的患病率均呈非显著性增加，但没有发现任何特定的病原体可以解释这种关联。总之，目前仍不清楚在日本最初的研究中显示的关联是由于该行业中存在的制剂、其他暴露，还是由于职业外因素造成。

意大利的一项病例对照研究探讨了职业暴露于石棉和胆管癌之间的关系，报告称石棉与肝内和肝外胆管癌都有相关性，但只有前者具有统计学意义[48]。北欧国家的一项记录链接研究也发现了石棉暴露与肝内（而非肝外）胆管癌之间的关联。然而，其他研究未能重复这些发现[49, 50]。

肝癌的发病机制

肝细胞癌

根据相关危险因素的特定组合，HCC的发生可通过多种遗传途径进行。最常见的两种基因改变发生在TP53（编码肿瘤抑制蛋白p53；占30%～70%）和致癌Wnt/β-catenin信号通路（20%～50%）中。其他常见的受影响基因包括TGF-β信号通路的调节因子，如SMAD2、SMAD4、编码IGF2受体（IGFR）的基因，以及通过RB1（视网膜母细胞瘤）通路参与生长抑制的基因。Laurent-Puig和Zucman-Rossi提出的模型确定了两大类HCC[51]。第一类以染色体不稳定为特征，包括在HBV慢性感染背景下发生的HCC，具有TP53突变，通常表现为低分化的表型。第二类以染色体稳定为特征，在非HBV感染的HCC中更常见，Wnt/β-catenin信号通路突变，通常为较大的肿瘤（图8.1）。

HBV诱导HCC。多项研究证据支持HBV直接参与肝癌的发生。首先，HBV基因组整合到宿主细胞基因组与宿主DNA微缺失相关[52]，这种缺失可靶向癌症相关基因，包括端粒酶逆转录酶（TERT）、血小板衍生生长因子受体β（PDGFRβ）和丝裂原活化蛋白激酶1（MAPK1）等[53]。其次，病毒癌蛋白HBx具有转录活性，可以改变SRC酪氨酸激酶、Ras、Raf、MAPK、ERK、JNK等生长抑制基因的表达[54]。再次，HBx可在体外与肿瘤抑制因子p53结合并使其失活，从而增加细胞的增殖和存活，并损害DNA损伤检查点[55, 56]。HBx的致癌潜力已在HBx转基因小鼠中得到证实，其中90%的小鼠发生了HCC[56, 57]。HBV诱导HCC的另一个机制涉及对慢性感染的炎症和再生反应。T细胞免疫应答导致肝细胞坏死/炎症/再生的慢性循环，进而促进致癌病变的传播和端粒侵蚀，产生基因组不稳定性[58]。此外，病毒蛋白在内质网（ER）中的积累会导致ER应激，从而产生氧化应激和自

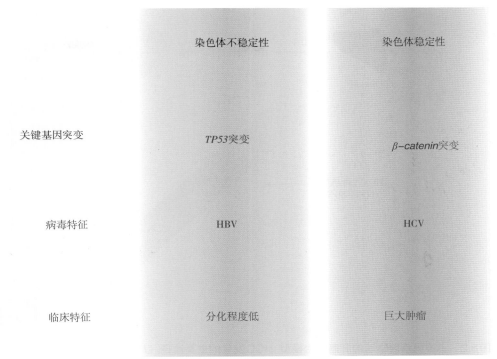

	染色体不稳定性	染色体稳定性
关键基因突变	*TP53*突变	*β-catenin*突变
病毒特征	HBV	HCV
临床特征	分化程度低	巨大肿瘤

图 8.1 根据相关危险因素的特定组合，通过多种遗传途径形成 HCC

由基，促进肝脏的破坏 / 再生循环[59]。最后，HBV基因突变会增强病毒复制，加剧肝炎和病毒逃避免疫反应的严重程度，从而导致肝细胞损伤和肝病加重。

黄曲霉毒素 B₁诱导HCC。黄曲霉毒素 B_1（AFB_1）是一种由曲霉菌产生的霉菌毒素。AFB_1污染了撒哈拉以南非洲、东南亚和拉丁美洲许多资源匮乏地区的主食。AFB_1 的代谢物与 *TP53*基因 249 密码子的第三个碱基特异性结合，导致 *TP53* 突变（AG<u>G</u> → AG<u>T</u>，R249S，突变蛋白 p.R249S）[60]。AFB_1 的高暴露水平常见于慢性 HBV 感染流行的地区，AFB_1 和 HBV 在 HCC 的发展中起着协同作用。与单独暴露于其中一种因素的受试者相比，同时暴露于慢性 HBV 和 AFB_1 的受试者发生 HCC 的风险增加了 5 ～ 10 倍[60, 61]。最近在西非冈比亚进行的一项关于 HCC 的研究报告称，只有 60% ～ 65% 的 HCC 患者检测出肝硬化，这些患者都同时暴露于 HBV 和 AFB_1，但是在工业化程度较高的国家，大约 90% 的 HCC 由肝硬化发展而来[62]。慢性 HBV 感染与 AFB_1 暴露之间的协同作用模型（图 8.2）表明，AFB_1 引起

的 R249S 突变可能会下调 p53 依赖性凋亡，从而减少慢性肝炎引起的细胞破坏，同时增加遗传不稳定性和获得其他突变的风险。在分子水平上，突变的 p.R249S 蛋白与病毒癌蛋白 HBx 相互作用[63, 64]。Gouas 等的研究表明，p.R249S 和 HBx 能够形成复合物，并在 HCC 细胞系的增殖中发挥作用[64]。Jiang 等的另一项研究表明，肿瘤衍生的 HBx 突变体与 p.R249S 共同作用可改变正常人肝细胞的细胞增殖和染色体稳定性[63]。

HCV 诱导HCC。HCV 比 HBV 引起更多的慢性感染（60% ～ 80% vs 10%），并且更容易导致肝硬化（图 8.2）。与 HBV 相反，HCV 是一种没有 DNA 中间体的 RNA 病毒，不会整合到宿主基因组中[65]。HCV 通过对病毒的免疫应答引起的肝细胞破坏 / 再生的持续循环来诱导肝癌发生，为突变的累积和繁殖提供了环境。另一方面，HCV 蛋白具有各种免疫逃避机制。HCV 蛋白利用 NS3 和 NS4A 的蛋白酶功能来裂解和激活免疫应答信号转导所必需的成分[66, 67]。此外，有研究者提出，NS5A 与核周间隙相互作用并将其隔离到核周间隙[68]。总体而言，免疫系统和 HCV 诱导的 HCC 之间的致病相互

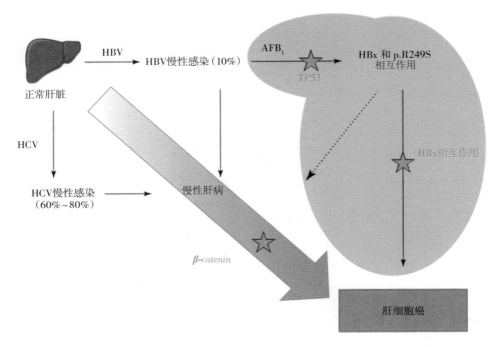

图8.2　由不同病因驱动的肝癌发生模型。HCC 发生的主要途径(以大对角箭头所示)通常包括一个漫长的前驱慢性肝病阶段，从慢性肝病进展为 HCC 涉及作为主要机制的致癌信号（ 如 ß-catenin ）激活和作为次要机制的致癌压力抑制反应失活（ 如 p53/p14arf 连接失活 ）。相反，在长期暴露于 AFB₁ 的情况下，R249S 突变的早期形成以及 HBx 和 p.R249S 蛋白突变体之间的协同作用可能会促进 HCC 的进展，而无需由慢性肝病进展而来（绿色部分）

作用十分复杂，尚未完全明了。另外，在部分患者中，HBV 和 HCV 的感染可能同时存在，有时 HBV 以隐性形式存在（血清检测阴性，但在 DNA 水平可检测到）。

酒精诱发的 HCC。 长期饮酒是导致肝损伤的主要原因，可能导致 HCC。首先，酒精的代谢产物(如乙醛)可能会对肝细胞产生直接的基因突变作用，但是这种突变的分子特征迄今尚未被明确。其次，酒精过量会引起肝细胞代谢障碍，并促进代谢性疾病的发生。最后，酒精可能增加促炎细胞因子的产生，并对肝细胞活性产生有害影响 [69, 70]。由于慢性 HBV 或 HCV 相关的 HCC 与酒精相关的 HCC 的基因甲基化模式不同，因此酒精可能对肝细胞转化有特定影响。总之，这些不同的机制，无论单独作用还是协同作用，都可能赋予酒精对肝细胞具有多效致癌作用的特性。

铁过载诱发 HCC。 肝细胞对铁的吸收和积累增加，导致铁催化的芬顿反应而引起过度氧化应激，由此产生的活性氧会诱发 DNA 损伤并促进炎症，从而导致肝细胞慢性损伤 / 再生周期反应、肝硬化，并最终导致 HCC。与铁过载（遗传性血色病）相关的氧化应激增加与 HCC 中的 TP53 突变有关 [72]。

胆管癌

肝吸虫慢性感染引起的胆管癌变涉及慢性炎症和氧化应激。迄今为止，除了过量产生氮氧化物（NO）和炎症应激外，尚未发现其他具体的致突变机制。在肝吸虫慢性感染的情况下，TP53 突变经常发生在 CCA 中。这些突变大多数是发生在 CpG 二核苷酸上的 C 到 T 的转变，这种突变常见于高炎症环境下的癌症。最近一项对一小部分 CCA 病例进行的酪氨酸磷酸化失调的调查发现，在 2/23（9%）的病例中，ROS 酪氨酸激酶的融合产物导致其激活 [73]。已知 HBV 和 HCV 在 CCA 的进展过程中存在炎症、肝硬化、慢性肝炎和肝纤维化 [74]。

肝血管肉瘤

与氯乙烯暴露相关的 HAS 已被证明在 TP53 中

存在特定突变（A：T 碱基对突变）[75]。在暴露于氯乙烯的大鼠肝血管肉瘤中也观察到相同类型的突变[75, 76]。KRAS 突变在二氧化钍和氯乙烯相关的 HAS 中很常见[77]。

肝癌易感性

遗传性疾病

引起慢性肝脏炎症、肝纤维化和肝硬化的遗传性疾病可能导致 HCC。这些疾病种类繁多，尚未明确其对 HCC 发展的相对风险。最常见的是遗传性血色素沉着病（HH），这是一种铁代谢异常的遗传性疾病，可导致铁在肝脏中的过度吸收和积累。HH 的临床表现包括心肌病、糖尿病、肝纤维化和肝硬化，这些都是 HCC 的前兆。在 HH 合并肝硬化的患者中，HCC 的年发病率为 4%。遗传学研究表明，HH 与 HFE（血色素沉着症基因，6q22）的突变以及 TRF2（转铁蛋白受体 2）、HAMP（铁调素）、SLC40A1（运铁蛋白）或 HFE（HFE2）的罕见缺陷有关[78]。HH 为常染色体隐性遗传。大多数 HH 病例都是 HFE 基因 C282Y 突变的纯合子携带者[78]。在 HH 高发的北欧国家，在高达 0.8% 的人口中检测到这种突变。然而，这种突变表现出不完全的外显性，只有少数纯合子携带者发生 HH，这表明生活方式和 / 或基因修饰因子的影响很大。

在几种罕见的遗传性综合征中也发现了 HCC[78]。包括范科尼贫血（一种基因复杂的疾病，由参与 DNA 链间交联修复和控制遗传稳定性的基因突变引起）以及 Warner 综合征（一种早衰疾病，由编码 RecQ 家族 DNA 螺旋酶的 WRN（8p11.2-p12）基因突变引起）。Wilson 病是一种铜代谢紊乱疾病，可导致肝脏异常，包括脂肪变性、肝硬化，在极少数情况下可导致 HCC。在遗传性代谢紊乱疾病中，α-1 抗胰蛋白酶缺乏症（AAT）和酪氨酸血症 1 型（TT1）与 HCC 有不同程度的相关性。遗传性 TT1 是一种常染色体隐性遗传病，由富马酰乙酰乙酸水解酶（FAH）突变引起，FAH 是酪氨酸分解代谢途径中的最后一个酶（15q24-q25）。酪氨酸分解代谢中间产物的积累会对儿童造成巨大的损害，导致急性肝衰竭或慢性肝病，并引发 HCC，在存活超过 2 岁的患者中，约 40% 的患者会发生肝细胞癌。

遗传多态性

许多关于个体遗传多态性的研究发现了特定的单核苷酸多态性与 HCC 的风险之间的关联。然而，这些研究的设计和病因背景各不相同，导致难以重复这些研究结果。在 AFB$_1$ 高暴露的地区，已观察到 HCC 风险显著增加与参与 AFB$_1$ 代谢和解毒或参与修复 AFB$_1$ 诱导的 DNA 加合物的酶的多态性有关。冈比亚的一项病例对照研究表明，随着 AFB$_1$ 代谢和 DNA 修复途径中"危险"等位基因数量的增加，累积风险也会增加。

最近，一项研究 HCC 与 SNPs 相关性的综述和荟萃分析在 5 个基因中发现了 6 个 SNPs[79]。这些 SNPs 分别是 HFE 的 rs1800562、UNP 糖基转移酶 UGT1A7 的 rs17868323 和 rs11692021、MDM2 的 rs2279744（编码肿瘤抑制因子 p53 的负调控因子；该 SNP 通常被识别为 SNP309，它修饰了 MDM2 启动中的一个调控位点）、IL-1B 的 rs1143627 和 MnSOD 的 rs4880。然而，只有 2 个 SNPs（HFE 的 rs1800562 和 MDM2 的 rs2279744）通过了假阳性报告概率阈值（FPRP < 0.20）。

肝炎病毒的遗传变异

HBV 的两种基因型变异对包括 HCC 在内的 HBV 相关疾病的临床病程有影响。首先，肝脏疾病的病程因 HBV 基因型而异。其次，HBV 的反复突变与进展为肝硬化和 HCC 的风险增加相关。这些突变包括碱基核心启动子（BCP；A1762T/G1764A）、编码 preS1/preS2/S 和 pre-C/C 的开放阅读框的突变（见综述[80]）。

中国台湾的研究表明，与该人群中的其他基因型（例如，基因 B）相比，基因 C 与更严重的肝病有关[81, 82]。在美国阿拉斯加州流行的 F 型患者诊断出 HCC 的中位年龄低于其他基因型（22.5 岁 vs 60 岁；P=0.002）。BCP 突变发生在与 HBX 基因重叠的区域，导致致癌蛋白 HBx（K130M 和 V131I）中的氨基酸替换。这些突变被认为是 HCC 发展的预后标志物[83]。另一方面，在 HCC 细胞中，整合的 HBV DNA 中也发现了 PreS 的缺失。这些缺失被认为会影响 HBsAg 的分泌，导致 ER 和氧化应激[84, 85]。

肝外胆管癌

肝外胆管癌属于腺癌。在中欧、南美、日本和西亚，胆管癌的发病率很高（男性高于 3/10 万，女性高于 5/10 万）。在美国，印第安人、西班牙裔和日本裔的发病率高于其他群体[3]。胆管癌症主要为胆囊癌，这也是造成地域差异的主要原因[4]。女性胆囊癌的发病率通常高于男性。

胆结石是胆囊癌的主要已知危险因素。RR 约为 3，大结石（直径＞3cm）患者的 RR 高于小结石（＜1cm）。在西方人群中，大多数胆结石是由胆固醇形成，其形成与胆汁中胆固醇分泌过多和饱和有关。导致胆固醇饱和的可能原因（肥胖、多胎妊娠和其他激素因素）也与胆囊癌的风险增加有关。胆囊运动功能障碍也是结石形成原因之一。在亚洲，胆结石的主要类型由胆红素盐形成，其风险因素是胆道系统的细菌感染，关系，

然而，它们与胆囊癌的关联尚不明确[86]。

胆囊癌的其他可疑危险因素包括慢性炎症、胆汁淤积和感染，尤其是慢性伤寒和副伤寒病毒携带者、胃切除史、导致内源性雌激素和孕激素暴露增加的生育史、肥胖以及可能的能量摄入增加。这些因素很可能通过胆结石的形成发挥作用，但是现有的数据还无法就它们在胆囊癌变中可能发挥的作用得出结论。

关于肝外胆管癌危险因素的数据较少。肝吸虫感染导致肝内 CCA 和溃疡性结肠炎病史是公认的危险因素，但只有一小部分肝外胆管癌由这些因素引起。吸烟和糖尿病也是肝外胆管癌的危险因素[87]。

职业风险因素

目前对胆管癌的潜在职业风险因素知之甚少。早期对瑞典人口普查数据的分析发现了一些风险较高的职业，例如纺织工人[88]；立陶宛的一项队列研究证实了纺织工人与胆管癌的相关性[89]。然而对北欧国家 1500 多万居民（包括超过 8500 例男性病例和 19 000 例女性病例）的系统分析并未证实纺织工人患癌风险增加[90]。在这项研究中，男性中的高危职业群体是厨师和司机，女性中的高危职业群体是建筑管理员。已在上文回顾了石棉暴露或印刷业工人的研究结果。

关于肝外胆管癌与其他物质暴露的关系，也有零星报道。欧洲的一项多中心病例对照研究报告了职业性暴露于内分泌干扰物（如多氯联苯）与肝外胆管癌（肝外胆管和肝胰壶腹）风险之间的关联，然而结果表明累积暴露无剂量 – 效应关系[91]。日本的一项研究探讨了轮班工作与男性胆管癌死亡风险之间的关系，结果表明胆管癌的死亡风险增加，但是仅肝外胆管癌的风险有统计学意义[92]。美国一项大型队列研究报告称，超市肉类部门的切肉工和肉类包装工的 SMR 显著增加[93]。这些提示性研究结果需要重复研究才能证实。

结论

尽管肠癌、肝癌和胆管癌在全球癌症负担占有重要地位，但我们对这类癌症职业病因的了解相当有限（这类肿瘤中唯一确定的职业致癌物是氯乙烯）。虽然对结直肠癌和胆囊癌的其他潜在病因的了解也不全面，但已广泛探索了肝癌（特别是 HCC）的病因。病毒、环境、生活方式和代谢危险因素的特殊组合似乎对 HCC 分子机制的发生发展有重大影响，并提供了重要的预防途径，主要是控制慢性 HBV 和 HCV 感染。

参考文献

[1] Ferlay J, Soerjomataram I, Ervik M, et al. GLOBOCAN 2012v1.0, Cancer incidence and mortality worldwide: IARC CancerBase no.11. Lyon, France: International Agency for Research on Cancer; 2013. http: //globocan.iarc.fr.

[2] Beebe-Dimer J, Schottenfeld D. Cancers of the small intestine. In: Schottenfeld D, Fraumeni JF, editors. Cancer epidemiology and prevention. New York: Oxford University Press; 2006. p. 801-8.

[3] Bray F, Colombet M, Mery L, Piñeros M, Znaor A, Zanetti R, Ferlay J. Cancer incidence in five continents, vol. 11(electronic version）. Lyon: International Agency for Research on Cancer; 2017. http: // ci5.iarc.fr.

[4] World Cancer Research Fund/American Institute for Cancer Research. Food, nutrition, physical activity, and the prevention of cancer: a global perspective. Washington, DC: American Institute for Cancer Research; 2007.

[5] International Agency for Research on Cancer. Tobacco smoke. In: IARC monographs on the evaluation of the carcinogenic risks to humans. Tobacco smoke and involuntary smoking, vol. 83. Lyon: International Agency for Research on Cancer; 2004. p. 51-1187.

[6] Fedirko V, Tramacere I, Bagnardi V, et al. Alcohol drinking and colorectal cancer risk: an overall and dose-response meta-analysis of published studies. Ann Oncol. 2011; 22: 1958-72.

[7] Giovannucci E, Wu K. Cancers of the colon and rectum. In: Schottenfeld D, Fraumeni JF, editors. Cancer epidemiology and prevention. New York: Oxford University Press; 2006. p. 809-29.

[8] Selikoff IJ, Churg J, Hammond EC. Asbestos exposure and neoplasia. JAMA. 1964; 188: 22-6.

[9] Institute of Medicine. Asbestos: selected cancers. Washington, DC: National Academy Press; 2006.

[10] International Agency for Research on Cancer. Asbestos. In: IARC monographs on the evaluation of carcinogenic risks to humans, volume 100—a review of human carcinogens, part C: arsenic, metals, fibres, and dusts. Lyon: International Agency for Research on Cancer; 2012. p. 219-310.

[11] Paris C, Thaon I, Herin F, et al. Occupational asbestos exposure and incidence of colon and rectal cancers in French men: the asbestos-related diseases cohort(ARDCo-Nut）. Environ Health Perspect. 2017; 125: 409-5.

[12] Kjarheim K, Ulvestad B, Martinsen JI, Andersen A. Cancer of the gastrointestinal tract and exposure to asbestos in drinking water among lighthouse keepers(Norway）. Cancer Causes Control. 2005; 16: 593-8.

[13] Thygesen LC, Albertsen K, Johansen C, Grønbaek M. Cancer incidence among Danish brewery workers. Int J Cancer. 2005; 116: 774-8.

[14] Pukkala E, Martinsen JI, Lynge E, et al. Occupation and cancer—follow-up of 15million people in five Nordic countries. Acta Oncol. 2009; 48: 646-790.

[15] Hogstedt C, Jansson C, Hugosson M, Tinnerberg H, Gustavsson P. Cancer incidence in a cohort of Swedish chimney sweeps, 1958-2006. Am J Public Health. 2013; 103: 1708-14.

[16] Oddone E, Modonesi C, Gatta G. Occupational exposures and colorectal cancers: a quantitative overview of epidemiological evidence. World J Gastroenterol. 2014; 20（35）: 12431-44.

[17] Theise ND, Curado MP, Franceschi S, et al. Hepatocellular carcinoma. In: Bosman FT, Carneiro F, Hruban RH, Theise ND, edi-tors. WHO classification of tumours of the digestive system. 4th ed. Lyon: International Agency for Research on Cancer; 2010.p. 205-16.

[18] Nakanuma Y, Curado MP, Franceschi S, Gores G, Paradis V, Sripa B, Tsui WMS, Wee A. WHO classification of tumours of the digestive system. In: Bosman FT, Carneiro F, Hruban RH, Theise ND, editors. Intrahepatic cholangiocarcinoma. 4th ed. Lyon: International Agency for Research on Cancer; 2010. p. 217-24.

[19] Miettinen M, Fletcher CDM, Kindblom LG, Zimmermann A, Tsui WMS. WHO classification of tumours of the digestive system. In: Bosman FT, Carneiro F, Hruban RH, Theise ND, editors. Mesenchymal tumours of the liver. 4th ed. Lyon: International Agency for Research on Cancer; 2010. p. 241-50.

[20] Parkin DM. The global health burden of infection-associated cancers in the year 2002. Int J Cancer. 2006; 118: 3030-44.

[21] Block JB. Angiosarcoma of the liver following vinyl chloride exposure. JAMA. 1974; 229: 53-4.

[22] Boffetta P, Matisane L, Mundt KA, Dell LD. Metaanalysis of studies of occupational exposure to vinyl chloride in relation to cancer mortality. Scand J Work Environ Health. 2003; 29: 220-9.

[23] Mundt KA, Dell LD, Austin RP, et al. Historical cohort study of 10 109men in the North American vinyl chloride industry, 1942-72: update of cancer mortality to 31December 1995. Occup Environ Med. 2000; 57: 774-81.

[24] Ward E, Boffetta P, Andersen A, et al. Update of the follow-up of mortality and cancer incidence among European workers employed in the vinyl chloride industry. Epidemiology. 2001; 12: 710-8.

[25] Mundt KA, Dell DL, Crawford L, et al. Quantitative estimated exposure to vinyl chloride and risk of

angiosarcoma of the liver and hepatocellular cancer in the US industry–wide vinyl chloride cohort: mortality update through 2013. Occup Environ Med. 2017; 74: 709–16.

[26] Bosetti C, La Vecchia C, Lipworth L, McLaughlin JK. Occupational exposure to vinyl chloride and cancer risk: a review of the epidemiologic literature. Eur J Cancer Prev. 2003; 12: 427–30.

[27] Carreón T, Hein MJ, Hanley KW, et al. Coronary artery disease and Cancer mortality in a cohort of workers exposed to vinyl chloride, carbon disulfide, rotating shift work, and o–toluidine at a chemical manufacturing plant. Am J Ind Med. 2014; 57: 398–411.

[28] International Agency for Research on Cancer. Vinyl chloride. In: IARC monographs on the evaluation of carcinogenic risks to humans, volume 100—a review of human carcinogens, part F: chemical agents and related occupations. Lyon: International Agency for Research on Cancer; 2012. p. 415–78.

[29] Pirastu R, Baccini M, Biggeri A, Comba P. Epidemiologic study of workers exposed to vinyl chloride in Porto Marghera: mortality update. Epidemiol Prev. 2003; 27: 161–72.

[30] Wong RH, Chen PC, Wang JD, Du CL, Cheng TJ. Interaction of vinyl chloride monomer exposure and hepatitis B viral infection on liver cancer. J Occup Environ Med. 2003; 45: 379–83.

[31] Mastrangelo G, Fedeli U, Fadda E, et al. Increased risk of hepatocellular carcinoma and liver cirrhosis in vinyl chloride workers: synergisticeffect of occupational exposure with alcohol intake. Environ Health Perspect. 2004; 112: 1188–92.

[32] International Agency for Research on Cancer. Trichloroethylene. In: IARC monographs on the evaluation of carcinogenic risks to humans, volume 106, Tetrachloroethylene, and some other chlorinated agents. Lyon: International Agency for Research on Cancer; 2014. p. 26–218.

[33] Hansen J, Sallmén M, Seldén AI, et al. Risk of cancer among workers exposed to trichloroethylene: analysis of three Nordic cohort studies. J Natl Cancer Inst. 2013; 105: 869–77.

[34] International Agency for Research on Cancer. Tetrachloroethylene. In: IARC monographs on the evaluation of carcinogenic risks to humans, volume 106, Tetrachloroethylene, and some other chlorinated agents. Lyon: International Agency for Research on Cancer; 2014. p. 219–352.

[35] Vlaanderen J, Straif K, Pukkala E, et al. Occupational exposure to trichloroethylene and perchloroethylene and the risk of lymphoma, liver, and kidney cancer in four Nordic countries. Occup Environ Med. 2013; 70: 393–401.

[36] Silver S, Pinkerton LE, Donald A. Retrospective cohort study of a microelectronics and business machine facility. Am J Ind Med. 2014; 57: 412–24.

[37] Lanes SF, Rothman KJ, Dreyer NA, Soden KJ. Mortality update of cellulose fiber production workers. Scand J Work Environ Health. 1993; 19: 426–8.

[38] Liu T, Xu QE, Zhang CH, Zhang P. Occupational exposure to methylene chloride and risk of cancer: a meta–analysis. Cancer Causes Control. 2013; 24: 2037–49.

[39] Autrup JL, Schmidt J, Autrup H. Exposure to aflatoxin B1 inanimal–feed production plant workers. Environ Health Perspect. 1993; 99: 195–7.

[40] Kauppinen T, Riala R, Seitsamo J, Hernberg S. Primary liver cancer and occupational exposure. Scand J Work Environ Health. 1992; 18: 18–25.

[41] Alavanja MC, Malker H, Hayes RB. Occupational cancer risk associated with the storage and bulk handling of agricultural foodstuff. J Toxicol Environ Health. 1987; 22: 247–54.

[42] Kumagai S, Kurumatani N, Arimoto A, et al. Cholangiocarcinoma among offset colour proof–printing workers exposed to 1, 2–dichloropropane and/or dichloromethane. Occup Environ Med. 2013; 70: 508–10.

[43] Kubo S, Nakanuma Y, Takemura S, et al. Case series of 17patients with cholangiocarcinoma among young adult workers of a printing company in Japan. J Hepatobiliary Pancreat Sci. 2014; 21: 479–88.

[44] Kumagai S, Sobue T, Makiuchi T, et al. Relationship between cumulative exposure to 1, 2dichloropropane and incidence risk of cholangiocarcinoma among offset printing workers. Occup Environ Med. 2016; 73: 545–52.

[45] OkamotoE KK, Endo G. Prevalence of bile duct cancer among printing industry workers in comparison with other industries. J Occup Health. 2013; 55: 511–5.

[46] Vlaanderen J, Straif K, Martinsen JI. Cholangiocarcinoma among workers in the printing industry: using the NOCCA database to elucidate the generalisability of a cluster report from Japan. Occup Environ Med. 2013; 70: 828–83.

[47] Ahrens W, Merletti F, Mirabelli D. Biliary tract cancer in male printers and typesetters in the European rare cancer case–control study. Occup Environ Med. 2014; 71: 591–2.

[48] Brandi G, Di Girolamo S, Farioli A. Asbestos: a hidden player behind the cholangiocarcinoma increase? Findings from a case–control analysis. Cancer Causes Control. 2013; 24: 911–8.

[49] Farioli A, Straif K, Brandi G, et al. Occupational exposure

to asbestos and risk of cholangiocarcinoma: a population-based case-control study in four Nordic countries. Occup Environ Med. 2018.(in press; 75: 191.

[50] Boulanger M, Morlais F, Bouvier V, et al. Digestive cancers and occupational asbestos exposure: incidence study in a cohort of asbestos plant workers. Occup Environ Med. 2015; 72: 792-7.

[51] Laurent-Puig P, Zucman-Rossi J. Genetics of hepatocellular tumors. Oncogene. 2006; 25: 3778-86.

[52] Tokino T, Tamura H, Hori N, Matsubara K. Chromosome dele-tions associated with hepatitis B virus integration. Virology. 1991; 185: 879-82.

[53] Murakami Y, Saigo K, Takashima H, et al. Large scaled analysis of hepatitis B virus(HBV) DNA integration in HBV related hepato-cellular carcinomas. Gut. 2005; 54: 1162-8.

[54] Tarn C, Lee S, Hu Y, Ashendel C, Andrisani OM. Hepatitis B virus X protein differentially activates RAS-RAF-MAPK and JNK pathways in X-transforming versus non-transforming AML12 hepatocytes. J Biol Chem. 2001; 276: 34671-80.

[55] Feitelson MA, Sun B, Satiroglu Tufan NL, et al. Genetic mechanisms of hepatocarcinogenesis. Oncogene. 2002; 21: 2593-604.

[56] Ueda H, Ullrich SJ, Gangemi JD, Kappel CA, Ngo L, Feitelson MA, Jay G. Functional inactivation but not structural mutation of p53 causes liver cancer. Nat Genet. 1995; 9: 41-7.

[57] Kim CM, Koike K, Saito I, Miyamura T, Jay G. HBx gene of hepatitis B virus induces liver cancer in transgenic mice. Nature. 1991; 351: 317-20.

[58] Chisari FV, Isogawa M, Wieland SF. Pathogenesis of hepatitis B virus infection. Pathol Biol(Paris) . 2010; 58: 258-66.

[59] Wang HC, Huang W, Lai MD, Su IJ. Hepatitis B virus pre-S mutants, endoplasmic reticulum stress and hepatocarcinogenesis. Cancer Sci. 2006; 97: 683-8.

[60] Gouas D, Shi H, Hainaut P. The aflatoxin-induced TP53mutation at codon 249(R249S) : biomarker of exposure, early detection and target for therapy. Cancer Lett. 2009; 286: 29-37.

[61] Kew MC. Synergistic interaction between aflatoxin B1and hepatitis B virus in hepatocarcinogenesis. Liver Int. 2003; 23: 405-9.

[62] Umoh NJ, Lesi OA, Mendy M, et al. Aetiological differences in demographical, clinical and pathological characteristics of hepatocellular carcinoma in the Gambia. Liver Int. 2011; 31: 215-21.

[63] Jiang W, Wang XW, Unger T, Forgues M, Kim JW, Hussain SP, Bowman E, Spillare EA, Lipsky MM, Meck JM, Cavalli LR, Haddad BR, Harris CC. Cooperation of tumor-derived HBx mutants and p53-249 (ser) mutant in regulating cell proliferation, anchorage-independent growth and aneuploidy in a telomerase-immortalized normal human hepatocyte-derived cell line. Int J Cancer. 2010; 127: 1011-20.

[64] Gouas DA, Shi H, Hautefeuille AH, et al. Effects of the TP53p.R249S mutant on proliferation and clonogenic properties in human hepatocellular carcinoma cell lines: interaction with hepatitis B virus X protein. Carcinogenesis. 2010; 31: 1475-82.

[65] Rehermann B, Nascimbeni M. Immunology of hepatitis B virus and hepatitis C virus infection. Nat Rev Immunol. 2005; 5: 215-29.

[66] Foy E, Li K, Sumpter R Jr, Loo YM, et al. Control of antiviral defenses through hepatitis C virus disruption of retinoic acid-inducible gene-I signaling. Proc Natl Acad Sci U S A. 2005; 102: 2986-91.

[67] Li K, Foy E, Ferreon JC, et al. Immune evasion by hepatitis C virus NS3/4A protease-mediated cleavage of the toll-like receptor 3adaptor protein TRIF. Proc Natl Acad Sci U S A. 2005; 102: 2992-7.

[68] Majumder M, Ghosh AK, Steele R, Ray R, Ray RB. Hepatitis C virus NS5A physically associates with p53 and regulates p21/waf1 gene expression in a p53-dependent manner. J Virol. 2001; 75: 1401-7.

[69] McClain CJ, Hill DB, Song Z, Deaciuc I, Barve S. Monocyte activation in alcoholic liver disease. Alcohol. 2002; 27: 53-61.

[70] Hoek JB, Pastorino JG. Ethanol, oxidative stress, and cytokine-induced liver cell injury. Alcohol. 2002; 27: 63-8.

[71] Lambert MP, Paliwal A, Vaissiere T, et al. Aberrant DNA methylation distinguishes hepatocellular carcinoma associated with HBV and HCV infection and alcohol intake. J Hepatol. 2011; 54: 705-15.

[72] Marrogi AJ, Khan MA, van Gijssel HE, et al. Oxidative stress and p53mutations in the carcinogenesis of iron overload-associated hepatocellular carcinoma. J Natl Cancer Inst. 2001; 93: 1652-5.

[73] Gu TL, Deng X, Huang F, et al. Survey of tyrosine kinase signaling reveals ROS kinase fusions in human cholangiocarcinoma. PLoS One. 2011; 6: e15640.

[74] International Agency for Research on Cancer. Asbestos. In: IARC monographs on the evaluation of carcinogenic risks to humans, volume 100—a review of human carcinogens, Part B: biological agents. Lyon: International Agency for Research on Cancer; 2012.

[75] Hollstein M, Marion MJ, Lehman T, et al. p53mutations at

A: T base pairs in angiosarcomas of vinyl chloride–exposed factory workers. Carcinogenesis. 1994; 15: 1–3.

[76] Barbin A, Froment O, Boivin S, et al. p53gene mutation pattern in rat liver tumors induced by vinyl chloride. Cancer Res. 1997; 57: 1695–8.

[77] Przygodzki RM, Finkelstein SD, Keohavong P, et al. Sporadic and Thorotrast–induced angiosarcomas of the liver manifest frequent and multiple point mutations in K–ras–2. Lab Invest. 1997; 76: 153–9.

[78] Dragani TA. Risk of HCC: genetic heterogeneity and complex genetics. J Hepatol. 2010; 52: 252–7.

[79] Allen KJ, Gurrin LC, Constantine CC, et al. Iron–overload–related disease in HFE hereditary hemochromatosis. N Engl J Med. 2008; 358: 221–30.

[80] Pujol FH, Navas MC, Hainaut P, Chemin I. Worldwide genetic diversity of HBV genotypes and risk of hepatocellular carcinoma. Cancer Lett. 2009; 286: 80–8.

[81] Yu MW, Yeh SH, Chen PJ, et al. Hepatitis B virus genotype and DNA level and hepatocellular carcinoma: a prospective study in men. J Natl Cancer Inst. 2005; 97: 265–72.

[82] Yang HI, Yeh SH, Chen PJ, et al. Associations between hepatitis B virus genotype and mutants and the risk of hepatocellular carcinoma. J Natl Cancer Inst. 2008; 100: 1134–43.

[83] Kuang SY, Jackson PE, Wang JB, et al. Specific mutations of hepatitis B virus in plasma predict liver cancer development. Proc Natl Acad Sci U S A. 2004; 101: 3575–80.

[84] Fang ZL, Sabin CA, Dong BQ, et al. Hepatitis B virus pre–S deletion mutations are a risk factor for hepatocellular carcinoma: a matched nested case–control study. J Gen Virol. 2008; 89: 2882–90.

[85] Gao ZY, Li T, Wang J, et al. Mutations in preS genes of genotype C hepatitis B virus in patients with chronic hepatitis B and hepatocellular carcinoma. J Gastroenterol. 2007; 42: 761–8.

[86] Hsing AW, Rashid A, Devesa SS, Fraumeni JF. Biliary tract cancer. In: Schottenfeld D, Fraumeni JF, editors. Cancer epidemiol–ogy and prevention. New York: Oxford University Press; 2006.p. 787–800.

[87] Boffetta P, Boccia S, La Vecchia C. A quick guide to cancer epidemiology. New York: Springer; 2014.

[88] Malker HS, McLaughlin JK, Malker BK, et al. Biliary tract cancer and occupation in Sweden. Br J Ind Med. 1986; 43: 257–62.

[89] Kuzmickiene I, Didziapetris R, Stukonis M. Cancer incidence in the workers cohort of textile manufacturing factory in Alytus, Lithuania. J Occup Environ Med. 2004; 46: 147–53.

[90] Gamble J. Risk of gastrointestinal cancers from inhalation and ingestion of asbestos. Regul Toxicol Pharmacol. 2008; 52. Suppl: S124–53.

[91] Ahrens W, Mambetova C, Bourdon–Raverdy N, et al. Occupational exposure to endocrine–disrupting compounds and biliary tract cancer among men. Scand J Work Environ Health. 2007; 33: 387–96.

[92] Lin Y, Nishiyama T, Kurosawa M. Association between shift work and the risk of death from biliary tract cancer in Japanese men. BMC Cancer. 2015; 15: 757.

[93] Johnson ES, Cardarelli K, Jadhav S. Cancer mortality in the meat and delicatessen departments of supermarkets(1950–2006). Environ Int. 2015; 77: 70–5.

第 9 章
喉癌的职业风险因素

Paolo Boffetta and Francesca Donato

概述

90% 以上的喉癌为鳞状细胞癌，并且大多数起源于声门上区和声门区。南欧、中欧和南美洲的男性发病率较高（10/10 万或以上），而东南亚和中非的男性发病率最低（< 1/10 万）。在大多数人群中，女性的发病率低于 1/10 万[1]。在美国，黑人的发病率比白人高 50% ～ 70%。在大多数的高收入国家，男性的发病率在过去二十年中有所下降。据估计，2012 年全球新发病例为 15.7 万例，其中 13.8 万例为男性[2]。全球死亡人数估计为 8.3 万例。

在高收入国家，高达 80% 的喉癌病例可归因于吸烟、饮酒以及这两个因素的相互作用[3]。烟草对声门型肿瘤的影响似乎强于声门上型肿瘤，吸烟者的风险大约是非吸烟者风险的 10 倍。对一些人

P. Boffetta（✉）
Tisch Cancer Institute, Icahn School of Medicine at Mount Sinai,
New York, NY, USA

Department of Medical and Surgical Sciences,
University of Bologna, Bologna, Italy
e-mail:paolo.boffetta@mssm.edu

F. Donato
Department of Public Health and Pediatric Sciences,
University of Turin, Turin, Italy
e-mail:francesca.donato@unito.it

群的研究显示了吸烟与患喉癌风险的剂量 – 反应关系以及戒烟的有益效果。吸烤烟者比吸晾烟者有更高的患喉癌风险。相比其他部位的肿瘤，酒精对声门上肿瘤的作用更强，但是，尚未证实不同的酒精类饮料是否具有不同的致癌作用。

有证据表明，大量摄入水果和蔬菜具有保护作用，但证据并不充分，并且，关于特定微量营养素（如类胡萝卜素和维生素 C）的数据不足[4]。关于其他食品可能产生的效果的数据也不一致。

HPV 感染与口咽癌有相关性；在 HPV 6 型和 11 型感染引起的多发性良性喉乳头状瘤的病例中，患喉癌风险增加，都提示了 HPV 感染的病因学作用。然而，评估 HPV DNA 检测阳性的研究提供了相反的结果[5]。

尚无公认的关于喉癌的强遗传因素，但是，与酒精代谢有关的酶的多态性可能提示了易感因素[6]。

在高收入国家，喉癌的生存率相对较高（5 年生存率约为 60%）[7]。这些患者在口腔、咽部和肺部发生第二个原发性肿瘤的风险非常高。虽然不同部位的相同危险因素可能发挥重要作用，但患者本身的个体因素也发挥一定程度的作用。

喉癌的职业风险因素

关于喉癌，有两个已知的职业风险因素：石棉

和强无机酸雾。此外，从事酒精和烟草摄入量较多的职业，例如服务员和厨师，患喉癌的风险增加。在少数其他职业和暴露环境下也报告了患喉癌风险增加，但目前证据并不充分。

石棉

超过 30 个职业队列和许多基于社区的病例对照研究，都报告了喉癌的发病率或死亡率结果。

表 9.1 报告了关于石棉暴露工人队列研究的研究设计和研究结果。结果表明，石棉暴露工人的喉癌死亡率（或发病率）增加。然而，大多数实证研究报告的超额风险较低：如表 9.2 所示，对表 9.1 中报告的结果进行 Meta 分析，显示合并相对危险

度（RR）为 1.16（95% CI 1.01 ～ 1.32）。表 9.1 中的结果未对吸烟和饮酒（喉癌的两个主要危险因素）作出调整。基于由 Axelson 和 Steenland 对混杂因素的间接调整而提出的公式 [8]，可以通过暴露组中吸烟或饮酒的发生率更高来解释 RR 为 1.16。例如，假设参考人群中当前和既往吸烟者的比例分别为 25%、45%，和 30% 从不吸烟者，以及当前和既往吸烟者的 RR 分别为 7.0 和 4.7[9]，那么可以通过暴露组中当前吸烟者 35%、既往吸烟者 47% 和从不吸烟者 18% 的占比分布来解释 RR 为 1.16，而这似乎并非不合理。

在 39 项现有的研究中，有 20 项研究或是提供的信息不足以特征化工人暴露的纤维类型，或是将此种暴露定义为"混合纤维类型"（详见表 9.1）。

表 9.1 关于石棉暴露工人喉癌队列研究的结果

参考文献	行业	石棉类型	国家	工作期间	性别	工人数	死亡人数	标准化死亡比	95% CI
Peto 等 [57]	纺织品生产	P Ch	英国	1933—1974	M	3211	4	1.55	0.42 ～ 3.97
Gardner 等 [58]	水泥工	Ch	英国	1941—1983	MF	2090	1	0.91	0.02 ～ 5.06
Hughes 等 [59]	水泥工	P Ch	美国	1937—1970	M	5492	3	0.56	0.11 ～ 1.62
Enterline 等 [60]	多个行业	Mix	美国	1941—1967	M	1074	2	1.14	0.14 ～ 4.13
Armstrong 等 [61]	青石棉矿工	Cr	澳大利亚	1943—1966	PM	6505	2	0.68	0.17 ～ 2.74
Tola 等 [62]	造船厂工人	Mix	芬兰	1945—1960	M	7775	24[a]	1.20	0.77 ～ 1.79
Raffn 等 [63]	水泥工	Mix	丹麦	1928—1984	M	7996	14[a]	1.66	0.91 ～ 2.78
Finkelstein[64]	汽车部件制造	Ch	加拿大	1950—1980	M	224[b]	8	8.54	1.76 ～ 25.0
Parnes[65]	制动衬片制造	Ch	美国	1937—1980	M	2057	3	4.03	0.80 ～ 11.4
Selikoff 和 Seidman[66]	绝缘材料制造工	Mix	美国	1967	M	17 800	18	1.70	1.01 ～ 2.69
Botta 等 [67]	水泥工	Mix	意大利	1950—1980	M	2608	5	0.70	0.23 ～ 1.64
Sluis-Cremer 等 [68]	矿工	Am、Cr	南非	1945—1981	M	7317	5	1.86	0.60 ～ 4.34
Giaroli 等 [69]	水泥工	P Ch	意大利	1952—1987	NA	3341	2	0.82	0.15 ～ 2.59
Meurman 等 [70]	矿工	Antho	芬兰	1953—1967	M	736	4[a]	1.75	0.48 ～ 4.47
Berry[71]	摩擦材料生产	P Ch	英国	1941—1979	M	9104[b]	6	0.64	0.23 ～ 1.39
Dement 等 [72]	纺织品生产	Ch	美国	1940—1965	MF	1421	4	1.55	0.53 ～ 3.55
Tsai 等 [73]	精炼厂维修工人	NA	美国	1948—1989	M	2504	3	1.06	0.22 ～ 3.09

续表

参考文献	行业	石棉类型	国家	工作期间	性别	工人数	死亡人数	标准化死亡比	95% CI
Liddell 等 [74]	矿工	Ch	加拿大	1902—1971	M	8923	36	1.11	*0.79 ~ 1.55*
Levin 等 [75]	绝缘材料制造工	Am	美国	1954—1972	M	753	1	2.21	0.06 ~ 12.3
Germani 等 [76]	石棉沉着病患者	Mix	意大利	1979[c]	F	631	1	8.09	0.21 ~ 45.1
Karjalainen 等 [77]	石棉沉着病患者	Mix	芬兰	1964—1995[c]	MF	1376	5[a]	*3.88*	*1.26 ~ 9.05*
Battista 等 [78]	铁路运输的制造和维修	Mix	意大利	1945—1969	M	734	5	2.40	0.95 ~ 5.05
Berry 等 [79]	纺织品、其他产品；绝缘体	Mix	英国	1933—1964	M	~ 3000	3	2.05	0.42 ~ 6.01
Puntoni 等 [80]	造船厂工人	NA	意大利	1960—1981	M	3984	32	1.64	1.12 ~ 2.32
Szeszenia-Dabrowska 等 [81]	石棉沉着病患者	Mix	波兰	1970—1997[c]	M	902	1	0.43	*0.01 ~ 2.40*
Sun 等 [82]	纺织工（纺纱）	Ch	中国	NA	F	5681	1	1.01	*0.03 ~ 5.63*
Smailyte 等 [83]	水泥工	Ch	立陶宛	1956—1985	M	1285	7[a]	1.4	0.7 ~ 2.9
Finkelstein 和 Verma [84]	管道工，喷管安装工	Mix	加拿大	1949—1980	M	14 408	*18*	*1.38*	*0.82 ~ 2.18*
Wilczyńska 等 [85]	纺织品生产	NA	波兰	1945—1980	M	3027	12	1.41	0.73 ~ 2.46
Hein 等 [86]	纺织品生产	Ch	美国	1940—1965	MF	3072	6	1.68	0.61 ~ 3.66
Musk 等 [87]	矿工，铣床工	Cr	澳大利亚	1943—1966	M	6498	13	2.57	1.37 ~ 4.39
Loomis 等 [88]	纺织品生产	P Ch	美国	1950—1973	PM	5770	6	1.15	0.42 ~ 2.51
Harding 等 [89]	多个行业	Mix	英国	1983—1987d	PM	98 117	49	1.48	1.09 ~ 1.95
Menegozzo 等 [90]	水泥工	Mix	意大利	1950—1986	M	1247	5	0.97	0.31 ~ 2.26
Wang 等 [91]	纺织品生产	Ch	中国	1972	M	577	2	4.26	1.17 ~ 15.52
van den Borre 和 Deboosere [43]	多个行业	Mix	比利时	1991—2009	M	2056	*3*	*4.35*	*0.90 ~ 12.71*
Pira 等 [92]	纺织品生产	Mix	意大利	1946—1984	MF	1977	8	1.84	0.79 ~ 3.62
Pira 等 [93]	矿工	Ch	意大利	1930—1990	M	1056	8	1.58	0.68 ~ 3.11
Ferrante 等 [94]	多个行业 [e]	Mix	意大利	1907—1990[s]	PM	51 801	*143*	*0.87*	*0.74 ~ 1.03*
Oddone 等 [95]	水泥工	Mix	意大利	1932—1992	PM	1818	8	0.70	0.30 ~ 1.39

当同一队列发表多个报告时，表中仅总结了最近的报告。

斜体字的结果是根据原始数据计算得到的。

Peto 等 [57]，Bootta 等 [67] 和 Berry 等 [79] 等人的研究纳入了女性工人小群体。但在这些女性工人组中未观察到喉癌病例或死亡病例。

P Ch: 主要为温石棉，Ch: 温石棉，Cr: 青石棉，Am: 铁石棉，Mix: 混合暴露，Tre: 透闪石，Act: 阳起石，Antho: 直闪石。

M: 男性，MF: 男性和女性，PM: 主要为男性，NA: 未区分。

[a] 新发病例（结果表示为标准化发病比）。

[b] 自首次工作后，距今 10+ 年。

[c] 诊断期。

[d] 调查入组期。

[e] 43 个队列的汇总分析，包括 [67]。

其余的 14 项研究，温石棉是石棉纤维的唯一或主要类型，而在这 14 项中的 5 项研究中，工人仅或主要暴露于闪石。按石棉纤维类型分层的 Meta 分析的结果，提供了一些关于暴露于闪石的工人患喉癌风险增加的证据，但暴露于温石棉的工人患喉癌风险并未增加（表 9.2）。关于混合纤维类型或未指明纤维类型的研究，结果可能反映了闪石暴露的影响。因为粗略的暴露类型的分类、缺乏统计学异质性的结果、和其他特征的潜在残余混杂，应谨慎地解释这些结果，包括喉癌的基线发生率以及自首次暴露后距今的时间、暴露持续时间和暴露水平。表 9.2 还列出了按国家分层的 Meta 分析的结果：值

得注意的是，与英国和美国这两个低风险国家的相对危险度相比，在意大利（喉癌发病率相对较高的国家），石棉暴露组中患喉癌风险未增加。

有关剂量 – 反应的信息可从少数队列研究中获得，这些研究根据工作持续时间，主要报告了以下结果，总结见表 9.3：结果因持续时间较长或暴露量较高组中病例较少而有局限性，未提示剂量 – 反应关系。

基于社区的喉癌研究，报告了石棉暴露的相关研究，总结见表 9.4。大多数研究报告了相关性，但是在大多数情况下这些结果无统计学显著性。

表 9.2　石棉暴露工人队列研究中喉癌风险的 Meta 分析 [a]

	研究数	死亡例数	相对危险度	95% 置信区间	P 异质性
所有研究	39	476	1.16	1.01 ～ 1.32	0.22
纤维类型					
纯温石棉 / 主要为温石棉	14	89	1.03	0.78 ～ 1.28	0.83
闪石 [b]	5	25	1.60	0.81 ～ 2.39	0.45
混合，未知	20	362	1.25	1.02 ～ 1.49	0.05
纯温石棉 / 主要为温石棉	14	89	1.03	0.78 ～ 1.28	0.83
闪石 [b]	5	25	1.60	0.81 ～ 2.39	0.45
混合，未知	20	362	1.25	1.02 ～ 1.49	0.05
国家					
英国	5	63	1.17	0.65 ～ 1.68	0.22
美国	9	46	1.20	0.79 ～ 1.61	0.76
加拿大	3	62	1.18	0.85 ～ 1.51	0.37
芬兰	3	33	1.28	0.77 ～ 1.80	0.36
意大利	9	212	1.09	0.78 ～ 1.40	0.16

[a] 表 9.1 所列研究。
[b] 纯闪石，或主要是闪石，或温石棉和闪石混合暴露

表 9.3　石棉暴露工人队列研究中喉癌风险的剂量 – 反应分析 [a]

参考文献	暴露类别	死亡人数	标准化死亡比	95% 置信区间
Peto 等 [57]	暴露持续时间 < 10 年；TSFE < 20 年	0	0	*0 ～ 4.24*
	暴露持续时间 20 ＋年	4	3.70	*1.01 ～ 9.48*
	暴露持续时间 10 ＋年；TSFE < 20 年	0	0	*0 ～ 19.4*
	暴露持续时间 20 ＋年	0	0	*0 ～ 8.2*

续表

参考文献	暴露类别	死亡人数	标准化死亡比	95% 置信区间
Raffn 等 [63]	暴露持续时间 1～4 年；TSFE 15 ＋年	2	0.81	0.09～2.94
	暴露持续时间 5 ＋年	6	2.27	0.83～4.95
Finkelstein 等 [64]	暴露持续时间 1～19 年	0	0	0～36.3
	暴露持续时间 20 ＋年	3	11.9	2.46～34.8
Parnes[65]	暴露持续时间 1～4 年	2	6.64	0.76～22.7
	暴露持续时间 5 ＋年	1	2.24	0.06～12.4
Meurman 等 [70]	中度暴露	1	1.33	0.03～7.40
	重度暴露	3	1.95	0.40～5.69
	重度暴露；暴露持续时间 > 5 年	2	3.60	0.44～13.0
Liddell 等 [74]	累积暴露。< 300mpcf- 年	24	1.03	0.66～1.53
	累积暴露 300 + mpcf- 年	6	1.08	0.40～2.35
Berry 等 [79]	低 / 中度暴露。	0	0	0～5.27
	重度暴露；暴露持续时间 < 2 年	2	4.65	0.56～16.8
	暴露持续时间 > 2 年 b	1	3.03	0.08～26.4
Puntoni 等 [80]	暴露持续时间 1～14 年	6	1.14	0.42～2.48
	暴露持续时间 15～24 年	8	1.59	0.69～3.13
	暴露持续时间 25 ＋年	18	1.96	1.16～3.10
Smailyte 等 [83]	暴露持续时间 < 1 年	2	0	0～4.1
	暴露持续时间 1～4 年	3	1.6	0.5～4.8
	暴露持续时间 5～9 年	2	3.0	0.8～12.5
	暴露持续时间 10 ＋年	2	1.3	0.4～5.7
Pira 等 [96]b	暴露持续时间 < 1 年	1	1.05	0.03～5.87
	暴露持续时间 1～4 年	3	3.98	0.82～11.6
	暴露持续时间 5～9 年	2	3.90	0.47～14.1
	暴露持续时间 10 ＋年	1	1.38	0.03～7.67
Pira 等 [93]	累积暴露 < 100fb- 年	1	0.65	0.02～3.61
	累积暴露 100～400fb- 年	2	1.20	0.16～4.70
	累积暴露 > 400fb- 年	5	2.51	0.81～5.85
Ferrante 等 [94]c	暴露持续时间 < 10 年	56	0.97	0.73～1.25
	暴露持续时间 10～19 年	29	0.74	0.49～1.06
	暴露持续时间 20～29 年	48	1.11	0.82～1.47
	暴露持续时间 30 ＋年	8	0.36	0.16～0.71

当同一队列发表多个报告时，表中仅总结了最近的报告。

TSFE: 自首次暴露后，距今的时间，exp: 预期死亡结果。

斜体字的结果是根据原始数据计算得到的。

a 队列研究的详细信息见表 9.1。

b 以表 9.1 的 Pira 等 [92] 替换。

c 仅男性

表 9.4　喉癌和职业性石棉暴露的病例对照研究结果

参考文献	国家	喉癌病例数 / 对照组例数	对照组来源	性别	暴露评估	喉癌病例中暴露的病例数	OR	95% CI	备注
Stell 和 McGill[97]	英国	100/NA	医院	M	NA	31	14.5	4.3 ～ 49.4	
Shettigara 和 Morgan[98]	加拿大	43/43	医院	M	自我报告	10	∞	NA	0 个暴露对照组；P = 0.001
Hinds 等 [99]	美国	47/NA	住宅区	M	自我报告	25	1.75	NA	P = 0.2
Burch 等 [100]	加拿大	204/204	住宅区	M	自我报告职业名称	36 14	1.6 2.3	NA NA	P = 0.07 P = 0.05
Olsen 和 Sabroe[101]	丹麦	276/971	住宅区	M	自我报告	17	1.8	1.0 ～ 3.4	
Zagraniski 等 [50]	美国	92/181	医院	M	职业名称	11	1.1	0.4 ～ 2.9	
Brown 等 [34]	美国	183/250	住宅区	M	由 IH 分类的职业名称	88	1.5	1.0 ～ 2.2	无剂量 – 反应关系
Ahrens 等 [36]	德国	100/100	医院	M	自我报告	NA	1.1	0.5 ～ 2.4	现患病例
Muscat 和 Wynder[102]	美国	194/184	医院	M	自我报告	66	1.1	0.7 ～ 1.9	
Wortley 等 [30]	美国	235/547	数字拨号	MW	JEM	90	1.2	0.9 ～ 1.7	弱剂量 – 反应关系
Zheng 等 [103]	中国	177/269	住宅区	M	自我报告	26	2.0	1.0 ～ 4.3	
Gustavsson 等 [45]	瑞典	157/641	住宅区	M	由 IH 评估的职业史	62	1.44	1.02 ～ 2.05	阳性剂量 – 反应关系
De Stefani 等 [44]	乌拉圭	112/509	医院（癌症病例）	M	自我报告	23	1.8	0.9 ～ 3.2	
Marchand 等 [104]	法国	296/295	医院	M	JEM	216	1.24	0.83 ～ 1.90	阳性剂量 – 反应关系
Elci 等 [105]	土耳其	940/1519	医院（癌症病例）	M	JEM	150	1.0	0.8 ～ 1.3	无剂量 – 反应关系
Berrino 等 [20]	3 个欧洲国家	1070/2176	住宅区	M	JEM	＜ 55 ～ 215 55 + ～ 347	1.5 1.0	1.0 ～ 2.4 0.8 ～ 1.4	弱剂量 – 反应关系（＜ 55）；无剂量 – 反应关系（55 +）
Dietz 等 [106]	德国	257/769	住宅区	PM	自我报告，JEM	59	1.3	0.8 ～ 2.1	
Shangina 等 [28]	4 个欧洲国家	316/728	医院	M	由 IH 评估的职业史	65	0.86	0.51 ～ 1.45	

续表

参考文献	国家	喉癌病例数 / 对照组例数	对照组来源	性别	暴露评估	喉癌病例中暴露的病例数	OR	95% CI	备注
Langevin 等[38]	美国	118/857	住宅区	M	自我报告	35	1.04	0.64 ～ 1.67	弱剂量 - 反应关系
Menvielle 等[107]	法国	448/2686	住宅区	M	JEM	328	1.73	*1.43 ～ 2.09*	无剂量 - 反应关系

斜体字的结果是根据原始数据计算得到的。

MW: 男性和女性，M: 男性，PM: 主要为男性，IH: 工业卫生学家，JEM: 工作暴露模型，AL: 酸 / 碱液，SA: 硫酸，AM: 酸雾，OR: 比值比，CI: 置信区间，NA: 不明。

少数研究报告了暴露持续时间或暴露水平相关的结果，提供了有限的剂量 - 反应证据。然而，因为基于社区的研究中固有的暴露误分类问题以及选择偏倚，对于基于社区的研究的证据，其一致性低于基于行业的研究，这也并不奇怪。病例对照研究的数据不足以对不同类型的纤维进行风险评估。

总体而言，队列研究的结果相对一致，并表明石棉暴露和喉癌之间的相关性较弱，既往暴露的相对风险低于 1.2，暴露于闪石的工人的风险可能更高。大多数研究中的病例数量较少、缺乏剂量 - 反应的有力证据和存在潜在残余混杂因素均是现有数据集的局限性。虽然基于社区的病例对照研究的证据在提示相关性方面更强，但这些结果比队列研究的结果更容易产生偏倚，两组结果之间的差异需要谨慎地解释。

此外，没有足够的数据显示喉部石棉纤维积累和持续存在；两项研究报告了喉部存在石棉小体[10]或石棉纤维[11]，但不能排除来自其他组织的污染。此外，关于间皮瘤阳性大鼠和仓鼠的吸入研究，未显示慢性炎症或喉癌[12-16]。

据报告，铁英岩矿的工人患喉癌风险过高，这可能反映了在此过程中潜在暴露于非石棉形式的闪石和非闪石的细长矿物颗粒、可吸入二氧化硅，以及裂解碎片，但是吸烟的类型不同可以解释这些结果[17]。

强无机酸雾

强无机酸雾是上呼吸道的潜在致癌物，最常见

的是硫酸暴露。在金属酸洗、硫酸生产、异丙醇生产中，硫酸暴露水平最高，而在肥皂生产、硝酸和乙醇生产、铜和锌精炼、磷肥生产和铅电池生产中的硫酸暴露水平较低[18]。对这些行业进行的队列研究，报告了喉癌的风险结果：总结见表 9.5。虽然个体研究的结果受到死亡（或病例）数量或喉癌数量较少的限制，但它们在显示疾病风险增加方面是一致的，特别是在研究暴露于高水平硫酸的工人时。这些研究均未校正吸烟和饮酒的潜在混杂效应，但是，对于风险估计值，尤其是异丙醇生产和金属酸洗水平高暴露工人的高风险估计值，足以控制残余混杂因素。剂量 - 反应数据有限（表 9.5），但它们与暴露的致癌作用是一致的。

在喉癌的病例对照研究中，评估了暴露于硫酸雾、一般酸雾或在加拿大、美国、乌拉圭以及多个欧洲国家的相关暴露。相关结果总结见表 9.6：这些结果在显示风险增加方面不如队列研究一致，这可能反映了一些研究中暴露评估的特异性（也可能是敏感性）较低，因为这些研究中高暴露行业的受试者数量较少。在少数研究中报告了剂量 - 反应结果：与队列研究的情况相同，这些结果显示了一致的致癌作用。

流行病学研究的证据表明，暴露于强无机酸雾（主要来自硫酸）的工人患喉癌的风险增加，有关机制的数据支持了这个结果，该数据表明 pH 值降低可能导致 DNA 损伤增加以及 DNA 修复减少（在参考文献 [19] 中进行了综述）。

表 9.5　强无机酸雾暴露工人的喉癌队列研究结果

参考文献	行业（暴露于 SA）	国家	工作期间 [a]	性别	工人数	暴露	死亡人数	标准化死亡比	95% 置信区间
Weil 等[108]	异丙醇生产（H）	美国	1928—1950	M	182	不限	1	NA	NA
Hueper[109]	异丙醇生产（H）	美国	1927—1950	M	779	不限	2	NA	NA
Lynch 等[110]	化学作业，异丙醇作业（H）	美国	1950—1976	PM	741	不限	7	3.2	1.5 ~ 6.7
Ahlborg 等[111]	不锈钢酸洗间（H）	瑞典	1951—1979	M	181	不限	3[a]	50	16 ~ 155
Cooper 等[112]	电池制造（L）	美国	1947—1970	M	4519	不限 20+ 年	6 4	1.28 1.41	0.47 ~ 2.8 0.38 ~ 3.61
Forastiere 等[113]	肥皂生产（I）	意大利	1964—1972	M	361	不限	5[a]	6.94	2.26 ~ 16.2
Block 等[114]	磷肥生产（I）	美国	1950—1979	M	2610[b]	不限	2	1.91	0.23 ~ 6.90
Steenland 和 Beaumont[115]	从事酸洗工作的钢铁工人（H）	美国	1940—1965	PM	1165	不限 日常 SA 暴露	14 10	2.19 2.5	1.2 ~ 3.7 1.7 ~ 4.7
Teta 等[116]	异丙醇/乙醇生产（H）[c]	美国	1928—1968	M	538	不限	1	1.43	0 ~ 8.0
Teta 等[116]	异丙醇/乙醇生产（H）	美国	1941—1992	M	493	不限	1	3.3	0.1 ~ 19
Coggon 等[117]	电池制造和有酸雾暴露的钢厂（L）	英国	1950—1990	M	2678	不限	1	0.48	0.01 ~ 2.7
Moulin 等[118]	不锈钢、金属合金制造（I）	法国	1968—1991	M	4288	不限	17	1.47	0.9 ~ 2.4
Sorahan 和 Esmen[119]	镍镉电池制造（L）	英国	1947—1975	M	926	不限	2	1.95	0.24 ~ 7.06
Pesatori 等[120]	硫酸生产（H）	意大利	1962—1997	M	1372	不限	4	1.30	0.35 ~ 3.33

SA: 硫酸, L: 低, I: 中, H: 高, M: 男性, PM: 主要为男性, NA: 不明

[a] 新发病例

[b] 白人男性；841 例黑人男性的单独队列中无死亡病例

[c] 包括弱酸暴露

表 9.6　喉癌和强无机酸雾暴露的病例对照研究结果

参考文献	国家	喉癌病例数 / 对照组例数	对照组来源	性别	暴露评估	暴露	喉癌病例中暴露的病例数	OR	95% CI	备注
Olsen 和 Sabroe[101]	丹麦	326/1134	住宅区	MW	自我报告	不限	43	1.3	0.9 ~ 1.9	
Cookfair 等[121]	美国	352/1050	医院	M	职业名称	SA < 20 年 20 + 年	NA	2.05 2.43	NA	
Zemla 等[122]	波兰	328/656	医院	M	不明确	AM	11	4.27	NA	

续表

参考文献	国家	喉癌病例数／对照组例数	对照组来源	性别	暴露评估	暴露	喉癌病例中暴露的病例数	OR	95% CI	备注
Brown 等[34]	美国	183/250	住宅区	M	由 IH 分类的职业名称	SA	22	0.76	0.42 ~ 1.35	
Soskolne 等[123]	加拿大	204/204	邻居	PM	JEM	SA ≤ 10 年 > 10 年	6 19	3.57 5.57	1.19 ~ 10.7 2.0 ~ 15.5	"重度"暴露
Eisen 等[124]	美国	108/538	队列	PM	测量，JEM	AM 1 + 年	NA	0.90	0.66 ~ 1.22	纳入汽车工人队列
De Stefani 等[44]	乌拉圭	112/509	医院（癌症病例）	M	自我报告	SA 不限 ≥ 20 年 20 + 年	46 12 34	1.6 1.2 1.8	0.9 ~ 2.6 0.6 ~ 2.5 1.1 ~ 3.1	
Shangina 等[28]	4 个欧洲国家	316/728	医院	M	由 IH 评估的职业史	AM	37	0.94	0.6 ~ 1.5	包括下咽部的癌症

MW：男性和女性，M：男性，PM：主要为男性，IH：工业卫生学家，JEM：工作暴露模型，AL：酸／碱液，SA：硫酸，AM：酸雾，OR：比值比，CI：置信区间，

NA：不明

其他职业风险因素

在一些针对职业暴露于甲醛工人的队列研究和病例对照研究中分析了喉癌风险，其结果没有一致地表明相关性[20-30]。

既往综述表明多环芳烃暴露与喉癌风险相关[31, 32]。Meta 分析纳入了 16 项高质量研究，得到了发病率的合并相对危险度为 1.45（95%CI 1.30 ~ 1.62），多环芳烃暴露的死亡率为 1.34（95%CI 1.18 ~ 1.53）[33]。提供此类结果的少数研究显示了剂量 – 反应关系。虽然多环芳烃暴露与喉癌之间的相关性在生物学上是合理的，并且似乎得到了现有研究的支持，但是吸烟和饮酒的混杂因素，以及现有研究中的发表偏倚和暴露环境的异质性，提示应谨慎地解释这些数据。

在一些研究中，与喉癌相关的其他职业暴露还包括柴油发动机废气[34, 35]、有机溶剂[20, 28]、矿物油[36] 和木尘[37, 38]。还发现了金属粉尘的正相关性[38]；一项将三个铅暴露工人队列与血铅数据相结合的大型研究观察到了喉癌的边缘显著趋势[39]，而在加拿大镍开采和精炼工人队列中，只有很少的证据表明喉癌风险增加[40]。

最近有研究报告了与四氯乙烯高累积暴露的相关性，但是未报告其他氯化溶剂的相关性[41]，而关于氯乙烯暴露的结果是不一致的[42]。

大多数职业风险因素对其他呼吸器官有致癌作用，包括鼻腔、鼻咽、肺，因此，可以合理地认为这些危险因素对喉部有类似影响。然而，所有危险因素的临床或流行病学证据均不足以得出支持因果关系的结论。

从事特定行业与职业

一些研究报告了从事特定行业和职业的工人患喉癌的风险增加，例如建筑工人[37, 43]、屠夫[37, 44]、焊工[45]、运输工人[46, 47]、纺织工人[48]、酒保[49, 50] 和海上石油工业的工人[51]。

据报告，橡胶工业工人患喉癌的风险增加[52]；最近，Vlanndereen 及其同事报告了从事橡胶行业的男性患喉癌风险的非显著增加，尤其是从事"材料准备"工作的男性；但在女性工人中未检测到喉癌病例；并且，他们认为，患喉癌风险与工作持续时间无关[53]。最近，一项主要基于队列研究的 Meta 分析证实了橡胶生产行业患喉癌风险的小幅增

加[54]。据报告，对于核电站工作人员，电离辐射与喉癌之间存在相关性[55]。

由于有可能发生选择性报告阳性结果、职业人群定义的异质性以及个体研究中缺乏把握度，使得这些相关性的解释变得复杂。对职业人群的大规模系统分析可能减少了一些局限性。Pukkala 等[56]对 5 个北欧国家的 740 万男性（其职业名称是基于 1961 年以后全国人口普查记录的信息）进行了分析：在平均 25 年的随访中，通过与国家癌症登记处数据的关联，确定了 18 488 例喉癌病例。在表 9.7 中列出了超过 10 例病例的职业人群的结果：在 50 个

职业人群中，观察到有 22 个职业人群（不包括无经济能力的男性）的喉癌发病率具有统计学显著性（α = 0.05）增加，9 个职业人群的喉癌发病率具有统计学意义的显著减少。虽然一些职业患喉癌的风险增加或降低可能反映了高水平（例如厨师和服务员）或低水平（例如宗教工作者）的吸烟和饮酒暴露，其他相关性可能反映了已知致癌物的暴露（例如暴露于石棉的水管工人），许多职业的阳性结果为可能暴露于致癌物提供了支持性证据，例如海员、机动车驾驶员、从事制鞋和皮革加工的工人、包装工和理发师。

表 9.7　特定职业的喉癌标准化发病比

职业	N	SIR	95% CI	职业	N	SIR	95% CI
技术工人	899	0.74	0.69 ～ 0.79	机械工	1356	1.12	1.06 ～ 1.18
实验室工作人员	11	0.53	0.27 ～ 0.96	水管工	149	1.04	0.89 ～ 1.22
医师	47	0.59	0.43 ～ 0.78	焊工	146	1.14	0.97 ～ 1.34
牙医	26	0.85	0.55 ～ 1.24	电工	477	1.13	1.03 ～ 1.23
助理	21	1.04	0.65 ～ 1.60	木工	819	0.82	0.77 ～ 0.88
其他卫生工作者	52	0.84	0.63 ～ 1.10	油漆工	303	1.22	1.09 ～ 1.36
教师	253	0.55	0.48 ～ 0.62	其他建筑工人	751	1.23	1.15 ～ 1.32
宗教工作者	184	0.70	0.61 ～ 0.81	砖瓦工	167	1.05	0.90 ～ 1.23
艺术工作者	92	1.11	0.89 ～ 1.36	印刷工	173	1.21	1.04 ～ 1.41
记者	50	1.27	0.95 ～ 1.68	化学加工工人	247	1.16	1.02 ～ 1.31
管理人员	847	0.97	0.91 ～ 1.04	食品工人	379	1.26	1.14 ～ 1.39
文职工作者	573	0.93	0.86 ～ 1.01	饮料加工工人	59	2.65	2.02 ～ 3.42
销售代理	839	1.19	1.12 ～ 1.28	玻璃工人	284	1.22	1.08 ～ 1.37
车间工人	580	1.02	0.94 ～ 1.10	包装工	536	1.32	1.21 ～ 1.43
农民	1052	0.46	0.44 ～ 0.49	发动机操作员	435	1.20	1.09 ～ 1.32
园丁	291	0.58	0.51 ～ 0.65	公共安全工作人员	233	0.97	0.85 ～ 1.10
渔民	241	1.20	1.05 ～ 1.36	烹饪和膳务员	96	2.27	1.84 ～ 2.77
林业工人	255	0.73	0.64 ～ 0.82	服务员	102	3.52	2.90 ～ 4.27
矿工和采石场工人	80	0.96	0.76 ～ 1.20	建筑管理员	255	1.28	1.13 ～ 1.45
海员	378	1.85	1.67 ～ 2.04	烟囱清扫工	13	1.05	0.56 ～ 1.80
运输工人	313	0.98	0.88 ～ 1.10	理发师	66	1.55	1.20 ～ 1.97
机动车驾驶员	1226	1.37	1.29 ～ 1.45	洗衣工	25	0.96	0.62 ～ 1.42
邮政工作人员	172	0.99	0.85 ～ 1.15	军事人员	130	0.96	0.81 ～ 1.14
纺织工人	182	1.08	0.94 ～ 1.25	其他工人	*840*	*1.27*	*1.21 ～ 1.36*
从事制鞋和皮革加工的工人	87	1.40	1.12 ～ 1.73	无经济能力人员	1322	1.42	1.35 ～ 1.50
冶炼工人	374	1.29	1.17 ～ 1.43				

NOCCA 的研究结果见[56]

斜体字的结果是根据原始数据计算得到的。

N: 病例数，SIR: 标准化发病比，CI: 置信区间

结论

喉黏膜会直接暴露于吸入物质，这使得喉成为呼吸系统致癌物的靶器官。有一些证据表明了与石棉以及强无机酸雾的相关性。对于其他的一些职业危险因素，包括其他呼吸器官的已知致癌物，在喉癌发生中发挥作用的证据较弱且不一致。从实践角度来看，缺乏确切的支持因果关系的证据重要性有限，因为其他类型癌症的现有证据表明，合理的预防措施可以降低职业性喉癌的风险（如果可以采取措施的话）。在一些职业和行业中报告了喉癌风险增加，但并不一致：该疾病相对罕见，吸烟和饮酒可能是混杂因素，以及报告偏倚的可能性，使得其他职业性喉致癌物的确定变得复杂。

控制吸烟和过量饮酒，并采取一些其他重要措施，可以预防喉癌：避免暴露于已知致癌物可以帮助预防相对较少数量病例的发生，这些病例集中在特定的职业人群中。现有结果有助于确定研究疑似致癌物作用的研究途径。

参考文献

[1] Forman D, Bray F, Brewster DH, et al. Cancer incidence in five continents, vol. 10. Lyon: IARC; 2013.

[2] Ferlay J, Soerjomataram I, Ervik M, et al. Globocan 2012v1.0, Cancer incidence and mortality worldwide: IARC CancerBase no. 11. Lyon: International Agency for Research on Cancer; 2013.

[3] Olshan FA. Cancer of the larynx. In: Schottenfeld D, Fraumeni JF, editors. Cancer epidemiology and prevention. New York: Oxford University Press; 2006. p. 627–37.

[4] World Cancer Research Fund/American Institute for Cancer Research. Food, nutrition, physical activity, and the prevention of cancer: a global perspective. Washington, DC: AICR; 2006.

[5] Li X, Gao L, Li H, et al. Human papillomavirus infection and laryngeal cancer risk: a systematic review and meta-analysis. J Infect Dis. 2013; 207: 479–88.

[6] McKay JD, Truong T, Gaborieau V, et al. A genome-wide association study of upper aerodigestive tract cancers conducted within the INHANCE consortium. PLoS Genet. 2011; 7: e1001333.

[7] De Angelis R, Sant M, Coleman MP, et al. Cancer survival in Europe 1999–2007by country and age: results of EUROCARE-5-a population-based study. Lancet Oncol. 2014; 15: 23–34.

[8] Axelson O, Steenland K. Indirect methods of assessing the effects of tobacco use in occupational studies. Am J Ind Med. 1988; 13: 105–18.

[9] Gandini S, Botteri E, Iodice S, et al. Tobacco smoking and cancer: a meta-analysis. Int J Cancer. 2008; 122: 155–64.

[10] Roggli VL, Greenberg SD, McLarty JL, et al. Asbestos body content of the larynx in asbestos workers: a study of five cases. Arch Otolaryngol. 1980; 106: 533–5.

[11] Kambic V, Radsel Z, Gale N. Alterations in the laryngeal mucosa after exposure to asbestos. Br J Ind Med. 1989; 46: 717–23.

[12] Hesterberg TW, Miiller WC, McConnell EE, et al. Chronic inhalation toxicity of size-separated glass fibers in Fischer 344rats. Fundam Appl Toxicol. 1993; 20: 464–76.

[13] Hesterberg TW, Miller WC, Mast R, et al. Relationship between lung biopersistence and biological effects of man-made vitreous fibers after chronic inhalation in rats. Environ Health Perspect. 1994; 102(Suppl 5): 133–7.

[14] McConnell EE. Synthetic vitreous fibers—inhalation studies. Regul Toxicol Pharmacol. 1994; 20: S22–34.

[15] McConnell EE, Kamstrup O, Musselman R, et al. Chronic inhalation study of size-separated rock and slag wool insulation fibers in Fischer 344/N rats. Inhal Toxicol. 1994; 6: 571–614.

[16] McConnell EE, Axten C, Hesterberg TW, et al. Studies on the inhalation toxicology of two fiberglasses and amosite asbestos in the Syrian golden hamster. Part II. Results of chronic exposure. Inhal Toxicol. 1999; 11: 785–835.

[17] Allen EM, Alexander BH, MacLehose RF, et al. Cancer incidence among Minnesota taconite mining industry workers. Ann Epidemiol. 2015; 25: 811–5.

[18] Sathiakumar N, Delzell E, Amoateng-Adjepong Y, et al. Epidemiologic evidence on the relationship between mists containing sulfuric acid and respiratory tract cancer. Crit Rev Toxicol. 1997; 27: 233–51.

[19] International Agency for Research on Cancer. Occupational exposures to mists and vapours from strong inorganic acids and other industrial chemicals. IARC Monogr Eval Carcinog Risks Hum. 1992; 54: 1–310.

[20] Berrino F, Richiardi L, Boffetta P, et al. Occupation and larynx and hypopharynx cancer: a job-exposure matrix approach in an international casecontrol study in France, Italy, Spain and Switzerland. Cancer Causes Control. 2003; 14: 213–23.

[21] Checkoway H, Boffetta P, Mundt DJ, et al. Critical review and synthesis of the epidemiologic evidence on

formaldehyde exposure and risk of leukemia and other lymphohematopoietic malignancies. Cancer Causes Control. 2012; 23: 1747–66.

[22] Coggon D, Ntani G, Harris CE, et al. Upper airway Cancer, myeloid leukemia, and other cancers in a cohort of British chemical workers exposed to formaldehyde. Am J Epidemiol. 2014; 179: 1301–11.

[23] Hansen J, Olsen JH. Formaldehyde and cancer morbidity among male employees in Denmark. Cancer Causes Control. 1995; 6: 354–60.

[24] Hauptmann M, Lubin JH, Stewart PA, et al. Mortality from solid cancers among workers in formaldehyde industries. Am J Epidemiol. 2004; 159: 1117–30.

[25] Laforest L, Luce D, Golberg P, et al. Laryngeal and hypopharyngeal cancers and occupational exposure to formaldehyde and various dusts: a case–control study in France. Occup Environ Med. 2000; 57: 767–73.

[26] Pinkerton LE, Hein MJ, Stayner LT. Mortality among a cohort of garment workers exposed to formaldehyde: an update. Occup Environ Med. 2004; 61: 193–200.

[27] Pira E, Romano C, Verga F, La Vecchia C. Mortality from lymphohematopoietic neoplasms and other causes in a cohort of laminated plastic workers exposed to formaldehyde. Cancer Causes Control. 2014; 25: 1343–9.

[28] Shangina O, Brennan P, Szeszenia–Dabrowska N, et al. Occupational exposure and laryngeal and hypopharyngeal cancer risk in central and eastern Europe. Am J Epidemiol. 2006; 164: 367–75.

[29] Walrath J, Fraumeni J. Cancer and other causes of death among embalmers. Cancer Res. 1984; 44: 4638–41.

[30] Wortley P, Vaughan TL, Davis S, et al. A case–control study of occupational risk factors for laryngeal cancer. Br J Ind Med. 1992; 49: 837–44.

[31] Boffetta P, Jourenkova N, Gustavsson P. Cancer risk from occupational and environmental exposure to polycyclic aromatic hydrocarbons. Cancer Causes Control. 1997; 8: 444–72.

[32] Bosetti C, Boffetta P, La Vecchia C. Occupational exposures to polycyclic aromatic hydrocarbons, and respiratory and urinary tract cancers: a quantitative review to 2005. Ann Oncol. 2007; 18: 431–46.

[33] Wagner M, Bolm–Audorff U, Hegewald J, et al. Occupational polycyclic aromatic hydrocarbon exposure and risk of larynx cancer: a systematic review and meta-analysis. Occup Environ Med. 2015; 72: 226–33.

[34] Brown LM, Mason TJ, Pickle LW, et al. Occupational risk factors for laryngeal cancer on the Texas Gulf Coast. Cancer Res. 1988; 48: 1960–4.

[35] Elci OC, Akpinar–Elci M, Blair A, et al. Risk of laryngeal

Cancer by occupational chemical exposure in Turkey. J Occup Environ Med. 2003; 45: 1100–6.

[36] Ahrens W, Jockel K, Patzak W, Elsner G. Alcohol, smoking, and occupational factors in cancer of the larynx: a case-control study. Am J Ind Med. 1991; 20: 477–93.

[37] Boffetta P, Richiardi L, Berrino F, et al. Occupation and larynx and hypopharynx cancer: an international case-control study in France, Italy, Spain, and Switzerland. Cancer Causes Control. 2003; 14: 203–12.

[38] Langevin SM, Mc Clean MD, Michaud DS, et al. Occupational dust exposure and head and neck squamous cell carcinoma risk in a population–based case–control study conducted in the greater Boston area. Cancer Med. 2013; 2: 978–86.

[39] Steenland K, Barry V, Antilla A, et al. A cohort mortality study of lead–exposed workers in the USA, Finland and the UK. Occup Environ Med. 2017; 74: 785–91.

[40] Seilkop SK, Lightfoot NE, Berriault CJ, et al. Respiratory cancer mortality and incidence in an updated cohort of Canadian nickel production workers. Arch Environ Occup Health. 2017; 72: 204–9.

[41] Barul C, Fayossé A, Carton M, et al. Occupational exposure to chlorinated solvents and risk of head and neck cancer in men: a population–based case–control study in France. Environ Health. 2017; 16: 77.

[42] Scarnato C, Rambaldi R, Mancini G, et al. Mortality study update of workers exposed to vinyl chloride in plants located in Ferrara and Ravenna(Emilia–Romagna, Northern Italy). Epidemiol Prev. 2017; 41: 271–8.

[43] van den Borre L, Deboosere P. Enduring health effects of asbestos use in Belgian industries: a record–linked cohort study of causespecific mortality(2001–2009). BMJ Open. 2015; 5: e007384.

[44] De Stefani E, Boffetta P, Oreggia F, et al. Occupation and the risk of laryngeal cancer in Uruguay. Am J Ind Med. 1998; 33: 537–42.

[45] Gustavsson P, Jakobsson R, Johansson H, et al. Occupational exposures and squamous cell carcinoma of the oral cavity, pharynx, larynx, and oesophagus: a case-control study in Sweden. Occup Environ Med. 1998; 55: 393–400.

[46] Goldberg P, Leclerc A, Luce D, et al. Laryngeal and hypopharyngeal cancer and occupation: results of a case control–study. Occup Environ Med. 1997; 54: 477–82.

[47] Pollán M, López–Abente G. Wood–related occupations and laryngeal cancer. Cancer Detect Prev. 1995; 19: 250–7.

[48] Elci OC, Dosemeci M, Blair A. Occupation and the risk of laryngeal cancer in Turkey. Scand J Work Environ Health. 2001; 27: 233–9.

[49] ReijulA J, Kjaerheim K, Lynge E, et al. Cancer incidence among waiters: 45years of follow-up in five Nordic countries. Scand J Public Health. 2015; 43: 204-11.

[50] Zagraniski RT, Kelsey JL, Walter SD. Occupational risk factors for laryngeal carcinoma: Connecticut, 1975-1980. Am J Epidemiol. 1986; 124: 67-76.

[51] Stenehjem JS, Kjærheim K, Rabanal KS, et al. Cancer incidence among 41, 000offshore oil industry workers. Occup Med. 2014; 64: 539-45.

[52] International Agency for Research on Cancer. Occupational exposures in the rubber-manufacturing industry. IARC Monogr Eval Carcinog Risks Hum. 2012; 100F: 541-62.

[53] Vlaanderen J, Taeger D, Wellman J, et al. Extended cancer mortality follow-up of a German rubber industry cohort. J Occup Environ Med. 2013; 55: 966-72.

[54] Boniol M, Koechlin A, Boyle P. Meta-analysis of occupational exposures in the rubber manufacturing industry and risk of cancer. Int J Epidemiol. 2017; 46: 1940.

[55] Richardson DB, Cardis E, Daniels RD, et al. Site-specific solid cancer mortality following exposure to ionizing radiation: a cohort study of workers(INWORKS). Epidemiology. 2018; 29(1): 31-40.

[56] Pukkala E, Martinsen JI, Lynge E, et al. Occupation and cancer—follow-up of 15million people in five Nordic countries. Acta Oncol. 2009; 48(5): 646-790.

[57] Peto J, Doll R, Hermon C, et al. Relationship of mortality to measures of environmental asbestos pollution in an asbestos textile factory. Ann Occup Hyg. 1985; 29: 305-55.

[58] Gardner MJ, Winter PD, Pannett B, Powell CA. Follow up study of workers manufacturing chrysotile asbestos cement products. Br J Ind Med. 1986; 43: 726-32.

[59] Hughes JM, Weill H, Hammad YY. Mortality of workers employed in two asbestos cement manufacturing plants. Br J Ind Med. 1987; 44: 161-74.

[60] Enterline PE, Hartley J, Henderson V. Asbestos and cancer: a cohort followed up to death. Br J Ind Med. 1987; 44: 396-401.

[61] Armstrong BK, de Klerk NH, Musk AW, Hobbs MS. Mortality in miners and millers of crocidolite in Western Australia. Br J Ind Med. 1988; 45: 5-13.

[62] Tola S, Kalliomaki PL, Pukkala E, Asp S, Korkala ML. Incidence of cancer among welders, platers, machinists, and pipe fitters in shipyards and machine shops. Br J Ind Med. 1988; 45: 209-18.

[63] Raffn E, Lynge E, Juel K, Korsgaard B. Incidence of cancer and mortality among employees in the asbestos cement industry in Denmark. Br J Ind Med. 1989; 46: 90-6.

[64] Finkelstein MM. Mortality rates among employees potentially exposed to chrysotile asbestos at two automotive parts factories. Can Med Assoc J. 1989; 141: 125-30.

[65] Parnes SM. Asbestos and cancer of the larynx: is there a relationship? Laryngoscope. 1990; 100: 254-61.

[66] Selikoff IJ, Seidman H. Asbestos-associated deaths among insulation workers in the United States and Canada, 1967-1987. Ann N Y Acad Sci. 1991; 643: 1-14.

[67] Botta M, Magnani C, Terracini B, et al. Mortality from respiratory and digestive cancers among asbestos cement workers in Italy. Cancer Detect Prev. 1991; 15: 445-7.

[68] Sluis-Cremer GK, Liddell FD, Logan WP, Bezuidenhout BN. The mortality of amphibole miners in South Africa, 1946-80. Br J Ind Med. 1992; 49: 566-75.

[69] Giaroli C, Belli S, Bruno C, et al. Mortality study of asbestos cement workers. Int Arch Occup Environ Health. 1994; 66: 7-11.

[70] Meurman LO, Pukkala E, Hakama M. Incidence of cancer among anthophyllite asbestos miners in Finland. Occup Environ Med. 1994; 51: 421-5.

[71] Berry G. Mortality and cancer incidence of workers exposed to chrysotile asbestos in the friction-products industry. Ann Occup Hyg. 1994; 38: 539-46.

[72] Dement JM, Brown DP, Okun A. Follow-up study of chrysotile asbestos textile workers: cohort mortality and case-control analyses. Am J Ind Med. 1994; 26: 431-47.

[73] Tsai SP, Waddell LC, Gilstrap EL, Ransdell JD, Ross CE. Mortality among maintenance employees potentially exposed to asbestos in a refinery and petrochemical plant. Am J Ind Med. 1996; 29: 89-98.

[74] Liddell FD, McDonald AD, McDonald JC. The 1891-1920birth cohort of Quebec chrysotile miners and millers: development from 1904and mortality to 1992. Ann Occup Hyg. 1997; 41: 13-36.

[75] Levin J, McLarty J, Hurst GA, et al. Tyler asbestos workers: mortality experience in a cohort exposed to amosite. Occup Environ Med. 1998; 55: 155-60.

[76] Germani D, Belli S, Bruno C, et al. Cohort mortality study of women compensated for asbestosis in Italy. Am J Ind Med. 1999; 36: 129-34.

[77] Karjalainen A, Pukkala E, Kauppinen T, Partanen T. Incidence of cancer among Finnish patients with asbestos-related pulmonary or pleural fibrosis. Cancer Causes Control. 1999; 10: 51-7.

[78] Battista G, Belli S, Comba P, et al. Mortality due to asbestosrelated causes among railway carriage construction and repair workers. Occup Med. 1999; 49: 536-9.

[79] Berry G, Newhouse ML, Wagner JC. Mortality from all cancers of asbestos factory workers in East London 1933-1980. Occup Environ Med. 2000; 57: 782-5.

[80] Puntoni R, Merlo F, Borsa L, et al. A historical cohort

mortality study among shipyard workers in Genoa, Italy. Am J Ind Med. 2001; 40: 363–70.

[81] Szeszenia-Dabrowska N, Urszula W, Szymczak W, Strzelecka A. Mortality study of workers compensated for asbestosis in Poland, 1970–1997. Int J Occup Med Environ Health. 2002; 15: 267–78.

[82] Sun T, Li L, Shi N, Zhang X. A 40–year cohort study on cancer mortality among female workers with manual spinning of chrysotile asbestos. Wei Sheng Yan Jiu. 2003; 32: 511–3.

[83] Smailyte G, Kurtinaitis J, Andersen A. Cancer mortality and morbidity among Lithuanian asbestos–cement producing workers. Scand J Work Environ Health. 2004; 30: 64–70.

[84] Finkelstein MM, Verma DK. A cohort study of mortality among Ontario pipe trades workers. Occup Environ Med. 2004; 61: 736–42.

[85] Wilczynska U, Szymczak W, Szeszenia-Dabrowska N. Mortality from malignant neoplasms among workers of an asbestos processing plant in Poland: results of prolonged observation. Int J Occup Med Environ Health. 2005; 18: 313–26.

[86] Hein MJ, Stayner LT, Lehman E, Dement JM. Follow–up study of chrysotile textile workers: cohort mortality and exposureresponse. Occup Environ Med. 2007; 64: 616–25.

[87] Musk AW, de Klerk NH, Reid A, et al. Mortality of former crocidolite(blue asbestos)miners and millers at Wittenoom. Occup Environ Med. 2008; 65: 541–3.

[88] Loomis D, Dement JM, Wolf SH, Richardson DB. Lung cancer mortality and fibre exposures among North Carolina asbestos textile workers. Occup Environ Med. 2009; 66: 535–42.

[89] Harding AH, Darnton A, Wegerdt J, McElvenny D. Mortality among British asbestos workers undergoing regular medical examinations(1971–2005). Occup Environ Med. 2009; 66: 487–95.

[90] Menegozzo S, Comba P, Ferrante D, et al. Mortality study in an asbestos cement factory in Naples, Italy. Ann Ist Super Sanita. 2011; 47: 296–304.

[91] Wang X, Lin S, Yu I, et al. Cause–specific mortality in a Chinese chrysotile textile worker cohort. Cancer Sci. 2013; 104: 245–9.

[92] Pira E, Romano C, Violante FS, et al. Updated mortality study of a cohort of asbestos textile workers. Cancer Med. 2016; 5: 2623–8.

[93] Pira E, Romano C, Donato F, Pelucchi C, Vecchia C, Boffetta P. Mortality from cancer and other causes among Italian chrysotile asbestos miners. Occup Environ Med. 2017; 74: 558–63.

[94] Ferrante D, Chellini E, Merler E, et al. Italian pool of asbestos workers cohorts: mortality trends of asbestos-related neoplasms after long time since first exposure. Occup Environ Med. 2017; 74: 887–98.

[95] Oddone E, Ferrante D, Tunesi S, Magnani C. Mortality in asbestos cement workers in Pavia, Italy: a cohort study. Am J Ind Med. 2017; 60: 852–66.

[96] Pira E, Pelucchi C, Buffoni L, et al. Cancer mortality in a cohort of asbestos textile workers. Br J Cancer. 2005; 92: 580–6.

[97] Stell P, McGill T. Asbestos and laryngeal carcinoma. Lancet. 1973; 302: 416–7.

[98] Shettigara PT, Morgan RW. Asbestos, smoking, and laryngeal carcinoma. Arch Environ Health. 1975; 30: 517–9.

[99] Hinds MW, Thomas DB, O'Reilly HP. Asbestos, dental X–rays, tobacco, and alcohol in the epidemiology of laryngeal cancer. Cancer. 1979; 44: 1114–20.

[100] Burch JD, Howe GR, Miller AB, Semenciw R. Tobacco, alcohol, asbestos, and nickel in the etiology of cancer of the larynx: a casecontrol study. J Natl Cancer Inst. 1981; 67: 1219–24.

[101] Olsen J, Sabroe S. Occupational causes of laryngeal cancer. J Epidemiol Community Health. 1984; 38: 117–21.

[102] Muscat J, Wynder E. Tobacco, alcohol, asbestos, and occupational risk factors for laryngeal cancer. Cancer. 1992; 69: 2244–51.

[103] Zheng W, Blot WJ, Shu XO, et al. Diet and other risk factors for laryngeal cancer in Shanghai, China. Am J Epidemiol. 1992; 136: 178–91.

[104] Marchand JL, Luce D, Leclerc A, et al. Laryngeal and hypopharyngeal cancer and occupational exposure to asbestos and manmade vitreous fibers: results of a case–control study. Am J Ind Med. 2000; 37: 581–9.

[105] Elci OC, Akpinar-Elci M, Blair A, et al. Occupational dust exposure and the risk of laryngeal cancer in Turkey. Scand J Work Environ Health. 2002; 28: 278–84.

[106] Dietz A, Ramroth H, Urban T, et al. Exposure to cement dust, related occupational groups and laryngeal cancer risk: results of a population based case–control study. Int J Cancer. 2004; 108: 907–11.

[107] Menvielle G, Fayossé A, Radoï L, et al. The joint effect of asbestos exposure, tobacco smoking and alcohol drinking on laryngeal cancer risk: evidence from the French population–based casecontrol study, ICARE. Occup Environ Med. 2016; 73: 28–33.

[108] Weil CS, Smyth HF Jr, Nale TW. Quest for a suspected industrial carcinogen. Arch Ind Hyg Occup Med. 1952; 5: 535–47.

[109] Hueper WC. Occupational and environmental cancers of the respiratory system. Berlin/New York: Springer-Verlag; 1966.

[110] Lynch J, Hanis NM, Bird MG, et al. An association of upper respiratory cancer with exposure to diethyl sulfate. J Occup Med. 1979; 21: 333-41.

[111] Ahlborg G Jr, Hogstedt C, Sundell L, Aman CG. Laryngeal cancer and pickling house vapors. Scand J Work Environ Health. 1981; 7: 239-40.

[112] Cooper WC, Wong O, Kheifets L. Mortality among employees of lead battery plants and lead-producing plants, 1947-1980. Scand J Work Environ Health. 1985; 11: 331-45.

[113] Forastiere F, Valesini S, Salimei E, et al. Respiratory cancer among soap production workers. Scand J Work Environ Health. 1987; 13: 258-60.

[114] Block G, Matanoski GM, Seltser R, Mitchell T. Cancer morbidity and mortality in phosphate workers. Cancer Res. 1988; 48: 7298-303.

[115] Steenland K, Beaumont J. Further follow-up and adjustment for smoking in a study of lung cancer and acid mists. Am J Ind Med. 1989; 16: 347-54.

[116] Teta MJ, Perlman GD, Ott MG. Mortality study of ethanol and isopropanol production workers at two facilities. Scand J Work Environ Health. 1992; 18: 90-6.

[117] Coggon D, Pannett B, Wield G. Upper aerodigestive cancer in battery manufacturers and steel workers exposed to mineral acid mists. Occup Environ Med. 1996; 53: 445-9.

[118] Moulin JJ, Clavel T, Roy D, et al. Risk of lung cancer in workers producing stainless steel and metallic alloys. Int Arch Occup Environ Health. 2000; 73: 171-80.

[119] Sorahan T, Esmen NA. Lung cancer mortality in UK nickelcadmium battery workers, 1947-2000. Occup Environ Med. 2004; 61: 108-16.

[120] Pesatori AC, Consonni D, Rubagotti M, et al. Mortality study in a cohort of workers employed in a plant producing sulphuric acid. Med Lav. 2006; 97: 735-48.

[121] Cookfair D, Wende K, Michalek A, Vena J. A case-control study of laryngeal cancer among workers exposed to sulfuric acid(abstract). Am J Epidemiol. 1985; 122: 521.

[122] Zemla B, Day N, Swiatnicka J, Banasik R. Larynx cancer risk factors. Neoplasma. 1987; 34: 223-33.

[123] Soskolne CL, Jhangri GS, Siemiatycki J, et al. Occupational exposure to sulfuric acid in southern Ontario, Canada, in association with laryngeal cancer. Scand J Work Environ Health. 1992; 18: 225-32.

[124] Eisen EA, Tolbert PE, Hallock MF, et al. Mortality studies of machining fluid exposure in the automobile industry. III: a casecontrol study of larynx cancer. Am J Ind Med. 1994; 26: 185-202.

第 10 章

肺癌：临床表现、病理学和暴露评估

Elizabeth N. Pavlisko and Victor L. Roggli

概述

　　肺癌是世界上最常见的恶性肿瘤，也是癌症相关死亡最常见的原因。在大多数人群中，尽管职业暴露导致肺癌风险增加的程度超过其他任何恶性肿瘤，但吸烟仍是导致肺癌的最重要原因[1]。本章将回顾肺癌的组织形态和分类，以及既往报道的导致肺癌的特定职业暴露的证据。

肺癌的组织病理学

　　2015 年世界卫生组织（WHO）将肺癌分为 6 种主要的组织学类型，包括：腺癌、鳞癌、神经内分泌癌、大细胞癌、腺鳞癌和肉瘤样癌。一些主要的病理类型由于其预后 / 分化程度 / 生长方式的不同，被分为不同的亚型。表 10.1 列出了主要的病理类型及亚型。

E. N. Pavlisko（✉）· V. L. Roggli

Department of Pathology, Duke University Medical Center, Durham, NC, USA

e–mail: elizabeth.pavlisko@duke.edu; victor.roggli@duke.edu

表 10.1　肺癌的组织学分型

腺癌
浸润性腺癌的分型
肺泡性腺癌
乳头状腺癌
实性腺癌
微乳头状腺癌
浸润性腺癌的亚型
浸润性黏液腺癌
胶样腺癌
胎儿型腺癌
肠型腺癌
微侵袭性腺癌（≤ 3cm 的附壁生长为主的肿瘤，浸润深度 ≤ 5mm）
癌前病变
非典型腺瘤样增生
原位腺癌（附壁型）
鳞状细胞癌
鳞状细胞癌的亚型
角化性鳞癌
非角化性鳞癌
基底细胞样鳞癌
癌前病变
鳞状细胞原位癌
神经内分泌肿瘤
神经内分泌肿瘤的亚型

续表

小细胞癌
大细胞神经内分泌癌
类癌
弥漫性特发性肺神经内分泌细胞增生症
大细胞癌
腺鳞癌
肉瘤样癌
肉瘤样癌的亚型
多形性癌、梭形细胞癌和巨细胞癌
癌肉瘤
肺母细胞瘤

数据来自 Travis 等 [2]

腺癌

　　腺癌是最常见的肺癌组织学类型。广义地说，腺癌是一种具有黏蛋白产生或腺样分化的上皮性肿瘤。形态学类型包括原位癌、黏液性癌、腺泡癌、乳头状癌、微乳头状癌和实性癌（图 10.1）。腺癌最常见的是位于周围的星状肿块，< 4cm，很少有空洞 [2]。位于外周部位的肿瘤常与脏层胸膜毗邻，并可能挤压胸膜。随着技术的进步和胸部计算机断层扫描（CT）的普及，位于外周肿瘤的影像学检出率得到了提高。

　　虽然目前的 WHO 分类不包括分级，但在 2011 年，国际肺癌研究协会（IASLC）、美国胸科学会（ATS）和欧洲呼吸学会（ERS）报告了支持组织学变异作为分级系统基础的汇总数据。根据肿瘤分化程度分为：分化良好（非黏液性原位淋巴样 / 腺癌）、分化中等（乳头状和腺泡状）、分化差（实性和微乳头状）[3]，分别对应于高分化（1 级）、中分化（2 级）和低分化（3 级）的肿瘤。组织学类型通常与分化程度和预后一致 [3-5]（表 10.2）。

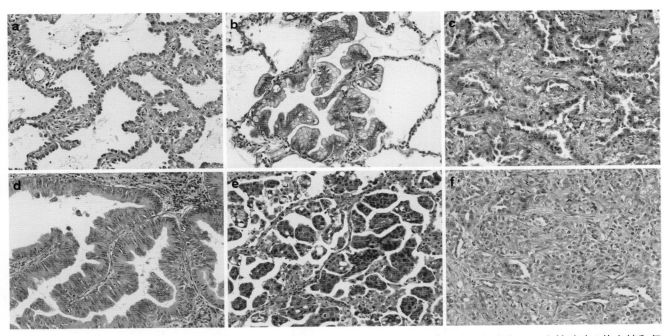

图 10.1　腺癌：(a) 原位腺癌，(b) 黏液腺癌，(c) 腺泡腺癌，(d) 乳头状腺癌，(e) 微乳头状腺癌，(f) 实性腺癌 [苏木精和伊红染色 (H&E)，原始放大倍数 ×200]

　　尽管肺癌大多通过淋巴 - 血管系统扩散，但是腺癌的肺门淋巴结受累较其他组织类型肺癌少见。原位癌可发生气道播散，导致同侧或对侧肺的同一肺叶或不同肺叶受累 [2]。腺癌的分期与其他肺癌相同，采用 2017 年 AJCC 的 TNM 分期系统（表 10.3）[6]。

表 10.2　腺癌的组织学变异及分化程度

原位腺癌	分化良好（G1）
腺泡	中度或低分化（G2 或 G3）
乳头状	中度或低分化（G2 或 G3）
实性	低分化（G3）
微乳头状	低分化（G3）

总结自 Travis 等[3]、Yoshizawa 等[4]、Tsuta 等[5]

表 10.3　第八版 AJCC 肺癌分期

原发性肺肿瘤 (T)

T0	无原发性肿瘤的证据
Tis	原位癌
T1	最大径≤ 3cm，周围包绕肺组织或脏层胸膜；累及叶支气管，不累及主支气管
T1mi	最大径≤ 3cm，主要为附壁型（原位），浸润程度≤ 5mm
T1a	最大径≤ 1cm
T1b	最大径＞ 1cm，≤ 2cm
T1c	最大径＞ 2cm，≤ 3cm
T2	最大径＞ 3cm，≤ 5cm，或伴有以下任一种情况：累及主支气管，侵犯脏层胸膜，和 / 或伴有肺不张或阻塞性肺炎延伸至肺门区（累及全部或部分肺）
T2a	最大径＞ 3cm，≤ 4cm
T2b	最大径＞ 4cm，≤ 5cm
T3	最大径＞ 5cm，≤ 7cm；或直接侵犯以下任何一部位：壁层胸膜、胸壁、膈肌、膈神经、纵隔胸膜、心包或同一肺叶出现孤立性癌结节
T4	肿瘤＞ 7cm；或侵犯纵隔、心脏、大血管、气管、喉返神经、食管、椎体、隆突、同侧不同肺叶孤立性癌结节

区域淋巴结 (N)

Nx	无法评估
N0	无区域淋巴结转移
N1	转移到第 10 区或更高水平淋巴结
N2	转移至同侧第 9 区或更低水平淋巴结
N3	转移到对侧第 9 区或更低水平淋巴结，或转移到锁骨上淋巴结

转移性疾病 (M)

Mx	无法评估

续表

M0	无远处转移
M1	远处转移
M1a	对侧肺叶孤立性肺结节，胸膜 / 心包结节，或恶性胸腔或心包积液
M1b	单个器官的单一胸外转移，包括累及单个非区域淋巴结
M1c	单个或多个胸外器官的多发转移

经美国外科医师学会许可使用。Amin MB, Edge SB, Greene FL, et al. editors. AJCC Cancer Staging Manual, 8th ed. New York: Springer; 2017

2015 年版 WHO 的胸部肿瘤分类对肺腺癌做了比较大的调整。非黏液性或黏液性细支气管肺泡细胞癌（BAC）的术语已被原位腺癌所取代，仅适用于非黏液性变异。由于几乎所有的黏液性 BAC 都有侵袭性成分，黏液性 BAC 被重新分类为黏液性腺癌[2, 3]。

当肿瘤组织形态学无法对肿瘤进行分类时，免疫组织化学（IHC）有助于肿瘤的分类。表 10.4 列出了用于区分原发性肺腺癌、鳞状细胞癌、常见转移性肿瘤和间皮瘤的常见免疫组织化学抗体[7]。

表 10.4　免疫组织化学鉴别方法

肺腺癌 vs. 鳞状细胞癌

免疫组织化学染色 / 抗体	原发性肺腺癌	鳞状细胞癌
CK7	+	+/-
TTF-1（细胞核）	+	-
Napsin-A	+	-
P63	+/-	+
CK5/6	-	+
CK903/34 β E12	+/-	+

肺腺癌 vs. 转移性乳腺癌

免疫组织化学染色 / 抗体	原发性肺腺癌	乳腺癌
CK7	+	+
TTF-1（细胞核）	+	-
Napsin-A	+	-
乳脂蛋白	-	+
BRST-2（GCDFP）	-	+
GATA3	+/-	+

续表

肺腺癌 vs. 转移性结直肠癌

免疫组织化学染色 / 抗体	原发性肺腺癌	结直肠癌
CK7	+	+/−
TTF–1（细胞核）	+	−
Napsin–A	+	−
CK20	−	+
CDX–2	−	+

肺腺癌 vs. 间皮瘤

免疫组织化学染色 / 抗体	原发性肺腺癌	间皮瘤
TTF–1（细胞核）	+	−
癌胚抗原（CEA）多克隆	+	−
B72.3	+	−
MOC–31	+	−
Ber–EP4	+	−
封闭蛋白 4	+	−
钙结合蛋白	−	+
CK5/6	−	+
WT–1	+/−	+
D2–40（podoplanin）	−	+

+ 大多数病例染色阳性，− 大多数病例染色阴性
+/− 通常为阴性，但 20% ~ 30% 的病例染色阳性

鳞状细胞癌

鳞状细胞癌是一种由形成角蛋白或细胞间桥的细胞组成的恶性上皮性肿瘤（图 10.2）。鳞状细胞癌的组织学类型包括：角化性、非角化性、基底样鳞癌和浸润前原位鳞状细胞癌[2]。有助于诊断鳞状细胞分化的免疫组织化学染色包括 P63、CK903（34 β E12）和 CK5/6（表 10.4）。变异小细胞可表达嗜铬粒蛋白、突触素和 / 或 CD56。

尽管职业暴露也与鳞状细胞癌的发生有关，但仍有超过 90% 的鳞状细胞癌发生在吸烟者中。鳞状细胞癌往往起源于支气管上皮细胞，并可能突入到支气管腔内导致阻塞症状。它最常表现为形成空洞的包裹性肿块。中心型肿瘤可沿细支气管壁和支气管壁上皮内生长，伴或不伴浸润 / 蔓延至黏膜下组织，或可突出腔内呈息肉样生长。鳞状细胞癌常具有局部侵袭性，可直接侵犯邻近结构，包括淋巴结[2]。与腺癌相比，远处转移不太常见，而切除后局部复发概率比其他组织学类型的肺癌更常见。分期采用与腺癌相同的 TNM 系统。

小细胞癌

小细胞癌是一种恶性上皮性肿瘤，由圆形或椭圆形或梭形细胞组成，胞浆稀少，胞核周围常染色质细小分散，无核仁（图 10.3）。唯一的组织学变异是混合型小细胞癌，它由非小细胞癌与小细癌胞的组织学成分混合[2]。有助于区分小细胞癌的免疫组织化学染色包括细胞角蛋白、胞浆和高尔基体的点状染色。由于小细胞癌属于神经内分泌分化的较大一类肿瘤，嗜铬粒细胞、突触素和 / 或 CD56 染色通常为阳性。大多数肿瘤细胞表达 TTF–1（图 10.3）。

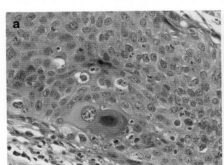 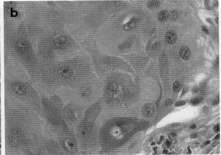 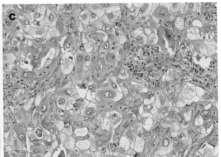

图 10.2 鳞状细胞癌：(a)H&E 染色显示大面积角化性鳞状细胞癌 [原始放大倍数 ×400]，(b) 细胞间可见细胞间桥 [原始放大倍数 ×600]，(c) 鳞状细胞癌的透明细胞组织 [原始放大倍数 ×200]

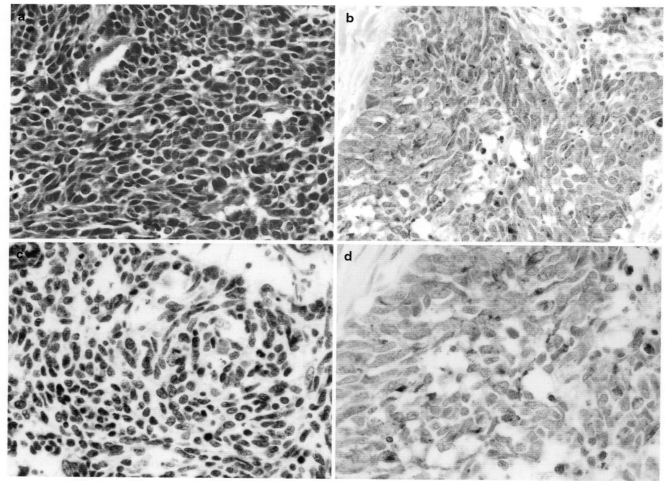

图 10.3 小细胞癌：(a)H&E 染色显示细胞核周围细胞浆较少，染色质精细分散，(b) 细胞角蛋白免疫组化染色，胞浆阳性，(c) TTF–1 免疫组化染色，核染色阳性，(d) 嗜铬粒蛋白免疫组化染色，胞浆染色阳性 [原始放大倍数 ×400]

与鳞状细胞癌一样，小细胞癌通常位于中央，为肺门或肺门周围肿块，并伴有肺门 / 纵隔淋巴结病变。临床症状包括肺炎、声音嘶哑和声带麻痹，但更常见的是向远处器官（包括肝脏、骨髓或大脑）转移，这是由于小细胞癌侵袭力强，易发生复发及远处转移。副癌综合征也与小细胞癌有关，将在下面临床症状部分进行讨论。分期不使用 TNM 系统，而是被分为局限期或广泛期。

大细胞癌

大细胞癌属于非小细胞类型，占所有肺癌的 9%。大细胞癌是低分化癌，缺乏鳞状或腺样分化（图 10.4）。组织学分型包括大细胞神经内分泌癌、混合型大细胞神经内分泌癌、基底细胞样癌、淋巴上皮瘤样癌、透明细胞癌和具有横纹肌样表型的大细胞癌。大细胞癌最常见的是位于外周的大肿块，通常侵犯胸膜和邻近结构，包括胸壁。大细胞癌可向肺门和 / 或纵隔淋巴结扩散，继而转移到远处器官。大细胞癌的特定亚型在其扩散模式和对治疗的反应上存在差异。与典型大细胞癌相比，基底细胞样癌、混合型大细胞神经内分泌癌和横纹肌样表型的大细胞癌预后较差，而淋巴上皮瘤样癌预后较好 [2]。巨细胞癌（图 10.5）既往被列为大细胞癌的组织学亚型，而在目前的 WHO 分类中，它与多形性癌、梭形细胞癌和癌肉瘤一起被归类为肉瘤样。大细胞癌的分期与之前列出的非小细胞组织学类型相同。

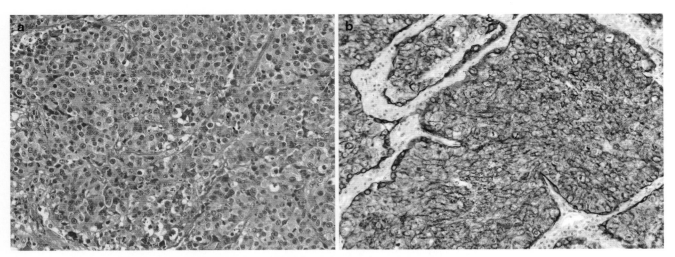

图 10.4 大细胞癌：(a)H&E 染色显示多形性肿瘤细胞，无腺体或鳞状分化，(b) 细胞角蛋白 7 (CK7) 免疫组化染色，细胞质染色阳性 [原始放大倍数 ×200]

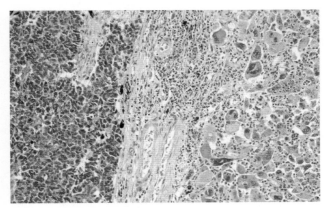

图 10.5 巨细胞癌（右）合并小细胞癌（左）的组织学检查 [H&E 染色，原始放大倍数 ×200]

临床症状

肺癌的临床症状包括乏力、食欲不振和体重减轻等，其他症状在很大程度上取决于肿瘤的位置和肿瘤负荷。对于中央型非小细胞肺癌，其他症状可包括咳嗽、呼吸困难、咳痰、咯血或阻塞性肺炎。同样的，周围型肺癌也可能会导致咳嗽和呼吸困难，以及疼痛。局限性胸腔内转移可产生的症状主要包括：胸腔积液，Horner 综合征（瞳孔缩小，部分上睑下垂和无汗），Pancoast 综合征（肩部剧痛，手部和手臂肌肉萎缩），血管压迫伴水肿，上腔静脉（SVC）综合征（SVC 压迫 / 阻塞导致上肢和头部充血 / 肿胀、头痛、呼吸困难等），左侧喉返神经受累致声音嘶哑，或膈神经受累而导致一侧横膈抬高。副癌综合征是因肿瘤分泌激素而产生的各种临床表现，并可伴随多种代谢紊乱（表 10.5）[8, 9]。

影像学诊断

初诊患者通常是因肺部症状或其他原因而首先进行胸部 X 线检查。随着影像技术的不断发展，无症状的偶发肺结节越来越多地被发现。但是，胸部平片很难发现 < 1cm 的病灶。胸部计算机断层扫描（胸部 CT）因其更高的分辨率可以发现更小的病灶 [8]。周围型肺癌通常表现为边界不规则或有毛刺征的孤立性肺结节，但其密度与周围肺实质界限分明。原位腺癌（原位细支气管性肺泡细胞癌）是个例外，其病变区域可见磨玻璃影。被"磨玻璃"包围的致密结节可能是浸润性腺癌的核心 [3]。中心型肺癌可阻塞支气管，导致肺叶塌陷或出现大叶性肺炎。空洞性病变最常见于鳞状细胞癌，在胸部平片和 CT 影像学检查中均可见。胸部增强 CT 和磁共振成像（MRI）有助于区分肿瘤性和非肿瘤性肺组织。正电子发射断层扫描（PET）有助于在治疗前确定疾病分期，以及监测疾病的进展或复发。

表 10.5　副癌综合征

临床症状	机制	常见癌型
内分泌系统表现		
高钙血症	甲状旁腺激素相关蛋白（PTHRP）和 TGF-α	鳞状细胞癌
低钠血症 /SIADH	抗利尿激素（ADH）或心房利钠激素	小细胞癌
库欣综合征	促肾上腺皮质激素（ACTH）或类 ACTH 物质	小细胞癌
神经肌肉系统表现		
肌无力	免疫介导	支气管癌
兰伯特 – 伊顿综合征	免疫介导	小细胞癌
皮肤改变		
黑棘皮病	表皮生长因子的免疫分泌	肺癌
皮肌炎	免疫介导	支气管癌
骨组织、关节组织和软组织的改变		
肥大性骨关节病和杵状指	未知	支气管癌
心血管系统表现		
非细菌性血栓性心内膜炎	高凝状态 / 机制不明	腺癌

引自 Neoplaeia.Kumar et al [8]. copyright Elsevier 2018

组织学诊断

位于中心的肿瘤组织可以通过痰细胞学和 / 或支气管镜刷检、灌洗、细针抽吸或活检取样。使用支气管腔内超声（EBUS）进行图像辅助也是一种选择。位于外周的肿瘤采样更具挑战性，通常需要在 CT 引导下行经皮肺穿刺活检。如果上述检查仍不能确诊，则需要更具侵入性的操作，如电视辅助胸腔镜手术（VATS）活检。VATS 也是肿瘤切除的首选方式，通常在活检或细胞学诊断后进行。对于那些不适合侵入性较小的诊断方法的肿瘤，可在麻醉下借助冰冻切片同时进行病理诊断和肿瘤切除。根据病变的部位和范围，手术方式分为楔形切除、肺叶切除术和全肺切除术。

吸烟的混杂效应

肺癌的发生与吸烟密切相关。除了肺癌，烟草烟雾还会引起肺部的其他病理过程，如小叶中央型肺气肿、慢性支气管炎和小气道疾病。对于病理学家来说，这些病理过程是在肺癌的诊断和分期中不能被忽视的次要诊断。职业暴露史往往很难记录，因为它经常是回顾性的。在某些情况下，工业卫生学家利用特定物质暴露水平的模型和估计量来重建职业环境可能是有用的。由于烟草烟雾是肺癌发生的重要因素，因此，在评估肺癌潜在致癌物时，必须考虑到烟草的混杂效应。在某些暴露条件下，吸烟对肺癌的发生有协同作用。对于临床医生来说，区分从不吸烟者、曾经吸烟者和现在吸烟者是很重要的，因为曾经吸烟者发生肺癌的风险永远不会下降到从不吸烟者的风险，但在二三十年后会接近从不吸烟者的风险。职业暴露的影像学表现可能因吸烟的影响而扭曲或模糊，或者吸烟可能导致胸片上出现与职业暴露相似的阴影。

肺癌的其他病因

除吸烟外，还有其他导致肺癌的原因，如室内接触氡衰变产物、二手烟（特别是中低收入国家通风不良的环境中）；室外空气污染、烹饪和暖气排放，以及肺结核和其他病原体造成的慢性肺部感染。尽管这些原因没有和吸烟一样与肺癌关系那么密切，但应该把它们作为暴露于烟草的工人，尤其是从不吸烟和长期戒烟者患上这种疾病的潜在辅助因素加以考虑。

职业暴露与肺癌

在本节中，我们将回顾已知的职业致癌物在肺癌中的作用，包括一些与肺癌相关的慢性职业性肺部疾病。由于已经有对已知和可疑的肺癌相关职业因素的大量报道，我们并不打算将其全部列出（最近的 IARC 专著第 100 卷系列[11] 中提供了系统的综述），而是将每个因素相关的重要研究进行阐述。

砷

砷是一种半金属元素，在自然界中很少发现纯砷。它通常出现在与其他元素结合的化合物中，如铜、镍、铁、钴和铅。职业接触砷主要是通过吸入和皮肤接触，接触砷的职业包括采矿、有色金属冶炼（通过加热和还原剂从金属矿石中提取金属）、电子半导体生产、木材保存、农药的生产或应用以及羊浸剂制造[12, 13]。在美国，砷主要用于保存木材。值得注意的是，通过受污染的食物或饮用水摄入砷也可能是砷暴露的来源之一。急性砷中毒的临床症状和体征包括头痛、恶心、呕吐、腹泻、腹痛、肾功能衰竭、脑病和心律失常，大量体液丢失致脱水死亡。长期砷暴露可导致躯干和颈部的皮肤色素沉着、手掌和足底角化过度、米氏线（指甲上的白色横线）、肝硬化、高血压、神经炎以及恶性肿瘤。急性砷暴露可以通过尿砷含量来评估，而慢性砷暴露可以通过测定头发及指甲中的砷含量进行更好的检测[13]。

第 15 章相关流行病学结论提示：尽管工作环境已改善，现今砷的累积暴露规模小于过去，但仍有证据表明，砷暴露可增加肺癌风险。

石棉

1935 年，随着 Lynch 和 Smith 的石棉工人的肺癌事件的曝光，石棉暴露和肺癌之间的关系开始被人们关注[14]。1955 年，Richard Doerr 爵士在对患肺癌的石棉工人进行流行病学和病理学综合研究后得出结论：肺癌是石棉工人的"特殊工业危害"[15]。1968 年，Selikoff 首次提出吸烟和接触石棉在肺癌的发生中起协同作用[16]。多数因接触石棉而继发的肺癌都发生在石棉沉着的情况下。关于是否必须存在石棉肺才能将肺癌与石棉暴露联系起来，还是剂量 / 组织中石棉纤维含量才是决定性因素，目前存在争议[17-20]。文献中存在三个假设：（1）石棉肺（间质纤维化）是石棉相关肺癌的先决条件；（2）石棉肺范围内的肺纤维负荷水平是石棉相关肺癌的先决条件；（3）任何水平的石棉暴露都会增加肺癌的患病风险[19]。无论如何，大多数人认为，与间皮瘤或壁层胸膜斑的发生相比，肺癌发展过程中需要更高的肺石棉纤维水平，并且需要较长的潜伏期，通常以几十年为单位。1993 年，Churg 认为必须存在石棉肺才能将肺癌的原因归因于石棉暴露，与肿瘤的组织学类型无关[21]。Roggli 等指出肺间质纤维化病例中的肺癌发病率低于石棉肺[22]。作者还引用了 Hillerdal 的一项研究[23]，在该研究中，一大批肺癌风险增加的工人被发现有胸膜斑块，但没有找到石棉肺的证据。2004 年，Henderson 等回顾 1997—2004 年间的研究，重点关注石棉暴露与肺癌之间的关系。作者回顾了上述三个假设的支持性和矛盾性证据，并得出结论：证据的权重支持累积暴露模型，即在没有石棉肺的情况下，石棉肺范围内的肺纤维负荷水平足以作为病因；然而，与纯闪石石棉暴露相比，温石棉暴露需要更大的累积暴露量[20]。

石棉暴露

接触石棉通常是职业性的，但也有极少数通过环境或家庭接触[12]。表 10.6 为 468 例接触石棉的肺癌患者的职业以及胸膜结节和 / 或石棉肺的记录。

表 10.7 显示了 468 例肺癌的组织学类型。大量接触石棉的相关职业包括石棉矿工和磨坊主、从事石棉产品（纺织品和绝缘产品）制造的人员，以及从事建筑行业的人员（绝缘工、锅炉制造工人等）或者在造船厂工作的人员。家庭接触者很少长期暴露在能导致石棉肺和 / 或肺癌所需的暴露水平。过去或现在的吸烟史会产生混淆。有一种协同效应被描述为，接触石棉的吸烟者患肺癌的风险高于同样接触石棉的非吸烟者（另见第 15 章）。表 10.8 显示了肺癌的相对死亡风险[24]。值得注意的是，该队列中接触石棉的个体是绝缘工，而在接触石棉较少的个体中，相对风险会更小。对于绝缘工来说，吸烟与石棉之间的相互作用长期以来一直被认为是一个乘法模型。这两种致癌物质的净效应可能从相加到相乘，关于哪一种模型（如果有的话）最适合一直存在争议。Henderson 等引用了 Lee[25]的观点，他认为乘法模型最合适，而其他人[26, 27]则认为加法模型和乘法模型都有缺陷。Henderson 最后指出："香烟烟雾和石棉的联合效应涉及一种交互效应，即联合效应大于两种单独效应的总和"[20]。关于石棉接触者患肺癌的机制，有几种假设，包括：（1）吸烟会影响石棉纤维的清除，（2）石棉纤维可吸收香烟烟雾中的致癌化合物，（3）吸烟可促进石棉纤维渗透到支气管壁，（4）烟草可帮助铁跨细胞膜转运，从而增加对氧化应激的敏感性（另见第 12 章和第 13 章进一步讨论共致癌作用）[19]。

表 10.6　468 例肺癌病例的职业暴露类型、胸膜斑块和石棉肺与肺纤维负荷分析（作者系列）

暴露类别	数量	胸膜斑块 [a]	石棉肺 [a]	AB/gm（med）	AB/gm（rg）	AF/gm（med）	AF/gm（rg）
造船厂工人 [b]	76	42/62	19/76	2260	2 ~ 1 400 000	27 300	330 ~ 7 530 000
绝缘工 [c]	48	26/37	29/47	30 000	2 ~ 343 000	265 000	740 ~ 8 540 000
管道装配工 [d]	35	20/25	2/33	1130	< 3.3 ~ 109 000	14 800	330 ~ 580 000
建造业 [e]	32	9/23	4/32	190	2 ~ 58 800	8740	460 ~ 310 000
美国海军 [f]	25	11/19	0/25	81	2 ~ 57 200	3280	400 ~ 1 430 000
石油 / 化工工人	21	8/13	2/20	46	< 3 ~ 3620	7990	< 460 ~ 77 600
锅炉工人	20	8/17	3/19	900	7.0 ~ 33 600	13 800	< 760 ~ 633 000
铁路	17	8/13	0/16	14	2 ~ 6350	1890	< 240 ~ 434 000
电工	16	7/16	2/16	102	< 7 ~ 33 200	11 200	< 490 ~ 625 000
石棉制造厂	15	6/6	3/13	460	1 ~ 79 000	45 900	< 490 ~ 1 540 000
维修 / 技工	12	3/8	0/12	12.5	2 ~ 2730	1550	< 730 ~ 42 000
熔融金属 [g]	11	5/8	0/11	27	3.3 ~ 1620	7430	< 640 ~ 23 000
发电厂	11	4/8	2/11	590	< 3.3 ~ 58 800	19 400	< 490 ~ 218 000
机械师	10	2/8	0/10	82	5.5 ~ 1460	4180	880 ~ 59 800
金属板	9	2/4	0/8	165	4 ~ 8900	10 500	330 ~ 142 000
汽车	7	1/4	0/7	6	< 3 ~ 38	1580	< 440 ~ 43 300
石棉工人 NOS	4	2/3	2/4	10 900	3.0 ~ 75 200	96 500	2400 ~ 712 000
造纸厂	2	2/2	0/2	47	21 ~ 73	4670	< 760 ~ 8960
其他 [h]	50	24/38	2/48	60	< 3.3 ~ 7100	4040	< 490 ~ 182 000
HHC	6	2/3	0/6	540	5.0 ~ 3670	12 400	650 ~ 45 000

续表

暴露类别	数量	胸膜斑块[a]	石棉肺[a]	AB/gm（med）	AB/gm（rg）	AF/gm（med）	AF/gm（rg）
ND	125	46/74	18/120	130	2～266 000	5450	＜160～3 350 000

AB/gm：光镜测定每克湿肺中的石棉体，AF/gm：扫描电镜测定每克湿肺中长度≥5μm 的石棉纤维，NOS：未作其他说明，HHC：家庭接触，ND：无数据，med：中位数，rg：范围

[a] 资料性病例

[b] 绝缘工以外的

[c] 包括管道安装工、石棉锯工、石棉喷洒工

[d] 包括焊工和水管工

[e] 包括工人、木匠、油漆工、干墙/抹浆工

[f] 包括商船

[g] 包括钢、铝和铁铸造工人

[h] 包括飞机维修、石棉暴露（NOS）、建筑工人、煤矿工人、铜线制造、工程师（机房）、通用电气、谷物升降机操作员、供暖/空调、军事洗衣房、房车安装工、社区、印刷工人、印刷工业、公用事业工人、无线电工人、RCF 工人、学校负责人、纺织厂、运输经理/油田工人

表 10.7 468 例肺纤维负荷分析病例的肺癌组织学类型[a]（作者系列）

组织学类型	数量	%
腺癌[b]	221	47
鳞状细胞癌	115	25
小细胞癌[c]	48	10
大细胞癌	29	6
腺鳞癌	11	2
肉瘤样癌[d]	22	5
支气管癌（NOS）[e]	22	5

NOS 未明确说明类型

[a] 包括7例不同期原发癌：鳞状细胞+腺癌（3例）、小细胞+巨细胞癌、小细胞+鳞状细胞癌、腺癌+小细胞癌、腺鳞癌+小细胞癌（各1例）

[b] 包括以前称为黏液性细支气管肺泡细胞癌（10例）和假间皮瘤样腺癌（7例）的病例

[c] 包括合并小细胞癌（3例）

[d] 包括多形性癌（14例）、肉瘤样癌（6例），梭形细胞鳞状癌（1例）和巨细胞癌（1例）

[e] 包括肺癌 NOS（3例）

石棉在许多国家已经禁止使用，在仍允许使用的国家也受到严格管制。但接触石棉的情况仍然很普遍，主要是在参与清除含石棉材料的建筑工人中。在所有研究特定物质造成的职业性癌症的研究中，发现石棉是最重要的致癌物（见第15章）。

表 10.8 肺癌死亡的相对风险

不吸烟者和吸烟者	相对风险
不吸烟者	
无石棉暴露	1
石棉暴露	5
吸烟者	
无石棉暴露	11
石棉暴露	53

改编自：Hammond 等[24]。

石棉肺

石棉肺是指因吸入大量石棉纤维而继发的弥漫性肺纤维化。这个建议在 1997 年由赫尔辛基提出[28]，2010 年，Roggli 等对其进行了重新分类[29]。组织学上可见细支气管壁纤维化并延伸至邻近的肺泡间隔。随着疾病的进展，纤维化延伸到远离小气道的肺泡间隔，即使在暴露停止后也可能发生。一篇新的文章描述了未发生上述起源于细支气管壁的晚期实质纤维化。这两种类型的纤维化都需要足够的组织石棉纤维负荷，如下所述[29, 30]。

与石棉有关的疾病（包括肺癌）通常要经过较长的潜伏期（以数十年计），只有极少数病例在石棉暴露后不到 10 年内发病。临床症状和体征与石棉肺间质纤维化有关，包括呼吸困难、干咳和吸气相肺底啰音。可能会也可能不会出现杵状

指[28, 29]。

石棉暴露者的肺癌影像学特征基本上与外周型或中央型肺癌相同（见上文讨论）。在石棉肺的患者中，不规则混浊的 X 线片浸润（频率）随着疾病进展而增加。分类上使用了国际劳工组织（ILO）指南以及一套标准的胸部 X 线照片，以便在患者的 X 线片中进行比较。使用 4 分制（从 0 到 3）对小片不透明影的频率进行分级，子类别允许考虑替代类别（表 10.9）。不透明度影的大小和形状由字母 p（≤ 1.5mm）、q（> 1.5～3mm）和 r（> 3～10mm）表示规则不透明，s（≤ 1.5mm）、t（> 1.5～3mm）和 u（> 3～10mm）表示不规则不透明。大面积不透明分为 A 类（最大直径不超过 50mm 的一个不透明影）、B 类（最大直径 > 50mm 的一个不透明影）和 C 类（相当于右上肺区面积的一个或多个不透明影）[31]。

石棉肺的诊断通常不依靠组织学检查，而基于下列情况[29]：

1. 接触史：中度至重度石棉暴露，通常为职业性接触，潜伏期为 10 年或更长时间。

2. 临床特点：间质纤维化的体征和症状。

3. 影像学检查：肺下部网状线性弥漫性不透明影。

4. 肺功能检查：限制性肺通气功能障碍。

常规 CT 和高分辨率 CT（HRCT）对石棉相关性胸膜肺疾病的诊断较普通胸片更敏感、更特异。HRCT 表现包括下肺周围孤立的点状结构和未到达胸膜表面的分支结构。其他发现包括磨玻璃衰减，基于胸膜的小叶内和小叶间线，以及蜂窝状改变（图 10.6）。值得注意的是，石棉肺的 HRCT 表现与特发性肺纤维化（通常为间质性肺炎或 UIP）相似。石棉相关的胸膜改变的发现有助于鉴别[29]。

当上述特征不典型或不具诊断性时，对石棉肺进行组织学评估是有帮助的。石棉肺的鉴别诊断包括纤维化间质性肺炎，如 UIP。由吸烟引起的呼吸性细支气管炎相关性间质性肺疾病，可能会混淆对石棉暴露的肺癌患者胸片的影像学解释[32]。

表 10.9　2011 年修订的国际劳工组织 X 线影像评分系统

频率类别	频率子类别
0	0/-
	0/0
	0/1
1	1/0
	1/1
	1/2
2	2/1
	2/2
	2/3
3	3/2
	3/3
	3/+
小的圆形不透明影	尺寸
p	≤ 1.5mm
q	> 1.5~3mm
r	> 3~10mm
小的不规则的不透明影	尺寸
s	≤ 1.5mm
t	> 1.5~3mm
u	> 3~10mm
大面积不透明影（> 10mm）	尺寸
A	一个不透明影 ≤ 50mm，或几个不透明影的最大尺寸之和 ≤ 50mm
B	一个不透明影 > 50mm，但不超过右上肺区面积，或几个不透明影的最大尺寸之和 > 50mm，但不超过右上肺区面积
C	一个不透明影超过右上肺区的大小（面积），或几个不透明影的尺寸之和超过右上肺区面积

病理特征

石棉暴露与肺癌的组织学类型无关。Churg 的一项荟萃分析发现，石棉暴露受试者和对照组之间的肺癌组织学类型没有差异[33]。石棉肺的组织学诊断需要满足以下两项：（1）在远离肿瘤或肿块病变的固定良好/膨大的肺组织中有适当分布的弥漫性间质纤维化；（2）同一实验室记录的每平方厘米肺组织中有两个或两个以上的石棉体或在石棉肺

范围内的石棉纤维计数[28、29]。石棉肺根据实质纤维化程度的组织学分级分为 1 ～ 4 级（表 10.10）。Kawabata 等最近的一篇文章描述了 4 级石棉肺，而无同时存在的 1 级石棉肺。他们的结论是：（1）4 级石棉肺不是始于呼吸性细支气管；（2）存在上述纤维负荷的实质纤维化足以诊断石棉肺[30]。

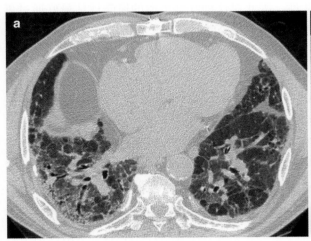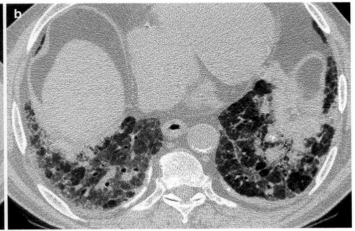

图 10.6　1 例石棉肺患者的高分辨率计算机断层扫描 (HRCT) 图像，显示肺下叶网状结节混浊与间质纤维化一致。钙化胸膜斑块也很明显 (a、b)（图片由北卡罗来纳州达勒姆杜克大学放射科的 Page McAdams 博士提供）

表 10.10　石棉肺的组织学分级

石棉肺分级	实质纤维化程度
石棉呼吸道疾病（0 级）	纤维化局限于细支气管壁
1 级	呼吸性细支气管纤维化并延伸至肺泡第一层
2 级	呼吸性细支气管纤维化，延伸至肺泡第二层
3 级	纤维化延伸到两个或两个以上呼吸性细支气管之间的所有肺泡
4 级	蜂窝改变

经许可修改自：Roggli et al[29]. Archives of Pathology & Laboratory Medicine. Copyright 2010. College of American Pathologists

石棉暴露评估

暴露历史

工业卫生学家有时被要求根据过去没有获得暴露测量的工作场所环境的模型来重建暴露。这既可以针对个别患者进行，也可以作为流行病学

分析的一部分。有几种方法可以评估暴露情况。暴露重建可以是定性的（低、中或高暴露）、半定量的（低暴露，< 1% 暴露限度；中等暴露，1% ～ 10% 暴露限度；高暴露，100% 暴露限度）或定量的，即基于暴露测量数据，并考虑修正因素。如果是追溯性的，分析取决于对历史暴露和执行任务/工作的调查问卷。表 10.13 列出了用于回顾性评估绝缘工人石棉暴露情况的问卷示例，另一份问卷在本书的附录。对于石棉，暴露剂量单位是纤维/cc- 年，即 8 小时时间加权平均（TWA）日内纤维浓度（f/cc）乘以该浓度下的暴露年数[34]。据估计，发展成石棉肺所需的累积石棉暴露量至少为 25 纤维/cc- 年[35]。其他人指出，需要 25 ～ 100 纤维/cc- 年[36、37]。

组织石棉体和纤维计数

石棉暴露的组织学评估需要鉴定石棉体，石棉体被定义为具有薄的半透明核心的铁涂层石棉纤维

[38]。石棉小体（AB）定量可以在 Perl 的石蜡包埋组织的铁染色切片上进行。2010 年石棉肺委员会建议，只有在间质纤维化至少有 2AB/cm^2 的情况下才能做出诊断。如果存在石棉体，但不能达到 2AB/cm^2，或者如果没有明显的间质纤维化，可以进行肺组织纤维分析，以确定未涂层的石棉纤维含量是否在既往由同一实验室确定的石棉肺范围内。对于没有石棉肺的与石棉相关的肺癌，我们要求每克湿肺组织中有 50 000 根长度为 5μm 或以上的闪石石棉纤维，以确定病因 / 归属[39]。这是从 Karjalainen 等的研究推断出来的，他们报告称每克干肺组织中有一百万个石棉纤维与肺癌有显著相关性[40]。换算成每克湿肺组织有 100 000 根纤维，他们计算出所有纤维的长度至少为 1μm，其中 50% 的商业闪石纤维的长度为 5μm 或更长，从而推导出 50,000 根闪石纤维含量标准。存在组织学上的石棉肺时，则不需要纤维分析。在铁染色的肺组织切片上没有石棉小体，这表明石棉不太可能是一个致病因素。

肺组织纤维含量分析可采用外科手术或尸检获得的福尔马林固定或石蜡包埋的肺组织进行。最理想的样本来自外周肺实质，重量为 0.3g，并且（尽可能）没有肿瘤和纤维化，因为这样会人为地增加肺组织的重量。肺组织首先用如前所述的次氯酸钠技术消化[41]，残留物收集在 0.4μm 孔径的核孔过滤器上。其他的组织分离方法包括氢氧化钠化学消化法和低温等离子灰化法。

用光学显微镜分析石棉体，需要将一个过滤器安装在用于石棉体定量的载玻片上，只有具有薄的半透明核心的石棉体才算作石棉体。滤器计数可在 200×（整个滤器）或 400×（要求在最大直径的两个垂直通道上至少有 2 个石棉体）的放大倍数下观察，结果以每克湿肺组织的石棉体（AB）为单位报告。每克湿肺组织中的一个石棉体或纤维，大约相当于每立方厘米有一根纤维，或相当于每克干肺组织中的 10 根纤维。我们实验室的正常范围是 0 ～ 20AB/g。

扫描电子显微镜（SEM）是在一个含有胶体石墨的碳盘上安装过滤器，溅镀上铂或金，并在 1000× 的放大倍数下计数。计数所有长度 > 5μm，纵横比 ≥ 3：1 的纤维。在我们的方案中，计算 100 个视野或 200 个纤维，以先达到的为准。采用能量色散 X 射线分析（EDXA）前 20 根未涂层石棉纤维和前 10 个石棉体，以确定纤维类型[42]。由于温石棉在肺组织中没有与闪石石棉相关的生物持久性，因此对这种纤维类型的风险评估最好通过累积剂量重建来确定[28]。

许多实验室更倾向于使用透射电子显微镜（TEM）来进行纤维分析。其制备技术与上述 SEM 的制备技术略有不同。颗粒和纤维可以通过湿法消解（如次氯酸钠）或低温等离子体灰化从组织中回收。在将残留物收集到过滤器表面后，选择一部分过滤器安装在 TEM 网格上，用 Jaffe 滤芯技术去除过滤介质，将残留物收集在碳复制品上[44]。然后检查连续的网格开口的标本中纤维的数量和类型，通常以每克干肺组织的纤维数量来报告结果。应当指出的是，不同实验室的方法和计数规则有所不同，因此不应将一个实验室的数值结果与另一个实验室进行比较。此外，每个实验室应建立自己的参考范围，以便准确解释分析结果[29, 42]。

1997 年召开的石棉、石棉肺和癌症国际专家会议的共识报告根据文献统计：肺癌的 2 倍风险与每克干肺组织中残留的闪石石棉纤维（温石棉以外的石棉纤维类型）水平有关，根据 SEM 测定，每克干肺组织中约有 200 万条闪石石棉纤维（> 5μm）；或根据 TEM 测定，每克干肺组织中约有 500 万条闪石石棉纤维（> 1μm）[28]。

关于涂层纤维和未涂层纤维，应该注意的是，涂层纤维的百分比是纤维类型和纤维尺寸的函数。例如，直闪石很容易形成石棉体，其形成效率通常高于铁石棉，而铁石棉的形成效率又高于青石棉[43]。石棉体不太可能在长度小于 20μm 的纤维上形成。由于温石棉的生物持久性较差，形成石棉体的效率往往很低。此外，涂层效率存在个体差异。在根据石棉体和石棉纤维计数确定原因时，应考虑这些因素。

铍

铍具有许多非常理想的性质，包括高熔点、耐腐蚀和高拉伸强度。因此，铍在合金中发挥了它的特性，如今这些合金主要用于航空航天、国防、汽车和电子工业。人体暴露于铍可对皮肤、眼部、口腔、血液、心脏、胃肠道、肾脏和神经系统产生影响，在肺部主要有两种表现：（1）急性化学性肺炎（急性铍中毒）和（2）慢性铍病[44]。短期但强烈的暴露往往会导致前者，而慢性铍疾病可能在职业暴露停止后几十年才出现。

1991 年 Steenland 和 Ward[45] 以及 1992 年 Ward 等的研究[46] 提出接触铍 / 铍化合物的人患肺癌的风险增加，1 年后，国际癌症研究署将铍归类为可合理预期的人类致癌物质。1992 年，Ward 及其同事的研究回顾了美国 7 家铍工厂的死亡率，结果表明所有 7 家铍工厂的肺癌死亡率在统计上都显著偏高，标准死亡比（SMR）为 1.26，置信区间为 1.12 ～ 1.42。他们还注意到，SMR 最高的是研究中历史最悠久的两家铍工厂[46]。铍工业科学咨询委员会（BISAC）指出，与铍相关的肺癌死亡率增量被确定为致癌物的最小增量，其增量与被动烟草烟雾暴露的数量级相同，没有考虑混杂和选择偏差[47]。在随后的几年中，对 NIOSH 研究进行了几次再分析，包括在其中一家工厂中进行的巢式病例对照研究[48]，以及增加了额外剂量反应分析的后续随访[49]。最近的一篇综述得出结论，肺癌死亡率超标仅限于 20 世纪 40 年代和 50 年代在两家工厂工作的工人，而在其他工人中没有发现风险[50]：目前尚不清楚前一组工人肺癌死亡率超标是由于这些工人接触了大量铍，还是由于这些工人存在其他职业或非职业暴露。

简而言之，在现代铍暴露环境下，铍暴露不太可能产生致癌风险，但关于铍暴露是否会导致人类肺癌仍存在相当大的争议[12]。

镉

镉是一种低沸点的无味金属，在自然界中与锌和铅结合。它被用于生产电池、油漆颜料、电镀 / 涂层，还可用作聚氯乙烯和聚合物的稳定剂。在第二次世界大战期间，镉被用作锡的替代品。目前，除了电池生产外，上述所有用途都有所下降，电池生产在西方国家约占其使用量的 80%[51]。职业接触主要通过吸入烟雾和粉尘，与高水平暴露相关的职业包括镉生产和精炼、颜料制造、电池和合金生产以及电镀。当急性吸入足够浓度的镉时，镉会对肺部产生毒性，引起肺水肿，但其影响略有延迟（暴露后 4 ～ 10 小时），或在强烈暴露时引起肺炎。其他症状包括呼吸困难、咳嗽、胸闷、发热和肌痛等类似流感的症状。长期接触镉可影响肾小管功能，一些研究已经报道了镉的致癌性。

1980 年，镉被列为"可合理预期"的致癌物质。这一分类在 1987 年被修订为"证据有限"，最后在 1993 年有了"充分证据"被指定为"人类致癌物"。到目前为止，镉仍被列为致癌物质[12, 52-54]。

支持镉是人类肺癌诱因的科学证据似乎正在减少，总体上无法排除吸烟和镉工人遇到的其他多种暴露混杂因素的干扰。通过电热原子吸收光谱法，可以评估全血和头皮、头发中的镉含量[55]。

二（氯甲基）醚和氯甲基甲基醚

二（氯甲基）醚（BCME）和氯甲基甲醚（CMME）是挥发性、易燃、无色的液体，遇水迅速水解生成盐酸（HCl）、甲醇和甲醛。CMME 含有 1% ～ 7% 的 BCME。BCME 和 CMME 以前是在美国生产的；然而，随着 1974 年 IARC 将其归类为对人类致癌，其使用已被限制[56]。BCME 于 1982 年停止商业化生产，2003 年不再生产 CMME。这两种化学品主要用作烷基化试剂和化学中间体。BCME 还有其他用途，如制造塑料、聚合物和离子交换树脂。还应指出的是，BCME 曾用于制造阻燃织物。接触途径主要包括蒸气吸入和皮肤接触，在职业环境中，前者最为常见。目前，在其他化学品的生产过程中会不经意地产生 BCME 或 CMME[57]。这两种物质的研究目前意义不大，因为接触此类物质的工人似乎正在减少。

铬

　　铬是一种过渡金属，自然界中不是以游离元素的形式存在，而是以亚铬酸盐或铬铁矿的形式存在。生产铬铁矿的国家包括南非（主要生产国）、俄罗斯、土耳其、芬兰、阿尔巴尼亚、印度和希腊。美国已没有铬铁矿[58]。铬通常被添加到其他金属中，因为由此产生的合金更硬，也更耐腐蚀。不锈钢是这种合金的典型代表，约占铬用量的 70%。铬也用于耐火砖和电镀。工人可能通过含铬的烟雾、雾和粉尘接触到铬，与铬暴露有关的健康并发症包括哮喘、鼻黏膜刺激 / 溃疡和皮肤过敏。此外，铬暴露会增加患肺癌和鼻窦癌的风险[12, 59]。

　　在 19 世纪末，铬首次被认为与呼吸道癌症有关[60]。然而，直到 1990 年，IARC 关于铬和铬化合物的专著才得出结论，有"足够的证据"将铬（Ⅵ）归类为"对人类致癌"[58]。铬（Ⅵ）包括许多化合物，其中最重要的是在钢铁冶炼和焊接期间接触到的水溶性碱性铬酸盐；在颜料生产和喷漆过程中接触到的铅和锌的不溶性铬酸盐；在铬酸盐生产过程中接触到的铬酸钠、钾、钙、铵和重铬酸盐，镀铬过程中的三氧化铬，以及接触到水泥生产中使用的各种铬酸盐[58]。到目前为止，对于金属铬和铬 [Ⅲ] 化合物对人类的致癌作用证据不足。

　　肺组织中铬化合物的存在是确定职业性暴露与肺癌发生之间是否存在因果关系的主要标准[59]。虽然来自肿瘤本身的组织并无用处，但可以对"正常"肺组织进行分析。关于铬相关肺癌病例的组织学类型，鳞状细胞癌主要发生在铬酸盐还原第二阶段且大量接触铬（Ⅵ）粉尘的工人中，小细胞癌发生在铬酸盐生产第二、第三、第四阶段且接触更多的精制铬（Ⅵ）的工人中。此外，鳞状细胞癌出现在长期低水平暴露的工人中，而小细胞癌则出现在短期高水平暴露的工人中[61]。总之，流行病学证据令人信服，暴露于铬（Ⅵ）与肺癌风险增加有关。

煤尘

　　煤炭主要来自植物的有机物质，是地球上储量最丰富的化石燃料，在美国和俄罗斯储量最大，目前正在积极开采。植物通过压缩、加热和时间的推移产生各种煤，这些煤按其类型、品级和等级进行分类。由于煤是在地壳中形成的，受地下水的影响，它可能含有微量的其他矿物元素[62, 63]。煤矿工人接触煤尘和二氧化硅的比例取决于他们在煤矿开采中的位置和角色以及所使用的采矿方法[63]。煤尘暴露的肺部表现包括单纯性煤工尘肺，组织学上可见伴或不伴矽肺结节的肺实质内煤尘斑块（图 10.7），以及进行性大量纤维化，这是一个更晚期阶段的表现，广泛的肺纤维化在肺的上部和后部最为突出。

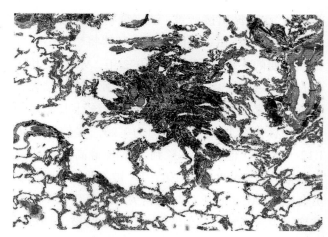

图 10.7 煤尘斑块伴病灶周围肺气肿和偶发性肺腺癌 [H&E 染色，原始放大倍数 ×400]

　　已经有几项研究探讨了煤矿开采与肺癌的关系，但结果各不相同。煤炭工人患肺癌的风险没有增加，这让人们进一步怀疑二氧化硅和肺癌之间的所谓关联。

柴油排放物

　　柴油机排放物 / 废气（DEE）是一种颗粒和气体的复杂混合物，根据发动机的类型、运行条件、燃料成分和润滑油等而有所不同。气体成分包括二氧化碳、一氧化碳、氮气和氮化合物、水蒸气和氧气。柴油颗粒由碳和吸附的有机化合物组成，包括多环芳烃、芳香烃、醛和氮氧化物[64]。急性强烈暴露可能会引起呼吸道刺激以及眼睛和鼻子的刺激、头晕、恶心、呕吐和四肢麻木 / 刺痛。有关人类长期接触该物质出现的症状信息较为有限。大量接触 DEE 的职业包括卡车司机、消防员、铁路工人、机械师、矿工和其他操作柴油动力设备的工人 [65, 66]。

2012 年，基于在动物模型和人类中具有致癌性的充分证据，IARC 将 DEE 列为明确致癌物 [67]。关于流行病学的讨论见第 15 章。

镍

镍是一种耐热和耐腐蚀的金属，用于生产不锈钢和耐腐蚀合金。镍化合物可分为可溶性镍化合物（包括硫酸镍和氯化镍）和不可溶性镍化合物（包括亚硫化镍和氧化镍）。纯镍存在于碱性电池、硬币、电子触点、机械零件以及外科假体和牙科设备中。有趣的是，烟草烟雾中也含有镍。美国于 1998 年停止生产原生镍。此后，镍的二次生产和镍的进口成为镍的主要来源。

接触镍的体征和症状包括皮肤症状和哮喘。肺部纤维化疾病与镍暴露无关，到目前为止，镍暴露与特定病理类型的肺癌之间也没有联系。同样值得注意的是，镍与鼻窦癌风险的增加有关 [68]。人体肺组织中镍浓度的测定可通过原子发射光谱分析法、火焰原子吸收光谱分析法、粒子诱发 X 射线发射法和能量色散 X 射线分析法来实现。Edelman 和 Roggli 建立了一个模型来估算肺组织中镍的平均累积量，并提出它可能有助于确定职业暴露导致的肺组织中的镍含量 [69]。流行病学数据支持镍暴露与肺癌风险增加之间存在因果关系 [12]。然而，在过去的几十年中，高风险暴露作业有所减少；在评估近期的镍暴露与肺癌之间的关系时，应考虑到这一点 [70]。关于流行病学更详细的讨论参阅第 15 章。

电离辐射 / 氡

氡是一种自然存在的无味、无色的放射性气体，由铀衰变系列中的镭衰变产生，最终形成铅。氡的同位素很多，其中以氡 -222 最常见，半衰期最长，为 3.82 天。当发生氡衰变时，会发出 α 粒子形式的电离辐射。主要通过吸入和摄入两种途径接触氡。虽然氡几乎无处不在，但氡的含量相差很大，在有

铀矿矿床的地方发现的氡的浓度最高。氡没有主要的工业用途，职业暴露最常见于铀、硬岩和磷酸盐矿工。此外，如果位于氡丰富的地区，氡暴露也可能发生在家中；但暴露水平远低于在矿井中暴露的水平。据美国环境保护署（EPA）统计，1995 年美国肺癌中氡所占的比例略低于 15%，但这是根据铀矿工人接触到的较高氡含量推算出来的 [71]。铀矿的数量在过去的 30 年里有所减少，铀矿工人的数量也有所减少 [72, 73]。

IARC 在 1988 年根据对肺癌死亡率增加的地下矿工的研究，将氡 -222 和氡 -220 列为已知的人类致癌物 [74]。

迄今为止的研究一致支持氡暴露和肺癌之间存在因果关系，而这无法用吸烟的混杂效应来解释。关于氡暴露环境下肺癌的组织学类型的数据很少。

二氧化硅

二氧化硅是地壳中最丰富的矿物质，有许多行业和职业会接触到可吸入性二氧化硅（表 10.11）。有大量二氧化硅暴露的职业包括采矿、钻探、采石和隧道挖掘。石匠、喷砂工和耐火砖工、铸造工、制陶工和研磨硅石工人也处于危险之中。即使使用了个人防护装备，喷砂的风险也特别高。一些新近被确认为有危险的职业包括建筑工人、露天采矿工、硅粉搅拌工和墓碑喷砂工 [75, 76]。根据煤矿工人的特定工作和所采用的采矿技术，煤矿开采 / 煤尘暴露会导致不同程度的二氧化硅暴露。矽肺是一种肺部纤维化疾病，继发于长期大量暴露于游离结晶二氧化硅 [62]，最常见的形式是 α 石英 [77]。此外，在实验环境中，暴露于方石英或鳞石英形式的结晶二氧化硅具有细胞毒性和纤维性；然而，它们并不那么重要 [77]。矽肺病在停止接触二氧化硅之后的几十年的时间里仍会缓慢发展 [76]。

1996 年美国胸科学会（ATS）官方声明：矽肺会增加患支气管癌的风险 [76]，同时也指出，目前尚不清楚矽肺是否是肺癌风险增加的先决条件。也是在这一年，国际癌症研究署（IARC）将石英和方石英形式的二氧化硅列为人类致癌

物[78]。尽管如此，关于二氧化硅是否真的会致癌仍存在争议。那些认为二氧化硅对肺癌的发生没有作用的人引用了一些对吸烟和氡暴露控制不佳的研究[79-81]。

表 10.11 接触结晶二氧化硅的职业

石材切割
喷砂
采石场工作
耐火砖
铸造、成型和研磨工作
采矿、钻探、采石和隧道挖掘

二氧化硅暴露与人类肺癌之间的关系仍存在争议。相关流行病学在第 15 章有更详细的讨论。

矽肺病

接触二氧化硅的肺部表现包括矽肺、慢性支气管炎伴气道阻塞和肺结核。单纯性矽肺通常没有症状，也可能没有影像学证据[77]。复杂型矽肺患者常伴有低氧，肺功能受限。疾病进展可导致肺动脉高血压和肺心病。历史上，0.5% ～ 5% 的单纯性矽肺合并肺结核，而 40% ～ 60% 的复杂/团块型矽肺合并肺结核。最近一项对结核病高发人群的研究表明，矽肺工人的肺结核发病率是非矽肺工人的 3 倍，而且随着矽肺种类的增加，结核病的发病率也随之增加[82]。2005 年，NIOSH 的一项研究回顾了 1990—1999 年间美国工业中继发于结核病的死亡率，结果表明，接触二氧化硅的工人中结核病死亡率持续上升[83]。结核病易感性的增加是由于二氧化硅引起的巨噬细胞功能障碍，从而导致抵抗力受损[84]。

矽肺的影像学特征可分为单纯性矽肺和团块型矽肺两种类型。单纯性矽肺由上肺区的小圆形不透明影组成。随着时间和疾病的进展，中下肺受累，不透明影的大小和数量增加。结节的钙化并不少见，通常位于结节中央。复杂型或团块型矽肺表现为单纯性矽肺伴大于 2cm 的不规则融合病灶（按组织学标准）。进行性大块纤维化即复杂或团块型矽肺，也用于描述煤工尘肺[85]。ILO 对放射性矽肺的分类与石棉肺相同，矽肺伴有圆形不透明影，石棉肺伴有不规则不透明影（表 10.9）。肺门淋巴结的蛋壳样钙化是二氧化硅暴露的典型表现，但也可见于组织胞浆菌病或结节病引起的远端肉芽肿性淋巴结炎。

病理结果

二氧化硅暴露的组织形态学特征是硅结节，一种透明的胶原病变，与伴随着二氧化硅吸入粉尘产生的色素相关。此外，结节可能有中央钙化甚至骨化，当结节位于肺实质内时，病灶周围被肺气肿包围。肺门淋巴结几乎总是受累，硅结节可能在实质内出现之前就已经存在。双折射颗粒通常在透明化的结节中发现，但在工业化国家几乎所有成年人的肺中都可以发现，作为大量二氧化硅暴露的证据应谨慎。硅结节也可以在暴露于结晶硅和硅酸盐混合物的人中看到，称为混合性尘肺。由 Honma 等定义的混合性尘肺病是指已知暴露于混合粉尘的人出现尘斑和混合粉尘纤维化，伴或不伴有硅结节。硅结节不应该像混合尘斑那样普遍。否则，使用矽肺一词更为恰当[86]。

二手烟

有充分的证据表明，吸烟是吸烟者患肺癌的重要原因，但他们并不是吸烟时唯一接触致癌物的人。卷烟中含有 50 多种致癌物，并以两种形式存在：主流烟（MSS），当通过烟草产品被吸入吸烟者的肺部后再呼出的烟雾，以及侧流烟（SSS），从烟草产品的燃烧末端散发出的烟雾。二手烟草烟雾（SHTS）是两者的混合物，但主要由 SSS 组成。MSS 和 SSS 的化学成分相似；然而，SSS 在某些方面作用更强，含有更高浓度的氨、氮氧化物、某些致癌物和苯胺。然而，SSS 很快会被周围的空气稀释。

1986 年，IARC 根据人体研究中的"充分证据"，将烟草烟雾归类为人类致癌物，并指出烟草烟雾会影响那些被动接触烟草烟雾的人。同年，国家研究委员会（NRC）得出结论，暴露于 ETS 的人患肺癌不太可能是由于偶然或偏差造成的[87]，1992 年，EPA 宣布 SHTS 与肺癌之间存在因果关系[88]。最后，在 2004 年，IARC 确定有"充分证据"表明 ETS 会导致人类肺癌[89]。有 30 项支持性流行病学研究，其中大多数研究的对象是在家庭中接触吸烟者的不吸烟妇女[90-92]。

烟草行业和顾问认为非吸烟者患肺癌的风险过高可归因于错误分类偏差和生活方式的混杂影响。2006 年美国卫生总署以及其他研究对这些问题进行了探讨，并指出，将曾经吸烟者错误分类为从不吸烟者并不能解释肺癌和 ETS 之间的联系[88, 93-97]。目前一致认为，不存在无风险水平的 SHTS 暴露。

SHTS 曾经是最普遍的职业致癌物。目前，由于许多国家明确禁止在所有工作场所，包括酒吧、餐馆和其他公共场所吸烟，它的影响已经下降。

焊接

焊接是通过介质（填充材料）和能量将材料熔合或聚结来连接材料，从而形成合金。材料由金属或热塑性塑料组成，能源来源可以是机械（锻造、摩擦、振动和爆炸）和电（电弧和电子束），暴露物包括烟雾（含微粒）和气体，这在很大程度上取决于所使用的材料和所使用的能量形式。烟雾中通常含有铁和镁，以及硅酸盐和碳酸盐。此外，还发现了镉、镍、铬、钛和铝。气体包括一氧化碳、臭氧和氮氧化物。焊接的急性毒性反应包括肺水肿和化学性肺炎。此外，慢性鼻炎和支气管炎、喘息和呼吸困难也有报道，但在不吸烟者中更常见[98, 99]。下文将介绍焊工尘肺病。

1990 年，IARC 确定，焊接烟雾和气体在人类体内的致癌性"证据有限"，并将焊接烟雾归类为"可能致癌"[58]。

迄今为止，尚未有令人信服的证据证明焊接烟雾和肺癌之间的因果关系，且这不能用混杂因素来解释[98-100]。有关流行病学更详细的讨论请参阅第

15 章。

焊工尘肺病

长时间暴露于焊接烟雾后对肺组织的影响因烟雾含量而异。暴露在含有铝的烟雾中会导致严重的间质纤维化，而钛和铁的影响则很小。在显微镜下，在焊工肺中的主要发现是间质积聚了大量粉尘，但没有明显的纤维化反应。粉尘主要由金棕色颗粒组成，中心是黑色的，由氧化铁组成，外层为氢氧化铁。此外，铁还会在肺内包裹硅酸盐，形成具有宽的黄色核心的假石棉体。焊接可能涉及石棉暴露，这可以通过石棉体的存在来证明，在某些情况下，会出现细支气管周围和肺泡间质纤维化（例如石棉肺）。石棉肺影像学表现包括间质增加，这可能继发于间质内的粉尘积累和巨噬细胞浸润，但在铝或伴随石棉暴露的情况下很少会发生真正的纤维化。肺气肿也是焊工中常见的影像学发现，但它可能主要与吸烟有关[62, 101]。

通过组织分析检测职业暴露

如果肺组织可通过支气管镜活检、手术或尸检获得，则可以采用多种方法来检测吸入的颗粒，如上文所述（表 10.12）。支气管肺泡灌洗液也被证明可用于某些技术。除了检测外，如果要通过组织分析来证实或排除肺癌归因，还必须获得来自非肺癌患者的参考值/范围。关于普通人群中外源性矿物颗粒含量的文献很少；曾经，Stettler 等分析了 33 个城市的肺部颗粒浓度[102]。电子显微镜可以用来检测肺组织中的许多金属、灰尘和矿物颗粒。透射电子显微镜（TEM）或扫描电子显微镜（SEM）都可以与能量色散 X 射线分析（EDXA）结合使用，并且可以定性和定量检测原子序数（Z）≥4 的大多数元素。这些形式的电子显微镜统称为分析性电子显微镜（AEM）。它是一种检测和定量肺组织中石棉纤维的优良方法，其优点是能够确定纤维类型[62, 103]。

表 10.12　采用微探针技术进行的组织分析的方法

技术	使用情况
扫描电子显微镜（SEM）	超微结构的三维分析
透射电子显微镜（TEM）	超微结构的二维分析
能量色散 X 射线分析（EDXA）	$Z \geqslant 4$ 元素的定性分析
背散射电子成像（BEI）	与 EDXA 联用时的颗粒原位分析
选区电子衍射（SAED）	结合 TEM 进行无机粒子的晶体结构分析
电子能量损失光谱法（EELS）	检测 $Z \geqslant 3$ 的元素
质子诱导 X 射线发射分析（PIXEA）	高灵敏度和无损的多元素分析方法。需要在溶液中的样品
二次离子质谱法（SIMS）	有机分子，特定的同位素，EDXA 未检测到的元素，微量元素
激光微探针质谱分析仪（LAMMA）	见上文 SIMS
原子吸收光谱法（AAS）	高度敏感。微量元素的检测为 ppm 或 ppb。对多元素分析的用途有限
电感耦合等离子体 - 原子发射光谱（ICP-AES）	需要在溶液中加入样品的批量化学分析。精确度高，可以同时分析多种元素

源自 Sporn 和 Roggli[62]

在制备用于 AEM 的肺组织样本时，可使用福尔马林固定的湿肺组织或石蜡包埋组织。在对大块组织进行分析时，可采用湿化学或灰化消化技术进行定量评估。原位定量也可以通过计数组织切片中的颗粒来进行。湿式组织消化的方法已在上文的石棉暴露评估中描述过。值得注意的是，不同肺组织部位的小样本中的颗粒含量从 5 倍到 10 倍不等，因此鼓励对多个部位进行充分取样[104]。如果要使用灰化法进行组织消化，应该知道这种方法可能会导致纤维断裂，从而导致错误地提高纤维含量[103]。低温等离子灰化法可以在很大程度上避免这个问题。

肺组织上苏木精和伊红染色的部位可提示外源性颗粒暴露。另一种涉及 AEM 的方法允许从肺组织石蜡块中选择相应的感兴趣部位。切片被切割并放置在碳盘上，加热，脱蜡，风干。然后就可以对保留了组织结构的组织进行分析。在这种情况下，我们发现背散射电子成像（BEI）结合 SEM 和 EDXA 在识别肺组织中具有中到重原子序数的矿物方面非常有用。选区电子衍射（SAED）可通过 TEM 用于检测晶体物质。晶体物质的衍射模式可以与已知物质的指数进行比较，以供鉴别。因此，SAED 可以作为 EDXA 的补充技术，因为一些矿物不能完全根据元素组成进行分类[103]。

还有其他几个方法值得简单一提，本章只做简单性回顾，更详细的信息请参阅参考文献。俄歇电子能谱（AES）涉及到电子束与样品原子的相互作用，产生过量的能量，这些能量通过发射外层电子（称为俄歇电子）而耗散，该电子的动能是其元素来源的特征。AES 比 EDXA 更灵敏，可以检测 $Z < 9$ 的元素[105]。电子能量损失光谱（EELS）同样涉及到电子束与样品原子的相互作用。这导致了样品元素组成的电子跃迁特征。EELS 可检测 $Z \geqslant 3$ 的元素。对于铍等原子序数较低的元素，可以使用 EELS 以及二次离子质谱（SIMS）或激光微探针质谱分析（LAMMA）。SIMS 涉及离子束与固体样品的相互作用，具有广泛的元素检测范围，LAMMA 使用激光束直接照射样品，使其气化/电离[103, 105]。

原子吸收光谱（AAS）允许原子吸收辐射能，吸收的波长与其元素组成有关。这种技术能够测量溶液中的微量金属。对于肺组织，通过 AAS 分析微量元素需要溶液对组织进行溶解。类似地，电感耦合等离子体 - 原子发射光谱（ICP-AES）使用氩等离子体作为原子吸收的能量来源，需要在溶液中采集样品。与 AAS 相比，ICP-AES 的一个优势是允许更广泛的元素检测[105]。

结论

到目前为止，肺仍然是职业致癌物最重要的靶器官。已确定的肺部职业致癌物多于所有其他器官的职业性致癌物，与致癌物通过吸入途径暴露以及由于致癌物与下呼吸道上皮之间相互作用，致癌物沉积、吸收以及滞留到肺有很大的关系。吸烟与多种致癌物质有协同作用，这是导致大量职业性肺癌的另一个原因。另一方面，吸烟作为肺癌致癌物的强大效力，使这种疾病的个别病例归因于特定因素变得更加复杂。控制措施，特别是从工作场所清除致癌物，已在几个实例中显示出可降低接触者患肺癌的风险（见第31章）。这一现象表明，大多数职业性肺癌致癌物质作用于致癌过程的晚期，这强调了预防的重要性，即使是过去有大量接触史的工人中也是如此。

附录

表 10.13　回顾性评估绝缘工石棉暴露的调查问卷

工作接触绝缘材料或纤维板	身份编码			
	工作编码		工作期间 年至 年	
问题1：哪些地方安装有绝缘材料或纤维板	管道	是 / 否 / 未知	小时 / 周	
	锅炉			
	建筑物			
	电气设备			
	如有其他，请说明			
问题2：你接触哪种物质？	玻璃纤维	是 / 否 / 未知	小时 / 周	
	矿棉			
	聚苯乙烯			
	聚氨酯泡沫			
	石棉			
	陶瓷纤维			
	尿素 / 甲醛泡沫			
	如有其他，请说明			
	注：问卷时尽量使用商品名或常用名			
问题3：安装绝缘材料时，你如何操作？	注射泡沫	是 / 否 / 未知	小时 / 周	
	喷涂			
	吹干			
	硬面板			
	包埋管道			
	如有其他，请说明			
问题4：在安装或拆除这些材料时，你是否处于密闭环境（如屋顶下），无自然或机械通风？	是 / 否 / 未知			
	如是，每周＿＿小时			

续表

工作接触绝缘材料或纤维板	身份编码				
	工作编码		工作期间	年至	年
问题 5：是否需要切割或在这些材料上钻孔？	是 / 否 / 未知	是 / 否 / 未知	小时 / 周		
	如是，每周___小时				
	如是，方法为：				
	手动				
	使用电动工具				
问题 6：工作中是否接触水泥 / 混凝土？	是 / 否 / 未知	是 / 否 / 未知	小时 / 周		
	如是，哪种工作：				
	水泥钻孔				
	用水泥覆盖绝缘材料				
	使用混凝土搅拌机				
	如有其他，请说明				
	结束调查问卷				

参考文献

[1] Stewart BW, Kleihues P, International Agency for Research on Cancer. World cancer report. Lyon: IARC Press; 2003.

[2] Travis WD, Brambilla E, Burke A, et al. WHO classification of tumours of the lung, pleura, thymus and heart. Lyon: IARC; 2015.

[3] Travis WD, Brambilla E, Noguchi M, et al. International association for the study of lung cancer/american thoracic society/ european respiratory society international multidisciplinary classification of lung adenocarcinoma. J Thorac Oncol. 2011;6:244–85.

[4] Yoshizawa A, Motoi N, Riely GJ, et al. Impact of proposed IASLC/ ATS/ERS classification of lung adenocarcinoma: prognostic subgroups and implications for further revision of staging based on analysis of 514stage I cases. Mod Pathol. 2011;24:653–64.

[5] Tsuta K, Kawago M, Inoue E, et al. The utility of the proposed IASLC/ATS/ERS lung adenocarcinoma subtypes for disease prognosis and correlation of driver gene alterations. Lung Cancer. 2013;81:371–6.

[6] Amin MB, Edge SB, American Joint Committee on Cancer. AJCC cancer staging manual. Cham: Springer; 2017.

[7] ImmunoQuery. https://immunoquery.pathiq.com. Accessed 14Nov 2018.

[8] Kumar V, Abbas AK, Aster JC, et al. Neoplasia. In: Kumar V, Abbas AK, Aster JC, editors. Robbins basic pathology. Philadelphia: Elsevier; 2018. p. 189–242.

[9] Flieder D, Hammar S. Common non–small–cell carcinomas and their variants. In: Tomashefski JF, Dail DH, editors. Dail and Hammar's pulmonary pathology. New York: Springer; 2008. p. 216–307.

[10] Neoplasms of the lungs, airways, and pleura. In: Hansell DM, Lynch DA, McAdams HP, et al., editors. Imaging of diseases of the chest. Philadelphia: Elsevier Mosby; 2010. p. 787–880.

[11] International Agency for Research on Cancer. A review of human carcinogens. In: IARC monographs on the evaluation of carcinogenic risks to humans. Lyon: IARC, WHO; 2012.

[12] International Agency for Research on Cancer. Arsenic, metals, fibres and dusts. In: IARC monographs on the evaluation of carcinogenic risks to humans. Lyon: IARC, WHO; 2012.

[13] Rosman T. Arsenic. In: Rom WN, Markowitz S, editors. Environmental and occupational medicine. Philadelphia: Wolters Kluwer/Lippincott Williams & Wilkins; 2007. p. 1006–82.

[14] Lynch KM, Smith WA. Pulmonary asbestosis: carcinoma of the lung in asbestos–silicosis. Am J Cancer. 1935;24:56.

[15] Doll R. Mortality from lung cancer in asbestos workers. Br J Ind Med. 1955;12:81–6.

[16] Selikoff IJ, Hammond EC, Churg J. Asbestos exposure, smoking, and neoplasia. JAMA. 1968;204:106–12.

[17] Gibbs A, Attanoos RL, Churg A, et al. The "Helsinki criteria" for attribution of lung cancer to asbestos exposure: how robust are the criteria? Arch Pathol Lab Med. 2007;131:181–3.

[18] Roggli VL, Hammar SP, Maddox JC, et al. Re: the "Helsinki criteria" for attribution of lung cancer to asbestos exposure: how robust are the criteria? Arch Pathol Lab Med. 2008;132:1386–7; author reply 7

[19] Henderson DW, Klerk NH, Hammar SP. Asbestos and lung cancer: is it attributable to asbestosis or to asbestos fiberer burden? In: Corrin B, editor. Pathology of lung tumors. New York: Churchill Livingstone; 1997. p. 83–118.

[20] Henderson DW, Rodelsperger K, Woitowitz HJ, et al. After Helsinki: a multidisciplinary review of the relationship between asbestos exposure and lung cancer, with emphasis on studies published during 1997-2004. Pathology. 2004;36:517–50.

[21] Churg A. Asbestos, asbestosis, and lung cancer. Mod Pathol. 1993;6:509–11.

[22] Roggli VL, Hammar SP, Pratt PC, et al. Does asbestos or asbestosis cause carcinoma of the lung? Am J Ind Med. 1994;26:835–8.

[23] Hillerdal G. Pleural plaques and risk for bronchial carcinoma and mesothelioma. A prospective study. Chest. 1994;105:144–50.

[24] Hammond EC, Selikoff IJ, Seidman H. Asbestos exposure, cigarette smoking and death rates. Ann N Y Acad Sci. 1979;330:473–90.

[25] Lee PN. Relation between exposure to asbestos and smoking jointly and the risk of lung cancer. Occup Environ Med. 2001;58:145–53.

[26] Liddell FD. The interaction of asbestos and smoking in lung cancer. Ann Occup Hyg. 2001;45:341–56.

[27] Liddell FD. Joint action of smoking and asbestos exposure on lung cancer. Occup Environ Med. 2002;59:494–5; author reply 5-6.

[28] Asbestos. Asbestosis, and cancer: the Helsinki criteria for diagnosis and attribution. Scand J Work Environ Health. 1997;23:311–6.

[29] Roggli VL, Gibbs AR, Attanoos R, et al. Pathology of asbestosis—an update of the diagnostic criteria: report of the asbestosis committee of the College of American Pathologists and Pulmonary Pathology Society. Arch Pathol Lab Med. 2010;134:462–80.

[30] Kawabata Y, Kasai T, Kobashi Y, et al. Grade 4 asbestosis does not extend directly from the respiratory bronchiole to the peripheral lung. Histopathology. 2018;73:29–37.

[31] International Labour Office. Guidelines for the use of the ILO international classification of radiographs of pneumoconioses. Geneva: International Labour Office; 2011.

[32] Ghio AJ, Roggli VL. Diagnosis and initial management of nonmalignant diseases related to asbestos. Am J Respir Crit Care Med. 2005;171:527. author reply 8-30

[33] Churg A. Neoplastic asbestos-induced disease. In: Churg A, Green FHY, editors. Pathology of occupational lung disease. Baltimore, MA: Williams & Wilkins; 1998. p. 339–91.

[34] Keil CB, Simmons CE, Anthony TR. Mathematical models for estimating occupational exposure to chemicals. Fairfax, VA: AIHA Press; 2009.

[35] Hendrick DJ. Occupational disorders of the lung: recognition, management and prevention. London: W. B. Saunders; 2002.

[36] Browne K. A threshold for asbestos related lung cancer. Br J Ind Med. 1986;43:556–8.

[37] Churg A. Nonneoplastic disease caused by asbestos. In: Churg A, Green FHY, editors. Pathology of occupational lung disease. Baltimore, MA: Williams & Wilkins; 1998. p. 277–338.

[38] Churg A, Warnock ML, Green N. Analysis of the cores of ferruginous (asbestos) bodies from the general population. II. True asbestos bodies and pseudoasbestos bodies. Lab Invest. 1979;40:31–8.

[39] Roggli VL, Sanders LL. Asbestos content of lung tissue and carcinoma of the lung: a clinicopathologic correlation and mineral fiber analysis of 234cases. Ann Occup Hyg. 2000;44:109–17.

[40] Karjalainen A, Anttila S, Heikkila L, et al. Asbestos exposure among Finnish lung cancer patients: occupational history and fiber concentration in lung tissue. Am J Ind Med. 1993;23:461–71.

[41] Roggli VL. Quantitative and analytical studies in the diagnosis of mesothelioma. Semin Diagn Pathol. 1992;9:162–8.

[42] Roggli VL, Sharma A. Analysis of tissue mineral fiber content. In: Oury TD, Sporn TA, Roggli VL, editors. Pathology of asbestos-associated diseases. Heidelberg: Springer; 2014. p. 253–92.

[43] Karjalainen A, Piipari R, Mantyla T, et al. Asbestos bodies in bronchoalveolar lavage in relation to asbestos bodies and asbestos fibres in lung parenchyma. Eur Respir J. 1996;9:1000–5.

[44] Maier LA, Gunn C, Newman LS. Beryllium disease. In: Rom WN, Markowitz S, editors. Environmental and occupational medicine. Philadelphia, PA: Wolters Kluwer/Lippincott Williams & Wilkins; 2007. p. 1021–38.

[45] Steenland K, Ward E. Lung cancer incidence among patients with beryllium disease: a cohort mortality study. J

Natl Cancer Inst. 1991;83:1380–5.

[46] Ward E, Okun A, Ruder A, et al. A mortality study of workers at seven beryllium processing plants. Am J Ind Med. 1992;22:885–904.

[47] Beryllium Industry Scientific Advisory Committee. Is beryllium carcinogenic in humans? J Occup Environ Med. 1997;39:205–8.

[48] Sanderson WT, Ward EM, Steenland K, et al. Lung cancer case–control study of beryllium workers. Am J Ind Med. 2001;39:133–44.

[49] Schubauer–Berigan MK, Couch JR, Petersen MR, et al. Cohort mortality study of workers at seven beryllium processing plants: update and associations with cumulative and maximum exposure. Occup Environ Med. 2011;68:345–53.

[50] Boffetta P, Fryzek JP, Mandel JS. Occupational exposure to beryllium and cancer risk: a review of the epidemiologic evidence. Crit Rev Toxicol. 2012;42:107–18.

[51] Lison D, Verougstraete V. Cadmium. In: Rom WN, Markowitz S, editors. Environmental and occupational medicine. Philadelphia, PA: Wolters Kluwer/Lippincott Williams & Wilkins; 2007. p. 999–1004.

[52] International Agency for Research on Cancer. Some metals and metallic compounds. In: IARC monographs on the evaluation of the carcinogenic risk of chemicals to humans. Lyon: IARC, WHO; 1980.

[53] International Agency for Research on Cancer. Beryllium, cadmium, mercury, and exposures in the glass manufacturing industry. In: IARC monographs on the evaluation of carcinogenic risks to humans. Lyon: IARC, WHO; 1993.

[54] International Agency for Research on Cancer Working Group on the Evaluation of Carcinogenic Risks to Humans. Overall evaluations of carcinogenicity: an updating of IARC monographs, volumes 1to 42. In: IARC monographs on the evaluation of carcinogenic risks to humans. Lyon: IARC, WHO; 1987. p. 440.

[55] Kazi TG, Memon AR, Afridi HI, et al. Determination of cadmium in whole blood and scalp hair samples of Pakistani male lung cancer patients by electrothermal atomic absorption spectrometer. Sci Total Environ. 2008;389:270–6.

[56] International Agency for Research on Cancer. Some aromatic amines, hydrazine and related substances, N–nitroso compounds and miscellaneous alkylating agents. In: IARC monographs on the evaluation of carcinogenic risks to humans. Lyon: IARC, WHO; 1974.

[57] National Toxicology Program. Bis(Chloromethyl) ether and technical–grade chloromethyl methyl ether. Rep Carcinog. 2004;11:III56–I7.

[58] International Agency for Research on Cancer. Chromium, nickel and welding. In: IARC monographs on the evaluation of carcinogenic risks to humans. Lyon: IARC, WHO; 1990.

[59] Cohen M, Costa M. Chromium compounds. In: Rom WN, Markowitz S, editors. Environmental and occupational medicine. Philadelphia, PA: Wolters Kluwer/Lippincott Williams & Wilkins; 2007. p. 1047–61.

[60] Langard S. One hundred years of chromium and cancer: a review of epidemiological evidence and selected case reports. Am J Ind Med. 1990;17:189–215.

[61] Abe S, Ohsaki Y, Kimura K, et al. Chromate lung cancer with special reference to its cell type and relation to the manufacturing process. Cancer. 1982;49:783–7.

[62] Sporn TA, Roggli VL. Pneumoconioses, mineral and vegetable. In: Tomashefski JF, Cagle PT, Farver CF, et al., editors. Dail and Hammar's pulmonary pathology. New York, NY: Springer; 2008. p. 911–49.

[63] Green FH, Vallyathan V. Coal workers' pneumoconiosis and pneumoconiosis due to other carbonaceous dusts. In: Churg A, Green FHY, editors. Pathology of occupational lung disease. New York: Igaku–Shoin Medical Publishers; 1988. p. 129–207.

[64] Lewne M, Plato N, Gustavsson P. Exposure to particles, elemental carbon and nitrogen dioxide in workers exposed to motor exhaust. Ann Occup Hyg. 2007;51:693–701.

[65] National Toxicology Program. Diesel exhaust particulates. In: Department of Health and Human Services PHS, National Toxicology Program, editor. Report on carcinogens. Research Triangle Park, NC: National Toxicology Program; 2011.

[66] Ris C. U.S. EPA health assessment for diesel engine exhaust: a review. Inhal Toxicol. 2007;19(Suppl 1):229–39.

[67] IARC Working Group on the Evaluation of Carcinogenic Risks to Humans. Diesel and gasoline engine exhausts and some nitroarenes. In: IARC monographs on the evaluation of carcinogenic risks to humans. Lyon: International Agency for Research on Cancer; 2014.

[68] Cohen M, Klein C, Costa M. Nickel compounds. In: Rom WN, Markowitz S, editors. Environmental and occupational medicine. Philadelphia, PA: Wolters Kluwer/ Lippincott Williams & Wilkins; 2007. p. 1063–82.

[69] Edelman DA, Roggli VL. The accumulation of nickel in human lungs. Environ Health Perspect. 1989;81:221–4.

[70] Seilkop SK, Lightfoot NE, Berriault CJ, et al. Respiratory cancer mortality and incidence in an updated cohort of Canadian nickel production workers. Arch Environ Occup Health. 2017;72:204–19.

[71] Office of Radiation and Indoor Air. EPA assessment of risks from radon in homes. Washington, DC: United States Environmental Protection Agency; 2003.

[72] National Toxicology Program. Radon. In: Department of Health and Human Services PHS, National Toxicology Program, editor. Report on carcinogens. Research Triangle Park, NC: National Toxicology Program; 2011.

[73] Burns FJ, Samet JM, Rossman TG, et al. Radiation carcinogenesis: mechanisms of induction. In: Rom WN, Markowitz S, editors. Environmental and occupational medicine. Philadelphia: Wolters Kluwer/Lippincott Williams & Wilkins; 2007. p. 1262–76.

[74] International Agency for Research on Cancer. Ionizing radiation, part 2: some internally deposited radionuclides. In: IARC monographs on the evaluation of carcinogenic risks to humans. Lyon: IARC, WHO; 2001.

[75] Gibbs AR. Occupational lung disease. In: Hasleton PS, editor. Spencer's pathology of the lung. New York: McGraw–Hill; 1996. p. 461–506.

[76] Adverse effects of crystalline silica exposure. American Thoracic Society Committee of the Scientific Assembly on Environmental and Occupational Health. Am J Respir Crit Care Med. 1997;155:761–8.

[77] Diseases associated with exposure to silica and nonfibrous silicate minerals. Silicosis and silicate disease committee. Arch Pathol Lab Med. 1988;112:673–720.

[78] Wilbourn J, Partensky C, Morgan WG. IARC evaluates printing processes and printing inks, carbon black and some nitro compounds. Scand J Work Environ Health. 1996;22:154–6.

[79] Craighead JE. Do silica and asbestos cause lung cancer? Arch Pathol Lab Med. 1992;116:16–20.

[80] Hessel PA, Gamble JF, Gee JB, et al. Silica, silicosis, and lung cancer: a response to a recent working group report. J Occup Environ Med. 2000;42:704–20.

[81] Gamble JF. Crystalline silica and lung cancer: a critical review of the occupational epidemiology literature of exposure–response studies testing this hypothesis. Crit Rev Toxicol. 2011;41:404–65.

[82] Cowie RL. The epidemiology of tuberculosis in gold miners with silicosis. Am J Respir Crit Care Med. 1994;150:1460–2.

[83] Bang KM, Weissman DN, Wood JM, et al. Tuberculosis mortality by industry in the United States, 1990–1999. Int J Tuberc Lung Dis. 2005;9:437–42.

[84] Kleinerman J. The pathology of some familiar pneumoconioses. Semin Roentgenol. 1967;2:244–64.

[85] Kleinerman J, Green F, Laquer WM. Pathology standards for coal workers' pneumoconiosis. Report of the pneumoconiosis Committee of the College of American pathologists to the National Institute for Occupational Safety and Health. Arch Pathol Lab Med. 1979;103:375–432.

[86] Honma K, Abraham JL, Chiyotani K, et al. Proposed criteria for mixed–dust pneumoconiosis: definition, descriptions, and guidelines for pathologic diagnosis and clinical correlation. Hum Pathol. 2004;35:1515–23.

[87] National Research Council (U.S.). Committee on passive smoking. Exposure to environmental tobacco smoke and lung cancer. In: Environmental tobacco smoke: measuring exposures and assessing health effects. Washington, DC: National Academy Press; 1986. p. 223–49.

[88] Jinot J, Bayard SP, United States. Environmental Protection Agency. Office of Health and Environmental Assessment, et al. Respiratory health effects of passive smoking: lung cancer and other disorders. Washington, DC: Office of Health and Environmental Assessment, Office of Research and Development, U.S. Environmental Protection Agency; 1992.

[89] International Agency for Research on Cancer. Tobacco smoke and involuntary smoking. In: IARC monographs on the evaluation of carcinogenic risks to humans. Lyon: IARC, WHO; 2004.

[90] Brownson RC, Alavanja MC, Hock ET, et al. Passive smoking and lung cancer in nonsmoking women. Am J Public Health. 1992;82:1525–30.

[91] Stockwell HG, Goldman AL, Lyman GH, et al. Environmental tobacco smoke and lung cancer risk in nonsmoking women. J Natl Cancer Inst. 1992;84:1417–22.

[92] Fontham ET, Correa P, Reynolds P, et al. Environmental tobacco smoke and lung cancer in nonsmoking women. A multicenter study. JAMA. 1994;271:1752–9.

[93] Lee P. Misclassification of smoking habits and passive smoking. Berlin: Springer Verlag; 1988.

[94] U.S. Department of Health and Human Services. The health consequences of involuntary exposure to tobacco smoke: a report of the Surgeon General. Atlanta, GA: U.S. Department of Health and Human Services; Centers for Disease Control and Prevention; Coordinating Center for Health Promotion; National Center for Chronic Disease Prevention and Health; Promotion Office on Smoking and Health; 2006.

[95] Wu AH. Exposure misclassification bias in studies of environmental tobacco smoke and lung cancer. Environ Health Perspect. 1999;107(Suppl 6):873–7.

[96] Wald NJ, Nanchahal K, Thompson SG, et al. Does breathing other people's tobacco smoke cause lung cancer? Br Med J. 1986;293:1217–22.

[97] Hackshaw AK, Law MR, Wald NJ. The accumulated evidence on lung cancer and environmental tobacco smoke. Br Med J. 1997;315:980–8.

[98] Antonini JM. Health effects of welding. Crit Rev Toxicol. 2003;33:61–103.

[99] Antonini JM, Lewis AB, Roberts JR, et al. Pulmonary effects of welding fumes: review of worker and experimental animal studies. Am J Ind Med. 2003;43:350–60.

[100] Ambroise D, Wild P, Moulin JJ. Update of a meta-analysis on lung cancer and welding. Scand J Work Environ Health. 2006;32:22–31.

[101] Sporn TA, Roggli VL. Occupational lung disease. In: Hasleton PS, Flieder DB, editors. Spencer's pathology of the lung. Cambridge: Cambridge University Press; 2013. p. 547–8.

[102] Stettler LE, Groth DH, Platek SF, et al. Particulate concentrations in urban lungs. In: Ingram P, Shelburne JD, Roggli VL, editors. Microprobe analysis in medicine. New York, NY: Hemisphere; 1989. p. 133–46.

[103] McDonald JW, Roggli VL, Churg A, et al. Microprobe analysis in pulmonary pathology. In: Ingram P, editor. Biomedical applications of microprobe analysis. San Diego, CA: Academic Press; 1999. p. 201–56.

[104] Morgan A, Holmes A. Distribution and characteristics of amphibole asbestos fibres, measured with the light microscope, in the left lung of an insulation worker. Br J Ind Med. 1983;40:45–50.

[105] Roggli VL, Ingram P, Linton RW, et al. New techniques for imaging and analyzing lung tissue. Environ Health Perspect. 1984;56:163–83.

第 11 章

肺癌：职业性致癌物的分子标志物

Penny E. H. Nymark and Sisko Anttila

概述

　　肺癌是世界上最常见、侵袭性最高的癌症之一，早期发现病灶是目前肺癌领域的一个主要研究内容，可以通过使用分子标志物来改进早期检测技术。特异性的分子标志物对正确的诊断和检测分子靶向治疗的驱动突变至关重要（见第 10 章）。此外，分子标志物可以作为判断疾病预后的指标，从而指导治疗方案的选择。对于疑似有职业病因的癌症，暴露相关标志物和某种特定致癌物引起的疾病可能建立联系。

　　暴露相关分子标志物既可以反映暴露的早期效应，也可以反映后续的继发效应，后者与实际疾病过程更为密切。虽然早期的影响可能是可逆的，或导致肿瘤发生发展的可能性较低，但也可能与疾病

Sisko Anttila updated for the 2nd edition.

P. E. H. Nymark
Institute of Environmental Medicine, Karolinska Institutet,
Solna, Sweden
e–mail: penny.nymark@ki.se

S. Anttila (✉)
Department of Pathology, University of Helsinki and Helsinki
University Hospital, Helsinki, Finland
e–mail: sisko.l.anttila@hus.f

的过程密切相关。为了使分子标志物与疾病预防具有一定相关性，该标志物应该可以衡量肿瘤发生过程中的相关事件。此外，它应该能够适应暴露和易感性的个体差异，易于检测，并显示与暴露水平的剂量 – 反应[1]。

　　然而，由于吸烟和其他环境暴露等一些混杂因素的影响，很难确定职业源性肺癌的暴露特异性分子标志物。收集合适的样本以及研究人群的特征较为不易，例如获取详细的职业史。此外，职业暴露和环境暴露之间可能存在相互作用，如众所周知的烟草烟雾和石棉之间的协同作用（第 12 和 13 章进行了更深入的讨论），使暴露特异性分子标志物的识别和将其用作法医联系的归因标志物更加复杂。

　　疾病特异性标志物可以作为基因产物在靶组织（如肺或肿瘤组织）中检测到，也可以在通过微创手术获得的替代组织（如血液、渗出液、痰液、支气管肺泡灌洗液）中或在呼出气冷凝液（EBC）中检测到。使用通过非侵入性技术获得的组织是很重要的，特别是在监测和筛查健康人群以预防癌症的早期发现方面。例如，蛋白质、遗传和表观遗传生物标志物可在 EBC 中检测到（在参考文献[2, 3]中提到）。通过下一代基因组测序（NGS）技术，在 EBC 中也发现了与癌症相关的突变，这些突变来自不吸烟的健康人群[4]。因此研究人员强调，在应用高灵敏度和低等位基因频率的基因突变检测技术

时，了解研究组织中与癌症相关的变化的基线流行率十分重要。

下面，我们将讨论与石棉暴露相关的分子标志物，以及一些其他相关的暴露，如烟草烟雾。表 11.1 总结了肺癌患者中与石棉暴露相关的分子标志物。

表 11.1   肺癌中与职业性石棉暴露相关的染色体、基因和通路的改变

改变	后果或致癌关系	研究类型	参考文献
等位基因失衡和 2p16 缺失		石棉暴露相关肺癌	[5]
3p14 杂合性缺失	*FHIT* 外显子缺失	石棉暴露相关肺癌	[6，7]
3p21 杂合性缺失	肿瘤抑制因子可能被下调	石棉暴露相关肺癌	[8，9]
9p21.3 杂合性缺失 / 纯合子缺失	*P16/CDKN2A* 缺失	石棉暴露相关肺癌	[10]
9q33.1 拷贝数改变	石棉暴露相关肺癌	石棉暴露相关肺癌	[11]
9 号染色体着丝粒断裂		体外	[12]
19 号染色体单体	肿瘤抑制因子可能被下调	体外	[13]
等位基因失衡和 19p13 缺失	肿瘤抑制因子可能被下调	体外；石棉暴露相关肺癌	[14]
多倍体	非整倍体和染色体不稳定	体外；石棉暴露相关肺癌	[11，15]
p53 蛋白的积累	可能由于突变导致的肿瘤抑制活性降低或异常	体外；石棉暴露相关肺癌	[16，17]
TP53 的 G-T 转位突变	可能是由于与吸烟共同暴露引起	体外；石棉暴露相关肺癌	[18，19]
血清 Ras（p21）	突变引起的上调	石棉暴露相关肺癌	[20，21]
KRAS	可能由与吸烟共同暴露引起的特定突变	石棉暴露相关肺癌	[22]
特定的 miRNA 谱	靶基因转化的调控	石棉接触者的肺癌组织和血清	[23，24，85]
基因中特异性差异甲基化区域和差异甲基化 CpGs；差异甲基化 CpCs 的低甲基化	基因表达的改变	体外；石棉暴露相关肺癌	[25，26]

职业接触和吸烟

从不吸烟者的肺癌（占所有肺癌的 10%～25%）在分子诊断学上被认为是一种与吸烟者完全不同的疾病[27]。

从不吸烟肺癌患者的分子改变可能是由于其他类型的环境暴露，包括职业暴露。因此，对从不吸烟者的肺癌进行研究可能会为深入了解职业性肺癌所涉及的分子变化提供见解，特别是因为大多数职业性肺癌患者也是吸烟者（在某些石棉工人群体中高达 70%[28]），这使得与烟草致癌物以外的暴露相关的特定分子变化的分析变得混乱。

与吸烟者相比，从不吸烟者的肺癌中一些典型的基因突变更为常见，如由 2 号染色体异位引起的 *EML4-ALK* 融合基因、*MGMT* 超甲基化、*EGFR* 突变、*TP53*（非 CpG 位点 G：C 到 A：T）的特定突变[27, 29] 以及 *FHIT*[27, 30] 等位基因缺失。此外，*EFGR* 突变率在曾吸烟者和从不吸烟者之间是不同的：从不吸烟者的 L858R 突变率低于吸烟者，而外显子 20 突变和外显子 19 缺失的频率高于吸烟者[31-33]。

关于从不吸烟的职业或环境暴露肺癌患者的肿瘤分子变化数据有限。Paris 等[34] 研究了 313 名从不吸烟的肺癌患者的 *EGFR*、*KRAS*、*HER2*、*BRAF* 和 *PIK3* 突变和 *ALK* 重排情况，并根据是否暴露于多环芳烃（PAH）、石棉、二氧化硅、柴油废气、铬和油漆将患者分为两组。石棉暴露患者的 *EGRF*

突变率低于未暴露的患者（20% vs 44%）；其他未观察到显著相关性。

Ruano-Ravina 等 [35] 研究了西班牙一个氡易感地区从未吸烟的肺癌患者的 *EFGR* 突变和 *ALK* 改变情况。他们比较了有 *EGFR* 突变或 *ALK* 重排阳性与阴性患者住宅中氡值中位数，发现 *ALK* 阳性患者的氡水平是 *ALK* 阴性患者的 2 倍，但没有观察到氡水平与 *EGFR* 突变状态之间的相关性。

Inaura 等 [36] 研究了从不吸烟者和吸烟者、石棉暴露者和未暴露者肺癌所有常染色体的杂合缺失（LOH）和 *TP53* 突变。部分等位基因缺失（FAL）值（具有 LOH 的染色体臂数量 / 信息臂数量）随着石棉和吸烟联合暴露的增加而显著增加，但单独暴露于石棉或烟草时，FAL 值无显著增加。石棉暴露增加了从不吸烟者的非特异性 *TP53* 突变 [36]。在这项研究中，不吸烟者的石棉暴露低于吸烟者，而且从不吸烟者几乎都是女性，这表明不吸烟者可能接触了石棉以外的其他物质。

TP53 的特定突变（特别是 G 到 T 的转位）与吸烟有关，这些突变很少在肺外器官的癌症中出现，这表明其他类型的突变与其他暴露有关 [37]。

尽管如此，在大多数情况下，烟草烟雾极大地增强了职业暴露的致癌作用，如石棉、氡和砷。因此，有职业性肺部致癌物暴露史的吸烟患者的分子改变可能是组合暴露引起的。也有可能是由于其中一种致癌物引起的分子改变，使细胞增殖并克隆扩增。例如，已知石棉暴露在低剂量时会诱导细胞增殖，从而可能导致细胞克隆性扩增，而可遗传的烟草致癌物会诱导关键基因的改变 [38]。在这种情况下，可能很难分离这两种致癌物对分子肿瘤特征的影响，这两种暴露可能在疾病的驱动中发挥了相关作用。

石棉

据报道，几种不同类型的遗传、表观遗传学和基因表达均与肺癌中的石棉暴露有关。在这里，我们将讨论在临床中可能有用的改变。恶性间皮瘤是另一种与石棉相关的癌症，在本研究中，我们将强调在恶性间皮瘤中发现的结果。这两种癌症的类似改变可能与石棉更密切相关。读者可以参考第2章和第3章中关于基本生物学机制的说明，以及第18章中恶性间皮瘤的分子标志物的详细讨论。第18章还介绍了用来识别基因变化的方法，这些方法也在很大程度上适用于与石棉有关的肺癌。

基因拷贝数

在肺癌中，一些染色体与石棉特异性染色体和基因改变相关，如 2p、3p、9 和 19p。两项研究表明，肺癌中一种常见的早期改变，即 3p21 缺失，在接触石棉的肿瘤患者中比未接触石棉的患者更常见。首先，Marsit 等 [8] 发现，3p21.3 中频繁的等位基因失衡（AI）与职业性石棉暴露相关，*TP53* 突变和更好的预后相关 [8]。随后一项研究发现，3p21 是石棉暴露和非暴露患者肺肿瘤拷贝数差异最显著的区域之一 [9]。这项研究通过使用全基因组拷贝数改变（CNA），对是否有石棉接触史的两组患者的年龄、性别、吸烟状况和癌症组织学匹配后进行基因表达筛查，确定了 18 个石棉相关的 CNA，其中 6 个与石棉相关基因表达变化有关（图 11.1）[9, 39]。

有趣的是，位于该区域的 3p21.3 缺失和 *RASSF1A* 基因启动子甲基化在恶性间皮瘤中也很常见 [40, 41]。另一个抑癌基因 *BAP1* 也位于 3p21.1。已知 *BAP1* 的胚系突变会导致家族性癌症综合征，易患恶性间皮瘤、恶性黑色素瘤和其他一些癌症类型 [42]。体细胞 *BAP1* 突变在恶性间皮瘤中很常见，并导致蛋白表达的完全丢失 [43, 44]。最近的研究提出，胚系 *BAP1* 突变可能使突变携带者对石棉诱导的间皮癌变变敏感 [45]。BAP1 蛋白表达缺失在肺癌中罕见 [46]。

此外，3 号染色体短臂中另一个区域的缺失，即含有 *FHIT* 基因的 3p14，与肺癌中的石棉暴露和吸烟有关 [7]。然而，Pylkkanen 等发现在有无石棉暴露的肺癌患者中均检测到 *FHIT* 表达降低 [6]。该区域包含一个脆弱位点 FRA3，据报道，石棉相关的 CNA 可能与脆弱位点有关 [9]，这表明石棉可能首先导致这些位点的 DNA 损伤。

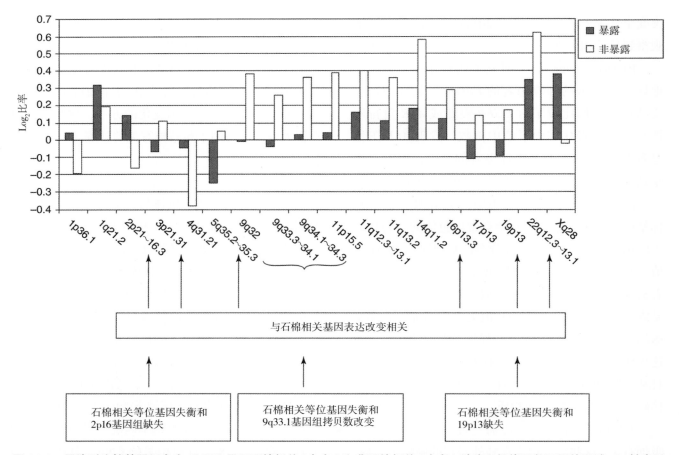

图 11.1   用阵列比较基因组杂交 (CGH) 显示石棉相关（灰色）和非石棉相关（白色）肺癌之间拷贝数不同的区域。Y 轴表示每个染色体区域（X 轴）中所有样本中所有阵列探针的平均 $\log_2$ 比率（修改自参考文献 [9]）

　　p16/INK4A（9p21.3）是 p53 的调节因子，现已发现在石棉暴露患者的肺部肿瘤中 *p16/INK4A*（9p21.3）比在未暴露患者受到纯合缺失的影响更频繁，并有更高的基因甲基化率 [10]。

　　石棉相关肺癌的纯合缺失的发生率（50%）、甲基化率（24%）与恶性间皮瘤相似（分别为40% ～ 70% 和 13% ～ 19%；见第 18 章和参考文献 [47-49]），而非石棉相关肺癌的频率相反（分别为24% 和 49%）[10]。但也有报道称，在非小细胞肺癌中，两种失活的机制都与石棉暴露相关 [50, 51]。通常，表观遗传变化（如甲基化）与石棉相关的癌症的发展有显著相关性 [52]。

　　与非石棉相关的非小细胞肺癌相比，石棉相关的染色体区域 9q33.1 受 AI 和 CNA 的影响更频繁 [11]（图 11.2a）。此外，该区域的 CNA 频率随着暴露强度的增加而增加，显示出与肺石棉纤维计数的剂

量－反应关系 [11]。腺癌患者的剂量依赖性最强。有趣的是，在恶性间皮瘤中也发现了从 9q33.1 开始的缺失 [40]。在体外，9 号染色体已被证明可受到暴露于石棉的人类羊水细胞中丝点断裂的影响 [12]。

　　在人类肺癌中也观察到了 19p13.3 区 [14, 39区域的] 石棉相关的缺失和等位基因失衡（AI）。无论患者是否接触石棉，19p13.3 的 AI 在肺腺癌中似乎都很常见，而在其他主要组织学类型中，该区域的 AI 与石棉暴露相关 [14]。相比之下，通过 FISH检测到的腺癌中 19p13 缺失的频率随着暴露强度的增加而增加，即对肺纤维计数的增加表现出剂量依赖性。这种趋势并没有表现在所有组织学类型中（图11.2b），尽管来自同一实验室使用增加的样本数量的后续结果表明，在所有组织学类型中，19p13.3的缺失存在类似的剂量依赖性 [53]。有趣的是，在体外石棉诱发的转化人支气管上皮细胞系中检测到 19

号染色体的单体[13]。此外，其他体外实验表明，在永生化的人支气管上皮细胞系中，通过暴露于青石棉可引起微核（MN）导致 19p 片段丢失[14]。MN 是由整个染色体或在细胞分裂过程中的染色体片段形成的，这解释了 19p 片段如何丢失。Ivanov 等[54]报道了 19 号染色体的丢失是恶性间皮瘤中第二常见的基因改变[54]。此外，在同一研究中，恶性间皮瘤病例中缺失的最小区域位于 19p13 区附近[54]。

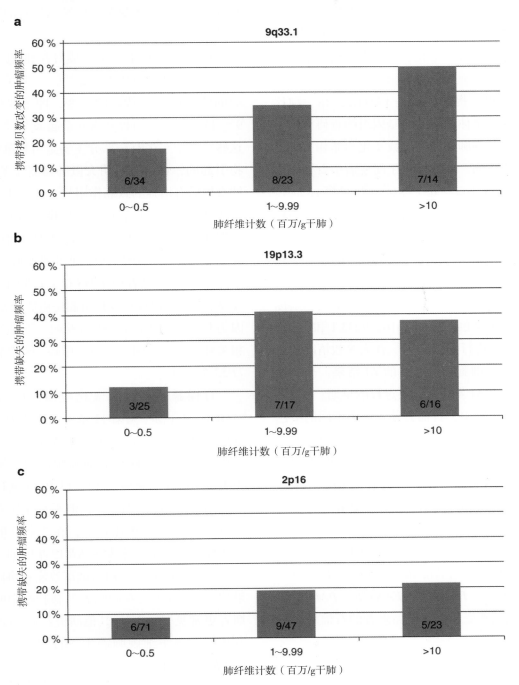

图 11.2　在非小细胞肺癌中石棉相关拷贝数改变的频率和剂量反应。（a）9q33.1CNA；（b）19p13 缺失；（c）石棉暴露相关肺癌手术切除组织的 2p16 缺失（≥ 10 且 100 万～ 990 万纤维 /g 干肺；非暴露者中每克 0 ～ 50 万纤维 /g）。CNA 的样本数 / 所有样本数量在图表的最后一行显示

2p16 缺失虽然在肺癌中非常罕见，但在石棉相关肺癌中比在非相关肺癌中更常见[5]（图 11.2c）。与 9q33.1 和 19p13 相似，随着暴露量的增加，缺失呈剂量-反应关系（见图 11.2c）。此外，一项体外研究发现，与未处理的细胞相比，石棉暴露的细胞系中基因表达在 2p 处发生了很多的变化[55]。有趣的是，该区域包含一个脆弱的位点，类似于如上所述的 3p 区域。

另一个值得一提的区域是 14q11.2，在一项比较暴露和非暴露个体肺癌的全基因组筛查研究中，发现与石棉相关的肺癌的拷贝数变化与非相关肺癌的拷贝数变化不同。该区域位于间皮瘤中石棉暴露相关的区域（14q11.2 ~ q21）内[56, 57]（见第 18 章）。

最后，多倍体在石棉相关肺癌中比非相关肺癌中更常见[11]。事实上，体外实验已经证明，石棉通过空间阻断胞质分裂来诱导产生多倍体[15]（第 19 章有更为详细的讨论）。

一项研究在支气管和细支气管的正常组织学标本中对石棉相关染色体区域 2p16、9q33.1 和 19p13 的等位基因失衡进行了分析[53]。在大多数情况下，肿瘤和正常上皮细胞表达一致的 AI 结果，表明这些染色体区域的 AI 发生在致癌过程的早期。

在细胞系实验中，石棉会导致许多不同的染色体异常，最典型的异常是缺失、断裂和片段形成。在实验中，石棉还增加了用于 DNA 双链断裂修复的同源重组 DNA 修复（在参考文献[38]中综述）。有趣的是，DNA 修复基因的胚系突变被认为是石棉暴露患者易患恶性胸膜间皮瘤的原因[58]。Betti 等[58]鉴定了参与 DNA 修复途径的 10 个致病基因截断变异体（包括 PAL B2、BRCA1、FANC1、ATM、BRCAX4、FANCC、FANCF、PMS1 和 XPC），携带截断变异的间皮瘤患者的石棉暴露量低于其他患者[58]。

抑癌基因和癌基因

TP53 可能是肺癌中与石棉暴露相关的研究最为广泛的基因，因为它在 DNA 损伤反应中起着关键作用。我们将在后文对基因表达进行深入讨论。

在体外石棉暴露后，发现 p53 上调，与未暴露于石棉的患者相比，暴露于石棉的患者肿瘤和血清中检测到的蛋白质异常积累更频繁[59-62]。现已知 TP53 突变与 p53 蛋白的异常积累有关，许多研究[63-66]都报道过 TP53 突变在石棉暴露患者的肺肿瘤中更常见。

在体外试验中，小鼠成纤维细胞暴露于青石棉后，也发现了 TP53 突变[67]。一些关于人类肺肿瘤的研究已经将特定的突变，即主要位于外显子 9 ~ 11 的突变与石棉暴露联系起来[68, 69]，我们推测，这些突变中至少有一部分主要是由烟草特有的致癌物引起的，如已被证明大鼠肺暴露于苯并芘[a]和铁石棉后有增强的致癌作用[70]。事实上，在一项关于 TP53 突变的研究中[36]，肺腺癌的突变频率随着吸烟和石棉暴露年限的增加而增加。相反，Andujar 等[18]发现，与伴有吸烟史的非小细胞肺癌患者相比，暴露于石棉的患者中 TP53 G：C 到 T：A 转位突变显著增强。但这一发现可能是由联合暴露引起的，因为只有 13% 的患者从不吸烟。该小组还在石棉相关肺癌和胸膜间皮瘤患者中检测到类似的内含子 TP53 多态性[18]。

石棉暴露会引起氧化应激，从而诱导产生 8-OHG 加合物（见第 12 章）。这些加合物具有诱变性，可能导致 G：C 到 T：A 的转换。在一些研究中，特别是石棉相关的肺腺癌中，暴露于石棉患者的 KRAS 癌基因第 12、13 和 61 密码子上发生了高水平的 G-T 转位[22]，但不是在所有的研究中均有此发现[66]。相比之下，在 5 个石棉诱发的转化恶性细胞系中均未发现 KRAS 基因的突变，这表明这些突变可能是石棉和烟草致癌物协同作用的结果[71]。KRAS 突变在吸烟者的肺肿瘤中明显比不吸烟者更常见[29]。这与其他研究结果一致，该研究发现，在非小细胞肺癌中，石棉暴露与 KRAS 或 EGFR 突变之间没有关联[18]。

基因表达、蛋白质和免疫学标记

在石棉相关的肺癌中，部分基因有不同的调控机制；然而，它们大多数与细胞对外来物质的一般反应有关，如氧化应激、炎症、DNA 损伤反应、线粒体活性和细胞凋亡。在没有职业关联的肺癌中，这些基因也经常不受控制。我们假设基因表达的变化情况与石棉暴露相关，并因此可以用作石棉相关分子标志物。这一类分子标志物较少，我们将在下文中描述。

表皮生长因子受体（EGFR）是一种众所周知的致癌基因。研究发现，由石棉肺（石棉诱导肺纤维化）发展而来的肺癌患者的血清 EGFR 水平高于非癌症石棉肺患者和健康未暴露对照人群[21, 72]。此外，在未发展为癌症的石棉肺患者的血清中检测到癌蛋白 Ras（p21）[20, 21]。同样，在石棉肺队列中，血清抗 p53 抗体与癌症发展之间的相关性已经得到证实，并且由于抗 p53 抗体在健康对照中非常罕见，即使敏感性非常低，这些结果也被认为具有高预测价值[73]。p53 抗体与肺肿瘤中 TP53 的可检测突变特异性相关[74]。

此外，一些单基因在石棉相关肺癌中存在差异调控。例如，ADAM28 被确定为石棉相关腺癌中的潜在致癌基因[75]，有趣的是，该基因被预测受一个 microRNA（miR-429）调控，该基因在间皮瘤中表达下调[76, 77]。研究还发现，AnxA2 基因在石棉暴露患者的肺癌和正常组织中过表达[75, 78]。

未来可能由血浆蛋白质组提供区分石棉暴露和未暴露的肺癌患者的方法。Rostila 等[79]对四个不同的组进行了初步研究，即石棉暴露的肺癌患者、未暴露的肺癌患者、石棉暴露的非肺癌患者和健康吸烟者。研究观察到 28 种差异表达的蛋白质，其中 9 种在 200 多个额外的血浆样本中得到了验证。在这项研究中，血浆原肌球蛋白 4 和抗氧化酶过氧化物酶体 1 和 2 的高水平与石棉暴露和石棉肺相关[79]。研究人群中石棉相关肺癌病例较少，故未检测到与石棉相关的肺癌的特异性标志物。

石棉相关的免疫效应已被建议作为筛选石棉暴露人群的生物标志物。石棉暴露对各种不同的 T 细胞群产生影响，并通过调节性 T 细胞、减少 CD4+ T 淋巴细胞中的 CXCR3 趋化因子受体以及通过 CD8+ 细胞毒性 T 淋巴细胞和 NK 细胞损害抗肿瘤

免疫[80]。这些不良影响已在石棉暴露个体的外周血、支气管肺泡灌洗液和恶性间皮瘤患者中观察到[81 - 83]。

表观遗传标记

MicroRNAs

最近，MicroRNAs（miRNAs）因在几种癌症中的预后价值而备受重视。miRNAs 是一种小的非编码 RNA 分子，调节蛋白质编码 mRNA 的翻译，与 mRNA 相比，miRNAs 在预测临床预后方面似乎更具特异性[84]。迄今为止，有两项研究描述了非小细胞肺癌（NSCLC）中石棉相关 miRNA 的表达特征[23, 85]。一项研究使用了来自 13 例石棉暴露肺癌患者和 13 例未暴露肺癌患者的肿瘤组织和正常肺组织样本，通过整合来自同一患者的 DNA 拷贝数、基因表达（mRNA）和 miRNA 表达数据，确定了 13 种差异表达的石棉相关 miRNA。在石棉相关肺癌中，尤其是腺癌中，可根据一些特定的 miRNAs 的表达来鉴别（如 miR-148b、miR-202、miR-96 和 let-7d/e）[23]。整合 mRNA 和 miRNA 数据后，发现了几个负相关的靶基因，如 GADD45A 和 FOSB，它们都被认为是肿瘤抑制因子[23]。

Santarelli 等[85]分别对 4 例石棉暴露的 NSCLC、4 例无石棉暴露的 NSCLC 以及 4 例恶性胸膜间皮瘤患者进行了初步研究，发现了 3 个在石棉相关 NSCLC 中差异表达的 miRNAs（miR-520g、miR-504 和 miR34a）。对大量肿瘤细胞的进一步研究揭示了 miR-222 和 miR520g 是石棉相关 NSCLC 的标志物。这个研究团队建立了一个 4 个 miRNA 组（包括 miR-126、miR-205、miR-222 和 miR520g），该 miRNA 组可在血清样本中检测到，并与石棉相关的恶性间皮瘤和肺癌有关[85]。在另一项研究中[24]，研究者通过微阵列和 RT-qPCR 技术筛选来自恶性间皮瘤患者、石棉暴露和未暴露的健康受试者的血清样本，以检测潜在的 miRNA 标志物[24]。该研究发现与未暴露的健康受试者相比，恶性间皮瘤患者的三个 miRNA（miR-

197-3p、miR1281 和 miR-32-3）表达上调，石棉暴露者中两个 miRNA（miR-197-3p 和 miR-32-3p）表达上调，与未暴露的健康受试者相比，恶性间皮瘤患者和石棉暴露患者有一个共同的 miRNA（miR-1281）表达上调[24]。

值得注意的是，上述三项研究表明，用于鉴定石棉相关恶性肿瘤的 miRNA 完全不同。这些结果需要在大规模人群中进行进一步的验证，并补充特定 miRNA 在石棉致癌过程中的作用的数据。

DNA 甲基化

DNA 甲基化是调控基因表达的表观遗传机制之一（见第 2 章和第 3 章）。众所周知，环境和生活方式可以导致 DNA 甲基化发生永久性和可遗传的变化。Kettunen 等[25]首次研究了石棉暴露对肺癌中 DNA 甲基化的影响。他们发现了来自同一患者的 14 个石棉相关和 14 个非相关 NSCLC 和正常肺之间的全基因组差异甲基化区域和差异甲基化 CpGs，并在 91 例 NSCLC 和肺组织中进一步验证了结果。低甲基化可用于区分石棉暴露肺癌患者的肿瘤组织和正常肺组织的甲基化 CpGs（图 11.3a，b）。该小组发现并验证了 RARB、GPR135 和 TPO 等基因中显著与石棉相关的差异甲基化区域；以及 NSCLC 中 NPTN、NRG2、GLT25D2 和 TRPC3 中的差异甲基化 CpGs[25]。石棉或吸烟相关的差异甲基化 CpGs 中 96% 是特有的。值得注意的是，在这项研究中，几乎所有的受试者都有吸烟史，并按照吸烟年限分为两组。Christensen 等[86]曾报道，恶性胸膜间皮瘤的甲基化状态可以预测肺部石棉负荷和预后。这些发现与肿瘤中甲基化变化可能是危险因素的想法一致[25]。

石棉标志物的特异性和敏感性

使用分子分析作为溯源的标志，前提是该分子改变在人体和实验环境中已被证明针对致癌物，且在致癌过程中发挥作用。即使通过研究人群中的接触史、肺石棉体和纤维计数可靠地评估了石棉暴露，也很难确定标志物的特异性，尤其是敏感性。敏感性受较多因素影响，在任意一组并非全部由石棉引起的伴有石棉接触史的肺癌患者中，相关癌症的比例取决于该组人群的风险水平。例如，理论上，有双重风险的癌症，50% 的癌症由石棉引起，但实际上，不同的致癌物暴露（如吸烟和石棉）以及个体易感性都有不同的影响。然而，石棉溯源分子检测的发展将提高对石棉相关职业性癌症的认识，并可能发现一些传统上无法认识的石棉相关性癌症，例如，非吸烟者或低水平烟草暴露患者的肺癌，或排除吸烟者肺癌的职业因素。

我们验证了先前确定的在石棉暴露检测中石棉相关基因拷贝数变化的特异性和敏感性，即上文讲述的等位基因失衡和 2p16 缺失、19p13 缺失及等位基因失衡和 9q33.1 区域 CNA。我们研究了 100 ～ 200 多个石棉暴露和非石棉暴露肺癌患者中不同区域的等位基因失衡和拷贝数的改变。一般来说，FISH 探针检测石棉暴露具有非常高的特异性和低敏感性，而等位基因失衡检测则特异性较低和敏感性较高[53]。结合三个区域的 FISH 结果，特异性可达到 100%，而敏感性仍然较低。所有区域等位基因失衡的特异性为 89%，敏感性为 74% ～ 76%。敏感性值是基于上述假设，即接触石棉的所有肺癌都与石棉有关，但事实并非如此（见上文讨论）。分子测定法确定石棉归属的可行性应通过与目前的归属标准进行比较来评估，最好在国际多中心研究中进行，同时考虑到接触不同类型的石棉纤维。

职业暴露于石棉以外的肺癌的分子标志物

因接触石棉外的肺癌致癌物而引起的职业性肺癌的特异性或典型的分子改变尚不清楚。这些改变的致癌机制将在第 13 章中进行讨论。如上所述，对足够大的肺癌病例和特征良好的职业致癌物接触的研究是罕见的。此外，工人很少接触单一致癌化合物，但接触致癌物质的混合物，吸烟，自己吸烟或接触二手烟，使接触情况更加复杂。

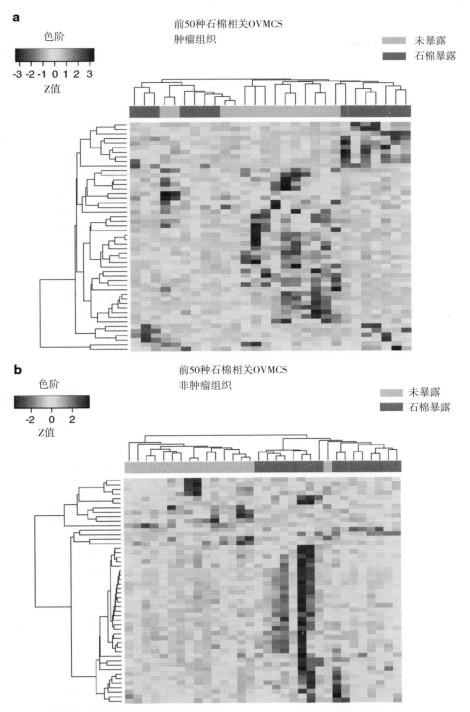

图 11.3 （a，b) 来自癌症组织（a）和非癌症患者的正常肺组织 (b) 中前 50 种石棉差异甲基化 CpGs(DVMCs) 的热图。石棉暴露的病例表现出更多的低甲基化。热图中的样本以列为单位，CpGs 以行为单位。根据肺石棉纤维计数，将病例分为暴露于石棉和未暴露两组（暴露组肺内的石棉纤维超过 500 万根；未暴露组的每克干重肺组织 ≤ 50 万根）。各组均有不同的组织学类型。颜色表示甲基化程度。（红：程度高；蓝：程度低）（经许可转自参考文献 [25]）

肺癌的分子变化，例如，与烟草致癌物相关的 *TP53* 和 *KRAS* 突变，与职业接触类似的化合物，如 PAH，是不可分离的（见上文）。此外，许多致癌物质，如石棉、二氧化硅、金属和电离辐射，都会诱导氧化应激，无论暴露程度如何，都有类似的效果（在第 13 章中讨论）。尽管在肺癌中发现的这些与暴露相关的改变可能与共同的致癌途径相关，但有少数变化可能与更具体、更独特的致癌机制有关。

这些改变的例子包括砷暴露人群[87]肺癌中的典型基因拷贝数变化，以及铬酸盐工人[88，89]肺癌中的表观遗传改变谱。

结论

对致癌性的分子标志物的研究得益于技术的进步，通过高新技术可以对遗传和表观遗传变化进行大规模的筛查，以发现未知的机制和分子改变。最好的例子是与石棉相关的肺癌患者的分子改变被发现与患者的职业性石棉暴露有关，其改变与已知的石棉致癌机制相一致。在人类癌症的研究中，找到具有详细暴露史的患者和组织材料，以及在暴露、患者和肿瘤特征方面足够同质的研究人群较为困难。利用人肺细胞系进行的实验研究和动物实验为寻找癌特异性分子标志物提供了重要的机制和支持数据。临床的标志物的开发需要检测方法的验证和标准化，以及在分子测定中不同标志物的有效组合。此外，这些标志物和标志物组合的敏感性和特异性应在前瞻性多中心研究中进行评估。

本章的撰写得到了贾尔马里和 Rauha Ahokas 基金会、赫尔辛基（PN）、赫尔辛基和 Uusimaa 卫生保健区研究基金（SA）的资金支持。

参考文献

[1] Talaska G, Roh J, Zhou Q. Molecular biomarkers of occupational lung cancer. Yonsei Med J. 1996;37(1):18.

[2] Hayes SA, Haefliger S, Harris B, et al. Exhaled breath condensate for lung cancer protein analysis: a review of methods and biomarkers. J Breath Res. 2016;10:034001.

[3] Youssef O, Sarhadi VK, Armengol G, et al. Exhaled breath condensate as a source of biomarkers for lung carcinomas. A focus on genetic and epigenetic markers—a mini-review. Genes Chromosomes Cancer. 2016;55:905– 14.

[4] Youssef O, Knuuttila A, Piirilä P, et al. Presence of cancer-associated mutations in exhaled breath condensates of healthy individuals by next generation sequencing. Oncotarget. 2017;8:18166–76.

[5] Kettunen E, Aavikko M, Nymark P, et al. DNA copy number loss and allelic imbalance at 2p16 in lung cancer associated with asbestos exposure. Br J Cancer. 2009;100:1336–42.

[6] Pylkkänen L, Wolff H, Stjernvall T, et al. Reduced Fhit protein expression and loss of heterozygosity at FHIT gene in tumours from smoking and asbestos–exposed lung cancer patients. Int J Oncol. 2002;20:285–90.

[7] Nelson H, Wiencke J, Gunn L, Wain J, Christiani D, Kelsey K. Chromosome 3p14alterations in lung cancer: evidence that FHIT exon deletion is a target of tobacco carcinogens and asbestos. Cancer Res. 1998;58:1804–7.

[8] Marsit CJ, Hasegawa M, Hirao T, et al. Loss of heterozygosity of chromosome 3p21is associated with mutant TP53 and better patient survival in non–small–cell lung cancer. Cancer Res. 2004;64:8702–7.

[9] Nymark P, Wikman H, Ruosaari S, et al. Identification of specific gene copy number changes in asbestos–related lung cancer. Cancer Res. 2006;66:5737–43.

[10] Andujar P, Wang J, Descatha A, et al. p16INK4A inactivation mechanisms in non–small–cell lung cancer patients occupationally exposed to asbestos. Lung Cancer. 2010;67:23–30.

[11] Nymark P, Kettunen E, Aavikko M, et al. Molecular alterations at 9q33.1and polyploidy in asbestos–related lung cancer. Clin Cancer Res. 2009;15:468–75.

[12] Dopp E, Schuler M, Schiffmann D, Eastmond DA. Induction of micronuclei, hyperdiploidy and chromosomal breakage affecting the centric/pericentric regions of chromosomes 1and 9in human amniotic fluid cells after treatment with asbestos and ceramic fibers. Mutat Res/Fundam Mol Mech Mutagen. 1997;377:77–87.

[13] Suzuki M, Piao C, Zhao Y, Hei T. Karyotype analysis of tumorigenic human bronchial epithelial cells transformed by chrysolite asbestos using chemically induced premature chromosome condensation technique. Int J Mol Med. 2001;8:43–7.

[14] Ruosaari S, Nymark P, Aavikko M, et al. Aberrations of chromosome 19in asbestos–associated lung cancer and in asbestos–induced micronuclei of bronchial epithelial cells in vitro. Carcinogenesis. 2008;29:913–7.

[15] Jensen C, Jensen L, Rieder C, Cole R, Ault J. Long crocidolite asbestos fibers cause polyploidy by sterically blocking cytokinesis. Carcinogenesis. 1996;17:2013–21.

[16] Kamp DW. Asbestos–induced lung diseases: an update. Transl Res. 2009;153:143–52.

[17] Jaurand M. Mechanisms of fiber–induced genotoxicity.

Environ Health Perspect. 1997;105:1073–84.

[18] Andujar P, Pairon J–C, Renier A, et al. Differential mutation profiles and similar intronic TP53polymorphisms in asbestos–related lung cancer and pleural mesothelioma. Mutagenesis. 2013;28:323–31.

[19] Guinee DG Jr, Travis WD, Trivers GE, et al. Gender comparisons in human lung cancer: analysis of p53mutations, anti–p53serum antibodies and C–erbB–2 expression. Carcinogenesis. 1995;16:993–1002.

[20] Brandt–Rauf P, Smith S, Hemminki K, et al. Serum oncoproteins and growth factors in asbestosis and silicosis patients. Int J Cancer. 1992;50:881–5.

[21] Helmig S, Schneider J. Oncogene and tumor–suppressor gene products as serum biomarkers in occupational–derived lung cancer. Expert Rev Mol Diagn. 2007;7:555–68.

[22] Nelson HH, Christiani DC, Wiencke JK, Mark EJ, Wain JC, Kelsey KT. K–ras mutation and occupational asbestos exposure in lung adenocarcinoma: asbestos–related cancer without asbestosis. Cancer Res. 1999;59:4570–3.

[23] Nymark P, Guled M, Borze I, et al. Integrative analysis of microRNA, mRNA and aCGH data reveals asbestos– and histology– related changes in lung cancer. Genes Chromosomes Cancer. 2011;50:585–97.

[24] Bononi I, Comar M, Puozzo A, et al. Circulating microRNAs found dysregulated in ex–exposed asbestos workers and pleural mesothelioma patients as potential new biomarkers. Oncotarget. 2016;7:82700–11.

[25] Kettunen E, Hernandez–Vargas H, Cros M–P, et al. Asbestos– associated genome–wide DNA methylation changes in lung cancer. Int J Cancer. 2017;141:2014–29.

[26] Öner D, Ghosh M, Moisse M, et al. Global and gene–specific DNA methylation effects of different asbestos fibres on human bronchial epithelial cells. Environ Int. 2018;115:301–11.

[27] Sun S, Schiller JH, Gazdar AF. Lung cancer in never smokers—a different disease. Nat Rev Cancer. 2007;7:778–90.

[28] Lange JH, Hoskins J, Mastrangelo G. Smoking rates in asbestos workers. Occup Med. 2006;56:581.

[29] Chapman AM, Sun KY, Ruestow P, et al. Lung cancer mutation profile of EGFR, ALK, and KRAS: meta–analysis and comparison of never and ever smokers. Lung Cancer. 2016;102:122–34.

[30] Lee YJ, Kim J–H, Kim SK, et al. Lung cancer in never smokers: change of a mindset in the molecular era. Lung Cancer. 2011;72:9–15.

[31] Arcila ME, Nafa K, Chaft JE, et al. EGFR exon 20insertion mutations in lung adenocarcinomas: prevalence, molecular heterogeneity, and clinicopathologic characteristics. Mol

Cancer Ther. 2013;12:220–9.

[32] Beau–Faller M, Prim N, Ruppert AM, et al. Rare EGFR exon 18and exon 20mutations in non–small–cell lung cancer on 10 117patients: a multicentre observational study by the French ERMETIC–IFCT network. Ann Oncol. 2014;25:126–31.

[33] Tseng J–S, Wang C–L, Yang T–Y, et al. Divergent epidermal growth factor receptor mutation patterns between smokers and non–smokers with lung adenocarcinoma. Lung Cancer. 2015;90:472–6.

[34] Paris C, Do P, Mastroianni B, et al. Association between lung cancer somatic mutations and occupational exposure in never–smokers. Eur Respir J. 2017;50:1700716.

[35] Ruano–Ravina A, Torres–Durán M, Kelsey K, et al. Residential radon, EGFR mutations and ALK alterations in never–smoking lung cancer cases. Eur Respir J. 2016;48:1462–70.

[36] Inamura K, Ninomiya H, Nomura K, et al. Combined effects of asbestos and cigarette smoke on the development of lung adenocarcinoma: different carcinogens may cause different genomic changes. Oncol Rep. 2014;32:475–82.

[37] Pfeifer G, Denissenko M, Olivier M, Tretyakova N, Hecht S, Hainaut P. Tobacco smoke carcinogens, DNA damage and p53 mutations in smoking–associated cancers. Oncogene. 2002;21:7435–51.

[38] Nymark P, Wikman H, Hienonen–Kempas T, Anttila S. Molecular and genetic changes in asbestos–related lung cancer. Cancer Lett. 2008;265:1–15.

[39] Wikman H, Ruosaari S, Nymark P, et al. Gene expression and copy number profiling suggests the importance of allelic imbalance in 19p in asbestos–associated lung cancer. Oncogene. 2007;26:4730–7.

[40] Lindholm P, Salmenkivi K, Vauhkonen H, et al. Gene copy number analysis in malignant pleural mesothelioma using oligonucleotide array CGH. Cytogenet Genome Res. 2007;119:46.

[41] Taniguchi T, Karnan S, Fukui T, et al. Genomic profiling of malignant pleural mesothelioma with array–based comparative genomic hybridization shows frequent non–random chromosomal alteration regions including JUN amplification on 1p32. Cancer Sci. 2007;98:438–46.

[42] Testa JR, Cheung M, Pei J, et al. Germline BAP1mutations predispose to malignant mesothelioma. Nat Genet. 2012;43:1022–5.

[43] Leblay N, Leprêtre F, Le Stang N, et al. BAP1is altered by copy number loss, mutation, and/or loss of protein expression in more than 70% of malignant peritoneal mesotheliomas. J Thorac Oncol. 2017;12:724–33.

[44] Righi L, Duregon E, Vatrano S, et al. BRCA1–associated

protein 1 (BAP1) immunohistochemical expression as a diagnostic tool in malignant pleural mesothelioma classification: a large retrospective study. J Thorac Oncol. 2016;11:2006– 17.

[45] Betti M, Aspesi A, Ferrante D, et al. Sensitivity to asbestos is increased in patients with mesothelioma and pathogenic germline variants in BAP1or other DNA repair genes. Genes Chromosomes Cancer. 2018;57:573–83.

[46] Owen D, Sheffield BS, Ionescu D, Churg A. Loss of BRCA1– associated protein 1 (BAP1) expression is rare in non–small cell lung cancer. Hum Pathol. 2017;60:82–5.

[47] Christensen BC, Godleski JJ, Marsit CJ, et al. Asbestos exposure predicts cell cycle control gene promoter methylation in pleural mesothelioma. Carcinogenesis. 2008;29:1555–9.

[48] Sekido Y. Genomic abnormalities and signal transduction dysregulation in malignant mesothelioma cells. Cancer Sci. 2010;101:1–6.

[49] Wong L, Zhou J, Anderson D, Kratzke RA. Inactivation of p16INK4a expression in malignant mesothelioma by methylation. Lung Cancer. 2002;38:131–6.

[50] Dammann R, Strunnikova M, Schagdarsurengin U, et al. CpG island methylation and expression of tumour-associated genes in lung carcinoma. Eur J Cancer. 2005;41:1223–36.

[51] Krauns KS, Nelson HH, Lemos M, Godleski JJ, Wiencke JK, Kelsey KT. Homozygous deletion of p16/INK4a and tobacco carcinogen exposure in nonsmall cell lung cancer. Int J Cancer. 2006;118:1364–9.

[52] Mossman BT, Lippmann M, et al. Pulmonary endpoints (lung carcinomas and asbestosis) following inhalation exposure to asbestos. J Toxicol Environ Health Pt B. 2011;14(1–4):76– 121.

[53] Nymark P, Aavikko M, Mäkilä J, Ruosaari S, Hienonen-Kempas T, Wikman H, Salmenkivi K, Pirinen R, Karjalainen A, Vanhala E, Kuosma E, Anttila S, Kettunen E. Accumulation of genomic alterations in 2p16, 9q33.1and 19p13 in lung tumours of asbestos– exposed patients. Mol Oncol. 2013;7(1):29–40.

[54] Ivanov SV, Miller J, Lucito R, et al. Genomic events associated with progression of pleural malignant mesothelioma. Int J Cancer. 2009;124:589–99.

[55] Nymark P, Lindholm P, Korpela M, et al. Specific gene expression profiles in asbestos–exposed epithelial and mesothelial lung cell lines. BMC Genomics. 2007;8:62.

[56] Borczuk AC, Jianming P, Taub RN, et al. Genome–wide analysis of abdominal and pleural mesothelioma with DNA arrays reveals both common and distinct regions of copy number alterations. Cancer Biol Ther. 2016;17:328–35.

[57] Jean D, Thomas E, Manié E, et al. Syntenic relationships between genomic profiles of fiber–induced murine and human malignant mesothelioma. Am J Pathol. 2011;178:881–94.

[58] Betti M, Casalone E, Ferrante D, et al. Germline mutations in DNA repair genes predispose asbestos–exposed patients to malignant pleural mesothelioma. Cancer Lett. 2017;405:38–45.

[59] Matsuoka M, Igisu H, Morimoto Y. Phosphorylation of p53 protein in A549human pulmonary epithelial cells exposed to asbestos fibers. Environ Health Perspect. 2003;111:509– 12.

[60] Mishra A, Liu J, Brody A, Morris G. Inhaled asbestos fibers induce p53 expression in the rat lung. Am J Respir Cell Mol Biol. 1997;16:479–85.

[61] Nuorva K, Mäkitaro R, Huhti E, et al. p53protein accumulation in lung carcinomas of patients exposed to asbestos and tobacco smoke. Am J Respir Crit Care Med. 1994;150:528–33.

[62] Pääkkö P, Rämet M, Vähäkangas K, et al. Crocidolite asbestos causes an induction of p53and apoptosis in cultured A–549 lung carcinoma cells. Apoptosis. 1998;3:203– 12.

[63] Liu B, Fu D, Miao Q, Wang H, You B. p53 gene mutations in asbestos associated cancers. Biomed Environ Sci. 1998;11:226–32.

[64] Panduri V, Surapureddi S, Soberanes S, Weitzman SA, Chandel N, Kamp DW. P53mediates amosite asbestos-induced alveolar epithe– lial cell mitochondria–regulated apoptosis. Am J Respir Cell Mol Biol. 2006;34:443–52.

[65] Wang X, Christiani D, Wiencke J, et al. Mutations in the p53 gene in lung cancer are associated with cigarette smoking and asbestos exposure. Cancer Epidemiol Biomarkers Prev. 1995;4:543–8.

[66] Husgafvel–Pursiainen K, Karjalainen A, Kannio A, et al. Lung cancer and past occupational exposure to asbestos. Role of p53 and K–ras mutations. Am J Respir Cell Mol Biol. 1999;20:667–74.

[67] Lin F, Liu Y, Liu Y, Keshava N, Li S. Crocidolite induces cell transformation and p53gene mutation in BALB/c–3T3 cells. Teratog Carcinog Mutagen. 2000;20:273–81.

[68] DeMarini DM, Landi S, Tian D, et al. Lung tumor KRAS and TP53 mutations in nonsmokers reflect exposure to PAH–rich coal combustion emissions. Cancer Res. 2001;61:6679–81.

[69] Moyer V, Cistulli C, Vaslet C, Kane A. Oxygen radicals and asbestos carcinogenesis. Environ Health Perspect. 1994;102:131–6.

[70] Loli P, Topinka J, Georgiadis P, et al. Benzo[a]pyrene-enhanced mutagenesis by asbestos in the lung of lambda-

lacI transgenic rats. Mutat Res. 2004;553:79–90.

[71] Hei T, Wu L, Piao C. Malignant transformation of immortalized human bronchial epithelial cells by asbestos fibers. Environ Health Perspect. 1997;105:1085–8.

[72] Partanen R, Hemminki K, Koskinen H, Luo J, Carney W, Brandt– Rauf P. The detection of increased amounts of the extracellular domain of the epidermal growth factor receptor in serum during carcinogenesis in asbestosis patients. J Occup Med. 1994;36:1324–8.

[73] Schneider J, Presek P, Braun A, et al. p53protein, EGF receptor, and anti–p53 antibodies in serum from patients with occupationally derived lung cancer. Br J Cancer. 1999;80:1987–94.

[74] Wild C, Ridanpää M, Anttila S, et al. p53 antibodies in the sera of lung cancer patients: comparison with p53 mutation in the tumour tissue. Int J Cancer. 1995;64:176–81.

[75] Wright CM, Larsen JE, Hayward NK, et al. ADAM28: a potential oncogene involved in asbestos–related lung adenocarcinomas. Genes Chromosomes Cancer. 2010;49:688–98.

[76] Gee GV, Koestler DC, Christensen BC, et al. Downregulated microRNAs in the differential diagnosis of malignant pleural mesothelioma. Int J Cancer. 2010;127:2859–69.

[77] Guled M, Lahti L, Lindholm PM, et al. CDKN2A, NF2, and JUN are dysregulated among other genes by miRNAs in malignant mesothelioma—a miRNA microarray analysis. Genes Chromosomes Cancer. 2009;48:615–23.

[78] Yasuda M, Hanagiri T, Shigematsu Y, et al. Identification of a tumour associated antigen in lung cancer patients with asbestos exposure. Anticancer Res. 2010;30:2631–9.

[79] Rostila A, Puustinen A, Toljamo T, et al. Peroxiredoxins and tropomyosins as plasma biomarkers for lung cancer and asbestos exposure. Lung Cancer. 2012;77:450–9.

[80] Matsuzaki H, Kumagai–Takei N, Lee S, et al. Search for biomarkers of asbestos exposure and asbestos–induced cancers in investigations of the immunological effects of asbestos. Environ Health Prev Med. 2017;22:53.

[81] Kumagai–Takei N, Nishimura Y, Maeda M, et al. Functional properties of CD8+ lymphocytes in patients with pleural plaque and malignant mesothelioma. J Immunol Res. 2014;2014:670140.

[82] Maeda M, NishimuraY, Hayashi H, et al. Decreased CXCR3expres– sion in CD4+ T cells exposed to asbestos or derived from asbestos– exposed patients. Am J Respir Cell Mol Biol. 2011;45:795–803.

[83] Nishimura Y, Maeda M, Kumagai–Takei N, et al. Altered functions of alveolar macrophages and NK cells involved in asbestos–related diseases. Environ Health Prev Med. 2013;18:198–204.

[84] Nair VS, Maeda LS, Ioannidis JPA. Clinical outcome prediction by microRNAs in human cancer: a systematic review. JNCI. 2012;104:528–40.

[85] Santarelli L, Gaetani S, Monaco F, et al. Four–miRNA signature to identify asbestos–related lung malignancies. Cancer Epidemiol Biomarkers Prev. 2019;28:119–26.

[86] Christensen B, Houseman E, Godleski J, et al. Epigenetic profiles distinguish pleural mesothelioma from normal pleura and predict lung asbestos burden and clinical outcome. Cancer Res. 2009;69:227–34.

[87] Martinez VD, Buys TPH, Adonis M, et al. Arsenic–related DNA copy–number alterations in lung squamous cell carcinomas. Br J Cancer. 2010;103:1277–83.

[88] Ali AHK, Kondo K, Namura T, et al. Aberrant DNA methylation of some tumor suppressor genes in lung cancers from workers with chromate exposure. Mol Carcinog. 2011;50:89–99.

[89] Kondo K, Takahashi Y, Hirose Y, et al. The reduced expression and aberrant methylation of p16INK4a in chromate workers with lung cancer. Lung Cancer. 2006;53:295–302.

第 12 章
肺癌：石棉的致癌机制

Brooke T. Mossman and Alessandro F. Gualtieri

概述

众所周知，职业性接触石棉会增加人们（尤其是吸烟人群）罹患肺癌的风险，过去几十年实验室一直将香烟烟雾这种含有数百种致癌物的复杂性作为研究主题[1]。尽管目前对肺癌的病因、生物学及进化方面有一定的进展，但呼吸系统肿瘤仍然是全球癌症死亡的主要原因[2]。从历史上看，石棉纤维在间皮瘤的发展中被研究得最为频繁，间皮瘤是一种与吸烟无关的罕见肿瘤，目前已取得了一些研究进展，但其分子机制仍不明确[3]。

由于缺乏实验性吸入模型，人们无法绘制啮齿类动物肺部肿瘤的长期发展图谱，因此，揭示石棉纤维在诱发和／或发展肺部肿瘤中的作用以及这些复杂的矿物质如何与香烟烟雾中的成分相互作用，一直是一项艰巨的任务[4]。研究啮齿动物肺部肿瘤的一个主要干扰因素是在动物模型中石棉沉着病或肺纤维化的发展速度较快，导致啮齿类动物在共同暴露后过早死亡[4]。

B. T. Mossman（✉）
Department of Pathology and Laboratory Medicine, Larner
College of Medicine, University of Vermont, Burlington, VT, USA
e–mail: brooke.mossman@med.uvm.edu

A. F. Gualtieri
Chemical and Earth Sciences Department, University of Modena
and Reggio Emilia, Modena, Italy

然而，目前对石棉诱发肺癌机制的了解已通过来自短期啮齿类动物研究以及分化的肺上皮细胞和气管支气管培养（器官培养）得到了突破。这些模型可用以研究关键细胞间的相互作用以及增生和移行病变的发展，这些都是致癌过程中的早期事件。最近，人类肺组织和支气管上皮细胞实验证明了肺部肿瘤发展的表观遗传学特征，以及由慢性炎症和细胞增殖组成的利于肿瘤生长环境的重要性。

香烟烟雾成分与石棉之间相互作用在肺部的沉积至关重要，本章旨在探讨香烟烟雾成分与石棉之间的相互作用。我们将重点讨论这些物质在肺部肿瘤发生过程中的作用，以及最近关于石棉在人类肺部肿瘤和呼吸道上皮细胞中的遗传和表观遗传学变化的研究。矿物纤维的许多特性都与石棉的致癌性有关，因此本文还将介绍预测肺癌风险的定量模型。

石棉矿物学的基本概念

石棉的定义

石棉是一个包含范围广泛的术语，指一些硅酸盐矿物，这些矿物在自然界中被压碎后会形成细而柔软的纤维。其中一些矿物具有重要的工业价值和经济价值，既往曾广泛使用[5]。迄今为止，"石棉"一词存在着大量不同的定义，有时甚至是相互矛盾的定义，这取决于其在商业、矿物学和化学中的用途。"石棉"定义的不充分及不完整性导致了这些矿物纤维缺乏标准的定义。石棉矿物定义的模糊性也导致了社会、健康和法律方面的混淆[6]。

在本章中，我们将参考 1982 年建立的矿物学术语，该术语适用于六种主要因其物理特性而被商用的矿物，这六种矿物分别是蛇纹石石棉（温石棉）和角闪石石棉、铁石棉、青石棉、直闪石石棉、透闪石石棉和阳起石石棉)[7, 8]。

监管和卫生机构将上述六种矿物质归类为 1 类致癌物质[9, 10]。

蛇纹石石棉

温石棉是一种层状硅酸盐，与其他多晶型利蛇纹石和叶蛇纹石均属于蛇纹岩组。蛇纹石矿物是由以硅为中心的 T 片与以镁为中心的 O 片以 1:1（TO）的比例连接而成的假六边形。蛇纹石矿物的理想化学式为 $Mg_3(OH)_4Si_2O_5$。在温石棉中，T 层和 O 层都可能发生置换，但数量有限。在 O 层中，Fe^{2+} 和 Fe^{3+} 可替代 Mg^{2+}；而在 T 片中，Si^{+4} 的置换较少，更倾向于置换 Al^{3+}[11, 12]。由于 T 片和 O 片之间的错位[13] 以及 TO 单元的极性，在层的两侧会产生不同的应变。在温石棉中，应变通过围绕纤维轴滚动 TO 层而释放，最终形成圆柱形晶格，从而形成纤维状晶体。

角闪石石棉

角闪石石棉家族包括阳起石石棉 $Ca_2(Mg, Fe)_5Si_8O_{22}(OH)_2$，铁石棉（纤维状褐铁矿）$(Fe^{2+}, Mg)_7Si_8O_{22}(OH)_2$，直闪石石棉（Mg，$Fe^{2+})_7Si_8O_{22}(OH)_2$，青石棉（纤维状钠闪石）$Na_2(Fe^{2+}, Mg)_3Fe_2^{3+}Si_8O_{22}(OH)_2$ 和透闪石石棉 $Ca_2Mg_5Si_8O_{22}(OH)_2$。角闪石是理想 Si:O 比为 4 : 11 的链状硅酸盐，其结构由交替的四面体（T）链和平行于（100）平面的八面体带片组成。四面体形成平行于 c 轴的无限长的双链。在角闪石中，链上的氧原子不仅与 Si（Al）配位，还与其他多种阳离子配位，从而形成通式[14]：$A_{0-1}B_2C_5T_8O_{22}W_2$。在最

常见的 $C2/m$ 单斜两极体中，A［在具有复杂命名法的（12）折叠腔中用于描述阳离子的位置紊乱］可能含有空位、Na^+、K^+、Ca^{2+}、Li^+；B 是（8）层配位的 M（4）位点，含有 Na^+、Ca^{2+}、Mn^{2+}、Fe^{2+}、Mg^{2+}；C 是八面体配位的 M（1）、M（2）、M（3）位点，含有 Mg^{2+}、Fe^{2+}、Mn^{2+}、Al^{3+}、Fe^{3+}、Mn^{3+}、Ti^{4+}、Li；T 是硅酸盐链中的四面体配位位点，含有 Si^{4+}、Al^{3+}；$W = OH^-$、F^-、Cl^-、O^{2-}[14]。由于存在强键，闪石晶体通常沿着 c 轴生长，并且由于其结构单元（链）的单维特性，可能会呈现纤维状。

根据 IARC[10]，所有形式的石棉均对人类具有致癌性。因此，它们都被归类为 1 类致癌物质。

在肺癌中重要的矿物质的物理、化学和晶体学特征

本节讨论矿物纤维的多个因素（形态计量学、化学、生物稳定性和表面活性），这些因素可促进肺癌的发生、发展过程。20 多年前，George D. Guthrie 指出："广泛的研究集中在石棉引发疾病的生物学机制上，但对可能影响矿物生物活性的矿物学特性的关注要少得多。几个重要的矿物学特征可能决定其生物反应性，并在决定颗粒的毒性和致癌性方面发挥重要作用[15]。" 除了传统上被认为对沉积、转运和清除起主要调控作用的颗粒大小、形状这些变量外，其他矿物学特性也对颗粒的毒性和致癌性起决定作用，包括：

- 表面反应性和样品历史。例如，刚断裂的材料和老化的材料生成的氧化剂之间存在差异。
- 吸附和离子交换。当矿物上的吸附物种与流体中的类似电荷发生交换时，就会发生离子交换。沸石等矿物具有很强的阳离子交换能力，因为离子可以从矿物表面迅速扩散到内部，从而使整个颗粒具有缓冲能力。阳离子交换可通过多种机制在细胞反应中发挥重要作用，如缓冲细胞表面的 Ca^{2+} 活性。据观察，阳离子交换的电离石（Na、K、Ca 和 Fe^{3+}）会对细胞毒性、基因反应和细胞凋亡产生影响。
- 矿物微粒的催化特性，可发挥与传统酶相似

的作用。

- 表面氧化／还原与电子转移，可能产生持续的氧化还原条件，推动流体中 HO˙ 的形成。例如，铁释放到流体中可能会驱动芬顿反应，以维持电荷平衡。
- 溶解／浸出是主要的微粒清除机制，会导致离子（如铁和其他金属，见下文）释放到肺液中。
- 表面反应性。

表面特性

由于原生矿物纤维的表面特性会在肺液或细胞中发生改变，因此其作用常被忽视。在细胞中，一种复杂的蛋白质电晕环绕着一些被吞噬的粒子，如在纳米粒子（NPs）中，蛋白质冠的形成是一种异质聚集模型应用的不稳定且可逆的机制[17]。但实际上，环绕纤维的蛋白质冠是多孔的，表面活性的特性和过程（如溶解、交换和表面活性）可能只有部分受到抑制。蛋白质冠之所以多孔，是由于它是由直径约为 8nm 的球状蛋白质（如白蛋白）黏附在纤维表面形成（在 10μm 长的石棉纤维上可以排列 1250 个白蛋白）。球状蛋白质使其结构与表面相适应，但永远无法完全覆盖表面，从而在纤维周围形成一个多孔层，不会阻碍离子交换等活动。

纤维尺寸

纤维的长度和直径对吸入动力学和肺部反应起着重要作用。根据"斯坦顿假说"[18]，诱导大鼠胸膜内肿瘤的理想纤维形态是直径 $D \leqslant 0.25\mu m$，长度 $L > 8\mu m$。$L > 8\mu m$ 的细长颗粒（"斯坦顿纤维"）不会被肺泡巨噬细胞[19]等吞噬细胞清除，导致吞噬作用减弱，从而引发慢性炎症和不良反应。在 NPs 中观察到，纤维的弯曲也起到了一定作用，主要在于其影响蛋白质结合和生物反应[20]。事实上，蛋白质在温石棉等弯曲表面上的吸附可以被抑制，直到不再吸附。

晶体结构和吸附性能

纤维结晶习性也影响石棉的毒性和致病性，因为卷曲纤维和针状纤维具有不同的沉积模式。与针状纤维相比，卷曲的温石棉纤维往往沉积在上呼吸道，可以得到更有效的清除[21]。利用纤维的密度计算其空气动力学直径[22]，并影响吸入颗粒在气道中的沉积深度[23]。

纤维的亲水性／疏水性影响其对生物聚合物的吸附以及与吞噬细胞的相互作用。疏水表面比亲水表面更能吸附生物聚合物，且更容易被细胞吸收[24]。纤维的表面积不仅影响其生物耐久性和溶解速率，还影响其与细胞的相互作用。

铁和微量金属

石棉矿物表面的铁，尤其是活性的 Fe^{2+} 位点可以促进羟基自由基（HO˙）的形成，并与其细胞毒性和遗传毒性作用有关[25]。每当巨噬细胞在炎症爆发过程中吞噬受挫后释放出 H_2O_2、自由基超氧化物（O_2^-）和游离氧时，可使铁的表面通过哈伯–魏斯循环产生 HO˙。表面铁的活性还取决于其在催化位点的核性，即通过桥接配体连接成单个配位体的铁原子的数量。簇核性由单体（单个铁原子，在第二壳层配位中没有其他铁原子）、双核或二聚体（由两个铁原子组成的簇，通过桥接氧原子连接）、三核或三聚体（由三个铁原子构成的簇，由桥接氧原子连接）等表示[22]。具有分离的（FeO）$^{2+}$ 结构的位点是优选的候选活性位点 $[H_2O)_5FeO]^{3+}$，因为它们具有低铁核酸性[27]。

纤维的溶解速度可控制在纤维表面产生 HO˙ 的块状铁的数量[22]。尽管贫铁的温石棉与富铁的闪石棉、青石棉和铁石棉之间的铁含量相差很大，但温石棉的溶解速度比闪石棉快得多，因此在短时间内可获得的活性表面铁的数量相当[22]。

与微量金属结合的石棉纤维的含量很重要，因为这些元素能够诱发肺癌[28]。石棉纤维可以作为微量元素[29]的载体，也可以作为 PAH 的载体。与角闪石石棉相比，温石棉的溶解速度更快，它可能会在肺部环境中释放携带的金属。因此，不可否认的是，不可降解的纤维（如温石棉）比可降解纤维（如青石棉[30, 31]）危害更小，但其快速溶解性可能会促使有毒金属在细胞内外介质中的急性释放。

生物持久性

如上所述，矿物纤维的一个基本特征是其生物持久性（见上文），这是生物稳定性的两个组成部分之一[32, 33]，在纤维的毒性作用中起着关键作用[34]：在肺液中迅速溶解的纤维具有较低的生物持久性，其危害较小。众所周知，温石棉的生物耐久性远低于角闪石石棉[35, 36]。对于无法被完全吞噬的长纤维来说，生物持久性是决定其长期潜在毒性的关键因素。如果肺液中长纤维具有生物可溶性，那它们就会溶解或分解成较短的纤维并被清除；而不能生物溶解的长纤维则会在肺部持续存在，并引发炎症和致癌反应。

矿物纤维溶解过程中产生的富含二氧化硅的反应残余物的量是评估矿物纤维毒性/致病性潜力时的另一个关键参数。在温石棉中，溶解的第一步产生"假晶"富硅无定形相[37]，其特征是硅烷醇基团（Si–OH）和离子化的硅烷醇基（Si–O⁻），这可能会促进HO•的产生[38]。如果上述理念正确，在评定矿物纤维的毒性或致病性时，应考虑溶解过程中富含活性二氧化硅残留物的产生速率[22]。必须仔细评估金属的释放速率，当其在颗粒表面可用时，会对HO•和其他反应物种产生催化活性。

考虑到在NPs中观察到的所谓"特洛伊木马型效应"，重新评估矿物纤维中的金属含量及其会对人体可能产生不利影响[39]。在NPs中，溶酶体细胞区的酸性条件引起的细胞内离子释放是导致其细胞内毒性的一系列事件的原因[40]。对于一大类NPs，溶酶体的酸性环境会触发细胞中相对毒性离子的释放，这些离子可能是导致观察到的细胞内毒性特征的真正介质[40]。

表面电荷

关于矿物纤维的表面活性，ξ电位是颗粒表面电荷的测量值，它可能与一些造成不良影响的现象有关[22]。负ξ电位可能促进与过氧化物接触时HO•的形成，并可能有利于胶原蛋白和氧化还原活化的富铁蛋白的结合。它还可能影响串扰现象和细胞凋亡[41]。矿物纤维的ξ电位也影响其聚集。这是一个关键点，因为具有最高聚集度的条件会诱导最高的生物反应[42]。因此，与具有高ξ电位绝对值（即稳定）的纤维相比，具有低ξ电位（即聚集倾向）的纤维实际上更容易引起不利影响，如吞噬作用受阻[22]。

香烟烟雾和石棉纤维之间的相互作用影响肺部沉积

吸入是石棉纤维和香烟烟雾成分进入肺部的主要途径。正常人的肺部具有一系列有效的清除机制，包括由纤毛细胞和分泌黏液的细胞组成的黏液纤毛传送机制、肺泡和肺间质巨噬细胞以及淋巴系统，可将微粒转移到远端部位并排出体外。吸入的纤维首先会遇到各种类型的炎症细胞，也会被呼吸道和肺泡内壁的上皮细胞吸收（图12.1）。这些细胞会发展为支气管肺癌和外周型肺癌。

最近的综述指出，石棉纤维的类型、几何形状、长度和高纵横比（长径比）是癌症风险的重要决定因素[43-46]。其中一个原因是，超过人类和啮齿动物肺泡巨噬细胞直径的长（> 15 ～ 20μm）细角闪石纤维清除效果较差，并留在肺部。相反，巨噬细胞和肺上皮细胞都吞噬较短的纤维，并将其在细胞内或细胞间运输到远端部位，包括肺间质[47, 48]。

对清除机制的影响

一些研究表明，香烟烟雾中的有毒成分会影响上呼吸道对石棉和其他微粒的清除[49-52]。例如，将铁石棉纤维注射到大鼠气管内后，烟雾会阻碍铁石棉纤维的清除，同时伴随着对肺上皮细胞的毒性，增加纤维对气道壁的渗透[50, 51]。通过对吸烟组患者和从不吸烟组患者的石棉纤维负荷比较，发现吸烟会导致铁石棉和温石棉在气道黏膜中的累积增加[52]。暴露于香烟烟雾或铁石棉后，小气道壁、上皮细胞和肺动脉细胞中的溴脱氧尿苷（BrdU）增加，这是一种"意外"DNA 合成的标志物，两种物质在小气道中的细胞标记都有短暂的协同增加[53]。气管的器官培养实验表明，铁石棉纤维与上皮细胞的结合是一个快速过程，在有香烟烟雾存在的情况下，这一过程会增强[53]。因此这些作者得出结论，铁在纤维与上皮细胞的黏附中起着重要作用。

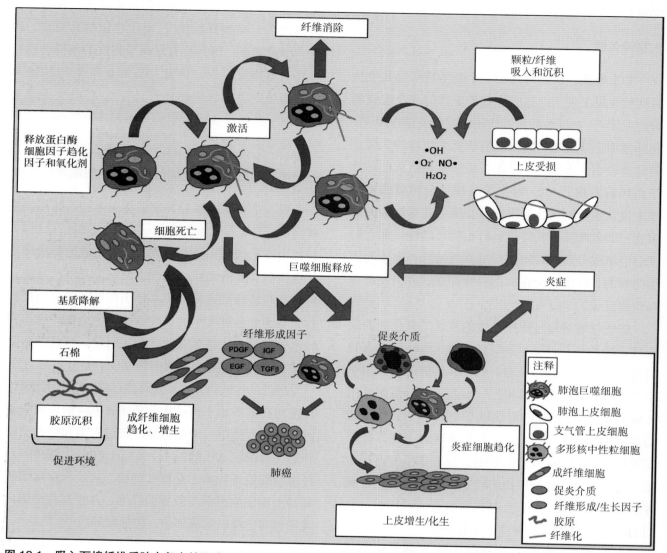

图 12.1　吸入石棉纤维后肺内复杂的细胞反应图。慢性炎症和纤维化（石棉肺）的发展创造了一个有利于肺癌的肺内微环境

化学致癌物的代谢

石棉纤维会增加肺上皮细胞对多环芳烃（PAH）的吸收和代谢。多环芳烃可能是香烟烟雾的微粒或蒸气致癌物质中被研究最广泛的致癌物。众所周知，多环芳烃会与 DNA 形成加合物，这与其致癌性有关。多环芳烃会附着在石棉纤维和大气中的其他微粒上，并从呼吸道的微粒表面中洗脱出来[55]。体外研究表明，单独的 PAH 不容易被气管上皮细胞吸收。

当 PAH 添加到细胞培养物前预先吸附到温石棉或青石棉上时，随着时间的推移，上皮细胞的摄取和沉积显著增加，如 PAH 与 DNA 的加合物形成所证明的那样[56, 57]。

青石棉和多环芳烃在器官培养物中产生协同作用，导致细胞增殖和鳞状化生，形成一种肿瘤前病变[58]。将培养物植入同基因动物体内后，发现动物体内肿瘤的发展需要青石棉和多环芳烃[59, 60]。研究中评估了多环芳烃载体的微粒（青石棉、高岭土、碳、赤铁矿），但无论是单独的微粒还是单独的多环芳烃均未观察到肿瘤生长。然而，当培养物暴露于多环芳烃涂层颗粒时，观察到肿瘤数量与颗粒吸附的多环芳烃数量之间存在直接关系。

上述研究表明，石棉和其他微粒是吸附化学致癌物并将其输送到肺组织的载体。此外，PAH 和石棉可能协同激活细胞通路，这些通路在引发增生或细胞增殖以及鳞状化生（肺癌发展中的关键早期病变）方面起关键作用（另见第 13 章：多环芳烃和吸入颗粒物的共同致癌作用）。

Auerbach[61] 注意到香烟烟雾在人类中诱导鳞状化生，他在仓鼠和人类气管培养物中使用不同形状和尺寸的微粒进行了广泛研究[58, 62-66]。在这些模型中，当培养物中加入长的（长度大于 10μm）棒状纤维时，鳞状化生的严重程度和范围与剂量有关。这些纤维可作为上皮细胞增殖的基质，而短纤维类似物和裂解片段则不能。

关于致癌作用的现代概念

细菌和哺乳动物细胞实验中测试的大多数化学致癌物都是与 DNA 直接相互作用或需要细胞代谢才能相互作用的诱变剂。突变是由复制错误和遗传引起的，这就形成了一种假说，即癌症风险的主要驱动因素是累积突变[67]。该模型受到了一些学者的批评，因为它没有反映出组织微环境、进化过程和表观遗传学事件在肿瘤发展中的重要性[68]。

在 20 世纪 60 年代开发的致癌作用的两步模型[69]中，癌症的"起始阶段"被认为是由 DNA 中的可遗传突变引起的不可逆影响，第二阶段为"促进"阶段，包括从起始到形成癌症之间的一系列事件。该模型已发展为当代肿瘤进展的多步骤模型，广义上定义为一系列有利于细胞基因组不稳定性增加的逐步发生的事件，在此期间，细胞获得侵袭性和转移性。在肿瘤的促进和发展过程中，癌前细胞迅速分裂，DNA 复制和修复中的额外错误不断增加。癌症研究的重点已经从研究 DNA 的突变和遗

传变化转移到揭示恶性肿瘤发展过程中的细胞信号传导和线粒体通路所必需的蛋白质和转录因子[70]。

"表观遗传学"一词的含义随着时间的推移而有所演变，用来解释不涉及 DNA 一级结构或序列的改变。根据定义，"表观遗传性状可以是一种稳定的可遗传表型，由染色体的变化引起，不改变 DNA 序列"[71]。由于许多修复途径的存在表观遗传学事件是可逆的。

表观遗传学信号传导有多种模式，包括 DNA 甲基化、组蛋白修饰、染色质重塑和非编码 RNA 诱导的效应。非编码 RNA 是一类通过与靶信使 RNA（mRNA）上的互补位点结合来控制基因表达的调控分子。非编码 RNA 可以是长 RNA（lncRNA）或短 RNA（miRNA），并且可以改变多种 mRNA 的表达。在许多人类癌症中观察到某些 miRNA 的下调，这表明它们的功能与肿瘤抑制基因相似。其他 miRNA 可以调节细胞分化和程序性细胞死亡，即细胞凋亡。因此现阶段正在研究 miRNA 作为肺癌的生物标志物、预后因素和治疗靶点的价值（见下文）。

由于矿物纤维的浓度、类型和其他特性，在细胞和组织水平上会出现许多不同的毒性损伤表现。例如，在高浓度作用下，细胞死亡频繁发生，阻止了突变和其他可遗传的改变转移到细胞后代。然而，在低浓度下，细胞可能保持完整或表现出不受控制的细胞增殖和其他可能对肿瘤发展至关重要的可遗传的功能和表型变化。"基因毒性"一词，即导致细胞死亡、细胞功能改变或分裂的细胞基因组改变，在科学文献中被错误地用作"致癌性"的同义词。

吸烟和石棉对人类肺癌的基因改变

某些致癌基因和抑癌基因可能是烟草烟雾致癌物（包括 PAH、亚硝胺和芳香胺）引起的体细胞改变的靶点（综述于参考文献 [1]）。染色体核型分析和分子筛选表明，癌细胞通常表现出数十种遗传病变，包括非整倍性基因拷贝数的改变，以及原代基因或其编码蛋白的改变。这些变化包括生长因子

受体、酪氨酸和丝氨酸苏氨酸蛋白激酶（受体和非受体相关）、膜相关 G 蛋白和核转录因子的突变。

致癌基因

肺癌中最常见的畸变是酪氨酸激酶的表皮生长因子受体（ErbB 家族）成员的过表达（突变和/或染色体重排）包括 ERBB1（也称为 EGFR）和 ERBB2 以及酪氨酸激酶间变性淋巴瘤激酶（ALK）、ROS1 和孤儿受体酪氨酸激酶的染色体重排。KRAS 的突变与吸烟史相关，在既往或现在吸烟者的肿瘤中更常见[72]，还观察到 BRAF（RAS 途径的下游效应器）的突变。

尽管核转录因子 MYC、MYB、JUN 和 POS 扩增或突变在肺癌发展中的确切作用尚不清楚[1]，但上述突变确实也在肺癌中发生了。

抑癌基因

在肺癌中，一些抑癌基因（TSG）也会发生结构异常和功能丧失。这些基因包括 TP53、RB1/ 细胞周期蛋白 D1/CDK4/CDKN2A 通路中的基因、候选染色体 3p 肿瘤抑制基因和 LKB1/STK11 基因。根据肺癌中许多相应染色体区域的缺失情况，可以推测其他抑癌基因也参与其中[1]。

现代技术已经实现了对体细胞突变的全基因组研究以及肺癌的基因表达谱分析。最近，一项基因表达（mRNA 谱）研究检测了从吸烟者和从不吸烟者的支气管镜中分离的人类气道上皮细胞，发现吸烟引起的基因失调在戒烟后会持续存在[73-75]。使用基因生物标志物组合可以区分吸烟者是否患有肺癌[75]。

最近芬兰的一项对石棉职业暴露史的肺腺癌患者突变的外显子组测序的研究表明，吸烟是主要的混杂因素[76]。26 例患者样本中只有 1 例患者从不吸烟。在未接触石棉的患者中，42% 患者携带有 KRAS 突变，同时观察到少量的 BRAF 突变。这两种突变都与吸烟有关，但与接触石棉无关。此外，石棉暴露与未活化的表皮生长因子受体突变相关。

另一项研究探讨了职业接触石棉、二氧化硅、柴油废气、铬和油漆的从不吸烟者肺癌中体细胞突变（EGFR、ERBB2、HER2、KRAS、BRAF、PIK3 激酶和 ALK）的发生情况[77]。石棉暴露患者的 EGFR 突变率明显较低，但 HER2 低频率突变的比例较高。这些研究得出结论，职业暴露“对从不吸烟者肺癌的分子模式有轻微影响”[77]。

上述研究表明，肺癌中的石棉驱动突变并不存在，或被吸烟造成的变化掩盖。

石棉对肺癌和人支气管上皮细胞的表观遗传学作用

表观遗传学标记包括：（1）非编码 RNA，包括微小 RNA 和长非编码 RNA；（2）组蛋白修饰、DNA 甲基化改变和染色质重塑。

非编码 RNA

单链小 RNA 已在肺癌中得到广泛研究[78-80]。超过 30% 的外显子（编码人类基因的蛋白质）受到 miRNA 的调节，估计共存在 1000 个或更多的人类 miRNA[81]。核苷酸前体，即前 miRNA，从细胞核运输到细胞质后被进一步处理并形成成熟的双链体（miRNA/miRNA），作为 RNA 诱导沉默复合物（RISC）的一部分。RISC 及其 miRNA 复合物与许多靶 mRNA 结合以引起切割或翻译抑制。在肺癌[78-80] 和间皮瘤[82] 等多种肿瘤类型中观察到 miRNA 的缺失和下调。与 miRNA 相比，长非编码 RNA（lncRNA）未深入研究，但在上皮 - 间充质转化（EMT）、肿瘤进展和转移中起重要作用[83]。lncRNA 作为染色质调节剂可以靶向组蛋白修饰酶，抑制在某些肿瘤中[84] 异常表达的同源框转录因子（HOX）基因以及抑制转移基因[85]。

组蛋白 /DNA 修饰

组蛋白的乙酰化（添加 –COCH₃）和去乙酰化主要通过脱乙酰化和甲基化，影响核小体与 DNA 的相互作用，并导致基因表达的改变。一般来说，乙酰化与 DNA 作为常染色质的可及性增加有关，而甲基化导致染色质凝结，使其无法转录。最常研究的表观遗传学标记是 DNA 甲基化，由 DNA 甲基转移酶（DNMT）催化使甲基共价连接到胞嘧啶上。这也发生于基因启动子区内的 CpG 二核苷酸位点上。

DNA 甲基化异常以 CpG 岛的高甲基化和其他区域的低甲基化为特征。这些改变导致抑癌基因沉默和 / 或基因组不稳定 。总体而言，人类肿瘤表现出 CpG 岛的低甲基化或高甲基化。甲基 DNA 结合域（MBD）蛋白与不同的染色质修饰蛋白相互作用，形成紧密的染色质抑制转录。不同的 CpG 岛甲基化模式会招募不同的 MBD 蛋白，这些 MBD 蛋白可能具有独特的功能。这些变化可能对上皮细胞基因沉默、EMT 的发展和肿瘤的进化也很重要。

肺癌和间皮瘤中 DNA 甲基化改变

虽然表观遗传学特征已在肺癌中得到广泛研究（综述见参考文献 [1, 78-80, 88, 89]），但在间皮瘤中的研究较少（综述见参考文献 [3, 82, 90]），关于吸烟或石棉在肺肿瘤、人类支气管上皮细胞中引起的表观遗传学变化的资料更为罕见。最近，研究人员在石棉暴露和非暴露患者的肺癌组织中检测了与石棉和吸烟相关的全基因组 DNA 甲基化[91]。两组患者大多为吸烟者。低甲基化是石棉暴露患者肺癌不同甲基化区域（DMR）的总体特征。此外，当比较石棉相关肿瘤与"主要与吸烟相关"肿瘤的甲基化模式时，新的甲基化变化似乎在这两种风险因素中有各自的特异性变化。

CDKN2A/p16INK4A 基因启动子区和其他与细胞周期控制相关的 TSG 的脱甲基化已在人类间皮瘤中报道[92]。*CDKN2A* 基因座编码肿瘤抑制蛋白 p16INK4 和 p14ARF，已知这两种蛋白可调节 Rb 和 p53 细胞周期调节通路。研究者检测了患者的肺部石棉（铁锈色）体含量，以评估他们是否接触过石棉。这些研究表明石棉体的含量和与基因沉默有关的甲基化变化增加之间存在直接关系，从而认为石棉、TSGs 甲基化与肿瘤发生之间的因果联系。

肺癌（综述见参考文献 [1]）和间皮瘤的实验模型中也发现了 *CDK2NKB* 的功能缺失，在间皮瘤的实验模型中发现，基因敲除动物对青石棉的易感性增加，肿瘤数量增加，潜伏期变短[93]。

对 37 例肺癌高危患者的癌前病变组织评估了 *CDKN2A* 基因的甲基化状态[94]。发现在 19% 的侵袭性癌前病变中 *CDKN2A* 启动子甲基化异常，并且发病率随病变的严重程度而增加，表明其与肺癌的发展有因果关系。

石棉肺是一种肺部疾病，随着慢性炎症的发展和肺基质的增厚，石棉纤维在肺间质的积聚增加。最近的一项研究评估了特发性肺纤维化（IPF）患者肺组织和分离的肺成纤维细胞中 *CDKN2B* 功能丧失后果。IPF 是一种与石棉肺有许多相似之处的间质性疾病，肺成纤维母细胞增殖并分化为肌成纤维细胞[95]。与正常对照组相比，IPF 患者的成纤维细胞在 *CDKN2B* 基因位点表现出高甲基化，并且肺中蛋白质表达的减少局限于肌成纤维细胞和成纤维细胞积聚的区域。*CDKN2B* 的过表达或沉默分别引起肌成纤维细胞分化的抑制或增加，但不影响细胞增殖本身。

由石棉引起的 DNA 甲基化改变

最近的一项研究记录了不同类型的石棉纤维对永生化的人类支气管上皮细胞和基因特异性 DNA 甲基化的影响[96]，并对 CpG 位点的 DNA 甲基化进行了评估，因为这些位点是癌症中最常见的 DNA 甲基化改变位点。在一定的石棉浓度范围内，对总胞嘧啶残基上的 DNA 甲基化进行了量化，并对每种纤维类型（铁石棉、青石棉和温石棉）在单一浓度下的不同甲基化基因子进行了研究。体外接触石棉的纤维浓度通常较高，易诱发啮齿动物细胞染色体畸变、微核形成和 DNA 链断裂。DNA 链断裂的 COMET 试验提示了人体细胞中 DNA 损伤与细胞活力之间的相关性。在同等重量浓度下，温石棉对细胞的损害最大。同样值得注意的是最低浓度的石棉下，DNA 修复过程有效。

其他研究表明，在啮齿动物和人类的肺上皮细胞和间皮细胞中，同等质量或同等纤维浓度的温石棉比青石棉或铁石棉具有更强的细胞毒性[97-99]。

此外，暴露于温石棉的仓鼠－人类杂交细胞突变试验发现了与细胞活力不相容的大规模缺失现象[100]。尽管温石棉的细胞毒性增加，但只有在暴露于青石棉或铁石棉后才能观察到 DNA 甲基化的整体变化，而在闪石纤维的最低浓度下则未观察到任何变化，这表明这一现象存在阈值效应[96]。暴露于任何一种角闪石石棉都会诱发 CpG 位点的整体低甲基化和高甲基化，而暴露于温石棉则只在频率分布不同的基因启动子区域诱发不同的甲基化。基因特异性 DNA 甲基化模式的分层聚类也出现在温石棉暴露的细胞中。暴露于所有类型的石棉后甲基化的基因功能分类显示了五个共同的基因簇：（1）控制胚胎发生的核转录因子（同源盒或 HOX）；（2）ATP 结合功能；（3）Rho 蛋白以及丝氨酸－苏氨酸和酪氨酸蛋白激酶；（4）Wnt 信号家族成员；（5）Ankyrin 重复结构域和 NF-κB 抑制。因为表观遗传学特征和 RNA 分析可检测与吸烟或石棉暴露有关的特异性变化，因此这两种方法有较好的前景。

表观遗传学特征和 RNA 分析（如下所述）前景较好，因为它们可检测与吸烟或石棉暴露有关的特异性变化。此外，表观遗传学特征和 RNA 分析揭示了石棉和吸入矿物质类型之间的差异，反映出它们在肺部和胸膜疾病中的致病潜能。剂量－反应实验表明，人类肺癌中的温石棉暴露存在反应阈值[101]。最后，一旦确定了基因启动子甲基化靶点，即特定基因，就可以进行过表达和抑制研究，以确定这些事件在致癌过程中的功能意义。

RNA 图谱研究和动物实验中石棉诱导的动物肺部反应

吸入矿物纤维是接触纤维的生理途径，但长期吸入实验既昂贵又耗时[99]。尽管使用气管内滴注和颗粒注射的实验有许多局限性[99, 102]，但口咽部吸入使纤维在布满整个肺部，而不会损害清除机制。

最近，在小鼠口咽部吸入石棉纤维（青石棉、透闪石）、毛沸石（一种与人类间皮瘤和肺癌增加有关的非石棉纤维）和硅灰石（一种不会对健康产生不良影响的纤维）后，对基因表达谱（mRNA 谱）进行了检测[103]。在暴露后第 1、7 和 56 天评估炎症细胞和细胞因子的变化和组织反应，并在第 7 天进行高通量 mRNA 微阵列分析。为了识别受各种纤维制剂干扰的途径和网络，对差异表达的基因进行了独创性途径分析。每种纤维制剂的靶向剂量为 8.8×10^7 根纤维 / 只小鼠，灰石棉或硅灰石的纤维总数少于石棉纤维。青石棉制剂具有最大的纤维长度范围和高纵横比，其次是透闪石、灰石棉和硅灰石，它们几乎完全由较短、低纵横比的纤维组成。总的来说，青石棉的炎症和纤维化的严重程度最高，接触灰石棉和硅灰石的细胞因子反应不同。

在 4 个处理组中分别分析表达上调和下调的前 10 个基因，发现只有一个基因（氯离子通道辅助蛋白 1，CLCA1）在 4 组中均表达上调。数据的变化可能是由于肺匀浆中包含多种细胞，且实验中每组的动物数量较少（N=3 只 / 组）。

细胞信号通路

细胞信号通路与细胞增殖和分化改变有关，当石棉纤维与肺上皮细胞接触时会受到干扰，纤维与细胞上的受体相互作用后，纤维产生的活性氧和活性氮物质（ROS/RNS）也会激活许多途径（见下文）。或者，巨噬细胞和 / 或肺成纤维细胞和上皮细胞之间的串扰刺激许多细胞信号通路以及可能导致上皮细胞增殖或损伤（综述见参考文献[99]）。如图 12.1 所示，活化的巨噬细胞和其他免疫细胞的回路可能会放大这些反应。

在体外暴露于长（> 10μm）细纤维后，上皮细胞在有丝分裂信号通路中表现出许多变化，这些变化与细胞存活、增殖和细胞周期调控的破坏有关。暴露于石棉纤维后，受体酪氨酸激酶（RTK）、促分裂原活化蛋白激酶［MEK1 或 Ras/ 细胞外信号调节激酶（ERK1/2）］和磷脂酰 3- 激酶（PI3）- 激酶 /AKT 途径被激活（综述见参考文献[99,104-

113]）。这些信号通路及其蛋白质靶点可以通过以下方式激活：（1）RTKs 或其受体和配体的活性增加；（2）特异性激酶的磷酸化或去磷酸化；（3）转录因子蛋白与靶基因的活化和结合增加；（4）上述级联反应中负调节因子的失活。

肺上皮细胞表达许多引起炎症和细胞增殖的细胞因子和趋化因子受体，并对一系列由自分泌或旁分泌机制刺激的生长因子作出反应，包括表皮生长因子（EGF）、角质形成细胞生长因子（KGF）、肝细胞生长因子、肿瘤坏死因子 α（TNF-α）、白细胞介素 8（IL-8）、成纤维细胞生长因，和胰岛素样生长因子 1（IGF-1）（综述见参考文献 [99]）。

MEK1/ERK1/2 级联的激活诱导 AP-1 的形成，AP-1 由原癌基因 c-Fos 和 c-Jun 组成异二聚体转录因子。这些激酶反过来磷酸化许多细胞内底物，并增加各自原癌基因以及其他增殖相关基因（如细胞周期蛋白 D1）的基因表达。吸入青石棉后，细支气管和肺泡 II 型上皮细胞中上皮细胞增生区域的未磷酸化和磷酸化 ERK1 和 ERK2 的细胞特异性增加 [104]。石棉暴露的转基因小鼠表达显性阴性 MEK1，靶向作用于肺上皮细胞以抑制该信号通路，在对石棉的反应中表现出较少的细胞增殖，这表明 ERK1/2 信号在肺上皮细胞增殖中的致病作用 [105]。相关研究表明，青石棉以剂量相关的方式导致吸入后气管上皮细胞和肺液中 c-Jun 表达增加 [106]。这些变化在体外暴露于雷贝石或聚苯乙烯后未被观察到。

青石棉纤维在吸入后也引起肺上皮和胸膜间皮细胞的剂量依赖性增殖，这种增殖在停止吸入后持续存在（综述见参考文献 [99, 107, 108, 110]）。空气中石棉浓度较高时，上皮细胞增殖伴随着炎症和纤维化变化，会使肺癌持续发展。

EGFR 受体

EGFR 受体的突变或激活与许多细胞信号级联的刺激有关，包括 MEK1/ERK1/2 和 AKT 途径。长青石棉纤维通过直接的膜相互作用或通过影响 EGFR 与其配体结合来激活 EGFR[111, 112]。在肺上皮细胞功能丧失的 EGFR 突变型小鼠中，EGFR 与 Fos 和 Jun 家族成员的表达之间存在直接联系 [113]。吸入青石棉后，EGFR 下调的小鼠上皮细胞增殖停止，Fos/Jun 表达不增加 [113]。如上所述，EGFR 受体家族的功能获得突变和随后的信号级联上调是许多肺癌的特征，在患者群体中阻断 EGFR 信号传导证明了该途径中的突变和其他异常 [114]。

肺上皮细胞对石棉纤维的吸收

在气管或肺上皮细胞中，短石棉纤维和碎片会被纳入膜结合的吞噬 - 溶酶体中，但无细胞形态和活力的下降 [47, 97, 99]。长度小于 5μm 的纤维聚集在肺上皮细胞的核周区域，并可能被运离正在形成的有丝分裂纺锤体 [115]。不过，细长的青石棉纤维可能会与有丝分裂纺锤体平行，并附着在核膜上，在细胞分裂时对细胞分裂产生立体阻滞。在有丝分裂过程中，使用高分辨率延时视频增强显微镜对肺上皮细胞与青石棉纤维之间的相互作用进行了研究 [116]。这些研究表明，长青石棉纤维与染色体之间的物理相互作用是随机发生的，而且并不频繁，大多数含青石棉的细胞都能正常完成有丝分裂。虽然青石棉纤维与 DNA 的物理相互作用被认为是形成非整倍体的一种机制，但对肺成纤维细胞的研究表明，细胞内石棉纤维通过与调节细胞周期和细胞骨架的细胞内蛋白质亚群结合而诱导非整倍体 [117]。

肺和胸膜中不同细胞摄取石棉纤维的动力学可能不同。例如，人类间皮细胞比人类支气管上皮细胞和成纤维细胞对铁石棉引发的细胞毒性和遗传变化更敏感，这种现象与人类间皮细胞对纤维的吸收增加有关 [98]。DNA 修复的物种特异性差异也可能与细胞反应有关。例如，温石棉对人类支气管上皮细胞的毒性是青石棉的 100～300 倍，但不会引起大量染色体变化 [118]。微核是染色体的小片段，其形成是由于温石棉暴露，而非青石棉。总体而言，染色体稳定性的变化比文献中啮齿动物细胞的报道更为罕见。

肺微环境在肺癌发生发展中的作用

肺上皮细胞对暴露于香烟烟雾或石棉后的肺部修复至关重要。上皮细胞与巨噬细胞、免疫系统的其他细胞以及其他类型的细胞相互作用，以维持肺的正常结构。然而，当肺的正常防御机制不堪重负时，就会出现上皮细胞紊乱和肺癌。

慢性炎症

既往通过急性吸入研究对石棉纤维早期损伤中肺泡巨噬细胞、多形核白细胞（PMNs）和上皮细胞的相互作用进行了研究（综述见参考文献[99，119，120]）。肿瘤相关巨噬细胞对于肺癌的形成和维持以及促进转移也至关重要（综述见参考文献[121，122]）。

暴露于石棉后，早期炎症的特点是活化的巨噬细胞和上皮细胞中的多种信号通路被激活，生成一系列影响细胞功能和修复的细胞因子和趋化因子（综述见参考文献[99]）。在纤维浓度导致防御机制超负荷时，更多的细胞可能会被招募到纤维损伤部位，从而导致慢性炎症和疾病。例如，吞噬长纤维受挫后的细胞上调并激活NADPH氧化酶[123]，在形成癌的上皮细胞中也是如此[124]。氧化剂依赖NADPH产生，诱导基因和表观遗传变化（综述见参考文献[125]）。

包括ROS在内的炎症过程会诱发一系列与肿瘤发生和纤维化有关的表观遗传事件[121, 126, 127]。此外，慢性炎症还与动物模型[99]和人类[119, 124]中纤维化和肺癌的发生有关。Davis及其同事进行的啮齿动物吸入研究强调了长纤维在炎症、石棉沉着病和肺癌中的重要作用[128-130]。

炎症小体

炎症小体在慢性炎症、肺纤维化和肺癌的发展中起着关键作用。"炎症小体"是在识别出多种不同的"危险信号"后激活的细胞质蛋白复合物。它们的组装和激活与暴露于多种细胞类型的致病颗粒和纤维有关[131]。在吸收外源性晶体（如二氧化硅、石棉和纳米材料）以及随后激活NLRP3炎症小体的机制中巨噬细胞最常被研究（综述见参考文献[32]）。NLRP3炎症小体的启动和激活与啮齿类动物吸入温石棉后的早期炎症和细胞因子释放有因果关系[123]，许多颗粒的特征与不同致病纤维和颗粒的炎症小体激活有关[132]。

最近的一篇综述总结了不同炎症小体在肺癌和其他肿瘤中的多方面作用，强调了它们在炎性细胞因子释放、细胞死亡和组织修复中的不同作用[133]。吸烟导致IL-1B和CXCL-8的激活和释放，这是炎症小体激活后人类支气管上皮细胞产生的关键炎症细胞因子[134]。许多免疫反应和细胞增殖的其他变化与肺癌中炎症小体的激活有关，包括建立肺部肿瘤生长、进展和转移的微环境（综述见参考文献[133]）。

已知ROS（包括线粒体衍生的氧化剂）是炎性体活化和功能的效应因子（综述见参考文献[131]）。暴露于铁石棉后，肺泡上皮细胞出现线粒体DNA损伤和凋亡[135]，线粒体衍生的氧化剂有助于青石棉诱导的NF-κB和 *MIP-2* 基因表达[136]。NLRP3炎症小体在细胞质中的积累取决于NF-κB信号的产生和自噬的清除。在暴露于石棉纤维的细胞中，炎症小体的启动、组装和激活与细胞因子和炎症网络的稳定性以及炎症的扩散相似，都是类似阈值的反应[137]。这些损伤阈值反映了石棉纤维低水平暴露时一些抗氧化途径和修复反应的协同作用。然而，间质性疾病或石棉沉着病可能会形成一种有利于肺部肿瘤发生的肺部环境（见图12.1）。

石棉的间质积累与石棉体的形成

如果黏膜纤毛清除系统、巨噬细胞不能清除吸入纤维，那么对纤维的最终反应就是将其包裹在石棉体内（AB）。1906年在人肺中观察到第一个AB，是色素晶体[138]，但当时被称为石棉沉滞体[139]。在石棉沉着病以外的肺部疾病患者中也发现了这些聚集体，才使用"石棉体"这一名称[140]。

当发现AB也在石棉以外的纤维（如铝硅酸盐和玻璃纤维）周围或在性质不确定的颗粒周围生长时，就会使用铁锈体一词[141]。石棉体一词现在一般用于表示含有石棉纤维的物体，而铁屑体或假石棉体则适用于所有石棉物体[142]。

颗粒的包覆过程由铁介导，ABs 的铁蛋白核心由氢氧化铁（如果存在磷酸盐，则为 FeOOH 或 $FeOOPO_3H_3$[143]）组成。除铁和磷外，钙和镁也可能参与包裹过程（示例见参考文献 [144]）。AB 是在细胞外形成的，纤维周围的各种构型可能反映了同一 AB 与不同巨噬细胞的反复接触[145]。大鼠可在暴露后 2 ～ 3 个月内形成 AB，动物形成 AB 的时间跨度与人类相似[146]。AB 的共同形成机制表明，其生物起源是通过细胞内涂层，该涂层始于纤维周围铁蛋白层的沉积。AB 的形成是一个复杂的机制，目前尚未完全清楚，它涉及许多不同的因素，如吸入纤维的性质、形态、动物宿主的包膜效率和纤维进入过程。长期吸入暴露后，不同动物肺内的闪石石棉纤维与温石棉纤维的累积差异表明，闪石石棉纤维在肺内的相对滞留率高于温石棉纤维[147]。

最近一项旨在了解 AB 的形成过程的研究，采用 FEG-SEM（场发射枪扫描电子显微镜）和 μ-Raman 技术研究了大鼠腹腔或胸腔内注射一次选定矿物纤维后形成的纤维和 AB 的特征[148]。关于在大鼠组织中发现的残留纤维，温石棉纤维的平均长度在 14.3 ～ 15.8μm 之间，直径在 0.45 ～ 0.54μm 之间。包裹在 AB 中的温石棉纤维的平均长度为 29.6μm，直径为 0.5μm。从温石棉中还观察到了镁的沥滤现象，这与文献中的报告一致[149]。在温石棉纤维周围形成的 AB 在大小和形态上存在显著差异。它们的长度从 1.5μm 到 20μm 不等，直径从 0.6μm 到 15μm 不等。所有样品中都检测到了未涂层纤维。涂层纤维的比例为 3.3%。这一相对数量并没有随着时间的推移而变化，这表明 AB 的数量并没有随着时间的推移而增加。

青石棉纤维的平均长度为 13.7 ～ 18.6μm，直径为 0.54 ～ 0.71μm。产生 AB 的青石棉纤维的平均长度为 41.0μm，直径为 0.86μm。青石棉的 AB 大小不一，长度从 4μm 到 25μm，直径从 4μm 到 8μm。AB 主要形成于长青石棉纤维上，可能出现在单根纤维周围，也可能出现在颗粒簇周围。观察

到的大多数纤维都没有涂层。涂层纤维的比例为 6.0%，相对数量不随时间变化。

在胸膜腔和腹膜腔中形成的 AB 的特征无差异。温石棉和青石棉纤维周围出现 AB 的时间不到 40 周。如此短的形成时间符合人类的观察结果[150]。AB 的形态变化很大，这表明高浓度的纤维会促使 AB 的形状发生变化，并有利于新形状的出现[151]。

许多学者都报道了涂层纤维与未涂层纤维相比，氧化物生成减少，毒性降低[150]。在胸腔内或腹腔内注射后，在大鼠组织中观察到的包覆纤维数量有限，这可能是由于纤维超载和缺乏营养物质（特别是铁、磷和钙）以形成石棉包覆层。在人类肺部发现的纤维也显示出不同程度的包覆和 AB 形态。图 12.2 描述了在一名职业暴露于石棉的患者肺部发现的裸露（a）和包覆（b）的青石棉纤维。

关于铁锈体的更多综述如下[150, 152-154]。

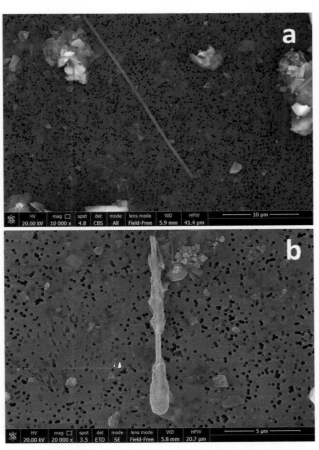

图 12.2　在职业接触石棉后肺癌患者的肺叶中发现裸露 (a) 和包覆 (b) 的青石棉纤维

矿物纤维诱导癌症潜能的预测模型

根据上述物理 / 化学和形态参数，研究者开发了一种矿物纤维毒性 / 致病性定量预测模型[155]。该模型得出了纤维潜在毒性指数（FPTI），用于预测石棉纤维、未分类纤维和其他细长矿物颗粒（EMP）的毒性和致病性，并对其进行排序。该模型考虑的参数包括 1. 形态参数：（1，1）纤维平均长度，（1，2）纤维平均直径，（1，3）晶体曲率，（1，4）晶体习性，（1，5）密度，（1，6）疏水性，（1，7）比表面积；2. 化学参数：（2，1）铁含量，（2，2）亚铁含量，（2，3）表面铁及其核性，（2，4）铁以外的金属含量；3. 生物活性相关参数：（3，1）溶解速率，（3，2）铁的溶解 / 释放速率，（3，3）硅的溶解 / 释放速率，（3，4）纤维中金属的释放速率；4. 表面活性相关参数：（4，1）ζ 电位，（4，2）纤维在悬液中的聚集状态，（4，3）阳离子交换容量（来自纤维状沸石种类）。

根据每个参数的测量值对其进行评分。例如，纤维种类（1，1）的平均纤维长度 L，如果 5μm < L < 10μm，则得分 T_i = 0.1；如果 10μm < L < 20μm，则得分 T_i = 0.2；如果 L > 20μm，则得分 T_i = 0.4。由于模型参数之间可能存在相互关联，因此制定了一个考虑到相互关联的分层方案。图 12.3（根据参考文献 [155] 修改）描述了 FPTI 模型的分层聚类方案。模型的每个参数都根据其阶 / 层次结构 H 进行权重计算，其中 w_1 = 1/H，H = 1、2 或 3。此外，还对模型的每个参数应用了一个权重，定义为 w_2 = 1/U。该权重考虑了确定特定参数（n，m）时的不确定性，由惩罚参数 U 定义（1 = 低至零不确定性，2 = 一定程度的不确定性，3 = 高不确定性）。在确定了参数的权衡方案后，每根光纤的 $FPTI_i$ 根据公式计算：

$$FPTI_i = \sum_{i=1}^{n} w_1 \cdot w_2 \cdot T_i$$

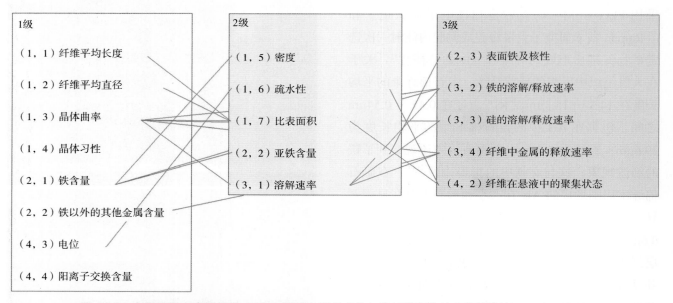

图 12.3　在纤维潜在毒性指数 (FPTI) 模型中所考虑的各种纤维参数的层次结构（1、2 和 3 级）

其中，T_i = 模型参数 i 的等级值；w_1 = 根据参数等级 H 确定的参数权重 1/H；w_2 = 根据参数确定的不确定性 U 确定的参数权重 1/U。在上述平均纤维长度 L 的例子中，w_1 = 1/H 和 w_2 = 1/U 都等于 1，因为 H = 1 和 U = 1。

对一些具有社会和经济重要性的矿物纤维进行了 FPTI 计算[155]，结果发现所有闪石类石棉（铁石棉 UICC 标准，南非，NB #4173–111–4；闪石 UICC 标准石棉，芬兰 NB #4173–111–5；青石棉 UICC 标准石棉，南非 NB #4173–111–3；意大利西西里岛 Biancavilla 的纤维状荧光闪石；以及意大利都灵 Val d'Ala 的透闪石石棉）的 FPTI 值均大于2.50，而温石棉样本（意大利都灵 Balangero 的温石棉；温石棉"B"石棉 UICC 标准；意大利 Sondrio V almalenco 的温石棉）的 FPTI 值在 2.00 ～ 2.30 之间。非致病性矿物纤维（西班牙 Vallecas 的纤维状海泡石和 NYAD G 的硅灰石[156]）的 FPTI 值小于 2.00。

这一模型从数量上支持了闪石石棉与温石棉具有不同致病潜能范围的概念。闪石石棉和温石棉在生物持久性方面的差异[157]是解释温石棉的致病性为何低于闪石石棉的关键。事实上，温石棉的低生物持久性决定了它在肺部的分解过程中纤维会变短[157]。不过，闪石和温石棉的 FPTI 指数都高于非致病性矿物纤维。目前正在与国际组织合作验证该模型，并提供基于 FPTI 模型的用户友好型代码。

结论

职业性接触石棉会增加人们罹患肺癌的风险，尤其是吸烟者。石棉纤维是具有不同化学、物理和结构特征的独特矿物，再加上香烟烟雾中成千上万的化学物质和微粒，其复杂性使得研究这些物质之间的相互作用变得十分困难。然而，吸烟和石棉之间存在一些共性，这可能与它们的相加或相乘作用有关。例如，两者都会阻碍肺部的正常清除机制。这两种物质还会导致慢性炎症和肺纤维化，从而有利于肺肿瘤的发展。最重要的是，这两种物质都能通过表观遗传机制（包括刺激细胞信号通路）导致肺上皮细胞增殖和移行。了解石棉矿物的特性及其对肺癌发展的作用，将有助于建立预测模型，预测其他矿物类型在肺部疾病中的潜在作用。

参考文献

[1] Fong KM, Larsen JE, Wright C, et al. Molecular basis of lung carcinogenesis. In: Coleman WB, Tsongalis GJ, editors. The molecular basis of human cancer. New York: Springer; 2017. p. 447–96.

[2] Coleman WB, Tsongalis GJ. Cancer epidemiology: incidence and etiology of human neoplasms. In: Coleman WB, Tsongalis GJ, editors. The molecular basis of human cancer. New York: Springer; 2017. p. 1–24.

[3] Testa JR. Asbestos and mesothelioma. Cham: Springer International; 2017. 407p.

[4] Wehner AP, Felton DL, Company RJRT, Institute EPR. Biological interaction of inhaled mineral fibers and cigarette smoke: proceedings of an International Symposium/workshop, held at the Battelle Seattle Conference Center, April 10– 14, 1988. Seattle, Washington: Battelle Press; 1989.

[5] Case BW, Abraham JL, Meeker G, Pooley FD, Pinkerton KE. Applying definitions of "asbestos" to environmental and "low–dose" exposure levels and health effects, particularly malignant mesothelioma. J Toxicol Environ Health B Crit Rev. 2011;14(1–4):3–39.

[6] Lee RJ, Strohmeier BR, Bunker KL, Van Orden DR. Naturally occurring asbestos: a recurring public policy challenge. J Hazard Mater. 2008;153(1–2):1–21.

[7] Mossman BT, Alleman JE. Asbestos revisited. Sci Am. 1997;277(1):70–5.

[8] Gualtieri AF. Introduction (mineral fibres). In: Mineral fibres: crystal chemistry, chemical–physical properties, biological interaction and toxicity. London: European Mineralogical Union;2017. p. 1– 16.

[9] IARC. IARC monographs on the evaluation of the carcinogenic risk of chemicals to man: asbestos. IARC Monogr Eval Carcinog Risk Chem Man. 1977;14:1– 106.

[10] IARC. Arsenic, metals, fibres, and dusts. IARC Working Group. Lyon; 17–24March 2009. IARC Monogr Eval Carcinog Risk Chem Hum C. 2012; 100C:219–316.

[11] O'Hanley DS, Dyar MD. The composition of chrysotile and its relationship with lizardite. Can Mineral. 1998;36(3):727–39.

[12] Gualtieri AF, Andreozzi GB, Tomatis M, Turci F. Iron from a geochemical viewpoint. Understanding toxicity/pathogenicity mech– anisms in iron–bearing minerals with a special attention to mineral fibers. Free Radic Biol Med. 2019;13:321–37.

[13] Bailey SW, America MSo. Hydrous phyllosilicates: (exclusive of micas). Chantilly, VA: Mineralogical Society of America; 1988.

[14] Hawthorne FC, Oberti R, Harlow GE, et al. Nomenclature of the amphibole supergroup. Am Mineral. 2012;97(11–12):2031–48.

[15] Guthrie GD Jr. Mineral properties and their contributions to particle toxicity. Environ Health Perspect. 1997; 105 (Suppl):51003– 11.

[16] Vallyathan V, Shi XL, Dalal NS, Irr W, Castranova V. Generation of free radicals from freshly fractured silica dust. Potential role in acute silicainduced lung injury. Am Rev Respir Dis. 1988;138(5):1213–9.

[17] Liu W, Rose J, Plantevin S, Auffan M, Bottero JY, Vidaud C. Protein corona formation for nanomaterials and proteins of a similar size: hard or soft corona? Nanoscale. 2013;5(4):1658–68.

[18] Stanton MF, Layard M, Tegeris A, et al. Relation of particle dimension to carcinogenicity in amphibole asbestoses and other fibrous minerals. J Natl Cancer Inst. 1981;67(5):965–75.

[19] Churg A. Asbestos–related disease in the workplace and the environment: controversial issues. Monogr Pathol. 1993;36:54–77.

[20] Deng ZJ, Liang M, Toth I, Monteiro MJ, Minchin RF. Molecular interaction of poly(acrylic acid) gold nanoparticles with human fibrinogen. ACS Nano. 2012;6(10):8962–9.

[21] Harris RL Jr, Timbrell V. Relation of alveolar deposition to the diameter and length of glass fibres. Inhaled particles IV. Oxford: Pergamon Press; 1977.

[22] Gualtieri AF, Mossman BT, Roggli VL. Towards a general model to predict the toxicity and pathogenicity of mineral fibres. In: Mineral fibres: crystal chemistry, chemical–physical properties, biological interaction and toxicity: European Mineralogical Union–EMU notes in mineralogy; 2017. p. 501–32.

[23] Yeh HC, Phalen RF, Raabe OG. Factors influencing the deposition of inhaled particles. Environ Health Perspect. 1976;15:147–56.

[24] van Oss CJ, Naim JO, Costanzo PM, Giese RF, Wu W, Sorling AF. Impact of different asbestos species and other mineral particles on pulmonary pathogenesis. Clays Clay Miner. 1999;47(6):697–707.

[25] Hardy JA, Aust AE. Iron in asbestos chemistry and carcinogenicity. Chem Rev. 1995;95(1):97–118.

[26] Kamp DW. Asbestos–induced lung diseases: an update. Transl Res. 2009;153(4):143–52.

[27] Zecchina A, Rivallan M, Berlier G, Lamberti C, Ricchiardi G. Structure and nuclearity of active sites in Fe–zeolites: comparison with iron sites in enzymes and homogeneous catalysts. Phys Chem Chem Phys. 2007;9(27):3483–99.

[28] Wei B, Yang L, Zhu O, et al. Multivariate analysis of trace elements distribution in hair of pleural plaques patients and health group in a rural area from China. Hair Ther Transpl. 2014;4:125.

[29] Dixon JR, Lowe DB, Richards DE, Cralley LJ, Stokinger HE. The role of trace metals in chemical carcinogenesis: asbestos cancers. Cancer Res. 1970;30(4):1068–74.

[30] Bernstein DM, Hoskins JA. The health effects of chrysotile: current perspective based upon recent data. Regul Toxicol Pharmacol. 2006;45(3):252–64.

[31] Bernstein DM, Donaldson K, Decker U, et al. A biopersistence study following exposure to chrysotile asbestos alone or in combination with fine particles. Inhal Toxicol. 2008;20(11):1009–28.

[32] Bernstein D, Rogers R, Smith P. The biopersistence of Canadian chrysotile asbestos following inhalation: final results through 1year after cessation of exposure. Inhal Toxicol. 2005;17(1):1–14.

[33] Utembe W, Potgieter K, Stefaniak AB, Gulumian M. Dissolution and biodurability: important parameters needed for risk assessment of nanomaterials. Part Fibre Toxicol. 2015;12:11.

[34] Pott F. Asbestos use and carcinogenicity in Germany and a comparison with animal studies. Ann Occup Hyg. 1994;38(4):589–600, 420.

[35] Hesterberg TW, Chase G, Axten C, et al. Biopersistence of synthetic vitreous fibers and amosite asbestos in the rat lung following inhalation. Toxicol Appl Pharmacol. 1998;151(2):262–75.

[36] Bernstein D, Pavlisko EN. Differential pathological response and pleural transport of mineral fibres. In: Gualtieri AF, editor. Mineral fibres: crystal chemistry, chemical–physical properties, biological interaction and toxicity: European Mineralogical Union and the Mineralogical Society of Great Britain & Ireland; 2017.p. 417–34.

[37] Wypych F, Adad LB, Mattoso N, Marangon AA, Schreiner WH. Synthesis and characterization of disordered layered silica obtained by selective leaching of octahedral sheets from chrysotile and phlogopite structures. J Colloid Interface Sci. 2005;283(1):107–12.

[38] Pollastri S, Gualtieri AF, Vigliaturo R, et al. Stability of mineral fibres in contact with human cell cultures. An in situ muXANES, muXRD and XRF iron mapping study. Chemosphere. 2016;164:547–57.

[39] Studer AM, Limbach LK, Van Duc L, et al. Nanoparticle cytotoxicity depends on intracellular solubility: comparison of stabilized copper metal and degradable copper oxide nanoparticles. Toxicol Lett. 2010;197(3):169–74.

[40] Sabella S, Carney RP, Brunetti V, et al. A general mechanism for intracellular toxicity of metal–containing nanoparticles. Nanoscale. 2014;6(12):7052–61.

[41] Pollastri S, Gualtieri AF, Lassinantti Gualtieri M, Hanuskova M, Cavallo A, Gaudino G. The zeta potential of mineral fibres. J Hazard Mater. 2014;276:469–79.

[42] Roggli VL, Sharma A. Analysis of tissue mineral fiber content. Pathology of asbestos–associated diseases. Berlin: Springer; 2014.p. 253–92.

[43] Lippmann M. Toxicological and epidemiological studies on effects of airborne fibers: coherence and public [corrected] health implications. Crit Rev Toxicol. 2014;44(8):643–95.

[44] Barlow CA, Grespin M, Best EA. Asbestos fiber length and its relation to disease risk. Inhal Toxicol. 2017;29(12–14):541–54.

[45] Roggli VL. The so–called short–fiber controversy: literature review and critical analysis. Arch Pathol Lab Med. 2015;139(8):1052–7.

[46] Oberdorster G, Graham U. Predicting EMP hazard: Lessons from studies with inhaled fibrous and non–fibrous nano- and micro- particles. Toxicol Appl Pharmacol. 2018;361:50–61.

[47] Mossman BT, Kessler JB, Ley BW, Craighead JE. Interaction of crocidolite asbestos with hamster respiratory mucosa in organ culture. Lab Invest. 1977;36(2):131–9.

[48] Hansen K, Mossman BT. Generation of superoxide (O2–.) from alveolar macrophages exposed to asbestiform and nonfibrous par– ticles. Cancer Res. 1987;47(6):1681–6.

[49] Keeling B, Hobson J, Churg A. Effects of cigarette smoke on epithelial uptake of non–asbestos mineral particles in tracheal organ culture. Am J Respir Cell Mol Biol. 1993;9(3):335–40.

[50] McFadden D, Wright JL, Wiggs B, Churg A. Smoking inhibits asbestos clearance. Am Rev Respir Dis. 1986a; 133(3):372–4.

[51] McFadden D, Wright J, Wiggs B, Churg A. Cigarette smoke increases the penetration of asbestos fibers into airway walls. Am J Pathol. 1986b;123(1):95–9.

[52] Churg A. The uptake of mineral particles by pulmonary epithelial cells. Am J Respir Crit Care Med. 1996;154(4Pt 1):1124–40.

[53] Sekhon H, Wright J, Churg A. Effects of cigarette smoke and asbestos on airway, vascular and mesothelial cell proliferation. Int J Exp Pathol. 1995;76(6):411–8.

[54] Churg A, Sun J, Zay K. Cigarette smoke increases amosite asbestos fiber binding to the surface of tracheal epithelial cells. Am J Physiol. 1998;275(3Pt 1):L502–8.

[55] Kennedy AR, Little JB. The transport and localization of benzo(a) pyrene–hematite and hematite–210Po in the hamster lung following intratracheal instillation. Cancer Res. 1974;34(6):1344–52.

[56] Eastman A, Mossman BT, Bresnick E. Formation and removal of benzo(a)pyrene adducts of DNA in hamster tracheal epithelial cells. Cancer Res. 1981;41(7):2605– 10.

[57] Eastman A, Mossman BT, Bresnick E. Influence of asbestos on the uptake of benzo(a)pyrene and DNA alkylation in hamster tracheal epithelial cells. Cancer Res. 1983;43(3):1251–5.

[58] Mossman BT, Eastman A, Bresnick E. Asbestos and benzo[a] pyrene act synergistically to induce squamous metaplasia and incorporation of thymidine in hamster tracheal epithelium. Carcinogenesis. 1984;5(11):1401–4.

[59] Mossman BT, Craighead JE. Use of hamster tracheal organ cultures for assessing the cocarcinogenic effects of inorganic particulates on the respiratory epithelium. Prog Exp Tumor Res. 1979;24:37–47.

[60] Mossman BT, Craighead JE. Comparative cocarcinogenic effects of crocidolite asbestos, hematite, kaolin and carbon in implanted tracheal organ cultures. Ann Occup Hyg. 1982;26(1–4):553–67.

[61] Auerbach O, Stout AP, Hammond EC, Garfinkel L. Changes in bronchial epithelium in relation to cigarette smoking and in relation to lung cancer. N Engl J Med. 1961;265:253–67.

[62] Mossman BT, Adler KB, Craighead JE. Interaction of carbon particles with tracheal epithelium in organ culture. Environ Res. 1978;16(1–3):110–22.

[63] Mossman BT, Craighead JE, MacPherson BV. Asbestos-induced epithelial changes in organ cultures of hamster trachea: inhibition by retinyl methyl ether. Science. 1980;207(4428):311–3.

[64] Woodworth CD, Mossman BT, Craighead JE. Interaction of asbestos with metaplastic squamous epithelium developing in organ cultures of hamster trachea. Environ Health Perspect. 1983a;51:27–33.

[65] Woodworth CD, Mossman BT, Craighead JE. Squamous metaplasia of the respiratory tract. Possible pathogenic role in asbestos–associated bronchogenic carcinoma. Lab Invest. 1983b;48(5):578–84.

[66] Woodworth CD, Mossman BT, Craighead JE. Induction of squamous metaplasia in organ cultures of hamster trachea by naturally occurring and synthetic fibers. Cancer Res. 1983c;43(10):4906– 12.

[67] Tomasetti C, Li L, Vogelstein B. Stem cell divisions, somatic mutations, cancer etiology, and cancer prevention. Science. 2017;355(6331):1330–4.

[68] DeGregori J. Connecting cancer to its causes requires incorporation of effects on tissue microenvironments. Cancer Res. 2017;77(22):6065–8.

[69] Berenblum I. A re-evaluation of the concept of cocarciongenesis. Prog Exp Tumor Res. 1969;11:21–30.

[70] Martín–Subero JI, Esteller M. Epigenetic mechanisms in cancer development. In: The molecular basis of human cancer. Berlin: Springer; 2017. p. 263–75.

[71] Berger SL, Kouzarides T, Shiekhattar R, Shilatifard A. An operational definition of epigenetics. Genes Dev. 2009;23(7):781–3.

[72] Riely GJ, Kris MG, Rosenbaum D, et al. Frequency and distinctive spectrum of KRAS mutations in never smokers with lung adenocarcinoma. Clin Cancer Res. 2008;14(18):5731–4.

[73] Spira A, Beane J, Shah V, et al. Effects of cigarette smoke on the human airway epithelial cell transcriptome. Proc Natl Acad Sci U S A. 2004;101(27):10143–8.

[74] Shah V, Sridhar S, Beane J, Brody JS, Spira ASIEGE. Smoking induced epithelial gene expression database. Nucleic Acids Res. 2005;33(Database issue):D573–9.

[75] Spira A, Beane JE, Shah V, et al. Airway epithelial gene expression in the diagnostic evaluation of smokers with suspect lung cancer. Nat Med. 2007;13(3):361–6.

[76] Mäki–Nevala S, Sarhadi VK, Knuuttila A, et al. Driver gene and novel mutations in asbestos–exposed lung adenocarcinoma and malignant mesothelioma detected by exome sequencing. Lung. 2016;194(1):125–35.

[77] Paris C, Do P, Mastroianni B, et al. Association between lung cancer somatic mutations and occupational exposure in never– smokers. Eur Respir J. 2017;50(4):1700716.

[78] Gyoba J, Shan S, Roa W, Bedard EL. Diagnosing lung cancers through examination of micro–RNA biomarkers in blood, plasma, serum and sputum: a review and summary of current literature. Int J Mol Sci. 2016;17(4):494.

[79] Qi J, Mu D. MicroRNAs and lung cancers: from pathogenesis to clinical implications. Front Med. 2012;6(2):134–55.

[80] Mizuno K, Mataki H, Seki N, Kumamoto T, Kamikawaji K, Inoue H. MicroRNAs in non–small cell lung cancer and idiopathic pulmonary fibrosis. J Hum Genet. 2017;62(1):57–65.

[81] Zhang W, Dahlberg JE, Tam W. MicroRNAs in tumorigenesis: a primer. Am J Pathol. 2007;171(3):728–38.

[82] Reid G. MicroRNAs in mesothelioma: from tumour suppressors and biomarkers to therapeutic targets. J Thorac Dis. 2015;7(6):1031–40.

[83] Schmitz SU, Grote P, Herrmann BG. Mechanisms of long noncoding RNA function in development and disease. Cell Mol Life Sci. 2016;73(13):2491–509.

[84] Homminga I, Pieters R, Meijerink JP. NKL homeobox genes in leukemia. Leukemia. 2012;26(4):572–81.

[85] Richards EJ, Zhang G, Li ZP, et al. Long non–coding RNAs (LncRNA) regulated by transforming growth factor (TGF) beta: LncRNA–hit–mediated TGFbeta–induced epithelial to mesenchymal transition in mammary epithelia. J Biol Chem. 2015;290(11):6857–67.

[86] Sandoval J, Esteller M. Cancer epigenomics: beyond genomics. Curr Opin Genet Dev. 2012;22(1):50–5.

[87] Sun L, Fang J. Epigenetic regulation of epithelial–mesenchymal transition. Cell Mol Life Sci. 2016;73(23):4493–515.

[88] Mehta A, Dobersch S, Romero–Olmedo AJ, Barreto G. Epigenetics in lung cancer diagnosis and therapy. Cancer Metastasis Rev. 2015;34(2):229–41.

[89] Di Paolo A, Del Re M, Petrini I, Altavilla G, Danesi R. Recent advances in epigenomics in NSCLC: real–time detection and therapeutic implications. Epigenomics. 2016;8(8):1151–67.

[90] Sage AP, Martinez VD, Minatel BC, et al. Genomics and epigenetics of malignant mesothelioma. High Throughput. 2018;7:3.

[91] Kettunen E, Hernandez–Vargas H, Cros MP, et al. Asbestos–associated genome–wide DNA methylation changes in lung cancer. Int J Cancer. 2017;141(10):2014–29.

[92] Christensen BC, Marsit CJ, Houseman EA, et al. Differentiation of lung adenocarcinoma, pleural mesothelioma, and nonmalignant pulmonary tissues using DNA methylation profiles. Cancer Res. 2009;69(15):6315–21.

[93] Altomare DA, Menges CW, Xu J, et al. Losses of both products of the Cdkn2a/Arf locus contribute to asbestos–induced mesothelioma development and cooperate to accelerate tumorigenesis. PLoS One. 2011;6(4):e18828.

[94] Lamy A, Sesboue R, Bourguignon J, et al. Aberrant methylation of the CDKN2a/p16INK4a gene promoter region in preinvasive bronchial lesions: a prospective study in high–risk patients without invasive cancer. Int J Cancer. 2002;100(2):189–93.

[95] Scruggs AM, Koh HB, Tripathi P, Leeper NJ, White ES, Huang SK. Loss of CDKN2B promotes fibrosis via increased fibroblast differentiation rather than proliferation. Am J Respir Cell Mol Biol. 2018;59(2):200– 14.

[96] Oner D, Ghosh M, Moisse M, et al. Global and gene–specific DNA methylation effects of different asbestos fibres on human bronchial epithelial cells. Environ Int. 2018;115:301– 11.

[97] Craighead JE, Mossman BT, Bradley BJ. Comparative studies on the cytotoxicity of amphibole and serpentine asbestos. Environ Health Perspect. 1980;34:37–46.

[98] Lechner JF, Tokiwa T, LaVeck M, et al. Asbestos–associated chromosomal changes in human mesothelial cells. Proc Natl Acad Sci U S A. 1985;82(11):3884–8.

[99] Mossman BT, Lippmann M, Hesterberg TW, Kelsey KT, Barchowsky A, Bonner JC. Pulmonary endpoints (lung carcinomas and asbestosis) following inhalation exposure to

asbestos. J Toxicol Environ Health B Crit Rev. 2011;14(1–4):76–121.

[100] Hei TK, Piao CQ, He ZY, Vannais D, Waldren CA. Chrysotile fiber is a strong mutagen in mammalian cells. Cancer Res. 1992;52(22):6305–9.

[101] Pierce JS, Ruestow PS, Finley BL. An updated evaluation of reported no-observed adverse effect levels for chrysotile asbestos for lung cancer and mesothelioma. Crit Rev Toxicol. 2016;46(7):561–86.

[102] Drummond G, Bevan R, Harrison P. A comparison of the results from intra-pleural and intra-peritoneal studies with those from inhalation and intratracheal tests for the assessment of pulmonary responses to inhalable dusts and fibres. Regul Toxicol Pharmacol. 2016;81:89–105.

[103] Yanamala N, Kisin ER, Gutkin DW, Shurin MR, Harper M, Shvedova AA. Characterization of pulmonary responses in mice to asbestos/asbestiform fibers using gene expression profiles. J Toxicol Environ Health A. 2018;81(4):60–79.

[104] Cummins AB, Palmer C, Mossman BT, Taatjes DJ. Persistent localization of activated extracellular signal-regulated kinases (ERK1/2) is epithelial cell-specific in an inhalation model of asbestosis. Am J Pathol. 2003;162(3):713–20.

[105] Manning CB, Sabo-Attwood T, Robledo RF, et al. Targeting the MEK1 cascade in lung epithelium inhibits proliferation and fibrogenesis by asbestos. Am J Respir Cell Mol Biol. 2008;38(5):618–26.

[106] Heintz NH, Janssen YM, Mossman BT. Persistent induction of c-fos and c-Jun expression by asbestos. Proc Natl Acad Sci U S A. 1993;90(8):3299–303.

[107] Quinlan TR, Marsh JP, Janssen YM, et al. Dose-responsive increases in pulmonary fibrosis after inhalation of asbestos. Am J Respir Crit Care Med. 1994;150(1):200–6.

[108] Shukla A, Vacek P, Mossman BT. Dose-response relationships in expression of biomarkers of cell proliferation in in vitro assays and inhalation experiments. Nonlinearity Biol Toxicol Med. 2004;2(2):117–28.

[109] Janssen YM, Heintz NH, Marsh JP, Borm PJ, Mossman BT. Induction of c-fos and c-Jun proto-oncogenes in target cells of the lung and pleura by carcinogenic fibers. Am J Respir Cell Mol Biol. 1994;11(5):522–30.

[110] Quinlan TR, BeruBe KA, Marsh JP, et al. Patterns of inflammation, cell proliferation, and related gene expression in lung after inhalation of chrysotile asbestos. Am J Pathol. 1995;147(3):728–39.

[111] Pache JC, Janssen YM, Walsh ES, et al. Increased epidermal growth factor-receptor protein in a human mesothelial cell line in response to long asbestos fibers. Am J Pathol. 1998;152(2):333–40.

[112] Taylor ES, Wylie AG, Mossman BT, Lower SK. Repetitive dissociation from crocidolite asbestos acts as persistent signal for epidermal growth factor receptor. Langmuir. 2013;29(21):6323–30.

[113] Manning CB, Cummins AB, Jung MW, et al. A mutant epidermal growth factor receptor targeted to lung epithelium inhibits asbestos-induced proliferation and proto-oncogene expression. Cancer Res. 2002; 62(15): 4169–75.

[114] Sequist LV, Martins RG, Spigel D, et al. First-line gefitinib in patients with advanced non-small-cell lung cancer harboring somatic EGFR mutations. J Clin Oncol. 2008;26(15):2442–9.

[115] Cole RW, Ault JG, Hayden JH, Rieder CL. Crocidolite asbestos fibers undergo size-dependent microtubule-mediated transport after endocytosis in vertebrate lung epithelial cells. Cancer Res. 1991;51(18):4942–7.

[116] Ault JG, Cole RW, Jensen CG, Jensen LC, Bachert LA, Rieder CL. Behavior of crocidolite asbestos during mitosis in living vertebrate lung epithelial cells. Cancer Res. 1995;55(4):792–8.

[117] MacCorkle RA, Slattery SD, Nash DR, Brinkley BR. Intracellular protein binding to asbestos induces aneuploidy in human lung fibroblasts. Cell Motil Cytoskeleton. 2006;63(10):646–57.

[118] Kodama Y, Boreiko CJ, Maness SC, Hesterberg TW. Cytotoxic and cytogenetic effects of asbestos on human bronchial epithelial cells in culture. Carcinogenesis. 1993;14(4):691–7.

[119] Mossman BT, Churg A. Mechanisms in the pathogenesis of asbestosis and silicosis. Am J Respir Crit Care Med. 1998;157(5Pt 1):1666–80.

[120] Robledo R, Mossman B. Cellular and molecular mechanisms of asbestos-induced fibrosis. J Cell Physiol. 1999;180(2):158–66.

[121] Peden DB. The role of oxidative stress and innate immunity in O(3) and endotoxin-induced human allergic airway disease. Immunol Rev. 2011;242(1):91–105.

[122] Conway EM, Pikor LA, Kung SH, et al. Macrophages, inflammation, and lung cancer. Am J Respir Crit Care Med. 2016;193(2):116–30.

[123] Dostert C, Petrilli V, Van Bruggen R, Steele C, Mossman BT, Tschopp J. Innate immune activation through Nalp3inflammasome sensing of asbestos and silica. Science. 2008;320(5876):674–7.

[124] Wu Y, Antony S, Meitzler JL, Doroshow JH. Molecular mechanisms underlying chronic inflammation-associated cancers. Cancer Lett. 2014;345(2):164–73.

[125] Shukla A, Gulumian M, Hei TK, Kamp D, Rahman Q, Mossman BT. Multiple roles of oxidants in the pathogenesis of asbestos- induced diseases. Free Radic Biol Med. 2003;34(9):1117–29.

[126] Horsburgh S, Robson-Ansley P, Adams R, Smith C. Exercise and inflammation-related epigenetic modifications: focus on DNA methylation. Exerc Immunol Rev. 2015;21:26–41.

[127] Vento-Tormo R, Alvarez-Errico D, Garcia-Gomez A, et al. DNA demethylation of inflammasome-associated genes is enhanced in patients with cryopyrin-associated periodic syndromes. J Allergy Clin Immunol. 2017;139(1):202– 11e6.

[128] Donaldson K, Brown GM, Brown DM, Bolton RE, Davis JM. Inflammation generating potential of long and short fibre amosite asbestos samples. Br J Ind Med. 1989;46(4):271–6.

[129] Davis JM, Cowie HA. The relationship between fibrosis and cancer in experimental animals exposed to asbestos and other fibers. Environ Health Perspect. 1990;88:305–9.

[130] Davis JM, Jones AD. Comparisons of the pathogenicity of long and short fibres of chrysotile asbestos in rats. Br J Exp Pathol. 1988;69(5):717–37.

[131] Sayan M, Mossman BT. The NLRP3inflammasome in pathogenic particle and fibre-associated lung inflammation and diseases. Part Fibre Toxicol. 2016;13(1):51.

[132] Nakayama M. Macrophage recognition of crystals and nanoparticles. Front Immunol. 2018;9:103.

[133] He Q, Fu Y, Tian D, Yan W. The contrasting roles of inflammasomes in cancer. Am J Cancer Res. 2018;8(4):566–83.

[134] Mortaz E, Henricks PA, Kraneveld AD, Givi ME, Garssen J, Folkerts G. Cigarette smoke induces the release of CXCL-8 from human bronchial epithelial cells via TLRs and induction of the inflammasome. Biochim Biophys Acta. 2011;1812(9):1104– 10.

[135] Kim SJ, Cheresh P, Williams D, et al. Mitochondria-targeted Ogg1 and aconitase-2 prevent oxidant-induced mitochondrial DNA damage in alveolar epithelial cells. J Biol Chem. 2014;289(9):6165–76.

[136] Driscoll KE, Carter JM, Howard BW, Hassenbein D, Janssen YM, Mossman BT. Crocidolite activates NF-kappa B and MIP-2gene expression in rat alveolar epithelial cells. Role of mitochondrial- derived oxidants. Environ Health Perspect. 1998;106(Suppl 5):1171–4.

[137] Cox LAT Jr. Biological mechanisms of non-linear dose- response for respirable mineral fibers. Toxicol Appl Pharmacol. 2018;361:137–44.

[138] Marchand F. Uber eigentumliche Pigmentkristalle in den Lungen. Verh Dtsch Ges Pathol. 1906;17:223–8.

[139] Stewart MJ, Haddow AC. Demonstration of the peculiar bodies of pulmonary asbestosis ("asbestosis bodies") in material obtained by lung puncture and in the sputum. J Pathol Bacteriol. 1929;32:172.

[140] Roggli VL. Pathology of human asbestosis: a critical review. Adv Pathol. 1989;2:31–60.

[141] Gross P, de Treville RTP, Cralley LJ, Davis JMG. Pulmonary ferruginous bodies. Development in response to filamentous dusts and a method of isolation and concentration. J Occup Environ Med. 1969;11(4):208–9.

[142] Churg AM, Warnock ML. Asbestos and other ferruginous bodies: their formation and clinical significance. Am J Pathol. 1981;102(3):447–56.

[143] Harrison PM, Fischbach FA, Hoy TG, Haggis GH. Ferric oxyhy- droxide core of ferritin. Nature. 1967;216(5121):1188–90.

[144] Pascolo L, Gianoncelli A, Kaulich B, et al. Synchrotron soft X-ray imaging and fluorescence microscopy reveal novel features of asbestos body morphology and composition in human lung tissues. Part Fibre Toxicol. 2011; 8(1): 7.

[145] Koerten HK, Hazekamp J, Kroon M, Daems WT. Asbestos body formation and iron accumulation in mouse peritoneal granulomas after the introduction of crocidolite asbestos fibers. Am J Pathol. 1990;136(1):141–57.

[146] Morgan A, Holmes A. Concentrations and dimensions of coated and uncoated asbestos fibres in the human lung. Br J Ind Med. 1980;37(1):25–32.

[147] Wagner JC, Berry G, Skidmore JW, Timbrell V. The effects of the inhalation of asbestos in rats. Br J Cancer. 1974;29(3):252–69.

[148] Gandolfi NB, Gualtieri AF, Pollastri S, Tibaldi E, Belpoggi F. Assessment of asbestos body formation by high resolution FEG-SEM after exposure of Sprague-Dawley rats to chrysotile, crocidolite, or erionite. J Hazard Mater. 2016;306:95– 104.

[149] Jaurand MC, Bignon J, Sebastien P, Goni J. Leaching of chrysotile asbestos in human lungs. Correlation with in vitro studies using rabbit alveolar macrophages. Environ Res. 1977;14(2):245–54.

[150] Roggli VL. Asbestos bodies and non-asbestos ferruginous bodies. Pathology of asbestos-associated diseases. Berlin: Springer; 2014.p. 25–51.

[151] Morgan A, Holmes A. The enigmatic asbestos body: its formation and significance in asbestos-related disease. Environ Res. 1985;38(2):283-92.

[152] Ghio AJ, Churg A, Roggli VL. Ferruginous bodies: implications in the mechanism of fiber and particle toxicity. Toxicol Pathol. 2004;32(6):643-9.

[153] Pavlisko EN, Carney JM, Sporn TA, Roggli VL. Mesothelioma pathology. Asbestos and mesothelioma. Berlin: Springer; 2017. p. 131-60.

[154] Attanoos RL, Churg A, Galateau-Salle F, Gibbs AR, Roggli VL. Malignant mesothelioma and its non-asbestos causes. Arch Pathol Lab Med. 2018;142(6):753-60.

[155] Gualtieri AF. Towards a quantitative model to predict the toxicity/ pathogenicity potential of mineral fibers. Toxicol Appl Pharmacol. 2018;361:89-98.

[156] Bellmann B, Muhle H. Investigation of the biodurability of wollastonite and xonotlite. Environ Health Perspect. 1994;102(Suppl 5):191-5.

[157] Gualtieri AF, Pollastri S, Bursi Gandolfi N, Gualtieri ML. In vitro acellular dissolution of mineral fibres: a comparative study. Sci Rep. 2018;8(1):7071.

第 13 章
肺癌：石棉以外的致癌物质的作用机制和标志物

Sisko Anttila

概述

　　吸入致癌化学物质、矿物纤维和微粒以及致癌金属是导致肺癌形成的最主要的职业因素和环境因素。工业环境中的气体、烟雾和微粒形成复杂的混合物，其致癌潜力可能不同于每种成分的单独致癌潜力。微粒可以通过吸收表面的化学物质增加其在肺中的沉积，使其渗透进肺细胞，并产生致癌作用。由于烟草烟雾也是一种含有化学和微粒形式致癌物质的复杂混合物，因此主动或被动吸烟会进一步增加接触致癌物质的机会。

　　吸入物质的致癌性不仅受其化学成分的影响，还受其在肺部的滞留情况和生物持久性的影响。吸入颗粒和纤维在肺部的沉积和清除取决于颗粒的尺寸。直径在 10μm 及以上的颗粒沉积在上呼吸道，而直径在 1μm 及以下的颗粒则最易滞留在肺泡。例如，在动物实验中，吸入直径为 20nm 的银纳米颗粒会比吸入更大的纳米颗粒造成更大的肺部负担和持久性[1]。石棉等纤维状颗粒在肺部沉积和清除方面非常特殊，在肺组织中可以发现长度超过 100μm

S. Anttila（✉）
Department of Pathology, University of Helsinki and Helsinki University Hospital, Helsinki, Finland
e–mail: sisko.l.anttila@hus.f

的石棉纤维。吸入的颗粒和纤维通过淋巴管和黏膜纤毛运输从肺部清除。不易溶解的颗粒和纤维会滞留在肺内，成为持续的毒性损伤来源。

　　第 11 章和第 12 章对石棉致癌的作用机制和标志物进行了综述。本章论述除石棉以外的其他肺致癌物。如需了解更多详细信息，读者可以参阅本章引用的几篇最新综述。

多环芳烃和复杂混合物

多环芳烃的职业暴露

　　多环芳烃（PAHs）产生于化石和碳质材料的不完全燃烧过程中，也存在于原油矿藏中。职业暴露率最高的是石化行业的工人，特别是焦炉工人，以及金属工厂和铸造厂的工人[2]。室内 PAH 的来源主要包括烟草烟雾、肉类和鱼类的烤制和煎炸，以及通风不良环境中的木炭烘烤[3]。表 13.1 举例列出了接触 PAH 的职业。石化行业和铸造厂的工人通常会接触到由化合物与可吸入的金属和矿物颗粒结合形成的复杂的混合物。其中一些金属和矿物质是已知或疑似的肺致癌物，如砷、某些铬和镍的化合物、镉、钒、二氧化硅和纤维状矿物（包括石棉）。我们对铸造厂空气样品中的 PAH 含量以及不同 PAH 化合物在气相和颗粒相之间的分布情况进行了研究。气相中致癌的四环和五环 PAH 含量平均高 3 倍，而 PAH 总负荷随着各组分粒径的增加而增加[4-7]。

表 13.1　与 PAH 和复杂混合物职业暴露相关的内剂量、生物有效剂量和早期效应的生物标志物实例

暴露实例	内剂量标志物	有效剂量标志物	早期生物效应的标志物
• 被动吸烟 • 焦炉工人 • 铸造工人 • 沥青工人 • 石油化工 • 橡胶硫化 • 柴油废气 / 　交通工作 • 消防 • 土壤修复 • 废物处理	• 烟草成分的尿路代谢物 　– 可替宁（尼古丁代谢物） 　–NNAL 和 NNAL/ 可替宁 　比率 　–1,3- 丁二烯 • 尿 PAH 代谢物 　–1- 羟基芘和其他 PAH 代 　谢物	• 血液淋巴细胞或肺中的 　DNA 加合物 　– 块状 DNA 加合物 　– 抗 B[a]PDE–DNA 加合物 　–8–oxodGuo 加合物 • 蛋白加合物 　– 血红蛋白加合物 • DNA 氧化损伤的尿 / 血浆 　标志物 　– 排泄的 8- 氧 –7,8- 二氢 　鸟嘌呤	• 在血液淋巴细胞培养中检测到的 　细胞遗传学畸变 　– 微核的形成 　– 姐妹染色单体交换 　– 染色体畸变 • 血液淋巴细胞的 DNA 链断裂（通 　过彗星试验测定） • 整体和特定基因启动子甲基化改 　变 • 端粒长度缩短

PAH：多环芳烃，NNAL：烟草特异性亚硝胺代谢物 4–（甲基硝基氨）–1–（3- 吡啶基）–1- 丁醇。彗星试验；碱性单细胞凝胶电泳试验

PAH 在气相和颗粒相之间的分布非常重要，因为化学和颗粒 / 纤维致癌的机制和生物标志物是不同的。纯 PAH 致癌物通过芳基烃受体（AHR）途径代谢为 DNA 活性中间体，或被解毒并排出体外。而微粒、纤维和某些金属会诱导活性氧（ROS）和活性氮（RNS）的形成，以及 DNA 的氧化损伤。氧化应激诱导的基因表达受到转录因子、核因子红系 2 相关因子 2（NRF2）的调控。然而，这两种途径以多种方式相互作用，并可能在 DNA 氧化损伤的形成过程中相互促进（如参考文献[8]）。

被动吸烟

环境烟草烟雾（ETS）是非吸烟者在工作场所（特别是在通风不良的环境中）吸入 PAH 和其他烟草致癌物的重要来源。ETS 是一种由气体和颗粒化合物形成的复杂混合物，包括已知的致癌物，如丙烯醛、芳香胺、乙醛、苯、镉、1，3- 丁二烯、烟草特异性亚硝胺和多环芳烃[6, 9, 10]。ETS 主要由吸烟者在吸烟间隙从燃烧的香烟中排放的侧流烟雾组成，其次是吸烟者呼出的主流烟[11]。主流和侧流烟草烟雾释放的不同化合物受燃烧效率影响。由于烟草混合物的成分、设计和制造工艺的不同，不同烟草品牌烟雾释放量也不同。侧流烟草烟雾中的有害化学物质是造成被动吸烟危害健康的主要原因。Lodovici 等研究了 14 个烟草品牌的主流和侧流烟草烟雾中的 PAH 含量，发现多数香烟侧流烟雾中 PAH 含量比主流烟雾高出约 10 倍[12]。虽然香烟中的焦油含量可以很好地预测主流烟中 PAH 的释放，但侧流烟中的 PAH 与焦油含量无关[12, 13]。此外，致癌的 PAH 化合物苯并 [a] 芘在侧流烟草烟雾中的含量较高[12]。大多数致癌的 PAH 化合物存在于烟草烟雾的颗粒相中。

使用电子香烟（vaping）会对室内空气质量产生不利影响，并使吸烟者和非吸烟者暴露于有毒或致癌的化学物质。虽然电子烟气溶胶中许多传统烟草致癌物的浓度要低得多，但电子烟液主要成分之一的甘油在加热过程中会产生新的有害化学物质，如甲醛和乙醛（参见 Zainol Abidin 等[14]的综述）。

PAH 前致癌物的代谢激活

PAH 化合物以前致癌物的形式进入细胞，需要激活代谢来发挥其致癌潜能。在肺细胞中，PAH 化合物与细胞质中的 AH（二噁英）受体结合后易位至细胞核，并从细胞质伴侣复合物中分离。

然后，它与二聚体伴侣 ARNT 蛋白、AHR 反应基因的启动子（增强子）区域中的异生素（二噁英）反应元件（XRE）结合，启动它们的转录（示例见参考文献 [15, 16]）。AH 受体调节几种参与异生素 I 相代谢的细胞色素 P450（CYP）酶的转录，也调节一些 II 相代谢酶的转录，包括 UDP- 葡萄糖醛酸转移酶 1A1 和 1A6、谷胱甘肽 S- 转移酶 A2 和 NAD（P）H 醌氧化还原酶 1（NQO1）。通常，I 相代谢负责新陈代谢的初始激活，形成反应性中间体，而 II 相代谢包括向极性更强的水溶性化合物转化和解毒 [15, 17]。

在肺中，受 AHR 调节控制的细胞色素 P450 酶 CYP1A1 和 CYP1B1 以及环氧化物水解酶催化 PAH 前致癌物转化为近致癌物 PAH- 二醇，CYP 进一步催化使其转化为终致癌物 PAH- 二醇 – 环氧化物。

反应性代谢产物可能与蛋白质和 DNA 结合，从而形成加合物，或被 II 相代谢酶（如谷胱甘肽 S- 转移酶、UDP- 葡萄糖醛酸转移酶和磺基转移酶）解毒 [17, 18]。PAH- 二醇还会被醛酮还原酶（AKR）代谢为活性 PAH o - 醌，后者能够形成稳定的去嘌呤 DNA 加合物。通过 AKR 催化会导致 ROS 生成增加 [8]（见 PAH 和吸入性微粒的共致癌作用一节）。此外，PAH 在过氧化物酶催化下可转化为自由基阳离子，形成脱嘌呤加合物 [17, 19–21]。

大块的 DNA 加合物主要来源于 PAH，并被认为是 PAH 内剂量的一种衡量标准，如果不修复，可能会导致 DNA 损伤。Dennissenko 及其同事绘制了苯并 [a] 芘二醇环氧化物（BPDE）DNA 加合物沿 *TP53* 基因外显子的分布图，在鸟嘌呤的 157 密码子、248 密码子和 273 密码子的位置上观察到强选择性加合物的形成。这些密码子也是人类肺癌的突变热点 [22]。随后的研究表明，CpG 二核苷酸甲基化是 BPDE 加合物形成以及 *TP53* 密码子 157、248、249 和 273 上 G:C 到 T:A 转换的优先靶点 [23, 24]。烟草源性 PAH 和职业性 PAH 暴露引起分子改变的作用机制不可分离。

PAH 与吸入性微粒的共致癌作用

众所周知，在流行病学中，吸烟和接触石棉对肺癌风险具有协同作用，与单独接触其中一种物质所造成的风险相比，几乎是倍增的效应。协同作用的确切机制尚不清楚，但关于 PAH 前致癌物和氧化应激诱导的转录因子和信号通路之间合作的新知识为共同致癌机制提供了一个合理的观点。氧化应激对细胞结构和功能的影响，在吸入性微粒（包括石棉纤维、二氧化硅和致癌金属）以及电离辐射诱导的致癌过程中起着核心作用。

PAH 化合物通过 AH 受体发挥作用，AH 受体与响应基因启动子中的 XRE 结合后调节多种异生素代谢酶的转录，NRF2 参与调控氧化还原稳态，NRF2 驱动基因通过调控序列中的抗氧化反应元件（ARE）来控制抗氧化基因 [25, 26]。

许多受 NRF2 调控的基因编码的酶负责 CYP 的 I 相代谢形成的反应性亲电体的解毒和活性氧簇的消除，包括酶如 NAD（P）H: 醌氧化还原酶 1（NQO1）、谷胱甘肽转移酶、UDP- 葡萄糖醛酸转移酶、醛脱氢酶和多种抗氧化酶 [27, 28]。AHR 和 NRF2 调控的信号通路由多种机制协调，例如 *AHR* 和 *NRF2* 基因在其调控增强子区域中包含彼此的结合元件 [25]。此外，诱导一组基因的表达，如解毒酶 NQO1，需要 AHR 和 NRF2 的共同作用 [26]。

人醛酮还原酶 AKR1C1、AKR1C2 和 AKR1C3 在 NRF2 的调控下催化非 K 区 PAH 反式二氢二醇氧化成相应的邻醌类化合物，同时产生 ROS。产生的 ROS 可通过 AHR 进一步诱导 AKR 和 CYP，并放大 PAH 的活化作用，从而形成 DNA 加合物，最重要的是形成 DNA 氧化损伤的标记加合物，即 8- 羟基鸟嘌呤（8 – 羟基脱氧鸟苷，8–OH–G）[8]。同样，颗粒诱导的氧化应激产生的 ROS 可以增强 NRF2 和 AHR 介导的 PAH 前致癌物的激活，加重 DNA 氧化损伤的形成（图 13.1）。

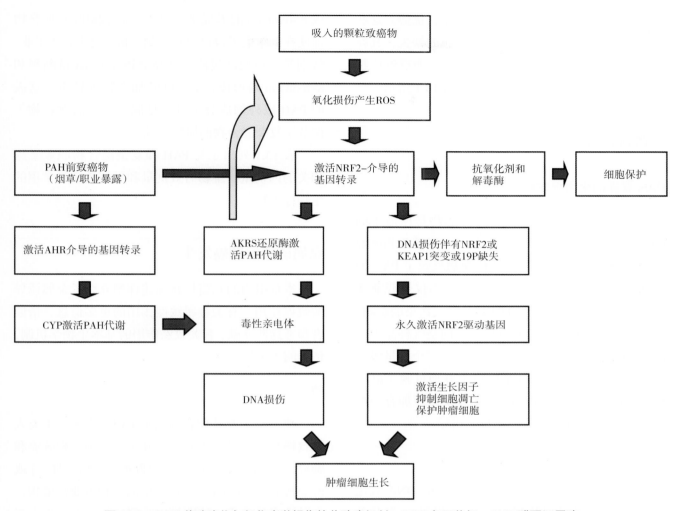

图 13.1 PAH 前致癌物与氧化应激损伤的共致癌机制。PAH 多环芳烃，AKR 醛酮还原酶

NRF2 在癌症促进中的作用

作为细胞抗氧化反应的激活剂，NRF2 的细胞保护作用早已广为人知。最近有研究表明，NRF2 的持续激活可能并非对所有的癌变阶段都有益[29]。在人肺癌细胞中，NRF2 调节控制功能的缺失可能起源于几种畸变，如 NRF2 基因或其阻遏物 KEAP1（Kelch 样 ECH 相关蛋白 1）的突变[30, 31]。KEAP1 被认为是一种肿瘤抑制因子，高甲基化或染色体 19p 区域的缺失而可能导致 KEAP1 沉默[32, 33]。这些导致 NRF2 持续激活的畸变，可能保护反应性亲电体和活性氧，或可能通过提供生长优势和允许癌细胞避免凋亡[18, 34]。NRF2 的持续激活会导致许多 NRF2 依赖基因的过表达，其中大多数是细胞保

护酶和抗氧化酶。NRF2 介导的基因表达上调似乎影响促进癌细胞生长的生长因子，如成纤维细胞生长因子 13，TGF-α，TGF-β1 和 -β2，以及生长因子受体[34]。研究表明，NRF2 过表达可拮抗细胞凋亡[35-38]，并可调控抗凋亡的 Bcl-2 家族蛋白，NRF2 的持续激活会导致 Bcl-2 和 Bcl-xL 的过表达，使细胞凋亡减少，癌细胞的存活率增加[37, 38]。此外，NRF2 通常上调人类癌症中的一种抗氧化酶——过氧化物还原酶 1（PRX1）。PRX1 具有双重作用，可通过抑制凋亡信号调节激酶 1（ASK1）和诱导 ASK1 的凋亡来抵抗癌细胞的氧化应激[39]。

同时接触烟草和微粒致癌物会增强氧化应激和随之而来的细胞凋亡压力，这可能会导致关键基因的 DNA 损伤，使 NRF2 调控基因表达失控，细胞

凋亡受到抑制，从而使癌细胞具有生长优势。这些关键的畸变之一，是染色体 19p 区域的缺失，其在与石棉相关的肺癌中尤其常见[32, 40]。烟草致癌物与氧化应激共同致癌的假设机制如图 13.1 所示。

生物标志物

PAH 暴露的生物标志物

最常用的 PAH 暴露的生物标志物是尿液中的 PAH 代谢物，特别是 1- 羟基芘。1- 羟基芘和尿液中其他非致癌和致癌的 PAH 代谢物反映了 PAH 的总暴露量。尿中 PAH 代谢物的水平不仅受职业暴露的影响，还受饮食、吸烟和环境空气污染的影响。通常情况下，在铸造厂和石化工厂的空气样品中，PAH 的浓度要比环境中的浓度高出约三个数量级。同样，尿中 1- 羟基芘的浓度也很好地反映了群体水平中的暴露水平。PAH–DNA 或蛋白质加合物被认为是衡量 PAH 暴露有效剂量的指标。

DNA 氧化损伤的生物标志物

检测由 PAH 暴露和吸入微粒引起的 DNA 氧化损伤的最常用方法是检测 DNA 链断裂和 8- 羟基鸟嘌呤（8- 羟基脱氧鸟苷、8-oxoGuo、8-OH-G、8-OH-dG）的形成。鸟嘌呤与羟基自由基反应形成 DNA 氧化产物 8-OH-G[41]。这种致突变和致癌的 DNA 产物是氧化应激的良好生物标志物，可以在尿液或循环白细胞中测定[41]。尿液中的 8-OH-G 水平还受性别、年龄、体重指数和生活方式因素的影响（如吸烟、重体力劳动和饮食）[42, 43]。

在培养细胞或暴露个体的循环血液淋巴细胞中可以通过彗星试验研究 DNA 链断裂（碱性单细胞凝胶电泳试验）[44]。Tarantini 等[45] 研究了 DNA 链断裂和 DNA 加合物对纯化合物 B[a]P 和从城市周边工业基地和冶金厂收集的复杂混合物 B[a]P 遗传毒性的相对贡献。用纯 B[a]P 或含可溶性 PAH 的部分大气颗粒物处理 HepG2 培养的人肝细胞不会诱发 DNA 氧化损伤（通过彗星试验中 DNA 链断裂或 8-oxoGuo 的形成来测量），而 B[a]PDE 加合物即使在低浓度下也可以观察到。相比之下，从工业，特别是城市地区过滤的样品会诱发 DNA 链断裂和 8-oxoGuo 的形成，而 BPDE 加合物则较少，这表明 PAH 以外的成分（可能是混合物中的颗粒物）调节了复杂混合物的遗传毒性[45]。

表 13.1 列出了与 PAH 和复杂混合物职业暴露相关的内剂量、生物有效剂量和早期效应最常用的生物标志物。

金属诱导的肺癌发生

本章引用的几篇最新综述详细介绍了金属诱导的致癌作用。有关金属致癌作用的更多信息，请读者参考这些文献，有关致癌作用的基本生物学机制，请参阅本书第三章。

砷

砷（As）及其化合物已被 IARC 鉴定为 1 类人类致癌物，可导致皮肤癌、肝癌、肾癌、膀胱癌和肺癌[46]。在全球范围内，亚砷酸盐 [As（Ⅲ）] 或砷酸盐 [As（Ⅴ）] 是饮用水中的一种重要污染物，会导致多种癌症，特别是皮肤癌和膀胱癌。吸入三氧化二砷、三硫化二砷和砷酸钙等砷化合物等职业暴露会增加矿石冶炼工人、杀虫剂制造工人和羊浸工人患肺癌的风险[47]。

DNA 氧化损伤

无机砷可以在体内甲基化，在反复还原和氧化甲基化过程中形成单甲基砷酸（MMA）和二甲基砷酸（DMA），促进其从体内排泄。然而，甲基化砷对人体细胞的副作用比母体化合物更大。MMA 和 DMA 也是除草剂的化学成分。三价甲基化砷在生物学上具有高度反应性，可以与蛋白质和 DNA 等细胞靶点相互作用[47-50]。细胞内的代谢会产生多种活性氧和氮，包括超氧化物、单线态氧、过氧化氢、过氧自由基、一氧化氮、二甲基砷过氧自由基和二甲基砷自由基[41, 51]。这些反应物产生的确切机制尚不清楚，有人提出中间砷产物的形成或 As（Ⅲ）氧化为 As（Ⅴ）[41、52]。As（Ⅲ）和 MMA（Ⅲ）已被证明通过自噬和 p62（一种在自噬中起关键作用的底物接头蛋白）介导的机制激活 NRF2[53]。8- 羟基 -2'脱氧鸟苷（8-OHdG）DNA 加合物是 DNA 氧化应激的生物标志物。在暴露于砷后的细胞、动物模型和砷诱导的人体皮肤损伤中，检测到 8-OHdG 加合物水平升高[51、52、54、55]。

基因毒性和 DNA 修复

砷在标准检测中不具有诱变性，但具有遗传毒性，可诱导染色体畸变、姐妹染色单体交换、非整倍体、微核形成和 DNA 蛋白交联[56-59]。通过碱性单细胞凝胶电泳（彗星）试验证明，As（Ⅲ）可诱导人类和啮齿动物的多种细胞中 DNA 链断裂[51、60-62]。ROS 的产生引起 As（Ⅲ）诱导的 DNA 链断裂，而断裂可能导致染色体重排。Wang 等[63]的研究表明，As（Ⅲ）诱导的 DNA 链断裂主要是由于切除修复过程中氧化 DNA 加合物和 DNA- 蛋白交联的切除。As 通过影响 DNA 连接酶的活性抑制 DNA 切除修复，这可能是由于 As 是一种磷酸盐类似物，会干扰磷酸化反应和磷酸盐转运[51、64-67]。现已证明，暴露于 As 可以抑制关键的 DNA 修复酶。Morales 等[68]在一个培养检测系统中证明，暴露于三氧化二砷会使双链断裂 DNA 修复向容易出错的非同源端连接转移，并抑制了同源重组。暴露于 As（Ⅲ）也与人类结直肠癌细胞中的错配修复缺陷和伴随的微卫星不稳定性有关[69]。

砷暴露与肺鳞状细胞癌组织学类型尤其相关[70、71]。Martinez 等[72]研究了 As 暴露的非吸烟者肺鳞状细胞癌的基因拷贝数变化，观察到最常发生染色体 1q21.1、7p22.3、9q12 和 19q13.31 丢失，而在 19q13.33 区域基因拷贝数增加。这些发现与 As 诱导的 DNA 链断裂和基因组不稳定相一致。Martinez 等[73]对一名重度砷暴露的非吸烟肺鳞状细胞癌患者进行了全基因组测序分析。他们发现在 3q26 处的拷贝数增加，而点突变的数量总体上较低，在肺鳞状细胞癌中很少检测到突变。

表观遗传机制

表观遗传机制，如甲基化、组蛋白修饰和微小核糖核酸参与了砷诱导的癌变。对大鼠肝细胞和人角质形成细胞进行 As 处理会导致 DNA 甲基转移酶的表达和活性降低，从而诱发 DNA 整体低甲基化[74-76]。As 处理或暴露也与肿瘤抑制基因启动子区域的高甲基化导致肿瘤抑制基因沉默有关，如人膀胱癌中的 RASSF1A 和 RPSS3[77]，小鼠肺癌中的 p16（INK4a）和 RASSF1A[78]，SV-40- 永生化人尿路上皮细胞和来自砷污染区的人尿路上皮（膀胱）癌中的 DEPK[79、80]，人肺腺癌 A549 细胞中的 TP53[81]，以及饮用水中砷暴露人群全血 DNA 中的 TP53 和 P16（INK4A）[82]。肿瘤抑制基因启动子区域的整体低甲基化和高甲基化在恶性肿瘤中较为常见。也有研究表明，As（Ⅲ）改变了人肺腺癌 A549 细胞[76、83]和饮用水中砷暴露者血液单核细胞[76、83、84]中的组蛋白 H3 整体甲基化水平。

微小核糖核酸（MicroRNAs）是一类小的非编码 RNA 分子家族，可负调控蛋白质编码基因的表达。非编码 RNA 的异常表达和随后的信号通路中断与 As 诱导的癌变有关[85、86]。As 暴露激活了多种信号转导通路，从而增强细胞增殖或减少抗增殖信号转导，抑制分化，并覆盖控制细胞分裂和凋亡的细胞周期检查点[86]。miR-200 家族中 microRNA 的下调和 miR-21（oncomiR-21）的上调参与了亚砷酸盐诱导的人支气管上皮细胞向恶性转化的过程[87、88]。

砷作为共致癌物

砷是一种强效的共致癌物，在细胞和动物模型中能够增强其他物质的致癌性，如紫外线和电离辐射、苯并 [a] 芘、N- 甲基 -N- 亚硝基脲、二环氧丁烷和甲基甲烷磺酸盐[65、66、89-95]。有流行病学证据表明，摄入 As 和吸烟对增加肺癌的发病风险有协同效应[96、97]。台湾省的一项研究表明，对肺鳞状细胞癌和小细胞癌有协同作用，但对肺腺癌没有协同作用[98]。同一组研究表明，As 通过激活小鼠肝脏中的 Cyp2a 来增加烟草特异性亚硝胺 4-（甲基亚硝胺基）-1-（3-吡啶基）-1 丁酮（NNK）的代谢，以及在人腺癌细胞系中通过 AH 受体增强 CYP1A1 的表达和活性（其机制涉及氧化应激），从而增加了另一种烟草致癌物苯并[a]芘的代谢[101, 102]。CYP 酶催化亚硝胺和 PAH 前致癌物（包括苯并[a]芘）代谢的初始步骤（第一阶段），这是形成 DNA 活性代谢物以及解毒的后续反应所必需的（图 13.1）。

铍

铍（Be）和含铍化合物被列为人类致癌物或可能致癌物，可导致肺癌[46, 103]。许多人类流行病学数据显示肺癌风险的增加与 20 世纪 50 年代之前的工厂参与从绿柱石矿石中提取氢氧化铍，矿石精炼，铍加工（包括氧化铍，纯铍金属，和铍铜合金的生产），以及含铍材料机械加工中发生的高水平暴露有关[103]。

目前尚无广泛的关于铍相关癌变机制的研究资料。Gordon 和 Bowser 回顾了铍的遗传毒性和致癌性的研究[104]。铍元素不同的化学形态对致突变性和致癌性有不同的影响，目前还没有关于与人类接触相关的铍形态（即可吸入大小的铍金属、合金或陶瓷颗粒）研究的数据[103, 104]。

哺乳动物检测系统证实了铍诱导突变、染色体畸变和细胞转化的证据，而细菌检测显示为阴性[104]。

在铍金属诱导的大鼠肺肿瘤中已检测到表观遗传学改变。Belinsky 等观察到在 80% 的铍诱导的大鼠肺肿瘤中，p16（INK4a）肿瘤抑制基因的启动子区存在高甲基化和转录缺失[105]。

镉

镉（Cd）被国际癌症研究署列为人类肺部致癌物[46]。镉暴露较为常见，工业中广泛使用该金属，如电镀、油漆和颜料、焊接和镍镉电池。人类活动也会将大量的 Cd 释放到环境中[106]。镉基量子点是一种新兴的暴露源，这是一种发光的纳米颗粒，在生物成像和生物诊断应用中作为荧光标记[107, 108]。此外，镉存在于地壳中，并被某些可食用植物选择性地吸收，如烟草植物，使烟草烟雾成为吸烟者接触镉的重要来源。器官中储存的 Cd 的含量取决于器官中 Cd 结合蛋白 - 金属硫蛋白的含量。Cd 在人体内的半衰期为 15 ~ 20 年；在肺组织中，戒烟后 Cd 被清除的半衰期为 9 年[106, 109]。

DNA 氧化损伤

Cd 的致癌性与多种机制有关[106, 110]。Cd 是一种弱基因毒性物质，其基因毒性（即染色体畸变、姐妹染色单体交换、DNA 链断裂和 DNA- 蛋白质交联）主要是由氧自由基损伤介导的[106, 111-113]。尽管 Cd 在 Fenton 反应中没有发挥催化剂的作用，但它能在体外和体内诱导 ROS 的生成，包括超氧阴离子、过氧化氢、羟基自由基和脂质自由基[110]。有人提出 Cd 可以取代细胞质和膜蛋白中的铁和铜，从而增加游离或螯合铜和铁的数量，进而通过 Fenton 反应诱发氧化应激[41, 114]。暴露于 Cd 后，一些对氧化应激反应敏感的转录因子和通路被激活，包括转录因子 AP-1、NF-κB 和 NRF2，以及丝裂原活化蛋白激酶（MAPKs）信号转导通路[110]。MAPKs 在程序性细胞死亡（凋亡）中起着重要的作用，可清除 DNA 氧化损伤的细胞。

最近的研究报告强调了 NRF2/p62 通路在金属诱导的癌变中的意义。

p62 是泛素结合支架蛋白，在细胞自噬和氧化应激信号转导过程中起着关键作用[116]。研究表明，Cd 通过产生 ROS 诱导人支气管上皮细胞恶性转化，而 Cd 转化的细胞表现出自噬功能障碍，导致 p62 过表达和积累[117, 118]。p62 与 NRF2 的阻遏蛋白 KEAP1 的 NFR2 结合位点相互作用，导致 NRF2 的组成型激活，从而导致抗氧化和抗凋亡蛋白的高表达，细胞凋亡抵抗以及癌细胞存活率和增殖率增加[117]。

DNA 修复

Cd 抑制 DNA 氧化损伤修复的潜力已在多项体

外和体内研究中得到证实，并被认为是 Cd 诱发癌变的主要机制[106, 119, 120]。据报道，Cd 抑制的修复机制包括核苷酸切除修复、非同源末端连接、碱基切除修复和错配修复（Morales 等[68]及其参考文献）。Cd 对 DNA 损伤修复的抑制被认为是由于其对参与氧化损伤修复的酶的影响，因为 Cd 可以取代锌指蛋白中的锌，导致该酶的修复能力缺陷[106, 121]。Morales 等[68]在细胞培养实验系统中证明，低剂量的镍和 Cd 促进诱变作为 DNA 双链断裂主要修复途径的非等位基因重组。Cd 也被证明会增加微卫星的不稳定性，同时增加 ROS 的产生，并降低错配修复蛋白的水平[69]。

表观遗传机制

表观遗传机制在 Cd 致癌过程中的作用尚不确定[74]。在人前列腺细胞和另一项使用大鼠肝细胞的研究中，Cd 最初诱导整体 DNA 低甲基化，随后在长期暴露后出现高甲基化[122, 123]。在人前列腺细胞中，观察到启动子高甲基化以及 RASSF1A 和 p16 肿瘤抑制基因的表达降低[122]。据推测，整体 DNA 低甲基化与 Cd 诱导的细胞增殖有关[74, 124]。Cd 对组蛋白尾部翻译后修饰的潜在影响尚不清楚[74]。

铬

铬Ⅵ[六价铬，Cr（Ⅵ）]化合物已被鉴定为人类肺部致癌物[46]。Cr（Ⅵ）广泛应用于各种行业，如油漆、金属涂料、不锈钢制造、合金、焊接和木材处理。与其他氧化态的 Cr 相比，Cr（Ⅵ）更容易通过阴离子转运系统运输到细胞中，随后被一些还原剂（如谷胱甘肽、NADPH 依赖性谷胱甘肽还原酶、抗坏血酸、半胱氨酸、硫辛酸、过氧化氢、果糖和核糖）还原到较低的氧化态[125, 126]。既往认为 Cr（Ⅲ）不能穿过细胞膜，但最近有学者提出，在细胞外间隙还原而产生的某些 Cr（Ⅴ）和 Cr（Ⅲ）具有通过细胞膜的高通透性[41, 127, 128]。不溶性 Cr 化合物可以通过吞噬作用进入细胞在造成 DNA 损伤。颗粒或水不溶性 Cr（Ⅵ）化合物比可溶性物质更强，可能是由于在肺中可溶性 Cr（Ⅵ）的清除速

度快，而可溶性较差的颗粒可能成为致癌 Cr 的持续来源[129, 130]。

DNA 氧化损伤和基因毒性

细胞内 Cr（Ⅵ）的还原是反应性中间体以及 Cr–DNA 加合物广泛形成和随后 DNA 损伤的主要来源[41, 86, 126]。Cr（Ⅴ）形成时，可以与过氧化氢发生类似 Fenton 反应，生成羟基自由基。其他反应可以产生巯基和超氧自由基[41, 126]。除了自由基诱导的 DNA 损伤外，Cr–DNA 加合物的形成，尤其是 Cr（Ⅲ）介导的谷胱甘肽、半胱氨酸、组氨酸和抗坏血酸的 DNA 交联，也是 Cr（Ⅵ）致突变性和基因毒性的原因[41, 131]。其他 Cr 诱导的结构性基因病变包括 DNA 链断裂、DNA– 蛋白质交联、碱基氧化、脱碱基位点和 DNA 链间和链内交联[126, 132]。Wakeman 等[133, 134]研究表明，暴露于 Cr（Ⅵ）还原为 Cr（Ⅲ）过程中产生的不稳定中间体 Cr（Ⅴ）和 Cr（Ⅳ），可以诱导高基因毒性的 DNA 双链断裂。而 Cr（Ⅵ）不能直接与 DNA 发生作用，并且接触 Cr（Ⅴ）会导致细胞周期检查点的启动，暴露于 Cr（Ⅳ）未能激活最佳 DNA 损伤反应，并导致高频率的突变，这支持了 Cr（Ⅳ）作为最终诱变物种的作用[134]。该研究小组还发现，应对 Cr 暴露，G2/M 细胞周期检查点的激活需要错配修复蛋白 MLH1。

DNA 修复

Cr 引起的 DNA 损伤可导致 DNA 复制和转录功能失调，并通过失调的修复机制（特别是错配修复的丢失）增加基因组的不稳定性。微卫星不稳定性（MSI）反映了功能性错配修复机制的丧失。日本的一个研究小组比较了在铬酸盐暴露者和非暴露者肺癌中存在的复制错误表型。

他们观察到，在铬酸盐暴露工人的肺癌中，MSI 和 DNA 错配修复蛋白 MLH1 和 MLH2 的抑制显著增加[135, 136]。这些发现与 Rodrigues 等[137]的肺细胞实验相矛盾，他们观察到非整倍体表型，但在由六价 Cr 恶性转化的人支气管上皮细胞中，没

有发现 MSI 或错配修复蛋白的表达减少。这些差异表明，复制错误表型可能不是导致铬酸盐暴露工人癌症发展的初始事件。

在早期对铬酸盐暴露的肺癌患者进行的研究中，RAS 致癌基因和 TP53 抑癌基因的突变并不多见[138, 139]。而 TP53 突变是 AT 碱基对的双错义突变[139]。

表观遗传机制

在实验环境和体内，铬酸盐通过表观遗传机制诱导肿瘤抑制因子和其他关键基因的表达改变。关于六价铬和多环芳香烃前致癌物苯并 [a] 芘共致癌的机制，已经发表了一些有趣的数据。在小鼠肝癌细胞中，铬酸钾处理会抑制苯并 [a] 芘代谢酶 Cyp1a1 的表达，阻断解毒途径，从而增加苯并 [a] 芘 – 二醇 – 环氧化物 –DNA 加合物的形成[115]。研究表明，Cr 会将组蛋白去乙酰化酶 1– 甲基转移酶复合物与 Cyp1a1 启动子交联，从而抑制基因转录。该研究小组先前证实了大约 50 个其他苯并 [a] 芘诱导基因被 Cr 以类似的方式抑制，包括受体相关激酶、转录因子以及与细胞周期调节、分化和凋亡相关的基因[140]。在人肺腺癌细胞系中，铬酸钾诱导了各种组蛋白尾部修饰的整体变化，包括 DNA 错配修复基因 MLH1 启动子中 H3K9 二甲基化的增加，以及其表达的降低[141]。此外，据报道在职业接触铬酸盐超过 15 年的肺癌患者中，一些肿瘤抑制基因，特别是 MLH1、APC 和 P16 基因的启动子区域发生了高甲基化[142, 143]。

Cr 还被证明通过诱导应激反应蛋白 NUPR1（核蛋白 1 或 p8）来发挥其细胞转化能力。NUPR1 通过与分子伙伴相互作用，调节细胞周期、凋亡、自噬、染色质可及性和转录等关键的细胞功能[144]。暴露于 Cr（Ⅵ）会诱导 NUPR1 过表达，从而降低组蛋白 H4K16 乙酰化水平，导致多个基因组位点的转录下调，从而促进恶性转化[145]。

最近的文献强调了 microRNAs 在 Cr（Ⅵ）诱导的恶性转化中的作用。He 等[146]发现 miR-143 在 Cr（Ⅵ）诱导转化的人支气管上皮细胞中表达下调。Pratheeshkumar 等[147]研究表明，暴露于 Cr（Ⅵ）增加了人支气管上皮细胞中（onco）miR-21 水平，从而抑制了肿瘤抑制因子程序性细胞死亡 4（PDCD4），而且敲除 miR-21 显著降低了 Cr（Ⅵ）诱导的细胞转化。

镍

所有镍 [Ni（Ⅱ）] 化合物被归类为 1 类人类致癌物，可导致鼻癌和肺癌，而金属 Ni 则可能对人类致癌（2B 类）[46]。Ni 是地壳中一种丰富的元素。它在冶金工业中用于不锈钢和合金的生产、电镀、不锈钢焊接、镍镉电池以及纳米颗粒的生产[148]。环境中的镍污染源于汽车和发电厂的化石燃料燃烧、工业源、废物焚烧炉、Ni 化合物的处理和火山喷发。Ni 还沉积在土壤和植物中，这增加了通过食物、饮用水和吸烟产生的接触机会。

吸入是工业中工人接触致癌镍化合物的主要接触途径。虽然可溶性和难溶性的 Ni 化合物都被认为是致癌物，但水不溶性化合物通过吞噬作用进入细胞，很容易溶解在细胞溶酶体中，并在细胞内产生高浓度的 Ni^{2+} 阳离子，因此表现出更高的细胞毒性和基因毒性[149]。潜在的致癌物包括亚硫化镍和镍氧化物的不溶性粉尘、羰基镍蒸气，以及硫酸镍、硝酸镍或氯化镍的可溶性气溶胶[150]。

基因毒性

虽然 Ni 化合物在传统的突变试验中不具有诱变性，但它们可以诱导人类和啮齿动物细胞发生恶性转化[149, 151 –155]。可溶性和不溶性 Ni 化合物会诱发遗传异常，尤其是在异染色质中。在体外哺乳动物或人类细胞中观察到基因畸变，如 DNA 链断裂、DNA– 蛋白质交联、缺失 / 插入和单基因突变、姐妹染色单体交换、微核和微卫星突变[156]。

与 Cd 和 Cr 相比，Ni 是一种较弱的氧化应激诱导剂[157, 158]。然而，镍与含氧衍生物的反应可以通过与某些含组氨酸和半胱氨酸的配体螯合来调节，Ni（Ⅱ）– 巯基配合物和分子氧或脂质过氧化氢反应可能产生自由基[158]。在亚硫化镍和铁诱导的大鼠肾肉瘤中，*K-ras* 癌基因第 12 密码子中检测到 G→T 转换突变，这是典型的 DNA 氧化损伤[159]。几种 Ni 化合物已被证明在气管内灌注 Ni 化合物后，会增加培养细胞和大鼠肺中的 DNA 氧化损伤和 8-羟基脱氧鸟苷（8-OH-dG）加合物的形成[160]。此外，在镍冶炼工人的血细胞中检测到高水平的 8-OH-dG 加合物和 DNA 修复标志物 8- 羟基鸟嘌呤 DNA 糖苷酶 1[161]。Son 等研究表明，ROS 诱导的转录因子 NRF2 在 Ni 诱导转化的人支气管上皮细胞中呈组成型高表达[162]。NRF2 过表达通过 STAT3 信号通路增加自噬，并上调抗氧化和抗凋亡蛋白的表达，促进细胞凋亡抵抗和肿瘤发生[162]。

表观遗传机制

在镍诱导的致癌过程中，表观遗传机制被认为比基因突变更重要（另见第 3 章）。镍与异染色质结合，改变异染色质结构，导致染色质凝结，抑制组蛋白 H4 乙酰化和 DNA 从头甲基化[74, 149, 163, 164]。Ni^{2+} 能够取代 DNA 磷酸骨架中的 Mg^{2+} 并提高染色质凝聚水平和随后的 DNA 甲基化和异染色质化水平[165]。组蛋白乙酰化是转录激活所必需的。Ni 通过与组蛋白 H4 的 N 端组氨酸 -18 结合并影响组蛋白乙酰转移酶（HAT）的活性来限制组蛋白 H4 的乙酰化[166-168]。当转基因整合到异染色质区域附近时，Ni 还增加了组蛋白 H3K9 的二甲基化（$H3K9me^2$）[169]。Jose 等[170] 研究表明，Ni 可以在全基因组范围内破坏 $H3K9me^2$ 结构域，导致 $H3K9me^2$ 扩散进入活性基因组区域，造成基因沉默。该小组提出了一种在 $H3K9me^2$ 结构域边界抑制绝缘体蛋白 CCCTC 结合因子的机制。Chen 等[99, 100] 研究表明，Ni 通过取代其催化中心的非血红素铁来抑制双加氧酶的活化，如组蛋白去甲基化酶 MJD1A 和 DNA 修复酶 ABH2。组蛋白乙酰化和 DNA 从头甲基化沉默基因的缺失，以及关键基因（如肿瘤抑制基因）的沉默，会导致癌变。

肿瘤抑制基因 *p16* 的启动子在硫化镍诱导的野生型小鼠和肿瘤抑制基因 p53 杂合子小鼠的恶性纤维组织细胞瘤中不断发生高甲基化[171]。

此外，在亚硫化镍诱导的大鼠肌肉软组织肿瘤的 *RARβ2*、*RASSF1A* 和 *CDKN2A* 基因的增强子区域也观察到甲基化[172]。对炼镍厂工人、钢铁工人和镍冶炼工人的外周血单核细胞中的组蛋白修饰进行的研究发现，在这些工人群体中，组蛋白 H3 甲基化和乙酰化与未接触组相比发生了变化，其中一些变化与工作时间长短相关[173-175]。

缺氧信号传导

缺氧信号通路的激活是 Ni 诱导的癌变过程中另一个重要改变。用 Affymetrix 芯片对野生型或缺氧诱导因子 -1（HIF-1）敲除的小鼠胚胎细胞进行基因表达谱分析，发现经 $NiCl_2$ 处理后，114 个基因表达上调，66 个基因表达下调，其具有缺氧信号通路激活的特征[176]。HIF-1 转录因子是由 HIF-1α 和 HIF-1β（ARNT）两个亚基组成的二聚体，在细胞内低氧张力时形成，与转录共激活因子一起调控 HIF 依赖基因的转录激活。HIF-1α 作为一种氧传感器，在缺氧或 Ni 的存在下，它能避免泛素化和蛋白体降解，并在细胞中积累[86]。缺氧信号通路被认为是镍暴露通过破坏细胞铁稳态而诱导的途径之一[177, 178]。在缺氧的肿瘤和基质细胞中，HIF-1 可转录生长和生存因子，如 VEGF、FGF、PAI-I、肾上腺髓质素和 NOS，从而诱导内皮细胞增殖、迁移、侵袭和血管生成[149]。

DNA 修复

Ni 化合物会损害核苷酸和碱基切除修复途径，其中部分是由于 DNA 修复蛋白中锌指的损伤[179]。Morales 等[68] 在培养检测系统中研究了 Ni 暴露如何改变 DNA 双链断裂修复结果，发现 $NiCl_2$ 通过非等位基因重组事件进行修复，并在修复位点的非模板序列插入显著增加。Scanlon 等[180] 研究表明，Ni 暴露以剂量依赖性方式下调人支气管上皮细胞和肺腺癌细胞中的 DNA 修复蛋白，该蛋白参与同源依赖性 DNA 双链断裂修复（HDR）和错配修复（MMR）。有趣的是，这些 DNA 修复的功能变化与缺氧应激诱导的功能变化相似。

Ni 化合物通过多种不同的机制诱导致癌，包括遗传和表观遗传改变，影响信号转导途径，特别是缺氧信号传导，并抑制 DNA 修复。有证据表明，Ni 通过破坏铁稳态和抑制铁依赖酶的功能来干扰细胞代谢。

电离辐射致癌机制

电离辐射诱导的 DNA 损伤在第 3 章中有更详细的描述，如图 3.1 所示。通过开采和加工核能和武器的矿石，吸入含铀粒子和氡衰变产物［包括高线性能量转移（LET）α 粒子］，会增加肺癌风险[181]。铀是一种放射性重金属，其放射性可归因于 ^{222}Rn 和 ^{220}Rn 同位素及其衰变产物。对矿工的研究由于矿井中颗粒物和非颗粒物（包括砷、二氧化硅和柴油废气）的复杂暴露而变得复杂[182, 183]。

电离辐射（IR）产生的活性氧和活性氮是导致氧化应激和炎症反应的原因。炎症反应和氧化损伤具有 IR 剂量依赖性。体外 α 射线辐照诱导的主要事件是整个基因部分或完全的大片段缺失以及邻近染色体区域杂合性缺失[182, 184]。包括氡、钚和钍造影剂在内的高 LET α- 发射体可引起双链断裂和簇状损伤，比低 LET X- 射线和 γ 射线产生的单链断裂和去嘌呤、氧化或脱氨基碱基更难修复[185-189]。高 LET α- 发射体还通过使 DNA 错配修复失活进而诱导基因组不稳定[190, 191]。由 IR 产生的大多数 DNA 损伤是通过碱基切除修复来修复的，而核苷酸切除修复、双链断裂修复和错配修复的作用较小[192]。双链断裂的错误重新连接会导致基因组不稳定。

在正常细胞中，IR 通过 DNA 损伤反应增加肿瘤抑制基因 P16（INK4A）和 TP53 的表达，从而诱导细胞凋亡或细胞衰老。一项早期的研究报道了在铀矿工人肺癌中，TP53 密码子 249AGGarg → ATGmet 突变占优势，而后续的研究未能发现任何与氡暴露相关的突变热点[193, 194]。有证据表明，表观遗传改变与 IR 暴露及其早期生物学效应有关。中国铀矿工人的氡气累积暴露量与痰液中 P16（INK4A）肿瘤抑制基因和 O^6- 甲基鸟嘌呤 -DNA 甲基转移酶（MGMT）DNA 修复基因启动子区高甲基化呈正相关[195]。在新墨西哥州的另一组铀矿工人中，与单独暴露于烟草烟雾相比，暴露于氡气并没有增加痰中这些基因的异常甲基化[196]。Belinsky 等[197] 的研究表明，接触 ^{239}Pu（钚）的工人肺腺癌中 P16（INK4A）启动子甲基化的发生率高于未接触的对照组。

结论

许多存在于燃烧产物和烟草烟雾中的致癌化学物质，如多环芳烃，作为前致癌物进入细胞后需要细胞色素 P450（CYP）酶的激活，进而与 DNA 结合和形成 DNA 加合物。如果不进行修复，可能导致关键基因突变和癌症诱发。诱导氧自由基损伤被认为是粒子和金属致癌的主要机制。在工作场所的空气中，许多致癌物以复杂混合物的形式存在，其中化学致癌物与可吸入大小的金属和矿物颗粒结合。在肺细胞中，复杂混合物的成分通过相互混杂的途径诱导氧化应激和化学前致癌物的激活，增强了由颗粒或化学致癌物、致癌金属单独诱导氧化应激介导的 DNA 损伤。最近的研究表明，在参与 DNA 修复、组蛋白甲基化和缺氧信号传导的关键酶中，致癌金属可能取代金属离子，如铁和锌。在环境致癌过程中，表观遗传致癌机制发挥了更大的作用。

参考文献

[1] Anderson DS, Patchin ES, Silva RM, et al. Influence of particle size on persistence and clearance of aerosolized silver nanoparticles in the rat lung. Toxicol Sci. 2015; 144(2): 366-81.

[2] Hansen AM, Mathiesen L, Pedersen M, Knudsen LE. Urinary 1-hydroxypyrene(1-HP)in environmental and occupational studies—a review. Int J Hyg Environ Health. 2008;211(5-6):471-503.

[3] Georgiadis P, Stoikidou M, Topinka J, et al. Personal exposures to PM(2.5)and polycyclic aromatic hydrocarbons

and their relationship to environmental tobacco smoke at two locations in Greece. J Expo Anal Environ Epidemiol. 2001;11(3):169–83.

[4] Knecht U, Elliehausen HJ, Woitowitz HJ. Gaseous and adsorbed PAH in an iron foundry. Br J Ind Med. 1986;43(12):834–8.

[5] Liu HH, Yang HH, Chou CD, Lin MH, Chen HL. Risk assessment of gaseous/particulate phase PAH exposure in foundry industry. J Hazard Mater. 2010;181(1–3):105– 11.

[6] Luceri F, Pieraccini G, Moneti G, Dolara P. Primary aromatic amines from side–stream cigarette smoke are common contaminants of indoor air. Toxicol Ind Health. 1993;9(3):405– 13.

[7] Pleil JD, Vette AF, Rappaport SM. Assaying particle– bound polycyclic aromatic hydrocarbons from archived PM2.5 filters. J Chromatogr. 2004;1033(1):9– 17.

[8] Penning TM. Human aldo–keto reductases and the metabolic activation of polycyclic aromatic hydrocarbons. Chem Res Toxicol. 2014;27(11):1901– 17.

[9] Grimmer G, Naujack KW, Dettbarn G. Gaschromatographic determination of polycyclic aromatic hydrocarbons, aza–arenes, aromatic amines in the particle and vapor phase of mainstream and sidestream smoke of cigarettes. Toxicol Lett. 1987;35(1):117–24.

[10] Guerin M, Jenkins RA, Tomkins BA. Mainstream and sidestream cigarette smoke In: Eisenberg M, editor. The chemistry of environmental tobacco smoke: composition and measurement. Chelsea, MI: Lewis; 1992.

[11] IARC. Tobacco smoke and involuntary smoking. IARC monographs on the evaluation of carcinogenic risks to human. IARC: Lyon; 2004.

[12] Lodovici M, Akpan V, Evangelisti C, Dolara P. Sidestream tobacco smoke as the main predictor of exposure to polycyclic aromatic hydrocarbons. J Appl Toxicol. 2004;24(4):277–81.

[13] Lee HL, Hsieh DP, Li LA. Polycyclic aromatic hydrocarbons in cigarette sidestream smoke particulates from a Taiwanese brand and their carcinogenic relevance. Chemosphere. 2011;82(3):477–82.

[14] Zainol Abidin N, Zainal Abidin E, Zulkifli A, Karuppiah K, Ismail SNS, Nordin ASA. Electronic cigarettes and indoor air quality: a review of studies using human volunteers. Rev Environ Health. 2017;32(3):235–44.

[15] Bock KW, Köhle C. The mammalian aryl hydrocarbon(ah) receptor: from mediator of dioxin toxicity toward physiological functions in skin and liver. Biol Chem. 2009;390(12):1225–35.

[16] Fujii–Kuriyama Y, Kawajiri K. Molecular mechanisms of the physiological functions of the aryl hydrocarbon(dioxin) receptor, a multifunctional regulator that senses and responds to environmental stimuli. Proc Jpn Acad Ser B Phys Biol Sci. 2010;86(1):40–53.

[17] Shimada T. Xenobiotic–metabolizing enzymes involved in activation and detoxification of carcinogenic polycyclic aromatic hydrocarbons. Drug Metab Pharmacokinet. 2006;21(4):257–76.

[18] Anttila S, Raunio H, Hakkola J. Cytochrome p450– mediated pulmonary metabolism of carcinogens: regulation and crosstalk in lung carcinogenesis. Am J Respir Cell Mol Biol. 2011;44(5):583–90.

[19] Jiang H, Shen YM, Quinn AM, Penning TM. Competing roles of cytochrome P450 1A1/1B1and aldo-keto reductase 1A1 in the metabolic activation of(+/−)-7, 8-dihydroxy-7, 8-dihydro-benzo[a] pyrene in human bronchoalveolar cell extracts. Chem Res Toxicol. 2005;18(2):365–74.

[20] Melendez-Colon VJ, Luch A, Seidel A, Baird WM. Comparison of cytochrome P450- and peroxidase- dependent metabolic acti- vation of the potent carcinogen dibenzo[a, l]pyrene in human cell lines: formation of stable DNA adducts and absence of a detect- able increase in apurinic sites. Cancer Res. 1999;59(7):1412–6.

[21] Palackal NT, Burczynski ME, Harvey RG, Penning TM. The ubiquitous aldehyde reductase (AKR1A1)oxidizes proximate carcinogen trans–dihydrodiols to o–quinones: potential role in polycyclic aromatic hydrocarbon activation. Biochemistry. 2001;40(36):10901– 10.

[22] Denissenko MF, Pao A, Tang M, Pfeifer GP. Preferential formation of benzo[a]pyrene adducts at lung cancer mutational hotspots in P53. Science. 1996;274(5286):430– 2.

[23] Hussain SP, Amstad P, Raja K, et al. Mutability of p53 hotspot codons to benzo(a)pyrene diol epoxide(BPDE)and the frequency of p53mutations in nontumorous human lung. Cancer Res. 2001;61(17):6350–5.

[24] Yoon JH, Smith LE, Feng Z, Tang M, Lee CS, Pfeifer GP. Methylated CpG dinucleotides are the preferential targets for G-to-T transversion mutations induced by benzo[a]pyrene diol epoxide in mammalian cells: similarities with the p53 mutation spectrum in smoking–associated lung cancers. Cancer Res. 2001; 61(19):7110–7.

[25] Köhle C, Bock KW. Coordinate regulation of phase I and II xenobiotic metabolisms by the ah receptor and Nrf2. Biochem Pharmacol. 2007;73(12):1853–62.

[26] Yeager RL, Reisman SA, Aleksunes LM, Klaassen CD. Introducing the "TCDD–inducible AhR– Nrf2gene battery". Toxicol Sci. 2009;111(2):238–46.

[27] Itoh K, Chiba T, Takahashi S, et al. An Nrf2/small Maf

heterodimer mediates the induction of phase II detoxifying enzyme genes through antioxidant response elements. Biochem Biophys Res Commun. 1997;236(2):313–22.

[28] Jaiswal AK. Regulation of genes encoding NAD(P) H:quinone oxidoreductases. Free Radic Biol Med. 2000;29(3–4):254–62.

[29] Menegon S, Columbano A, Giordano S. The dual roles of NRF2 in cancer. Trends Mol Med. 2016;22(7):578–93.

[30] Shibata T, Ohta T, Tong KI, et al. Cancer related mutations in NRF2 impair its recognition by Keap1– Cul3E3 ligase and promote malignancy. Proc Natl Acad Sci U S A. 2008;105(36): 13568–73.

[31] Singh A, Misra V, Thimmulappa RK, et al. Dysfunctional KEAP1– NRF2 interaction in non–small– cell lung cancer. PLoS Med. 2006;3(10):e420.

[32] Ruosaari ST, Nymark PE, Aavikko MM, et al. Aberrations of chromosome 19in asbestos-associated lung cancer and in asbestos-induced micronuclei of bronchial epithelial cells in vitro. Carcinogenesis. 2008;29(5):913–7.

[33] Wang R, An J, Ji F, Jiao H, Sun H, Zhou D. Hypermethylation of the Keap1gene in human lung cancer cell lines and lung cancer tissues. Biochem Biophys Res Commun. 2008;373(1):151–4.

[34] Hayes JD, McMahon M. NRF2and KEAP1mutations: permanent activation of an adaptive response in cancer. Trends Biochem Sci. 2009;34(4):176–88.

[35] Kotlo KU, Yehiely F, Efimova E, et al. Nrf2is an inhibitor of the Fas pathway as identified by Achilles' Heel method, a new function-based approach to gene identification in human cells. Oncogene. 2003;22(6):797–806.

[36] Morito N, Yoh K, Itoh K, et al. Nrf2regulates the sensitivity of death receptor signals by affecting intracellular glutathione levels. Oncogene. 2003;22(58):9275–81.

[37] Niture SK, Jaiswal AK. Nrf2protein up-regulates antiapoptotic protein Bcl-2 and prevents cellular apoptosis. J Biol Chem. 2012;287(13):9873–86.

[38] Niture SK, Jaiswal AK. Nrf2-induced antiapoptotic Bcl-xL protein enhances cell survival and drug resistance. Free Radic Biol Med. 2013;57:119–31.

[39] Kim SY, Kim TJ, Lee KY. A novel function of peroxiredoxin 1(Prx-1)in apoptosis signal-regulating kinase 1(ASK1)-mediated signaling pathway. FEBS Lett. 2008;582(13):1913–8.

[40] Wikman H, Ruosaari S, Nymark P, et al. Gene expression and copy number profiling suggests the importance of allelic imbal- ance in 19p in asbestos-associated lung cancer. Oncogene. 2007;26(32):4730–7.

[41] Valko M, Rhodes CJ, Moncol J, Izakovic M, Mazur M.

Free radicals, metals and antioxidants in oxidative stress-induced cancer. Chem Biol Interact. 2006;160(1):1–40.

[42] Kasai H, Iwamoto-Tanaka N, Miyamoto T, et al. Life style and urinary 8-hydroxydeoxyguanosine, a marker of oxidative DNA dam- age: effects of exercise, working conditions, meat intake, body mass index, and smoking. Jpn J Cancer Res. 2001;92(1):9– 15.

[43] Tamae K, Kawai K, Yamasaki S, et al. Effect of age, smoking and other lifestyle factors on urinary 7-methylguanine and 8-hydroxydeoxyguanosine. Cancer Sci. 2009;100(4):715–21.

[44] Collins AR. The comet assay for DNA damage and repair: principles, applications, and limitations. Mol Biotechnol. 2004;26(3):249–61.

[45] Tarantini A, Maitre A, Lefebvre E, et al. Relative contribution of DNA strand breaks and DNA adducts to the genotoxicity of benzo[a]pyrene as a pure compound and in complex mixtures. Mutat Res. 2009;671(1–2):67–75.

[46] IARC. Arsenic, metals, fibres, and dusts. IARC monographs on the evaluation of carcinogenic risks to human. Lyon: IARC; 2012.

[47] Huang C, Ke Q, Costa M, Shi X. Molecular mechanisms of arsenic carcinogenesis. Mol Cell Biochem. 2004;255(1– 2):57–66.

[48] Cohen SM, Arnold LL, Eldan M, Lewis AS, Beck BD. Methylated arsenicals: the implications of metabolism and carcinogenicity studies in rodents to human risk assessment. Crit Rev Toxicol. 2006;36(2):99– 133.

[49] Kitchin KT. Recent advances in arsenic carcinogenesis: modes of action, animal model systems, and methylated arsenic metabolites. Toxicol Appl Pharmacol. 2001; 172(3):249–61.

[50] Styblo M, Del Razo LM, Vega L, et al. Comparative toxicity of trivalent and pentavalent inorganic and methylated arsenicals in rat and human cells. Arch Toxicol. 2000;74(6):289–99.

[51] Shi H, Shi X, Liu KJ. Oxidative mechanism of arsenic toxicity and carcinogenesis. Mol Cell Biochem. 2004;255(1–2):67–78.

[52] Yamanaka K, Takabayashi F, Mizoi M, An Y, Hasegawa A, Okada S. Oral exposure of dimethylarsinic acid, a main metabolite of inorganic arsenics, in mice leads to an increase in 8–Oxo–2'–deoxyguanosine level, specifically in the target organs for arsenic carcinogenesis. Biochem Biophys Res Commun. 2001;287(1):66–70.

[53] Lau A, Whitman SA, Jaramillo MC, Zhang DD. Arsenic–mediated activation of the Nrf2–Keap1antioxidant pathway. J Biochem Mol Toxicol. 2013;27(2):99– 105.

[54] Matsui M, Nishigori C, Toyokuni S, et al. The role of

oxidative DNA damage in human arsenic carcinogenesis: detection of 8-hydroxy-2′-deoxyguanosine in arsenic-related Bowen's disease. J Invest Dermatol. 1999;113(1):26–31.

[55] Wanibuchi H, Hori T, Meenakshi V, et al. Promotion of rat hepatocarcinogenesis by dimethylarsinic acid: association with elevated ornithine decarboxylase activity and formation of 8-hydroxydeoxyguanosine in the liver. Jpn J Cancer Res. 1997;88(12):1149–54.

[56] Barrett JC, Lamb PW, Wang TC, Lee TC. Mechanisms of arsenic- induced cell transformation. Biol Trace Elem Res. 1989;21:421–9.

[57] Dong JT, Luo XM. Arsenic-induced DNA-strand breaks associated with DNA-protein crosslinks in human fetal lung fibroblasts. Mutat Res. 1993;302(2):97– 102.

[58] Hei TK, Liu SX, Waldren C. Mutagenicity of arsenic in mammalian cells: role of reactive oxygen species. Proc Natl Acad Sci U S A. 1998;95(14):8103–7.

[59] Nakamuro K, Sayato Y. Comparative studies of chromosomal aberration induced by trivalent and pentavalent arsenic. Mutat Res. 1981;88(1):73–80.

[60] Hartmann A, Speit G. Comparative investigations of the genotoxic effects of metals in the single cells gel(SCG) assay and the sister chromatid exchange(SCE)test. Environ Mol Mutagen. 1994;23(4):299–305.

[61] Lee-Chen SF, Gurr JR, Lin IB, Jan KY. Arsenite enhances DNA double-strand breaks and cell killing of methyl methanesulfonate treated cells by inhibiting the excision of alkali-labile sites. Mutat Res. 1993;294(1):21– 8.

[62] Mouron SA, Golijow CD, Dulout FN. DNA damage by cadmium and arsenic salts assessed by the single cell gel electrophoresis assay. Mutat Res. 2001;498(1–2):47–55.

[63] Wang TS, Hsu TY, Chung CH, Wang AS, Bau DT, Jan KY. Arsenite induces oxidative DNA adducts and DNA-protein cross-links in mammalian cells. Free Radic Biol Med. 2001;31(3):321–30.

[64] Hu Y, Su L, Snow ET. Arsenic toxicity is enzyme specific and its affects on ligation are not caused by the direct inhibition of DNA repair enzymes. Mutat Res. 1998;408(3):203– 18.

[65] Li JH, Rossman TG. Inhibition of DNA ligase activity by arsenite: a possible mechanism of its comutagenesis. Mol Toxicol. 1989a;2:1):1–9.

[66] Li JH, Rossman TG. Mechanism of comutagenesis of sodium arsenite with n-methyl-n-nitrosourea. Biol Trace Elem Res. 1989b;21:373–81.

[67] Lynn S, Lai HT, Gurr JR, Jan KY. Arsenite retards DNA break rejoining by inhibiting DNA ligation.

Mutagenesis. 1997;12(5):353–8.

[68] Morales ME, Derbes RS, Ade CM, Ortego JC, Stark J, Deininger PL, Roy-Engel AM. Heavy metal exposure influences double strand break DNA repair outcomes. PLoS One. 2016;11:e0151367. https://doi.org/10.1371/journal.pone.0151367.

[69] Wu C-L, Huang L-Y, Chang CL. Linking arsenite- and cadmium- generated oxidative stress to microsatellite instability in vitro and in vivo. Free Radic Biol Med. 2017;112:12–23.

[70] Guo HR, Wang NS, Hu H, Monson RR. Cell type specificity of lung cancer associated with arsenic ingestion. Cancer Epidemiol Biomarkers Prev. 2004;13(4):638–43.

[71] Taeger D, Johnen G, Wiethege T, et al. Major histopathological patterns of lung cancer related to arsenic exposure in German uranium miners. Int Arch Occup Environ Health. 2009;82(7):867–75.

[72] Martinez VD, Buys TP, Adonis M, et al. Arsenic-related DNA copy-number alterations in lung squamous cell carcinomas. Br J Cancer. 2010;103(8):1277–83.

[73] Martinez VD, Thu KL, Vucic EA, Hubaux R, Adonis M, Gil L, MacAulay C, Lam S, Lam WL. Whole-genome sequencing analysis identifies a distinctive mutational spectrum in an arsenic related lung tumor. J Thorac Oncol. 2013;8(11):1451–5.

[74] Arita A, Costa M. Epigenetics in metal carcinogenesis: nickel, arsenic, chromium and cadmium. Metallomics. 2009;1(3):222–8.

[75] Zhao CQ, Young MR, Diwan BA, Coogan TP, Waalkes MP. Association of arsenic-induced malignant transformation with DNA hypomethylation and aberrant gene expression. Proc Natl Acad Sci U S A. 1997;94(20):10907– 12.

[76] Zhou X, Sun H, Ellen TP, Chen H, Costa M. Arsenite alters global histone H3methylation. Carcinogenesis. 2008;29(9):1831–6.

[77] Marsit CJ, Karagas MR, Schned A, Kelsey KT. Carcinogen exposure and epigenetic silencing in bladder cancer. Ann N Y Acad Sci. 2006;1076:810–21.

[78] Cui X, Wakai T, Shirai Y, Hatakeyama K, Hirano S. Chronic oral exposure to inorganic arsenate interferes with methylation status of p16INK4a and RASSF1A and induces lung cancer in A/J mice. Toxicol Sci. 2006;91(2):372–81.

[79] Chai CY, Huang YC, Hung WC, Kang WY, Chen WT. Arsenic salt-induced DNA damage and expression of mutant p53and COX-2proteins in SV-40immortalized human uroepithelial cells. Mutagenesis. 2007;22(6):403–8.

[80] Chen WT, Hung WC, Kang WY, Huang YC, Chai CY. Urothelial carcinomas arising in arsenic-contaminated

areas are associated with hypermethylation of the gene promoter of the death- associated protein kinase. Histopathology. 2007;51(6):785–92.

[81] Mass MJ, Wang L. Arsenic alters cytosine methylation patterns of the promoter of the tumor suppressor gene p53 in human lung cells: a model for a mechanism of carcinogenesis. Mutat Res. 1997;386(3):263–77.

[82] Chanda S, Dasgupta UB, Guhamazumder D, et al. DNA hypermethylation of promoter of gene p53and p16 in arsenic-exposed people with and without malignancy. Toxicol Sci. 2006;89(2):431–7.

[83] Zhou X, Li Q, Arita A, Sun H, Costa M. Effects of nickel, chromate, and arsenite on histone 3lysine methylation. Toxicol Appl Pharmacol. 2009;236(1):78–84.

[84] Chervona Y, et al. Associations between arsenic exposure and global posttranslational histone modifications among adults in Bangladesh. Cancer Epidemiol Biomarkers Prev. 2012;21(12):2252–60.

[85] Sage AP, Minatel BC, Ng KW, Stewart GL, Dummer TJB, Lam WL, Martinez VD. Oncogenomic disruptions in arsenic-induced carcinogenesis. Oncotarget. 2017;8(15):25735–55.

[86] Salnikow K, Zhitkovich A. Genetic and epigenetic mechanisms in metal carcinogenesis and cocarcinogenesis: nickel, arsenic, and chromium. Chem Res Toxicol. 2008;21(1):28–44.

[87] Humphries B, Wang Z, Yang C. The role of microRNAs in metal- induced cell malignant transformation and tumorigenesis. Food Chem Toxicol. 2016;98.(Pt A:58–65.

[88] Pratheeshkumar P, Son Y-O, Divya SP, Wang L, Zhang Z, Shi X. Oncogenic transformation of human lung bronchial epithelial cells induced by arsenic involves ROS-dependent activation of STAT3-miR-21-PDCD4mechanism. Sci Rep. 2016b;6:37227. https://doi.org/10.1038/srep37227.

[89] Chiang HC, Tsou TC. Arsenite enhances the benzo[a] pyrene diol epoxide(BPDE)-induced mutagenesis with no marked effect on repair of BPDE-DNA adducts in human lung cells. Toxicol In Vitro. 2009;23(5):897–905.

[90] Lee TC, Huang RY, Jan KY. Sodium arsenite enhances the cytotoxicity, clastogenicity, and 6-thioguanine-resistant mutagenicity of ultraviolet light in Chinese hamster ovary cells. Mutat Res. 1985;148(1–2):83–9.

[91] Li JH, Rossman TG. Comutagenesis of sodium arsenite with ultraviolet radiation in Chinese hamster V79 cells. Biol Met. 1991;4(4):197–200.

[92] Rossman TG, Uddin AN, Burns FJ, Bosland MC. Arsenite cocarcinogenesis: an animal model derived from genetic toxicology studies. Environ Health Perspect. 2002;110(Suppl 5):749–52.

[93] Rossman TG, Uddin AN, Burns FJ. Evidence that arsenite acts as a cocarcinogen in skin cancer. Toxicol Appl Pharmacol. 2004;198(3):394–404.

[94] Tran HP, Prakash AS, Barnard R, Chiswell B, Ng JC. Arsenic inhibits the repair of DNA damage induced by benzo(a)pyrene. Toxicol Lett. 2002;133(1):59–67.

[95] Wiencke JK, Yager JW. Specificity of arsenite in potentiating cytogenetic damage induced by the DNA crosslinking agent diepoxybutane. Environ Mol Mutagen. 1992;19(3):195–200.

[96] Chen CL, Hsu LI, Chiou HY, et al. Ingested arsenic, cigarette smoking, and lung cancer risk: a follow-up study in arseniasis endemic areas in Taiwan. JAMA. 2004;292(24):2984–90.

[97] Ferreccio C, Gonzalez C, Milosavjlevic V, Marshall G, Sancha AM, Smith AH. Lung cancer and arsenic concentrations in drinking water in Chile. Epidimiology. 2000;11(6):673–9.

[98] Chen CL, Chiou HY, Hsu LI, Hsueh YM, Wu MM, Chen CJ. Ingested arsenic, characteristics of well water consumption and risk of different histological types of lung cancer in northeastern Taiwan. Environ Res. 2010a;110(5):455–62.

[99] Chen H, Giri NC, Zhang R, et al. Nickel ions inhibit histone demethylase JMJD1A and DNA repair enzyme ABH2 by replacing the ferrous iron in the catalytic centers. J Biol Chem. 2010b;285(10):7374–83.

[100] Chen H, Kluz T, Zhang R, Costa M. Hypoxia and nickel inhibit histone demethylase JMJD1A and repress Spry2 expression in human bronchial epithelial BEAS-2B cells. Carcinogenesis. 2010c;31(12):2136–44.

[101] Lee HL, Chang LW, Wu JP, et al. Enhancements of 4-(methylnitrosamino)-1-(3-pyridyl)-1-butanone(NNK)metabolism and carcinogenic risk via NNK/arsenic interaction. Toxicol Appl Pharmacol. 2008;227(1):108– 14.

[102] Wu JP, Chang LW, Yao HT, et al. Involvement of oxidative stress and activation of aryl hydrocarbon receptor in elevation of CYP1A1expression and activity in lung cells and tissues by arsenic: an in vitro and in vivo study. Toxicol Sci. 2009;107(2):385–93.

[103] Hollins DM, McKinley MA, Williams C, et al. Beryllium and lung cancer: a weight of evidence evaluation of the toxicological and epidemiological literature. Crit Rev Toxicol. 2009;39(Suppl 1):1–32.

[104] Gordon T, Bowser D. Beryllium: genotoxicity and carcinogenicity. Mutat Res. 2003;533(1–2):99– 105.

[105] Belinsky SA, Snow SS, Nikula KJ, Finch GL, Tellez CS, Palmisano WA. Aberrant CpG island methylation

of the p16(INK4a)and estrogen receptor genes in rat lung tumors induced by particulate carcinogens. Carcinogenesis. 2002;23(2):335–9.

[106] Joseph P. Mechanisms of cadmium carcinogenesis. Toxicol Appl Pharmacol. 2009;238(3):272–9.

[107] Kairdolf BA, Smith AM, Stokes TH, Wang AN, Young AN, Nie S. Semiconductor quantum dots for bioimaging and biodiagnostic applications. Annu Rev Anal Chem. 2013;6:143–62.

[108] Zheng W, Xu Y-M, Wu D-D, Yao Y, Liang Z-L, Tan HW, Lau ATY. Acute and chronic cadmium telluride quantum dots–exposed human bronchial epithelial cells: the effects of particle sizes on their cytotoxicity and carcinogenicity. Biochem Biophys Res Commun. 2018;495(1):899–903.

[109] Pääkkö P, Anttila S, Kokkonen P, Kalliomäki PL. Cadmium in lung tissue as marker for smoking. Lancet. 1988;1(8583):477.

[110] Liu J, Qu W, Kadiiska MB. Role of oxidative stress in cadmium toxicity and carcinogenesis. Toxicol Appl Pharmacol. 2009;238(3):209–14.

[111] Misra RR, Page JE, Smith GT, Waalkes MP, Dipple A. Effect of cadmium exposure on background and anti–5methylchrysene–1,2–dihydrodiol 3,4–epoxide–induced mutagenesis in the supF gene of pS189 in human Ad293 cells. Chem Res Toxicol. 1998a;11(3):211–6.

[112] Misra RR, Smith GT, Waalkes MP. Evaluation of the direct genotoxic potential of cadmium in four different rodent cell lines. Toxicology. 1998b;126(2):103–14.

[113] Ochi T, Ohsawa M. Participation of active oxygen species in the induction of chromosomal aberrations by cad– mium chloride in cultured Chinese hamster cells. Mutat Res. 1985;143(3):137–42.

[114] Price DJ, Joshi JG. Ferritin. Binding of beryllium and other divalent metal ions. J Biol Chem. 1983; 258(18): 10873–80.

[115] Schnekenburger M, Talaska G, Puga A. Chromium cross–links histone deacetylase 1–DNA methyltransferase 1complexes to chromatin, inhibiting histone–remodeling marks critical for transcriptional activation. Mol Cell Biol. 2007;27(20):7089–101.

[116] Nezis IP, Stenmark H. p62at the interface of autophagy, oxidative stress signaling, and cancer. Antioxid Redox Signal. 2012;17(5):786–93.

[117] Son YO, Pratheeshkumar P, Roy RV, Hitron JA, Wang L, Zhang Z, Shi X. Nrf2/p62 signaling in apoptosis resistance and its role in cadmium–induced carcinogenesis. J Biol Chem. 2014;289(41):28660–75.

[118] Son YO, Wang L, Poyil P, Budhara A, Hitron JA, Zhang Z, Lee JC, Shi X. Cadmium induces carcinogenesis in BEAS–2B cells through ROS–dependent activation of P13K/AKT/GSK–3β/β—— catenin signaling. Toxicol Appl Pharmacol. 2012;264(2):153–60.

[119] Giaginis C, Gatzidou E, Theocharis S. DNA repair systems as targets of cadmium toxicity. Toxicol Appl Pharmacol. 2006;213(3):282–90.

[120] Mikhailova MV, Littlefield NA, Hass BS, Poirier LA, Chou MW. Cadmium–induced 8–hydroxydeoxyguanosine formation, DNA strand breaks and antioxidant enzyme activities in lympho-blastoid cells. Cancer Lett. 1997;115(2):141–8.

[121] O'Connor TR, Graves RJ, de Murcia G, Castaing B, Laval J. Fpg protein of Escherichia coli is a zinc finger protein whose cysteine residues have a structural and/or functional role. J Biol Chem. 1993;268(12):9063–70.

[122] Benbrahim–Tallaa L, Waterland RA, Dill AL, Webber MM, Waalkes MP. Tumor suppressor gene inactivation during cadmium–induced malignant transformation of human prostate cells correlates with overexpression of de novo DNA methyltransferase. Environ Health Perspect. 2007;115(10):1454–9.

[123] Takiguchi M, Achanzar WE, Qu W, Li G, Waalkes MP. Effects of cadmium on DNA–(Cytosine–5) methyltransferase activity and DNA methylation status during cadmium–induced cellular transformation. Exp Cell Res. 2003;286(2):355–65.

[124] Huang D, Zhang Y, Qi Y, Chen C, Ji W. Global DNA hypomethylation, rather than reactive oxygen species(ROS), a potential facilitator of cadmium-stimulated K562cell proliferation. Toxicol Lett. 2008;179(1):43–7.

[125] Ding M, Shi X, Castranova V, Vallyathan V. Predisposing factors in occupational lung cancer: inorganic minerals and chromium. J Environ Pathol Toxicol Oncol. 2000;19(1–2):129–38.

[126] Nickens KP, Patierno SR, Ceryak S. Chromium genotoxicity: a double–edged sword. Chem Biol Interact. 2010;188(2):276–88.

[127] Liu K, Husler J, Ye J, et al. On the mechanism of Cr(VI)–induced carcinogenesis: dose dependence of uptake and cellular responses. Mol Cell Biochem. 2001;222(1–2):221–9.

[128] Liu KJ, Shi X. In vivo reduction of chromium(VI)and its related free radical generation. Mol Cell Biochem. 2001;222(1–2):41–7.

[129] Holmes AL, Wise SS, Sandwick SJ, Wise JP Sr. The clastogenic effects of chronic exposure to particulate

and soluble Cr(VI)in human lung cells. Mutat Res. 2006;610(1–2):8– 13.

[130] Wise JP Sr, Wise SS, Little JE. The cytotoxicity and genotoxicity of particulate and soluble hexavalent chromium in human lung cells. Mutat Res. 2002;517(1–2):221–9.

[131] Zhitkovich A. Importance of chromium–DNA adducts in mutagenicity and toxicity of chromium(VI). Chem Res Toxicol. 2005;18(1):3– 11.

[132] O'Brien TJ, Ceryak S, Patierno SR. Complexities of chromium carcinogenesis: role of cellular response, repair and recovery mechanisms. Mutat Res. 2003;533(1–2):3–36.

[133] Wakeman TP, Kim WJ, Callens S, Chiu A, Brown KD, Xu B. The ATM–SMC1 pathway is essential for activation of the chromium[VI]–induced S–phase checkpoint. Mutat Res. 2004;554(1–2):241–51.

[134] Wakeman TP, Yang A, Dalal NS, Boohaker RJ, Zeng Q, Ding Q, Xu B. DNA mismatch repair protein Mlh1is required for tetravalent chromium intermediate–induced DNA damage. Oncotarget. 2017;8(48):83975–85.

[135] Hirose T, Kondo K, Takahashi Y, et al. Frequent microsatellite instability in lung cancer from chromate-exposed workers. Mol Carcinog. 2002;33(3):172–80.

[136] Takahashi Y, Kondo K, Hirose T, et al. Microsatellite instability and protein expression of the DNA mismatch repair gene, hMLH1, of lung cancer in chromate-exposed workers. Mol Carcinog. 2005;42(3):150–8.

[137] Rodrigues CF, Urbano AM, Matoso E, et al. Human bronchial epithelial cells malignantly transformed by hexavalent chromium exhibit an aneuploid phenotype but no microsatellite instability. Mutat Res. 2009;670(1–2):42–52.

[138] Ewis AA, Kondo K, Lee J, et al. Occupational cancer genetics: infrequent ras oncogenes point mutations in lung cancer samples from chromate workers. Am J Ind Med. 2001;40(1):92–7.

[139] Kondo K, Hino N, Sasa M, et al. Mutations of the p53gene in human lung cancer from chromate-exposed workers. Biochem Biophys Res Commun. 1997;239(1):95– 100.

[140] Wei YD, Tepperman K, Huang MY, Sartor MA, Puga A. Chromium inhibits transcription from polycyclic aromatic hydrocarbon–inducible promoters by blocking the release of his– tone deacetylase and preventing the binding of p300to chroma– tin. J Biol Chem. 2004;279(6):4110–9.

[141] Sun H, Zhou X, Chen H, Li Q, Costa M. Modulation of histone methylation and MLH1gene silencing by hexavalent chromium. Toxicol Appl Pharmacol. 2009;237(3):258–66.

[142] Ali AH, Kondo K, Namura T, et al. Aberrant DNA methylation of some tumor suppressor genes in lung cancers from workers with chromate exposure. Mol Carcinog. 2011;50(2):89–99.

[143] Kondo K, Takahashi Y, Hirose Y, et al. The reduced expression and aberrant methylation of p16(INK4a) in chromate workers with lung cancer. Lung Cancer. 2006;53(3):295–302.

[144] Cano CE, Hamidi T, Sandi MJ, Iovanna JL. Nupr1: the Swiss– knife of cancer. J Cell Physiol. 2011;226(6):1439–43.

[145] Chen D, Kluz T, Fang L, Zhang X, Sun H, Jin C, Costa M. Hexavalent chromium(Cr(VI))down–regulates acetylation of histone H4at lysine 16through induction of stressor protein Nupr1. PLoS One. 2016;11(6):e0157317. https://doi.org/10.1371/ journal.pone.0157317.

[146] He J, Qian X, Carpenter R, Xu Q, Wang L, Qi Y, Wang ZX, Liu LZ, Jiang BH. Repression of miR–143mediates cr(VI)–induced tumor angiogenesis via IGF-IR/IRS1/ERK/IL–8pathway. Toxicol Sci. 2013;134(1):26–38.

[147] Pratheeshkumar P, Son Y–O, Divya SP, Turcios L, Roy RV, Hitron JA, Wang L, Kim D, Dai J, Asha P, Zhang Z, Shi X. Hexavalent chromium induces malignant transformation of human lung bron– chial epithelial cells via ROS–dependent activation of miR–21–PDCD4signaling. Oncotarget. 2016a;7(32):51193–210.

[148] Vincent JH, Werner MA. Critical evaluation of historical occupational aerosol exposure records: applications to nickel and lead. Ann Occup Hyg. 2003;47(1):49–59.

[149] Lu H, Shi X, Costa M, Huang C. Carcinogenic effect of nickel compounds. Mol Cell Biochem. 2005;279(1–2):45–67.

[150] Barceloux DG. Nickel. J Toxicol. 1999;37(2):239–58.

[151] Biggart NW, Costa M. Assessment of the uptake and mutagenicity of nickel chloride in salmonella tester strains. Mutat Res. 1986;175(4):209– 15.

[152] Fletcher GG, Rossetto FE, Turnbull JD, Nieboer E. Toxicity, uptake, and mutagenicity of particulate and soluble nickel compounds. Environ Health Perspect. 1994;102(Suppl 3):69–79.

[153] Kargacin B, Klein CB, Costa M. Mutagenic responses of nickel oxides and nickel sulfides in Chinese hamster V79 cell lines at the xanthine–guanine phosphoribosyl transferase locus. Mutat Res. 1993;300(1):63–72.

[154] Patierno SR, Dirscherl LA, Xu J. Transformation of rat tracheal epithelial cells to immortal growth variants

by particulate and soluble nickel compounds. Mutat Res. 1993;300(3–4):179–93.

[155] Tveito G, Hansteen IL, Dalen H, Haugen A. Immortalization of normal human kidney epithelial cells by nickel(II). Cancer Res. 1989;49(7):1829–35.

[156] Costa M. Molecular mechanisms of nickel carcinogenesis. Annu Rev Pharmacol Toxicol. 1991;31:321–37.

[157] Das KK, Buchner V. Effect of nickel exposure on peripheral tissues: role of oxidative stress in toxicity and possible protection by ascorbic acid. Rev Environ Health. 2007;22(2):157–73.

[158] Das KK, Das SN, Dhundasi SA. Nickel, its adverse health effects & oxidative stress. Indian J Med Res. 2008;128(4):412–25.

[159] Higinbotham KG, Rice JM, Diwan BA, Kasprzak KS, Reed CD, Perantoni AO. GGT to GTT transversions in codon 12of the K-ras oncogene in rat renal sarcomas induced with nickel subsulfide or nickel subsulfide/iron are consistent with oxidative damage to DNA. Cancer Res. 1992;52(17):4747–51.

[160] Kawanishi S, Oikawa S, Inoue S, Nishino K. Distinct mechanisms of oxidative DNA damage induced by carcinogenic nickel subsulfide and nickel oxides. Environ Health Perspect. 2002;110(Suppl 5):789–91.

[161] Wu S, Bai YN, Pu HQ, He J, Zheng TZ, Li HY, Dai M, Cheng N. Dynamic changes in DNA damage and repair biomarkers with employment length among nickel smelting workers. Biomed Environ Sci. 2015;28(9):679–82.

[162] Son Y-O, Pratheeshkumar P, Divya SP, Zhang Z, Shi X. Nuclear factor erythroid 2-related factor 2 enhances carcinogenesis by suppressing apoptosis and promoting autophagy in nickel- transformed cells. J Biol Chem. 2017;292(20):8315–30.

[163] Lee YW, Klein CB, Kargacin B, et al. Carcinogenic nickel silences gene expression by chromatin condensation and DNA methylation: a new model for epigenetic carcinogens. Mol Cell Biol. 1995;15(5):2547–57.

[164] Sutherland JE, Costa M. Epigenetics and the environment. Ann N Y Acad Sci. 2003;983:151–60.

[165] Ellen TP, Kluz T, Harder ME, Xiong J, Costa M. Heterochromatinization as a potential mechanism of nickel- induced carcinogenesis. Biochemistry. 2009;48(21):4626–32.

[166] Cameron KS, Buchner V, Tchounwou PB. Exploring the molecular mechanisms of nickel-induced genotoxicity and carcinogenic- ity: a literature review. Rev Environ Health. 2011;26(2):81–92.

[167] Kang J, Zhang Y, Chen J, et al. Nickel-induced histone hypoacetylation: the role of reactive oxygen species. Toxicol Sci. 2003;74(2):279–86.

[168] Yan Y, Kluz T, Zhang P, Chen HB, Costa M. Analysis of specific lysine histone H3and H4acetylation and methylation status in clones of cells with a gene silenced by nickel exposure. Toxicol Appl Pharmacol. 2003;190(3):272–7.

[169] Chen H, Ke Q, Kluz T, Yan Y, Costa M. Nickel ions increase histone H3lysine 9dimethylation and induce transgene silencing. Mol Cell Biol. 2006;26(10):3728–37.

[170] Jose CC, Xu B, Jagannathan L, Trac C, Mallela RK, Hattori T, Lai D, Koide S, Schones DE, Cuddapah S. Epigenetic dysregulation by nickel through repressive chromatin disruption. PNAS. 2014;111(40):14631–6.

[171] Govindarajan B, Klafter R, Miller MS, et al. Reactive oxygen– induced carcinogenesis causes hypermethylation of p16(Ink4a)and activation of MAP kinase. Mol Med. 2002;8:1):1–8.

[172] Zhang J, Zhang J, Li M, et al. Methylation of RAR-beta2, RASSF1A, and CDKN2A genes induced by nickel subsulfide and nickel-carcinogenesis in rats. Biomed Environ Sci. 2011;24(2):163–71.

[173] Arita A, Niu J, Qu Q, Zhao N, Ruan Y, Nadas A, Chervona Y, Wu F, Sun H, Hayes RB, Costa M. Global levels of histone modifications in peripheral blood mononuclear cells of subjects with exposure to nickel. Environ Health Perspect. 2012;120(2):198–203.

[174] Brocato J, Costa M. 10th NTES conference: nickel and arsenic compounds alter the epigenome of peripheral blood mononuclear cells. J Trace Elem Med Biol. 2015;31:209– 13.

[175] Ma L, Bai Y, Pu H, Gou F, Dai M, Wang H, He J, Zheng T, Cheng N. Histone methylation in nickel-smelting industrial workers. PLoS One. 2015;10(10):e0140339. https://doi.org/10.1371/jour- nal.pone.0140339.

[176] Salnikow K, Davidson T, Zhang Q, Chen LC, Su W, Costa M. The involvement of hypoxia-inducible transcription factor-1-dependent pathway in nickel carcinogenesis. Cancer Res. 2003;63(13):3524–30.

[177] Chen H, Costa M. Iron- and 2-oxoglutarate-dependent dioxygenases: an emerging group of molecular targets for nickel toxicity and carcinogenicity. Biometals. 2009;22(1):191–6.

[178] Kang GS, Li Q, Chen H, Costa M. Effect of metal ions on HIF- 1alpha and Fe homeostasis in human A549 cells. Mutat Res. 2006;610(1–2):48–55.

[179] Witkiewicz-Kucharczyk A, Bal W. Damage of zinc

fingers in DNA repair proteins, a novel molecular mechanism in carcinogenesis. Toxicol Lett. 2006; 162(1): 29–42.

[180] Scanlon SE, Scanlon CD, Hegan DC, Sulkowski PL, Glazer PM. Nickel induces transcriptional down-regulation of DNA repair pathways in tumorigenic and non-tumorigenic lung cells. Carcinogenesis. 2017;38(6):627–37.

[181] Brugge D, de Lemos JL, Oldmixon B. Exposure pathways and health effects associated with chemical and radiological toxicity of natural uranium: a review. Rev Environ Health. 2005;20(3):177–93.

[182] Jostes RF. Genetic, cytogenetic, and carcinogenic effects of radon: a review. Mutat Res. 1996;340(2–3):125–39.

[183] Kusiak RA, Ritchie AC, Muller J, Springer J. Mortality from lung cancer in Ontario uranium miners. Br J Ind Med. 1993;50(10):920–8.

[184] Bao CY, Ma AH, Evans HH, et al. Molecular analysis of hypoxanthine phosphoribosyltransferase gene deletions induced by alpha- and X-radiation in human lymphoblastoid cells. Mutat Res. 1995;326(1):1–15.

[185] Richardson D, Sugiyama H, Nishi N, et al. Ionizing radiation and leukemia mortality among Japanese Atomic Bomb Survivors, 1950–2000. Radiat Res. 2009a;172(3):368–82.

[186] Richardson DB, Sugiyama H, Wing S, et al. Positive associations between ionizing radiation and lymphoma mortality among men. Am J Epidemiol. 2009b;169(8):969–76.

[187] Richardson DB. Exposure to ionizing radiation in adulthood and thyroid cancer incidence. Epidimiology. 2009a;20(2):181–7.

[188] Richardson RB. Ionizing radiation and aging: rejuvenating an old idea. Aging. 2009b;1(11):887–902.

[189] Ward JF. DNA damage produced by ionizing radiation in mammalian cells: identities, mechanisms of formation, and reparability. Prog Nucleic Acid Res Mol Biol. 1988;35:95–125.

[190] Kadhim MA, Macdonald DA, Goodhead DT, Lorimore SA, Marsden SJ, Wright EG. Transmission of chromosomal instability after plutonium alpha-particle irradiation. Nature. 1992;355(6362):738–40.

[191] Liu D, Momoi H, Li L, Ishikawa Y, Fukumoto M. Microsatellite instability in thorotrast-induced human intrahepatic cholangiocarcinoma. Int J Cancer. 2002;102(4):366–71.

[192] Chaudhry MA. Base excision repair of ionizing radiation-induced DNA damage in G1and G2cell cycle phases. Cancer Cell Int. 2007;7:15.

[193] Hussain SP, Kennedy CH, Amstad P, Lui H, Lechner JF, Harris CC. Radon and lung carcinogenesis: mutability of p53codons 249 and 250 to 238Pu alpha-particles in human bronchial epithelial cells. Carcinogenesis. 1997;18(1):121–5.

[194] Taylor JA, Watson MA, Devereux TR, Michels RY, Saccomanno G, Anderson M. p53mutation hotspot in radon-associated lung cancer. Lancet. 1994;343(8889):86–7.

[195] Su S, Jin Y, Zhang W, et al. Aberrant promoter methylation of p16(INK4a) and O(6)-methylguanine-DNA methyltransferase genes in workers at a Chinese uranium mine. J Occup Health. 2006;48(4):261–6.

[196] Gilliland FD, Harms HJ, Crowell RE, Li YF, Willink R, Belinsky SA. Glutathione S-transferase P1and NADPH quinone oxidoreductase polymorphisms are associated with aberrant promoter methylation of P16(INK4a)and O(6)-methylguanine-DNA meth-yltransferase in sputum. Cancer Res. 2002;62(8):2248–52.

[197] Belinsky SA, Klinge DM, Liechty KC, et al. Plutonium targets the p16gene for inactivation by promoter hypermethylation in human lung adenocarcinoma. Carcinogenesis. 2004;25(6): 1063–7.

第 14 章
肺癌：遗传易感性

Ari P. Hirvonen

肺癌的基因易感性

肺癌是大多数国家最常见的恶性肿瘤，并且是全球致死率最高的癌症之一。吸烟是肺癌的最大风险因素，导致了高达 90% 的肺癌的发生 [1, 2]。然而，肺癌是一种复杂的疾病，还涉及许多其他环境风险因素，包括多种职业暴露 [3, 4]。即使在非常高水平暴露环境下，也只有一小部分暴露工人患肺癌，因此，基因易感性因素在决定个人罹患与职业暴露相关疾病的风险方面发挥了作用 [2, 5, 6]。

可能影响个体肺癌易感性的基因变异分为三类：罕见风险变异（风险为 10 或更高，患病率为 1% 或更低）、中等风险变异（风险约为 2 ~ 5，患病率不超过 5%）和较低风险变异（风险在 1.1 ~ 1.5 之间，患病率超过 5%）。大多数的肺癌基因风险可能涉及最后两个类别中的一些变异。大多数的风险变异是在候选基因的基础上进行检测的。然而，近年来全基因组关联研究（GWAS）已成为这些研究的替代方案。

本章将介绍目前最常用的研究方法及通过这些方法得到的关于肺癌基因易感因素研究的主要结果。由于迄今为止，与工作相关肺癌基因危险因素

的研究已发表的报告非常少，所以本节的信息主要涉及常见环境暴露引起的肺癌的基因危险因素。但是，假定这些危险因素与工作相关肺癌、吸烟相关肺癌的危险因素非常相似。此外，职业暴露很可能与吸烟共同影响肺癌的描述性流行病学 [1–4]。

肺癌候选基因研究

针对肺癌的候选易感基因，已进行了二十多年的广泛研究。这项工作的重点大多是关于致癌物代谢基因、DNA 修复基因和细胞周期控制基因中可能存在的单核苷酸多态性（SNP）。下面介绍在这些通路中研究最多的基因，及其 SNP 在肺癌易感性中的作用。

致癌物代谢基因

CYP

细胞色素 P450（CYP）催化解毒反应，涉及氧分子的一个氧原子掺入底物，但也激活某些化学物质而形成最终的致癌形式 [7–9]。根据心血管药物异喹胍和司巴丁的药物不良反应，明确了 CYP2D 是首个被发现有多态性的 CYP 亚家族 [10]。已经描述了超过 10 个 CYP2D6 基因的变异等位基因，这些变异等位基因部分或完全失活。具有代

A. P. Hirvonen（✉）
Finnish Institute of Occupational Health, Helsinki, Finland
e-mail:ari.hirvonen@ttl.fi

谢能力的个体为快代谢型，由于携带 CYP2D6 的两个缺陷等位基因而无法代谢这些药物的个体为慢代谢型。此外，还存在携带两个以上功能基因拷贝的超快代谢型 [11, 12]。

假定 CYP2D6 活性通过激活烟草烟雾中的致癌物参与肺癌发生。与此一致，在世界各地进行的几项研究的综合结果表明，CYP2D6 慢代谢基因型携带者患肺癌的风险显著但小幅降低 [13, 14]。

CYP1A 家族有两个成员：主要于肝外组织（例如肺）中表达的 CYP1A1 和主要集中于肝脏的 CYP1A2[9]。例如，CYP1A1 参与致癌多环芳烃（PAHs）在肺中代谢活化为其致癌代谢物的过程 [10]。再例如，人肺组织中 CYP1A1 依赖性芳香烃羟化酶（AHH）活性似乎与苯并（a）芘 -7，8- 二醇（BaP）活化为最终致癌物相关 [15-17]。

据报告，亚洲人中，AHH 高诱导性相关的 CYP1A1*2A 和 *2C 变异等位基因携带者的肺癌风险增加 [18-20]。可能由于变异等位基因频率具有显著种族差异，在大型 Meta 分析和汇总分析之前，很难在高加索人群中检测到这种相关性 [21-26]。

还观察到一些功能性 CYP1A2 变异（CYP1A2*1D、CYP1A2*1F、CYP1A2-T/delT 或 delT/delT）和肺癌有关 [27, 28]。

CYP1B1 在药物和 CYP 底物模型的氧化方面具有与 CYP1A1 和 CYP1A2 重叠的催化活性。它参与多环芳烃的代谢活化，以及雌二醇羟基化为 4- 羟基雌二醇（一种潜在基因毒性代谢物）的过程 [29]。

迄今为止，已发现许多 CYP1B1 变异等位基因，推测其可以引起酶功能改变，从而检测癌症易感性的个体差异 [30-33]。与此一致，Meta 分析支持了 CYP1B1 的 C432G、G119T 和 C48G 多态性会改变患肺癌风险的假设 [34]。

CYP2A6 是一种重要的肝脏酶，可代谢约 3% 的治疗药物、环境毒物和许多前致癌物 [35-38]。CYP2A6 基因具有高度多态性，导致 CYP2A6 活性存在广泛个体差异 [35]。由于 CYP2A6 占尼古丁初始代谢的 70% ～ 80%，有人提出可以通过调整吸烟习惯影响肺癌风险。与此一致，CYP2A6 的多态

性以及吸烟行为与患肺癌的风险相关 [35, 39, 40]。

CYP2E1 是一种天然乙醇诱导酶，参与低分子量致癌物（例如 N- 亚硝胺、苯和氯乙烯）的氧化代谢。在 CYP2E1 基因中发现了一些单核苷酸多态性 [41-45]，许多研究调查了 CYP2E1 基因变异与肺癌风险之间的相关性 [46-49]。研究最广泛的 CYP2E1 的单核苷酸多态性是 5′ - 侧翼区中的 RsaI/PstI 位点和第六个内含子中的 DraI 位点。尽管流行病学研究的结果不一致且存在争议，但在一项 Meta 分析 [50] 中携带 CYP2E1RsaI/PstI 变异等位基因的受试者患肺癌风险降低。此外，还发现 CYP2E1DraI 变异等位基因（包括多种基因型）有对抗肺癌的保护作用。

EPHX1

微粒体环氧化物水解酶（EPHX1）与 CYP1A1 和 CYP1A2 有协同作用，可以使有害的多环烃氧化物和环氧化物失活 [51-56]。因此，EPHX1 与某些 CYP 一样，具有前致癌物解毒和激活的双重作用。

在各种人体组织类型中报告了 EPHX1 活性的个体间差异，范围为数倍至 40 倍 [53]。已发现基因多态性，例如 EPHX1 基因的第三个外显子和第四个外显子 [57, 58]，分别导致 $His_{113}Tyr$ 和 $Arg_{139}His$ 氨基酸替换。体外表达的分析表明，相应情况下，EPHX1 活性降低约 40%（Tyr_{113}）或增加至少 25%（His_{139}）[58]。还观察到 EPHX1 的 5′ - 侧翼序列存在基因变异，这可能是人群中存在的功能性 EPHX1 表达范围的额外影响因素 [59]。

尽管之前的研究对 EPHX1 基因型和对肺癌的易感性给出的结果略有不同，来自综述和 Meta 分析的数据支持 EPHX1 多态性在肺癌发生中的调节作用 [60, 61]。

GSTs

人谷胱甘肽硫转移酶（GST）是一种 II 相酶超家族，具有广泛且重叠的底物特异性 [62]。香烟烟雾中 GSTs 的已知底物来自多环芳烃的生物活化，即多环芳烃二醇环氧化物。研究最多的致癌性多环芳烃二醇环氧化物 BaPDE 是许多 GST 同工酶（例如

GSTM2、GSTM3）的良好底物，尤其是 GSTM1 和 GSTP1[62, 63]。

在 GST 亚型中，GSTM1 尤其引人关注；由于另一半高加索人基因纯合性缺失（无效基因型），仅在约一半高加索人中表达 GSTM1[64]。除无效基因型外，还描述了 GSTM1*A 和 GSTM1*B 两个功能等位基因。这些等位基因的不同之处在于后者的碱基置换（C534G；Lys172Asn），尚未发现其影响 GSTM1 活性[65]。

大量证据表明，GSTM1 缺失的吸烟者患肺癌的风险增加。然而，也存在一些相互矛盾的报告，例如一些 Meta 分析和汇总分析[66-69]。根据汇集的数据，估计 17% 的肺癌可归因于 GSTM1 基因型[70]。虽然这些数值只能粗略地衡量这些基因对人群的潜在影响，但它们表明，GSTM1 基因缺陷可能会导致人群癌症发病率大幅上升。相反，在个体水平上，GSTM1 缺失基因型的相关风险可能低于预期。

GSTM3 是人肺中含量最高的 GST 之一[71-73]。与野生型 GSTM3*A 等位基因不同，GSTM3*B 变异等位基因在第六个内含子中缺失 3 个碱基对，导致 YYI 转录因子识别序列的产生[74]。其功能性后果尚不明确，但提示存在负性和正性调节作用[75]。

在腺癌患者中观察到 GSTM3 的肺部低表达[73]，随后的基因分型研究表明，GSTM3 基因多态性可能改变吸烟相关肺癌的风险[69, 76]。

GSTP1 是第三个被主要关注的多态性 GST 基因，它编码的亚型可代谢许多致癌化合物（其中包括 BaPDE）。鉴于 GSTP1 是肺中含量最高的 GST 同工酶[72]，预计其在吸入性致癌物的解毒过程中尤为重要。

除野生型等位基因 GSTP1*A 外，还检测到两个 GSTP1 变异等位基因 GSTP1*B 和 GSTP1*C。与 GSTP1*A 相比，由 GSTP1*B 和 GSTP1*C 编码的蛋白，其酶活性降低[77-79]，并且，GSTP1 低活性等位基因纯合子个体患肺癌的风险增加[69, 76, 80-83]。

最后，在 GSTT1 基因中也发现了与 GSTM1 类似的缺失多态性[84]。GSTT1 参与潜在致癌性单卤甲烷以及丁二烯的活性环氧化物代谢物的解毒[85]，两者都是烟草烟雾的成分。与上述和患肺癌风险有关的 GST 基因型相似，在一些研究中，GSTT1 缺失基因型与肺癌风险增加相关[18, 83]。

MnSOD 和 MPO

锰超氧化物歧化酶（MnSOD）位于线粒体基质中，为活性氧（ROS）提供初始防御[86, 87]。MnSOD 基因第二个外显子的多态性导致 Ala16Val 氨基酸改变，从而改变 MnSOD 的结构构象和线粒体转运，以及影响 MnSOD 活性；MnSOD 16Ala 等位基因编码的蛋白质比 16Val 等位基因编码的蛋白质活性高 30% ~ 40%[88-90]。

髓过氧化物酶（MPO）是中性粒细胞中含量最高的蛋白。肺部炎症引起的中性粒细胞募集启动了 MPO 局部释放和活化[91, 92]。一旦 MPO 在炎症部位释放，代谢生物转化和氧化过程就会启动。MPO 基因的非翻译区存在功能多态性（-463G > A）[93]。

关于 MnSODAla16Val 多态性和肺癌风险的研究显示了一些矛盾的结果[94-97]，石棉暴露似乎没有改变与 Ala16Val 多态性相关的风险[94]。相反，多项研究显示 MPO-463G > A 多态性与肺癌风险相关[98, 99]。在纯合子 G 等位基因携带者中，大量吸烟以及石棉暴露共同增加肺癌风险，但在 A 等位基因携带者中并非如此[98]。

NATs

人 N- 乙酰转移酶（NAT）催化乙酰基基团的结合，通常从乙酰辅酶 A（AcCoA）到底物的外环胺（N- 乙酰化）或羟基（O- 乙酰化）。外环胺的 N- 乙酰化通常导致其解毒[100]。然而，N- 羟基氧化后，N- 羟基代谢物发生 O- 乙酰化（通常是活化）。

人类基因组包含有两个被广泛研究的 NAT 基因，编码 NAT1 和 NAT2 酶[101-103]。在 NAT1 和 NAT2 中均观察到许多具有功能性结果的基因多态性[100, 104-106]。这些多态性导致具有初级芳香胺或肼结构的各种外源性物质的生物转化存在个体差异[107-109]。

已充分确定 NAT2 多态性是快速、起媒介作用和缓慢乙酰化表型的基础。虽然已经报告了 *NAT2* 基因型 / 表型的强相关性[110-114]，但 *NAT1* 等位基因、基因型和单体型的功能效应尚未完全了解[115-117]。

既往的表型研究以及随后的基因分型研究表明，*NAT* 基因型对包括肺癌在内的所有主要癌症部位均具有调节作用[118-121]。然而，最近的研究表明，对 *NAT2* 基因型没有实质性影响，而 *NAT1* 快速乙酰化表型相关基因型仍与肺癌风险增加显著相关[121-123]。

DNA 修复和细胞周期基因

DNA 修复系统保持了人类基因组的完整性。因此，修复 DNA 损伤能力的个体差异可能极大地影响环境癌症易感性的变异性；DNA 修复能力降低或极弱的个体可能会积累调节癌症风险的突变[124]。

细胞周期检查点的激活也是细胞对于 DNA 损伤反应的关键组成部分，许多酶在控制细胞周期中发挥作用[125]。因此，相关细胞周期控制通路基因的变异可能放大或减弱 DNA 修复缺陷的累积效应。

5 种主要机制参与特定类型 DNA 损伤的修复。直接修复可纠正甲基化碱基，碱基切除修复（BER）用于小病变，核苷酸切除修复（NER）可修复大面积病变，错配修复（MMR）可纠正复制错误，双链断裂修复（DSBR）可通过两种不同途径（同源重组和非同源末端再连接）纠正双链断裂[126]。

下面介绍最有可能作为肺癌风险调节因子的 DNA 修复和细胞周期控制基因的候选基因。

ATM

已知高度多态性的共济失调 - 毛细血管扩张症突变（ATM）基因参与 DNA 修复和细胞周期检查点激活[127, 128]，因此，*ATM* 基因的功能多态性可能对癌症风险有重要影响。与此一致，Meta 分析表明，两个 *ATM* 单核苷酸多态性改变了个体对肺癌的易感性；IVS34 + 60G > A 碱基变化与肺癌风险增加相关，而 IVS 22 ~ 77T > C 碱基变化与肺癌风险降低相关[129, 130]。

APE1

脱嘌呤 / 脱嘧啶（AP）核酸内切酶 1（APE1）是一种多功能蛋白，通过在 AP 位点的 5′ 处水解磷酸二酯骨架，在 BER 途径中发挥核心作用[131, 132]。已发现 *APE1* 基因中的许多单核苷酸多态性[133]，其中研究最广泛的是两个功能性单核苷酸多态性（-656T > G 和 1349T > G）。Meta 分析表明，*APE1*-656T > G 碱基变化可能对肺癌风险具有保护作用[134]，1349T > G 碱基变化增加了吸烟者患肺癌的风险[135]。

BAP1

BRCA1 相关蛋白 -1（BRCA1associated protein-1，BAP1）是一种核泛素羧基末端水解酶或去泛素化酶，在调节一些细胞功能中发挥作用，例如细胞周期、分化、DNA 损伤反应和细胞增殖。*BAP1* 种系突变导致家族性癌症综合征易感，例如恶性间皮瘤、恶性黑色素瘤、肾透明细胞癌和肺腺癌等[136]。一项近期研究在大量癌症患者中对 *BAP1* 的常见生殖系单核苷酸多态性进行了基因分型，并确定了 rs12163565 SNP 与肺癌风险显著相关[137]。该错义突变位于 *BAP1* 的 10kb 内的 3′ 侧翼区，其对 BAP1 的功能性作用尚不清楚[137]。

ERCC1 和 ERCC2

切除修复交叉互补组 1（ERCC1）和 2（ERCC2）在 NER 通路中发挥重要作用[126]；ERCC2 也被命名为着色性干皮病互补组 D（XPD）基因。

已经确定了 *ERCC1* 和 *ERCC2* 基因的一些常见的和可能的功能性的单核苷酸多态性，报告了 *ERCC1* 19 007 T > C 和 8092C > A SNP 影响 *ERCC1*mRNA 表达[138, 139]。而 *ERCC2*Asp312Asn 和 Lys751Gln 单核苷酸多态性与 DNA 修复能力欠佳相关[140, 141]。

除上述 *ERCC1* 的 19 007T > C 和 8092C > A 单核苷酸多态性，一个 17 677A > C 单核苷酸多态性一直是之前关于 *ERCC1* 基因型和癌症易感性研究的重点。基于一项 Meta 分析，8092C ＞ A 单核苷酸多态性似乎对个体癌症倾向没有影响[142]。而且，尽管 17 677A ＞ C SNP 似乎改变了个体对癌症的易感性，但数据非常有限，无法按癌症类型进行分层分析。然而，观察到 ERCC1 19 007T ＞ C SNP 与肺癌风险显著相关[142]。

对于 ERCC2，Meta 分析和汇总分析表明，纯合子变异 Gln751Gln 基因型携带者的肺癌风险略微升高，而 Asp312Asn 基因型未发现显著相关性[143-145]。

XPA 和 XPC

着色性干皮病互补组 C（XPC）是 NER 通路中的核心酶之一；XPC 与受损 DNA 的结合是 NER 的限速步骤[146, 147]。XPA 参与了初始损伤识别后的损伤识别[148, 149]。

研究最多的 XPA 基因多态性是位于起始密码子上游 4 个核苷酸的 -4G ＞ A（A23G）[150]。许多分子流行病学研究评估了该 SNP 在肺癌倾向中的可能作用，结果不一致或相互矛盾[151]。

在所有确定的 XPC 单核苷酸多态性中，常常被研究的有 3 个，即第九个内含子多态性（AT）缺失 / 插入多态性（PAT-/+）、Lys939Gln 和 Ala499Val。PAT-/+ 和 Lys939Gln 多态性可影响 DNA 修复能力[152, 153]，但是非同义 Ala499Val 多态性对蛋白质功能的影响尚不清楚。与 XPA-4G ＞ A SNP 相似，已经进行了许多分子流行病学研究来调查 XPC 多态性与肺癌风险的相关性，结果相互矛盾[154]。

XPA 和 XPC 多态性结果与肺癌风险存在差异的潜在原因包括：单项研究把握度不足和研究人群的种族差异。与此一致，一项大型 Meta 分析和汇总分析表明，XPA-4A 变异等位基因的纯合子携带会导致肺癌风险增加[151]。同样，另一项 Meta 分析得出结论，XPC 939Gln 等位基因纯合子携带者患肺癌的风险增加[154]。

XRCC1

X 射线修复交叉互补组 1（XRCC1）蛋白是

BER 通路的重要成分。XRCC1 通过直接与聚合酶 β、DNA 连接酶 Ⅲ 和多聚二磷酸腺苷核糖聚合酶（PARP）相互作用，修复电离辐射和烷化剂引起的碱基损伤和 DNA 单链断裂[155]。

在 XRCC1 基因的大量非同义编码 SNP 中，有 3 个常见的导致密码子 194（Arg194Trp）、280（Arg280His）和 399（Arg399Gln）的氨基酸替换。此外，针对 XRCC1 的 5′ - 非翻译区（UTR）的 -77T ＞ C SNP 进行了大量的研究。已证明 XRCC1Arg399Gln 和 -77T ＞ C 多态性具有明确的功能效应[140, 156-160]，但是 Arg194Trp 和 Arg280His 多态性的功能性意义尚不明确。

在最近的一项 Meta 分析中，XRCC1Arg194Trp 和 -77T ＞ C 多态性似乎是个体肺癌风险的显著调节因素，但是未发现 Arg280His 和 Arg399Gln 多态性与肺癌的相关性[161]。

肺癌的全基因组关联研究

在肺癌遗传风险因素研究中，GWAS 分析提供了候选基因方法的替代方法，这种方法不需要事先了解所研究变异的功能性意义[162]。这些研究使用多达一百万个标记 SNP 来确定常见的基因变异，从而确定肺癌风险相关的多种基因多态性。三个主要易感基因位点分别在 5p15、6p21 和 15q25 区域[163-165]。

在吸烟者和非吸烟者中均观察到，5p15 区域与肺癌相关[164-166]。5p15.33 的易感基因位点包含两个与肺癌生物学相关的基因，TERT（端粒酶逆转录酶）和 CLPTM1L（唇腭裂跨膜 1 蛋白样蛋白），据报告，其变异与患肺癌风险相关[167-169]。

目前，通过了解 TERT 和 CLPTM1L 的功能，提示 TERT 是更可信的肺癌候选基因。TERT 是端粒酶的逆转录酶组分，是端粒酶酶活性和维持端粒结构的必要条件[170]；高达 90% 的人类肿瘤样本（包括肺癌）显示端粒酶活性，表明端粒再生是大多数致癌作用的关键步骤[171]。另一方面，对于 CLPTM1L 的功能，了解较少。

许多研究提供了肺癌易感基因位于 15q25.1 区

的有力证据[163, 164, 169, 172-174]。15q25 易感区域中肺癌风险的潜在调节因子包括编码肌肉型乙酰胆碱受体（nAChR）的 3 个胆碱能烟碱型受体基因（CHRNA3、CHRNA5 和 CHRNB4）；由于 nAChR 介导烟碱的敏感性，变异受体可能改变个体的吸烟习惯和尼古丁依赖性，从而改变暴露于烟草致癌物的情况[174-176]。

染色体位点 6p21 的变异可显著增加患肺癌风险[165, 167, 177]，但也存在相反的结果[169, 178]。

GWAS 分析也发现了肺癌易感基因位点在区域 3q28、12p13.33 和 13q31.3 的一些证据[164, 179-182]。此外，最近的一项大规模关联分析将结果数据与现有数据相结合，用于肺癌的综合 GWAS 分析确定了 10 个新的肺癌易感基因位点[183]。基因表达数量性状分析（eQTL）强调了几个新的候选基因 RNASET2（核糖核酸酶 T2）、SECISBP2L（SECIS 类结合蛋白 2）和 NRG1（神经调节蛋白 1）。其他基因座包括 CHRNA2（胆碱能受体烟碱型 α2 亚基）和 RTEL1（端粒延长解旋酶 1 的调节因子）等。

肺癌易感性的基因因素和表观遗传因素的相互作用

表观遗传机制，尤其是 DNA 甲基化，也可能在肺癌的基因型相关易感性中发挥作用；DNA 甲基化主要发生在启动子区的 CpG 岛，因此启动子区的 SNP 可以改变 DNA 甲基化状态，并促进基因表达[184]。

一些启动子区 SNP 以等位基因特异性方式改变甲基化；GWAS 分析显示，12 个 CpG 位点中的 38 个 SNP 与 10 个基因的甲基化和表达的变化相关[185]。此外，甲基化位点上 CHEK2（检控点激酶 2）启动子的变异（-48G > A）可解除转录抑制并降低肺癌风险[186, 187]。

研究还发现，CpG SNP 通过等位基因特异性 DNA 甲基化（ASM）、等位基因特异性基因表达（ASE）、等位基因特异性转录因子结合（ASTF），影响正常人体组织中的许多非印记常染色体基

因[188]。

表观遗传因素也可能导致肺癌易感性的性别相关的差异[189]；虽然在 3 条人类染色体上分析的大量 CpG 序列的甲基化差异，确定了男性和女性之间相对较小的平均甲基化差异（0.1%）[190]，但这些甲基化模式的微小差异（如果存在关键调控基因）可能对细胞对于环境暴露的反应产生显著影响。在协调细胞对环境刺激和内在因子的反应时，不同的表观遗传机制似乎也会相互影响和加强[191, 192]。

基因因素与职业相关肺癌

尽管众所周知，职业暴露在肺癌病因中发挥重要作用，但如前所述，关于基因危险因素和工作相关肺癌的报告，数量有限[3, 4]。存在一些合理的数据，例如，石棉暴露相关肺癌是最常见的石棉诱发肿瘤，其发生率随石棉暴露持续时间的增加而增加[193]。石棉暴露可独立或与吸烟协同诱发肺癌，并且还发现石棉与吸烟之间的相互作用近似于倍增效应[194]。吸附了烟草致癌物的石棉的致癌潜力可增强，这是石棉与吸烟暴露之间相互作用的一种可能机制[195]。

一些研究通过使用候选基因或 GWAS 方法检测了石棉暴露和基因多态性之间的相互作用，并获得了一些有价值的结果。例如，这些研究提供了 MPO（-463G > A）功能多态性对石棉暴露工人肺癌易感性产生影响的证据[98]。此外，最近的一项发现和重复 GWAS 表明，MIRLET7BHG（MIRLET7B 宿主基因位于 22q13.31）rs13053856、rs11090910、rs11703832 和 rs12170325SNP 杂合子和纯合子变异等位基因携带者的石棉相关的患肺癌风险显著增加[196]。MicroRNA let-7 在肺癌中起肿瘤抑制因子的作用，并下调一些癌基因。

还存在其他合理的数据，例如，关于 GSTM1 和 GSTT1 基因型对职业诱发肺癌的潜在作用。

针对从遗传易感性和环境致癌物（GSEC）国际数据库中纳入了包含代谢多态性和职业暴露信息的研究，进行了汇总分析[197]。获得了大量关于石

棉暴露与 *GSTM1*（5 项研究）和 *GSTT1*（3 项研究）多态性的数据。

对于 *GSTM1*，汇总分析包括 651 例病例和 983 例对照。石棉暴露的肺癌风险是对照组的两倍（OR 2.0，95% CI 1.4 ～ 2.7），但未观察到石棉暴露对 *GSTM1* 缺失基因型（OR 1.1，95% CI 0.9 ～ 1.4）的影响。

基于 869 例肺癌病例的单纯病例研究，也缺乏相互作用的证据，其有 80% 的把握度检测到相互作用的 OR 为 1.56。同样，基于 619 例病例的研究分析了 GSTT1 多态性与石棉暴露之间可能的相互作用，结果显示无显著相互作用；*GSTT1* 缺失基因型与石棉暴露者的患病率 OR 为 1.1（95% CI 0.6 ～ 2.0）。

在随后的研究中，观察到相似的结果；在分析 *GSTM1* 存在 / 缺失、*GSTT1* 存在 / 缺失和 *GSTP1*Ile105Val 多态性与职业在肺癌风险中的相互作用时，未发现相关性（每个基因与职业分别进行分析）[198]。此外，Nazar Stewart 等[199] 评估了砷、石棉和焊接或柴油生产（作为 *GSTM1*、*GSTT1* 和 *GSTP1* 基因型对肺癌易感性影响的潜在调节因素）的职业暴露，但未发现相关性。

除 *GST* 基因型外，其他外源性代谢酶基因型和工作相关肺癌的可用数据非常少。上述的一项研究显示，*CYP1A1*2C* 变异等位基因可能与以下暴露工人的职业存在相互作用：砷矿、铀矿、铁矿、石棉和滑石矿工人；陶瓷和陶器工人；焦化厂和煤气生产工人；绝缘工、屋顶工和沥青工；油漆工[198]。

最后，最近的 GWA 分析表明，位于染色体 15q25.1 上 *CHRNB4* 基因内的标记 rs12440014 存在显著的基因 – 氡相互作用[200]。这项研究发现次要等位基因标志物对主要肺癌风险没有显著影响，但在职业性氡暴露矿工中，观察到次要等位基因携带者的风险低于非携带者[200]。15q25.1 是一个众所周知的肺癌易感位点，这在之前的几项 GWA 研究中均有发现。如上文提到的，*CHRNB4* 是编码烟碱型乙酰胆碱受体亚基的基因之一，并与尼古丁依赖性相关。此研究发现，不同吸烟类别的风险没有

变化[200]。

小结

由上文可知，无论是暴露于烟草烟雾还是职业性致癌物，都可以用基因差异解释个体对于肺癌的易感性。然而，本文综述的有关基因变异的研究中，很少能将职业因素考虑在内，可能是因为难以汇集相关信息。因此，虽然上述讨论的基因多态性与肺癌风险之间的致癌相关性预期至少部分能够概括为职业性多环芳烃暴露等方面，但基因多态性与职业性癌症之间的大部分潜在相关性仍有待阐明。

参考文献

[1] Siegel RL, Miller KD, Jemal A. Cancer statistics, 2015. CA Cancer J. 2015; 65: 5–29.

[2] de Groot PM, Wu CC, Carter BW, Munden RF. The epidemiology of lung cancer. Transl Lung Cancer Res. 2018; 7: 220–33.

[3] Spyratos D, Zarogoulidis P, Porpodis K, Tsakiridis K, Machairiotis N, Katsikogiannis N, Katsokogiannis N, Kougioumzi I, Dryllis G, Kallianos A, Rapti A, Li C, Zarogouldis K. Occupational exposure and lung cancer. J Thorac Dis. 2013; 5: S440–5.

[4] Malhotra J, Malvezzi M, Negri E, La Vecchia C, Boffetta P. Risk factors for lung cancer worldwide. Eur Respir J. 2016; 48: 889–902.

[5] Smith G, Stanley LA, Sim E, Strange R, Wolf CR. Metabolic polymorphisms and cancer susceptibility. Cancer Surv. 1995; 25: 27–65.

[6] Nebert DW, Mckinnon RA, Puga A. Human drug-metabolizing enzyme polymorphisms: effects on risk of toxicity and cancer. DNA Cell Biol. 1996; 15: 273–80.

[7] Guengerich FP. Catalytic selectivity of human cytochrome P450enzymes: relevance to drug metabolism and toxicity. Toxicol Lett. 1994; 70: 133–8.

[8] Gonzalez FJ, Aoyama T, Gelboin HV. Activation of promutagens by human cDNA expressed cytochrome P450s. Prog Clin Biol Res. 1990; 340B: 77–86.

[9] Eaton DL, Gallagher EP, Bammler TK, Kunze KL. Role of cytochrome P4501A2 in chemical carcinogenesis: implications for human variability in expression and enzyme activity. Pharmacogenetics. 1995; 5: 259–74.

[10] Gonzalez FJ. The CYP2D6 subfamily. In: Ioannides C,

editor. Cytochromes P450s: metabolic and toxicologic aspects. Boca Raton: CRC; 1996. p. 183–210.

[11] Daly AK, Brockmoller J, Broly F, Eichelbaum M, Evans WE, Gonzalez FJ, Huang J–D, Idle JR, Ingelman–sundberg M, Ishizaki T, Jacqz–Aigrain E, Meyer UA, Nebert DW, Steen VM, Wolf CR, Zanger UM. Nomenclature for human CYP2D6 alleles. Pharmacogenetics. 1996; 6: 193–201.

[12] Nelson DR, Koymans L, Kamataki T, Stegeman JJ, Feyereisen R, Waxman DJ, Waterman MR, Gotoh O, Coon MJ, Astabrook RW, Gunsalus IC, Nebert DE. P450superfamily: update on new sequences, gene mapping, accession numbers and nomenclature. Pharmacogenetics. 1996; 6: 1–42.

[13] Rostami–Hodjegan A, Lenard MS, Woods HE, Tucker GT. Metaanalysis of studies of the CYP2D6 polymorphism in relation to lung cancer and Parkinson's disease. Pharmacogenetics. 1998; 8: 227–38.

[14] Agundez JA. Cytochrome P450 gene polymorphism and cancer. Curr Drug Metab. 2004; 5: 211–24.

[15] Rojas M, Camus AM, Alexandrov K, Husgafvel–Pursiainen K, Anttila S, Vainio H, Bartsch H. Stereoselective metabolism of(−)–benzoapyrene–7, 8–diol by human lung microsomes and peripheral blood lymphocytes: effects of smoking. Carcinogenesis. 1992; 13: 929–33.

[16] Shou M, Krausz KW, Gonzalez FJ, Gelboin HV. Metabolic activation of the potent carcinogen dibenzo(a)pyrene by human recombinant cytochromes P450, lung and liver microsomes. Carcinogenesis. 1996; 17: 2429–33.

[17] Bartsch H, Rojas M, Alexandrov K, Camus A–M, Castegnaro M, Malaveille C, Anttila S, Hirvonen A, Husgafvel–Pursiainen K, Hietanen E, Vainio H. Metabolic polymorphism affecting DNA binding and excretion of carcinogens in humans. Pharmacogenetics. 1995; 5: S84–90.

[18] Okazaki I, Sugita M, Matsuki H, Billah SM, Watanabe T. Additional candidates to conventional genes susceptible for lung cancer and changing trend in Japan. Oncol Rep. 2010; 23: 1493–500.

[19] Hecht SS. Cigarette smoking and lung cancer: chemical mechanisms and approaches to prevention. Lancet Oncol. 2002; 3: 461–9.

[20] Brockmoeller J, Cascorbi I, Kerb R, Sachse C, Roots I. Polymorphisms in xenobiotic conjugation and disease predisposition. Toxicol Lett. 1998; 102–103: 173–83.

[21] Vineis P, Veglia F, Benhamou S, Butkiewicz D, Cascorbi I, Clapper ML, Dolzan V, Haugen A, Hirvonen A, Ingelman–Sundberg M, Kihara M, Kiyohara C, Kremers P, Le Marchand L, Ohshima S, Pastorelli R, Rannug A, Romkes M, Schoket B, Shields P, Strange RC, Stucker I, Sugimura H, Garte S, Gaspari L, Taioli E. CYP1A1T3801C polymorphism and lung cancer: a pooled analysis of 2, 451cases and 3, 358controls. Int J Cancer. 2003; 104: 650–7.

[22] Vineis P, Anttila S, Benhamou S, Spinola M, Hirvonen A, Kiyohara C, Garte SJ, Puntoni R, Rannug A, Strange RC, Taioli E. Evidence of gene–gene interactions in lung carcinogenesis in a large pooled analysis. Carcinogenesis. 2007; 28: 1902–5.

[23] Houlston RS. CYP1A1polymorphisms and lung cancer risk: a 24.meta–analysis. Pharmacogenetics. 2000; 10: 105–14.

[24] Hung RJ, Boffetta P, Brockmoller J, Butkiewicz D, Cascorbi I, Clapper ML, Garte S, Haugen A, Hirvonen A, Anttila S, Kalina I, Le Marchand L, London SJ, Rannug A, Romkes M, Salagovic J, Schoket B, Gaspari L, Taioli E. CYP1A1and GSTM1genetic polymorphisms and lung cancer risk in Caucasian non–smokers: a

25.pooled analysis. Carcinogenesis. 2003; 24: 875–82.Vineis P, Veglia F, Anttila S, Benhamou S, Clapper ML, Dolzan V, Ryberg D, Hirvonen A, Kremers P, Le Marchand L, Pastorelli R, Rannug A, Romkes M, Schoket B, Strange RC, Garte S, Taioli E. CYP1A1, GSTM1and GSTT1polymorphisms and lung cancer: a pooled analysis of gene–gene interactions. Biomarkers. 2004; 9: 298–305.

[26] Le Marchand L, Guo C, Benhamou S, Bouchardy C, Cascorbi I, Clapper ML, Garte S, Haugen A, Ingelman–Sundberg M, Kihara M, Rannug A, Ryberg D, Stücker I, Sugimura H, Taioli E. Pooled analysis of the CYP1A1exon 7polymorphism and lung cancer(United States). Cancer Causes Control. 2003; 14: 339–46.

[27] Pavanello S, B'chir F, Pulliero A, Saguem S, Ben Fraj R, El Aziz HA, Clonfero E, Mastrangelo G. Interaction between CYP1A2–T2467DELT polymorphism and smoking in adenocarcinoma and squamous cell carcinoma of the lung. Lung Cancer. 2007; 57: 266–72.

[28] Singh AP, Pant MC, Ruwali M, Shah PP, Prasad R, Mathur N, Parmar D. Polymorphism in cytochrome P450 1A2and their interaction with risk factors in determining risk of squamous cell lung carcinoma in men. Cancer Biomark. 2010; 8: 351–9.

[29] Roos PH, Bolt HM. Cytochrome P450interactions in human cancers: new aspects considering CYP1B1. Expert Opin Drug Metab Toxicol. 2005; 1: 187–202.

[30] Watanabe J, Shimada T, Gillam EM, Ikuta T, Suemasu K, Higashi Y, Gotoh O, Kawajiri K. Association of CYP1B1genetic polymorphism with incidence to breast and lung cancer. Pharmacogenetics. 2005; 10: 25–33.

[31] Liang G, Pu Y, Yin L. Rapid detection of single nucleotide polymorphisms related with lung cancer susceptibility of Chinese population. Cancer Lett. 2005; 223: 265–74.

[32] Timofeeva MN, Kropp S, Sauter W, Beckmann L, Rosenberger A, Illig T, Jäger B, Mittelstrass K, Dienemann H, LUCY–Consortium, Bartsch H, Bickeböller H, Chang–Claude JC, Risch A, Wichmann HE. CYP450polymorphisms as risk factors for early–onset lung cancer: gender–specific differences. Carcinogenesis. 2009; 30: 1161–9.

[33] Rotunno M, Yu K, Lubin JH, Consonni D, Pesatori AC, Goldstein AM, Goldin LR, Wacholder S, Welch R, Burdette L, Chanock SJ, Bertazzi PA, Tucker MA, Caporaso NE, Chatterjee N, Bergen AW, Landi MT. Phase I metabolic genes and risk of lung cancer: multiple polymorphisms and mRNA expression. PLoS One. 2009; 4: e5652.

[34] Xu W, Zhou Y, Hang X, Shen D. Current evidence on the relationship between CYP1B1polymorphisms and lung cancer risk: a meta–analysis. Mol Biol Rep. 2012; 39: 2821–9.

[35] Di YM, Chow VD, Yang LP, Zhou SF. Structure, function, regulation and polymorphism of human cytochrome P450 2A6. Curr Drug Metab. 2009; 10: 754–80.

[36] Fernandez–Salguero P, Gonzalez FJ. The CYP2A gene subfamily: species differences, regulation, catalytic activities and role in chemical carcinogenesis. Pharmacogenetics. 1995; 5: S123–8.

[37] Fernandez–Salguero P, Hoffman SMG, Cholerton S, Mohrenweiser H, Raunio H, Rautio A, Pelkonen O, Huang J, Evans WE, Idle JR, Gonzalez FJ. A genetic polymorphism in coumarin 7–hydroxylation: sequence of the human CYP2A genes and identification of variant CYP2A6alleles. Am J Hum Genet. 1995; 57: 651–60.

[38] Cholerton S, Idle ME, Vas A, Gonzalez FJ, Idle JR. Comparison of a novel thin layer chromatographic–fluorescence detection method with a spectrofluoromethric method for the determination of 7–hydrocoumarin in human urine. J Chromatogr. 1992; 575: 325–30.

[39] Tamaki Y, Arai T, Sugimura H, Sasaki T, Honda M, Muroi Y, Matsubara Y, Kanno S, Ishikawa M, Hirasawa N, Hiratsuka M. Association between cancer risk and drug–metabolizing enzyme gene(CYP2A6, CYP2A13, CYP4B1, SULT1A1, GSTM1, and GSTT1)polymorphisms in cases of lung cancer in Japan. Drug Metab Pharmacokinet. 2011; 26: 516–22.

[40] Wassenaar CA, Dong Q, Wei Q, Amos CI, Spitz MR, Tyndale RF. Relationship between CYP2A6and CHRNA5–CHRNA3–CHRNB4variation and smoking behaviors and lung cancer risk. J Natl Cancer Inst. 2011; 103: 1342–6.

[41] Uematsu F, Kikuchi H, Ohmachi T, Sagami I, Motomiya M, Kamataki T, Komori M, Watanabe M. Two common RFLPs of the human CYP2E1gene. Nucl Acid Res. 1991; 19: 2803.

[42] Uematsu F, Kikuchi H, Motomiya M, Abe T, Sagami I, Ohmachi T, Wakui A, Kanamaru R, Watanabe M. Association between restriction fragment length polymorphism of the human cytochrome P450IIE1gene and susceptibility to lung cancer. Jpn J Cancer Res. 1991; 82: 254–6.

[43] Uematsu F, Kikuchi H, Abe T, Motomiya M, Ohmachi T, Sagami I, Watanabe M. Msp I polymorphism of the human CYP2E1gene. Nucl Acids Res. 1991; 19: 5797.

[44] Hayashi S, Watanabe J, Kawajiri K. Genetic polymorphisms in the 5′–flanking region change transcriptional regulation of the human cytochrome P450IIE1gene. J Biochem. 1991; 110: 559–65.

[45] Liu Y, Meng XW, Zhou LY, Zhang PY, Sun X, Zhang P. Genetic polymorphism and mRNA levels of cytochrome P450IIE1and glutathione S–transferase P1 in patients with alcoholic liver disease in different nationalities. Hepatobiliary Pancreat Dis Int. 2009; 8: 162–7.

[46] Uematsu F, Kikuchi H, Motomiya M, Abe T, Ishioka C, Kanamaru R, Sagami I, Watanabe M. Human cytochrome P450IIE1gene: DraI polymorphism and susceptibility to cancer. Tohoku J Exp Med. 1992; 168: 113–7.

[47] Uematsu F, Ikawa S, Sagami I, Kanamaru R, Abe T, Satoh K, Motomiya M, Watanabe M. Restriction fragment length polymorphism of the human CYP2E1(cytochrome P450IIE1)gene and susceptibility to lung cancer: possible relevance to low smoking exposure. Pharmacogenetics. 1994; 4: 58–63.

[48] Hirvonen A, Husgafvel–Pursiainen K, Anttila S, Karjalainen A, Vainio H. The human CYP2E1gene and lung cancer: DraI and RsaI restriction fragment length polymorphisms in a Finnish study population. Carcinogenesis. 1993; 14: 85–8.

[49] Rannug A, Alexandrie AK, Persson I, Ingelman–Sundberg M. Genetic polymorphism of cytochromes P450 1A1, 2D6and 2E1: regulation and toxicological significance. J Occup Environ Med. 1995; 37: 25–36.

[50] Wang Y, Yang H, Li L, Wang H, Zhang C, Yin G, Zhu B. Association between CYP2E1genetic polymorphisms and lung cancer risk: a meta–analysis. Eur J Cancer. 2010; 46: 758–64.

[51] Oesch F. Mammalian epoxide hydrolases: inducible enzymes catalyzing the inactivation of carcinogenic and cytotoxic metabolites derived from aromatic and olefinic compounds. Xenobiotica. 1973; 3: 305–40.

[52] Oesch F, Glatt H, Schimassmann H. The apparent ubiquity of epoxide hydrolase in rat organs. Biochem Pharmacol. 1977; 26: 603–7.

[53] Seidegård J, Ekström G. The role of human glutathione transferases and epoxide hydrolases in the metabolism of xenobiotics. Environ Health Perspect. 1997; 105: 791–9.

[54] Omiecinski CJ, Aicher L, Holubkov R, Checkoway H. Human peripheral lymphocytes as indicators of microsomal epoxide hydrolase activity in liver and lung. Pharmacogenetics. 1993; 3: 150–8.

[55] Etter H, Richter C, Ohta Y, Winterhalter KH, Sasabe H, Kawato S. Rotation and interaction with epoxide hydrolase of P-450 in proteoliposomes. J Biol Chem. 1991; 266: 18600–5.

[56] Sims P, Grover PL, Swaisland A, Pal K, Hewer A. Metabolic activation of benzo(a)pyrene proceeds by a diol epoxide. Nature. 1974; 252: 326–8.

[57] Hasset C, Robinson KB, Beck NB, Omiecinski CJ. The human microsomal epoxide hydrolase gene(EPHX1): complete nucleotide sequence and structural characterization. Genomics. 1994; 23: 433–42.

[58] Hasset C, Aicher L, Sidhu JS, Omiecinski CJ. Human microsomal epoxide hydrolase: genetic polymorphism and functional expression in vitro of amino acid variants. Hum Mol Genet. 1994; 3: 421–8.

[59] Raaka S, Hasset C, Omiecinski CJ. Human microsomal epoxide hydrolase: 5′-flanking region genetic polymorphism. Carcinogenesis. 1998; 19: 387–93.

[60] Kiyohara C, Yoshimasu K, Takayama K, Nakanishi Y. EPHX1polymorphisms and the risk of lung cancer: a HuGE review. Epidemiology. 2006; 17: 89–99.

[61] Li X, Hu Z, Qu X, Zhu J, Li L, Ring BZ, Su L. Putative EPHX1enzyme activity is related with risk of lung and upper aerodigestive tract cancers: a comprehensive meta-analysis. PLoS One. 2011; 6: e14749.

[62] Hayes JD, Pulford DJ.The glutathione S-transferase supergene family: regulation of GST and the contribution of the isoenzymes to cancer chemoprotection and drug resistance. Crit Rev Biochem Mol Biol. 1995; 30: 445–600.

[63] Coles B, Ketterer B. The role of glutathione and glutathione transferases in chemical carcinogenesis. Crit Rev Biochem Mol Biol. 1990; 25: 47–70.

[64] Seidegård J, Vorachek WR, Pero RW, Pearson WR. Hereditary differences in the expression of the human glutathione transferase active on trans-stilbene oxide are due to a gene deletion. Proc Natl Acad Sci. 1988; 85: 7293–7.

[65] Widersten M, Pearson WR, Engstrom A, Mannervik B. Heterologous expression of the allelic variant mu-class glutathione transferases mu and psi. Biochem J. 1991; 276: 519–24.

[66] Gemignani F, Landi S, Szeszenia-Dabrowska N, Zaridze D, Lissowska J, Rudnai P, Fabianova E, Mates D, Foretova L, Janout V, Bencko V, Gaborieau V, Gioia-Patricola L, Bellini I, Barale R, Canzian F, Hall J, Boffetta P, Hung RJ, Brennan P. Development of lung cancer before the age of 50: the role of xenobiotic metabolizing genes. Carcinogenesis. 2007; 28: 1287–93.

[67] Carlsten C, Sagoo GS, Frodsham AJ, Burke W, Higgins JP. Glutathione S-transferase M1(GSTM1)polymorphisms and lung cancer: a literature-based systematic HuGE review and metaanalysis. Am J Epidemiol. 2008; 167: 759–74.

[68] Lee KM, Kang D, Clapper ML, Ingelman-Sundberg M, OnoKihara M, Kiyohara C, Min S, Lan Q, Le Marchand L, Lin P, Lung ML, Pinarbasi H, Pisani P, Srivatanakul P, Seow A, Sugimura H, Tokudome S, Yokota J, Taioli E. CYP1A1, GSTM1, and GSTT1polymorphisms, smoking, and lung cancer risk in a pooled analysis among Asian populations. Cancer Epidemiol Biomark Prev. 2008; 17: 1120–6.

[69] Langevin SM, Ioannidis JP, Vineis P, Taioli E. Genetic Susceptibility to Environmental Carcinogens group(GSEC). Assessment of cumulative evidence for the association between glutathione S-transferase polymorphisms and lung cancer: application of the Venice interim guidelines. Pharmacogenet Genomics. 2010; 20: 586–97.

[70] McWilliams JE, Sanderson BJ, Harris EL, Richert-Boe KE, Henner WD. Glutathione S-transferase M1(GSTM1) deficiency and lung cancer risk. Cancer Epidemiol Biomark Prev. 1995; 4: 589–94.

[71] Inskip A, Elexpuru-Camiruaga J, Buxton N, Dias PS, Macintosh J, Campbell D, Jones PW, Yengi L, Talbot JA, Strange RC, Fryer AA. Identification of polymorphism at the glutathione S-transferase, GSTM3locus: evidence for linkage with GSTM1□A. Biochem J. 1995; 312: 713–6.

[72] Anttila S, Hirvonen A, Vainio H, Husgafvel-Pursiainen K, Hayes JD, Ketterer B. Immunohistochemical localization of glutathione S-transferases in human lung. Cancer Res. 1993; 53: 5643–8.

[73] Anttila S, Luostarinen L, Hirvonen A, Elovaara E, Karjalainen A, Nurminen T, Hayes JD, Vainio H, Ketterer B. Pulmonary expression of glutathione S-transferase M3 in lung cancer patients: association with GSTM1polymorphism, smoking, and asbestos exposure. Cancer Res. 1995; 55: 3305–9.

[74] Yengi L, Inskip A, Gilford J, Alldersea J, Bailey L, Smith A, Lear JT, Heagerty AH, Bowers B, Hand P, Hayes JD, Jones PW, Strange RC, Fryer AA. Polymorphism at the glutathione S-transferase locus GSTM3: interactions with cytochrome P450and glutathione S-transferase genotypes as risk factors for multiple cutaneous basal cell carcinoma. Cancer Res. 1996; 56: 1974–7.

[75] Matthias C, Bockmühl U, Jahnke V, Jones PW, Hayes JD, Alldersea J, Gilford J, Bailey L, Bath J, Worrall SF, Hand P, Fryer AA, Strange R. Polymorphism in cytochrome P450CYP2D6, CYP1A1, CYP2E1and glutathione S-transferase, GSTM1, GSTM3, GSTT1and susceptibility to tobacco-related cancers: studies in upper aerodigestive tract cancers. Pharmacogenetics. 1998; 8: 91-100.

[76] Jourenkova-Mirnova N, Wikman H, Bouchardy C, Voho A, Dayer P, Benhamou S, Hirvonen A. Role of glutathione S-transferase GSTM1, GSTM3, GSTP1, and GSTT1genotypes in modulating susceptibility to smoking related lung cancer. Pharmacogenetics. 1998; 8: 495-502.

[77] Ali-Osman F, Akande N, Mao J. Molecular cloning, characterization, and expression in Escherichia coli of full-length cDNAs of three human glutathione S-transferase Pi gene variants. Evidence for differential catalytic activity of the encoded proteins. J Biol Chem. 1997; 272: 10004-12.

[78] Zimniak P, Nanduri B, Pilula S, Bandorowicz-Pikula J, Singhal S, Srivastava SK, Awasthi S, Awasrhi JC. Naturally occurring human glutathione S-transferase GSTP1.1isoforms with isoleucine and valine at position 104differ in enzymatic properties. Eur J Biochem. 1994; 224: 893-9.

[79] Ryberg D, Skaug V, Hewer A, Phillips DH, Harries LW, Wolf CR, Øgreid D, Ulvik A, Vu P, Haugen A. Genotypes of glutathione transferase M1and P1and their significance for lung DNA adduct levels and cancer risk. Carcinogenesis. 1997; 18: 1285-9.

[80] XM L, Yu XW, Yuan Y, Pu MZ, Zhang HX, Wang KJ, Han XD. Glutathione S-transferase P1, gene-gene interaction, and lung cancer susceptibility in the Chinese population: an updated metaanalysis and review. J Cancer Res Ther. 2015; 11: 565-70.

[81] Harris MJ, Coggan M, Langton L, Wilson SR, Board PG. Polymorphism of the Pi class glutathione S-transferase in normal populations and cancer patients. Pharmacogenetics. 1998; 8: 27-31.

[82] Cote ML, Chen W, Smith DW, Benhamou S, Bouchardy C, Butkiewicz D, Fong KM, Gené M, Hirvonen A, Kiyohara C, Larsen JE, Lin P, Raaschou-Nielsen O, Povey AC, Reszka E, Risch A, Schneider J, Schwartz AG, Sorensen M, To Figueras J, Tokudome S, Pu Y, Yang P, Wenzlaff AS, Wikman H, Taioli E. Meta-and pooled analysis of GSTP1polymorphism and lung cancer: a HuGE-GSEC review. Am J Epidemiol. 2009; 169: 802-14.

[83] Ye Z, Song H, Higgins JP, Pharoah P, Danesh J. Five glutathione s-transferase gene variants in 23, 452cases of lung cancer and 30, 397controls: meta-analysis of 130studies. PLoS Med. 2006; 3: e91.

[84] Pemble S, Schroeder KR, Spencer SR, Meyer DJ, Hallier E, Bolt HM, Ketterer B, Taylor JB. Human glutathione S-transferase theta(GSTT1): cDNA cloning and the characterization of a genetic polymorphism. Biochem J. 1994; 300: 271-6.

[85] Schröder KR, Hallier E, Peter H, Bolt HM. Dissociation of a new glutathione S-transferase activity in human erythrocytes. Biochem Pharmacol. 1992; 43: 1671-4.

[86] Church SL. Manganese superoxide dismutase: nucleotide and deduced amino acid sequence of a cDNA encoding a new human transcript. Biochim Biophys Acta. 1990; 1087: 250-2.

[87] Church SL, Grant JW, Ridnour LA, Oberley LW, Swanson PE, Meltzer PS, Trent JM. Increased manganese superoxide dismutase expression suppresses the malignant phenotype of human melanoma cells. Proc Natl Acad Sci. 1993; 90: 3113-7.

[88] Shimoda-Matsubayashi S, Matsumine H, Kobayashi T, Nakagawa-Hattori Y, Shimizu Y, Mizuno Y. Structural dimorphism in the mitochondrial targeting sequence in the human manganese superoxide dismutase gene. A predictive evidence for conformational change to influence mitochondrial transport and a study of allelic association in Parkinson's disease. Biochem Biophys Res Commun. 1996; 226: 561-5.

[89] Rosenblum JS, Gilula NB, Lerner RA. On signal sequence polymorphisms and diseases of distribution. Proc Natl Acad Sci. 1996; 93: 4471-3.

[90] Sutton A, Khoury H, Prip-Buus C, Cepanec C, Pessayre D, Degoul F. The Ala16Val genetic dimorphism modulates the import of human manganese superoxide dismutase into rat liver mitochondria. Pharmacogenetics. 2003; 13: 145-57.

[91] Schmekel B, Venge P. The distribution of myeloperoxidase, eosinophil cationic protein, albumin and urea in sequential bronchoalveolar lavage. Eur Respir J. 1991; 4: 517-23.

[92] Schmekel B, Karlsson SE, Linden M, Sundström C, Tegner H, Venge P. Myeloperoxidase in human lung lavage. I. A marker of local neutrophil activity. Inflammation. 1990; 14: 447-54.

[93] Piedrafita FJ, Molander RB, Vansant G, Orlova EA, Pfahl M, Reynolds WF. An Alu element in the myeloperoxidase promotercontains a composite SP1-thyroid hormone-retinoic acid response element. J Biol Chem. 1996; 271: 14412-20.

[94] Wang LI, Neuberg D, Christiani DC. Asbestos exposure, manganese superoxide dismutase(MnSOD)genotype, and lung cancer risk. J Occup Environ Med. 2004; 46: 556-64.

[95] Wang LI, Miller DP, Sai Y, Liu G, Su L, Wain JC, Lynch TJ, Christiani DC. Manganese superoxide dismutase alanine-

tovaline polymorphism at codon 16and lung cancer risk. J Natl Cancer Inst. 2001; 93: 1818–21.

[96] Lin P, Hsueh YM, Ko JL, Liang YF, Tsai KJ, Chen CY. Analysis of NQO1, GSTP1, and MnSOD genetic polymorphisms on lung cancer risk in Taiwan. Lung Cancer. 2003; 40: 123–9.

[97] Zejnilovic J, Akev N, Yilmar H, Isbir T. Association between manganese superoxide dismutase polymorphism and risk of lung cancer. Cancer Genet Cytogenet. 2009; 189: 1–4.

[98] Schabath MB, Spitz MR, Delclos GL, Gunn GB, Whitehead LW, Wu X. Association between asbestos exposure, cigarette smoking, myeloperoxidase(MPO)genotypes, and lung cancer risk. Am J Ind Med. 2002; 42: 29–37.

[99] Yang WJ, Wang MY, Pan FZ, Shi C, Cen H. Association between MPO–463G > A polymorphism and cancer risk: evidence from 60case–control studies. World J Surg Oncol. 2017; 15: 144.

[100] Hein DW. N–acetyltransferase SNPs: emerging concepts serve as a paradigm for understanding complexities of personalized medicine. Expert Opin Drug Metab Toxicol. 2009; 5: 353–66.

[101] Husain A, Zhang X, Doll MA, States JC, Barker DF, Hein DW. Functional analysis of the human N–acetyltransferase 1major promoter: quantitation of tissue expression and identification of critical sequence elements. Drug Metab Dispos. 2007; 35: 1649–56.

[102] Sim E, Payton M, Noble M, Minchin R. An update on genetic, structural and functional studies of arylamine N–acetyltransferases in eucaryotes and procaryotes. Hum Mol Genet. 2000; 9: 2435–41.

[103] Smelt VA, Upton A, Adjaye J, Payton MA, Boukouvala S, Johnson N, Mardon HJ, Sim E. Expression of arylamine N–acetyltransferases in pre–term placentas and in human preimplantation embryos. Hum Mol Genet. 2000; 9: 1101–7.

[104] Sim E, Lack N, Wang CJ, Long H, Westwood I, Fullam E, Kawamura A. Arylamine N–acetyltransferases: structural and functional implications of polymorphisms. Toxicology. 2008; 254: 170–83.

[105] Vatsis KP, Weber WW, Bell DA, Dupret J–M, Evans DAP, Grant DM, Hein DW, Lin HJ, Meyer UA, Relling MV, Sim E, Suzuki T, Yamazoe Y. Nomenclature for N–acetyltransferases. Pharmacogenetics. 1995; 5: 1–17.

[106] Hein DW, Boukouvala S, Grant DM, Minchin RF, Sim E. Changes in consensus arylamine N–acetyltransferase gene nomenclature. Pharmacogenet Genomics. 2008; 18: 367–8.

[107] Butcher NJ, Tiang J, Minchin RF. Regulation of arylamine N–acetyltransferases. Curr Drug Metab. 2008; 9: 498–504.

[108] Evans DA. N–acetyltransferase. In: Kalow W, editor. Pharmacogenetics of drug metabolism. New York: Pergamon Press; 1992. p. 95–178.

[109] Hein DW, Doll MA, Rustan TD, Gray K, Feng Y, Ferguson RJ, Grant DM. Metabolic activation and deactivation of arylamine carcinogens by recombinant human NAT1and polymorphic NAT2acetyltransferases. Carcinogenesis. 1993; 14: 1633–8.

[110] Chen B, Zhang WX, Cai WM. The influence of various genotypes on the metabolic activity of NAT2 in a Chinese population. Eur J Clin Pharmacol. 2006; 62: 355–9.

[111] Ma JJ, Liu CG, Li JH, Cao XM, Sun SL, Yao X. Effects of NAT2polymorphism on SASP pharmacokinetics in Chinese population. Clin Chim Acta. 2009; 407: 30–5.

[112] Doll MA, Zang Y, Moeller T, Hein DW. Codominant expression of N–acetylation and O–acetylation activities catalyzed by N–acetyltransferase 2 in human hepatocytes. J Pharmacol Exp Ther. 2010; 334: 540–4.

[113] Walraven JM, Zang Y, Trent JO, Hein DW. Structure/function evaluations of single nucleotide polymorphisms in human N–acetyltransferase 2. Curr Drug Metab. 2008; 9: 471–86.

[114] Hein DW. N–acetyltransferase 2genetic polymorphism: effects of carcinogen and haplotype on urinary bladder cancer risk. Oncogene. 2006; 25: 1649–58.

[115] Walraven JM, Trent JO, Hein DW. Structure–function analyses of single nucleotide polymorphisms in human N–acetyltransferase 1. Drug Metab Rev. 2008; 40: 169–84.

[116] Zhu Y, States C, Wang Y, Hein DW. Functional effects of genetic polymorphisms in the N–acetyltransferase 1coding and 3′ untranslated regions. Birth Defects Res A Clin Mol Teratol. 2011; 91: 77–84.

[117] Zhu Y, Hein DW. Functional effects of single nucleotide polymorphisms in the coding region of human N–acetyltransferase 1. Pharmacogenomics J. 2008; 8: 339–48.

[118] Hirvonen A. Polymorphic NATs and cancer proneness. In: Boffetta P, Caporaso N, Cuzick J, Lang M, Vineis P, editors. Metabolic polymorphisms and cancer. Lyon: IARC Scientific Publications; 1998.

[119] Martínez C, Agúndez JAG, Olivera M, Martín R, Ladero JM, Benítez J. Lung cancer and mutations at the polymorphic NAT2gene locus. Pharmacogenetics. 1995; 5: 207–14.

[120] Cascorbi I, Brockmöller J, Mrozikiewicz PM, Bauer S, Loddenkemper R, Roots I. Homozygous rapid arylamine

N-acetyltransferase(NAT2)genotype as a susceptibility factor for lung cancer. Cancer Res. 1996; 56: 3961-6.

[121] McKay JD, Hashibe M, Hung RJ, Wakefield J, Gaborieau V, Szeszenia-Dabrowska N, Zaridze D, Lissowska J, Rudnai P, Fabianova E, Mates D, Foretova L, Janout V, Bencko V, Chabrier A, Hall J, Boffetta P, Canzian F, Brennan P. Sequence variants of NAT1and NAT2and other xenometabolic genes and risk of lung and aerodigestive tract cancers in Central Europe. Cancer Epidemiol Biomark Prev. 2008; 17: 141-7.

[122] Bouchardy C, Mitrunen K, Wikman H, Husgafvel-Pursiainen K, Dayer P, Benhamou S, Hirvonen A. N-acetyltransferase NAT1and NAT2genotypes and lung cancer risk. Pharmacogenetics. 1998; 8: 291-8.

[123] Zienolddiny S, Campa D, Lind H, Ryberg D, Skaug V, Stangeland LB, Canzian F, Haugen A. A comprehensive analysis of phase I and phase II metabolism gene polymorphisms and risk of non-small cell lung cancer in smokers. Carcinogenesis. 2008; 29: 1164-9.

[124] Hoeijmakers JH. Genome maintenance mechanisms for preventing cancer. Nature. 2001; 411: 366-74.

[125] Kastan MB, Bartek J. Cell-cycle checkpoints and cancer. Nature. 2004; 423: 316-23.

[126] Wood RD, Mitchell M, Lindahl T. Human DNA repair genes. Mutat Res. 2005; 577: 275-83.

[127] Lavin MF, Kozlov S. ATM activation and DNA damage response. Cell Cycle. 2007; 6: 931-42.

[128] Kastan MB, Derheimer DA. Multiple roles of ATM in monitoring and maintaining DNA integrity. FEBS Lett. 2010; 584: 3675-81.

[129] Shen L, Yin Z-H, Wan Y, Zhang Y, Li K, Zhou B-S. Association between ATM polymorphisms and cancer risk: a meta-analysis. Mol Biol Rep. 2012; 39: 5719-25.

[130] Zhao L, Gu A, Guixiang J, Zhou P, Zhao P, Lu A. The association between ATM IVS 22-77T > C and cancer risk: a meta-analysis. PLoS One. 2012; 6: e29479.

[131] Barzilay G, Hickson ID. Structure and function of apurinic/apyrimidinic endonucleases. BioEssays. 1995; 17: 713-9.

[132] Tell G, Quadrifoglio F, Tribelli C, Kelley MR. Many functions of APE1/ref-1: not only DNA repair enzyme. Antioxid Redox Signal. 2009; 11: 601-20.

[133] Xi T, Jones IM, Mohrenweiser HW. Many amino acid substitution variants identified in DNA repair genes during human population screenings are predicted to impact protein function. Genomics. 2004; 83: 970-9.

[134] Zhou B, Shan H, Su Y, Xia K, Shao X, Mao W, Shao Q. The association of APE1-656T > G and 1349T > G

polymorphism and cancer risk: a meta-analysis based on 37case-control studies. BMC Cancer. 2011; 11: 521.

[135] Ji Y-N, Zhan P, Wang J, Qiu L-X, Yu L-K. APE1Asp148Glu gene polymorphism and lung cancer risk: a meta-analysis. Mol Biol Rep. 2011; 38: 4537-43.

[136] Abdel-Rahman MH, Pilarski R, Cebulla CM, Massengill JB, Christopher BN, Boru G, Hovland P, Davidorf FH. Germline BAP1mutation predisposes to uveal melanoma, lung adenocarcinoma, meningioma, and other cancers. J Med Genet. 2011; 48: 856-9.

[137] Lin M, Zhang L, Hildebrandt MAT, Huang M, Wu X, Ye Y. Common, germline genetic variations in the novel tumor suppressor BAP1and risk of developing different types of cancer. Oncotarget. 2017; 8: 74936-46.

[138] Ma H, Xu L, Yan J, Shao M, Hu Wang F, Wang Y, Yuan W, Qian J, Wang Y, Xun P, Liu H, Chen W, Yang L, Jin G, Huo X, Chen F, Shugart YY, Jin L, Wei Q, Wu T, Shen H, Huang W, Lu D. Tagging single nucleotide polymorphisms in excision repair cross-complementing group 1(ERCC1)and risk of primary lung cancer in a Chinese population. Pharmacogenet Genomics. 2007; 17: 417-23.

[139] Yu JJ, Lee KB, Mu C, Li Q, Abernathy TV, Bostick-Bruton F, Reed E. Comparison of two human ovarian carcinoma cell lines(A2780/CP70and MCAS)that are equally resistant to platinum, but differ at codon 118of the ERCC1gene. Int J Oncol. 2000; 16: 555-60.

[140] Duell EJ, Wiencke JK, Cheng TJ, Varkonyi A, Zuo ZF, Ashok TD, Mark EJ, Wain JC, Christiani DC, Kelsey KT. Polymorphisms in the DNA repair genes XRCC1and ERCC2and biomarkers of DNA damage in human blood mononuclear cells. Carcinogenesis. 2000; 21: 965-71.

[141] Lunn RM, Helzlsouer KJ, Parshad R, Umbach DM, Harris EL, Sanford KK, Bell DA. XPD polymorphisms: effects on DNA repair proficiency. Carcinogenesis. 2000; 21: 551-5.

[142] Zhang L, Wang J, Xu L, Zhou J, Guan X, Jiang F, Wu Y, Fan W. Nucleotide excision repair gene ERCC1polymorphisms contribute to cancer susceptibility: a meta-analysis. Mutagenesis. 2011; 27: 67-76.

[143] Kiyohara C, Yoshimasu K. Genetic polymorphisms in the nucleotide excision repair pathway and lung cancer risk: a meta-analysis. Int J Med Sci. 2007; 4: 59-71.

[144] Hung RJ, Christiani DC, Risch A, Popanda O, Haugen A, Zienolddiny S, Benhamou S, Bouchardy C, Lan Q, Spitz MR, Wichmann HE, LeMarchand L, Vineis P, Matullo G, Kiyohara C, Zhang ZF, Pezeshki B, Harris C, Mechanic L, Seow A, Ng DP, Szeszenia-Dabrowska N, Zaridze D,

Lissowska J, Rudnai P, Fabianova E, Mates D, Foretova L, Janout V, Bencko V, Caporaso N, Chen C, Duell EJ, Goodman G, Field JK, Houlston RS, Hong YC, Landi MT, Lazarus P, Muscat J, McLaughlin J, Schwartz AG, Shen H, Stucker I, Tajima K, Matsuo K, Thun M, Yang P, Wiencke J, Andrew AS, Monnier S, Boffetta P, Brennan P. International Lung Cancer Consortium: pooled analysis of sequence variants in DNA repair and cell cycle pathways. Cancer Epidemiol Biomark Prev. 2008; 17: 3081–9.

[145] Xiao F, Pu J, Wen Q, Huang Q, Zhang Q, Huang B, Huang S, Lan A, Zhang Y, Li J, Zhao D, Shen J, Wu H, He Y, Li H, Yang X. Association between the ERCC2Asp312Asn polymorphism and risk of cancer. Oncotarget. 2017; 18(8): 48488–506.

[146] Janićijević A, Sugasawa K, Shimizu Y, Hanaoka F, Wijgers N, Djurica M, Hoeijmakers JH, Wyman C. DNA bending by the human damage recognition complex XPC–HR23B. DNA Repair(Amst). 2003; 2: 325–36.

[147] Tapias A, Auriol J, Forget D, Enzlin JH, Schärer OD, Coin F, Coulombe B, Egly JM. Ordered conformational changes in damaged DNA induced by nucleotide excision repair factors. J Biol Chem. 2004; 279: 19074–83.

[148] Rademakers S, Volker M, Hoogstraten D, Nigg AL, Moné MJ, Van Zeeland AA, Hoeijmakers JH, Houtsmuller AB, Vermeulen W. Xeroderma pigmentosum group A protein loads as a separate factor onto DNA lesions. Mol Cell Biol. 2003; 23: 5755–67.

[149] Batty DP, Wood RD. Damage recognition in nucleotide excision repair of DNA. Gene. 2000; 241: 193–204.

[150] Kozak M. Interpreting cDNA sequences: some insights from studies on translation. Mamm Genome. 1996; 7: 563–74.

[151] Ding D, Zhang Y, Yu H, Guo Y, Jiang L, He X, Ma W, Zheng W. Genetic variation of XPA gene and risk of cancer: a systematic review and pooled analysis. Int J Cancer. 2012; 131: 488–96.

[152] Qiao Y, Spitz MR, Shen H, Guo Z, Shete S, Hedayati M, Grossman L, Mohrenweiser H, Wei Q. Modulation of repair of ultraviolet damage in the host–cell reactivation assay by polymorphic XPC and XPD/ERCC2genotypes. Carcinogenesis. 2002; 23: 295–9.

[153] Vodicka P, Kumar R, Stetina R, Sanyal S, Soucek P, Haufroid V, Dusinska M, Kuricova M, Zamecnikova M, Musak L, Buchancova J, Norppa H, Hirvonen A, Vodickova L, Naccarati A, Matousu Z, Hemminki K.Genetic polymorphisms in DNA repair genes and possible links with DNA repair rates, chromosomal aberrations and single–strand breaks in DNA. Carcinogenesis. 2004; 25: 757–63.

[154] Qiu L, Wang Z, Shi X, Wang Z. Association between XPC polymorphisms and risk of cancers: a meta–analysis. Eur J Cancer. 2008; 44: 2241–52.

[155] Masson M, Niedergang C, Schreiber V, Muller S, Menissier–de Murcia J, de Murcia G. XRCC1is specifically associated with poly(ADP–ribose)polymerase and negatively regulates its activity following DNA damage. Mol Cell Biol. 1998; 18: 3563–71.

[156] Abdel–Rahman SZ, Soliman AS, Bondy ML, Omar S, El–Badawy SA, Khaled HM, Seifeldin IA, Levin B. Inheritance of the 194Trp and the 399Gln variant alleles of the DNA repair gene XRCC1are associated with increased risk of early–onset colorectal carcinoma in Egypt. Cancer Lett. 2000; 159: 79–86.

[157] Lunn RM, Langlois RG, Hsieh LL, Thompson CL, Bell DA. XRCC1polymorphisms: effects on aflatoxin B1–DNA adducts and glycophorin A variant frequency. Cancer Res. 1999; 59: 2557–61.

[158] Hu JJ, Smith TR, Miller MS, Mohrenweiser HW, Golden A, Case LD. Amino acid substitution variants of APE1and XRCC1genes associated with ionizing radiation sensitivity. Carcinogenesis. 2001; 22: 917–1022.

[159] Hao B, Miao X, Li Y, Zhang X, Sun T, Liang G, Zhao Y, Zhou Y, Wang H, Chen X, Zhang L, Tan W, Wei Q, Lin D, He F. A novel T–77C polymorphism in DNA repair gene XRCC1contributes to diminished promoter activity and increased risk of non–small cell lung cancer. Oncogene. 2006; 25: 3613–20.

[160] Hao B, Wang H, Zhou K, Li Y, Chen X, Zhou G, Zhu Y, Miao X, Tan W, Wei Q, Lin D, He F. Identification of genetic variants in base excision repair pathway and their associations with risk of esophageal squamous cell carcinoma. Cancer Res. 2004; 64: 4378–84.

[161] Dai L, Duan F, Wang P, Song C, Wang K, Zhang J. XRCC1gene polymorphisms and lung cancer susceptibility: a meta–analysis of 44case–control studies. Mol Biol Rep. 2012; 39: 9535–47.

[162] Spencer CC, Su Z, Donnelly P, Marchini J. Designing genomewide association studies: sample size, power, imputation, and the choice of genotyping chip. PLoS Genet. 2009; 5: 1000477.

[163] Broderick P, Wang Y, Vijayakrishnan J, Matakidou A, Spitz MR, Eisen T, Amos CI, Houlston RS. Deciphering the impact of common genetic variation on lung cancer risk: a genome–wide association study. Cancer Res. 2009; 69: 6633–41.

[164] Schwartz AG, Cote ML. Epidemiology of lung cancer. Adv Exp Med Biol. 2016; 893: 21–41.

[165] Timofeeva MN, Hung RJ, Rafnar T, Christiani DC, Field

JK, Bickeböller H, Risch A, McKay JD, Wang Y, Dai J, Gaborieau V, McLaughlin J, Brenner D, Narod SA, Caporaso NE, Albanes D, Thun M, Eisen T, Wichmann HE, Rosenberger A, Han Y, Chen W, Zhu D, Spitz M, Wu X, Pande M, Zhao Y, Zaridze D, Szeszenia-Dabrowska N, Lissowska J, Rudnai P, Fabianova E, Mates D, Bencko V, Foretova L, Janout V, Krokan HE, Gabrielsen ME, Skorpen F, Vatten L, Njølstad I, Chen C, Goodman G, Lathrop M, Benhamou S, Vooder T, Välk K, Nelis M, Metspalu A, Raji O, Chen Y, Gosney J, Liloglou T, Muley T, Dienemann H, Thorleifsson G, Shen H, Stefansson K, Brennan P, Amos CI, Houlston R, Landi MT. Transdisciplinary Research in Cancer of the Lung(TRICL)Research Team. Influence of common genetic variation on lung cancer risk: meta-analysis of 14 900cases and 29 485controls. Hum Mol Genet. 2012; 21: 4980-95.

[166] Landi MT, Chatterjee N, Yu K, Goldin LR, Goldstein AM, Rotunno M, Mirabello L, Jacobs K, Wheeler W, Yeager M, Bergen AW, Li Q, Consonni D, Pesatori AC, Wacholder S, Thun M, Diver R, Oken M, Virtamo J, Albanes D, Wang Z, Burdette L, Doheny KF, Pugh EW, Laurie C, Brennan P, Hung R, Gaborieau V, McKay JD, Lathrop M, McLaughlin J, Wang Y, Tsao MS, Spitz MR, Wang Y, Krokan H, Vatten L, Skorpen F, Arnesen E, Benhamou S, Bouchard C, Metspalu A, Vooder T, Nelis M, Välk K, Field JK, Chen C, Goodman G, Sulem P, Thorleifsson G, Rafnar T, Eisen T, Sauter W, Rosenberger A, Bickeböller H, Risch A, Chang-Claude J, Wichmann HE, Stefansson K, Houlston R, Amos CI, Fraumeni JF Jr, Savage SA, Bertazzi PA, Tucker MA, Chanock S, Caporaso NE. A genome-wide association study of lung cancer identifies a region of chromosome 5p15associated with risk for adenocarcinoma. Am J Hum Genet. 2009; 85: 679-91.

[167] Wang Y, Broderick P, Webb E, Wu X, Vijayakrishnan J, Matakidou A, Qureshi M, Dong Q, Gu X, Chen WV, Spitz MR, Eisen T, Amos CI, Houlston RS. Common 5p15.33and 6p21.33variants influence lung cancer risk. Nat Genet. 2008; 40: 1407-9.

[168] McKay JD, Hung RJ, Gaborieau V, Boffetta P, Chabrier A, Byrnes G, Zaridze D, Mukeria A, Szeszenia-Dabrowska N, Lissowska J, Rudnai P, Fabianova E, Mates D, Bencko V, Foretova L, Janout V, McLaughlin J, Shepherd F, Montpetit A, Narod S, Krokan HE, Skorpen F, Elvestad MB, Vatten L, Njølstad I, Axelsson T, Chen C, Goodman G, Barnett M, Loomis MM, Lubiñski J, Matyjasik J, Lener M, Oszutowska D, Field J, Liloglou T, Xinarianos G, Cassidy A, Study EPIC, Vineis P, Clavel-Chapelon F, Palli D, Tumino R, Krogh V, Panico S, González CA, Ramón

Quirós J, Martínez C, Navarro C, Ardanaz E, Larrañaga N, Kham KT, Key T, Bueno-de-Mesquita HB, Peeters PH, Trichopoulou A, Linseisen J, Boeing H, Hallmans G, Overvad K, Tjønneland A, Kumle M, Riboli E, Zelenika D, Boland A, Delepine M, Foglio M, Lechner D, Matsuda F, Blanche H, Gut I, Heath S, Lathrop M, Brennan P. Lung cancer susceptibility locus at 5p15.33. Nat Genet. 2008; 40: 1404-6.

[169] Truong T, Hung RJ, Amos CI, Wu X, Bickeböller H, Rosenberger A, Sauter W, Illig T, Wichmann HE, Risch A, Dienemann H, Kaaks R, Yang P, Jiang R, Wiencke JK, Wrensch M, Hansen H, Kelsey KT, Matsuo K, Tajima K, Schwartz AG, Wenzlaff A, Seow A, Ying C, Staratschek-Jox A, Nürnberg P, Stoelben E, Wolf J, Lazarus P, Muscat JE, Gallagher CJ, Zienolddiny S, Haugen A, van der Heijden HF, Kiemeney LA, Isla D, Mayordomo JI, Rafnar T, Stefansson K, Zhang ZF, Chang SC, Kim JH, Hong YC, Duell EJ, Andrew AS, Lejbkowicz F, Rennert G, Müller H, Brenner H, Le Marchand L, Benhamou S, Bouchardy C, Teare MD, Xue X, McLaughlin J, Liu G, McKay JD, Brennan P, Spitz MR. Replication of lung cancer susceptibility loci at chromosomes 15q25, 5p15, and 6p21: a pooled analysis from the International Lung Cancer Consortium. J Natl Cancer Inst. 2010; 102: 959-71.

[170] Lansdorp PM. Telomeres and disease. EMBO J. 2009; 28: 2532-40.

[171] Fernandez-Garcia I, Ortiz-de-Solorzano C, Montuenga LM. Telomeres and telomerase in lung cancer. J Thorac Oncol. 2008; 3: 1085-8.

[172] Hung RJ, McKay JD, Gaborieau V, Boffetta P, Hashibe M, Zaridze D, Mukeria A, Szeszenia-Dabrowska N, Lissowska J, Rudnai P, Fabianova E, Mates D, Bencko V, Foretova L, Janout V, Chen C, Goodman G, Field JK, Liloglou T, Xinarianos G, Cassidy A, McLaughlin J, Liu G, Narod S, Krokan HE, Skorpen F, Elvestad MB, Hveem K, Vatten L, Linseisen J, Clavel-Chapelon F, Vineis P, Bueno-de-Mesquita HB, Lund E, Martinez C, Bingham S, Rasmuson T, Hainaut P, Riboli E, Ahrens W, Benhamou S, Lagiou P, Trichopoulos D, Holcátová I, Merletti F, Kjaerheim K, Agudo A, Macfarlane G, Talamini R, Simonato L, Lowry R, Conway DI, Znaor A, Healy C, Zelenika D, Boland A, Delepine M, Foglio M, Lechner D, Matsuda F, Blanche H, Gut I, Heath S, Lathrop M, Brennan P. A susceptibility locus for lung cancer maps to nicotinic acetylcholine receptor subunit genes on 15q25. Nature. 2008; 452: 633-7.

[173] Amos CI, Wu X, Broderick P, Gorlov IP, Gu J, Eisen T, Dong Q, Zhang Q, Gu X, Vijayakrishnan J, Sullivan K,

Matakidou A, Wang Y, Mills G, Doheny K, Tsai YY, Chen WV, Shete S, Spitz MR, Houlston RS. Genome-wide association scan of tag SNPs identifies a susceptibility locus for lung cancer at 15q25.1. Nat Genet. 2008; 40: 616-22.

[174] Thorgeirsson TE, Geller F, Sulem P, Rafnar T, Wiste A, Magnusson KP, Manolescu A, Thorleifsson G, Stefansson H, Ingason A, Stacey SN, Bergthorsson JT, Thorlacius S, Gudmundsson J, Jonsson T, Jakobsdottir M, Saemundsdottir J, Olafsdottir O, Gudmundsson LJ, Bjornsdottir G, Kristjansson K, Skuladottir H, Isaksson HJ, Gudbjartsson T, Jones GT, Mueller T, Gottsäter A, Flex A, Aben KK, de Vegt F, Mulders PF, Isla D, Vidal MJ, Asin L, Saez B, Murillo L, Blondal T, Kolbeinsson H, Stefansson JG, Hansdottir I, Runarsdottir V, Pola R, Lindblad B, van Rij AM, Dieplinger B, Haltmayer M, Mayordomo JI, Kiemeney LA, Matthiasson SE, Oskarsson H, Tyrfingsson T, Gudbjartsson DF, Gulcher JR, Jonsson S, Thorsteinsdottir U, Kong A, Stefansson K. A variant associated with nicotine dependence, lung cancer and peripheral arterial disease. Nature. 2008; 452: 638-42.

[175] Saccone NL, Culverhouse RC, Schwantes-An TH, Cannon DS, Chen X, Cichon S, Giegling I, Han S, Han Y, KeskitaloVuokko K, Kong X, Landi MT, Ma JZ, Short SE, Stephens SH, Stevens VL, Sun L, Wang Y, Wenzlaff AS, Aggen SH, Breslau N, Broderick P, Chatterjee N, Chen J, Heath AC, Heliövaara M, Hoft NR, Hunter DJ, Jensen MK, Martin NG, Montgomery GW, Niu T, Payne TJ, Peltonen L, Pergadia ML, Rice JP, Sherva R, Spitz MR, Sun J, Wang JC, Weiss RB, Wheeler W, Witt SH, Yang BZ, Caporaso NE, Ehringer MA, Eisen T, Gapstur SM, Gelernter J, Houlston R, Kaprio J, Kendler KS, Kraft P, Leppert MF, Li MD, Madden PA, Nöthen MM, Pillai S, Rietschel M, Rujescu D, Schwartz A, Amos CI, Bierut LJ. Multiple independent loci at chromosome 15q25.1affect smoking quantity: a meta-analysis and comparison with lung cancer and COPD. PLoS Genet. 2010; 6: e1001053.

[176] Hancock DB, Wang JC, Gaddis NC, Levy JL, Saccone NL, Stitzel JA, Goate A, Bierut LJ, Johnson EO. A multiancestry study identifies novel genetic associations with CHRNA5methylation in human brain and risk of nicotine dependence. Hum Mol Genet. 2015; 24: 5940-54

[177] Yokota J, Shiraishi K, Kohno T. Genetic basis for susceptibility to lung cancer: recent progress and future directions. Adv Cancer Res. 2010; 109: 51-72.

[178] Wang Y, Broderick P, Matakidou A, Eisen T, Houlston RS. Role of 5p15.33(TERT-CLPTM1L), 6p21.33and 15q25.1(CHRNA5-CHRNA3)variation and lung cancer risk in neversmokers. Carcinogenesis. 2010; 31: 234-8.

[179] Li Y, Sheu CC, Ye Y, de Andrade M, Wang L, Chang SC, Aubry MC, Aakre JA, Allen MS, Chen F, Cunningham JM, Deschamps C, Jiang R, Lin J, Marks RS, Pankratz VS, Su L, Li Y, Sun Z, Tang H, Vasmatzis G, Harris CC, Spitz MR, Jen J, Wang R, Zhang ZF, Christiani DC, Wu X, Yang P. Genetic variants and risk of lung cancer in never smokers: a genome-wide association study. Lancet Oncol. 2010; 11: 321-30.

[180] Shi J, Chatterjee N, Rotunno M, Wang Y, Pesatori AC, Consonni D, Li P, Wheeler W, Broderick P, Henrion M, Eisen T, Wang Z, Chen W, Dong Q, Albanes D, Thun M, Spitz MR, Bertazzi PA, Caporaso NE, Chanock SJ, Amos CI, Houlston RS, Landi MT. Inherited variation at chromosome 12p13.33, including RAD52, influences the risk of squamous cell lung carcinoma. Cancer Discov. 2012; 2: 131-9.

[181] Han S, Gao F, Yang W, Ren Y, Liang X, Xiong X, Pan W, Zhou L, Zhou C, Ma F, Yang M. Identification of an SCLC susceptibility rs7963551genetic polymorphism in a previously GWASidentified 12p13.33RAD52lung cancer risk locus in the Chinese population. Int J Clin Exp Med. 2015; 8: 16528-35.

[182] Lieberman R, Xiong D, James M, Han Y, Amos CI, Wang L, You M. Functional characterization of RAD52as a lung cancer susceptibility gene in the 12p13.33locus. Mol Carcinog. 2016; 55: 953-63.

[183] McKay JD, Hung RJ, Han Y, Zong X, Carreras-Torres R, Christiani DC, Caporaso NE, Johansson M, Xiao X, Li Y, Byun J, Dunning A, Pooley KA, Qian DC, Ji X, Liu G, Timofeeva MN, Bojesen SE, Wu X, Le Marchand L, Albanes D, Bickeböller H, Aldrich MC, Bush WS, Tardon A, Rennert G, Teare MD, Field JK, Kiemeney LA, Lazarus P, Haugen A, Lam S, Schabath MB, Andrew AS, Shen H, Hong YC, Yuan JM, Bertazzi PA, Pesatori AC, Ye Y, Diao N, Su L, Zhang R, Brhane Y, Leighl N, Johansen JS, Mellemgaard A, Saliba W, Haiman CA, Wilkens LR, Fernandez-Somoano A, Fernandez-Tardon G, van der Heijden HFM, Kim JH, Dai J, Hu Z, Davies MPA, Marcus MW, Brunnström H, Manjer J, Melander O, Muller DC, Overvad K, Trichopoulou A, Tumino R, Doherty JA, Barnett MP, Chen C, Goodman GE, Cox A, Taylor F, Woll P, Brüske I, Wichmann HE, Manz J, Muley TR, Risch A, Rosenberger A, Grankvist K, Johansson M, Shepherd FA, Tsao MS, Arnold SM, Haura EB, Bolca C, Holcatova I, Janout V, Kontic M, Lissowska J, Mukeria A, Ognjanovic S, Orlowski TM, Scelo G, Swiatkowska B, Zaridze D, Bakke P, Skaug V, Zienolddiny S, Duell EJ, Butler LM, Koh WP, Gao YT, Houlston RS, McLaughlin J, Stevens VL, Joubert P, Lamontagne M, Nickle DC,

Obeidat M, Timens W, Zhu B, Song L, Kachuri L, Artigas MS, Tobin MD, Wain LV; SpiroMeta Consortium, Rafnar T, Thorgeirsson TE, Reginsson GW, Stefansson K, Hancock DB, Bierut LJ, Spitz MR, Gaddis NC, Lutz SM, Gu F, Johnson EO, Kamal A, Pikielny C, Zhu D, Lindströem S, Jiang X, Tyndale RF, Chenevix-Trench G, Beesley J, Bossé Y, Chanock S, Brennan P, Landi MT, Amos CI. Large-scale association analysis identifies new lung cancer susceptibility loci and heterogeneity in genetic susceptibility across histological subtypes. Nat Genet. 2017; 49: 1126-32.

[184] Shoemaker R, Deng J, Wang W, Zhang K. Allele-specific methylation is prevalent and is contributed by CpG-SNPs in the human genome. Genome Res. 2010; 20: 883-9.

[185] Zhang D, Cheng L, Badner JA, Chen C, Chen Q, Luo W, Craig DW, Redman M, Gershon ES, Liu C. Genetic control of individual differences in gene-specific methylation in human brain. Am J Hum Genet. 2010; 86: 411-9.

[186] Wang Y, McKay JD, Rafnar T, Wang Z, Timofeeva MN, Broderick P, Zong X, Laplana M, Wei Y, Han Y, Lloyd A, Delahaye-Sourdeix M, Chubb D, Gaborieau V, Wheeler W, Chatterjee N, Thorleifsson G, Sulem P, Liu G, Kaaks R, Henrion M, Kinnersley B, Vallée M, LeCalvez-Kelm F, Stevens VL, Gapstur SM, Chen WV, Zaridze D, Szeszenia-Dabrowska N, Lissowska J, Rudnai P, Fabianova E, Mates D, Bencko V, Foretova L, Janout V, Krokan HE, Gabrielsen ME, Skorpen F, Vatten L, Njølstad I, Chen C, Goodman G, Benhamou S, Vooder T, Välk K, Nelis M, Metspalu A, Lener M, Lubiński J, Johansson M, Vineis P, Agudo A, ClavelChapelon F, Bueno-de-Mesquita HB, Trichopoulos D, Khaw KT, Johansson M, Weiderpass E, Tjønneland A, Riboli E, Lathrop M, Scelo G, Albanes D, Caporaso NE, Ye Y, Gu J, Wu X, Spitz MR, Dienemann H, Rosenberger A, Su L, Matakidou A, Eisen T, Stefansson K, Risch A, Chanock SJ, Christiani DC, Hung RJ, Brennan P, Landi MT, Houlston RS, Amos CI. Rare variants of large effect in BRCA2and CHEK2affect risk of lung cancer. Nat Genet. 2014; 46: 736-41.

[187] Zhang S, Lu J, Zhao X, Wu W, Wang H, Lu J, Wu Q, Chen X, Fan W, Chen H, Wang F, Hu Z, Jin L, Wei Q, Shen H, Huang W, Lu D. A variant in the CHEK2promoter at a methylation site relieves transcriptional repression and confers reduced risk of lung cancer. Carcinogenesis. 2010; 31: 1251-8.

[188] Tycko B. Allele-specific DNA methylation: beyond imprinting. Hum Mol Genet. 2010; 19: R210-20.

[189] Kaminsky Z, Wang SC, Petronis A. Complex disease, gender and epigenetics. Ann Med. 2006; 38: 530-44.

[190] Eckhardt F, Lewin J, Cortese R, Rakyan VK, Attwood J, Burger M, Burton J, Cox TV, Davies R, Down TA, Haefliger C, Horton R, Howe K, Jackson DK, Kunde J, Koenig C, Liddle J, Niblett D, Otto T, Pettett R, Seemann S, Thompson C, West T, Rogers J, Olek A, Berlin K, Beck S. DNA methylation profiling of human chromosomes 6, 20and 22. Nat Genet. 2006; 38: 1378-85.

[191] Sawan C, Vaissière T, Murr R, Herceg Z. Epigenetic drivers and genetic passengers on the road to cancer. Mutat Res. 2008; 642: 1-13.

[192] Vaissière T, Sawan C, Herceg Z. Epigenetic interplay between histone modifications and DNA methylation in gene silencing. Mutat Res. 2008; 659: 40-8.

[193] IARC. IARC monographs on the evaluation of carcinogenic risks to humans. Lyon: International Agency for Research on Cancer; 1987.

[194] Markowitz SB, Levin SM, Miller A, Morabia A. Asbestos, asbestosis, smoking, and lung cancer. New findings from the North American insulator cohort. Am J Resp Crit Care. 2013; 188: 90-6.

[195] Bignon J, Housset B, Brochard P, Pairon JC. Asbestos-related occupational lung diseases. Role of the pneumology unit in screening and compensation. Rev Mal Respir. 1999; 16: S42-8.

[196] Liu CY, Stücker I, Chen C, Goodman G, McHugh MK, D'Amelio AM Jr, Etzel CJ, Li S, Lin X, Christiani DC. Genome-wide gene-asbestos exposure interaction association study identifies a common susceptibility variant on 22q13.31associated with lung cancer risk. Cancer Epidemiol Biomark Prev. 2015; 24: 1564-73.

[197] Stücker I, Boffetta P, Anttila S, Benhamou S, Hirvonen A, London S, Taioli E. Lack of interaction between asbestos exposure and glutathione S-transferase M1and T1genotypes in lung carcinogenesis. Cancer Epidemiol Biomark Prev. 2001; 10: 1253-8.

[198] López-Cima MF, Alvarez-Avellón SM, Pascual T, FernándezSomoano A, Tardón A. Genetic polymorphisms in CYP1A1, GSTM1, GSTP1and GSTT1metabolic genes and risk of lung cancer in Asturias. BMC Cancer. 2012; 12: 433.

[199] Nazar-Stewart V, Vaughan TL, Stapleton P, Van Loo J, NicolBlades B, Eaton DL. A population-based study of glutathione S-transferase M1, T1and P1genotypes and risk for lung cancer. Lung Cancer. 2003; 40: 247-58.

[200] Rosenberger A, Hung RJ, Christiani DC, Caporaso NE, Liu G, Bojesen SE, Le Marchand L, Haiman CA, Albanes D, Aldrich MC, Tardon A, Fernández-Tardón G, Rennert G, Field JK, Kiemeney B, Lazarus P, Haugen A, Zienolddiny S, Lam S, Schabath MB, Andrew AS,

Brunnsstöm H, Goodman GE, Doherty JA, Chen C, Teare MD, Wichmann HE, Manz J, Risch A, Muley TR, Johansson M, Brennan P, Landi MT, Amos CI, Pesch B, Johnen G, Brüning T, Bickeböller H, Gomolka M. Genetic modifiers of radon–induced lung cancer risk: a genome–wide interaction study in former uranium miners. Int Arch Occup Environ Health. 2018; 91: 937–50. https://doi.org/10.1007/s00420–018–1334–3. Epub ahead of print.

第 15 章
职业性肺癌流行病学

Jyoti Malhotra and Paolo Boffetta

概述

肺癌是全球范围内最常见的癌症，估计每年有 160 万例新发病例和 138 万例死亡病例[1, 2]。肺癌的首要风险因素是吸烟，对于男性，超过 90% 的肺癌可归因于吸烟[3, 4]。高达 10% ~ 20% 的肺癌可归因于职业暴露，并且，在吸烟和许多职业暴露之间观察到了协同效应。职业性肺癌约占所有职业性癌症的 75%[5]，是严重的健康负担。在大多数研究中，职业性肺癌的可归因比例约为 10% ~ 15%，英国的一项研究提供了更高的估计值[6]。其中暴露水平起着重要作用。对于一些职业暴露，即使在低暴露水平也报告了肺癌风险增加，例如石棉（OR：1.76，95% CI：1.42 ~ 2.18）、结晶二氧化硅（OR：1.31，95% CI：1.00 ~ 1.71）和镍铬合金（OR：1.18，95% CI：0.90 ~ 1.53）。对于多环芳烃（PAH），仅在高

J.Malhotra
Rutgers Cancer Institute of New Jersey, Robert Wood Johnson Medical School, New Brunswick, NJ, USA
e–mail:Jyoti.malhotra@rutgers.edu

P. Boffetta（✉）
Tisch Cancer Institute, Icahn School of Medicine at Mount Sinai, New York, NY, USA
Department of Medical and Surgical Sciences, University of Bologna, Bologna, Italy
e–mail:paolo.boffetta@mssm.edu

水平暴露情况下发现致癌风险增加（OR：1.64，95% CI 0.99 ~ 2.70）[7]。尚不清楚职业暴露导致肺癌风险增加的机制，但不同致癌物之间可能存在差异，这可能包括 DNA 损伤、炎性细胞因子或生长因子的慢性增加，以及 DNA 修复受损[8]。尽管工业队列可用于研究特定的高水平暴露，但不适合估计其对人群的影响。基于人群的病例对照研究可用于评估社区中发生的多类行业和工作中的多种职业暴露的影响，这仍然是最有效流行病学研究设计。

在所有调查职业暴露与肺癌风险相关性的分析中，吸烟是主要的潜在混杂因素。例如，在 2584 例暴露于柴油引擎废气的病例和 5099 例医院对照中进行的一项病例对照研究报告显示，肺癌风险的粗 OR 为 1.31（95%CI 1.09 ~ 1.57）。但校正吸烟和其他混杂因素后，估计值降至 0.95（95%CI 0.78 ~ 1.16）。在卡车司机中观察到了相似的结果，这是唯一一个足以进行单独分析的职业类别[9]。大多数职业性肺癌的个体研究和总结是基于以男性吸烟者为主的数据。关于女性和非吸烟者的数据相对较少。尽管许多研究已针对吸烟因素进行了调整，但由于吸烟在肺癌病因学中的重要作用，研究仍存在显著的残余混杂的可能[10]。

高风险职业

许多行业和职业的工人患肺癌的风险增加（表

15.1）。已确定了几个（并非所有）高风险职业。一项病例对照研究使用结肠癌和直肠癌作为对照评估了与肺癌相关的职业危险因素。在 5935 例新发肺癌病例（和 3956 例参照病例）中，挖掘和采矿工人（OR = 4.01）、焦炉工人（OR = 3.11）、武

表 15.1   以肺作为靶器官，IARC 专论第 1 ～ 118 册归为人类致癌物（1 类）的职业风险物、风险物组、混合物和职业

风险因素、混合因素、职业	主要行业，用途
风险物和风险物组	
砷和无机砷化合物	玻璃，金属，农药
石棉	绝缘材料，过滤器，纺织品
铍和铍化合物	航空航天
二氯甲基醚和氯甲基甲醚	化学中间体
镉和镉化合物	染料 / 颜料
铬 [Ⅵ] 化合物	金属镀层，染料 / 颜料
二手烟	酒店管理
镍化合物	冶金，合金，催化剂
钚	国防
X 射线和 γ 射线辐射	医疗
氡 –222 及其衰变产物	采矿
二氧化硅，晶体	石材切割，采矿，玻璃，造纸
混合物	
煤焦油沥青	建筑，电极
柴油引擎废气	采矿，运输
煤烟	颜料
焊接烟雾	焊接
职业	
艾奇逊处理工艺（碳化硅生产）	–
铝生产	–
煤炭汽化	–
焦炭生产	–
赤铁矿开采（地下）	–
钢铁铸造	–
油漆工	–
橡胶生产行业	–

装部队人员（OR = 3.10）、农业工作者（OR = 2.05）、机动车销售人员（OR = 2.21）、机械工（OR = 1.72）、油漆工（OR = 1.96）和机动车驾驶员（OR = 1.88）的肺癌风险显著升高。肺癌风险最高的行业包括农业（OR = 2.21）、采矿（OR = 2.98）和主要黑色金属生产（OR = 2.43）[11]。IARC 研究是一项多中心病例对照研究，包括 1998—2001 年诊断的 2056 例男性和 576 例女性肺癌新发病例，以及性别和年龄相匹配的 2144 例男性和 727 例女性对照。对于男性，肺癌风险升高的行业包括采矿（OR：1.75，95%CI 1.20 ～ 2.57）；水泥、石灰或石膏生产（OR：3.62，95%CI 1.11 ～ 12.00）；金属铸造（OR：2.00，95%CI 1.17 ～ 3.45）；以及电动机生产（OR：2.18，95%CI 1.24 ～ 3.86）。对于女性，在以下行业中发现了 OR 值升高：医疗、牙科、兽医医生（OR：2.54，95%CI 1.01 ～ 6.31）、图书馆馆员和馆长（OR 7.03，95%CI 1.80 ～ 27.80），以及下水道工人（OR：3.63，95%CI 1.12 ～ 10.23）[12]。建筑工人患肺癌的风险显然较高，因为他们暴露于许多已知或疑似致癌物，例如二氧化硅、沥青烟、多环芳香烃、柴油废气、油漆、石棉、铅、金属烟以及溶剂[13]。据估计，超过一半的归因于职业暴露的癌症死亡病例均发生在建筑工人中，并且，在这些建筑工人中，肺癌在职业归因癌症死亡病例中所占比例最大（47%）[14]。

石棉和其他纤维

吸入石棉纤维会导致肺癌风险增加的首个证据可追溯到 20 世纪 50 年代[15]，石棉导致了很多职业相关性肺癌病例的发生。所有不同形式的石棉——温石棉和闪石，包括青石棉、铁石棉和透闪石——对人肺具有致癌性，但温石棉的效应可能比其他类型弱[16]。长期以来，所有形式的石棉都被 IARC 公认为人类致癌物[17]。该结论主要基于流行病学研究的明确证据，这些研究发现，高水平暴露的纺织工人、矿工和水泥厂工人患肺癌和间皮瘤的风险较高[17]。在过去二十年中，因为许多国家的禁令，石

棉的职业暴露急剧下降；但是仍有大量的工人处于暴露环境中，主要是在建筑业，特别是在资源匮乏和中等资源国家。累积暴露量为每年 1fb/ml 的情况下，肺癌风险增加约 4%[18]；然而，风险估计值主要基于对高水平暴露工人的研究，若将结果推至低水平暴露环境，则存在相当大的不确定性。

在确定肺癌风险方面，已对石棉暴露与吸烟的相互作用进行了大量的研究。最广为接受的结论是介于加法模型和乘法模型之间的相互作用模型[19]。一项大型汇总分析提供了关于石棉暴露和吸烟对肺癌风险相互作用的其他结果。此研究是 1985—2010 年在欧洲和加拿大进行的 14 项病例对照研究的综合数据，包括 17 705 例肺癌病例和 21 813 例对照。以定量工作暴露模型来估计特定工作、特定时段和特定地区的暴露水平，并通过将模型与个人职业史相关联，计算每名受试者的纤维年数。男性既往石棉暴露的完全校正 OR 为 1.24（95%CI，1.18，1.31），女性为 1.12（95%CI，0.95，1.31）。对于男性，在所有吸烟类别和三种主要肺癌亚型中均观察到肺癌风险随暴露增加而增加。对于女性，当前吸烟者中所有亚型的肺癌风险均增加（OR 约为 2 倍）。对于男性，石棉暴露和吸烟的联合效应不偏离倍增效应，而对于女性则超过相加效应[20]。

人造玻璃纤维（MMVF）包括玻璃棉、玻璃丝、岩棉 / 矿渣纤维（也称为矿物纤维）和陶瓷耐火纤维[8]。它们在结构上与石棉纤维相似，被广泛用作石棉的替代品，用于住宅和商业环境的绝缘材料。因此，有人提出了 MMVF 可能引起呼吸系统癌症的假设。两项基于人群的病例对照研究检测了低至中度暴露水平下职业性石棉暴露以及 MMVF 暴露的影响。研究 I（1979—1986 年）纳入了 857 例病例以及 1066 名人群和癌症对照。研究 II（1996—2001 年）纳入了 858 例病例和 1295 例人群对照。研究中获得了详细的工作史来评价 294 种风险因素的终生职业暴露情况，包括石棉和 MMVF。低水平和中等水平的石棉暴露与肺癌风险增加相关（OR：1.78；95%CI：0.94 ～ 3.36）。关于 MMVF 的结果并不一致（OR：1.10；95%CI：0.37 ～ 3.32）[21]。

2002 年，IARC 将 MMVF（玻璃纤维和矿物纤维）归类为 3 类，即根据人类的不充分证据和实验动物的有限证据，无法归类为人类致癌物[8]。

重金属

多项研究证实，砷、铬、镍和镉（或它们的化合物）等重金属的职业暴露与肺癌风险之间存在相关性。自 20 世纪 60 年代末以来，无机砷（一种已知的肺致癌物）暴露主要发生在热熔工人中。其他风险增加的群体包括皮毛处理工、羊浸剂和农药的生产商以及葡萄园工人[22]。铬 [Ⅵ] 化合物会增加铬盐生产工人、颜料制造商、镀铬板和铬铁生产者患肺癌的风险。在仅暴露于铬 [Ⅲ] 化合物的工人中未检测到此类风险。对镍矿工、熔铸工、电解工人和高镍合金制造者的研究显示肺癌风险增加[22]。关于是否所有镍化合物都对人类具有致癌性存在争议；现有证据无法明确区分工人的不同镍盐暴露。镉电池制造工人、铜镉合金工人和镉冶炼厂工人患肺癌的风险增加。风险增加似乎不能归因于同时暴露于镍或砷。来自美国的研究表明，在行业的早期技术阶段，暴露于铍的工人患肺癌的风险增高[23]，但是这些结果与当前暴露情况的相关性一直存在争议[24]。

焊工或铸造工人与肺癌风险非显著增加相关，分别为（HR：1.12，95%CI：0.91 ～ 1.37）和（HR：1.09，95%CI 0.85 ～ 1.39）。此外，还存在联合效应，即曾经同时从事两种职业的人患肺癌风险显著增加（HR：1.48，95%CI：1.08 ～ 2.04）[25]。加拿大的一项研究发现，对于轻度吸烟者，焊接烟雾暴露与其肺癌风险增加相关，但对于重度吸烟者，并无此相关性[26]。此外，东欧和中欧的一项研究发现，吸烟因素校正后，超过 25 年焊接烟雾暴露的患者，其患肺癌风险显著增加[27]。关于焊接的模棱两可的发现可能是由于不同研究之间吸烟校正的差异。吸烟是一个很强的混杂因素，因为和普通人相比，金属工人的吸烟量更大、也更普遍，并且是肺癌的一个确定的风险因素。焊工和铸造工人是肺癌的高危人群，因为含有重金属和过渡金属的烟雾可诱发局部肺组织炎症、细胞膜脂质过氧化和基因组的氧化损伤。焊接烟雾是由填充材料、气流、待焊接金属表面及其覆盖物形成的复杂混合物。在焊接烟雾中发现了不同的致癌物，但许多研究都重点关注六价铬和氧化镍[28]。

结晶二氧化硅

　　欧盟建筑业的 1100 万工人中，超过一半的工人暴露于致癌物[29]。这些致癌物中最常见的是石英粉尘形式的结晶二氧化硅（19% 的劳动力暴露于这种粉尘）。除建筑工人外，矿工和玻璃或陶瓷工业的工人石英暴露水平很高。IARC 将结晶二氧化硅归类为人类致癌物（1 类）。针对矽肺患者的队列研究均报告了肺癌风险增加[30]。许多研究者调查了铸造厂、陶器制造、陶瓷、硅藻土开采、砖石制造和石材切割中暴露于结晶二氧化硅的工人，其中一些人可能患矽肺病。一些（并非所有）研究报告了肺癌风险增加，实证研究显示存在暴露 – 反应关系并且风险增加幅度较小[31]。

　　可吸入结晶二氧化硅是一种非常普遍的职业暴露，也是一种公认的肺致癌物。在蒙特利尔进行了两项基于人群的大型肺癌病例对照研究，一项于 1979—1986 年进行（857 例病例，533 例人群对照，1349 例癌症对照），另一项于 1996—2001 年进行（738 例病例和 899 例对照）。访谈提供了描述性终生工作史、吸烟史和其他信息。

　　工业卫生学家将工作史转化为大量职业物质暴露史，其中包括二氧化硅。二氧化硅大量暴露的 OR 为 1.67（95%CI 1.21 ～ 2.31），任何程度的暴露的 OR 为 1.31（95%CI 1.08 ～ 1.59）。二氧化硅和吸烟之间的联合效应似乎介于累加和倍增之间。研究得出结论，在该人群中，约 3% 的肺癌可归因于二氧化硅大量暴露[32]。

　　建筑业的一些特定职业具有较高的二氧化硅暴露水平，如砌砖工。SYNERGY 是一项关于肺癌以及职业性致癌物联合作用的病例对照研究的大型国际汇总分析。在 15 608 例病例和 18 531 例对照中，有 695 例病例和 469 例对照曾是砌砖工，研究结果显示这些参与者的肺癌风险显著升高（OR：1.47，95%CI：1.28 ～ 1.68）[33]。

多环芳烃（PAH）

　　多环芳烃是有机物燃烧过程中形成的一组复杂而重要的化学物质。在一些行业和职业中已证实了肺癌风险增加，这些行业和职业的工人会暴露于 PAH，如从事铝生产、煤炭汽化、焦炭生产、钢铁铸造、焦油蒸馏、盖屋顶和烟囱清扫[34]。在其他行业也显示了风险增加，例如页岩油提取、木材浸渍、道路铺设、炭黑生产和碳电极制造，在有详细暴露信息的研究中显示了暴露 – 反应关系。不同的队列研究显示，PAH 暴露时间与肺癌之间存在剂量 – 反应关系[35]。据报告，煤炭 / 焦炭和相关产品行业存在显著的肺癌风险 1.55（95%CI 1.01 ～ 2.37），钢铁铸造行业为 1.52（95%CI 1.05 ～ 2.20）[36]。多环芳烃暴露是这些行业工人患癌症的可疑原因之一。一项基于人群的病例对照研究（使用挪威癌症登记处 1980—1992 年的病例数据）也报告了与 PAH 暴露相关的肺癌风险升高（OR：2.9，95%CI：1.2 ～ 6.7）[37]。

发动机废气 / 柴油机废气

　　柴油机废气（也称为柴油引擎废气）是非常复杂的混合物，因为发动机类型、燃料类型和操作条件的不同，导致了混合物差异很大。在职业环境中，最常量化的废气成分是颗粒、一氧化碳和氮氧化物，但在工作环境中也检测到了多环芳烃和醛类物质[38]。2012 年，IARC 根据实验结果和人类肺癌证据将柴油引擎废气从 2A 类（可能对人类致癌）重新归类为 1 类（对人类致癌）[39]。针对矿工的柴油引擎废气研究（DEMS）是一项巢式病例对照研究，在 8 个非金属采矿环境下的 12 315 名工人队列中进行，包括 198 例肺癌死亡病例和 562 例发病密度抽样对照的研究[40]。该研究报告了随着柴油废气累积暴露，肺癌风险增加，且增加趋势具有统计学显著性，例如吸入碳元素（REC）。重度暴露工人（高于最高四分位数的中位数（REC ≥ 1005μg/m³–年）的风险约为最低四分位数暴露工人的 3 倍（OR：3.20，95%CI：1.33 ～ 7.69）。该研究还报告了吸烟与 15 年滞后累积 REC 之间的相互作用，在柴油引擎废气高水平暴露的情况下，这些暴露的影响都会减弱。因此，该研究进一步证明了柴油引擎废气暴露与肺癌相关。

一项 Meta 分析合并了 19 项研究的数据，报告了专职司机患肺癌风险显著增加（汇总吸烟校正 RR：1.18，95%CI：1.05 ～ 1.33）。与工作持续时间较短（6 年）的研究对象相比，研究中观察到的工作时长在 10 年或以上的研究对象且经过吸烟校正汇总 RR 较高。该 Meta 分析显示，校正吸烟的混杂效应后，18% 的肺癌超额风险与可能暴露于柴油引擎废气的专职司机相关[41]。SYNERGY 项目汇总了欧洲和加拿大进行的 11 项病例对照研究中的 13 304 例病例和 16 282 例对照的终生工作史和吸烟信息。采用一般人群工作暴露模型将柴油引擎废气暴露分为无暴露、低水平暴露和高水平暴露，以确定暴露水平。与未暴露者相比，柴油引擎废气累积暴露与最高四分位数的肺癌风险增加相关（OR：1.31，95%CI：1.19 ～ 1.43），并且显示了显著暴露 – 反应关系（P 值 < 0.01）[42]。

木尘

木尘是最常见的职业暴露之一，全球有数百万工人暴露于木尘[43]。对木材的处理方式不同，颗粒的数量和大小也不同。例如，在打磨操作过程中粉碎木材产生的粒度比锯切和研磨行业中的木屑更细[44]。长期以来，木尘都被认为是一种呼吸道刺激物，对某些树种粉尘的研究表明，对于从事各种工作的木工，粉尘对肺有不良影响，包括哮喘、慢性阻塞性肺疾病、轮班期间肺功能下降和用力肺活量下降[45, 46]。在世界范围内，约三分之二用于工业用途的木材是软木（针叶树），三分之一是硬木（落叶乔木），其中大部分的硬木都被用作燃料。1995年，木尘被 IARC 指定为已知的人类致癌物（1 类），

这是基于硬木粉尘暴露工人鼻窦和鼻腔癌症发病率增加的证据。虽然鼻腔鼻窦癌与硬木粉尘明显相关，但尚未排除软木粉尘会导致患鼻腔鼻窦癌风险增加的可能。

木匠和木工等职业的木尘职业暴露是最高的。一项基于人群的病例对照研究（440 例病例和 845 例年龄匹配的对照），显示了肺癌风险增加与锯木厂工作相关（OR：1.5，95%CI：1.1 ～ 2.1），但未发现其他木材相关职业人群患癌风险增加的证据。有一项研究提供了一些证据，证明了软木粉尘不会增加患肺癌的风险[44]。蒙特利尔的两项基于人群的病例对照研究评估了木尘与肺癌之间的相关性。研究 I（1979—1986）纳入了 857 例病例和两组对照（533 例人群对照和 1349 例癌症对照），研究 II（1996—2001）纳入了 736 例病例和 894 例人群对照。研究 I（癌症对照）（OR：1.4，95%CI：1.0 ～ 2.0）和研究 II（OR：1.7，95%CI：1.1 ～ 2.7）结果显示，大量木尘累积暴露会增加患肺癌风险。在三个数据集中，在累积暴露量不大的工人中都没有观察到肺癌风险增加[47]。

有机粉尘

有机粉尘由微生物、植物或动物来源的颗粒物组成。许多工作环境都存在有机粉尘，例如农业、锯木厂或肉类工业。SYNERGY 项目汇总了欧洲和加拿大进行的 11 项病例对照研究，包括了 13 300 例肺癌病例和 16 273 例对照的终生工作和吸烟信息。采用新开发的一般人群工作暴露模型（指定无、低或高暴露于有机粉尘、内毒素以及暴露于动物或新鲜动物产品）来测定暴露水平。该研究报告认为，职业性有机粉尘暴露与肺癌风险增加有关。累积暴露量的第二至第四四分位数显示了显著的风险估计值，从 1.12 到 1.24 不等，并呈剂量依赖性（P < 0.001）。未观察到肺癌与内毒素暴露或与动物或动物产品暴露之间的相关性[48]。

在一些队列研究中报告了屠夫和肉制品工人的肺癌风险增加[49, 50]，但在这些研究中均无法排除吸烟的混杂因素。一项充分校正吸烟的大型病例对

照研究评估了来自 7 个欧洲国家的超过 5900 例受试者。对于每项工作，当地专家评估了暴露情况：（1）肉类气溶胶，（2）活体动物，在校正吸烟因素后，观察到暴露于肉类气溶胶，的肺癌风险小幅增加（OR：1.27，95%CI：0.92 ～ 1.75），这在累积暴露的较高三分位组最明显。关于活体动物暴露，观察到相似的总体效应，显示了风险增加（OR：1.69，95%CI：1.21 ～ 2.36），频率（P = 0.012）、强度（P= 0.015）和累积暴露量（P = 0.024）呈显著增加趋势。总之，这项研究提供的证据表明，肉类气溶胶暴露与肺癌之间的关系在暴露水平最高三分位数中十分明显。暴露于活体动物的相关性更一致[51]。

氯化溶剂

氯化溶剂有许多工业应用，可用作脱油剂、脱漆剂、干洗剂、除斑剂、化学反应中间体、气雾喷射剂和麻醉气体。在蒙特利尔进行的两项职业和肺癌的病例对照研究，包括 2016 例病例和 2001 例人群对照。该研究调查了男性肺癌与 6 种特定氯化溶剂和 2 种化学家族（氯化烷烃和烯烃）之间的相关性。当汇总两项研究时，与全氯乙烯［OR（任何程度的暴露）：2.5，95%CI：1.2 ～ 5.6；OR（大量暴露）2.4，95%CI 0.8 ～ 7.7］和四氯化碳［OR（任何程度的暴露）1.2，95%CI 0.8 ～ 2.1；OR（大量暴露）2.5，95%CI 1.1 ～ 5.7］职业暴露相关的肺癌风险增加。其他氯化溶剂均未显示统计学显著相关性和剂量 - 反应关系[52]。

油漆 / 清漆

油漆、清漆和染色剂产品含有数以千计的化学组分，用作颜料、补充剂、黏合剂、溶剂和添加剂。随着时间的推移，油漆产品的化学性质不断发展。在油漆工中观察到了肺癌发病率和死亡率增加，在全球有数百万人从事这一职业。因此，IARC 将油漆工的职业暴露归类为人类致癌物（1 类）[53]。一项 Meta 分析结合了 47 项独立队列、记录关联和病例对照研究的数据，包括了油漆工中超过 11 000 例肺癌新发或死亡病例。油漆工的肺癌汇总相对风险

（Meta-RR，随机效应）为 1.35（95%CI：1.29 ～ 1.41），控制吸烟因素之后为 1.35（95%CI：1.21 ～ 1.51）。当按研究设计、性别和研究地点分层时，结果仍具有稳定性，因此不太可能是偶然或偏倚造成的结果。此外，暴露 - 反应分析表明，患肺癌风险随工作时间的延长而增加[54]。

可归因于职业暴露的肺癌比例

一些研究已经估计了可归因于职业暴露的肺癌的病例或死亡的比例。关于男性的结果总结见表 15.2。这些研究使用的方法有一些不同，尤其是在选择风险因素方面。在大多数研究中，归因职业暴露的肺癌比例约为 10% ～ 15%，而英国的一项研究提出了更高的估计值[6]。然而，该研究在计算中纳入了疑似肺致癌物。对于女性，归因职业暴露的肺癌比例在 2% ～ 5% 范围内。在这些研究中，石棉、多环芳烃和二氧化硅是导致职业性肺癌总体负担的主要因素。然而，需要强调的是，归因分数的研究结果反映了当前的肺癌负担，这取决于既往暴露。因为暴露于职业性肺癌致癌物的工人数量减少，并且暴露水平降低，预计当前暴露的影响较低。

表 15.2   选定研究中归因于职业暴露的男性肺癌病例比例

研究	人群	方法	PAF（%）
Doll and Peto[56]	美国	综述	15
Dreyer and Winther[57]	北欧国家	已知致癌物	13
Driscoll 等[58]	西欧	选定致癌物	10
Boffetta 等[59]	法国	已知致癌物	8
Rushton 等[6]	英国	已知、疑似致癌物	21
Wang 等[60]	中国	4 种致癌物	15
Azevedo 等[61]	巴西	选定致癌物	14

PAF：人群归因分数

小结

职业暴露是导致肺癌的重要原因。与肺癌有因

果关系的职业危险因素清单比任何其他癌症都要长。职业性肺癌造成重要负担，可能因为吸入是职业暴露的重要途径；吸烟（主要致病原因）可能与职业性致癌物发生相互作用，从而增强了其病因学作用。

在明确患肺癌的原因方面，流行病学和职业医学发挥了重要作用，进而制定了涉及技术变革和工业卫生措施的预防策略。对于一些行业，在二十世纪初职业性致癌物被发现之前，受雇于这些行业的工人患肺癌的风险增加，但在实施预防措施之后，受雇于这些行业的工人没有发现患肺癌的残余风险。例如，铍制造工人患肺癌的风险增加似乎仅限于 1965 年以前受雇于该行业的工人[24]，而在碳化硅工人中，只有那些参与艾奇逊工艺的工人患肺癌风险增加[55]。

然而，并非所有职业性肺癌的致癌物暴露均已停止或得到充分控制，所以应优先预防最常见的致癌物，如多环芳烃和结晶二氧化硅。此外，由于肺癌的潜伏期较长，既往高水平职业性致癌物暴露的后遗症将持续几十年，并造成严重的医疗和经济后果。

参考文献

[1] Ferlay J, Shin HR, Bray F, Forman D, Mathers C, Parkin DM. Estimates of worldwide burden of cancer in 2008: GLOBOCAN 2008. Int J Cancer. 2010; 127(12): 2893–917.

[2] Jemal A, Bray F, Center MM, Ferlay J, Ward E, Forman D. Global cancer statistics. CA Cancer J Clin. 2011; 61(2): 69–90.

[3] Ezzati M, Lopez AD. Estimates of global mortality attributable to smoking in 2000. Lancet. 2003; 362(9387): 847–52.

[4] Tyczynski JE, Bray F, Parkin DM. Lung cancer in Europe in 2000: epidemiology, prevention, and early detection. Lancet Oncol. 2003; 4(1): 45–55.

[5] Spyratos D, Zarogoulidis P, Porpodis K, Tsakiridis K, Machairiotis N, Katsikogiannis N, Kougioumtzi I, Dryllis G, Kallianos A, Rapti A, Li C, Zarogoulidis K. Occupational exposure and lung cancer. J Thorac Dis. 2013; 5(Suppl 4): S440–5.

[6] Rushton L, Hutchings SJ, Fortunato L, Young C, Evans GS, Brown T, Bevan R, Slack R, Holmes P, Bagga S, Cherrie JW, Van Tongeren M. Occupational cancer burden in Great Britain. Br J Cancer. 2012; 107(Suppl 1): S3–7.

[7] De Matteis S, Consonni D, Lubin JH, Tucker M, Peters S, Vermeulen R, Kromhout H, Bertazzi PA, Caporaso NE, Pesatori AC, Wacholder S, Landi MT. Impact of occupational carcinogens on lung cancer risk in a general population. Int J Epidemiol. 2012; 41(3): 711–21.

[8] IARC. Man-made vitreous fibres. IARC Monogr Eval Carcinog Risks Hum. 2002; 81: 1–381.

[9] Boffetta P, E. Harris R, L. Wynder E. Diesel exhaust exposure and lung cancer risk. Exp Pathol. 1989; 37(1–4): 32–8.

[10] Neuberger JS, Field RW. Occupation and lung cancer in nonsmokers. Rev Environ Health. 2003; 18(4): 251–67.

[11] Burns PB, Swanson GM. The occupational cancer incidence sur-veillance study(OCISS): risk of lung cancer by usual occupa-tion and industry in the Detroit metropolitan area. Am J Ind Med. 1991; 19(5): 655–71.

[12] Bardin-Mikolajczak A, Lissowska J, Zaridze D, Szeszenia-Dabrowska N, Rudnai P, Fabianova E, Mates D, Navratilova M, Bencko V, Janout V, Fevotte J, Fletcher T, t'Mannetje A, Brennan P, Boffetta P. Occupation and risk of lung cancer in Central and Eastern Europe: the IARC multicenter case-control study. Cancer Causes Control. 2007; 18(6): 645–54.

[13] Jarvholm B. Carcinogens in the construction industry. Ann N Y Acad Sci. 2006; 1076: 421–8.

[14] Rushton L, Hutchings S, Brown T. The burden of cancer at work: estimation as the first step to prevention. Occup Environ Med. 2008; 65(12): 789–800.

[15] Boffetta P. Epidemiology of environmental and occupational cancer. Oncogene. 2004; 23(38): 6392–403.

[16] Berman DW, Crump KS. Update of potency factors for asbestosrelated lung cancer and mesothelioma. Crit Rev Toxicol. 2008; 38(Suppl 1): 1–47.

[17] IARC. IARC monographs on the evaluation of the carcinogenic risk of chemicals to man: asbestos. IARC Monogr Eval Carcinog Risk Chem Man. 1977; 14: 1–106.

[18] Wolff H, Vehmas T, Oksa P, Rantanen J, Vainio H. Asbestos, asbestosis, and cancer, the Helsinki criteria for diagnosis and attribution 2014: recommendations. Scand J Work Environ Health. 2015; 41(1): 5–15.

[19] Liddell FD. The interaction of asbestos and smoking in lung cancer. Ann Occup Hyg. 2001; 45(5): 341–56.

[20] Olsson AC, Vermeulen R, Schuz J, Kromhout H, Pesch B, Peters S, Behrens T, Portengen L, Mirabelli D, Gustavsson P, Kendzia B, Almansa J, Luzon V, Vlaanderen J, Stucker I, Guida F, Consonni D, Caporaso N, Landi MT, Field J, Bruske I, Wichmann HE, Siemiatycki J, Parent ME, Richiardi L, Merletti F, Jockel KH, Ahrens W, Pohlabeln H, Plato N, Tardon A, Zaridze D, McLaughlin J, Demers P,

Szeszenia–Dabrowska N, Lissowska J, Rudnai P, Fabianova E, Stanescu Dumitru R, Bencko V, Foretova L, Janout V, Boffetta P, Bueno–de–Mesquita B, Forastiere F, Bruning T, Straif K. Exposure–response analyses of asbestos and lung cancer subtypes in a pooled analysis of case–control studies. Epidemiology. 2017; 28(2): 288–99.

[21] Pintos J, Parent ME, Rousseau MC, Case BW, Siemiatycki J. Occupational exposure to asbestos and man–made vitreous fibers, and risk of lung cancer: evidence from two case–control studies in Montreal, Canada. J Occup Environ Med. 2008; 50(11): 1273–81.

[22] Hayes RB. The carcinogenicity of metals in humans. Cancer Causes Control. 1997; 8(3): 371–85.

[23] IARC. Beryllium, cadmium, mercury, and exposures in the glass manufacturing industry. Working Group views and expert opinions, Lyon, 9–16February 1993. IARC Monogr Eval Carcinog Risks Hum. 1993; 58: 1–415.

[24] Boffetta P, Fryzek JP, Mandel JS. Occupational exposure to beryllium and cancer risk: a review of the epidemiologic evidence. Crit Rev Toxicol. 2012; 42(2): 107–18.

[25] Wong JYY, Bassig BA, Seow WJ, Hu W, Ji BT, Blair A, Silverman DT, Lan Q. Lung cancer risk in welders and foundry workers with a history of heavy smoking in the USA: The National Lung Screening Trial. Occup Environ Med. 2017; 74(6): 440–8.

[26] Vallieres E, Pintos J, Lavoue J, Parent ME, Rachet B, Siemiatycki J. Exposure to welding fumes increases lung cancer risk among light smokers but not among heavy smokers: evidence from two case–control studies in Montreal. Cancer Med. 2012; 1(1): 47–58.

[27] t Mannetje A, Brennan P, Zaridze D, Szeszenia–Dabrowska N, Rudnai P, Lissowska J, Fabianova E, Cassidy A, Mates D, Bencko V, Foretova L, Janout V, Fevotte J, Fletcher T, Boffetta P. Welding and lung cancer in Central and Eastern Europe and the United Kingdom. Am J Epidemiol. 2012; 175(7): 706–14.

[28] IARC. Chromium, nickel and welding. IARC Monogr Eval Carcinog Risks Hum. 1990; 49: 1–648.

[29] Kauppinen T, Toikkanen J, Pedersen D, Young R, Ahrens W, Boffetta P, Hansen J, Kromhout H, Maqueda Blasco J, Mirabelli D, de la Orden–Rivera V, Pannett B, Plato N, Savela A, Vincent R, Kogevinas M. Occupational exposure to carcinogens in the European Union. Occup Environ Med. 2000; 57(1): 10–8.

[30] Steenland K, Stayner L. Silica, asbestos, man–made mineral fibers, and cancer. Cancer Causes Control. 1997; 8(3): 491–503.

[31] Steenland K, Mannetje A, Boffetta P, Stayner L, Attfield M, Chen J, Dosemeci M, DeKlerk N, Hnizdo E, Koskela R, Checkoway H, C. International Agency for Research on. Pooled exposure–response analyses and risk assessment for lung cancer in 10cohorts of silica–exposed workers: an IARC multicentre study. Cancer Causes Control. 2001; 12(9): 773–84.

[32] Vida S, Pintos J, Parent ME, Lavoue J, Siemiatycki J. Occupational exposure to silica and lung cancer: pooled analysis of two case–control studies in Montreal, Canada. Cancer Epidemiol Biomarkers Prev. 2010; 19(6): 1602–11.

[33] Consonni D, De Matteis S, Pesatori AC, Bertazzi PA, Olsson AC, Kromhout H, Peters S, Vermeulen RC, Pesch B, Bruning T, Kendzia B, Behrens T, Stucker I, Guida F, Wichmann HE, Bruske I, Landi MT, Caporaso NE, Gustavsson P, Plato N, Tse LA, Yu IT, Jockel KH, Ahrens W, Pohlabeln H, Merletti F, Richiardi L, Simonato L, Forastiere F, Siemiatycki J, Parent ME, Tardon A, Boffetta P, Zaridze D, Chen Y, Field JK, t Mannetje A, Pearce N, McLaughlin J, Demers P, Lissowska J, Szeszenia–Dabrowska N, Bencko V, Foretova L, Janout V, Rudnai P, Fabianova E, Stanescu Dumitru R, Bueno–de–Mesquita HB, Schuz J, Straif K. Lung cancer risk among bricklayers in a pooled analysis of case–control studies. Int J Cancer. 2015; 136(2): 360–71.

[34] Bosetti C, Boffetta P, La Vecchia C. Occupational exposures to polycyclic aromatic hydrocarbons, and respiratory and urinary tract cancers: a quantitative review to 2005. Ann Oncol. 2007; 18(3): 431–46.

[35] Bolm–Audorff U. Dose response relationship between occupational PAH exposure and lung cancer—an overview. Cent Eur J Public Health. 1996; 4(Suppl): 40.

[36] Singh A, Kamal R, Ahamed I, Wagh M, Bihari V, Sathian B, Kesavachandran CN. PAH exposure–associated lung cancer: an updated meta–analysis. Occup Med(Lond). 2018; 68(4): 255–61.

[37] Grimsrud TK, Langseth H, Engeland A, Andersen A. Lung and bladder cancer in a Norwegian municipality with iron and steel producing industry: population based case–control studies. Occup Environ Med. 1998; 55(6): 387–92.

[38] IARC. IARC monographs on the evaluation of carcinogenic risks to humans. Diesel and gasoline engine exhausts and some nitroarenes. International Agency for Research on Cancer. IARC Monogr Eval Carcinog Risks Hum. 1989a; 46: 1–458.

[39] IARC. Diesel and gasoline engine exhausts and some nitroarenes. Iarc monographs on the evaluation of carcinogenic risks to humans. IARC Monogr Eval Carcinog Risks Hum. 2014; 105: 9–699.

[40] Silverman DT, Samanic CM, Lubin JH, Blair AE, Stewart PA, Vermeulen R, Coble JB, Rothman N, Schleiff PL, Travis WD, Ziegler RG, Wacholder S, Attfield MD. The

diesel exhaust in miners study: a nested case–control study of lung cancer and die–sel exhaust. J Natl Cancer Inst. 2012; 104(11): 855–68.

[41] Tsoi CT, Tse LA. Professional drivers and lung cancer: a systematic review and meta–analysis. Occup Environ Med. 2012; 69(11): 831–6.

[42] Olsson AC, Gustavsson P, Kromhout H, Peters S, Vermeulen R, Bruske I, Pesch B, Siemiatycki J, Pintos J, Bruning T, Cassidy A, Wichmann HE, Consonni D, Landi MT, Caporaso N, Plato N, Merletti F, Mirabelli D, Richiardi L, Jockel KH, Ahrens W, Pohlabeln H, Lissowska J, Szeszenia–Dabrowska N, Zaridze D, Stucker I, Benhamou S, Bencko V, Foretova L, Janout V, Rudnai P, Fabianova E, Dumitru RS, Gross IM, Kendzia B, Forastiere F, Bueno–de–Mesquita B, Brennan P, Boffetta P, Straif K. Exposure to diesel motor exhaust and lung cancer risk in a pooled analysis from case–control studies in Europe and Canada. Am J Respir Crit Care Med. 2011; 183(7): 941–8.

[43] IARC. Wood dust. IARC Monogr Eval Carcinog Risks Hum. 1995; 62: 35–215.

[44] Bhatti P, Newcomer L, Onstad L, Teschke K, Camp J, Morgan M, Vaughan TL. Wood dust exposure and risk of lung cancer. Occup Environ Med. 2011; 68(8): 599–604.

[45] Carosso A, Ruffino C, Bugiani M. Respiratory diseases in wood workers. Br J Ind Med. 1987; 44(1): 53–6.

[46] Holmstrom M, Wilhelmsson B. Respiratory symptoms and pathophysiological effects of occupational exposure to formaldehyde and wood dust. Scand J Work Environ Health. 1988; 14(5): 306–11.

[47] Vallieres E, Pintos J, Parent ME, Siemiatycki J. Occupational exposure to wood dust and risk of lung cancer in two population–based case–control studies in Montreal, Canada. Environ Health. 2015; 14: 1.

[48] Peters S, Kromhout H, Olsson AC, Wichmann HE, Bruske I, Consonni D, Landi MT, Caporaso N, Siemiatycki J, Richiardi L, Mirabelli D, Simonato L, Gustavsson P, Plato N, Jockel KH, Ahrens W, Pohlabeln H, Boffetta P, Brennan P, Zaridze D, Cassidy A, Lissowska J, Szeszenia–Dabrowska N, Rudnai P, Fabianova E, Forastiere F, Bencko V, Foretova L, Janout V, Stucker I, Dumitru RS, Benhamou S, Bueno–de–Mesquita B, Kendzia B, Pesch B, Straif K, Bruning T, Vermeulen R. Occupational exposure to organic dust increases lung cancer risk in the general population. Thorax. 2012; 67(2): 111–6.

[49] Fritschi L, Fenwick S, Bulsara M. Mortality and cancer incidence in a cohort of meatworkers. Occup Environ Med. 2003; 60(9): E4.

[50] Guberan E, Usel M, Raymond L, Fioretta G. Mortality and incidence of cancer among a cohort of self employed butchers from Geneva and their wives. Br J Ind Med. 1993; 50(11): 1008–16.

[51] Durusoy R, Boffetta P, Mannetje A, Zaridze D, Szeszenia–Dabrowska N, Rudnai P, Lissowska J, Fabianova E, Cassidy A, Mates D, Bencko V, Salajka F, Janout V, Fevotte J, Fletcher T, Brennan P. Lung cancer risk and occupational exposure to meat and live animals. Int J Cancer. 2006; 118(10): 2543–7.

[52] Vizcaÿa D, Christensen KY, Lavoue J, Siemiatycki J. Risk of lung cancer associated with six types of chlorinated solvents: results from two case–control studies in Montreal, Canada. Occup Environ Med. 2013; 70(2): 81–5.

[53] IARC. Occupational exposures in paint manufacture and painting. IARC Monogr Eval Carcinog Risks Hum. 1989b; 47: 329–442.

[54] Guha N, Merletti F, Steenland NK, Altieri A, Cogliano V, Straif K. Lung cancer risk in painters: a meta–analysis. Environ Health Perspect. 2010; 118(3): 303–12.

[55] Boffetta P, Hashim D. Exposure to silicon carbide and cancer risk: a systematic review. Int Arch Occup Environ Health. 2017; 90(1): 1–12.

[56] Doll R, Peto R. The causes of cancer: quantitative estimates of avoidable risks of cancer in the United States today. J Natl Cancer Inst. 1981; 66(6): 1191–308.

[57] Dreyer L, Winther JF. Cancer and prevention. Ugeskr Laeger. 2001; 163(4): 430–8.

[58] Driscoll T, Nelson DI, Steenland K, Leigh J, Concha–Barrientos M, Fingerhut M, Pruss–Ustun A. The global burden of disease due to occupational carcinogens. Am J Ind Med. 2005; 48(6): 419–31.

[59] Boffetta P, Autier P, Boniol M, Boyle P, Hill C, Aurengo A, Masse R, The G, Valleron AJ, Monier R, Tubiana M. An estimate of cancers attributable to occupational exposures in France. J Occup Environ Med. 2010; 52(4): 399–406.

[60] Wang JB, Fan YG, Jiang Y, Li P, Xiao HJ, Chen WQ, Wei WQ, Zhou QH, Qiao YL, Boffetta P. Attributable causes of lung cancer incidence and mortality in China. Thorac Cancer. 2011; 2(4): 156–63.

[61] Azevedo ESG, de Moura L, Curado MP, Gomes Fda S, Otero U, Rezende LF, Daumas RP, Guimaraes RM, Meira KC, Leite Ida C, Valente JG, Moreira RI, Koifman R, Malta DC, Mello MS, Guedes TW, Boffetta P. The fraction of cancer attributable to ways of life, infections, occupation, and environmental agents in Brazil in 2020. PLoS One. 2016; 11(2): e0148761.

第16章
恶性间皮瘤：临床表现和影像学表现

Naveed Z. Alam and Raja M. Flores

原发性胸膜肿瘤早在十八世纪就有报道；然而，间皮瘤的流行病学的首次曝光是在 1960 年，Wagner 及其同事报告了 33 名来自南非的石棉矿工患上间皮瘤[1]。恶性间皮瘤（MM）是一种罕见的肿瘤。虽然由于石棉的使用情况不同，这种疾病的地理分布也各不相同，但从整体上看，美国的发病率略低于十万分之一[2]。自 20 世纪 70 年代以来，该病的发病率一直在上升，男女比例为 5 ：1，这可能是由于男性职业性接触石棉的频率较高所致。

临床表现

MM 的临床表现通常隐匿且无特异性。所以需要仔细了解患者职业史，以确定是否接触过石棉。已知有 80% ～ 90% 的患者接触过石棉，尽管他们最初可能不记得或不知道自己接触过石棉[3]。该病最常见的主诉是呼吸困难，通常是由于伴有胸腔积液所致，大多数病例为单侧性。引流积液可减轻这些症状。随着疾病的进展，患者会出现不明确、轻微但持续的胸部不适。因为肿瘤会导致脏层和壁层胸膜表面融合，从而使相关积液消退，此时患者的呼吸困难偶尔会缓解。

随着疾病的局部进展，胸壁和肋间神经受到局部侵袭，胸痛成为更主要的特征。与此同时，还会出现进行性胸闷和呼吸困难，这与肺部被肿瘤压迫导致通气受限有关。这些症状与肿瘤完全包裹肺、纵隔胸膜和胸壁有关，并可能与纵隔移位、对侧肺受压和相关的血管损伤有关。肿瘤通过心包直接侵犯可导致心包转移灶、心包积液和心脏压塞或心包收缩。同样，通过横膈膜的直接侵犯可导致腹膜播散和腹水。对侧转移伴有对侧胸腔积液可进一步加重这些症状。其他可能出现的症状包括持续的干咳、发热、盗汗和体重减轻。不常见的症状包括咯血、吞咽困难（由于食道受限或移位）、声音嘶哑（由于喉返神经受到局部侵犯）和霍纳综合征。少数病例出现自发性气胸[4]。间皮瘤也可向远处转移，肝、骨、脑、对侧胸膜和肺均有报道[5]；这些转移并不总是有明显的临床表现，通常在尸检时才能确诊。

副癌症状并不常见。自身免疫性溶血性贫血、高钙血症、低血糖、抗利尿激素分泌失调综合征（SIADH）和高凝状态均有报道[6]。也有关于血小板增多的报道，血小板增多是指血小板计数超过 400×10^9/L，但这与血栓栓塞发生频率的增加无关[7]。

体格检查的结果也取决于疾病的阶段，通常没

N. Z. Alam
Division of Cardiothoracic Surgery, St. Vincent's Hospital, Melbourne, VIC, Australia

R. M. Flores（⊠）
Department of Thoracic Surgery, Icahn School of Medicine at the Mount Sinai Health System, New York, NY, USA
e-mail:raja.flores@mountsinai.org

有特异性。与胸腔积液相关的检查结果，以叩诊浊音和呼吸音减弱为主。随着病情发展到晚期，肿瘤负荷增加，半胸廓会被肿瘤包裹。

这导致了显著的呼吸音减弱，叩诊时呈弥漫性浊音。受累一侧胸部收缩，胸壁外展明显减弱。胸壁收缩可能导致脊柱侧弯[8]。通常可见肋间隙有细微的饱满感。还可触及胸壁肿块，尤其是当肿瘤穿过肋间隙生长时。以前做过活检、胸腔穿刺或VATS切口的部位也可能出现肿瘤肿块或皮下结节。如果出现可触及的锁骨上或腋窝淋巴结病变，则提示这些区域有转移[5]。其他晚期局部影响包括上腔静脉综合征、颈部和胸壁静脉侧支形成。

腹膜恶性间皮瘤的发病同样隐匿。由于腹膜恶性间皮瘤的临床可疑指数甚至低于胸膜恶性间皮瘤，因此该病往往很晚才被发现。大多数患者因腹膜肿瘤结节而出现浆液性腹水。腹水和肿瘤结节共同导致腹腔内压力升高，是发病的最主要原因。腹围增大、腹痛、腹部和盆腔肿块是最常见的主诉，其发生率依次递减。患者偶尔会出现新发的腹壁疝，这与腹水和肿瘤负荷导致的腹内压增高有关。一些患者还可能出现体重减轻和发热等全身症状。四分之一的女性患者会出现盆腔肿块或不孕等妇科症状，可同时伴有胸腔积液[9]。

影像学检查

早期 MM 的初始胸部 X 线片（CXR）很可能会显示单侧胸腔积液（图 16.1），还可显示一些表明曾接触石棉的胸膜斑块[10]。在晚期病例中，CXR还可显示胸膜增厚和结节。

计算机断层扫描（CT）

对比增强 CT 是 MM 的基本影像学检查方法。有关疾病范围、分期和随时间进展的信息均可从 CT 中获得[11]。同样，MM 在 CT 上的表现也有很大的差异，这取决于发病的阶段。在早期阶段，异常表现可能仅仅是单纯的胸腔积液，伴或不伴与

石棉暴露相关的变化，类似于在胸片上的表现（图16.2 和 16.3）。另外，CT 上首个阳性发现可包括轻微的胸膜增厚或一个或多个离散的胸膜基底肿块（图 16.4）。这些肿块可能位于任何胸膜表面，包括裂隙内的脏层胸膜（图 16.5、16.6、16.7 和16.8）。随着病情的发展，肿块会明显增大，并可能出现融合（图 16.9）。还可能伴有多灶性胸腔积液。虽然最初偶尔会出现单发的占位性胸膜肿块（图16.10a），但几乎总是会发展为弥漫、增厚、融合的胸膜覆膜，包裹肺部并堵塞胸膜腔[12]。

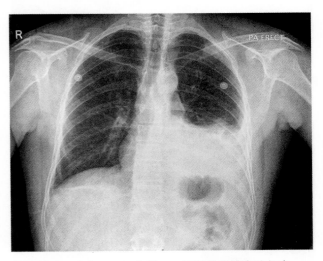

图 16.1　CXR PA 突起——早期单纯性胸腔积液

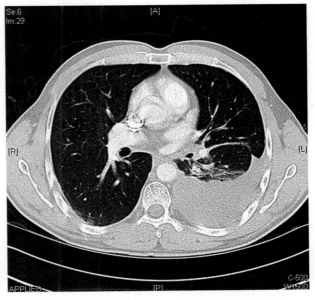

图 16.2　CT– 早期病变——单纯性胸腔积液

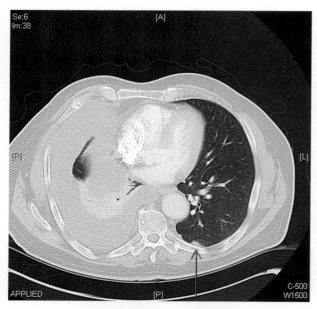

图 16.3　CT– 早期病变。单纯性胸腔积液伴对侧石棉斑块（绿色箭头）

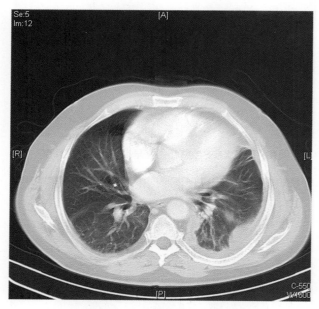

图 16.4　胸腔肿块伴积液

在晚期病例中，纵隔淋巴结病变可很明显（图16.11）。除了气管旁、主动脉旁和心包下等肺癌常见部位的淋巴结转移外，乳腺内乳淋巴结肿大也可很明显，因为这是前胸壁和胸膜的淋巴引流部位（图16.12）。

肿瘤直接穿透胸壁、穿透并进入心包、侵犯纵隔或膈肌都可能出现在疾病晚期，并在 CT 上表现

明显。肿瘤侵犯胸壁的特征是骨质破坏、肋间肌侵犯和胸膜外脂肪平面消失（图 16.10a）[13]。

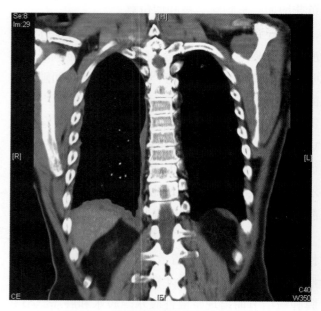

图 16.5　膈胸膜和纵隔胸膜表面增厚

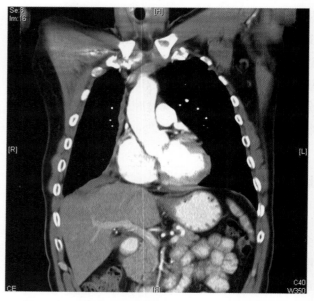

图 16.6　心包和纵隔胸膜增厚。注意右半胸的收缩

磁共振成像（MRI）

CT 在评估 MM 时的主要局限性与肿瘤是否存在胸壁侵犯（图 16.10b）或肿瘤穿透膈膜有关。在这种情况下，核磁共振成像可作为 CT 的有效辅助

手段。如果考虑对患者进行根治性手术治疗，无论是胸膜外全肺切除术还是胸膜切除术 / 去皮层术，都需要对肿瘤的生长情况进行精确成像。

使用钆基造影剂后，MM 显影会增强，有助于将肿瘤与周围正常组织区分开来。MM 在 T1 加权图像上通常呈轻度高密度，在 T2 加权图像上呈中度高密度。磁共振成像在识别患者无法切除的胸内筋膜侵犯方面可能优于 CT[15]。核磁共振成像对不能耐受静脉注射 CT 造影剂的患者也很有用。

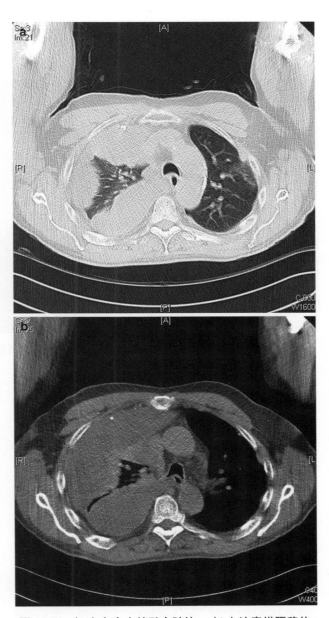

图 16.9 （a）多个大的融合肿块。（b）注意纵隔移位

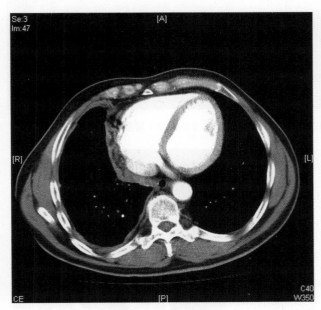

图 16.7 心包增厚

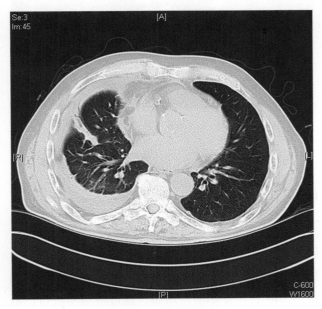

图 16.8 斜裂内肿瘤

正电子发射断层扫描

氟脱氧葡萄糖正电子发射断层扫描（FDGPET）作为多种恶性疾病部位的成像方法已被广泛接受。在 MM 中，PET 可用于分期。有研究表明，正电子发射计算机断层显像可以利用平均标准化摄取值（SUV-PET）区分胸膜的良性和恶性疾病。与 CT 相比，SUV-PET 在检测纵隔结节转移方面的准确性也有所提高，但感染 / 炎症过程可能导致假阳性

结果[16]。有研究[17]表明，在考虑手术的患者中，有多达 10% 的人通过该方法发现了隐匿的胸腔外转移灶。

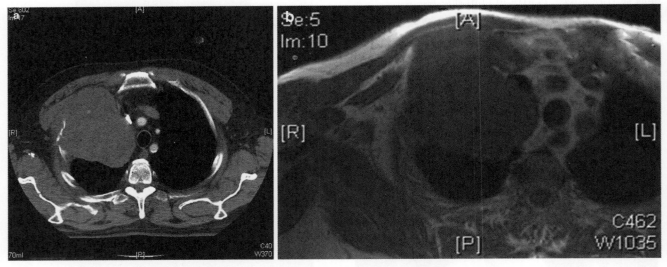

图 16.10 （a）少见的单发优势肿块。注意胸壁通过肋间肌引起的侵犯。（b）MRI 显示胸壁侵犯

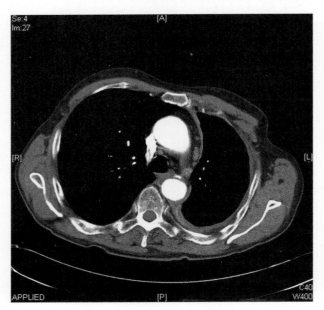

图 16.11 主动脉旁淋巴结病变

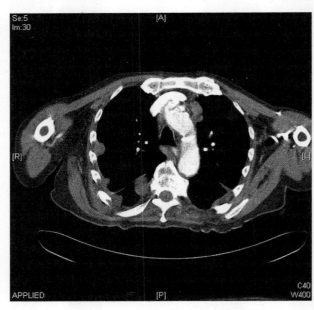

图 16.12 左乳内乳淋巴结病变

PET 还被证明具有判断预后的价值。研究证实，高 SUV 肿瘤的死亡风险是低 SUV 肿瘤的 1.9 倍（$P < 0.01$），中位生存期分别为 9 个月和 21 个月（$P = 0.02$）[18]。正电子发射计算机断层扫描与分期和组织学相结合，可将患者分为预后较好和较差的两组，用于研究和治疗决策。

诊断

MM 的诊断依据是肿瘤的组织学样本，但是获得诊断可能很困难。如前所述，MM 发病时最常见的发现是胸腔积液，而胸腔积液的细胞学样本通常是诊断的首要样本。然而，通过细胞学进行诊断具有挑战性，即使是经验丰富的细胞病理学家也只能成功诊断出约 30% 的患者[19]。这是因为要区分 MM 细胞、转移性腺癌细胞和严重不典型细胞极其困难。如果肿瘤病灶可以被锁定，那么 CT 引导下的经皮活检可以为约 80% 的患者做出诊断[20]。

　　然而，对许多患者来说，诊断仍然难以捉摸，并且还需要通过侵入性手术获取足够数量的肿瘤组织，以便组织学确诊。胸腔镜是首选方法，诊断率接近 94%[21]。它是一种微创手术，可以安全地对大量组织进行活检。此外，还可以采取如引流相关胸腔积液和对晚期病例进行胸膜穿刺术这样的治疗措施。为便于组织学诊断，包括胸膜顶、胸腔内筋膜和胸壁肌肉在内的深部活检最为有用。这些活检可通过单孔使用与 30° 胸腔镜平行放置的上咬硬质支气管镜活检钳进行。单孔的优点是它最大限度地减少了肿瘤播散的风险。该切口应沿着未来开胸手术的位置放置，以便在考虑进一步手术时可以切除。

　　如果胸膜腔完全融合，可能需要进行开胸活检。操作可不导致病变进展，因为将切口置于放射学确定的巨大肿瘤部位上方，可以在不导致肋骨播散的情况下进行活检。有时还可以切除一小块肋骨以方便暴露。这种方法可以获得大量组织。无论以何种方式进行活检，标本都应新鲜送至实验室，以便进行电子显微镜检查。在 MM 的评估和诊断中，已对各种血清标志物进行了研究。目前最有前景的是血清间皮素或可溶性间皮素相关肽（SMRP），其有助于检测复发和评估对治疗的反应。间皮素是间皮细胞的一种分化抗原，在间皮瘤中高度表达[22]。一项研究表明，84% 的 MM 患者的 SMRP 升高，而在其他癌症或肺部疾病患者中仅为 2%[23]。

表 16.1　Butchart 分期

1 期	肿瘤局限于同侧胸膜、肺和心包
2 期	肿瘤侵犯胸壁或纵隔，如食道、心脏、胸膜
3 期	肿瘤穿透横膈直接累及腹膜
4 期	远处血源性转移

复制自 Butchart 等[25]，版权所有，1976 年，经 BMJ 出版集团有限公司许可。

间皮素对 MM 的特异性很高（特异性为 98%），但敏感性不高（诊断时为 49%）。目前，几乎没有证据可以指导如何使用这一标志物，但一些临床医生使用它来监测治疗效果（化疗后）或监测疾病进展。

分期

　　与疾病的其他方面一样，对 MPM 的分期也缺乏共识。有些人认为，除非患者参加临床试验，否则无需进行分期[24]。目前存在多种分期系统。1976 年，Butchart 及其同事描述的经典系统相对简单，描述性较强，但仅基于 29 例患者[25]（表 16.1）。它已经被许多其他的系统所取代。然而，发表在 AJCC 癌症分期手册上的 TNM 分期是最全面的[26]（表 16.2）。

结论

　　恶性间皮瘤的临床和影像学特征因发病阶段的不同而有很大差异。由于症状、体征和早期影像学表现的非特异性，诊断时需要高度怀疑。为了获得足够的肿瘤组织样本以确保诊断，通常需要进行侵入性外科手术。

表 16.2　弥漫性恶性胸膜间皮瘤的 IMIG 分期系统

原发肿瘤（T）	
TX	原发性肿瘤无法进行评估
T0	没有原发性肿瘤的证据
T1	肿瘤局限于同侧胸膜壁，伴或不伴纵隔胸膜，伴或不伴胸膈膜受累
T1a	脏层胸膜不受累
T1b	肿瘤也累及脏层胸膜

续表

T2	肿瘤累及同侧胸膜表面（壁层、纵隔、膈膜和脏层胸膜），至少有以下情况之一：
	横膈肌受累
	肿瘤从内脏胸膜延伸到底层肺实质
T3	局部晚期但有可能可切除的肿瘤
	肿瘤累及所有同侧胸膜表面（壁层、纵隔、横膈和脏层胸膜），至少有以下情况之一：
	胸内筋膜受累
	延伸到纵隔脂肪
	孤立的，完全可切除的肿瘤病灶，延伸到胸壁的软组织
	心包的非透壁性受累
T4	局部晚期，技术上不能切除的肿瘤
	肿瘤累及所有同侧胸膜表面（壁层、纵隔、横膈和脏层胸膜），至少有以下情况之一：
	胸壁弥漫性扩张或多灶性肿块，伴或不伴肋骨破坏
	肿瘤直接经横膈侵及腹膜
	肿瘤直接侵及对侧胸膜
	肿瘤直接侵及纵隔器官
	肿瘤直接侵及脊柱
	肿瘤侵及心包内表面，有或没有心包积液或累及心肌的肿瘤

区域淋巴结（N）

Nx	局部淋巴结不能被评估
N0	无局部淋巴结转移
N1	同侧支气管肺或肺门淋巴结的转移
N2	转移至隆突下或同侧纵隔淋巴结，包括同侧内乳和膈肌周围淋巴结
N3	对侧纵隔、对侧内乳、同侧或对侧锁骨上淋巴结的转移

远处转移（M）

M0	无远处转移
M1	存在远处转移

解剖分期/预后分组

Ⅰ期	T1	N0	M0
ⅠA期	T1a	N0	M0
ⅠB期	T1b	N0	M0
Ⅱ期	T2	N0	M0
Ⅲ期	T1，T2	N1	M0
	T1，T2	N2	M0
	T3	N0，N1，N2	M0
Ⅳ期	T4	任何N	M0
	任何T	N3	M0
	任何T	任何N	M1

参考文献

[1] Wagner JC, Sleggs CA, Marchand P. Diffuse pleural mesothelioma and asbestos exposure in the North Western Cape Province. Br J Ind Med. 1960; 17: 260–71.

[2] Verschraegen C. Mesothelioma: incidence and survival rates in the United States. Proc Am Soc Clin Oncol. 2003; 22: 869.

[3] Bégin R. Asbestos related diseases. In: Harber P, Schenker MB, Balmes JR, editors. Occupational and environmental respiratory disease. St. Louis: Mosby–Year Book; 1996. p. 293–321.

[4] Sheard JDH, et al. Pneumothorax and malignant mesothelioma in patients over the age of 40. Thorax. 1991; 46: 584–5.

[5] Law MR, Hodson ME, Heard BE. Malignant mesothelioma of the pleura: relation between histological type and clinical behaviour. Thorax. 1982; 37: 810–5.

[6] Ruffie P, et al. Diffuse malignant mesothelioma of the pleura in Ontario and Quebec: a retrospective study of 332patients. J Clin Oncol. 1981; 7: 1157–68.

[7] Olesen LL, Thorshauge H. Thrombocytosis in patients with malignant pleural mesothelioma. Cancer. 1988; 62: 1194–6.

[8] Rudd RM. Malignant mesothelioma. Br Med Bull. 2010; 93: 105–23.

[9] Munkholm–Larsen S, Cao CQ, Yan TD. Malignant peritoneal mesothelioma. World J Gastrointest Surg. 2009; 1(1): 38–48.

[10] Antman KH. Current concepts: malignant mesothelioma. N Engl J Med. 1980; 303: 200–2.

[11] Qureshi NR, Gleeson FV. Imaging of pleural disease. Clin Chest Med. 2006; 27: 193–213.

[12] Gotfried MH, Quan SF, Sobonya RE. Diffuse epithelial pleural mesothelioma presenting as a solitary lung mass. Chest. 1983; 84: 99.

[13] Ng CS, Munden RF, Libshitz HI. Malignant pleural mesothelioma: the spectrum of manifestations on CT in 70cases. Clin Radiol. 1999; 54: 415–21.

[14] Mujoomdar AA, Sugarbaker DJ. Diffuse pleural malignancies. In: Sugarbaker DJ, Bueno R, Krasna MJ, Mentzer SJ, Zellos L, editors. Adult chest surgery. New York: McGraw Hill Medical; 2009.p. 838–48.

[15] Heelan RT, Rusch VW, Begg CB, et al. Staging of malignant pleural mesothelioma: comparison of CT and MR imaging. AJR Am J Roentgenol. 1999; 172: 1039–47.

[16] Bernard F, Sterman D, Smith RJ, et al. Metabolic imaging of malignant pleural mesothelioma with fluorodeoxyglucose positron emission tomography. Chest. 1998; 9: 713–72.

[17] Flores RM, Akhurst T, Gonen M, et al. Positron emission tomography defines metastatic disease but not locoregional disease in patients with malignant pleural mesothelioma. J Thorac Cardiovasc Surg. 2003; 126: 11–6.

[18] Flores RM, Akhurst T, Gonen M, et al. Positron emission tomography predicts survival in malignant pleural mesothelioma. J Thorac Cardiovasc Surg. 2006; 132: 763–8.

[19] Ismail–Khan R, Robinson LA, Williams CC, et al. Malignant pleural mesothelioma: a comprehensive review. Cancer Control. 2006; 13: 255–63.

[20] Metintas M, Ozdemir N, Isiksoy S, et al. CT–guided pleural needle biopsy in the diagnosis of malignant mesothelioma. J Comput Assist Tomogr. 1995; 19: 370–4.

[21] Agarwal PP, Seely JM, Matzinger FR, et al. Pleural mesothelioma: sensitivity and incidence of needle track seeding after image–guided biopsy versus surgical biopsy. Radiology. 2006; 241: 589–94.

[22] Rai AJ, Flores RM, Mathew A, et al. Soluble mesothelin related peptides(SMRP)and osteopontin as protein biomarkers for malignant mesothelioma: analytical validation of ELISA based assays and characterization at mRNA and protein levels. Clin Chem Lab Med. 2010; 48(2): 271–8.

[23] Robinson BW, Creaney J, Lake R, et al. Mesothelin–family proteins and diagnosis of mesothelioma. Lancet. 2003; 362: 1612–6.

[24] West SD, Lee GYC. Management of malignant pleural mesothelioma. Clin Chest Med. 2006; 27: 335–54.

[25] Butchart EG, Ashcroft T, Barnsley WC, et al. Pleuropneumonectomy in the management of diffuse malignant mesothelioma of the pleura: experience with 29patients. Thorax. 1976; 31: 15–24.

[26] Edge SB, Byrd DR, Compton CC. AJCC cancer staging manual. 7th ed. New York: Springer; 2010.

第 17 章
恶性间皮瘤：病理学

Sisko Anttila

概述

　　大多数恶性间皮瘤（MM）发生在胸膜，但也可能发生在腹膜、心包或睾丸鞘膜。MM 形态多变，因此在鉴别诊断时必须考虑体腔内大量不同的原发和继发性肿瘤。另一个诊断难题是将 MM 与反应性病变相鉴别，即上皮样 MM 与良性间皮增生症相鉴别，肉瘤样或脱瘤样 MM 与纤维性胸膜炎相鉴别。任何亚型或亚形态模式的弥漫性 MM 都可能源于石棉暴露。局部 MM 是一种不常见的浆膜局限性肿瘤，具有 MM 的显微特征。这种肿瘤非常罕见，与石棉的因果关系尚不清楚[1]。

　　弥漫性 MM 通常表现为单侧反复发作的胸膜血性渗出或腹水。到目前为止，还无法根据浆液的细胞学标本做出 MM 的明确诊断，因为 MM 的诊断需要在组织学标本中检测到侵袭性。不过，如果有适当的细胞学特征，同时伴有典型的 MM 临床和影像学检查结果，则可做出 MM 的细胞学诊断[2, 3]。新的特异性标志物，如 BRCA1 相关蛋白 1（BAP1）免疫染色缺失和 9p21 区域（CDKN2A，p16）的基因纯合缺失，可通过 FISH 或甲基硫代腺苷磷酸酶

（MTAP）免疫染色检测到，以区分良性和恶性间皮细胞增生[4-6]。MM 典型的表现包括肿瘤结节和浆膜表面弥漫性增厚，晚期肿瘤组织可能包裹内脏器官（图 17.1）。影像学检查和临床发现对病理学家来说是必要的信息，因为不寻常的疾病表现，如体腔内的肿瘤肿块，强烈倾向于除弥漫性 MM 以外的其他诊断。本章将讨论 MM 的鉴别诊断。

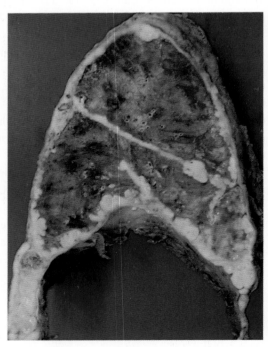

图 17.1　胸膜外全肺切除标本。恶性间皮瘤组织包裹肺并填充肺叶间间隙（照片由 Mikko Routy 博士提供）

S. Anttila（✉）
Department of Pathology, University of Helsinki
and Helsinki University Hospital, Helsinki, Finland
e-mail:sisko.l.anttila@hus.fi

恶性间皮瘤的形态学亚型

MM 形态学上主要分为上皮样、双相和肉瘤样三种亚型。在目前世界卫生组织的肺肿瘤分类中，纤维增生性 MM 被归类为肉瘤样 MM 的变异型[7]。虽然所有弥漫性 MM 的预后都很差，但肉瘤样 MM 和双相 MM 的预后比上皮样 MM 更差[8, 9]，因此在病理学家的报告中纳入亚型非常重要。此外，被诊断为肉瘤型 MM 的患者并不能从胸膜外全肺切除术中获益[10-12]。双相型 MM 包含上皮样和肉瘤样成分，每种成分至少占肿瘤组织的 10%[7]。如果有多个组织块可供检查，MM 中通常会在较小的区域出现主要亚型以外的亚型。在这种情况下，其他类型对肿瘤的亚型判断没有影响，但如果能识别出肉瘤样肿瘤组织中极小部分的上皮样成分，则可能有助于 MM 的正确诊断。

最近的研究表明，在上皮样亚型中，某些形态，如肌样、微囊状和管状乳头状，与实性、微乳头状和多形性相比，患者的生存期更长[13, 14]。目前已知上皮样和肉瘤样 MM 有几种罕见的组织学亚型，如上皮样 MM 的透明细胞、蜕膜样细胞、印戒细胞和小细胞，以及肉瘤样 MM 的异源 MM[15, 16]。对于上皮样或肉瘤样亚型这些罕见的组织病理学亚型，没有已知的预后意义，但将其视为 MM 的形态学谱系可能很重要，尤其是在小型活检中。在较大的活检和尸检样本中，通常也能观察到更常见的亚型。不同形态的 MM 亚型可能出现在任何部位。

上皮样恶性间皮瘤

上皮样型和双相型是 MM 最常见的亚型，共占所有 MM 的 70%～90%，不同研究报告每种亚型所占比例不同[17-19]。上皮样 MM 可有几种不同的生长模式。上皮样细胞可形成实性片状、管状或乳头状、针状（腺状），或具有微囊状或微乳头状结构[15]（图 17.2）。两种模式与任何主要亚型，即淋巴组织细胞样型和过渡型无明确相关性，在同一群细胞中可出现上皮样型和肉瘤样型的特征。多形性

MM（Pleomorphic MMs）由 10% 以上的未分化细胞和巨细胞组成，在目前世界卫生组织的肺肿瘤分类中被归为上皮样亚型[7, 20, 21]。Kadota 等按主要生长模式分析了 232 例上皮样 MM，观察到多形性生长模式患者的生存率与双相型和肉瘤型 MM 患者一样差，因此作者提出多形性 MM 应归入肉瘤亚型[14]。

典型的分化良好的上皮样 MM 由圆形、多角形或立方体细胞组成，具有中度或大量嗜酸性胞质，中心核有单个核仁（图 17.2）。光镜下经常可以看到成片的细胞和结构彼此疏松地粘连在一起，这可能是由于细胞表面微绒毛较长，而微绒毛是上皮样 MM 的超微结构特征[22, 23]。上皮样 MM 的基质量从稀少到丰富不等，在这些基质中，上皮样细胞岛似乎漂浮其中。细胞质中阿尔新蓝阳性的空泡是透明质酸，而抗弹性蛋白酶的 PAS 阳性粘蛋白在 MM 中非常罕见，大量 PAS 阳性的胞浆内空泡有利于诊断转移性腺癌[24, 25]。PAS 阳性糖原颗粒常见于上皮样 MM。在上皮样 MM 中可观察到沙砾体。

上皮样和双相型 MM 的渗出细胞学研究

由多种不同情况引起的浆膜表面损伤会导致毛细血管通透性增加的血管炎症事件，继而导致间皮细胞脱落、纤维蛋白和炎性细胞积聚并形成渗出。浆膜表面的慢性持续性损伤会导致间皮细胞增生和肌成纤维细胞增殖。包括 MM 在内的体腔恶性肿瘤会导致出血性渗出，并具有渗出物的特征，即蛋白浓度、比重和细胞数较高[26, 27]。

转移性癌症的明确诊断通常可以通过识别渗出液中的外来细胞群来实现，而确诊则需要使用细胞块和使用适当抗体的免疫细胞化学方法。相比之下，以渗出液细胞学诊断 MM 的灵敏度较低。根据渗出液细胞学可做出诊断或疑似诊断 MM，对上皮样 MM 和双相 MM 的灵敏度为 38%～64%，肉瘤样 MM 的灵敏度为 20% 或更低[28-30]。在 Renshaw 等的研究中，阴性体液要么缺乏间皮细胞，要么含有的间皮细胞数量不足以诊断为恶性肿瘤。

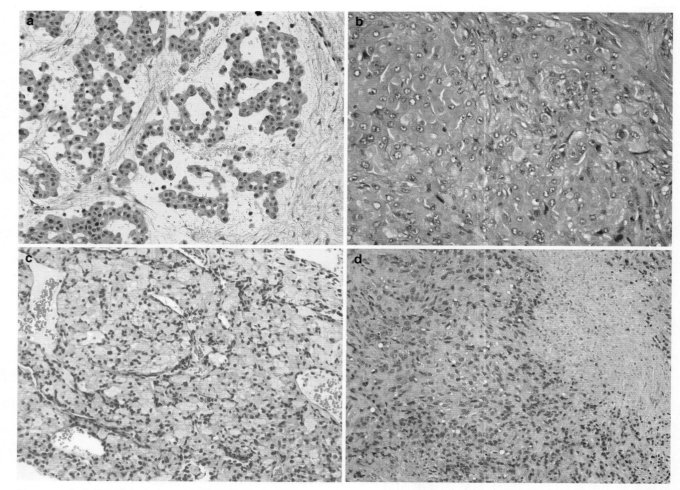

图 17.2　上皮样恶性间皮瘤。疏松黏液样间质中的乳头状结构（a）蜕膜样实体型（b），透明细胞型（c），上皮样和肉瘤样型的过渡型及坏死（d）（H&E 染色；中等放大倍数）

渗出液细胞学诊断间皮瘤的挑战包括识别间皮源性恶性细胞（与癌细胞相比）以及区分良性增生和恶性间皮细胞。MM 的特征包括：渗出液中细胞数量过多，细胞簇大小不一，边缘呈扇形（图17.3）。有时会观察到比正常细胞和增生细胞大得多的细胞群[26, 31]。

MM 的诊断需要结合临床和影像学检查结果，一旦怀疑是 MM，无论渗出液细胞学检查结果是阳性还是阴性，都应立即进行活检确诊，不得延误[29]。最近发现的间皮细胞恶性肿瘤的特异性标志物，即 BAP1 免疫染色缺失和 9p21（CDKN2A）染色体位点的同源染色体缺失，可应用于渗出细胞学标本[4-6]（见本章"恶性间皮瘤诊断中的分子标志物"一节）。

上皮样恶性间皮瘤的鉴别诊断

转移癌是体腔内最常见的恶性肿瘤。要诊断上皮样 MM，必须使用一组抗体进行免疫组化。建议该组抗体包括一个泛联角蛋白抗体以及至少两个间皮细胞标志物和两个癌相关标志物[3]。临床中这一规则无法严格遵守，因为抗体的选择取决于肿瘤在胸膜腔或腹膜腔中的位置、形态特征、既往可能患过的恶性疾病以及临床和影像学检查结果。此外，抗体的供应和实验室的经验也会影响抗体的选择。每个实验室都应通过对一系列典型的上皮样 MM 进行免疫染色，并使用检测 MM 的敏感性或特异性达到或超过 80% 的标志物，从而优化所用抗体的免疫染色方案[3]。

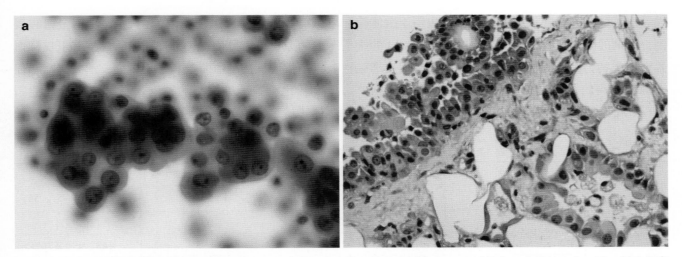

图 17.3 上皮样恶性间皮瘤的积液细胞学检查。细胞学标本中的一簇肿瘤细胞（a，巴氏染色，高倍放大）。同一间皮瘤病例的组织学检查（b，H&E 染色；中等放大倍数）

表 17.1 上皮样恶性间皮瘤的阳性标志物

肿瘤类型	标志阳性率（%）					
	钙网蛋白[a]	CK5/6[b]	WT-1	间皮素	血栓调节蛋白	平足蛋白[c]
上皮样 MM	73 ～ 100	53 ～ 100	72 ～ 93	75 ～ 100	68 ～ 78	75 ～ 100
肺腺癌	4 ～ 23	4 ～ 39	0 ～ 10	39 ～ 52	4 ～ 13	0 ～ 7
肺鳞状细胞癌	22 ～ 40	87 ～ 100	0 ～ 2	16 ～ 31	71 ～ 100	0 ～ 50
大细胞肺癌	37 ～ 38	47 ～ 50	0	14	13 ～ 50	0
小细胞肺癌	40 ～ 49	27 ～ 49	0	0	11	0
乳腺癌，各种类型[d]	4 ～ 74	31 ～ 84	0 ～ 23	0 ～ 28	2 ～ 18	0 ～ 19
肾细胞癌	0 ～ 17	0 ～ 37	0 ～ 13	0	2	0 ～ 39
卵巢 / 腹膜浆液性癌	0 ～ 46	22 ～ 50	75 ～ 83	89 ～ 100	3 ～ 30	13 ～ 65

上皮样恶性间皮瘤与其他相关肿瘤类型的免疫染色比较

根据参考文献 [32] 修改

如果不止一项研究，则根据免疫染色阳性的范围判定（数据来自参考文献 [33-54]）

MM：恶性间皮瘤，CK5/6：细胞角蛋白 5/6，WT-1：Wilms 肿瘤蛋白 -1

[a] 上皮样 MM 需要细胞核和细胞质染色。弱染色或局灶性细胞质染色在许多类型的肿瘤中都很常见

[b] 肺腺癌中常见的局灶性染色

[c] D2-40 是一种针对平足蛋白的抗体克隆

[d] 间皮标记物通常表达于乳腺基底样癌中

　　表 17.1、17.2 和 17.3 列出了用于鉴别诊断上皮样 MM 和胸腔及腹腔转移癌的阳性和阴性标志物。表 17.1、17.2 和 17.3 中给出的染色阳性肿瘤的比例由于组织固定和处理、免疫染色中使用的抗体和预处理以及阳性染色的不同标准等多种因素，不同研究的染色结果各不相同。

　　分化良好的上皮样 MM 常表现为间皮细胞标志物和细胞角蛋白阳性，尤其是细胞角蛋白（CK）5/6、7、8、18 和 19[69, 70]，而分化不良、多形性或肉瘤样 MM 可能是部分或全部间皮细胞标志物阴性或仅部分阳性[71, 72]。为了将上皮性 MM 与恶性黑色素瘤、淋巴瘤和肉瘤（如上皮性肉瘤、上皮样血管内皮瘤、上皮性血管肉瘤和促纤维化小圆形细胞瘤）等非上皮性肿瘤（可能是体腔的原发性或继发

性肿瘤）区分开，建议将泛细胞角蛋白用于抗体检测。所谓的间皮细胞标志物并不是上皮样 MM 的特异性标志物，因为其他一些间皮细胞和非间皮细胞来源的肿瘤的钙网蛋白、CK5/6、血栓调节蛋白、WT-1 或平足蛋白也呈阳性（表 17.1）。例如，胸

腺瘤和胸腺癌表达细胞角蛋白 5/6，钙网蛋白和凝血酶原也可能呈阳性；上皮样血管肉瘤和上皮样血管内皮瘤表达凝血酶原和平足蛋白；滑膜肉瘤和促纤维化小圆形细胞瘤的钙网蛋白可能呈局灶性阳性 [36, 37, 70, 73-77]。

表 17.2　上皮样 MM 和转移性胸膜肿瘤鉴别诊断的阴性标志物

肿瘤类型	标志物	在转移性肿瘤中的阳性率（%）	上皮样 MM 的阳性率（%）	参考文献
肺腺癌	TTF-1	58～76	0	[33，35，48-51，55]
	NapsinA	80～83	0	[56，57]
	CEA	83～97	0～5	[48，49，57]
	CD15（LeuM1）	72	0～7	[48，49]
	Ber-EP4	80～100	5～26	[48-50]
	BG-8（Lewisγ）	93～100	2～7	[35，48-50]
	MOC-31	93～100	5～13	[48-51]
	Claudine-4	95～100	0～14	[57-59]
	MUC4	83	0	[57]
肺鳞状细胞癌	p40	98	5	[57]
	p63	100	7～23	[46，47，60]
	MOC-31	91～97	13	[46，47，60]
	Ber-EP4	87	5～26	[46，47，60]
	BG-8（Lewisγ）	80	2～7	[46，47，60]
	MUC4	89	0	[57]
	Claudine-4	98	0	[57]
肾细胞癌	CD15（LeuM1）[a]	25～100	0～3	[61]
	MOC-31[b]	38～75	13	[61]
	RCC Ma[c]	50～75	8～26	[61，62]
	Ber-EP4	42	5～26	[61]
	PAX8	80～95	4	[63-65]
乳腺癌	BG-8（Lewisγ）	96～100	2～7	[35，50]
	Claudine-4	100	0	[54]

从参考文献 [32] 修改

MM：恶性间皮瘤，TTF-1：甲状腺转录因子 -1，CEA：癌胚抗原，RCC Ma：肾细胞癌标志物

[a] 嫌色细胞型 25%

[b] 乳头状 38%

[c] 嫌色细胞型阴性

表 17.3 上皮样 MM 和卵巢 / 腹膜浆液性癌鉴别诊断的阴性标志物示例

标志物	浆液癌的阳性率（%）	上皮样 MM 的阳性率（%）
Ber-EP4	87 ～ 100	5 ～ 26
MOC-31	93 ～ 100	3 ～ 15
雌激素受体	60 ～ 100	0 ～ 2
B72.3	73 ～ 87	0 ～ 3
BG-8（Lewis[7]）	73	2 ～ 3
CA19-9	60 ～ 73	0
CD15（LeuM1）	30 ～ 63	0 ～ 6
PAX8	93 ～ 100	0 ～ 12[a]
Claudine-4	98 ～ 100	0

从参考文献 [32] 修改

如果有不止一项研究，则根据免疫染色阳性的范围判定（数据来自参考文献 [34，36，37，43-47，59，60，64-68]）

MM：恶性间皮瘤

[a] 腹膜间皮瘤的免疫染色可能较弱

除恶性间皮瘤以外的其他间皮病变

间皮细胞病变，如良性腺瘤、多囊间皮瘤和分化良好的乳头状间皮瘤，都是独立于弥漫性 MM 的病变，间皮细胞标志物自然呈阳性[78]。它们都最常见于腹腔，但也可能发生在其他体腔。分化良好的乳头状间皮瘤最初被认为是年轻女性中罕见的腹膜肿瘤，但也有男性和胸膜、心包和睾丸鞘膜肿瘤的报道[79-83]。组织学上，它的特征是具有纤维血管核心和单层间皮细胞真菌样生长的乳头状结构，外观呈良性（图17.4）。尽管报告的一些患者曾接触过石棉，但尚未确定分化良好的乳头状间皮瘤与石棉接触之间的流行病学相关性[81]。由于其病因不同，预后明显较好，因此将其与弥漫性 MM 区分开非常重要。

局部恶性间皮瘤

局部 MM 是一种非常罕见的肿瘤，其具有MM 的所有形态学和免疫组化特征，但大体表现为局部肿块。所有不同亚型的 MM 都被描述为局部MM[1]。肺内和纵隔部位最常见，但也有腹膜、肝内和胰腺内的浆液性肿瘤[84-87]。

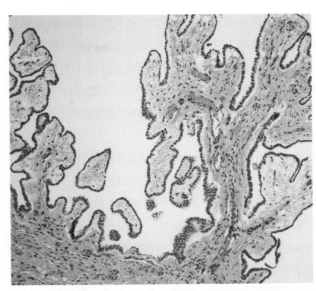

图 17.4 分化良好的乳头状间皮瘤。浆膜表面的基底乳头状结构（低倍放大）

Allen 等[1] 报告了 23 例局部 MM。其中一些肿瘤有蒂或无蒂并附着在浆膜上，未见严重侵犯肺部或胸壁。所有患者都接受了手术切除肿瘤，根据随访数据，21 例患者中有 10 例在确诊后 18 个月至11 年间无病变迹象，仍然存活。有几例患者死于转移性病变，但没有一例患者在死亡时发展为弥漫性MM。接触石棉是否是局部性 MM 的致病因素尚不清楚，因为这种疾病非常罕见，而且许多报告病例中缺乏有关接触石棉的信息。

反应性间皮增生

反应性间皮增生与上皮样或双相间皮瘤之间的鉴别诊断是浆膜病理学中最困难的鉴别诊断之一。诊断恶性肿瘤最可靠的标准是肿瘤是否侵犯胸腔、肺部或壁层胸膜脂肪层。对间皮细胞标志物和广谱角蛋白进行免疫染色可帮助确定是否存在侵犯。侵犯的识别并不总是很直接，因为组织正面切口或纤维素渗出物的结构以及随后新间皮层的形成可能会与侵犯相似[7，20，25，88，89]。间皮细胞增生的几个特征被认为有利于良性或恶性间皮细胞增生。浆膜表面的大细胞结节和所谓的全层细胞结构，即从表面延伸到脂肪层的间皮细胞增生，通常与恶性肿瘤有关。在增厚的浆膜表面，管状分支和复杂的乳头状结构与恶性肿瘤有关，而短而简单的结构在良性增生中更为常见。细胞不典型性和有丝分裂象并不是判断浆膜恶性的可靠标准，因为这些特征可能在反应性增生中观察到，而恶性间皮瘤通常由单细胞群组成，核不典型性极低，有丝分裂罕见[7, 25, 88, 89]。但是，如果在血清表面出现明显的肿瘤细胞结节或肿块，并伴有显著的多形性、异常有丝分裂或白细胞坏死，则应考虑为恶性肿瘤[20]。在 2015 年的 WHO 分类[7]中，恶性肿瘤的特征被分为主要标准，即基质侵袭、细胞性、乳头结构类型、生长模式、带状排列和血管性，而细胞学不典型性、坏死和有丝分裂则是次要标准。良性和恶性间皮细胞增生的特征见表 17.4，恶性特征见图 17.5。

表 17.4　间皮细胞增生和上皮样恶性间皮瘤的组织学特征

特征	间皮细胞性增生	上皮样恶性间皮瘤
侵犯	无	有
	包裹或组织正面切口可能与侵犯相似	真正侵犯底层组织
全层细胞和细胞性结节	较少	常见
	表面带状排列，表面间皮增生，深层组织纤维化	全层非典型细胞，无带状排列
		细胞结节
管状和乳突状结构	简单的非分支结构	复杂
		具有纤维血管核心和分支管状结构的乳头状结构
血管分布	毛细管垂直于表面	不规则和随机的
细胞异型性	常见的	在同型细胞群中，通常存在轻度的异型性
	常伴有纤维蛋白沉积和活动性炎症	有时是显著的多形性
有丝分裂象	常见	罕见或频繁
		有时为不典型
坏死	少见	带状坏死
	坏死，伴有细胞碎片和炎症	

修改自参考文献[7, 88, 89]

诊断恶性间皮瘤的分子标志物

MM 的两种常见分子改变，即染色体 9p21 区（CDKN2A 基因位点）的纯合基因缺失和 BRCA1 相关蛋白 1（BAP1）的突变或拷贝数变化导致蛋白表达缺失，作为 MM 的诊断和预后标志物，其作用日益重要。

在此之前，已经对大量标志物进行了研究，以确定它们是否有助于区分良性和恶性间皮细胞增生。其中研究最多的是结蛋白、上皮膜抗原（EMA）、p53 蛋白、X- 连锁凋亡抑制蛋白（XIAP）和葡萄糖转运体同工酶 -1（GLUT-1），这些标志物在不同的研究中得出的结果都不一致，而且都不能应用于临床实践[48, 49, 90-94]。

9p21（CDKN2A）

在组织和渗出细胞学标本中，50% ～ 90% 的上皮样、70% ～ 95% 的双相和 40% ～ 100% 的肉瘤样 MM 可通过 FISH 检测到 9p21 的纯合缺失，这一比例在不同研究中有所不同[4, 5, 95, 96, 99-103]。Chiosea 等[95] 首次应用 9p21FISH 技术将 MM 与良性间皮增生区分开来。

9p21 基因的纯合缺失似乎是 MM 的特异性基因变异，因为携带这种基因改变的良性间皮细胞增生迄今为止尚未见报道[96-98, 104]。

9p21 区域包含几个基因，即甲基硫腺苷磷酸化酶（MTAP）、p14ARF、p15INK4B 和 CDKN2A（p16INK4A），这些基因在 MM 中经常同时缺失[99]。迄今为止，由于 p16 蛋白的免疫组化与该基因位点缺失的相关性并不理想，因此一直采用 FISH 来检测 CDKN2A 基因位点的纯合缺失（例如，参考文献 [95，96]）。Hida 等[105] 研究了 9p21.3 区域基因的蛋白表达，发现 MTAP 的表达与 9p21 基因纯合缺失的相关性最好。随后，该组应用 MTAP 免疫组化进行胸腔积液细胞学检查，发现其鉴别 MM 和反应性间皮细胞增殖的敏感性为 42%，特异性为 100%，而 9p21FISH[6] 的敏感性为 62%。

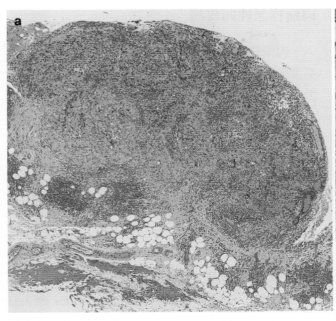

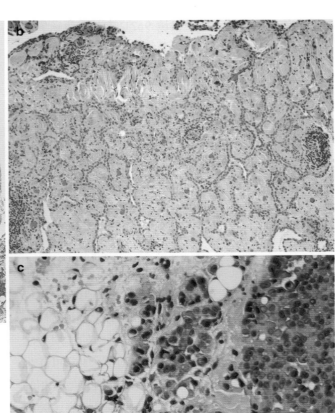

图 17.5 上皮样间皮病变中恶性肿瘤的特征。浆膜表面的大细胞结节（a），分支管状结构（b），侵犯壁层胸膜脂肪层（c）（H&E 染色；a，b，低倍放大；c，中倍放大）

如果分别研究 9p21 染色体区的纯合缺失以及 *CDKN2A* 和 *MTAP* 的缺失，则会发现它们与胸膜和腹膜 MM 的不良预后相关，而且其预后意义与组织学亚型无关[106-108]。

BAP1

BAP1 基因突变最早是在两个高发 MM 的家族中发现的[109]。种系 *BAP1* 突变，如错义突变、无义突变和移码突变，与遗传性癌症综合征有关，该综合征会导致 MM、眼部和皮肤黑色素瘤、肾癌、乳腺癌和胃癌等的高发病率（如参考文献[110，111]）。Ohar 等[112] 对有癌症家族史的 MM 患者的 *BAP1* 种系突变进行了研究，发现 6% 的 MM 患者存在种系突变。*BAP1* 基因突变携带者罹患 MM 的年龄较早，且多为腹膜 MM，突变携带者的预后优于无 *BAP1* 基因突变的 MM 患者。石棉暴露似乎会影响 *BAP1* 综合征家族的癌症类型，因此与未暴露于石棉的突变携带者相比，暴露于石棉的人更容易患 MM[112，113]。

遗传性和散发性 MMs 都会发生 *BAP1* 基因的体细胞突变，导致 BAP1 蛋白的双侧失活和表达缺失[109，114-116]。免疫组化法很容易检测到 BAP1 失活，因为癌细胞中的 BAP1 核染色消失，检测时正常的炎症细胞和基质细胞可作为玻片上的内部阳性对照。60% ～ 80% 的上皮样 MM 和约 40% 的双相 MM 失去了 BAP1 的表达，而只有 0 ～ 20% 的肉瘤样 MM 失去了 BAP1 的表达，不同研究报告的比例有所不同[4, 5, 115-117]。

在非典型间皮细胞增生中，BAP1 的缺失是恶性间皮细胞增生的极佳标志物，在组织和渗出细胞学标本中区分恶性和良性间皮细胞增生的特异性为 100%，敏感性为 60% ～ 70%[4, 5, 97, 105, 114]。

BAP1 免疫组化与 FISH 检测 9p21 基因纯合缺失相结合，可将恶性肿瘤的检测灵敏度提高到 80% 以上，而使用 TAP 免疫染色代替 FISH 则会使综合灵敏度降低 10%[6, 97, 105]。

BAP1 的缺失与 MM 的良好预后相关。然而，由于 BAP1 的缺失与上皮样组织学亚型而非其他 MM 亚型相关，因此没有观察到 BAP1 缺失对上皮样组织学亚型的生存有明显影响[100, 108, 115]。

双相恶性间皮瘤

双相 MM 包含上皮样和肉瘤样或促结缔组织增生成分，每种成分至少占肿瘤区域的 10%。免疫组化对双相 MM 的诊断很有帮助，因为上皮样成分在几种间皮细胞标志物和细胞角蛋白的作用下总是呈阳性，而肉瘤样或促结缔组织增生成分可能呈阳性或阴性（见下文）。鉴别诊断包括其他双相肿瘤，如转移性癌肉瘤、分化较好的多形性癌、肺胚芽肿和双相滑膜肉瘤[118]。有时，基质反应可能会与肉瘤成分相似[118]。细胞角蛋白在区分双相 MM 和滑膜肉瘤时作用不大，因为细胞角蛋白 5/6、7、8、18 和 19 在这两种肿瘤的上皮成分中都呈阳性，偶尔在肉瘤成分中也呈阳性[70, 119]。滑膜肉瘤可能会表达"间皮细胞"标志物钙网蛋白和 D2-40[43, 44, 70]，而 bcl-2 和 Ber-EP4 在滑膜肉瘤中通常呈阳性，在 MM 中很少见[70, 120-122]。最可靠的标志物是滑膜肉瘤的 t（X；18）染色体易位，导致 SYT-SSX1 或 SYT-SSX2 嵌合融合转录物，而 MM 中不存在这种情况[120, 123]。

通过 FISH 检测 9p21（CDKN2A）的纯合基因缺失和 / 或通过免疫组化检测 BAP1 的缺失可能有助于区分双相型和上皮样亚型。研究表明，这两种基因改变在上皮样和肉瘤样成分中同时存在或不存在，而这两种标志物在上皮样 MM 的纤维基质中均不表达[102, 116]。

肉瘤样恶性间皮瘤

肉瘤样 MM 是 MM 的一种亚型，其中 90% 或更多的肿瘤组织由肉瘤样细胞组成。肉瘤样 MM 约占所有胸膜 MM 的 10%[17-19]。胸膜肉瘤样瘤的比例似乎最高，但这是否受某些样本的选择偏倚或胸膜以外的其他体腔诊断困难的影响尚不清楚。有研究显示，只有 2% 的肉瘤样 MM 来源于腹膜[72]。

诊断肉瘤样 MM 需要了解 MM 的典型大体特征，即浆膜表面明显弥漫性增厚并包裹内脏器官。肺内肿块的存在提示原发性肺肿瘤而非 MM[118]。

肉瘤样 MM 的形态多变，可能与任何肉瘤相似，也可能是几种形态类型的混合体（图 17.6）。Klebe 等[72]分析了 326 例肉瘤样 MM：其中 44% 为无特殊亚型的传统型，21% 为具有去瘤细胞特征的肉瘤型，34% 符合去瘤细胞型 MM 的标准，1% 具有骨肉瘤和 / 或软骨肉瘤分化，不到 1% 为淋巴组织细胞亚型。肉瘤样 MM 最常见的生长模式是纤维肉瘤样或恶性纤维组织细胞瘤样，其中纺锤形细胞呈层状、杂乱或束状排列（图 17.6a）[16, 122]。有些肉瘤样 MM 类似带有肿瘤巨细胞的多形性恶性纤维组织细胞瘤[72]。肉瘤样 MM 还可能具有平滑肌样本特征[72]。一种非常罕见的变异型是具有异源成分的肉瘤样 MM，其特征是具有恶性骨肉瘤、软骨肉瘤或横纹肌细胞成分（图 17.6b）[16]。这一病变不包括上皮样和肉瘤样 MM 中常见的具有移行性骨化区或横纹肌样特征的 MM[16, 46, 47, 60]。淋巴组织细胞性 MM 由组织细胞性恶性细胞的盘状增殖和明显的反应性淋巴细胞和浆细胞浸润组成（图 17.6c）[124]。

结缔组织增生性恶性间皮瘤

如果恶性组织形成无细胞或少细胞的透明胶原蛋白束，呈星状排列，则可观察到 MM 的结缔组织增生形态。在胶原束之间可见小的、深染的纺锤形细胞核，其不典型性很小或没有（图 17.6d 和 17.7a）[7, 125, 126]。

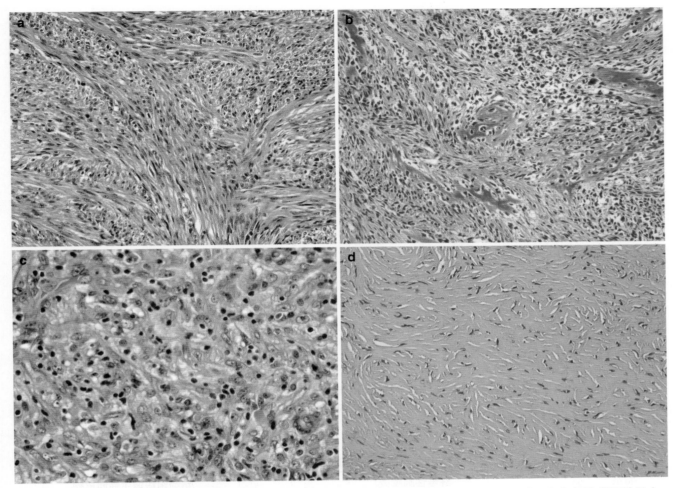

图 17.6　肉瘤样恶性间皮瘤。纤维肉瘤型的梭形细胞束（a），异源间皮瘤伴骨样形成（b），淋巴组织细胞样恶性间皮 – 上皮瘤（c）和结缔组织增生性恶性间皮瘤（d）（H&E 染；中等倍数放大）

结缔组织增生特征在肉瘤样 MM[72] 中很常见，也可能发生在双相间皮瘤的肉瘤样成分中 [126-128]。如果超过 50% 的肿瘤组织表现出纤维增生模式，则诊断为纤维增生性 MM。这种形态学模式通常很难与纤维性胸膜炎区分，鉴别诊断可能需要广泛的取样和检查一些组织块。纤维增生性 MM 的诊断标准包括层状或"无图案模式"的少细胞病变，以及以下一种或多种特征：无菌性坏死灶、侵犯胸壁或肺组织、在肿瘤的非结缔组织增生区发现明显的细胞不典型性或远处转移 [125]。并非所有病例都能发现坏死灶，坏死应与纤维蛋白沉积区分开来。由于纺锤形细胞在肺泡内积聚，肺组织的侵袭可能会被误认为是有机化性肺炎 [2]。由于浸润性纤维瘤组织通常细胞角蛋白阳性，而慢性胸膜炎的深层纤维

组织细胞角蛋白阴性，因此使用广谱角蛋白进行免疫染色通常很有帮助（图 17.7b）。相反，纤维性胸膜炎中靠近胸膜表面的肌成纤维细胞为细胞角蛋白 [20, 118] 染色阳性。

9p21 纯合缺失（CDKN2A）的检测可能有助于诊断肉瘤样和结缔组织增生性 MM，而 BAP1 在这些亚型中很少丢失。Hwang 等 [4, 5] 研究了 11 例去纤维增生性 MMs 的两个标志物：其中 8/11 例显示纯合 9p21 缺失，1/11 例丢失了 BAP1。Wu 等人 [103] 在研究的 10 例纤维性胸膜炎病例中均未观察到纯合 9p21 缺失。

将纤维增生性 MM 与纤维性胸膜炎分离的形态学特征列于表 17.5。

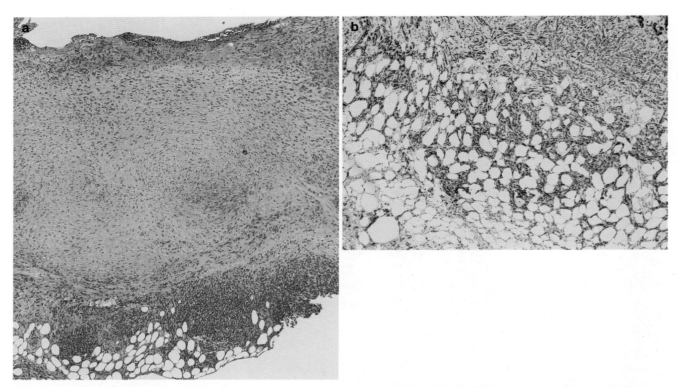

图 17.7   间皮梭形细胞病变的恶性肿瘤特征。肉瘤样 / 结缔组织增生样恶性间皮瘤中细胞与非细胞成分的无序排列（a）。肉瘤样恶性间皮瘤中壁层胸膜脂肪侵袭细胞角蛋白阳性梭形细胞（b）。［H&E；b，广谱细胞角蛋白免疫染色；（a）低倍放大；（b）中倍放大］

表 17.5   结缔组织增生性恶性间皮瘤与纤维性胸膜炎的鉴别诊断

特征	纤维性胸膜炎	结缔组织增生性间皮瘤
侵袭性	否	侵犯邻近组织
形态学	典型的组织纤维性渗出物分层：靠近表面的肉芽组织和深层组织的纤维化	细胞性和纤维性区域的随机分布
	毛细血管排列垂直于胸膜表面	胶原组织的柱状或随意排列
		毛细管不明显
非典型性细胞	无肉瘤样灶	存在肉瘤样灶，在小块组织活检中可能不能发现
坏死	无	可能发生无菌性坏死
	纤维蛋白沉积物不应被误认为是坏死	
广谱细胞角蛋白	靠近胸膜表面的阳性肌成纤维细胞 – 深层纤维组织无阳性	车辐状或束状生长模式
		侵袭性肿瘤组织通常呈阳性
间皮的标志物	反应性间皮细胞阳性	通常为阴性
		有助于检测小的上皮样成分 – 如果阳性，可确诊为恶性间皮瘤

数据修改自参考文献 [88，125]

肉瘤样 MM 的鉴别诊断

肉瘤样 MM 的鉴别诊断包括肉瘤样癌（特别是源自肺部或肾脏的肉瘤）、肉瘤以及良性和恶性单发纤维性肿瘤。结缔组织增生性 MM 尤其应与纤维性胸膜炎和结缔组织增生性肿瘤相鉴别。

免疫组化标志物在肉瘤样 MM 和结缔组织增生性 MM 的诊断中不如在上皮样 MM 的诊断中有帮助。"间皮细胞"标志物，如钙网蛋白和细胞角蛋白 5/6，在肉瘤样 MM 中通常呈阴性，尽管它们可能有助于识别小的上皮样成分，从而有助于确诊 MM。

在不同的研究中，肉瘤样 MM 和双相 MM 中肉瘤样成分的钙网蛋白阳性病例比例从 30% 到 100% 不等，通常为局灶性或斑片状染色 [16, 70, 72, 129-133]。浆膜肉瘤的钙网蛋白阳性似乎是非特异性的，因为约 50% 的滑膜肉瘤和 60% ~ 80% 的肺肉瘤（纺锤形细胞或多形性）显示钙网蛋白至少局灶阳性 [131-133]。上皮样 MM 的其他标志物，如 CK5/6、血栓调节蛋白、WT-1 和平足蛋白，在少数肉瘤样 MM 中呈阴性或阳性，结果因研究而不同 [70, 130, 131, 134, 135]，但肉瘤样癌中也可能血栓调节蛋白、WT-1 和平足蛋白免疫染色阳性 [135, 136]。

肺癌和肾癌的标志物有时可用于肉瘤类肿瘤的鉴别诊断。遗憾的是，只有不到一半的肺纺锤细胞或多形性癌表达癌标志物，如 TTF-1、p63、p40、CEA、MOC31 或 claudin-4 [21, 134, 136-139]。最近有两种新的标志物被提出来用于区分肉瘤样 MM 和肺肉瘤样癌。有研究显示，29 个肉瘤样癌中 72% 观察到 MUC4 表达，而 31 个肉瘤样 MM 中没有一个表达 MUC4 [13]。Berg 和 Churg [140] 在研究的所有 19 例肉瘤样 MM 中均检测到 GATA3 呈强且弥漫的阳性染色，而在 13 例肉瘤样癌中仅表现为弱、斑点状或无染色。CDKN2A 基因的纯合缺失并不是区分肉瘤样癌和肉瘤样 MM 的有效标志，因为许多癌都有这种改变 [4, 5, 101]。

免疫组化在区分肉瘤样 MM 和转移至胸膜的肉瘤样肾细胞癌时作用更小，因为只有 28% 的肉瘤样肾细胞癌呈 RCC 或 PAX8 阳性。此外，在 MM 中经常观察到肾细胞标志物 CD10 的阳性免疫染色，而 PAX8 和 RCC 的阳性免疫染色则较少见 [62, 141]。

已建议使用几种不同的细胞角蛋白或广谱细胞角蛋白来诊断肉瘤样和纤维增生性 MM。最近的研究报告显示，肉瘤样 MM 中细胞角蛋白免疫染色阳性的比例从 70% 到 90% 不等 [16, 72, 129, 133]。细胞角蛋白阳性的肉瘤样 MM 的比例受到组织样本固定和处理方法的影响，最近开发的广谱角蛋白鸡尾酒和免疫染色预处理方法提高了样本阳性的比例 [16, 72, 129, 133]。然而，人们普遍认为存在细胞角蛋白完全阴性的肉瘤样 MM 和纤维增生性 MM [72]。细胞角蛋白对肉瘤样癌和肉瘤样 MM 的鉴别没有帮助，因为这两种肿瘤通常都表达低分子量的细胞角蛋白，但极少数病例可能细胞角蛋白完全阴性 [72, 118, 138]。广谱细胞角蛋白有助于鉴别诊断结缔组织增生性 MM 和纤维性胸膜炎，因为它们有助于识别 MM 的层状和束状生长模式，以及其对胸壁结构或肺的侵袭 [118]。

结论

MM 主要分为三种组织学亚型，即上皮样、双相和肉瘤样，每种亚型都有独特的形态学和免疫组化特征，鉴别诊断和预后略有不同。使用包括 MM 阳性和阴性标志物在内的一组抗体进行免疫组化染色，对上皮样 MM 和浸润体腔的癌的鉴别诊断大有帮助。参与 MM 诊断的病理学家需要了解患者既往恶性疾病、影像学和临床表现的相关信息，因为许多良性和恶性以及原发性和继发性肿瘤性疾病都可能在体腔内发生或侵入体腔。此外，在肉瘤样 MM 病例中，特征性的总体发现可能是区分 MM 和肉瘤样癌的唯一特征，因为免疫组化标志物在体腔肉瘤和多形性肿瘤的鉴别诊断中价值有限。反应性病变，尤其是非典型性间皮增生和纤维性胸膜炎，分别是上皮样和肉瘤样 MM 鉴别诊断中需要考虑的重要因素。新的标志物，即 BAP1 免疫染色的缺失和恶性间皮瘤中 9p21（CDKN2A）区域的纯合缺失，可能对疑难病例的诊断有很大帮助。

参考文献

[1] Allen TC, Cagle PT, Churg AM, Colby TV, Gibbs AR, Hammar SP, Corson JM, Grimes MM, Ordonez NG, Roggli V, Travis WD, Wick MR. Localized malignant mesothelioma. Am J Surg Pathol. 2005; 29: 866–73.

[2] Galateau-Salle F, editor. Pathology of malignant mesothelioma. London: Springer; 2006.

[3] Husain AN, Colby TV, Ordonez NG, Allen TC, Attanoos RL, Beasley MB, Butnor KJ, Chirieac LR, Churg AM, Dacic S, Galateau-Salle F, Gibbs AR, Gown AM, Krausz T, Litzky LA, Marchevsky A, Nicholson AG, Roggli VL, Sharma AK, Travis WD, Walts AE, Wick MR. Guidelines for pathologic diagnosis of malignant mesothelioma. 2017update of the consensus statement from the International Mesothelioma Interest Group. Arch Pathol Lab Med. 2018; 142: 89–108.

[4] Hwang HC, Pyott S, Rodriguez S, Cindric A, Carr A, Michelsen C, Thompson K, Tse CH, Gown AM, Churg A. BAP1 immunohistochemistry and p16FISH in the diagnosis of sarcomatous and desmoplastic mesotheliomas. Am J Surg Pathol. 2016; 40(5): 714–8.

[5] Hwang HC, Sheffield BS, Rodriguez S, Thompson K, Tse CH, Gown AM, Churg A. Utility of BAP 1immunohistochemistry and p16(CDKN2A) FISH in the diagnosis of malignant mesothelioma in effusion cytology specimens. Am J Surg Pathol. 2016; 40(1): 120–6.

[6] Kinoshita Y, Hida T, Hamasaki M, Matsumoto S, Sato A, Tsujimura T, Kawahara K, Hiroshima K, Oda Y, Nabeshima K. A combination of MTAP and BAP1immunohistochemistry in pleural effusion cytology for the diagnosis of mesothelioma. Cancer Cytopathol. 2018; 126: 54–63.

[7] Travis WD, Brambilla E, Burke AP, Marx A, Nicholson AG, editors. WHO classification of tumours of the lung, pleura, thymus and heart. Lyon: International Agency for Research on Cancer; 2015.

[8] Curran D, Sahmoud T, Therasse P, van Meerbeeck J, Postmus PE, Giaccone G. Prognostic factors in patients with pleural mesothelioma: the European Organization for Research and Treatment of Cancer experience. J Clin Oncol. 1998; 16: 145–52.

[9] Gorini G, De Gregorio G, Silvestri S, Chellini E, Cupelli V, Seniori Costantini A. Survival of malignant pleural mesothelioma cases in the Tuscan Mesothelioma Register, 1988–2000: a population-based study. Eur J Cancer Prev. 2005; 14: 195–9.

[10] Balduyck B, Trousse D, Nakas A, Martin-Ucar AE, Edwards J, Waller DA. Therapeutic surgery for nonepithelioid malignant pleural mesothelioma: is it really worthwhile? Ann Thorac Surg. 2010; 89: 907–11.

[11] Neragi-Miandoab S, Richards WG, Sugarbaker DJ. Morbidity, mortality, mean survival, and the impact of histology on survival after pleurectomy in 64patients with malignant pleural mesothe-lioma. Int J Surg. 2008; 6: 293–7.

[12] Verma V, Ahern C, Berlind CG, Lindsay WD, Shabason J, Sharma S, Culligan MJ, Grover S, Friedberg JS, Simone CB. Survival by histologic subtype of malignant pleural mesothelioma and the impact of surgical resection on overall survival. Clin Lung Cancer. 2018; 19(6): e901–12.

[13] Alchami FS, Attanoos RL, Bamber AR. Myxoid variant epithelioid pleural mesothelioma defines a favourable prognosis group: an analysis of 191patients with pleural malignant mesothelioma. J Clin Pathol. 2017; 70: 179–82.

[14] Kadota K, Suzuki K, Sima CS, Rusch VW, Adusumilli PS, Travis WD. Pleomorphic epithelioid diffuse malignant pleural mesothelioma: a clinicopathological review and conceptual proposal to reclassify as biphasic or sarcomatoid mesothelioma. J Thorac Oncol. 2011; 6: 896–904.

[15] Allen TC. Recognition of histopathologic patterns of diffuse malignant mesothelioma in differential diagnosis of pleural biopsies. Arch Pathol Lab Med. 2005; 129: 1415–20.

[16] Klebe S, Mahar A, Henderson DW, Roggli VL. Malignant mesothelioma with heterologous elements: clinicopathological correlation of 27cases and literature review. Mod Pathol. 2008; 21: 1084–94.

[17] Neumann V, Gunthe S, Mulle KM, Fischer M. Malignant mesothelioma—German Mesothelioma Register 1987–1999. Int Arch Occup Environ Health. 2001; 74: 383–95.

[18] Van Gelder T, Damhuis RA, Hoogsteden HC. Prognostic factors and survival of malignant pleural mesothelioma. Eur Respir J. 1994; 7: 1035–8.

[19] Yates DH, Corrin B, Stidolph PN, Browne K. Malignant mesothelioma in south East England: clinicopathological experience of 272cases. Thorax. 1997; 52: 507–12.

[20] Galateau-Salle F, Churg A, Roggli V, Travis WD, on behalf of the World Health Organization Committee for Tumors of the Pleura. The 2015World Health Organization classification of tumors of the pleura: advances since the 2004classification. J Thorac Oncol. 2016; 11(2): 142–54.

[21] Marchewsky AM, LeStang N, Hiroshima K, Pelosi G, Attanoos R, Churg A, Chirieac L, Dacic S, Husain A, Khoor A, Klebe S, Lantuejoul S, Roggli V, Vignaud J-M, Weynard B, Sauter J, Henderson D, Nabeshima K, Galateau-Salle

F. The differential diagnosis between pleural sarcomatoid mesothelioma and spindle cell/pleomorphic(sarcomatoid) carcinomas of the lung: evidence-based guidelines from the International Mesothelioma Panel and the MESOPATH National Reference Center. Hum Pathol. 2017; 67: 160-8.

[22] Dardick I, Jabi M, McCaughey WT, Deodhare S, van Nostrand AW, Srigley JR. Diffuse epithelial mesothelioma: a review of the ultrastructural spectrum. Ultrastruct Pathol. 1987; 11: 503-33.

[23] Oury TD, Hammar SP, Roggli VL. Ultrastructural features of diffuse malignant mesotheliomas. Hum Pathol. 1998; 29: 1382-92.

[24] MacDougall DB, Wang SE, Zidar BL. Mucin-positive epithelial mesothelioma. Arch Pathol Lab Med. 1992; 116: 874-80.

[25] McCaughey WT, Colby TV, Battifora H, Churg A, Corson JM, Greenberg SD, Grimes MM, Hammar S, Roggli VL, Unni KK. Diagnosis of diffuse malignant mesothelioma: experience of a US/Canadian mesothelioma panel. Mod Pathol. 1991; 4: 342-53.

[26] Bedrossian CW. Diagnostic problems in serous effusions. Diagn Cytopathol. 1998; 19: 131-7.

[27] Rao R. Mesothelioma. In: Shidham V, Atkinson BF, editors. Cytopathologic diagnosis of serous fluids. Philadelphia: Saunders; 2007. p. 107-13.

[28] Rakha EA, Patil S, Abdulla K, Abdulkader M, Chaudry Z, Soomro IN. The sensitivity of cytologic evaluation of pleural fluid in the diagnosis of malignant mesothelioma. Diagn Cytopathol. 2010; 38: 874-9.

[29] Renshaw AA, Dean BR, Antman KH, Sugarbaker DJ, Cibas ES. The role of cytologic evaluation of pleural fluid in the diagnosis of malignant mesothelioma. Chest. 1997; 111: 106-9.

[30] Sherman ME, Mark EJ. Effusion cytology in the diagnosis of malignant epithelioid and biphasic pleural mesothelioma. Arch Pathol Lab Med. 1990; 114: 845-51.

[31] Pereira TC, Saad RS, Liu Y, Silverman JF. The diagnosis of malignancy in effusion cytology: a pattern recognition approach. Adv Anat Pathol. 2006; 13: 174-84.

[32] Anttila S. Epithelioid lesions of the serosa. Arch Pathol Lab Med. 2012; 136: 241-52.

[33] Di Loreto C, Publisi F, Di Laurio V, Damani G, Beltrami A. TTF-1 protein expression in pleural malignant mesotheliomas and adenocarcinomas of the lung. Cancer Lett. 1998; 124: 72-8.

[34] Ordonez NG. Role of immunohistochemistry in distinguishing epithelial peritoneal mesotheliomas from peritoneal and ovarian serous carcinomas. Am J Surg Pathol. 1998; 22: 1203-14.

[35] Ordonez NG. Value of thyroid transcription factor-1, E-cadherin, BG8, WT1, and CD44S immunostaining in distinguishing epithelial pleural mesothelioma from pulmonary and nonpulmonary adenocarcinoma. Am J Surg Pathol. 2000; 24: 598-606.

[36] Attanoos RL, Galateau-Salle F, Gibbs AR, Muller S, Ghandour F, Dojcinov SD. Primary thymic epithelial tumours of the pleura mimicking malignant mesothelioma. Histopathology. 2002; 41: 42-9.

[37] Attanoos RL, Webb R, Dojcinov SD, Gibbs AR. Value of mesothelial and epithelial antibodies in distinguishing diffuse peritoneal mesothelioma in females from serous papillary carcinoma of the ovary and peritoneum. Histopathology. 2002; 40: 237-44.

[38] Chu PG, Weiss LM. Expression of cytokeratin 5/6in epithelial neoplasms: an immunohistochemical study of 509cases. Mod Pathol. 2002; 15: 6-10.

[39] Lugli A, Forster Y, Haas P, Nocito A, Bucher C, Bissig H, Mirlacher M, Storz M, Mihatsch MJ, Sauter G. Calretinin expression in human normal and neoplastic tissues: a tissue microarray analysis on 5233tissue samples. Hum Pathol. 2003; 34: 994-1000.

[40] Miettinen M, Sarlomo-Rikala M. Expression of calretinin, thrombomodulin, keratin 5, and mesothelin in lung carcinomas of different types: an immunohistochemical analysis of 596tumors in comparison with epithelioid mesotheliomas of the pleura. Am J Surg Pathol. 2003; 27: 150-8.

[41] Ordonez NG. Value of mesothelin immunostaining in the diagnosis of mesothelioma. Mod Pathol. 2003; 16: 192-7.

[42] Chu AY, Litzky LA, Pasha TL, Acs G, Zhang PJ. Utility of D2-40, a novel mesothelial marker, in the diagnosis of malignant mesothelioma. Mod Pathol. 2005; 18: 105-10.

[43] Ordonez NG. D2-40and podoplanin are highly specific and sensitive immunohistochemical markers of epithelioid malignant mesothelioma. Hum Pathol. 2005; 36: 372-80.

[44] Ordonez NG. Value of estrogen and progesterone receptor immunostaining in distinguishing between peritoneal mesotheliomas and serous carcinomas. Hum Pathol. 2005; 36: 1163-7.

[45] Barnetson RJ, Burnett RA, Downie I, Harper CM, Roberts F. Immunohistochemical analysis of peritoneal mesothelioma and primary and secondary serous carcinoma of the peritoneum: antibodies to estrogen and progesterone receptors are useful. Am J Clin Pathol. 2006; 125: 67-76.

[46] Ordonez NG. Mesothelioma with rhabdoid features: an ultrastructural and immunohistochemical study of 10 cases. Mod Pathol. 2006; 19: 373-83.

[47] Ordonez NG. The diagnostic utility of immunohistochemistry and electron microscopy in distinguishing between peritoneal mesotheliomas and serous carcinomas: a comparative study. Mod Pathol. 2006; 19: 34–48.

[48] King J, Thatcher N, Pickering C, Hasleton P. Sensitivity and specificity of immunohistochemical antibodies used to distinguish between benign and malignant pleaural disease: a systematic review of published reports. Histopathology. 2006; 49: 561–8.

[49] King JE, Thatcher N, Pickering CA, Hasleton PS. Sensitivity and specificity of immunohistochemical markers used in the diagnosis of epithelioid mesothelioma: a detailed systematic analysis using published data. Histopathology. 2006; 48: 223–32.

[50] Yaziji H, Battifora H, Barry TS, Hwang HC, Bacchi CE, McIntosh MW, Kussick SJ, Gown AM. Evaluation of 12 antibodies for distinguishing epithelioid mesothelioma from adenocarcinoma: identification of a three-antibody immunohistochemical panel with maximal sensitivity and specificity. Mod Pathol. 2006; 19: 514–23.

[51] Padgett DM, Cathro HP, Wick MR, Mills SE. Podoplanin is a better immunohistochemical marker for sarcomatoid mesothelioma than calretinin. Am J Surg Pathol. 2008; 32: 123–7.

[52] Duhig EE, Kalpakos L, Yang IA, Clarke BE. Mesothelial markers in high-grade breast carcinoma. Histopathology. 2011; 59: 957–64.

[53] Comin CE, Novelli L, Cavazza A, Rotellini M, Cianchi F, Messerini L. Expression of thrombomodulin, calretinin, cytokera-tin 5/6, D2-40, and WT-1 in a series of primary carcinomas of the lung: an immunohistochemical study in comparison with epithelioid pleural mesothelioma. Tumori. 2014; 100(5): 559–67.

[54] Ordonez NG, Sahin AA. Diagnostic utility of immunohistochemistry in distinguishing between epithelioid pleural mesothe-liomas and breast carcinomas: a comparative study. Hum Pathol. 2014; 45: 1529–40.

[55] Khoor A, Whitsett JA, Stahlman MT, Olson SJ, Cagle PT. Utility of surfactant protein B precursor and thyroid transcription factor 1 in differentiating adenocarcinoma of the lung from malignant mesothelioma. Hum Pathol. 1999; 30: 695–700.

[56] Bishop JA, Sharma R, Illei PB. Napsin A and thyroid transcription factor-1 expression in carcinomas of the lung, breast, pancreas, colon, kidney, thyroid, and malignant mesothelioma. Hum Pathol. 2010; 41: 20–5.

[57] Mawas AS, Amatya VJ, Kushitani K, Kai Y, Miyata Y, Okada M, Takeshima Y. MUC4 immunohistochemistry is useful in distinguishing epithelioid mesothelioma from adenocarcinoma and squamous cell carcinoma of the lung. Sci Rep. 2018; 8: 134.

[58] Soini Y, Kinnula V, Kahlos K, Pääkkö P. Claudins in differential diagnosis between mesothelioma and metastatic adenocarcinoma of the pleura. J Clin Pathol. 2006; 59: 250–4.

[59] Ohta Y, Sasaki Y, Saito M, Kushima M, Takimoto M, Shiokawa A, Ota H. Claudin-4 as a marker for distinguishing malignant mesothelioma from lung carcinoma and serous adenocarcinoma. Int J Surg Pathol. 2013; 21(5): 493–501.

[60] Ordonez NG. The diagnostic utility of immunohistochemistry in distinguishing between epithelioid mesotheliomas and squamous carcinomas of the lung: a comparative study. Mod Pathol. 2006; 19: 417–28.

[61] Ordonez NG. The diagnostic utility of immunohistochemistry in distinguishing between mesothelioma and renal cell carcinoma: a comparative study. Hum Pathol. 2004; 35: 697–710.

[62] Butnor KJ, Nicholson AG, Allred DC, Zander DS, Henderson DW, Barrios R, Haque AK, Allen TC, Killen DE, Cagle PT. Expression of renal cell carcinoma-associated markers erythropoietin, CD10, and renal cell carcinoma marker in diffuse malignant mesothelioma and metastatic renal cell carcinoma. Arch Pathol Lab Med. 2006; 130: 823–7.

[63] Hu Y, Hartmann A, Stoehr C, Zhang S, Wang M, Tacha A, Montironi R, Lopez-Beltran A, Cheng L. PAX8 is expressed in the majority of renal epithelial neoplasms: an immunohistochemical study of 223 cases using a mouse monoclonal antibody. J Clin Pathol. 2012; 65: 254–6.

[64] Laury AR, Hornick JL, Perets R, Krane JF, Corson J, Drapkin R, Hirsch MS. PAX8 reliably distinguishes ovarian serous tumors from malignant mesothelioma. Am J Surg Pathol. 2010; 34: 627–35.

[65] Xing D, Banet N, Sharma R, Vang R, Ronnett BM, Illei PB. Aberrant Pax-8 expression in well-differentiated papillary mesothelioma and malignant mesothelioma of the peritoneum: a clinicopathologic study. Hum Pathol. 2018; 72: 160–6.

[66] Ordonez NG. Value of PAX8, PAX2, claudin-4, and h-caldesmon immunostaining in distinguishing peritoneal epithelioid mesotheliomas from serous carcinomas. Mod Pathol. 2013; 26: 553–62.

[67] Comin CE, Saieva C, Messerini L. H-caldesmon, calretinin, estrogen receptor, and Ber-EP4: a useful combination of immunohistochemical markers for differentiating epithelioid peritoneal mesothelioma from

serous papillary carcinoma of the ovary. Am J Surg Pathol. 2007; 31: 1139–48.

[68] Tandon RT, Jimenez–Cortez Y, Taub R, Borczuk AC. Immunohistochemistry in peritoneal mesothelioma. A single–center experience of 244cases. Arch Pathol Lab Med. 2018; 142: 236–42.

[69] Blobel GA, Moll R, Franke WW, Kayser KW, Gould VE. The intermediate filament cytoskeleton of malignant mesotheliomas and its diagnostic significance. Am J Pathol. 1985; 121: 235–47.

[70] Miettinen M, Limon J, Niezabitowski A, Lasota J. Calretinin and other mesothelioma markers in synovial sarcoma: analysis of antigenic similarities and differences with malignant mesothelioma. Am J Surg Pathol. 2001; 25: 610–7.

[71] Attanoos RL, Webb R, Dojcinov SD, Gibbs AR. Malignant epithelioid mesothelioma: anti–mesothelial marker expression correlates with histological pattern. Histopathology. 2001; 39: 584–8.

[72] Klebe S, Brownlee NA, Mahar A, Burchette JL, Sporn TA, Vollmer RT, Roggli VL. Sarcomatoid mesothelioma: a clinical–pathologic correlation of 326 cases. Mod Pathol. 2010; 23: 470–9.

[73] Breiteneder–Geleff S, Soleiman A, Kowalski H, Horvat R, Amann G, Kriehuber E, Diem K, Weninger W, Tschachler E, Alitalo K, Kerjaschki D. Angiosarcomas express mixed endothelial phenotypes of blood and lymphatic capillaries: podoplanin as a specific marker for lymphatic endothelium. Am J Pathol. 1999; 154: 385–94.

[74] Fujii T, Zen Y, Sato Y, Sasaki M, Enomae M, Minato H, Masuda S, Uehara T, Katsuyama T, Nakanuma Y. Podoplanin is a useful diagnostic marker for epithelioid hemangioendothelioma of the liver. Mod Pathol. 2008; 21: 125–30.

[75] Fukunaga M. Expression of D2–40 in lymphatic endothelium of normal tissues and in vascular tumours. Histopathology. 2005; 46: 396–402.

[76] Pan CC, Chen PC, Chou TY, Chiang H. Expression of calretinin and other mesothelioma–related markers in thymic carcinoma and thymoma. Hum Pathol. 2003; 34: 1155–62.

[77] Zhang PJ, Goldblum JR, Pawel BR, Fisher C, Pasha TL, Barr FG. Immunophenotype of desmoplastic small round cell tumors as detected in cases with EWS–WT1 gene fusion product. Mod Pathol. 2003; 16: 229–35.

[78] Granville L, Laga AC, Allen TC, Dishop M, Roggli VL, Churg A, Zander DS, Cagle PT. Review and update of uncommon primary pleural tumors: a practical approach to diagnosis. Arch Pathol Lab Med. 2005; 129: 1428–43.

[79] Butnor KJ, Sporn TA, Hammar SP, Roggli VL. Well–differentiated papillary mesothelioma. Am J Surg Pathol. 2001; 25: 1304–9.

[80] Foyle A, Al–Jabi M, McCaughey WT. Papillary peritoneal tumors in women. Am J Surg Pathol. 1981; 5: 241–9.

[81] Galateau–Salle F, Vignaud JM, Burke L, Gibbs A, Brambilla E, Attanoos R, Goldberg M, Launoy G. Well–differentiated papillary mesothelioma of the pleura: a series of 24cases. Am J Surg Pathol. 2004; 28: 534–40.

[82] Sane AC, Roggli VL. Curative resection of a well–differentiated papillary mesothelioma of the pericardium. Arch Pathol Lab Med. 1995; 119: 266–7.

[83] Xiao SY, Rizzo P, Carbone M. Benign papillary mesothelioma of the tunica vaginalis testis. Arch Pathol Lab Med. 2000; 124: 143–7.

[84] Asioli S, Dal Piaz G, Damiani S. Localised pleural malignant mesothelioma. Report of two cases simulating pulmonary carcinoma and review of the literature. Virchows Arch. 2004; 445: 206–9.

[85] Espinal–Witter R, Servais EL, Klimstra DS, Lieberman MD, Yantiss RK. Localized intrapancreatic malignant mesothelioma: a rare entity that may be confused with other pancreatic neoplasms. Virchows Arch. 2010; 456: 455–61.

[86] Onat A, Berktin K, Kapanci Y. Localized pleural mesothelioma of epithelial type and malignant nature. Report of a case. Dis Chest. 1963; 44: 649–52.

[87] Sasaki M, Araki I, Yasui T, Kinoshita M, Itatsu K, Nojima T, Nakanuma Y. Primary localized malignant biphasic mesothelioma of the liver in a patient with asbestosis. World J Gastroenterol. 2009; 15: 615–21.

[88] Cagle PT, Churg A. Differential diagnosis of benign and malignant mesothelial proliferations on pleural biopsies. Arch Pathol Lab Med. 2005; 129: 1421–7.

[89] Churg A, Colby TV, Cagle P, Corson J, Gibbs AR, Gilks B, Grimes M, Hammar S, Roggli V, Travis WD. The separation of benign and malignant mesothelial proliferations. Am J Surg Pathol. 2000; 24: 1183–200.

[90] Attanoos RL, Griffin A, Gibbs AR. The use of immunohistochemistry in distinguishing reactive from neoplastic mesothelium. A novel use for desmin and comparative evaluation with epithelial membrane antigen, p53, platelet–derived growth factor–receptor, P–glycoprotein and Bcl–2. Histopathology. 2003; 43: 231–8.

[91] Churg A, Sheffield BS, Galateau–Salle F. New markers for separating benign from malignant mesothelial proliferations. Are we there yet? Arch Pathol Lab Med. 2016; 140: 318–21.

[92] Kato Y, Tsuta K, Seki K, Maeshima AM, Watanabe

S, Suzuki K, Asamura H, Tsuchiya R, Matsuno Y. Immunohistochemical detection of GLUT–1 can discriminate between reactive mesothelium and malignant mesothelioma. Mod Pathol. 2007; 20: 215–20.

[93] Shen J, Pinkus GS, Deshpande V, Cibas ES. Usefulness of EMA, GLUT–1, and XIAP for the cytologic diagnosis of malignant mesothelioma in body cavity fluids. Am J Clin Pathol. 2009; 131: 516–23.

[94] Wu M, Sun Y, Li G, Desman G, Wang B, Gil J, Burstein DE. Immunohistochemical detection of XIAP in mesothelium and mesothelial lesions. Am J Clin Pathol. 2007; 128: 783–7.

[95] Chiosea S, Krasinskas A, Cagle PT, Mitchell KA, Zander DS, Dacic S. Diagnostic importance of 9p21 homozygous deletion in malignant mesotheliomas. Mod Pathol. 2008; 21: 742–7.

[96] Takeda M, Kasai T, Enomoto Y, Takano M, Morita K, Kadota E, Nonomura A. 9p21 deletion in the diagnosis of malignant mesothelioma, using fluorescence in situ hybridization analysis. Pathol Int. 2010; 60: 395–9.

[97] Hida T, Hamasaki M, Matsumoto S, Sato A, Tsujimura T, Kawahara K, Iwasaki A, Okamoto T, Oda Y, Honda H, Nabeshima K. BAP1 immunohistochemistry and p16 FISH results in combination provide higher confidence in malignant mesothelioma diag–nosis: ROC analysis of the two tests. Pathol Int. 2016; 66: 563–70.

[98] Ito T, Hamasaki M, Matsumoto S, Hiroshima K, Tsujimura T, Kawai T, Shimao Y, Marutsuka K, Moriguchi S, Maruyama R, Miyamoto S, Nabeshima K. p16/CDKN2A FISH in differentiation of diffuse malignant peritoneal mesothelioma from mesothelial hyperplasia and epithelial ovarian cancer. Am J Clin Pathol. 2015; 143: 830–8.

[99] Illei PB, Rusch VW, Zakowski MF, Ladanyi M. Homozygous deletion of CDKN2A and codeletion of the methylthioadenosine phosphorylase gene in the majority of pleural mesotheliomas. Clin Cancer Res. 2003; 9: 2108–13.

[100] McGregor SM, McElherne J, Minor A, Keller–Ramey J, Dunning R, Husain AN, Vigneswaran W, Fitzpatrick C, Krausz T. BAP1 immunohistochemistry has limited prognostic utility as a complement of CDKN2A(p16) fluorescence in situ hybridization in malignant pleural mesothelioma. Hum Pathol. 2017; 60: 86–94.

[101] Tochigi N, Attanoos R, Chirieac LR, Allen TC, Cagle PT, Dacic S. p16 deletion in sarcomatoid tumors of the lung and pleura. Arch Pathol Lab Med. 2013; 137: 632–6.

[102] Wu D, Hiroshima K, Yusa T, Ozaki D, Koh E, Sekine Y, Matsumoto S, Nabeshima K, Sato A, Tsujimura T, Yamakawa H, Tada Y, Shimada H, Tagawa M. Usefulness of p16/CDKN2A fluorescence in situ hybridization and

BAP1 immunohistochemistry for the diagnosis of biphasic mesothelioma. Ann Diagn Pathol. 2017; 26: 31–7.

[103] Wu D, Hiroshima K, Matsumoto S, Nabeshima K, Yusa T, Ozaki D, Fujino M, Yamakawa H, Nakatani Y, Tada Y, Shimada H, Tagawa M. Diagnostic usefulness of p16/CDKN2A FISH in distinguishing between sarcomatoid mesothelioma and fibrous pleuritis. Am J Clin Pathol. 2013; 139: 39–46.

[104] Sheffield BS, Hwang HC, Lee AF, Thompson K, Rodriguez S, Tse CH, Gown AM, Churg A. BAP1 immunohistochemistry and p16 FISH to separate benign from malignant mesothelial proliferations. Am J Surg Pathol. 2015; 39(7): 977–82.

[105] Hida T, Hamasaki M, Matsumoto S, Sato A, Tsujimura T, Kawahara K, Iwasaki A, Okamoto T, Oda Y, Honda H, Nabeshima
K. Immunohistochemical detection of MTAP and BAP1 protein loss for mesothelioma diagnosis: comparison with 9p21 FISH and BAP1 immunohistochemistry. Lung Cancer. 2017; 104: 98–105.

[106] Hamasaki M, Matsumoto S, Abe S, Hamatake D, Kamei T, Hiroshima K, Kawahara K, Sato A, Tsujimura T, Nakatani Y, Yoshida Y, Iwasaki A, Nabeshima K. Low homozygous/ high heterozygous deletion status by p16 FISH correlates with a better prognostic group than high homozygous deletion status in malignant pleural mesothelioma. Lung Cancer. 2016; 99: 155–61.

[107] Krasinskas AM, Bartlett DL, Cieply K, Dacic S. CDKN2A and MTAP deletions in peritoneal mesotheliomas are correlated with loss of p16 protein expression and poor survival. Mod Pathol. 2010; 23: 531–8.

[108] Singhi AD, Krasinskas AM, Choudry HA, Bartlett DL, Pingpank JF, Zeh HJ, Luvison A, Fuhrer K, Bahary N, Seethala RR, Dacic S. The prognostic significance of BAP1, NF2, and CDKN2A in malignant peritoneal mesothelioma. Mod Pathol. 2016; 29: 14–24.

[109] Testa JR, Cheung M, Pei J, Below JE, Tan Y, Sementino E, Cox NJ, Dogan AU, Pass HI, Trusa S, Hesdorffer M, Nasu M, Powers A, Rivera Z, Sabahattin C, Tanji M, Gaudino G, Yang H, Carbone M. Germline BAP1 mutations predispose to malignant mesothelioma. Nat Genet. 2012; 43(10): 1022–5.

[110] Cheung M, Talarchek J, Schindeler K, Saraiva E, Penney LS, Ludman M, Testa JR. Further evidence for germline BAP1 mutations predisposing to melanoma and malignant mesothelioma. Cancer Genet. 2013; 206: 206–10.

[111] Pilarski R, Cebulla CM, Massengill JB, Rai K, Rich T, Strong L, McGillivray B, Asrat M–J, Davidorf FH, Abdel–Rahman MH. Expanding the clinical phenotype of

hereditary BAP1 cancer syndrome, reporting three new cases. Genes Chromosomes Cancer. 2014; 53(2): 177–82.

[112] Ohar JA, Cheung M, Talarchek J, Howard SE, Howard TD, Hesdorffer M, Peng H, Rauscher FJ, Testa JR. Germline BAP1mutational landscape of asbestos-exposed malignant mesothelioma patients with family history of cancer. Cancer Res. 2016; 76(2): 206–15.

[113] Betti M, Casalone E, Ferrante D, Romanelli A, Grosso F, Guarrera S, Righi L, Vatrano S, Pelosi G, Libener R, Mirabelli D, Boldorini R, Casadio C, Papotti M, Matullo G, Magnani C, Dianzani I. Inference of germline BAP1mutations and asbestos exposure from the analysis of familial and sporadic mesothelioma in a high–risk area. Genes Chromosomes Cancer. 2015; 54: 51–62.

[114] Cicognetti M, Lonardi S, Fisogni S, Balzarini P, Pellegrini V, Tironi A, Bercich L, Bugatti M, Rossi G, Murer B, Barbareschi M, Giuliani S, Cavazza A, Marchetti G, Vermi W, Facchetti F. BAP1(BRCA1–associated protein 1)is a highly specific marker for differentiating mesothelioma from reactive mesothelial prolifera–tions. Mod Pathol. 2015; 28: 1043–57.

[115] McGregor SM, Dunning R, Hyjek E, Vigneswaran W, Husain AN, Krausz T. BAP1facilitates diagnostic objectivity, classification, and prognostication in malignant pleural mesothelioma. Hum Pathol. 2015; 46: 1670–8.

[116] Righi L, Duregon E, Vatrano S, Izzo S, Giorcelli J, Rondon–Lagos M, Ascoli V, Ruffini E, Ventura L, Volante M, Papotti M, Scagliotti GV. BRCA1–associated protein 1(BAP1)immunohistochemical expression as a diagnostic tool in malignant pleural mesothelioma classification: a large retrospective study. J Thorac Oncol. 2016; 11(11): 2006–17.

[117] Leblay N, Lepetre F, Le Stang N, Gautier–Stein A, Villeneuve L, Isaac S, Maillet D, Galateau–Salle F, Villenet C, Sebda S, Goracci A, Byrnes G, McKay J, Figeac M, Glehen O, Gilly F–N, Foll M, Fernandez–Cuesta L, Brevet M. BAP1is altered by copy number loss, mutation, and/or loss of protein expression in more than 70% of malignant peritoneal mesotheliomas. J Thorac Oncol. 2017; 12(4): 724–33.

[118] Travis WD. Sarcomatoid neoplasms of the lung and pleura. Arch Pathol Lab Med. 2010; 134: 1645–58.

[119] Miettinen M, Limon J, Niezabitowski A, Lasota J. Patterns of keratin polypeptides in 110 biphasic, monophasic, and poorly differentiated synovial sarcomas. Virchows Arch. 2000; 437: 275–83.

[120] Aubry MC, Bridge JA, Wickert R, Tazelaar HD. Primary monophasic synovial sarcoma of the pleura: five cases confirmed by the presence of SYT–SSX fusion transcript.

Am J Surg Pathol. 2001; 25: 776–81.

[121] Gaertner E, Zeren EH, Fleming MV, Colby TV, Travis WD. Biphasic synovial sarcomas arising in the pleural cavity. A clinicopathologic study of five cases. Am J Surg Pathol. 1996; 20: 36–45.

[122] Litzky LA. Pulmonary sarcomatous tumors. Arch Pathol Lab Med. 2008; 132: 1104–17.

[123] de Leeuw B, Balemans M, Olde Weghuis D, Geurts van Kessel A. Identification of two alternative fusion genes, SYT–SSX1and SYT–SSX2, in t(X; 18)(p11.2; q11.2)–positive synovial sarcomas. Hum Mol Genet. 1995; 4: 1097–9.

[124] Khalidi HS, Medeiros LJ, Battifora H. Lymphohistiocytoid mesothelioma. An often misdiagnosed variant of sarcomatoid malig–nant mesothelioma. Am J Clin Pathol. 2000; 113: 649–54.

[125] Mangano WE, Cagle PT, Churg A, Vollmer RT, Roggli VL. The diagnosis of desmoplastic malignant mesothelioma and its distinction from fibrous pleurisy: a histologic and immunohistochemical analysis of 31cases including p53immunostaining. Am J Clin Pathol. 1998; 110: 191–9.

[126] Stout A. Tumors of the pleura. Harlem Hosp Bull. 1971; 5: 54–7.

[127] Cantin R, Al–Jabi M, McCaughey WT. Desmoplastic diffuse mesothelioma. Am J Surg Pathol. 1982; 6: 215–22.

[128] Wilson GE, Hasleton PS, Chatterjee AK. Desmoplastic malignant mesothelioma: a review of 17cases. J Clin Pathol. 1992; 45: 295–8.

[129] Attanoos RL, Dojcinov SD, Webb R, Gibbs AR. Anti–mesothelial markers in sarcomatoid mesothelioma and other spindle cell neoplasms. Histopathology. 2000; 37: 224–31.

[130] Hinterberger M, Reineke T, Storz M, Weder W, Vogt P, Moch H. D2–40 and calretinin—a tissue microarray analysis of 341malignant mesotheliomas with emphasis on sarcomatoid differentiation. Mod Pathol. 2007; 20: 248–55.

[131] Kenmotsu H, Ishii G, Nagai K, Nakao M, Kawase A, Kojika M, Murata Y, Nishiwaki Y, Ochiai A. Pleomorphic carcinoma of the lung expressing podoplanin and calretinin. Pathol Int. 2008; 58: 771–4.

[132] Kushitani K, Takeshima Y, Amatya VJ, Furonaka O, Sakatani A, Inai K. Differential diagnosis of sarcomatoid mesothelioma from true sarcoma and sarcomatoid carcinoma using immunohistochemistry. Pathol Int. 2008; 58: 75–83.

[133] Lucas DR, Pass HI, Madan SK, Adsay NV, Wali A, Tabaczka P, Lonardo F. Sarcomatoid mesothelioma and its

histological mimics: a comparative immunohistochemical study. Histopathology. 2003; 42: 270–9.

[134] Lewis JS, Ritter JH, El-Mofty S. Alternative epithelial markers in sarcomatoid carcinomas of the head and neck, lung, and bladder-p63, MOC-31, and TTF-1. Mod Pathol. 2005; 18: 1471–81.

[135] Tsuta K, Kato Y, Tochigi N, Hoshino T, Takeda Y, Hosako M, Maeshima AM, Asamura H, Kondo T, Matsuno Y. Comparison of different clones(WT49versus 6F-H2)of WT-1 antibodies for immunohistochemical diagnosis of malignant pleural mesothe-lioma. Appl Immunohistochem Mol Morphol. 2009; 17: 126–30.

[136] Koss MN, Hochholzer L, Frommelt RA. Carcinosarcomas of the lung: a clinicopathologic study of 66patients. Am J Surg Pathol. 1999; 23: 1514–26.

[137] Amatya VJ, Kushitani K, Mawas AS, Miyata Y, Okada M, Kishimoto T, Inai K, Takeshima Y. MUC4, a novel immunohistochemical marker identified by gene expression profiling, differentiates pleural sarcomatoid mesothelioma from lung sarcomatoid carcinoma. Mod Pathol. 2017; 30: 672–81.

[138] Pelosi G, Sonzogni A, De Pas T, Galetta D, Veronesi G, Spaggiari L, Manzotti M, Fumagalli C, Bresaola E, Nappi O, Viale G, Rosai J. Review article: pulmonary sarcomatoid carcinomas: a practical overview. Int J Surg Pathol. 2010; 18: 103–20.

[139] Rossi G, Cavazza A, Sturm N, Migaldi M, Facciolongo N, Longo L, Maiorana A, Brambilla E. Pulmonary carcinomas with pleomorphic, sarcomatoid, or sarcomatous elements: a clinicopathologic and immunohistochemical study of 75cases. Am J Surg Pathol. 2003; 27: 311–24.

[140] Berg KB, Churg A. GATA3immunohistochemistry for distinguishing sarcomatoid and desmoplastic mesothelioma from sarcomatoid carcinoma of the lung. Am J Surg Pathol. 2017; 41(9): 1221–5.

[141] Truong LD, Shen SS. Immunohistochemical diagnosis of renal neoplasms. Arch Pathol Lab Med. 2011; 135: 92–109.

第18章

恶性间皮瘤：分子标志物

Eeva Kettunen，Sakari Knuutila，and Virinder Sarhadi

概述

分子技术的进步极大地增加了我们对恶性间皮瘤（MM）分子特征的认识。它们为识别标志物打开了新的局面，这些标志物不仅有助于早期诊断和鉴别诊断，而且还可以帮助评估治疗方案、疾病预后、治疗效果或疾病监测。分子技术的发展也有助于阐明疾病的病因，例如，不同环境的暴露因素。如今，肿瘤甚至可以根据其分子特征进行分类，这为深入了解导致癌症发展的不同分子途径提供了线索。最重要的是，新的先进方法提高了检测分子标志物的灵敏度和特异性，从而更容易从体液，如胸腔积液、血浆/血清、尿液、痰液，甚至呼出气中检测出这些标志物。这不仅有助于疾病的早期发现，而且有助于疾病监测，且不需要对原发肿瘤进行病理分析。

本章将描述遗传学、表观遗传学、蛋白质组学和功能改变作为 MM 的生物标志物的临床意义。

E. Kettunen（✉）
Occupational Safety, Finnish Institute of Occupational Health, Helsinki, Finland
e-mail:eeva.kettunen@ttl.fi

S. Knuutila · V. Sarhadi
Department of Pathology, Faculty of Medicine, The University of Helsinki, Helsinki, Finland

MM 基因变化的原因，特别是由石棉引起的基因组改变的机制，已在第一章中讨论。

研究 MM 基因变化的方法和材料

传统的 MM 核型分析是在原发肿瘤的细胞培养物或胸腔积液的细胞中进行的[1, 2]。由于细胞遗传学分析需要细胞增殖和有丝分裂细胞，所以只能使用新鲜的肿瘤细胞，而如果使用带有染色体特异性探针的间期荧光原位杂交（FISH）技术，则也可以使用来自肿瘤组织、胸腔积液或痰培养的细胞[3-5]。

拷贝数改变（CNA）主要通过染色体和阵列比较基因组杂交（cCGH 和 aCGH）、单核苷酸多态性（SNP）阵列、多重连接依赖探针扩增（MLPA）和下一代测序（NGS）发现。NGS 可用于以下研究：全基因组测序（识别基因改变如突变，CNA、基因重排），全转录组测序（研究基因的表达，表达基因的突变，转录变异体和融合转录子的表达），或靶向测序（检测外显子或靶向区域中的突变和小缺失/扩增）。

关于微卫星标记的杂合性丢失（LOH）分析，以及 NGS 和 DNA 甲基化研究，需要从肿瘤细胞（在 LOH 的情况下还需要参考患者的正常细胞）中提取的 DNA[6-8]。基于 DNA 的检测系统要求必须有至少 30% 的肿瘤细胞。这些检测系统还可以利用从福尔马林固定和石蜡包埋（FFPE）的肿瘤组织中提取的 DNA。

RNA 表达研究主要使用微阵列、RT-PCR 或下一代 RNA 测序，通常需要高质量的完整 RNA，FFPE 材料的使用往往具有挑战性，因为在福尔马林固定过程中 RNA 会降解。然而，近年来已成功采用短扩增子设计的 RT-PCR 和靶向 RNA 扩增或 NGS 来研究特定转录物的表达[9]。

微阵列和 NGS 方法创建了大量的基因组和功能数据，需要生物信息学家、临床医生和分子生物学家之间的良好合作，以正确地利用不同来源的数据，以便挖掘新的基因变化。

基因组变化作为生物标志物

染色体失衡

标准染色体显带技术和基于染色体和阵列的 CGH 揭示了 MM 染色体异常的复杂性。已报告了大约 100 例染色体改变的病例[1, 2, 10-12]。接受核型分析的病例系列相对较少，主要是由于需要培养待检细胞，在染色体制备过程中会遇到制备方法方面的困难，以及畸变的混乱特性。

MM 的染色体异常非常复杂，涉及染色体结构和数量的变化[1, 2]。标本中的染色体数量差异很大，虽然经常观察到多倍体（整个染色体集合的增殖），但大多是亚二倍体（少于正常的二倍体 46 条染色体）形式。

同时也有多种染色体结构畸变，其中不平衡易位和染色体缺失是特征性异常。目前，没有重复的平衡易位的报道。最常见的异常是 -22（符号"-"表示染色体缺失）；+7（符号"+"表示有额外的染色体）；-1、-3、-4 和 6q-（符号"q-"表示染色体长臂缺失）；-9、+11 和 3p-（符号"p-"表示染色体短臂缺失）。

染色体和阵列 CGH 研究以及 LOH 和 FISH 研究[6-8, 13]发现常见的染色体数目增加位于 1q、5p、6p、7、8、11 和 17q，而最常见的丢失位于 1p、3p、6q、9p、10、12p、13、14、17p 和 22p。在癌症基因组图谱（TCGA）微阵列数据集[14]中，15% 的胸膜恶性间皮瘤（MPM）患者在第 1、5、7 和 17 号染色体出现数目增加，25% 的患者在第 2、3、4、6、9、13 和 22 号染色体发生丢失。阵列 CGH 分析还发现了基因组丢失、数目增多和高水平扩增的新区域，如 1p32、9p13.3、7p22.2-p22.3、12q13.3 和 17q21.32 等[7]。

MM 中最常见的染色体改变是 3p21（BAP1）、9p21（CDKN2A）和 22q12（NF2）的丢失[15]。虽然胸膜恶性间皮瘤（MPM）和腹膜恶性间皮瘤（PMM）具有不同的特征，但两种类型的拷贝数改变相似，3p21（BAP1）、9p21（CDKN2A）和 22q12（NF2）[16, 17]出现频繁丢失。然而，CDKN2A 的缺失在 MPM 中明显高于 PMM（35%）[15, 18]。总体而言，MPM 的丢失更多，而 PMM 的数目增加更多[16]。PMM 中 CNA 区域还包括包含 ADAM3 基因的 8p11.22 缺失、CTNNB1 的缺失、15q26 区域的扩增和 VEGF-B 的扩增[17]。

MM 中最常见的畸变是 9p21.3 的纯合子缺失，影响 CDKN2A（周期蛋白依赖性激酶抑制剂 2A）以及相邻一些基因[7, 19, 20]。在 MPM 中，CDKN2A 的纯合子缺失和共缺失的 MTAP（甲基硫腺苷磷酸化酶）是最常见的基因变化，据报道，在 60%～74% 的原发肿瘤和高达 100% 的细胞系中存在这种变化[3, 21-24]。相比之下，PMM 的情况类似，相应变化的频率只有 35%[18]。PMM 中的缺失病例只在男性中发现，他们的年龄往往比没有缺失的人大，此外，这些患者的预后明显比没有缺失的患者差。CDKN2A 缺失在 MM 中出现的频率很高，可作为 FISH 检测浆液性积液时一个很好的诊断标志物[25]。

事实上，这种缺失也被报道为 MPM 和 PMM 预后不良的标志[26]。免疫染色显示，在腹膜肿瘤中 CDKN2A 编码的 p16 蛋白丢失可在多达 54% 的病例中出现，表明除缺失（例如甲基化）之外的其他机制可能使该基因沉默[18]。然而，这两种失活机制（缺失 vs. 甲基化）可能起源于不同的暴露状态。据报道，与 MPM 相比，PMM 与石棉接触更相关[27]。在家族性 MM 病例中，常见 9p 缺失[28, 29]。

图 18.1　85 例恶性胸膜间皮瘤（MPM）的拷贝数变异（CNVs）Circos 图，可通过癌症基因组图谱（TCGA）数据库获得。汇总了每个染色体位置的拷贝数丢失（红色）和增加（绿色）的频率。［转载自 Hylebos et al.（2017）under the terms of Creative Commons Attribution License 3.0（CC BY 3.0）[14]〕

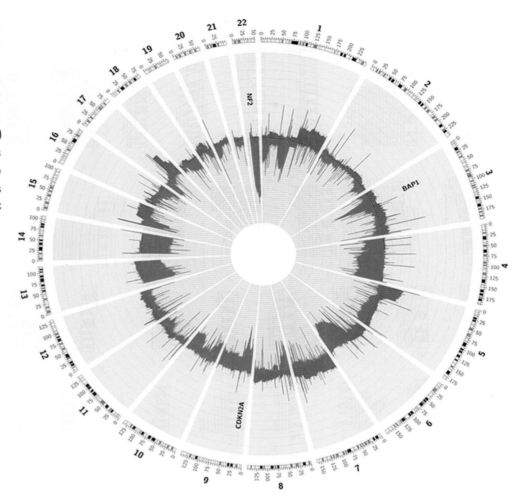

　　在间皮瘤中发现的一些常见染色体异常与石棉暴露或辐射暴露有关。细胞基因组学分析显示，染色体 1p 缺失和 4 号染色单体与高浓度石棉暴露相关[30]。14 号染色体上的一个缺失是 MM 中最常见的改变之一，已被证明是与石棉暴露相关的[31]。据报道，有石棉暴露史和辐射暴露史的间皮瘤患者的拷贝数改变模式存在显著差异。虽然主要数目染色体增加区域（1q、3p、3q 和 5p）与辐射暴露相关，但石棉暴露则与染色体丢失区域（14q、22q、17p 和 6q）更相关，尽管在石棉暴露患者中也可以看到 17q 的染色体数增加[16]。

　　组织学 MM 亚型（上皮样、肉瘤样和双相）虽有各自独特的遗传变异，但也有很多相同的遗传变异。7q 的染色体数增加和 3p14-p21 和 17p12-pter 的染色体丢失似乎与上皮样 MM 有关，而 5p 和 8q 的染色体增加以及 7q 和 15q 的染色体丢失似乎更

多地与肉瘤样亚型相关[32]。

　　MM 的基因组图谱显示，它与肺腺癌的基因组图谱有明显的差异（图 18.2）。MM 中 4、6q、10、14 和 9p 处的染色体丢失是经常发生的，而肺腺癌中 8q、1q 和 7p 处的染色体增加占主导地位。此外，与肺腺癌相比，MM 中 EGFR、KRAS 和 FGFR1 的拷贝数增加明显较少[33]。据报道，CGH 分析对鉴别 MM 与肺腺癌的敏感性为 81%，特异性为 77%[13]。

　　近年来，aCGH/SNP 阵列、MLPA 和 NGS 等检测方法的改进使非常微小的拷贝数变化被检测到，甚至在外显子水平，特别是在 BAP1 基因中。高通量的 aCGH 和 NGS 的联合分析显示，3p21 染色体上普遍存在小的多重双等位基因缺失，涉及多种基因。据报道，在 MM 活检中，多个微小基因缺失和突变导致 SETD2、BAP1、PBRM1 SMARCC1 双等位基因失活分别占到 MM 活检中 27%，48%，15%

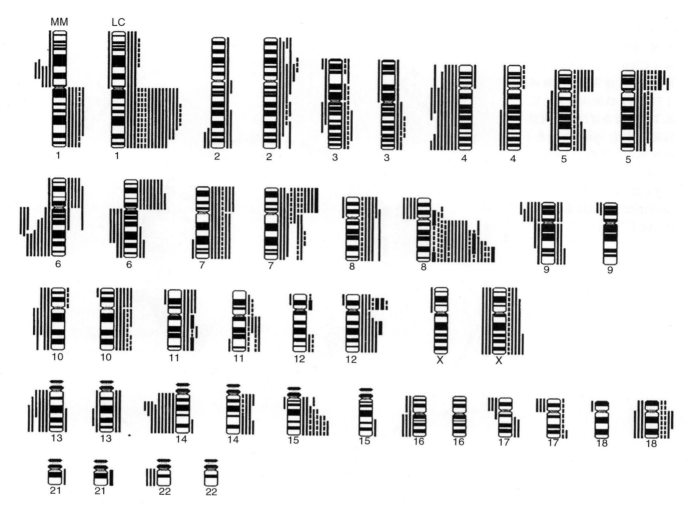

图 18.2　恶性间皮瘤（MM）和肺腺癌（LC）的拷贝数变化差异很大，据此可预测 80 % 以上的病例的肿瘤类型（来自 Springer Nature：on behalf of Cancer Research UK，Springer Nature，British Journal of Cancer：Björkqvist et al.[13]，1998）

和 6%[34]。

Bueno 等（2016）[35] 使用 SNP 阵列和全基因组测序对 95 例 MPM 进行分析，与既往大多数研究报道一致，发现频发 *BAP1*、*NF2*、*CDKN2B2*、*LATS*、*LATS1* 和 *TP53* 拷贝数丢失，以及频发的 *RPTOR* 和 *BRD4* 拷贝数增加导致的基因表达上调。据报道，PDGFRB 拷贝数增加的肿瘤细胞比例较高的患者，切除 MPM 的预后较好 [36]。

基因融合

最近，通过 FISH、IHC 和 NGS 在一部分 PMM 患者中发现了 ALK 重排，更常见于没有石棉或辐射暴露史且缺乏与 MM 相关的其他细胞基因学

和分子改变的年轻女性。发现的融合基因伴侣为 *ATG16L1*、*STRN* 和 *TPM1*[37]。NGS 分析还发现了涉及肿瘤抑制基因的基因融合，而不是其他肿瘤类型中常见的致癌基因融合。这些涉及 *NF2*、*BAP1*、*SETD2*、*PBRM1*、*PTEN* 和 *STK11* 的基因融合已被预测为失活基因改变，而不包括与这些基因相关的其他基因改变，因此表明这些基因有多种沉默模式[35]。在间皮瘤中也发现了 *YY1* 和 *EWSR1* 的融合转录子[38]。

突变

频发点突变在 MM 中相对少见。最近，外显子组和转录组测序揭示了 MM 及其组织学亚型的突变（表 18.1）。*NF2* 突变在 MM 中报道比例较高，

包括点突变和缺失[39]。与许多其他人类癌症相比，TP53 的突变率较低[40]，尤其是上皮样细胞亚型，其发生频率低于 10%，但与野生型 TP53 患者相比，总体生存率较低[35]。

表 18.1　在恶性胸膜间皮瘤（MPM）中的基因改变

基因	基因名称	改变	研究
涉及染色体内重排的基因			
MAP2K6	丝裂原活化蛋白激酶 6	染色体内重排	Bueno 等（2010）[49]
DPP10	二肽基肽酶样 10	染色体内重排	Bueno 等（2010）[49]
位于拷贝数变异区域的基因			
DHFR	二氢叶酸还原酶	拷贝数增加	Bueno 等（2010）[49]
PCBD2	丙烯酸 -4-α- 甲醇胺脱水酶 2	拷贝数增加	Bueno 等（2010）[49]
NF2	神经纤维蛋白 2	拷贝数丢失	Guo 等（2015）[46]
报道为局部缺失的基因			
CDKN2A/B	细胞周期蛋白依赖性激酶抑制因子 2A/B	局灶性缺失	Guo 等（2015）[46]
MIR31	MicroRNA31	局灶性缺失	Guo 等（2015）[46]
MPM 与正常肺之间外显子连接表达有差异的基因			
ACTG2	肌动蛋白 2，平滑肌	差异外显子连接表达	Dong 等（2009）[50]
CDK4	细胞周期蛋白依赖性激酶 4	差异外显子连接表达	Dong 等（2009）[50]
COL3A1	Ⅲ 型胶原蛋白 α1 链	差异外显子连接表达	Dong 等（2009）[50]
TXNRD1	硫氧还蛋白还原酶 1	差异外显子连接表达	Dong 等（2009）[50]
报告为错义或无义突变的基因			
ACTB	肌动蛋白 β	错义突变	Kang 等（2016）[44]
ACTR1A	肌动蛋白相关蛋白 1A	错义突变	Sugarbaker 等（2008）[51]
CDH8	钙粘蛋白 8	错义突变	Bueno 等（2010）[49]
COL5A2	Ⅴ 型胶原蛋白 α2 链	错义突变	Sugarbaker 等（2008）[51]
CUL1	Cullin 1 蛋白	错义突变	Guo 等（2015）[46]
GOT1	谷草酰乙酸转氨酶 1	错义突变	Kang 等（2016）[44]
KDR	激酶插入结构域受体	错义突变	Lo Iacono 等（2015）[52]
KIT	KIT 原癌基因，受体酪氨酸激酶	错义突变	Lo Iacono 等（2015）[52]
MXRA5	基质重塑关联蛋白 5	错义突变	Sugarbaker 等（2008）[51]
NFRKB	与 kappaB 相关的核因素结合蛋白质	错义突变	Bueno 等（2010）[49]
NKX6-2	NK6 同源盒 2	错义突变	Bueno 等（2010）[49]
PDZK1IP1	PDZK1 相互作用蛋白 1	错义突变	Sugarbaker 等（2008）[51]
PIK3C2B	磷脂酰肌醇 -4- 磷酸 3- 激酶催化亚基 2 β	错义突变	Guo 等（2015）[46]
PIK3CA	磷脂酰肌醇 -4，5- 二磷酸 3- 激酶催化亚基 α	错义突变	Lo Iacono 等（2015）[52]
PSMD13	蛋白酶体 26S 亚基，非 ATP 酶 13	错义突变	Sugarbaker 等（2008）[51]
RAPGEF6	Rap 鸟嘌呤核苷酸交换因子 6	错义突变	Kang 等（2016）[44]
RDX	Radixin 蛋白	错义突变	Guo 等（2015）[46]

基因	基因名称	改变	研究
UQCRC1	泛素酚 – 细胞色素 c 还原酶核心蛋白 1	错义突变	Sugarbaker 等（2008）[51]
XRCC6	X 射线修复交叉互补蛋白 6	错义突变	Sugarbaker 等（2008）[51]
NOD2	核苷酸结合寡聚化结构域 2	无义突变	Kang 等（2016）[44]
SETDB1	SET 结构域分叉的组蛋白赖氨酸甲基转移酶 1	无义突变	Kang 等（2016）[44]
报告为多种突变类型的基因			
BAP1	BRCA1 相关蛋白 –1	无义突变、错义突变、剪接位点突变和移码缺失	Guo 等（2015）Mäki–Nevala 等（2016）Lo Iacono 等（2015）[45, 46, 52]
NF2	神经纤维蛋白 2	无义突变、错义突变、剪接位点突变和（非）移码缺失	Guo 等（2015）Lo Iacono 等（2015）[45, 52]
TAOK1	TAO 激酶 1	无义和剪接位点突变	Guo 等（2015）[46]
TP53	肿瘤蛋白 p53	错义和无义突变	Guo 等（2015）Kang 等（2016）Lo Iacono 等（2015）[44, 46, 52]

MPM：恶性胸膜间皮瘤

在最近报告的突变中，BAP1 肿瘤抑制基因中的突变最为显著，其发生频率为 30% ~ 60%。生殖细胞系 BAP1 突变易患间皮瘤的风险更高。最近，一项对 BAP1 位点进行的敏感和高分辨率分析发现在 MM 中有高频率（60%）纯合子失活突变 [41]。

在肺腺癌中发现的 EGFR 激活突变在 MM 中并不常见，而且患者对 EGFR 抑制剂的治疗不敏感 [42]。然而最近的研究显示，EGFR 基因 G719C 和 S768I 突变的 MM 患者表现出对酪氨酸激酶抑制剂阿法替尼治疗的阳性结果 [43]。

在 216 例 MPM 中进行的最大的外显子组测序研究 [35]，确定了 10 个最常见基因，BAP1、NF2、TP53、SETD2、DDX3X、ULK2、RYR2、CFAP45、SETDB1 和 DDX51 [35]。其他研究也报道了 SETDB1、RAPGEF6、ACTB、GOT1、NOD2 和 TP53 [44] 以及 BAP1、MRPL1、TTLL6、INPP4A、SEMA5B、STK11、EGFR、NF2、COPG1、EPHB1 和 EPHB2（未经证实的体细胞状态 [45]）。

体细胞突变和拷贝数分析的综合分析显示，BAP1、NF2、CUL1 和 CDKN2A 的突变 / 失活最为普遍 [46]，而靶向突变分析显示，BAP1（36%）、CDKN2A/B（27%）和 NF2（27%）的突变最常见，而 CDKN2A 突变仅在 MPM 中 [47]。

同样在 PMM 中，拷贝数分析、外显子组测序和靶向测序也显示，含有 BAP1 的 3p21 是最常见的缺失，而 NF2 和 CDKN2A 在 MPM 中没有改变。只有 BAP1 出现频发突变 [48]。

表观遗传学变化

表观遗传变化并不针对 DNA 序列本身，而是参与 DNA 组织、转录和翻译的调控因素。表观遗传标记包括解除调控的非编码 RNA（ncRNAs）、组蛋白的不同化学修饰模式以及 CpG 内的 DNA 岛的异常甲基化。长 ncRNAs（lncRNAs）和短 ncRNAs 如微小 RNA（miRNAs）、piwi 相互作用的 RNA（piRNA）和短干扰 RNA（siRNA）参与染色质功能 / 形成和基因表达的调控，例如靶向 DNA 甲基化。

Micro RNAs

MicroRNAs 在 MM 中作为分子标志物发挥了

重要的作用。它们不仅在 MM 患者的组织中，而且在血浆和血清中都有差异表达。

除了作为诊断指标（表 18.2）和预后标志物外，它们也是治疗靶点。

表 18.2　可能用于恶性胸膜间皮瘤（MPM）诊断的 miRNAs

miRNA	参考文献	样品来源	队列	例数	MPM 组织学的亚型	统计分析结果
200c, 141, 200b, 429	[69]	组织	1	15 例 MPM，10 例肺腺癌	N/A	对于每一个 miRNA，AUC > 0.9
			2	100 例 MPM，32 例肺腺癌	32U，39Ep，19Bi，10Sa	
200c, 192, 193a–3p	[56]	组织	1	29 例 MPM，140 例恶性肿瘤	22Ep，1Bi，6Sa	灵敏度 100%，特异性 94%
			2	48 例 MPM，136 例恶性肿瘤	6U，29Ep，2Bi，7Sa	
			3	14 例 MPM，49 例恶性肿瘤	8Ep，4Bi，2Sa	
126, 143, 145，652	[70]	组织	1	5 例 MPM，5 例匹配的诊断性活检，5 例匹配的非肿瘤性胸膜	5Ep	miRNA 组合的 AUC 为 0.96
			2	40 例 MPM，12 例匹配的诊断性活检，14 例匹配的非肿瘤性胸膜，5 例非肿瘤性反应性间皮	27Ep，25Bi	
625–3p	[71]	血清	1	5 例 MPM，3 例健康对照	3Ep，2Sa	AUC 0.8
			2	5 例 MPM，14 例健康对照	1U，9Ep，3Bi，2Sa	
			3	30 例 MPM，10 例石棉肺	1U，29Ep，	
		组织	4	18 例 MPM，7 例正常的心包	15Ep，3Bi	
103	[72]	外周血的细胞层	1	23 例 MPM，17 例石棉暴露者，25 例健康对照	3U，12Ep，7Bi，1Sa	AUC 0.75 ～ 0.87
126	[64]	组织	1	10 例 MPM，5 例正常的间皮	9Ep，1Sa	AUC 0.7
			2	27 例 MPM 及邻近正常组织	23Ep，3Bi，1Sa	
		血清	3	44 例 MPM，196 例石棉暴露者，50 例健康对照	30Ep，8Bi，6Sa	敏感性 60% ～ 73%，特异性 74%
126, 132–3p	[65]	血浆	1	21 例 MPM，21 例石棉暴露者	14Ep，4Bi、3Sa	每一个 miRNA 和 miRNA 组合 AUC 为 ～ 0.8
			2	22 例 MPM，44 例石棉暴露者	4U，14Ep，2Bi，2Sa	
197–3p, 1281, 32–3p	[66]	血清	1	10 例 MPM，10 例石棉暴露者，10 例健康对照	N/A	每一个 miRNA 的 AUC 为 ～ 0.7
			2	20 例 MPM，15 例石棉暴露者，14 例健康对照	N/A	
126, 21	[68]	组织	1	40 例 FFPE 良性胸膜，51 例 FFPE MPM	34Ep，10Bi，75Sa	miRNA 组合的 AUC 为 0.92
		保存的细胞样品	2	24 例反应性间皮，29 例 MPM	29Ep	

U：未知，Ep：上皮样，Bi：双相，Sa：肉瘤样，N/A：无法获得，FFPE：福尔马林固定石蜡包埋

源自 Birnie et al. 2017 [73] under the terms of Creative Commons Attribution License 3.0

我们首次记录了 miRNAs 在 MM 中与正常间皮的表达差异。我们证实了一些 miRNAs，如 let–7b*、

miR–1228*、miR–195*、miR–30b*、miR–32*、miR–345、miR–483–3p、miR–584、miR–595、miR–615–3p

和 miR885-3p 高表达，而其他 miRNAs，如 let-7e*、miR-144*、miR-203、miR-340*、miR-34a*、miR-423、miR582、miR-7-1* 和 miR-9 不表达或表达水平明显降低[54]。这些 miRNAs 的靶基因包括 CDKN2A、NF2、JUN（jun 原癌基因）、HGF（肝细胞生长因子）和 PDGFA（血小板衍生生长因子α），它们是MM 中最常受影响的基因。一些 miRNAs 位于 MM 中已知染色体发生缺失或增加的区域，如 8q24、1p36 和 14q32。MM 各组织病理学亚型的特异的 miRNA[54] 也被确认。

随后，我们的一些结果已经被其他研究者[55]证实，miRNA 具有区分 MM 与肺腺癌[56] 和 MM[57]不同亚型的能力或 miRNA 的预后价值[57, 58]。

目前已提出诊断 MM 高敏感性的基于肿瘤组织中 miRNAs 表达的不同诊断组合，一组 miR-193-3p、miR200c 和 miR-192 被证明在诊断 MM 时具有 100% 的敏感性和 94% 的特异性[56]。据报道，miR-30d 在胸膜间皮瘤细胞、石棉暴露者的血浆、石棉暴露的间皮细胞中表达下调，并抑制胸膜 MM细胞的增殖、迁移和侵袭[59]。

最近有一项关于 miRNA 研究的 meta 分析，包括了用 MM 和非肿瘤组织中经 qRT-PCR 验证的miRNA，发现 miR-145-5p、miR-126-3p、miR-16-5p、miR-192-5p、miR-193a-3p、miR-200b-3p、miR-203-3p、miR143-3p 和 miR-652-3p在 MM 中的表达与非癌症组织中不同。这 9 个miRNAs 被提出作为 MM 的诊断组合[60]。

miRNA 的表达谱也被发现可以预测 MM 的生存结果。预后良好的肉瘤样间皮瘤患者中 miR 29c*[58] 水平升高，miR 17-5p、miR-30c、miR-31[57] 水平降低，在肉瘤样间皮瘤患者[61] 中已被报道有良好的预后。基于 6 个 miRNA 水平的 miRNA组合已被观察到可以预测 MPM 患者的生存率，准确率为 72% ～ 90%[62]。同样地，较高水平的 let7c-5p 和 miR 151a-5p 与不良的预后相关[63]。

体液中的循环 miRNA

miR-126 的血清水平，与另一种 MM 血清标志物可溶性间皮素相关肽（见下文）已被认为是 MM早期检测标志物的一个良好的候选生物指标[64]。将 miR126 与另一种最近发现的 MPM 标志物 miR132-3p 相结合，被认为具有更高的准确性，可将MPM 患者与石棉暴露个体区分开来，具有 77% 的敏感性和 86% 的特异性[65]。

循环 miRNAs 中 miR-126-3p、miR-103a-3p和 miR-625-3p 联合间皮素已被提出用于诊断和筛查高风险石棉暴露者[60]。据推测，血清中较高水平表达的 miR-197-3p、miR-1281 和 miR-32-3p 是MPM 的潜在标志物，而 miR-1281 在石棉暴露的非 MM 患者[66] 中也高表达。

在胸腔积液细胞学检测中，miR-130A 被报道为鉴别 MM 和肺腺癌的诊断标志物[67]，而胸腔积液中的 miR-126 和 miR-21 水平被认为可以鉴别MPM 和间皮增生[68]。

长非编码 RNA（lncRNA）

lncRNA 在恶性肿瘤中的释放最近已经被证实，其作为筛选标志物的作用正在评估中。6 个lncRNA（AK130275、AK129685、EF177379、BX648695、NR_003584 和 AF268386）在 MPM 肿瘤中表达上调，且在 FFPE 和新鲜冷冻 MPM 组织中均可检测到，可用于区分 MPM 与良性间皮瘤，敏感性为 71%，特异性为 100%[74]。PVT1，另一个lncRNA 位于频繁扩增的 8q14 区的 C-MYC，已被确定为是促进 MPM 发生的致癌基因[75]。

组蛋白修饰和 DNA 甲基化

组蛋白修饰

染色质共价修饰包括组蛋白乙酰化、甲基化、磷酸化、泛素化和类泛素化（SUMO 化）。组蛋白修饰模式的失调可激活致癌基因，并使肿瘤抑制基因失活，导致病变发生。在许多常见的癌症中，已经证实了组蛋白修饰的变化及其预后意义。在 MM 中，已确定出组蛋白 H3 赖氨酸 27 三甲基化（H3K27me3）可使一组基因失活[76]。通过组蛋白去乙酰化酶（HDAC）抑制剂或敲除多梳蛋白（polycomb）抑制复合物 –2 的核心成分 EZH2，可使其有害作用被逆转，从而抑制肿瘤发生。尽管一些针对 HDACs 的单一药物的早期临床试验在 MM 患者中治疗效果不佳，但 HDAC 抑制剂与不同药物联合治疗 MM 可能值得研究[78]。

甲基化

DNA 甲基化谱因组织而异，甚至正常的肺和胸膜也有不同的甲基化谱[79]。还必须注意的是，由年龄或环境诱导的高甲基化是 CpG 岛依赖的，在非癌性肺中也可经常发现[80, 81]。然而，DNA 超甲基化是控制细胞功能的一种稳定形式，因此，是寻找 MM 生物标志物的一个有用的靶点（相关研究列于表 18.3）[76, 79-97]。关于 MM 中的甲基化，也有越来越多的 miRNA 被研究，一些显示了致瘤作用[82, 91, 98]。已有研究表明，miR-29c* 调控 DNA 甲基转移酶和去甲基化基因[58]，是 MM 中表观遗传调控的重要介质。

事实上，大多数 MM 样本可以根据 CpG 甲基化谱进行分类[76, 79]。甲基化类别可以准确地区分 MM 与正常胸膜、非恶性肺组织以及肺腺癌（ADCA）[76, 79, 81, 84]。一些研究表明，与 MM 相比，ADCA 中 APC（腺瘤性息肉病）的甲基化水平显著升高，而 MM 显示出更高水平的 CDH1（e- 钙粘蛋白）的甲基化[95, 96]。此外，RASSF1 的甲基化［Ras 关联（RalGDS/AF-6）结构域家族成员 1］与 SV40（猴病毒 40）阳性 MM 相关（表 18.3）。与 ADCA 相比，MM 中参与钙信号通路和 FcεRI 信号通路的甲基化水平明显升高。间皮素（MSLN）启动子的甲基化水平与间皮素蛋白表达呈负相关[93, 94]，而与健康未暴露个体相比，石棉相关疾病和健康暴露者的 SMRP 水平和 MSLN 启动子甲基化之间没有关联。不同基因的甲基化状态或甲基化谱已被证明有不同的临床关联（表 18.3）。例如，如果希望预测患者的预后，有人提出，几个基因的甲基状态组合，如可同时检测 MM 患者血清中 RASSF1、RARB（维甲酸受体）和 DAPK（死亡相关蛋白激酶 1）的变化而不是检查单个基因的变化[88]（表 18.3）。

表 18.3 对恶性间皮瘤进行的甲基化研究

研究	材料	受试者例数 [a]	研究的基因 [b]	MM 中的甲基化频率 / 结果 [c]	观察到的关联 [d]
Andersen 等（2015）[82] Anticancer Res	组织	34 例 MM 14 例非肿瘤胸膜（NNP） 5 例良性反应性间皮细胞增生	EGFL7，包括 miR-126	71% 的 MM 中 EGFL7 高甲基化	EGFL7 启动子的高甲基化与上皮样组织和生存率降低相关
Kubo 等（2011）[91] Clin Cancer Res	组织	47 例 MM 10 例非肿瘤胸膜（LC） 2 例间皮细胞原代培养 6 例 MM 细胞系	miR-34b/c, miR-34a	mi R34b/c 从 85%（肿瘤）增加到 100%（细胞系）；miR34a 从 28%（肿瘤）至 33%（细胞系）	MM 中 miR-34b/c 的主要表现为表观遗传沉默；MM 中血清 miR-34b/c 的甲基化水平
Muraoka 等（2013）[92] Lung Cancer	循环 DNA（血清）	48 例 MM 21 例 BAP，41 例健康人			
Cheng 等（2013）[83] JTO	细胞，组织	6+24 例 MM 2 例间皮细胞系	ZIC1	从 67%（肿瘤）到 100%（MM 细胞系）	
Tan 等（2010）[94] Hum Pathol	组织	39 例 MM 41 例 LC 26 例非肿瘤肺损害 12 例正常肺	MSLN	MM 中 4 个 CpGs 的甲基化百分率显著降低；MM 为 21% vs. 正常胸膜为 68%	在上皮样肿瘤中存在间皮素蛋白和 MSLN 低甲基化；肿瘤 MSLN 低甲基化与血清 SMRP 的存在相关
Nelson 等（2011）[93] Epigenetics		36 例 MM 10 例正常胸膜样本			

续表

研究	材料	受试者例数 [a]		研究的基因 [b]	MM 中的甲基化频率 / 结果 [c]	观察到的关联 [d]
Fujii 等（2012）[89] Cancer Sci	胸腔积液 DNA	39 例 MM 46 例 LC 25 例 BAP 30 例其他		CDKN2A（p16）、DAPK、MGMT、RARB、RASSF1A	MM 中 RASSF1A 31%，RARB 28%，DAPK 13%，p16 8%，MGMT 0%	RASSF1A、p16 和 RARB 甲基化在 LC 和 AC 中显著高于 MM；≥ 30 年接触石棉与 BAP 的甲基化增加相关
Toyooka 等（2001）[95] Cancer Res	细胞素，组织	6 例 MM 细胞系 4 例非恶性间皮原代细胞培养 66 例 MM 肿瘤（其中 32 例 SV40 阳性） 40 例 ADCA 肿瘤		RASSF1、GSTP1、CDKN2A、RARB、APC、CDH13、MGMT	MM 中水平低于 ADCA；52% 的 ADCA 中 APC 启动子 1A 的甲基化，但在 MM 中完全缺失；上皮样 MM 的甲基化指数高于肉瘤样 / 双相 MM	在 SV40 阳性的 MM 中，RASSF1 的甲基化水平显著高于阴性样本（这一趋势与低甲基化频率 / 缺乏 SV40 序列和更长的生存率有关）
Wong 等（2002）[97] Lung Cancer	细胞素，组织	10 个 MM 细胞系 2 个肺肿瘤细胞系 11 例 MM 肿瘤		CDKN2A	10% 的 MM 细胞系和 27% 的 MM 肿瘤	
Tsou 等（2005）[96] Lung Cancer	细胞系，组织	10 个 MM 细胞系 8 个 ADCA 细胞系 6 例 MM 肿瘤 7 例 ADCA 非肿瘤肺组织 4 例非恶性间皮原代细胞培养 sv40 感染的人间皮细胞 63 例 MM 肿瘤		14 个位点，如 APC，CDH1，RASSF1，ESR1	揭示了区分 MM、ADCA 和非癌肺的潜在候选基因	CDH1 在 MM 与 ADCA 中显示高甲基化（P < 0.002），APC 在 MM 与 ADCA 中显示低甲基化（P < 0.0001）
Destro 等（2007）[87] Lung Cancer	组织	79 例 MM 肿瘤		CDKN2B，CDKN2A，RASSF1，RASSF5	MM 中 CDKN2B 19%；CDKN2A 11%；RASSF1 20%；RASSF5 5%	甲基化与增殖指数的增加（以低甲基化频率和更长的生存率显示其趋势）有关
Tsou 等（2007）[81] Lung Cancer	组织	52 例 MM 肿瘤（其中 39 例自述接触过石棉） 38 例来自肺癌患者的非肿瘤性肺组织		28 个标志位点	MM 中 ESR1 71%、SLC6A20 46% 和 SYK 67% 的甲基化水平，比非肿瘤肺组织显著增加	MT1A 和 MT2A 的甲基化状态与性别、组织学亚型、石棉暴露和淋巴结受累有关；LZTS1 和 SLC6A20 的甲基化状态与生存率有关
Christensen 等（2008）[86] Carcinogenesis	组织	70 例 MM 肿瘤，有石棉负担的定量数据		APC、RASSF1、CCND2、CDKN2A、CDKN2B、NAE1	MM 中 RASSF1 33%，NAE1 20%，CDKN2A 13%，APC 9%，CCND2 9%，CDKN2B 4%	这些基因的甲基化（特别是 RASSF1）与具有较高的石棉小体负担相关；RASSF1 和 CCND2 的甲基化状态和年龄相关

续表

研究	材料	受试者例数 [a]		研究的基因 [b]	MM 中的甲基化频率 / 结果 [c]	观察到的关联 [d]
Kohno 等（2010）[90] Oncol Rep	细胞系、组织	8 个 MM 细胞系		$WIF1SFRP1$, $SFRP2$, $SFRP4$	MM 中 $WIF1$ 占 74%，$SFRP1$ 占 57%，$SFRP2$ 占 62%，$SFRP4$ 占 47%（对 MM 无特异性）	
		46 例 MM 肿瘤				
Christensen 等（2009）[79] Cancer Res	组织	158 例 MM 肿瘤，有石棉负担的定量数据		1413/1505CpG 位点	MM、ADCA 和非恶性肺组织的 DNA 甲基化谱差异很大；在 MM 中，Fc ε RI 和钙信号通路甲基化富集（$P < 0.05$）	石棉暴露与甲基化程度相关；基因甲基化与临床结果相关；$CDKN2$ 和 $RASSF1$ 甲基化与石棉小体数相关；表观遗传和遗传改变之间广泛相关
Christensen 等（2010）[85] Cancer Res		57 例 ADCA 肿瘤		通过 SNP 阵列分析 773/803 癌症相关基因的甲基化和拷贝数		
Christensen 等（2009）[84] Cancer Res		18 例壁层胸膜，有石棉暴露数据				
		48 例来自肺癌患者的非肿瘤性肺组织				
		4 例非肿瘤患者的非肿瘤肺组织				
Goto 等（2009）[76] Cancer Res	组织	50 例 MM 肿瘤		6157 个 CpG 岛整合分析甲基化、aCGH 和 ChIP 阵列（H3K27me3 靶点）	6.3%（n = 387）基因在 MM 中为高甲基化；$TMEM30B$、$KAZALD1$ 和 $MAPK13$ 在 MM 中特异性甲基化；只有 11% 的杂合缺失基因受到 DNA 甲基化和 / 或 H3K27me3 的影响	1 个 MM 亚群的甲基化水平低（n=4，20%）有较长的存活率
		56 例 ADCA 肿瘤				
Christensen 等（2009）[80] PLoS Genetics	组织	从 10 个解剖位获取的 217 块非病变人体组织		1413CpG 位点	暴露与全阵列甲基化谱无强烈关联，但与位点特异性甲基化谱相关	胸膜组织中的 24 个 CpG 基因位点的甲基化与石棉暴露相关
				773 个基因		
Fischer 等（2006）[88] Lung Cancer	血清	43 例 MM 患者		$CDH1$, $FHIT$, $APC1A$, $APC1B$, $RASSF1$, $DAPK1$, $CDKN2A/p16$, $CDKN2A/p14$, $RARB$	MM 中 $CDH1$ 占 71%，$FHIT$ 占 78%，$RARB$ 占 56%，$p14$ 占 44%，$APC1B$ 占 33%，$p16$ 占 28%，$DAPK1$ 占 20%，$RASSF1$ 占 20%，$APC1A$ 占 14%	$RARB + DAPK$（$P = 0.025$）、$RARB + RASSF1$（$P = 0.04$）和 $RARB + DAPK1 + RASSF1$（$P = 0.028$）的基因甲基化组合，生存期较短

基因符号及其同义词的全名可以在 http://www.genenames.org 上找到

[a]MM：恶性间皮瘤，ADCA：肺腺癌，BAP：良性石棉胸膜炎

[b]APC：腺瘤性结肠息肉病，CCND2：细胞周期蛋白 D2，CDH1：E- 钙粘蛋白，CDH13：H- 钙粘蛋白，CDKN2B：周期蛋白依赖性激酶抑制剂 2B，p15，CDKN2A：周期蛋白依赖性激酶抑制剂 2A，p16，p14，DAPK1：死亡相关蛋白激酶 1，EGFL7：EGF 样结构域蛋白 7，ESR1：雌激素受体 1，GSTP1：谷胱甘肽 s 转移酶 pi1，KAZALD1：Kazal 型丝氨酸肽酶抑制剂结构域 1，LZTS1：亮氨酸拉链肿瘤抑制因子 1，MAPK13：丝裂原活化蛋白激酶 13，MSLN：间皮素，MGMT：O-6- 甲基鸟嘌呤 DNA 甲基转移酶，MT：金属硫蛋白，NAE1：APPBP1，HPP1：NEDD8 激活酶 E1 亚基 1，RARB：维甲酸受体，RASSF：Ras 关联（RalGDS/AF-6）结构域家族成员，RASSF5：NORE1A，SFRP：分泌卷曲相关蛋白，SLC6A20 溶质运载蛋白家族：6 成员 20，SYK：脾酪氨酸激酶，TMEM30B：跨膜蛋白 30B，WIF1：WNT 抑制因子 1，ZIC1：Zic 家族成员 1（锌指蛋白）

[c]甲基化频率的百分比被四舍五入到最接近的整数；[d]SMRP 可溶性间皮素相关肽

石棉纤维负担的增加与甲基化的细胞周期肿瘤抑制基因数量的增加有关，这表明甲基化可能是石棉作用于 MM 的一种机制，但不是主要作用机制[50, 60]。

基因表达谱

在 MM 中，使用不同的微阵列方法揭示了与肺癌或不同的参考样本相比的特定的基因表达谱，如与良性间皮细胞或间皮细胞系相比。然而，基因表达谱作为鉴别诊断标志物的大规模使用可能部分受限于 mRNA 的不稳定性。Gray 等（2009）、Meliu 等（2012）和 Gueugnon 等（2011）对基于阵列的 MM 实验进行了综述[100-102]。

特别是，如果希望设计用于诊断或评估预后的测试，那么一些研究已经确定了单个基因或基因集或基因表达比率，以区分肿瘤，如 MM 和肺腺癌，或者对 MM 可能具有一定的评估预后的价值[103, 104]。有研究还开发了对胸腔积液细胞进行分子诊断的试验[104]。某些用于 MM 患者预后评估的基因对比率或基因表达水平已被推测出来[105-110]。使用 MM 细针活检标本，用 RT-PCR 研究 6 个基因 *CALB2*、*CLDN7*、*ANXA8*、*EPCAM*、*CD200* 和 *NKX2-1* 的表达率，被认为适合作为 MPM 的诊断和预后评估[111]，在区分 MPM 和肺腺癌方面具有 100% 的敏感性和 90% 的特异性。

基因表达序列分析（SAGE）也被用于 MM 的研究，其中凝集素（intelectin）是被确认的与 MM 相关的新的基因之一。

暴露于青石棉和 SV40 感染可诱导人原代间皮细胞表达 intelectin[112]。最近，与肺腺癌相比，上皮样间皮瘤中 DAB2 和 intelectin-1 在 mRNA 水平以及蛋白质水平的表达较高，被认为是鉴别上皮样间皮瘤和肺腺癌的潜在 IHC 标志物[113]。

用于评估预后的 mRNA 标志物，如目前文献所述的标志物只有少数重叠基因[108]。在上皮样 MM 中，许多基因被认为是表达上调的，例如，那些编码基质酶、*ITGB4*（整合素 β4）和 P- 钙粘蛋白[107, 114, 115]的基因。相比之下，特别是在肉瘤样 MM 中，只有少数基因被确定为表达上调；这些基因包括编码 *MMP9*（基质金属肽酶 9）、组织型纤溶酶原激活物和一些生长因子或受体［碱性成纤维细胞生长因子（*FGF*）、血小板源性生长因子受体 β（*PDGFR-β*）、FGF 受体 1（*FGFR-1*）、转化生长因子 β（*TGF-β*）和胰岛素样生长因子结合蛋白（*IGFBP*）6 和 7］的基因。其中一些基因，如极光激酶 A（*AURKA*）也被归类为与患者预后不良相关的基因[108, 114-116]。

基因表达阵列和随后的数据挖掘有利于寻找潜在的治疗分子靶点。以数据驱动的方法发现，*SIM2s* 为一种新的 MM 相关基因[117]。*CHEK1*、*RAD21*、*FANCD2* 和 *RAN* 可能是 MM 中新的共靶点[118]。当 *CHEK1* 的 siRNA 转染到 MM 细胞系时，细胞凋亡增强[119]。此外，与正常细胞相比，泛素 - 蛋白酶体途径的一种成分 *UBE1L* 在 MM 细胞中显示出不同的表达[119]。泛素 - 蛋白酶体通路被认为与 PMM[120]和石棉相关肺肿瘤有关[121]，这可能意味着未来与 MM 有关的潜在标志物可能在该途径的基因中找到。

通过下一代 RNA 测序的基因表达分析，最近发现了四种不同的 MPM 分子亚型。MPM 患者的肿瘤 RNA 表达数据进行无监督共识聚类显示，基于其肿瘤基因表达谱主要分为四类：肉瘤样、上皮样、双相上皮样和双相肉瘤样。上皮样中表达上调的基因包括 *UPK3B*、*ELMO₃*、*CLDN15*［已知在上皮 - 间充质转化（EMT）过程中表达下调］、*LRRN4*、*RSPO1*、*WT1* 和 *MSLN*。*LOXL2* 已知与 EMT 相关，*VIM* 被认为在 EMT 中表达上调，是肉瘤样亚型中表达上调最显著的基因之一。*CLDN15/VIM* 的比值能够区分亚型[35]。

蛋白质 / 肽标志物

免疫组化（IHC）可能是在 MM 的诊断和鉴别诊断中最常用的检测分子标志物的方法。诊断性 IHC 是基于组织切片或积液细胞学样本中间皮标志物蛋白和广谱或器官相关癌标志物的免疫反应性检测（免疫细胞化学）[122]。

通过在血浆、血清、胸腔积液和组织活检中进行的蛋白质组学分析和广义蛋白质组学分析，有望鉴定出新的潜在蛋白和肽类 MM 标志物。外泌体是一种小的膜结合分泌囊泡，通过在正常状态和疾病状态下，运输不同的大分子、蛋白质和脂质到靶向受体细胞，参与细胞间信号传导。因此，肿瘤外泌体也成为了新的候选蛋白生物标志物的潜在来源[123]。可以利用的检测技术包括酶联免疫吸附试验（ELISA）、质谱（MS）和基于多重蛋白质组学分析（SOMAmer 技术）。例如，在 MM 中，已经研究了外泌体表面蛋白质和分泌蛋白质谱[124-126]。已经发现了许多候选标志和靶点，但这些仍需要进一步的研究来验证[124-134]。

免疫组化标志物

选择合适的免疫组化（IHC）标志物取决于鉴别诊断的需要。最常见的情况是需要区分上皮样 MM 和原发性肺腺癌。Calretin、角蛋白 5/6、WT1（肾母细胞瘤 1）蛋白、血栓调节蛋白（CD141）和 podoplanin（M2A 抗原 /D2-40）被公认为是组织检测中诊断上皮样 MM 的阳性标志物[122, 135, 136]。Calretin 是 EF- 家族的一种钙结合蛋白，主要在所有上皮样细胞和混合型 MM 中表达，但仅在 10% 的肺腺癌中表达[137]。DAB2 和 intelectin-1（整合素 –1）可能是有用的 MM 阳性标志物，但仍需要验证[113]。与肺腺癌相比，MM 的癌胚抗原（CEA 或 CEACAM5）和 Ber-EP4（一种识别人上皮细胞表面糖聚肽的单克隆抗体）的染色呈阴性。在 MM 的鉴别诊断中，其他有用的广谱阳性癌标志物包括 MOC-31、TAG-72（B72.3）、BG-8、CD15（Leu-M1）和 Claudin 4；器官相关癌标志物包括 TTF-1、Napsin A、PAX8、PAX2、GCDFP-15、mammaglobin 和 CDX2[122, 138, 139]。此外，雌激素受体和 p63 可分别用于区分 MM 与浆液性癌和鳞状细胞癌[122]。MM 中常用的标志物见表 18.4。免疫组化标志物在第 17 章中有更详细的阐述。

只有少数肉瘤样和结缔组织增生性 MM 表现出间皮标志物阳性，约 30% 的 calretin 阳性[138]。在 93% 的病例中，肉瘤样 MM 呈角蛋白阳性[141]。然而，反应性间皮细胞和反应性间皮下成纤维细胞也呈角蛋白阳性[141]。虽然对 MM 没有特异性，但在肉瘤样肿瘤成分中 PD-L1 的表达显著高于其上皮样对应物，其表达水平与预后相关[142, 143]。因此，合适的标志物选择取决于评估的需求和样本。有研究对肉瘤样 MM 和梭形细胞 / 多形性癌的鉴别诊断提出了指导原则[144]。Klebe 等详细总结了具有异源性成分的 MM 病例特异性诊断的 IHC 标志物[145]。

表 18.4　上皮样恶性间皮瘤与肺腺癌、乳腺腺癌免疫组化分类中常用的标志物及其表达模式

标志物类别	上皮样 MM	肺 AC	乳腺 AC
间皮标志物			
Calretinin	+	-/+ f	-/+ b
CK5/6	+/-	-/+ f	-/+ b
Podoplanin	+	- (+) f	-/+
WT1	+/-	-	-/+
广谱肿瘤标志物			
CEA	- (+) f	+/-	+/-
Claudin-4	-	+	+
EpCAM	-/+ f	+	+
肺 AC 标志物			
TTF1		+/-	- (+)
乳腺 AC 标志物			
ER	-	-/+	+/-
MG	-	- (+) f	+/-

+: > 90% 阳性；+/-:50% ～ 90% 阳性；- /+:10% 至 < 50% 阳性；- / (+) :1% 至 < 10% 阳性；-：< 阳性 1%；f: 局灶阳性；b: 阳性时多数为基底样型。
AC：腺癌，CEA：癌胚抗原，CK：细胞角蛋白，EpCAM：上皮细胞黏附分子（用克隆 EP4 或 MOC31 检测），ER：雌激素受体，MG：乳腺球蛋白，MM：恶性间皮瘤，TTF1：甲状腺转录因子 –1，WT1：Wilms 瘤基因 1（细胞核反应）；（改编自 Panou 等[140]，版权所有 2015 年，经 Elsevier 许可。）

国际间皮瘤学会（The International Mesothelioma Interest Group，IMIG）已经更新了关于 IHC 标志物的病理诊断建议指南的共识声明[138]。根据鉴别诊断需要的不同，所使用的

IHC 标志物也有所不同，但应包括用于鉴别的阳性和阴性标志物。IHC 标志物的敏感性或特异性应＞80%[138]。

血清／血浆和积液的生物标志物

用于间皮瘤非侵入性诊断标志物的系统综述包括应用于血清或积液细胞学标本的标志物的研究，或使用遗传学或几种类型的标志物的研究[146]。

在报告总共 54 种不同 IHC 标志物的研究中存在很大的异质性。CEA、Ber-EP4 和 calretinin 在区分上皮性 MM 与腺癌方面表现最好[122, 146]。根据系统综述（图 18.3），除了血清标志物可溶性间皮素相关肽（SMRP，见下文）外，上皮膜抗原（EMA）在区分 MM 和非恶性胸膜病变方面最有帮助[146]。

然而，在个别情况下，EMA 的价值仅被报道为是有限的[135]。一项关于浆液性积液中 calretinin 对 MM 的诊断价值的荟萃分析显示，其敏感性和特异性分别为 0.91（95%CI，0.87～0.94）和 0.96（95%CI：0.95～0.96），SROC 曲线下面积为 0.97[147]。

间皮素

间皮素，又称 ERC/ 间皮素，可以作为 MM 的参考性血清生物标志物，也被认为是靶向治疗的关键分子之一[148, 149]。C 末端片段 C-ERC/ 间皮素是一种膜结合蛋白，N-ERC/ 间皮素或可溶性巨核细胞增强因子（MPF）是从同一前体中剪切形成，其是从胰腺癌细胞（HPC-Y5）的培养上清中首次分离的[150]。此外，还发现了一种称为可溶性间皮素相关肽（SMRP）的剪接异构体，其缺乏

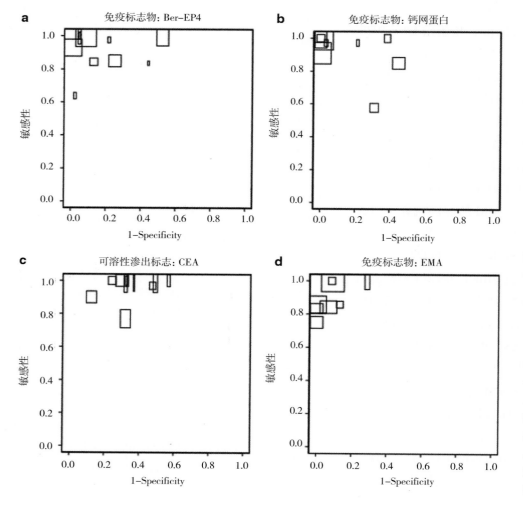

图 18.3　受试者工作特征曲线（ROC），以（a）Ber-EP4、（b）钙网蛋白，calretinin 和（c）癌胚抗原，CEA 对 MM 与其他恶性疾病进行最佳鉴别的敏感性（Sensitivity）与 1- 特异性（1-spelificity），（d）EMA 对 MM 与非恶性疾病进行最佳鉴别，检测标本为渗出液细胞。图中矩形的高度与 MM 患者（MM 受试者）数量的倒数成正比，图中矩形的宽度与其他恶性疾病患者（从 a 到 c）或非恶性患者（d）的数量倒数成正比。（经授权改编自 Springer Nature：on behalf of Cancer Research UK, Springer Nature, British Journal of Cancer: van der Bij et al. [146], Copyright 2011）

GPI 锚定信号[151]。"可溶性间皮素"指通过剪接或酶切产生的分子[152, 153]。迄今为止，针对 SMRP 的检测 MESOMARK™ 是美国食品和药品管理局（FDA）批准的用于诊断和监测 MM 的唯一试验[154155]，在胸膜疾病中，胸膜液中 SMRP 的浓度高于血清或血浆中 SMRP 的浓度[156]。在 MM 衍生的小的膜结合分泌囊泡中也发现了间皮蛋白，这些囊泡是在细胞间传递信号的外泌体[157, 158]。

与其他非间皮细胞恶性肿瘤和石棉暴露的非恶性疾病患者相比，MM 患者的血清和胸腔积液中 SMRP 水平升高。但在早期诊断方面，SMRP 由于敏感性较差，其价值有限；此外，阴性结果不能排除 MM[148, 159]。间皮素基因（MSLN）启动子的甲基化限制了部分肿瘤的表达可能是该检测敏感性低的原因[93]。一项荟萃分析表明，血清 MPF（裂解的 N-ERC/ 间皮素）在诊断 MM 方面比血清 SMRP 更准确[152]。SMRP 与 miR-103a-3p 生物标志物结合可提高 MM 的检测[160]。当进行一系列的检测而不是单一的基线检测时，SMRP 水平对 MM 的预后和跟踪治疗反应具有一定潜力[159, 161, 162]。

超过 40 年的石棉暴露与 SMRP 水平的升高相关（P = 0.0265），而在回顾性研究中，冷冻血清样本被证明适合用于 SMRP 的分析[163]。此外，间皮素基因（MSLN）的遗传变异已显示出与接触石棉的非 MM 受试者的 SMRP 水平密切相关[164]。对无恶性疾病的石棉暴露个体进行血清 SMRP 和 MPF（裂解的 N-ERC/ 间皮素）的筛查方法可能需要对年龄和肾小球滤过率进行个体调整[165, 166]。然而，到目前为止收集到的结果并不鼓励使用间皮素进行常规筛查[167, 168]。

骨桥蛋白

糖蛋白骨桥蛋白（glycoprotein osteopontin, OPN）被确定为胸膜间皮瘤的潜在标志物，但 OPN 的诊断可靠性因其在几种癌症中过表达而受到质疑[169]。尽管如此，一项关于循环 OPN 诊断性能的荟萃分析估计其总体敏感性为 0.65（95%CI,

0.60～0.70），特异性为 0.81（95%CI, 0.78～0.85），总的受试者操作特性曲线下面积为 0.83[170]。在上皮样 MM 的诊断中，OPN 的检测结果可能支持传统的放射学结果[171]。OPN 作为一种预后标志物有潜在的价值，但不能作为治疗反应的标志物[159, 172]。

与健康暴露个体相比，石棉相关疾病（ARD）患者的血清 OPN 水平升高，提示 OPN 水平也可能通过非恶性过程而改变[173]。尽管现有的检测方法之间可能也存在一些差异，但已报道的影响 OPN 水平的因素之间存在差异[171, 174, 175]。

OPN 被凝血酶裂解，因此，在检测中，首选血浆而不是血清[156, 171]。据报道，肾功能衰竭对 OPN 水平有影响[176]。

其他标志物

高迁移率族蛋白 1（HMGB1）被认为是石棉暴露的生物标志物；它从间皮细胞释放到细胞外，是石棉暴露引起的一系列分子事件的结果[177, 178]。与健康对照组相比，MM 中的血清 HMGB1 水平升高[179, 180]。特别是，高乙酰化的 HMGB1 在区分 MM 患者与石棉暴露受试者和未暴露对照组方面优于其他标志物[177]。此外，我们推测血清 HMGB1 对胸膜 MM 具有评估预后的能力[181]。

分泌糖蛋白、纤维蛋白-3 或 EGF 纤维蛋白胞外基质蛋白 1（FBLN3/EFEMP1）已在 MM 血浆和积液中被报道[182]。积液中 FBLN3 在 MM 中显示出一些潜在的评估预后的价值，但诊断价值较低；然而，在不同的研究和不同的队列之间存在一定差异[183-186]。也有人认为 FBLN3 可能有助于评估 MM 对治疗的反应[187]。

组织多肽抗原（TPA）、透明质酸、CA125、Cyfra 21-1 和钙网蛋白已被评估作为 MM 患者的血清标志物。研究表明，细胞角蛋白片段 TPA 和 Cyfra21-1（但不是透明质酸或 CA125）可能在预测生存方面有一定的价值[188, 189]。值得注意的是，当血清样本冷冻保存了较长时间时，CA125 水平会增加[163]。尽管检测血清中的标记物有可能揭示无症状患者的风险，但许多研究已经在探索胸腔积液中这些标志物作为鉴别诊断的手段的可能[190-192]。例如，据推测，Cyfra 21-1/CEA 比值在 MM 中具有诊断价值[191]。此外，在胸腔积液中存在的一些标志物，如 Cyfra 21-1/CEA 比值与 SMRP 相结合，比单一标志物提高了诊断敏感性，尽管这是以牺牲特异性为代价的[190]。

透明质酸作为间充质来源的标志物可能有助于 MM 的鉴别诊断（见综述[193]）。在 MM 患者的血清或胸腔液中检测到高水平的透明质酸，表明透明质酸在胸腔积液中的诊断性能与可溶性间皮素相似，而在血清中，间质素的敏感性可能高于透明质酸[194-196]。因此，有人认为渗出性透明质酸可以作为评估预后的标志物[194]。

一种基于血液的钙网蛋白（calretinin）检测已被开发并在 MM 中验证，以作为其他诊断标志物的补充[197]。据报道，肾功能不全等潜在因素会影响钙网蛋白 calretinin 的诊断性。然而，还需要进一步的前瞻性研究以验证。

通过 ELISA 检测血管内皮生长因子（VEGF），已被证明可以提高恶性肿瘤胸腔积液细胞学检查的诊断性能，甚至高达 24%[199]。因此，它可以作为 MM 诊断的辅助手段，也有助于评估患者的预后。然而，VEGF 在识别高癌症风险个体方面的特异性并不是最佳的[200, 201]。成纤维细胞生长因子（FGF2 和 FGF18）和受体 FGFR1 的过表达已在 MM 中被证实，并可将其作为治疗靶点[202, 203]。此外，gremlin-1 已被确定为 MM 治疗的潜在靶点；它在 MM 中高表达并促进侵袭[204, 205]。gremlin-1 作用的活性部分依赖于 TGF-β 途径[205]。值得注意的是，MM 来源的小膜结合分泌的囊泡，即肿瘤外泌体，被发现携带 TGF-β1，它比可溶性 TGF-β1 具有更强的抗增殖作用[157]。

血小板源性生长因子受体（PDGFR）免疫阳性不能充分区分恶性细胞和反应性间皮细胞，而生存期较短的 MM 患者血清 PDGF 水平较高，尽管没有检测到显著的相关性。已在一半 MM 病例中发现表皮生长因子受体（EGFR）免疫反应性，但没有

任何预后价值[209]。此外，与胸膜相比，腹膜 MM 中 EGFR 染色的阳性率明显更高[210]。

在胸腔积液中检测 MM 的潜在标志物包括 C-C 基序趋化因子配体 2（CCL2；也被称为单核细胞趋化蛋白 1，MCP-1）。与良性胸腔积液或肺腺癌引起的积液相比，MM 患者积液中 CCL2 水平显著升高且进行性升高[211, 212]。在一项对大鼠胸膜间皮细胞的早期研究发现，石棉可诱导 CCL2 分泌水平升高[213]。

呼出物生物标志物

为了提高非侵入性诊断方法的选择性和可行性，最近在 MM 患者和职业性石棉暴露的个体中检测了所谓的呼吸物图谱，即复合生物标志物谱和挥发性有机化合物的平均值[214]。环己烷被认为是区分 MM 患者与石棉暴露者以及非暴露健康对照的可能标志物，而环戊烷可以区分健康对照和 MM 患者与石棉暴露患者[215]。此外，根据 α-蒎烯和 4-乙基甲苯浓度[216]，发现可通过呼出物的构成将健康对照组与石棉相关疾病患者区分开来。最近的研究表明，呼吸标志物 / 呼吸印迹分析在 MM 检测中的应用有良好的结果[217, 218]。从呼出的呼吸凝液（EBC）中分离的 DNA/miRNA 可作为检测与相关的肺部疾病基因变化的非侵入性标本[219]。我们最近应用了下一代测序技术来检测来自呼出的呼吸冷凝物中的癌症基因的突变，我们的研究结果显示，使用 NGS 来筛选 EBC 中的驱动突变具有良好的潜力[220, 221]。

结论

基于特异性抗体的基础组织学和免疫组织化学检测是诊断 MM 的基石。3p21（BAP1）、9p21（CDKN2A）和 22q12（NF2）的基因改变是 MM 中最常见的基因改变。循环 miRNAs 中 miR-126-3p、miR-103a-3p 和 miR-625-3p 与间皮素结合，可以认为是潜在的标志物组合，用于诊断和筛选高风险的石棉暴露者。甲基化组合（如 RARB +

DAPK1 + RASSF1)已显示出评估预后的价值。此外，对 DNA 拷贝数、基因表达、甲基化和 miRNAs 的分析，以及对一些血清标志物和外泌体水平的检测，可能有助于获得不同的诊断。下一代测序技术已经发现了新的融合基因，在不久的将来很可能这项技术与生物信息学的快速创新不仅会发现新的预后和预测标志物也可发现治疗新药和个性化治疗的新靶点。使用血清、血浆或胸腔积液来早期诊断 MM，也有令人鼓舞的初步结果。我们对石棉导致癌症的分子机制的了解正在增加；现在，第一次有了潜在的生物标志物（肺癌的拷贝数变化、miRNAs 和甲基化以及间皮瘤的甲基化）可以用来判断肿瘤是否与石棉有关。

感谢：我们非常感谢尤文·麦克唐纳博士对语法和风格的纠正。感谢西格丽德·朱塞利乌斯基金会的财政支持。

参考文献

[1] Tiainen M, Tammilehto L, Mattson K, Knuutila S. Nonrandom chromosomal abnormalities in malignant pleural mesothelioma. Cancer Genet Cytogenet. 1988; 33: 251–74.

[2] Hagemeijer A, Versnel MA, Van Drunen E, Moret M, Bouts MJ, van der Kwast TH, Hoogsteden HC. Cytogenetic analysis of malignant mesothelioma. Cancer Genet Cytogenet. 1990; 47: 1–28.

[3] Chiosea S, Krasinskas A, Cagle PT, Mitchell KA, Zander DS, Dacic S. Diagnostic importance of 9p21 homozygous deletion in malignant mesotheliomas. Mod Pathol. 2008; 21: 742–7. https://doi.org/10.1038/modpathol.2008.45.

[4] Factor RE, Dal Cin P, Fletcher JA, Cibas ES. Cytogenetics and fluorescence in situ hybridization as adjuncts to cytology in the diagnosis of malignant mesothelioma. Cancer. 2009; 117: 247–53.

[5] Kettunen E, Salmenkivi K, Vuopala K, Toljamo T, Kuosma E, Norppa H, Knuutila S, Kaleva S, Huuskonen MS, Anttila S. Copy number gains on 5p15, 6p11–q11, 7p12, and 8q24 are rare in sputum cells of individuals at high risk of lung cancer. Lung Cancer. 2006; 54: 169–76.

[6] Björkqvist AM, Wolf M, Nordling S, Tammilehto L, Knuuttila A, Kere J, Mattson K, Knuutila S. Deletions at 14q in malignant mesothelioma detected by microsatellite marker analysis. Br J Cancer. 1999; 81: 1111–5.

[7] Lindholm P, Salmenkivi K, Vauhkonen H, Nicholson A, Anttila S, Kinnula V, Knuutila S. Gene copy number analysis in malignant pleural mesothelioma using oligonucleotide array CGH. Cytogenet Genome Res. 2007; 119: 46–52. https://doi.org/10.1159/000109618.

[8] Pylkkänen L, Sainio M, Ollikainen T, Mattson K, Nordling S, Carpén O, Linnainmaa K, Husgafvel-Pursiainen K. Concurrent LOH at multiple loci in human malignant mesothelioma with preferential loss of NF2gene region. Oncol Rep. 2002; 9: 955–9.

[9] Tuononen K, Sarhadi VK, Wirtanen A, Rönty M, Salmenkivi K, Knuuttila A, Remes S, Telaranta-Keerie AI, Bloor S, Ellonen P, Knuutila S. Targeted resequencing reveals ALK fusions in non-small cell lung carcinomas detected by FISH, immunohistochemistry, and real-time RT-PCR: a comparison of four methods. Biomed Res Int. 2013; 2013: 757490. https://doi.org/10.1155/2013/757490.

[10] Mitelman F, Johansson B, Mertens F. Mitelman database of chro-mosome aberrations and gene fusions in cancer. 2014. http://cgap.nci.nih.gov/Chromosomes/Mitelman.

[11] Nymark P, Kettunen E, Knuutila S. Tumors of the lung. In: Heim S, Mitelman F, editors. Cancer cytogenetics. Hoboken: Wiley; 2015.

[12] Ribotta M, Roseo F, Salvio M, Castagneto B, Carbone M, Procopio A, Giordano A, Mutti L. Recurrent chromosome 6abnormalities in malignant mesothelioma. Monaldi Arch Chest Dis. 1998; 53: 228–35.

[13] Björkqvist A-M, Tammilehto L, Nordling S, Nurminen M, Anttila S, Mattson K, Knuutila S. Comparison of DNA copy number changes in malignant mesothelioma, adenocarcinoma and large-cell anaplastic carcinoma of the lung. Br J Cancer. 1998; 77: 260–9.

[14] Hylebos M, Van Camp G, Vandeweyer G, Fransen E, Beyens M, Cornelissen R, Suls A, Pauwels P, van Meerbeeck JP, Op de Beeck K. Large-scale copy number analysis reveals variations in genes not previously associated with malignant pleural mesothelioma. Oncotarget. 2017; 8: 113673–86. https://doi.org/10.18632/oncotarget.22817.

[15] Kato S, Tomson BN, Buys TP, Elkin SK, Carter JL, Kurzrock R. Genomic landscape of malignant mesotheliomas. Mol Cancer Ther. 2016; 15: 2498–507. https://doi.org/10.1158/1535-7163.MCT-16-0229.

[16] Borczuk AC, Pei J, Taub RN, Levy B, Nahum O, Chen J, Chen K, Testa JR. Genome-wide analysis of abdominal and pleural malignant mesothelioma with DNA arrays reveals both common and distinct regions of copy number

alteration. Cancer Biol Ther. 2016; 17: 328–35. https: //doi. org/10.1080/15384047.2016.1145850.

[17] Chirac P, Maillet D, Lepretre F, Isaac S, Glehen O, Figeac M, Villeneuve L, Peron J, Gibson F, Galateau– Salle F, Gilly FN, Brevet M. Genomic copy number alterations in 33malignant peritoneal mesothelioma analyzed by comparative genomic hybridiza--tion array. Hum Pathol. 2016; 55: 72–82. https: //doi.org/10.1016/j. humpath.2016.04.015.

[18] Krasinskas AM, Bartlett DL, Cieply K, Dacic S. CDKN2A and MTAP deletions in peritoneal mesotheliomas are correlated with loss of p16protein expression and poor survival. Mod Pathol. 2010; 23: 531–8.

[19] Pei J, Kruger WD, Testa JR. High–resolution analysis of 9p loss in human cancer cells using single nucleotide polymorphism–based mapping arrays. Cancer Genet Cytogenet. 2006; 170: 65–8.

[20] Simon F, Johnen G, Krismann M, Muller K–M. Chromosomal alterations in early stages of malignant mesotheliomas. Virchows Arch. 2005; 447: 762–7.

[21] Cheng JQ, Jhanwar SC, Klein WM, Bell DW, Lee W–C, Altomare DA, Nobori T, Olopade OI, Buckler AJ, Testa JR. p16 alterations and deletion mapping of 9p21–p22in malignant mesothelioma. Cancer Res. 1994; 54: 5547–51.

[22] Illei PB, Rusch VW, Zakowski MF, Ladanyi M. Homozygous deletion of CDKN2A and codeletion of the methylthioadenosine phosphorylase gene in the majority of pleural mesotheliomas. Clin Cancer Res. 2003; 9: 2108–13.

[23] Prins JB, Williamson KA, Kamp MM, Van Hezik EJ, Van der Kwast TH, Hagemeijer A, Versnel MA. The gene for the cyclin–dependent–kinase–4 inhibitor, CDKN2A, is preferentially deleted in malignant mesothelioma. Int J Cancer. 1998; 75: 649–53.

[24] Xio S, Li D, Vijg J, Sugarbaker DJ, Corson JM, Fletcher JA. Codeletion of p15and p16in primary malignant mesothelioma. Oncogene. 1995; 11: 511–5.

[25] Onofre FB, Onofre AS, Pomjanski N, Buckstegge B, Grote HJ, Bocking A. 9p21deletion in the diagnosis of malignant mesothelioma in serous effusions additional to immunocytochemistry, DNA–ICM, and AgNOR analysis. Cancer. 2008; 114: 204–15. https: //doi.org/10.1002/ cncr.23413.

[26] Dacic S, Kothmaier H, Land S, Shuai Y, Halbwedl I, Morbini P, Murer B, Comin C, Galateau–Salle F, Demirag F, Zeren H, Attanoos R, Gibbs A, Cagle P, Popper H. Prognostic significance of p16/ cdkn2a loss in pleural malignant mesotheliomas. Virchows Arch. 2008; 453: 627– 35. https: //doi.org/10.1007/s00428–008–0689–3.

[27] Reid A, de Klerk N, Ambrosini G, Olsen N, Pang SC, Musk AW. The additional risk of malignant mesothelioma in former workers and residents of Wittenoom with benign pleural disease or asbestosis. Occup Environ Med. 2005; 62: 665–9.

[28] Ascoli V, Aalto Y, Carnovale–Scalzo C, Nardi F, Falzetti D, Mecucci C, Knuutila S. DNA copy number changes in familial malignant mesothelioma. Cancer Genet Cytogenet. 2001; 127: 80–2.

[29] Musti M, Cavone D, Aalto Y, Scattone A, Serio G, Knuutila S. A cluster of familial malignant mesothelioma with del(9p)as the sole chromosomal anomaly. Cancer Genet Cytogenet. 2002; 138: 73–6.

[30] Tammilehto L, Tuomi T, Tiainen M, Rautonen J, Knuutila S, Pyrhönen S, Mattson K. Malignant mesothelioma: clinical characteristics, asbestos mineralogy and chromosomal abnormalities of 41patients. Eur J Cancer. 1992; 28A: 1373–9.

[31] Jean D, Thomas E, Manie E, Renier A, de Reynies A, Lecomte C, Andujar P, Fleury–Feith J, Galateau–Salle F, Giovannini M, Zucman–Rossi J, Stern MH, Jaurand MC. Syntenic relationships between genomic profiles of fiber– induced murine and human malignant mesothelioma. Am J Pathol. 2011; 178: 881–94. https: // doi.org/10.1016/ j.ajpath.2010.10.039.

[32] Krismann M, Müller K, Jaworska M, Johnen G. Molecular cytogenetic differences between histological subtypes of malignant mesotheliomas: DNA cytometry and comparative genomic hybridization of 90cases. J Pathol. 2002; 197: 363–71.

[33] Furukawa M, Toyooka S, Hayashi T, Yamamoto H, Fujimoto N, Soh J, Hashida S, Shien K, Asano H, Aoe K, Okabe K, Pass HI, Tsukuda K, Kishimoto T, Miyoshi S. DNA copy number gains in malignant pleural mesothelioma. Oncol Lett. 2015; 10: 3274–8. https: //doi. org/10.3892/ol.2015.3652.

[34] Yoshikawa Y, Emi M, Hashimoto–Tamaoki T, Ohmuraya M, Sato A, Tsujimura T, Hasegawa S, Nakano T, Nasu M, Pastorino S, Szymiczek A, Bononi A, Tanji M, Pagano I, Gaudino G, Napolitano A, Goparaju C, Pass HI, Yang H, Carbone M. High–density array–CGH with targeted NGS unmask multiple noncontiguous minute deletions on chromosome 3p21 in mesothelioma. Proc Natl Acad Sci U S A. 2016; 113: 13432–7. https: // doi.org/10.1073/ pnas.1612074113.

[35] Bueno R, Stawiski EW, Goldstein LD, Durinck S, De Rienzo A, Modrusan Z, Gnad F, Nguyen TT, Jaiswal BS, Chirieac LR, Sciaranghella D, Dao N, Gustafson CE, Munir KJ, Hackney JA, Chaudhuri A, Gupta R, Guillory J, Toy K, Ha C, Chen YJ, Stinson J, Chaudhuri S, Zhang N, Wu TD,

Sugarbaker DJ, de Sauvage FJ, Richards WG, Seshagiri S. Comprehensive genomic analysis of malignant pleural mesothelioma identifies recurrent mutations, gene fusions and splicing alterations. Nat Genet. 2016; 48: 407–16. https: //doi.org/10.1038/ng.3520.

[36] Tsao AS, Harun N, Fujimoto J, Devito V, Lee JJ, Kuhn E, Mehran R, Rice D, Moran C, Hong WK, Shen L, Suraokar M, Wistuba I. Elevated PDGFRB gene copy number gain is prognostic for improved survival outcomes in resected malignant pleural mesothelioma. Ann Diagn Pathol. 2014; 18: 140–5. https: //doi. org/10.1016/ j.anndiagpath.2014.02.005.

[37] Hung YP, Dong F, Watkins JC, Nardi V, Bueno R, Dal Cin P, Godleski JJ, Crum CP, Chirieac LR. Identification of ALK rearrangements in malignant peritoneal mesothelioma. JAMA Oncol. 2018; 4: 235–8. https://doi.org/10.1001/ jamaoncol.2017.2918.

[38] Panagopoulos I, Thorsen J, Gorunova L, Micci F, Haugom L, Davidson B, Heim S. RNA sequencing identifies fusion of the EWSR1and YY1genes in mesothelioma with t(14, 22)(q32; q12). Genes Chromosomes Cancer. 2013; 52: 733–40. https: //doi. org/10.1002/gcc.22068

[39] Murthy SS, Testa JR. Asbestos, chromosomal deletions, and tumor suppressor gene alterations in human malignant mesothelioma. J Cell Physiol. 1999; 180: 150–7.

[40] Sekido Y. Genomic abnormalities and signal transduction dysregulation in malignant mesothelioma cells. Cancer Sci. 2010; 101: 1–6.

[41] Carbone M, Yang H, Pass HI, Krausz T, Testa JR, Gaudino G. BAP1and cancer. Nat Rev Cancer. 2013; 13: 153–9.

[42] Cortese JF, Gowda AL, Wali A, Eliason JF, Pass HI, Everson RB. Common EGFR mutations conferring sensitivity to gefitinib in lung adenocarcinoma are not prevalent in human malignant mesothelioma. Int J Cancer. 2006; 118: 521–2.

[43] Agatsuma N, Yasuda Y, Ozasa H. Malignant pleural mesothelioma harboring both G719C and S768I mutations of EGFR successfully treated with Afatinib. J Thorac Oncol. 2017; 12: e141–3. https: // doi.org/10.1016/ j.jtho.2017.04.028.

[44] Kang HC, Kim HK, Lee S, Mendez P, Kim JW, Woodard G, Yoon JH, Jen KY, Fang LT, Jones K, Jablons DM, Kim IJ. Whole exome and targeted deep sequencing identify genome-wide allelic loss and frequent SETDB1mutations in malignant pleural mesotheliomas. Oncotarget. 2016; 7: 8321–31. https://doi.org/10.18632/ oncotarget.7032

[45] Mäki-Nevala S, Sarhadi VK, Knuuttila A, Scheinin I, Ellonen P, Lagström S, Rönty M, Kettunen E, Husgafvel-Pursiainen K, Wolff H, Knuutila S. Driver gene and novel mutations in asbestos-exposed lung adenocarcinoma and malignant mesothelioma detected by exome sequencing. Lung. 2016; 194: 125–35. https: // doi.org/10.1007/s00408–015–9814–7.

[46] Guo G, Chmielecki J, Goparaju C, Heguy A, Dolgalev I, Carbone M, Seepo S, Meyerson M, Pass HI. Whole-exome sequencing reveals frequent genetic alterations in BAP1, NF2, CDKN2A, and CUL1 in malignant pleural mesothelioma. Cancer Res. 2015; 75: 264–9. https: //doi. org/10.1158/0008–5472. CAN–14–1008.

[47] Ugurluer G, Chang K, Gamez ME, Arnett AL, Jayakrishnan R, Miller RC, Sio TT. Genome-based mutational analysis by next generation sequencing in patients with malignant pleural and peritoneal mesothelioma. Anticancer Res. 2016; 36: 2331–8.

[48] Alakus H, Yost SE, Woo B, French R, Lin GY, Jepsen K, Frazer KA, Lowy AM, Harismendy O. BAP1mutation is a frequent somatic event in peritoneal malignant mesothelioma. J Transl Med. 2015; 13: 122. https: //doi. org/10.1186/s12967–015–0485–1.

[49] Bueno R, De Rienzo A, Dong L, Gordon GJ, Hercus CF, Richards WG, Jensen RV, Anwar A, Maulik G, Chirieac LR, Ho KF, Taillon BE, Turcotte CL, Hercus RG, Gullans SR, Sugarbaker DJ. Second generation sequencing of the mesothelioma tumor genome. PLoS One. 2010; 5: e10612.

[50] Dong L, Jensen RV, De Rienzo A, Gordon GJ, Xu Y, Sugarbaker DJ, Bueno R. Differentially expressed alternatively spliced genes in malignant pleural mesothelioma identified using massively parallel transcriptome sequencing. BMC Med Genet. 2009; 10: 149.

[51] Sugarbaker DJ, Richards WG, Gordon GJ, Dong L, De Rienzo A, Maulik G, Glickman JN, Chirieac LR, Hartman ML, Taillon BE, Du L, Bouffard P, Kingsmore SF, Miller NA, Farmer AD, Jensen RV, Gullans SR, Bueno R. Transcriptome sequencing of malignant pleural mesothelioma tumors. Proc Natl Acad Sci U S A. 2008; 105: 3521–6.

[52] Lo Iacono M, Monica V, Righi L, Grosso F, Libener R, Vatrano S, Bironzo P, Novello S, Musmeci L, Volante M, Papotti M, Scagliotti GV. Targeted next-generation sequencing of cancer genes in advanced stage malignant pleural mesothelioma: a retrospective study. J Thorac Oncol. 2015; 10: 492–9. https://doi.org/10.1097/ JTO.0000000000000436.

[53] Hylebos M, Van Camp G, van Meerbeeck JP, Op de Beeck K. The genetic landscape of malignant pleural mesothelioma: results from massively parallel sequencing. J Thorac Oncol. 2016; 11: 1615–26. https://doi.org/10.1016/ j.jtho.2016.05.020.

[54] Guled M, Lahti L, Lindholm PM, Salmenkivi K, Bagwan

I, Nicholson AG, Knuutila S. CDKN2A, NF2, and JUN are dysregulated among other genes by miRNAs in malignant mesothelioma—a miRNA microarray analysis. Genes Chromosomes Cancer. 2009; 48: 615–23.

[55] Balatti V, Maniero S, Ferracin M, Veronese A, Negrini M, Ferrocci G, Martini F, Tognon MG. MicroRNAs dysregulation in human malignant pleural mesothelioma. J Thorac Oncol. 2011; 6(5): 844–51.

[56] Benjamin H, Lebanony D, Rosenwald S, Cohen L, Gibori H, Barabash N, Ashkenazi K, Goren E, Meiri E, Morgenstern S, Perelman M, Barshack I, Goren Y, Edmonston TB, Chajut A, Aharonov R, Bentwich Z, Rosenfeld N, Cohen D. A diagnostic assay based on microRNA expression accurately identifies malignant pleural mesothelioma. J Mol Diagn. 2010; 12: 771–9.

[57] Busacca S, Germano S, De Cecco L, Rinaldi M, Comoglio F, Favero F, Murer B, Mutti L, Pierotti M, Gaudino G. MicroRNA signature of malignant mesothelioma with potential diagnostic and prognostic implications. Am J Respir Cell Mol Biol. 2010; 42: 312–9.

[58] Pass HI, Goparaju C, Ivanov S, Donington J, Carbone M, Hoshen M, Cohen D, Chajut A, Rosenwald S, Dan H, Benjamin S, Aharonov R. hsa–miR–29c* is linked to the prognosis of malig–nant pleural mesothelioma. Cancer Res. 2010; 70: 1916–24.

[59] Ju L, Wu W, Yin X, Xiao Y, Jia Z, Lou J, Yu M, Ying S, Chen T, Jiang Z, Li W, Chen J, Zhang X, Zhu L. miR–30d is related to asbestos exposure and inhibits migration and invasion in NCI–H2452cells. FEBS Open Bio. 2017; 7: 1469–79. https: //doi. org/10.1002/2211–5463.12274.

[60] Micolucci L, Akhtar MM, Olivieri F, Rippo MR, Procopio AD. Diagnostic value of microRNAs in asbestos exposure and malignant mesothelioma: systematic review and qualitative meta–analysis. Oncotarget. 2016; 7: 58606–37. https: //doi.org/10.18632/ oncotarget.9686

[61] Matsumoto S, Nabeshima K, Hamasaki M, Shibuta T, Umemura T. Upregulation of microRNA–31associates with a poor prognosis of malignant pleural mesothelioma with sarcomatoid component. Med Oncol. 2014; 31: 303. https: //doi.org/10.1007/ s12032–014–0303–2.

[62] Kirschner MB, Cheng YY, Armstrong NJ, Lin RC, Kao SC, Linton A, Klebe S, McCaughan BC, van Zandwijk N, Reid G. MiR–score: a novel 6–microRNA signature that predicts survival outcomes in patients with malignant pleural mesothelioma. Mol Oncol. 2015; 9: 715–26. https: //doi. org/10.1016/j.molonc.2014.11.007.

[63] De Santi C, Melaiu O, Bonotti A, Cascione L, Di Leva G, Foddis R, Cristaudo A, Lucchi M, Mora M, Truini A, Tironi A, Murer B, Boldorini R, Cipollini M, Gemignani

F, Gasparini P, Mutti L, Landi S. Deregulation of miRNAs in malignant pleural mesothelioma is associated with prognosis and suggests an alteration of cell metabolism. Sci Rep. 2017; 7: 3140. https: //doi.org/10.1038/ s41598–017–02694–0.

[64] Santarelli L, Strafella E, Staffolani S, Amati M, Emanuelli M, Sartini D, Pozzi V, Carbonari D, Bracci M, Pignotti E, Mazzanti P, Sabbatini A, Ranaldi R, Gasparini S, Neuzil J, Tomasetti M. Association of miR–126 with soluble mesothelin–related peptides, a marker for malignant mesothelioma. PLoS One. 2011; 6: e18232.

[65] Weber DG, Gawrych K, Casjens S, Brik A, Lehnert M, Taeger D, Pesch B, Kollmeier J, Bauer TT, Johnen G, Bruning T. Circulating miR–132–3p as a candidate diagnostic biomarker for malignant mesothelioma. Dis Markers. 2017; 2017: 9280170. https: //doi. org/10.1155/2017/9280170.

[66] Bononi I, Comar M, PuozzoA, Stendardo M, Boschetto P, Orecchia S, Libener R, Guaschino R, Pietrobon S, Ferracin M, Negrini M, Martini F, Bovenzi M, Tognon M. Circulating microRNAs found dysregulated in ex–exposed asbestos workers and pleural mesothelioma patients as potential new biomarkers. Oncotarget. 2016; 7: 82700–11. https://doi.org/10.18632/oncotarget.12408

[67] Cappellesso R, Galasso M, Nicole L, Dabrilli P, Volinia S, Fassina A. miR–130A as a diagnostic marker to differentiate malignant mesothelioma from lung adenocarcinoma in pleural effusion cytology. Cancer. 2017; 125: 635–43. https: //doi.org/10.1002/ cncy.21869.

[68] Cappellesso R, Nicole L, Caroccia B, Guzzardo V, Ventura L, Fassan M, FassinaA. Young investigator challenge: microRNA–21/ MicroRNA–126profiling as a novel tool for the diagnosis of malignant mesothelioma in pleural effusion cytology. Cancer Cytopathol. 2016; 124: 28–37. https: //doi. org/10.1002/cncy.21646.

[69] MacDiarmid JA, Brahmbhatt H. Minicells: versatile vectors for targeted drug or si/shRNA cancer therapy. Curr Opin Biotechnol. 2011; 22: 909–16. https: //doi.org/10.1016/ j.copbio.2011.04.008.

[70] Andersen M, Grauslund M, Ravn J, Sorensen JB, Andersen CB, Santoni–Rugiu E. Diagnostic potential of miR–126, miR–143, miR–145, and miR–652 in malignant pleural mesothelioma. J Mol Diagn. 2014; 16: 418–30. https://doi. org/10.1016/j. jmoldx.2014.03.002.

[71] Kirschner MB, Cheng YY, Badrian B, Kao SC, Creaney J, Edelman JJ, Armstrong NJ, Vallely MP, Musk AW, Robinson BW, McCaughan BC, Klebe S, Mutsaers SE, van Zandwijk N, Reid G. Increased circulating miR–625–3p: a potential biomarker for patients with malignant

pleural mesothelioma. J Thorac Oncol. 2012; 7: 1184–91. https://doi.org/10.1097/ JTO.0b013e3182572e83.

[72] Weber DG, Johnen G, Bryk O, Jockel KH, Bruning T. Identification of miRNA–103in the cellular fraction of human peripheral blood as a potential biomarker for malignant mesothelioma—a pilot study. PLoS One. 2012; 7: e30221. https://doi.org/10.1371/journal. pone.0030221.

[73] Birnie KA, Prele CM, Thompson PJ, Badrian B, Mutsaers SE. Targeting microRNA to improve diagnostic and therapeutic approaches for malignant mesothelioma. Oncotarget. 2017; 8: 78193–207. https://doi.org/10.18632/ oncotarget.20409

[74] Wright CM, Kirschner MB, Cheng YY, O'Byrne KJ, Gray SG, Schelch K, Hoda MA, Klebe S, McCaughan B, van Zandwijk N, Reid G. Long non coding RNAs(lncRNAs) are dysregulated in malignant pleural mesothelioma(MPM). PLoS One. 2013; 8: e70940. https://doi.org/10.1371/ journal.pone.0070940.

[75] Riquelme E, Suraokar MB, Rodriguez J, Mino B, Lin HY, Rice DC, Tsao A, Wistuba II. Frequent coamplification and cooperation between C–MYC and PVT1oncogenes promote malignant pleural mesothelioma. J Thorac Oncol. 2014; 9: 998–1007. https:// doi.org/10.1097/ JTO.0000000000000202.

[76] Goto Y, Shinjo K, Kondo Y, Shen L, Toyota M, Suzuki H, Gao W, An B, Fujii M, Murakami H, Osada H, Taniguchi T, Usami N, Kondo M, Hasegawa Y, Shimokata K, Matsuo K, Hida T, Fujimoto N, Kishimoto T, Issa J–P, Sekido Y. Epigenetic profiles distinguish malignant pleural mesothelioma from lung adenocarcinoma. Cancer Res. 2009; 69: 9073–82.

[77] Kemp CD, Rao M, Xi S, Inchauste S, Mani H, Fetsch P, Filie A, Zhang M, Hong JA, Walker RL, Zhu YJ, Ripley RT, Mathur A, Liu F, Yang M, Meltzer PA, Marquez VE, De Rienzo A, Bueno R, Schrump DS. Polycomb repressor complex–2 is a novel target for mesothelioma therapy. Clin Cancer Res. 2012; 18: 77–90. https:// doi. org/10.1158/1078-0432.CCR–11–0962.

[78] McLoughlin KC, Kaufman AS, Schrump DS. Targeting the epigenome in malignant pleural mesothelioma. Transl Lung Cancer Res. 2017; 6: 350–65. https://doi.org/10.21037/ tlcr.2017.06.06

[79] Christensen BC, Marsit CJ, Houseman EA, Godleski JJ, Longacker JL, Zheng S, Yeh R–F, Wrensch MR, Wiemels JL, Karagas MR, Bueno R, Sugarbaker DJ, Nelson HH, Wiencke JK, Kelsey KT. Differentiation of lung adenocarcinoma, pleural mesothelioma, and nonmalignant pulmonary tissues using DNA methylation profiles. Cancer Res. 2009; 69: 6315–21.

[80] Christensen BC, Houseman EA, Marsit CJ, Zheng S, Wrensch MR, Wiemels JL, Nelson HH, Karagas MR, Padbury JF, Bueno R, Sugarbaker DJ, Yeh RF, Wiencke JK, Kelsey KT. Aging and environmental exposures alter tissue–specific DNA methylation depen–dent upon CpG island context. PLoS Genet. 2009; 5: e1000602.

[81] Tsou JA, Galler JS, Wali A, Ye W, Siegmund KD, Groshen S, Laird PW, Turla S, Koss MN, Pass HI, Laird–Offringa IA. DNA methylation profile of 28potential marker loci in malignant mesothelioma. Lung Cancer. 2007; 58: 220–30.

[82] Andersen M, Trapani D, Ravn J, Sorensen JB, Andersen CB, Grauslund M, Santoni–Rugiu E. Methylation-associated silencing of microRNA–126and its host gene EGFL7in malignant pleural mesothelioma. Anticancer Res. 2015; 35: 6223–9.

[83] Cheng YY, Kirschner MB, Cheng NC, Gattani S, Klebe S, Edelman JJ, Vallely MP, McCaughan BC, Jin HC, van Zandwijk N, Reid G. ZIC1is silenced and has tumor suppressor function in malignant pleural mesothelioma. J Thorac Oncol. 2013; 8: 1317–28. https://doi.org/10.1097/ JTO.0b013e3182a0840a.

[84] Christensen B, Houseman E, Godleski J, Marsit C, Longacker J, Roelofs C, Karagas M, Wrensch M, Yeh R, Nelson H, Wiemels J, Zheng S, Wiencke J, Bueno R, Sugarbaker D, Kelsey K. Epigenetic profiles distinguish pleural mesothelioma from normal pleura and predict lung asbestos burden and clinical outcome. Cancer Res. 2009; 69: 227–34. https://doi.org/10.1158/0008–5472. CAN–08–2586.

[85] Christensen B, Houseman E, Poage G, Godleski J, Bueno R, Sugarbaker D, Wiencke J, Nelson H, Marsit C, Kelsey K. Integrated profiling reveals a global correlation between epigenetic and genetic alterations in mesothelioma. Cancer Res. 2010; 70: 5686–94.

[86] Christensen BC, Godleski JJ, Marsit CJ, Houseman EA, Lopez–Fagundo CY, Longacker JL, Bueno R, Sugarbaker DJ, Nelson HH, Kelsey KT. Asbestos exposure predicts cell cycle control gene promoter methylation in pleural mesothelioma. Carcinogenesis. 2008; 29: 1555–9.

[87] Destro A, Ceresoli GL, Baryshnikova E, Garassino I, Zucali PA, De Vincenzo F, Bianchi P, Morenghi E, Testori A, Alloisio M, Santoro A, Roncalli M. Gene methylation in pleural mesothelioma: correlations with clinico-pathological features and patient's follow–up. Lung Cancer. 2008; 59: 369–76.

[88] Fischer JR, Ohnmacht U, Rieger N, Zemaitis M, Stoffregen C, Kostrzewa M, Buchholz E, Manegold C, Lahm H. Promoter methylation of RASSF1A, RARbeta and DAPK predict poor prognosis of patients with malignant

mesothelioma. Lung Cancer. 2006; 54: 109–16.

[89] Fujii M, Fujimoto N, Hiraki A, Gemba K, Aoe K, Umemura S, Katayama H, Takigawa N, Kiura K, Tanimoto M, Kishimoto T. Aberrant DNA methylation profile in pleural fluid for differential diagnosis of malignant pleural mesothelioma. Cancer Sci. 2012; 103: 510–4. https: //doi. org/10.1111/j.1349–7006.2011.02180.x.

[90] Kohno H, Amatya VJ, Takeshima Y, Kushitani K, Hattori N, Kohno N, Inai K. Aberrant promoter methylation of WIF–1and SFRP1, 2, 4genes in mesothelioma. Oncol Rep. 2010; 24: 423–31.

[91] Kubo T, Toyooka S, Tsukuda K, Sakaguchi M, Fukazawa T, Soh J, Asano H, Ueno T, Muraoka T, Yamamoto H, Nasu Y, Kishimoto T, Pass HI, Matsui H, Huh NH, Miyoshi S. Epigenetic silencing of microRNA–34b/c plays an important role in the pathogenesis of malignant pleural mesothelioma. Clin Cancer Res. 2011; 17: 4965–74. https: //doi.org/10.1158/1078–0432.CCR–10–3040.

[92] Muraoka T, Soh J, Toyooka S, Aoe K, Fujimoto N, Hashida S, Maki Y, Tanaka N, Shien K, Furukawa M, Yamamoto H, Asano H, Tsukuda K, Kishimoto T, Otsuki T, Miyoshi S. The degree of microRNA–34b/c methylation in serum–circulating DNA is associated with malignant pleural mesothelioma. Lung Cancer. 2013; 82: 485–90. https: //doi. org/10.1016/j.lungcan.2013.09.017.

[93] Nelson HH, Almquist LM, LaRocca JL, Plaza SL, Lambert–Messerlian GM, Sugarbaker DJ, Bueno R, Godleski JJ, Marsit CJ, Christensen BC, Kelsey KT. The relationship between tumor MSLN methylation and serum mesothelin(SMRP)in mesothelioma. Epigenetics. 2011; 6: 1029–34. https: //doi.org/10.4161/ epi.6.8.16074.

[94] Tan K, Kajino K, Momose S, Masaoka A, Sasahara K, Shiomi K, Izumi H, Abe M, Ohtsuji N, Wang T, Hino O, Fujii H. Mesothelin(MSLN)promoter is hypomethylated in malignant mesothelioma, but its expression is not associated with methylation status of the promoter. Hum Pathol. 2010; 41: 1330–8. https: //doi.org/10.1016/j. humpath.2010.03.002.

[95] Toyooka S, Pass HI, Shivapurkar N, Fukuyama Y, Maruyama R, Toyooka KO, Gilcrease M, Farinas A, Minna JD, Gazdar AF. Aberrant methylation and simian virus 40 tag sequences in malignant mesothelioma. Cancer Res. 2001; 61: 5727–30.

[96] Tsou JA, Shen LY, Siegmund KD, Long TI, Laird PW, Seneviratne CK, Koss MN, Pass HI, Hagen JA, Laird–Offringa IA. Distinct DNA methylation profiles in malignant mesothelioma, lung adenocarcinoma, and non-tumor lung. Lung Cancer. 2005; 47: 193–204.

[97] Wong L, Zhou J, Anderson D, Kratzke R. Inactivation of p16INK4a expression in malignant mesothelioma by methylation. Lung Cancer. 2002; 38: 131–6.

[98] Cioce M, Ganci F, Canu V, Sacconi A, Mori F, Canino C, Korita E, Casini B, Alessandrini G, Cambria A, Carosi MA, Blandino R, Panebianco V, Facciolo F, Visca P, Volinia S, Muti P, Strano S, Croce CM, Pass HI, Blandino G. Protumorigenic effects of mir–145 loss in malignant pleural mesothelioma. Oncogene. 2014; 33: 5319–31. https://doi.org/10.1038/onc.2013.476.

[99] Yu M, ZhangY, Jiang Z, Chen J, Liu L, Lou J, Zhang X. Mesothelin(MSLN)methylation and soluble mesothelin-related protein levels in a Chinese asbestos–exposed population. Environ Health Prev Med. 2015; 20: 369–78. https://doi.org/10.1007/ s12199–015–0477–z.

[100] Gray SG, Fennell DA, Mutti L, O'Byrne KJ. In arrayed ranks: array technology in the study of mesothelioma. J Thorac Oncol. 2009; 4: 411–25.

[101] Gueugnon F, Leclercq S, Blanquart C, Sagan C, Cellerin L, Padieu M, Perigaud C, Scherpereel A, Gregoire M. Identification of novel markers for the diagnosis of malignant pleural mesothelioma. Am J Pathol. 2011; 178: 1033–42.

[102] Melaiu O, Cristaudo A, Melissari E, Di Russo M, Bonotti A, Bruno R, Foddis R, Gemignani F, Pellegrini S, Landi S. A review of transcriptome studies combined with data mining reveals novel potential markers of malignant pleural mesothelioma. Mutat Res. 2012; 750: 132–40. https://doi.org/10.1016/j. mrrev.2011.12.003.

[103] Gordon G, Jensen R, Hsiao L, Gullans S, Blumenstock J, Ramaswamy S, Richards W, Sugarbaker D, Bueno R. Translation of microarray data into clinically relevant cancer diagnostic tests using gene expression ratios in lung cancer and mesothelioma. Cancer Res. 2002; 62: 4963–7.

[104] Holloway AJ, Diyagama DS, Opeskin K, Creaney J, Robinson BWS, Lake RA, Bowtell DDL. A molecular diagnostic test for distinguishing lung adenocarcinoma from malignant mesothelioma using cells collected from pleural effusions. Clin Cancer Res. 2006; 12: 5129–35.

[105] Crispi S, Calogero RA, Santini M, Mellone P, Vincenzi B, Citro G, Vicidomini G, Fasano S, Meccariello R, Cobellis G, Menegozzo S, Pierantoni R, Facciolo F, Baldi A, Menegozzo M. Global gene expression profiling of human pleural mesotheliomas: identification of matrix metalloproteinase 14(MMP–14)as potential tumour target. PLoS One. 2009; 4: e7016.

[106] Gordon GJ, Dong L, Yeap BY, Richards WG, Glickman JN, Edenfield H, Mani M, Colquitt R, Maulik G, Van Oss B, Sugarbaker DJ, Bueno R. Four-gene expression

ratio test for survival in patients undergoing surgery for mesothelioma. J Natl Cancer Inst. 2009; 101: 678–86.

[107] Gordon GJ, Rockwell GN, Godfrey PA, Jensen RV, Glickman JN, Yeap BY, Richards WG, Sugarbaker DJ, Bueno R. Validation of genomics–based prognostic tests in malignant pleural mesothelioma. Clin Cancer Res. 2005; 11: 4406–14.

[108] Lopez–Rios F, Chuai S, Flores R, Shimizu S, Ohno T, Wakahara K, Illei PB, Hussain S, Krug L, Zakowski MF, Rusch V, Olshen AB, Ladanyi M. Global gene expression profiling of pleural mesotheliomas: overexpression of Aurora kinases and P16/CDKN2A deletion as prognostic factors and critical evaluation of microarray–based prognostic prediction. Cancer Res. 2006; 66: 2970–9. https:// doi.org/10.1158/0008–5472.CAN–05–3907.

[109] Mohr S, Keith G, Galateau–Salle F, Icard P, Rihn B. Cell protection, resistance and invasiveness of two malignant mesotheliomas as assessed by 10K–microarray. Biochim Biophys Acta. 2004; 1688: 43–60.

[110] Pass HI, Liu Z, Wali A, Bueno R, Land S, Lott D, Siddiq F, Lonardo F, Carbone M, Draghici S. Gene expression profiles predict survival and progression of pleural mesothelioma. Clin Cancer Res. 2004; 10: 849–59.

[111] De Rienzo A, Yeap BY, Cibas ES, Richards WG, Dong L, Gill RR, Sugarbaker DJ, Bueno R. Gene expression ratio test distinguishes normal lung from lung tumors in solid tissue and FNA biopsies. J Mol Diagn. 2014; 16: 267–72. https://doi.org/10.1016/j. jmoldx.2013.11.008.

[112] Wali A, Morin PJ, Hough CD, Lonardo F, Seya T, Carbone M, Pass HI. Identification of intelectin overexpression in malignant pleural mesothelioma by serial analysis of gene expression(SAGE). Lung Cancer. 2005; 48: 19–29.

[113] Kuraoka M, Amatya VJ, Kushitani K, Mawas AS, Miyata Y, Okada M, Kishimoto T, Inai K, Nishisaka T, Sueda T, Takeshima Y. Identification of DAB2 and intelectin–1 as novel positive immunohistochemical markers of epithelioid mesothelioma by transcriptome microarray analysis for its differentiation from pulmonary adenocarcinoma. Am J Surg Pathol. 2017; 41: 1045–52. https://doi.org/10.1097/PAS.0000000000000852.

[114] Hoang C, D'Cunha J, Kratzke M, Casmey C, Frizelle S, Maddaus M, Kratzke R. Gene expression profiling identifies matriptase overexpression in malignant mesothelioma. Chest. 2004; 125: 1843–52.

[115] Kettunen E, Nicholson AG, Nagy B, Wikman H, Seppänen JK, Stjernvall T, Ollikainen T, Kinnula V, Nordling S, Hollmen J, Anttila S, Knuutila S. L1CAM, INP10, P–cadherin, tPA and ITGB4 over–expression in malignant pleural mesotheliomas revealed by combined use of cDNA and tissue microarray. Carcinogenesis. 2005; 26: 17–25.

[116] Sun X, Wei L, Liden J, Hui G, Dahlman–Wright K, Hjerpe A, Dobra K. Molecular characterization of tumour heterogeneity and malignant mesothelioma cell differentiation by gene profiling. J Pathol. 2005; 207: 91–101.

[117] Caldas J, Gehlenborg N, Kettunen E, Faisal A, Rönty M, Nicholson AG, Knuutila S, Brazma A, Kaski S. Data–driven information retrieval in heterogeneous collections of transcriptomics data links SIM2s to malignant pleural mesothelioma. Bioinformatics. 2011; 28: 246–53.

[118] Roe OD, Anderssen E, Sandeck H, Christensen T, Larsson E, Lundgren S. Malignant pleural mesothelioma: genome–wide expression patterns reflecting general resistance mechanisms and a proposal of novel targets. Lung Cancer. 2010; 67: 57–68.

[119] Romagnoli S, Fasoli E, Vaira V, Falleni M, Pellegrini C, Catania A, Roncalli M, Marchetti A, Santambrogio L, Coggi G, Bosari S. Identification of potential therapeutic targets in malignant mesothelioma using cell–cycle gene expression analysis. Am J Pathol. 2009; 174: 762–70.

[120] Borczuk A, Cappellini G, Kim H, Hesdorffer M, Taub R, Powell C. Molecular profiling of malignant peritoneal mesothelioma identifies the ubiquitin–proteasome pathway as a therapeutic target in poor prognosis tumors. Oncogene. 2007; 26: 610–7.

[121] Ruosaari S, Hienonen–Kempas T, Puustinen A, Sarhadi V, Hollmen J, Knuutila S, Saharinen J, Wikman H, Anttila S. Pathways affected by asbestos exposure in normal and tumour tissue of lung cancer patients. BMC Med Genet. 2008; 1: 55.

[122] Ordonez NG. Application of immunohistochemistry in the diagnosis of epithelioid mesothelioma: a review and update. Hum Pathol. 2013; 44: 1–19. https://doi. org/10.1016/j.humpath.2012.05.014.

[123] Munson P, Shukla A. Exosomes: potential in cancer diagnosis and therapy. Medicines(Basel). 2015; 2: 310–27. https://doi. org/10.3390/medicines2040310.

[124] Cerciello F, Choi M, Nicastri A, Bausch–Fluck D, Ziegler A, Vitek O, Felley–Bosco E, Stahel R, Aebersold R, Wollscheid B. Identification of a seven glycopeptide signature for malignant pleural mesothelioma in human serum by selected reaction monitoring. Clin Proteomics. 2013; 10: 16. https://doi. org/10.1186/1559–0275–10–16.

[125] Creaney J, Dick IM, Leon JS, Robinson BW. A proteomic analysis of the malignant mesothelioma secretome using iTRAQ. Cancer Genomics Proteomics. 2017; 14: 103–17. https://doi.org/10.21873/ cgp.20023

[126] Ziegler A, Cerciello F, Bigosch C, Bausch–Fluck D, Felley–Bosco E, Ossola R, Soltermann A, Stahel RA, Wollscheid B. Proteomic surfaceome analysis of mesothelioma. Lung Cancer. 2012; 75: 189–96. https: // doi.org/10.1016/j.lungcan.2011.07.009.

[127] Giusti L, Da Valle Y, Bonotti A, Donadio E, Ciregia F, Ventroni T, Foddis R, Giannaccini G, Guglielmi G, Cristaudo A, Lucacchini A. Comparative proteomic analysis of malignant pleural mesothelioma evidences an altered expression of nuclear lamin and filament–related proteins. Proteomics Clin Appl. 2014; 8: 258–68. https: // doi.org/10.1002/prca.201300052.

[128] Grosserueschkamp F, Bracht T, Diehl HC, Kuepper C, Ahrens M, Kallenbach–Thieltges A, Mosig A, Eisenacher M, Marcus K, Behrens T, Bruning T, Theegarten D, Sitek B, Gerwert K. Spatial and molecular resolution of diffuse malignant mesothelioma heterogeneity by integrating label–free FTIR imaging, laser capture microdissection and proteomics. Sci Rep. 2017; 7: 44829. https: // doi.org/10.1038/srep44829.

[129] Hegmans JP, Veltman JD, Fung ET, Verch T, Glover C, Zhang F, Allard WJ, T'Jampens D, Hoogsteden HC, Lambrecht BN, Aerts J. Protein profiling of pleural effusions to identify malignant pleural mesothelioma using SELDI–TOF MS. Technol Cancer Res Treat. 2009; 8: 323–32.

[130] Kao SC, Kirschner MB, Cooper WA, Tran T, Burgers S, Wright C, Korse T, van den Broek D, Edelman J, Vallely M, McCaughan B, Pavlakis N, Clarke S, Molloy MP, van Zandwijk N, Reid G. A proteomics–based approach identifies secreted protein acidic and rich in cysteine as a prognostic biomarker in malignant pleural mesothelioma. Br J Cancer. 2016; 114: 524–31. https: //doi. org/10.1038/bjc.2015.470.

[131] Kuramitsu Y, Miyamoto H, Tanaka T, Zhang X, Fujimoto M, Ueda K, Tanaka T, Hamano K, Nakamura K. Proteomic differential display analysis identified upregulated astrocytic phos–phoprotein PEA–15in human malignant pleural mesothelioma cell lines. Proteomics. 2009; 9: 5078–89. https: //doi.org/10.1002/ pmic.200800284.

[132] Mundt F, Johansson HJ, Forshed J, Arslan S, Metintas M, Dobra K, Lehtio J, Hjerpe A. Proteome screening of pleural effusions identifies galectin 1as a diagnostic biomarker and highlights several prognostic biomarkers for malignant mesothelioma. Mol Cell Proteomics. 2014; 13: 701–15. https: //doi.org/10.1074/mcp. M113.030775.

[133] Ostroff RM, Mehan MR, Stewart A, Ayers D, Brody EN, Williams SA, Levin S, Black B, Harbut M, Carbone M, Goparaju C, Pass HI. Early detection of malignant pleural mesothelioma in asbestos–exposed individuals with a noninvasive proteomics–based surveillance tool. PLoS One. 2012; 7: e46091. https: //doi.org/10.1371/ journal. pone.0046091.

[134] Ou WB, Corson JM, Flynn DL, Lu WP, Wise SC, Bueno R, Sugarbaker DJ, Fletcher JA. AXL regulates mesothelioma proliferation and invasiveness. Oncogene. 2011; 30: 1643–52.

[135] Galateau–Salle F, Churg A, Roggli V, Travis WD, World Health Organization Committee for Tumors of the P. The 2015World Health Organization classification of tumors of the pleura: advances since the 2004classification. J Thorac Oncol. 2016; 11: 142–54. https://doi.org/10.1016/ j.jtho.2015.11.005.

[136] He C, Wang B, Wan C, Yang T, Shen Y. Diagnostic value of D2–40 immunostaining for malignant mesothelioma: a meta–analysis. Oncotarget. 2017; 8: 64407–16. https: // doi.org/10.18632/ oncotarget.19041.

[137] Henzi T, Blum WV, Pfefferli M, Kawecki TJ, Salicio V, Schwaller B. SV40–induced expression of calretinin protects mesothelial cells from asbestos cytotoxicity and may be a key factor contributing to mesothelioma pathogenesis. Am J Pathol. 2009; 174: 2324–36.

[138] Husain AN, Colby TV, Ordonez NG, Allen TC, Attanoos RL, Beasley MB, Butnor KJ, Chirieac LR, Churg AM, Dacic S, Galateau–Salle F, Gibbs A, Gown AM, Krausz T, Litzky LA, Marchevsky A, Nicholson AG, Roggli VL, Sharma AK, Travis WD, Walts AE, Wick MR. Guidelines for pathologic diagnosis of malignant mesothelioma: 2017update of the consensus statement from the International Mesothelioma Interest Group. Arch Pathol Lab Med. 2018; 142(1): 89–108. https://doi.org/10.5858/ arpa.2017–0124–RA.

[139] Soini Y, Kinnula V, Kahlos K, Pääkkö P. Claudins in differential diagnosis between mesothelioma and metastatic adenocarcinoma of the pleura. J Clin Pathol. 2006; 59: 250–4. https: //doi. org/10.1136/ jcp.2005.028589.

[140] Panou V, Vyberg M, Weinreich UM, Meristoudis C, Falkmer UG, Roe OD. The established and future biomarkers of malignant pleural mesothelioma. Cancer Treat Rev. 2015; 41: 486–95. https: // doi.org/10.1016/ j.ctrv.2015.05.001.

[141] Travis WD. Sarcomatoid neoplasms of the lung and pleura. Arch Pathol Lab Med. 2010; 134: 1645–58. https: //doi. org/10.1043/2010–0086–RAR.1.

[142] Cedres S, Ponce–Aix S, Zugazagoitia J, Sansano I, Enguita A, Navarro–Mendivil A, Martinez–Marti A, Martinez P, Felip E. Analysis of expression of programmed

cell death 1ligand 1(PD–L1)in malignant pleural mesothelioma(MPM). PLoS One. 2015; 10: e0121071. https://doi.org/10.1371/journal. pone.0121071.

[143] Combaz–Lair C, Galateau–Salle F, McLeer–Florin A, Le Stang N, David–Boudet L, Duruisseaux M, Ferretti GR, Brambilla E, Lebecque S, Lantuejoul S. Immune biomarkers PD–1/PD–L1and TLR3in malignant pleural mesotheliomas. Hum Pathol. 2016; 52: 9–18. https://doi. org/10.1016/j.humpath.2016.01.010.

[144] Marchevsky AM, LeStang N, Hiroshima K, Pelosi G, Attanoos R, Churg A, Chirieac L, Dacic S, Husain A, Khoor A, Klebe S, Lantuejoul S, Roggli V, Vignaud JM, Weynard B, Sauter J, Henderson D, Nabeshima K, Galateau–Salle F. The differential diagnosis between pleural sarcomatoid mesothelioma and spindle cell/ pleomorphic(sarcomatoid)carcinomas of the lung: evidence–based guidelines from the International Mesothelioma Panel and the MESOPATH National Reference Center. Hum Pathol. 2017; 67: 160–8. https:// doi.org/10.1016/j.humpath.2017.07.015.

[145] Klebe S, Mahar A, Henderson DW, Roggli VL. Malignant mesothelioma with heterologous elements: clinicopathological correlation of 27cases and literature review. Mod Pathol. 2008; 21: 1084–94.

[146] van der Bij S, Schaake E, Koffijberg H, Burgers JA, de Mol BA, Moons KG. Markers for the non–invasive diagnosis of mesothelioma: a systematic review. Br J Cancer. 2011; 104: 1325–33.

[147] Li D, Wang B, Long H, Wen F. Diagnostic accuracy of calretinin for malignant mesothelioma in serous effusions: a metaanalysis. Sci Rep. 2015; 5: 9507. https://doi. org/10.1038/srep09507.

[148] Hollevoet K, Reitsma JB, Creaney J, Grigoriu BD, Robinson BW, Scherpereel A, Cristaudo A, Pass HI, Nackaerts K, Rodriguez Portal JA, Schneider J, Muley T, Di Serio F, Baas P, Tomasetti M, Rai AJ, van Meerbeeck JP. Serum mesothelin for diagnosing malignant pleural mesothelioma: an individual patient data meta–analysis. J Clin Oncol. 2012; 30: 1541–9. https://doi.org/10.1200/ JCO.2011.39.6671.

[149] Melaiu O, Stebbing J, Lombardo Y, Bracci E, Uehara N, Bonotti A, Cristaudo A, Foddis R, Mutti L, Barale R, Gemignani F, Giamas G, Landi S. MSLN gene silencing has an anti–malignant effect on cell lines overexpressing mesothelin deriving from malignant pleural mesothelioma. PLoS One. 2014; 9: e85935. https://doi. org/10.1371/journal.pone.0085935.

[150] Yamaguchi N, Hattori K, Oh–eda M, Kojima T, Imai N, Ochi N. A novel cytokine exhibiting megakaryocyte potentiating activity from a human pancreatic tumor cell line HPC–Y5. J Biol Chem. 1994; 269: 805–8.

[151] Scholler N, Fu N, Yang Y, Ye Z, Goodman GE, Hellstrom KE, Hellstrom I. Soluble member(s)of the mesothelin/ megakaryo–cyte potentiating factor family are detectable in sera from patients with ovarian carcinoma. Proc Natl Acad Sci U S A. 1999; 96: 11531–6.

[152] Cui A, Jin XG, Zhai K, Tong ZH, Shi HZ. Diagnostic values of soluble mesothelin–related peptides for malignant pleural mesothelioma: updated meta–analysis. BMJ Open. 2014; 4: e004145. https://doi.org/10.1136/ bmjopen–2013–004145.

[153] Sapede C, Gauvrit A, Barbieux I, Padieu M, Cellerin L, Sagan C, Scherpereel A, Dabouis G, Gregoire M. Aberrant splicing and protease involvement in mesothelin release from epithelioid mesothelioma cells. Cancer Sci. 2008; 99: 590–4. https://doi. org/10.1111/j.1349–7006.2007.00715. x.

[154] Beyer HL, Geschwindt RD, Glover CL, Tran L, Hellstrom I, Hellstrom KE, Miller MC, Verch T, Allard WJ, Pass HI, Sardesai NY. MESOMARK: a potential test for malignant pleural mesothelioma. Clin Chem. 2007; 53: 666–72. https://doi.org/10.1373/ clinchem.2006.079327.

[155] Creaney J, Robinson BWS. Malignant mesothelioma biomarkers: from discovery to use in clinical practice for diagnosis, monitoring, screening, and treatment. Chest. 2017; 152: 143–9. https://doi. org/10.1016/ j.chest.2016.12.004.

[156] Creaney J, Yeoman D, Musk AW, de Klerk N, Skates SJ, Robinson BW. Plasma versus serum levels of osteopontin and mesothelin in patients with malignant mesothelioma– which is best? Lung Cancer. 2011; 74: 55–60.

[157] Clayton A, Mitchell JP, Court J, Mason MD, Tabi Z. Human tumor–derived exosomes selectively impair lymphocyte responses to interleukin–2. Cancer Res. 2007; 67: 7458–66. https://doi.org/10.1158/0008–5472. CAN–06–3456.

[158] Greening DW, Ji H, Chen M, Robinson BW, Dick IM, Creaney J, Simpson RJ. Secreted primary human malignant mesothelioma exosome signature reflects oncogenic cargo. Sci Rep. 2016; 6: 32643. https://doi. org/10.1038/srep32643.

[159] Arnold DT, De Fonseka D, Hamilton FW, Rahman NM, Maskell NA. Prognostication and monitoring of mesothelioma using biomarkers: a systematic review. Br J Cancer. 2017; 116: 731–41. https://doi.org/10.1038/ bjc.2017.22.

[160] Weber DG, Casjens S, Johnen G, Bryk O, Raiko I, Pesch B, Kollmeier J, Bauer TT, Bruning T. Combination of

MiR–103a–3p and mesothelin improves the biomarker performance of malignant mesothelioma diagnosis. PLoS One. 2014; 9: e114483. https: //doi. org/10.1371/journal. pone.0114483.

[161] Burt BM, Lee HS, Lenge De Rosen V, Hamaji M, Groth SS, Wheeler TM, Sugarbaker DJ. Soluble mesothelin–related peptides to monitor recurrence after resection of pleural mesothelioma. Ann Thorac Surg. 2017; 104(5): 1679–87. https: //doi.org/10.1016/j. athoracsur.2017.06.042.

[162] Tian L, Zeng R, Wang X, Shen C, LaiY, Wang M, Che G. Prognostic significance of soluble mesothelin in malignant pleural mesothelioma: a meta–analysis. Oncotarget. 2017; 8: 46425–35. https: //doi. org/10.18632/oncotarget.17436

[163] Weber DG, Johnen G, Taeger D, Weber A, Gross IM, Pesch B, Kraus T, Bruning T, Gube M. Assessment of confounding factors affecting the tumor markers SMRP, CA125, and CYFRA21–1in serum. Biomark Insights. 2010; 5: 1–8.

[164] De Santi C, Pucci P, Bonotti A, Melaiu O, Cipollini M, Silvestri R, Vymetalkova V, Barone E, Paolicchi E, Corrado A, Lepori I, Dell'Anno I, Pelle L, Vodicka P, Mutti L, Foddis R, Cristaudo A, Gemignani F, Landi S. Mesothelin promoter variants are associated with increased soluble mesothelin–related peptide levels in asbestos–exposed individuals. Occup Environ Med. 2017; 74: 456–63. https://doi.org/10.1136/oemed–2016–104024.

[165] Boudville N, Paul R, Robinson BW, Creaney J. Mesothelin and kidney function–analysis of relationship and implications for mesothelioma screening. Lung Cancer. 2011; 73: 320–4.

[166] Hollevoet K, Van Cleemput J, Thimpont J, De Vuyst P, Bosquee L, Nackaerts K, Germonpre P, Vansteelandt S, Kishi Y, Delanghe JR, van Meerbeeck JP. Serial measurements of mesothelioma serum biomarkers in asbestos–exposed individuals: a prospective longitudinal cohort study. J Thorac Oncol. 2011; 6: 889–95.

[167] Creaney J, Olsen NJ, Brims F, Dick IM, Musk AW, de Klerk NH, Skates SJ, Robinson BW. Serum mesothelin for early detection of asbestos–induced cancer malignant mesothelioma. Cancer Epidemiol Biomark Prev. 2011; 19: 2238–46.

[168] Park EK, Sandrini A, Yates DH, Creaney J, Robinson BW, Thomas PS, Johnson AR. Soluble mesothelin–related protein in an asbestos–exposed population: the dust diseases board cohort study. Am J Respir Crit Care Med. 2008; 178: 832–7.

[169] Pass HI, Lott D, Lonardo F, Harbut M, Liu Z, Tang N, Carbone M, Webb C, Wali A. Asbestos exposure, pleural mesothelioma, and serum osteopontin levels. N Engl J Med. 2005; 353: 1564–73.

[170] Hu ZD, Liu XF, Liu XC, Ding CM, Hu CJ. Diagnostic accuracy of osteopontin for malignant pleural mesothelioma: a systematic review and meta–analysis. Clin Chim Acta. 2014; 433: 44–8. https://doi.org/10.1016/ j.cca.2014.02.024.

[171] Cristaudo A, Foddis R, Bonotti A, Simonini S, Vivaldi A, Guglielmi G, Ambrosino N, Canessa PA, Chella A, Lucchi M, Mussi A, Mutti L. Comparison between plasma and serum osteopontin levels: usefulness in diagnosis of epithelial malignant pleural mesothelioma. Int J Biol Markers. 2010; 25: 164–70.

[172] Pass HI, Goparaju C, Espin–Garcia O, Donington J, Carbone M, Patel D, Chen Z, Feld R, Cho J, Gadgeel S, Wozniak A, Chachoua A, Leighl N, Tsao MS, de Perrot M, Xu W, Liu G. Plasma biomarker enrichment of clinical prognostic indices in malignant pleural mesothelioma. J Thorac Oncol. 2016; 11: 900–9. https:// doi.org/10.1016/ j.jtho.2016.02.006.

[173] Park EK, Thomas PS, Johnson AR, Yates DH. Osteopontin levels in an asbestos–exposed population. Clin Cancer Res. 2009; 15: 1362–6.

[174] Constantinescu D, Vornicu M, Grigoriu C, Cozmei C, Grigoriu BD. Assaying for circulating osteopontin in practice: a technical note. Eur Respir J. 2010; 35: 1187–8.

[175] Mastrangelo G, Marangi G, Ballarin MN, Michilin S, Fabricio AS, Valentini F, Lange JH, Fedeli U, Cegolon L, Gion M. Osteopontin, asbestos exposure and pleural plaques: a cross–sectional study. BMC Public Health. 2011; 11: 220.

[176] Shiomi K, Shiomi S, Ishinaga Y, Sakuraba M, Hagiwara Y, Miyashita K, Maeda M, Suzuki K, Takahashi K, Hino O. Impact of renal failure on the tumor markers of mesothelioma, N–ERC/ mesothelin and osteopontin. Anticancer Res. 2011; 31: 1427–30.

[177] Napolitano A, Antoine DJ, Pellegrini L, Baumann F, Pagano I, Pastorino S, Goparaju CM, Prokrym K, Canino C, Pass HI, Carbone M, Yang H. HMGB1and its hyperacetylated isoform are sensitive and specific serum biomarkers to detect asbestos exposure and to identify mesothelioma patients. Clin Cancer Res. 2016; 22: 3087–96. https://doi.org/10.1158/1078–0432. CCR–15–1130.

[178] Yang H, Rivera Z, Jube S, Nasu M, Bertino P, Goparaju C, Franzoso G, Lotze MT, Krausz T, Pass HI, Bianchi ME, Carbone M. Programmed necrosis induced by asbestos in human mesothelial cells causes high–mobility group box 1 protein release and resultant inflammation. Proc

Natl Acad Sci U S A. 2010; 107: 12611–6. https: //doi. org/10.1073/pnas.1006542107.

[179] Jube S, Rivera ZS, Bianchi ME, Powers A, Wang E, Pagano I, Pass HI, Gaudino G, Carbone M, Yang H. Cancer cell secretion of the DAMP protein HMGB1supports progression in malignant mesothelioma. Cancer Res. 2012; 72: 3290–301. https: //doi. org/10.1158/0008–5472.CAN–11–3481.

[180] Ying S, Jiang Z, He X, Yu M, Chen R, Chen J, Ru G, Chen Y, Chen W, Zhu L, Li T, Zhang Y, Guo X, Yin X, Zhang X, Lou J. Serum HMGB1as a potential biomarker for patients with asbestos–related diseases. Dis Markers. 2017; 2017: 5756102. https: //doi. org/10.1155/2017/5756102.

[181] Tabata C, Shibata E, Tabata R, Kanemura S, Mikami K, Nogi Y, Masachika E, Nishizaki T, Nakano T. Serum HMGB1as a prognostic marker for malignant pleural mesothelioma. BMC Cancer. 2013; 13: 205. https: //doi. org/10.1186/1471–2407–13–205.

[182] Pass HI, Levin SM, Harbut MR, Melamed J, Chiriboga L, Donington J, Huflejt M, Carbone M, Chia D, Goodglick L, Goodman GE, Thornquist MD, Liu G, de Perrot M, Tsao MS, Goparaju C. Fibulin–3 as a blood and effusion biomarker for pleural mesothelioma. N Engl J Med. 2012; 367: 1417–27. https: //doi. org/10.1056/NEJMoa1115050.

[183] Battolla E, Canessa PA, Ferro P, Franceschini MC, Fontana V, Dessanti P, Pinelli V, Morabito A, Fedeli F, Pistillo MP, Roncella S. Comparison of the diagnostic performance of fibulin–3 and mesothelin in patients with pleural effusions from malignant mesothelioma. Anticancer Res. 2017; 37: 1387–91. https: //doi. org/10.21873/anticanres.11460.

[184] Creaney J, Dick IM, Meniawy TM, Leong SL, Leon JS, Demelker Y, Segal A, Musk AW, Lee YC, Skates SJ, Nowak AK, Robinson BW. Comparison of fibulin–3 and mesothelin as markers in malignant mesothelioma. Thorax. 2014; 69: 895–902. https: //doi. org/10.1136/thoraxjnl–2014–205205.

[185] Kirschner MB, Pulford E, Hoda MA, Rozsas A, Griggs K, Cheng YY, Edelman JJ, Kao SC, Hyland R, Dong Y, Laszlo V, Klikovits T, Vallely MP, Grusch M, Hegedus B, Dome B, Klepetko W, van Zandwijk N, Klebe S, Reid G. Fibulin–3 levels in malignant pleural mesothelioma are associated with prognosis but not diagnosis. Br J Cancer. 2015; 113: 963–9. https://doi.org/10.1038/ bjc.2015.286.

[186] Ren R, Yin P, Zhang Y, Zhou J, Zhou Y, Xu R, Lin H, Huang C. Diagnostic value of fibulin–3 for malignant pleural mesothelioma: a systematic review and meta–analysis. Oncotarget. 2016; 7: 84851–9. https: //doi. org/10.18632/oncotarget.12707.

[187] Kovac V, Dodic–Fikfak M, Arneric N, Dolzan V,

Franko A. Fibulin–3 as a biomarker of response to treatment in malignant mesothelioma. Radiol Oncol. 2015; 49: 279–85. https: //doi. org/10.1515/raon–2015–0019.

[188] Hedman M, Arnberg H, Wernlund J, Riska H, Brodin O. Tissue polypeptide antigen(TPA), hyaluronan and CA 125 as serum markers in malignant mesothelioma. Anticancer Res. 2003; 23: 531–6.

[189] Schouwink H, Korse CM, Bonfrer JM, Hart AA, Baas P. Prognostic value of the serum tumour markers Cyfra 21–1 and tissue polypeptide antigen in malignant mesothelioma. Lung Cancer. 1999; 25: 25–32.

[190] Otoshi T, Kataoka Y, Ikegaki S, Saito E, Matsumoto H, Kaku S, Shimada M, Hirabayashi M. Pleural effusion biomarkers and computed tomography findings in diagnosing malignant pleural mesothelioma: a retrospective study in a single center. PLoS One. 2017; 12: e0185850. https: //doi.org/10.1371/journal. pone.0185850.

[191] Suzuki H, Hirashima T, Kobayashi M, Sasada S, Okamoto N, Uehara N, Tamiya M, Matsuura Y, Morishita N, Kawase I. Cytokeratin 19 fragment/carcinoembryonic antigen ratio in pleural effusion is a useful marker for detecting malignant pleural mesothelioma. Anticancer Res. 2010; 30: 4343–6.

[192] Wang XF, Wu YH, Wang MS, Wang YS. CEA, AFP, CA125, CA153and CA199 in malignant pleural effusions predict the cause. Asian Pac J Cancer Prev. 2014; 15: 363–8.

[193] Cortes–Dericks L, Schmid RA. CD44and its ligand hyaluronan as potential biomarkers in malignant pleural mesothelioma: evidence and perspectives. Respir Res. 2017; 18: 58. https://doi.org/10.1186/ s12931–017–0546–5.

[194] Creaney J, Dick IM, Segal A, Musk AW, Robinson BW. Pleural effusion hyaluronic acid as a prognostic marker in pleural malignant mesothelioma. Lung Cancer. 2013; 82: 491–8. https: //doi. org/10.1016/j.lungcan.2013.09.016.

[195] Grigoriu B, Chahine B, Zerimech F, Gregoire M, Balduyck M, Copin MC, Devos P, Lassalle P, Scherpereel A. Serum mesothelin has a higher diagnostic utility than hyaluronic acid in malignant mesothelioma. Clin Biochem. 2009; 42: 1046–50.

[196] Mundt F, Nilsonne G, Arslan S, Csuros K, Hillerdal G, Yildirim H, Metintas M, Dobra K, Hjerpe A. Hyaluronan and N–ERC/ mesothelin as key biomarkers in a specific two–step model to predict pleural malignant mesothelioma. PLoS One. 2013; 8: e72030. https: //doi. org/10.1371/journal.pone.0072030.

[197] Johnen G, Gawrych K, Raiko I, Casjens S, Pesch B,

Weber DG, Taeger D, Lehnert M, Kollmeier J, Bauer T, Musk AW, Robinson BWS, Bruning T, Creaney J. Calretinin as a blood–based biomarker for mesothelioma. BMC Cancer. 2017; 17: 386. https: //doi. org/10.1186/ s12885–017–3375–5.

[198] Casjens S, Weber DG, Johnen G, Raiko I, Taeger D, Meinig C, Moebus S, Jockel KH, Bruning T, Pesch B. Assessment ofpotential predictors of calretinin and mesothelin to improve the diagnostic performance to detect malignant mesothelioma: results from a population–based cohort study. BMJ Open. 2017; 7: e017104. https: // doi.org/10.1136/bmjopen–2017–017104.

[199] Fiorelli A, Vicidomini G, Di Domenico M, Napolitano F, Messina G, Morgillo F, Ciardiello F, Santini M. Vascular endothelial growth factor in pleural fluid for differential diagnosis of benign and malignant origin and its clinical applications. Interact Cardiovasc Thorac Surg. 2011; 12: 420–4.

[200] Amati M, Tomasetti M, Mariotti L, Tarquini LM, Valentino M, Santarelli L. Assessment of biomarkers in asbestos–exposed workers as indicators of cancer risk. Mutat Res. 2008; 655: 52–8.

[201] Hirayama N, Tabata C, Tabata R, Maeda R, Yasumitsu A, Yamada S, Kuribayashi K, Fukuoka K, Nakano T. Pleural effusion VEGF levels as a prognostic factor of malignant pleural mesothelioma. Respir Med. 2011; 105: 137–42.

[202] Pattarozzi A, Carra E, Favoni RE, Wurth R, Marubbi D, Filiberti RA, Mutti L, Florio T, Barbieri F, Daga A. The inhibition of FGF receptor 1activity mediates sorafenib antiproliferative effects in human malignant pleural mesothelioma tumor–initiating cells. Stem Cell Res Ther. 2017; 8: 119. https: //doi.org/10.1186/ s13287–017–0573–7.

[203] Schelch K, Hoda MA, Klikovits T, Munzker J, Ghanim B, Wagner C, Garay T, Laszlo V, Setinek U, Dome B, Filipits M, Pirker C, Heffeter P, Selzer E, Tovari J, Torok S, Kenessey I, Holzmann K, Grasl–Kraupp B, Marian B, Klepetko W, Berger W, Hegedus B, Grusch M. Fibroblast growth factor receptor inhibition is active against mesothelioma and synergizes with radio–and chemotherapy. Am J Respir Crit Care Med. 2014; 190: 763–72. https://doi.org/10.1164/rccm.201404–0658OC.

[204] Tamminen JA, Parviainen V, Rönty M, Wohl AP, Murray L, Joenvaara S, Varjosalo M, Leppäranta O, Ritvos O, Sengle G, Renkonen R, Myllärniemi M, Koli K. Gremlin-1associates with fibrillin microfibrils in vivo and regulates mesothelioma cell survival through transcription factor slug. Oncogene. 2013; 2: e66. https://doi.org/10.1038/ oncsis.2013.29.

[205] Yin M, Tissari M, Tamminen J, Ylivinkka I, Ronty M, von Nandelstadh P, Lehti K, Hyytiainen M, Myllarniemi M, Koli K. Gremlin–1 is a key regulator of the invasive cell phenotype in mesothelioma. Oncotarget. 2017; 8: 98280–97. https: //doi. org/10.18632/oncotarget.21550.

[206] Ascoli V, Scalzo CC, Facciolo F, Nardi F. Platelet–derived growth factor receptor immunoreactivity in mesothelioma and nonneoplastic mesothelial cells in serous effusions. Acta Cytol. 1995; 39: 613–22.

[207] Attanoos RL, Griffin A, Gibbs AR. The use of immunohistochemistry in distinguishing reactive from neoplastic mesothelium. A novel use for desmin and comparative evaluation with epithelial membrane antigen, p53, platelet–derived growth factor–receptor, P–glycoprotein and Bcl–2. Histopathology. 2003; 43: 231–8.

[208] Filiberti R, Marroni P, Neri M, Ardizzoni A, Betta PG, Cafferata MA, Canessa PA, Puntoni R, Ivaldi GP, Paganuzzi M. Serum PDGF–AB in pleural mesothelioma. Tumour Biol. 2005; 26: 221–6.

[209] Destro A, Ceresoli GL, Falleni M, Zucali PA, Morenghi E, Bianchi P, Pellegrini C, Cordani N, Vaira V, Alloisio M, Rizzi A, Bosari S, Roncalli M. EGFR overexpression in malignant pleural mesothelioma. An immunohistochemical and molecular study with clinico–pathological correlations. Lung Cancer. 2006; 51: 207–15. https://doi.org/10.1016/j. lungcan.2005.10.016.

[210] Trupiano J, Geisinger K, Willingham M, Manders P, Zbieranski N, Case D, Levine E. Diffuse malignant mesothelioma of the peritoneum and pleura, analysis of markers. Mod Pathol. 2004; 17: 476–81.

[211] Blanquart C, Gueugnon F, Nguyen JM, Roulois D, Cellerin L, Sagan C, Perigaud C, Scherpereel A, Gregoire M. CCL2, galectin–3, and SMRP combination improves the diagnosis of mesothelioma in pleural effusions. J Thorac Oncol. 2012; 7: 883–9. https: // doi.org/10.1097/ JTO.0b013e31824c9272.

[212] Thomas R, Cheah HM, Creaney J, Turlach BA, Lee YC. Longitudinal measurement of pleural fluid biochemistry and cytokines in malignant pleural effusions. Chest. 2016; 149: 1494–500. https://doi.org/10.1016/ j.chest.2016.01.001.

[213] Tanaka S, Choe N, Iwagaki A, Hemenway DR, Kagan E. Asbestos exposure induces MCP–1 secretion by pleural mesothelial cells. Exp Lung Res. 2000; 26: 241–55.

[214] Dragonieri S, van der Schee MP, Massaro T, Schiavulli N, Brinkman P, Pinca A, Carratu P, Spanevello A, Resta O, Musti M, Sterk PJ. An electronic nose distinguishes

exhaled breath of patients with malignant pleural mesothelioma from controls. Lung Cancer. 2012; 75: 326–31. https: //doi.org/10.1016/j. lungcan.2011.08.009.

[215] de Gennaro G, Dragonieri S, Longobardi F, Musti M, Stallone G, Trizio L, Tutino M. Chemical characterization of exhaled breath to differentiate between patients with malignant plueral mesothelioma from subjects with similar professional asbestos exposure. Anal Bioanal Chem. 2010; 398: 3043–50.

[216] Cakir Y, Métrailler L, Baumbach JI, Kraus T. Signals in asbestos related diseases in human breath—preliminary results. Int J Ion Mobility Spectrom. 2014; 17: 87–94. https: //doi.org/10.1007/ s12127–014–0147–7.

[217] Chapman EA, Thomas PS, Yates DH. Breath analysis in asbestos–related disorders: a review of the literature and potential future applications. J Breath Res. 2010; 4: 034001.

[218] Lagniau S, Lamote K, van Meerbeeck JP, Vermaelen KY. Biomarkers for early diagnosis of malignant mesothelioma: do we need another moonshot? Oncotarget. 2017; 8: 53751–62. https: //doi.org/10.18632/ oncotarget.17910.

[219] Youssef O, Sarhadi VK, Armengol G, Piirilä P, Knuuttila A, Knuutila S. Exhaled breath condensate as a source of biomarkers for lung carcinomas. A focus on genetic and epigenetic markers–a mini–review. Genes Chromosomes Cancer. 2016; 55: 905–14. https: //doi.org/10.1002/ gcc.22399.

[220] Youssef O, Knuuttila A, Piirilä P, Böhling T, Sarhadi V, Knuutila S. Hotspot mutations detectable by next-generation sequencing in exhaled breath condensates from patients with lung can–cer. Anticancer Res. 2018; 38: 5627–34. https: //doi.org/10.21873/ anticanres.12897.

[221] Youssef O, Knuuttila A, Piirilä P, Böhling T, Sarhadi V, Knuutila S. Presence of cancer–associated mutations in exhaled breath condensates of healthy individuals by next generation sequencing. Oncotarget. 2017; 8: 18166–76. https: //doi.org/10.18632/ oncotarget.15233.

第 19 章
恶性间皮瘤：致癌机制

Agnes B. Kane,Didier Jean,Sakari Knuutila,and Marie-Claude Jaurand

概述

我们目前对间皮瘤发生机制的了解来源于在啮齿类动物和培养的哺乳动物细胞中进行的体内病理生理学和毒理学研究。分析工具的发展使对来自人类和实验动物的恶性间皮瘤（MM）组织肿瘤样本和细胞系进行生物学和分子研究成为可能。大多数实验研究都是基于细胞和 / 或动物，包括转基因小鼠，对石棉纤维的反应。这些研究提供了大量关于石棉纤维对间皮细胞和间皮的细胞和分子影响的数据，包括基因组和遗传变化以及调节和信号传导途径的改变。人类 MM 在基因组、遗传、表观遗传和生理水平上的特点已进行了研究，随着大规模分析

The updated version of this chapter has been made by Didier Jean and Marie-Claude Jaurand.

A. B. Kane
Department of Pathology and Laboratory Medicine,
Brown University, Providence, RI, USA

D. Jean · M.–C. Jaurand (⊠)
Centre de Recherche des Cordeliers, Sorbonne Université, Université de Paris, Paris, France
e-mail:marie–claude.jaurand@inserm.fr

S. Knuutila
Department of Pathology and Genetics, HUSLAB,
Helsinki University Central Hospital, Helsinki, Finland

的发展，可以对参与间皮细胞转化的分子网络进行整合。

由于本书专门研究职业癌症，本文报道的研究将集中于石棉，这是唯一已知与 MM 相关的职业环境中广泛使用的致病因素，并且早期报告在石棉矿区 [1]。尽管流行病学研究已经明确地将间皮瘤的发生与职业性和非职业性石棉暴露联系起来，但在大约 10% ～ 20% 的 MM 病例中找不到其暴露史 [2-5]。一些 MM 可能与其他纤维暴露或其他原因有关 [6]。事实上，其他类型的天然纤维与环境暴露后的 MM 有关，而其他工业或商业应用的纤维已被发现在动物中导致 MM 发生，包括人造矿物纤维和最近的碳纳米管。2014 年，国际癌症研究 IARC 回顾了其他纤维材料、氟硒石、碳化硅纤维和晶须以及碳纳米管（CNT）的分类。氟闪石是一种纤维角闪石，被归为致癌（1 类），石棉和离子石、碳化硅晶须为很可能致癌（2A 类），碳纳米管为可能致癌（2B 类）[7]。

CNT 因与石棉相似而引起特别关注，这在几篇综述中进行了讨论 [8-10]。最近研究了其他细长颗粒如 CNT 的影响，以石棉纤维等作为对照，为石棉的作用机制提供了更多信息。在纳米颗粒毒性效力的研究领域中，石棉的生物效应与其性质之间的关系导致了高长径比纳米颗粒（HARNs）的概念。在本章中，我们将提到 CNT，它是一种工程化 HARN，在动物实验中可诱导间皮瘤和癌症 [11]。本

章的目的是通过整合基于石棉纤维对间皮细胞的细胞和分子效应的数据，以及获得的 MM 生理和分子特征改变的数据，更新间皮癌变的潜在机制[12]。

石棉纤维的沉积和迁移

石棉纤维进入的最初途径是通过呼吸。纤维沉积在气管、支气管区、远端气道和肺泡腔[13]。主要的沉积机制是通过撞击、拦截、沉降和扩散，并取决于颗粒的物理特性[14, 15]。结果表明，石棉和其他细长矿物颗粒比具有相同质量或体积的球形颗粒具有更大的可吸入性[16]。虽然颗粒和纤维很容易通过黏液纤毛运输从气管、支气管气道清除，但从远端气道和肺泡的清除速度较慢，并由肺泡巨噬细胞吞噬介导。纤维长度会损害巨噬细胞介导的清除，特别是对于超过肺泡巨噬细胞直径的纤维（10 ~ 25μm）。清除能力受损可能导致纤维穿透肺泡上皮，随后转移到胸膜和远处[17]。进入间质的纤维可以通过细胞旁迁移或直接穿透脏层胸膜[18]。另一种转移到胸膜腔的途径是通过淋巴管或血流运输[19]。

壁层胸膜在胸壁和横膈的表面，脏层胸膜覆盖肺。人类的胸膜由一层约 1μm 厚的间皮细胞排列组成，它们位于基底膜、结缔组织和血管上[20]。从胸膜腔排出液体、蛋白质、颗粒和细胞的主要途径是胸膜壁上间皮细胞之间开口的淋巴孔。淋巴孔是胸膜腔和胸膜壁层淋巴管之间的连通孔，根据颗粒的形状和尺寸，颗粒不会在此处被清除和浓缩[21-23]。淋巴孔的直径（约 10 ~ 12μm）限制了胸膜腔中长纤维的清除[19]。在动物实验中，报道了石棉纤维在淋巴结和胸膜中的转移，这一过程也在 CNT 暴露的动物中发现[8, 24-27]。通过咽部吸入 1 年后，小鼠的肺区域淋巴管中仍存在石棉，并且在淋巴结中形成巨细胞[28]。

尸检结果描述了纤维通过淋巴管和血液的传播[29-31]。在肝脏、肠系膜、脾脏和腹部淋巴结中均发现了石棉纤维和石棉体[32, 33]。几项研究证实了人类胸膜中存在石棉纤维[30, 31, 34]。石棉暴露者的壁层胸膜中出现胸膜斑块，也表明石棉转移到胸膜。壁层胸膜也是早期 MM 的发病部位，尽管 MM 似乎不是由胸膜斑块引起的。然而，在间皮瘤和胸膜斑块之间观察到具有统计学意义的相关性，这与石棉在这些病理中的作用一致[35]。

弥漫性腹膜恶性间皮瘤也与接触石棉纤维有关[36, 37]。纤维可通过连接胸膜和腹膜间隙的膈肌淋巴管到达腹膜间皮，或随后发生全身血管和淋巴管播散。另一种进入途径可能是通过吞咽痰液和纤维穿透胃肠壁。石棉纤维的生物特性不仅可以解释 MM 和肺癌的发生，还包括其他类型的癌症，如喉癌、卵巢癌，可能还包括咽癌、食管癌、胃癌、结肠癌和直肠癌[38-42]。

间皮细胞的原位表达

间皮细胞由位于基底膜上的单层间皮细胞组成，并由包含成纤维细胞和巨噬细胞的结缔组织支撑。它为相对器官和组织的自由运动以及液体通过胸膜的运输提供了保护屏障[43]。在超微结构水平的形态学研究表明，间皮细胞可能在不同的解剖部位具有特殊的功能[44]。间皮细胞在胸膜损伤后炎症的消退和组织修复中发挥作用[45]。纤维化是慢性炎症的一种潜在结果。这些过程对于研究石棉纤维在胸膜中的作用机制特别重要。

到目前为止，间皮细胞再生的机制仍不清楚，研究背景主要基于是透析后的浆膜损伤。然而，一些有争议的假设已经被提出。一些综述总结了我们目前对这些潜在机制的认识[46, 47]。对腹膜浆膜的机械、化学或热损伤后的再生过程进行了实验研究。简单地说，已经提出了替代损伤的间皮细胞的六种机制：（1）相邻间皮细胞的向心迁移，（2）成熟或增殖的间皮细胞的脱落，这些间皮细胞在伤口表面重新形成，（3）既往存在的自由漂浮的浆膜细胞具有分化为新的间皮细胞的能力，（4）巨噬细胞转化为间皮细胞，（5）间皮下间充质前体迁移并在间皮表面分化，（6）骨髓来源的循环前体[47]。这些新的间皮细胞的起源尚未被证实，但根据 Mutsaers 等[47]的研究，间皮细胞的再生不依赖于浆膜下细胞，而更可能是由自由漂浮的间皮细胞植入、增殖和重组产生的[48]。最近，在人类肺部手术后的胸膜液中发现了漂浮的间皮细胞，支持了这一假设[49]。

石棉纤维对野生型动物的影响

在啮齿类动物身上进行的大量实验研究已经很好地证明了间皮瘤与接触石棉或其他纤维之间的关系。一些石棉纤维替代品、耐火陶瓷纤维（RCF）和玻璃纤维的样本，在被大鼠或仓鼠吸入后诱发了 MM。这些数据已经在几个 IARC 专著[14, 39, 50]中详细描述过。通过胸膜或腹膜腔内注射的其他暴露途径已经说明了这些矿物纤维的致癌效力。这两种类型的暴露都被用于评估调节胸膜致癌反应的纤维参数。这里可以强调的是，纤维诱导的 MM 在啮齿类动物中表现出与人类相似的形态学特征[51-54]。

一些研究调查了石棉纤维在肺部沉积后胸膜对石棉纤维的反应。证实存在一种炎症反应，其特征是炎症细胞的募集和胸膜液中生长因子的存在。这些生长因子能够在培养物中诱导间皮细胞增殖[55]。如暴露于玻璃纤维、RCF 或 CNT 的啮齿动物所证明的那样，纤维移位到胸膜可能会引发炎症反应[56-59]。在使用 CNT 和石棉作为对照纤维的机制研究中观察到胸膜对石棉的反应性。Shvedova 等[28]报道了小鼠咽吸青石棉后 1 年发生胸膜炎、间皮增生和/或异型性[28]。

染色体和 DNA 改变

已研究了腹腔注射石棉的大鼠间皮组织和 MM 的染色体和分子改变。观察到暴露于青石棉和温石棉的大鼠染色体的丢失和重排[60]。在接触青石棉 12 周和 24 周后，发现蓝色大鼠（一种检测突变效力的模型）网膜中 lacI 基因的突变率显著提高，在 Wistar 大鼠治疗后 10 ～ 20 周，DNA 中 8-Oxo-2′-脱氧鸟苷（8-OHdG）（DNA 氧化的主要产物）的水平显著提高[61, 62]。大鼠和仓鼠在暴露于气管内

滴注青石棉 1 天后，DNA 中的 8-OHdG 水平也显著提高[63]。

在动物体内对这种突变类型的研究还很少。在 Trp53（外显子 5 ～ 8）和 Kras（外显子 1、2）中未发现突变[60, 64, 65]。此外，小鼠咽吸青石棉 1 年后，未检测到 Kras 热点点突变[28]。在来自大蓝鼠的 MM 中，颠换 G ＞ T 占主导地位（29%），其次是缺失（26%），G ＞ A（20%），G ＞ C（12%），A ＞ T（6%），A ＞ G 和插入（3%），而对照组自发突变为 G ＞ T（19%），缺失（5%），G ＞ A（57%），G ＞ C（14%），A ＞ T 和 A ＞ G（0%），插入（5%）[61]。最近有研究报道了人类恶性胸膜间皮瘤（MPM）的突变特征[66]。作者发现突变率最高的是 C ＞ T，其中 C ＞ T 突变可由 5′-CpG 中甲基胞嘧啶碱基的自发脱氨基作用和 APOBEC 催化的胞嘧啶碱基脱氨基作用产生[67]。人类 MPM 的一个特征可能与活性氧（ROS）有关，但在石棉暴露和未暴露的患者之间，没有发现突变特征的显著差异[66]。

石棉暴露细胞中的 DNA 突变可能通过颗粒表面反应、石棉摄取或炎症产生 ROS 而发生。几项研究已经报道了氧化性 DNA 损伤[68-71]。Moller 等[72]报道了一项关于肺部暴露于颗粒物（考虑致癌物碳衍生颗粒物、石英和石棉）与动物肺组织中氧化损伤 DNA 水平之间关系的关键评估[72]。作者提到，研究结果表明，石棉可以以剂量依赖的方式产生遗传毒性，并且没有明确的阈值，氧化损伤的 DNA 作为动物组织中颗粒诱导的遗传毒性的标志，其测量结果没有显示炎症是产生 DNA 氧化的先决条件[72]。

炎症反应

炎症在癌症中起着重要作用。石棉相关的 MPM 发病机制与纤维增生性反应相关[73]。这一过程部分涉及 IL-1，正如一项比较野生型（WT）和 IL-1 α/β/KO 小鼠在胸膜腔内注射青石棉或致癌 CNT 纤维后的炎症的研究所报道的那样[74]。两种类型的小鼠都发生了间皮细胞增生、白细胞浸润、

肉芽肿和纤维化反应，但与 WT 小鼠相比，IL-1/KO 小鼠中纤维化特异性基因下调[74]。

通过转录组学和蛋白质组学分析证实了炎症的诱导。有研究报道了口咽吸入暴露小鼠肺急性（1天）和亚急性（7天）期对石棉、青石棉和透闪石的炎症反应[75]。基因表达显示炎症反应（细胞因子和趋化因子释放增加）和组织损伤（支气管肺泡液中 LDH 释放）[75]。暴露后 56 天，血管周围和实质出现炎症，肉芽肿纤维化表现为中度至重度[75]。对以吸入方式暴露于青石石、单壁 CNT 和超细碳黑的小鼠肺进行了蛋白质组学分析[76]。结果显示不同治疗方法的蛋白质变化的总体模式相似，功能类别与炎症 / 免疫反应、纤维化和组织重塑有关[76]。

全基因表达

在前面提到的转录组学研究中，除了炎症反应的基因外，与对照组相比，差异表达的基因还参与了其他几个调节细胞运动、死亡和存活、生长和细胞增殖的途径[75]。在另一项研究中，将石棉纤维和碳纳米管注入小鼠胸膜腔，转录组芯片分析显示炎症病变的共同分子特征，基于抗体的阵列分析显示致癌信号通路的激活，包括 Src 家族激酶、Akt、mTOR、ERK1/2 和 STAT3[77]。纤维诱导病变的进展以增殖增加和 DNA 氧化损伤为特征[77]。

有学者在三种不同的小鼠品系（BALB/c、CBA 和 C57BL/6）中，研究了从青石棉诱导的小鼠 MM 中获得的 15 个 MM 细胞系的基因突变和信号通路失调[78]。全外显子组分析报告了 14/15 个细胞系中 Cdkn2a 的纯合缺失，而 1 ～ 3 个细胞系中 Trp53、Setd2 或 Lats2 的缺失，以及 Myc 的频繁扩增[78]。显著突变的基因属于 Wnt、Mapk 和 Jak/Stat 通路，在 Hedgehog 和 Notch 途径的基因中也检测到突变[78]。必须注意依赖于小鼠种系的差异反应，因为 BALB/c MM 细胞的平均突变数高于其他种系的 MM 细胞，并且在 Mapk 信号通路中只有一个样本发生突变[78]。

实验室小鼠碳纳米管暴露可模拟石棉暴露，从初始炎症反应到产生慢性炎症，从失去相同的

肿瘤抑制途径到最终 MM 的散发性发展。这些数据支持了类似性质的纤维可能对 MM 构成重大的健康风险[79]。

免疫效应

石棉的发病机制与致癌的碳纳米管类似，可能与它们的免疫抑制作用有关，正如在不同的研究中所报道的[80-82]。

MM 在转基因小鼠 GEM 中的发生

为了研究特定基因在 MM 发生中的作用，我们利用未暴露或暴露于矿物纤维的转基因小鼠（GEM）开发了几种 MM 模型。最近的一篇综述分析了不同的研究[83]。

不接触石棉的 GEM

一些研究调查了在没有石棉暴露的情况下，携带杂合（Htz）或纯合（Hom）失活基因的条件突变小鼠中 MM 的发展[84-87]（综述见参考文献 [83]）。在携带相关基因的小鼠的胸膜或腹膜腔内注射 AdCre（表达 Cre 重组酶的腺病毒）进行基因失活。所有靶向基因均为单一肿瘤抑制因子 Nf2、Cdkn2a/Ink4a、Cdkn2a/Arf、Trp53、Rb、Tsc1、Pten 或 Bap1 或其组合。在双突变体 Nf2 和 Cdkn2a、Trp53 或 Rb 以及三突变体 Nf2、Trp53 和 Ink4a 的胸膜腔内观察到胸腔 MM 的高发生率（几乎 100%）[85]。在纯合双 Trp53/Tsc1 突变体的腹腔或膀胱内注射 AdCre 后，MM 的发生率较高，但在 Htz/Hom 突变体中没有显示 Trp53 导致的更高发生率[84]。Pten 也参与了胸膜 MM 的发生，因为 7% 的 Hom Pten 小鼠发生 MM，但当与 Hom Trp53 同时作用，56% 的小鼠发生了胸膜 MM[87]。值得注意的是，Tsc1 和 Pten 的基因改变频率非常低。Kadariya 等[86]研究了 Bap1 的作用，Bap1 是一种 MM 易感基因，在人类 MM 中经常发生突变[88, 89]。有趣的是，作者构建的 Bap1 点突变小鼠与在两个患有 Bap1 癌症综合征的人类家族中发现的种系突变相同，并在几个家族成员中出现间皮

瘤[86]。他们还研究了 Htz 小鼠（敲除第 6 和第 7 外显子）。结果显示，Htz 小鼠发生了多种类型的癌症，但很少或没有 MM[86]。发病率最高的肿瘤为卵巢性索间质瘤，在 63% 的 Bap1 突变小鼠中发现[86]。

接触石棉的 GEM

几项研究调查了携带 Htz 突变的小鼠中 MM 的发展，Htz 突变基因与人类 MM、NF2、CDKN2A/INK4A、CDKN2A/ARF、BAP1 和 TP53 中最常失活的基因同源[83]。在 Htz 小鼠上进行了肿瘤抑制因子 Trp53、Nf2、Cdkn2a/Ink4a、Cdkn2a/Arf 或 Bap1 的研究。与石棉暴露的野生型（WT）小鼠相比，石棉暴露的 Htz 小鼠（青石棉）的 MM 水平更高。在未经治疗的小鼠中未观察到 MM[54, 86, 90-93]。

有趣的是，从 Trp53+/- 小鼠腹水中获得的 MM 细胞表现为 Trp53-LOH 和多倍体[94]。在 Nf2+/- 小鼠中发现了 Nf2 基因的杂合性缺失（LOH），这提示了 WT 等位基因缺失的常见机制[54, 91]。此外，在 NF2+/- 小鼠中，另外两种抑癌基因（TSG），Cdkn2a/Ink4a 和 Cdkn2a/Ink4b，以高比率缺失，而 Trp53 的突变率要低得多，类似于人类 MM[91, 92]。在暴露于石棉的 MM Htz Bap1 小鼠中也观察到 WT 等位基因的缺失[86]。

我们研究了经石棉处理的携带 SV40 大 T 抗原（SV40Tag）的 MexTAg 转基因小鼠间皮瘤细胞中的基因改变和表达，并与 WT 小鼠进行了比较[95]。对 Cdkn2 位点的分析显示，其在 WT 动物中缺失，但在 MexTAg 小鼠中没有缺失[95]。由于 SV40Tag 蛋白以 p53 蛋白为靶点，这与涉及 Cdkn2a/b 和 Trp53 的间皮细胞转化的不同途径一致。差异表达的基因参与了细胞周期调控和 DNA 复制[95]。

小鼠 MM 与人类疾病非常相似，纤维注射后出现 MM 的潜伏期较长，组织学亚型（上皮样，肉瘤样和双相）类似于人类 MM。通过 GEM 获得的结果显示，在大多数情况下，MM 的进展可以遵循涉及不同 TSG 的几种途径，其中 Cdkn2a 和 Trp53 是独立的关键因素。这与人类 MM 的临床特征和分子改变相一致。

总的来说，在接触或不接触石棉的不同 GEM 实验中获得的结果表明，与人类基因同源的小鼠基因 NF2、CDKN2A 和 TP53 在间皮细胞的肿瘤转化中很重要，这与人类 MM 的研究结果一致。Rb 和 Pten 的潜力依赖于其他关键 MM 基因的失活。Bap1 作为癌症易感基因，与 MM 的发展没有特异性的联系。用石棉暴露小鼠获得的数据与这一观察结果一致。

石棉纤维对培养过程中间皮细胞的影响

虽然早期的研究用不同物种的组织和细胞进行了研究，但人类和啮齿动物的正常间皮细胞被最广泛地用于研究间皮细胞对石棉纤维的反应[96]。

遗传毒性

在正常大鼠胸膜间皮细胞的培养中，石棉可诱导染色体改变和有丝分裂异常[97-102]。DNA 断裂、碱基氧化和 DNA 修复的刺激也得到了证实[68, 103-108]。此外，在暴露于青石棉的兔胸膜间皮细胞中检测到 DNA 断裂和细胞周期阻滞[68]。有趣的是，DNA 断裂与间皮细胞吞噬纤维有关，因为吞噬作用的减少降低了 DNA 断裂的水平[68]。在无血清或低血清浓度的情况下孵育，可观察到细胞增殖[109, 110]。然而，在增殖的间皮细胞中，石棉引起了 p53 和 p21 依赖的细胞周期阻滞，这与 DNA 损伤诱导的反应一致[102]。p53 在暴露于石棉的血清剥夺的 G0 期同步间皮细胞中被诱导，但未能阻断细胞周期进程[111]。不同研究之间的比较表明，当剂量为 $0.5 \sim 1\mu g/cm^2$ 时会产生显著影响[71]。

综上所述，对石棉纤维遗传毒性的研究表明，石棉纤维对间皮细胞具有遗传毒性。DNA 修复过程在石棉处理的间皮细胞中受到损伤。DNA 损伤的后果将取决于修复的效率和保真度。当基因组损伤广泛时，诱导细胞凋亡。或存活或死亡可能是恶性转化的核心，而阻滞或凋亡机制的缺陷可能是恶性发展的关键[112]。一些关于间皮细胞培养的研究已经强调了细胞凋亡的发生[68, 102, 113]。然而，一些细胞可以通过在子细胞中遗传的基因改变而存活。在这种情况下，值得注意的是，间皮细胞同时表现出细胞周期阻滞和有丝分裂异常，这表明一些细胞可以通过未修复的 DNA 和染色体损伤的细胞周期检查点。最近的研究表明，BAP1 可能发挥了减少细胞凋亡的作用[114]。

炎症反应

间皮细胞相互作用和内化石棉纤维的能力是一个重要的特征，它与石棉的有害影响有关，特别是这些细胞产生的炎症因子，以及与有丝分裂的动态相互作用有关。在暴露于石棉的间皮细胞中，可以观察到触发炎症的 Nalp3 炎症小体的激活[73, 115]。

表观遗传学改变

近年来，报道了一些关于石棉暴露培养细胞的表观遗传变化的数据。有研究报道了暴露于石棉（温石棉和青石棉）的 Met5A 细胞系的 DNA 甲基化谱和基因表达[116]。两种石棉处理后，只有 26 个 CpG 位点发生差异甲基化，其中 15 个甲基化变化相同[116]。结果显示甲基化与基因表达之间没有相关性，除了 DKK1，一种 Wnt 信号通路的抑制剂，其表达在温石棉处理后上调。对于温石棉，参与细胞对刺激的反应、细胞黏附和细胞基质的基因发生不同的甲基化[116]。对于青石棉，DNA 损伤反应中的几个基因被下调，而上调的基因参与了代谢过程[116]。

对信号通路的影响

两项研究通过转录组学分析研究了人间皮细胞对青石棉的反应[117, 118]。通过转录组学分析，研究了人正常胸膜间皮细胞和暴露于青石棉的 h-TERT 永生化人间皮细胞系 LP9 中的基因表达[118]。结果显示多个基因（ATF3、PTGS2、FOSB、IL8、NR4A2、TFPI2）表达上调。其中，转录因子 ATF3 调节 LP9/TERT-1 细胞中石棉诱导的炎症细胞因子 IL-1b、IL-13、G-CSF 和生长因子 PGDF-BB 的水平[118]。特异性 siRNA 沉默基因降低了细胞因子和 PGDF-BB 的表达水平[118]。

有文献利用蛋白通路阵列研究了 Met-5A 细胞对青石棉的反应，该阵列评估了与增殖、凋亡、细胞周期调控、DNA 修复、信号转导和转录活性功能相关的蛋白和磷酸化蛋白[119]。3 种通路 ILK 信号、PPARa/RXRa 和 G1/S 期调控仅受青石棉的影响[119]。通过通路分析软件（Ingenuity Pathway Analysis, IPA）研究了不同途径之间的相互作用，与未处理的细胞相比，在石棉处理的 Met-5A 细胞中发现了几种调控网络的蛋白，即 P53、CCND1、RB1 和 CTNNB1[119]。这些结果证实了石棉对细胞周期进程的影响。关于 P53 的作用，必须注意的是，Met-5A 是 SV40 转化的细胞，显示了核 P53 的基础积累[120]。

在暴露于亚细胞毒性浓度的 CNT 和青石棉的 Met-5A 间皮细胞的转录组微阵列分析中，结果显示包括 MMP2 在内的参与侵袭的基因的上调[121]。基因信号网络分析发现，参与石棉或 CNT 诱导的侵袭网络的其他基因是 MMP2 的潜在调节因子[121]。

纤维特性与生物效应和致癌效力的关系

本节总结了导致弥漫性恶性间皮瘤发展的生物学机制，重点关注了石棉纤维和其他已知的诱发人类 MM 的致癌性天然矿物纤维的理化特性。最近利用碳纳米管进行了一些机理研究，为解释细长颗粒的作用机制提供了新的视角。读者可以参考全面的综述，了解纤维特性与生物效应和致癌能力的关系[8, 10, 11, 19, 122]。几种纤维特性在石棉毒性机制中具有重要意义（另见第 12 章）。

石棉纤维和细长颗粒的理化性质

石棉纤维是纤维性硅酸盐，根据其晶体结构和化学成分分为两类：蛇纹石棉，也称为温石棉，角闪石石棉包括青石棉、镁石、透闪石、阳起石和千枚岩[123, 124]。氟闪岩是一种纤维状角闪石，不用于工业中，但自然存在于采石场的石料中[125]。褐铁矿纤维是矿物沸石的一种形式，其内表面积较高。在流行病学研究中，它们与弥漫性恶性间皮瘤的发展有关[126-128]。这些天然存在的纤维状矿物在化学成分、相关的矿物和微量污染物方面是可变的，这取决于它们的地理来源[129]。石棉纤维可能污染其他矿床，例如，来自蒙大拿州[130, 131]利比的滑石粉[126, 130]和蛭石，暴露于这些混合材料也与弥漫性恶性间皮瘤有关[128, 132]。与生物活性相关的矿物纤维的理化性质包括形状和尺寸、表面化学特性和反应性，以及生物持久性[8]。

形状和尺寸

形状和尺寸是影响石棉和细长纤维生物效应的纤维参数。纤维长度和直径决定了肺内的可吸入性和沉积部位，以及清除机制。短纤维比长纤维更容易被巨噬细胞吸收，并可以通过清除机制被消除。在实验研究中发现纤维的尺寸很重要，长而细的纤维比培养细胞上的短纤维更活跃，在动物中具有更大的致癌能力。

吞噬作用是巨噬细胞和其他细胞的一个重要功能，因为它决定了细胞内纤维的可用性和可能与细胞成分的相互作用[73, 115]。最近的一项研究根据CNT的几何形状研究了其吞噬作用，表明几何形状和体积影响吞噬效率[133]。

纤维长度与诱导非整倍体和染色体损伤有关，这是由于对有丝分裂器的直接物理干扰或与细胞周期调节蛋白的结合[134-136]。染色体损伤和有丝分裂损伤也是CNT在几种啮齿动物和人类细胞中观察到的特征[137-139]。

表面化学特性

表面化学特性决定了纤维和纤维附近的分子之间的相互作用。纤维可能与生物流体中的大分子（蛋白质、磷脂等）相互作用[128]。表面铁，特别是角闪石表面的铁，可能被释放，这可能催化活性氧（ROS）的形成，并可能与矿物纤维的生物效应有关，包括脂质过氧化、DNA氧化损伤和细胞内信号通路的激活[140-143]。

生物持久性

生物持久性被认为是肺中纤维致病性的主要决定因素[144]。它依赖于纤维清除和纤维被肺中的生物介质破坏、分裂或攻击的能力[144]。石棉纤维生物持久性的差异与致癌效力有关，因为具有生物持久性的纤维可以维持局部炎症反应[145]。角闪石石棉纤维比温石棉纤维毒性更强，因为它们在肺中的生物持久性较强[8]。然而，温石棉纤维在暴露于石棉几年后的尸体肺中仍可被检测到，它们的生物持久性和影响可能与纤维的表面修饰有关[146-148]。此外，这些纤维在肺内pH环境中应该是稳定的[149]。胸膜内纤维的生物持久性没有文献记录；特别是，目前还没有报道关于肺内的生物持久性与纤维从肺转移到胸膜之间的关系，也没有关于吸入纤维后的胸膜清除数据[150, 151]。

高长径比和生物持久性被认为是工程纳米材料的重要特性，这引起了人们对吸入后它们可能被转移到胸膜并保留在胸膜中的关注[19, 152]。一项长期研究表明，在大鼠气管内灌注CNT后，在灌注后1年以上，肺负荷并没有随着时间的推移而显著下降[153]。

石棉纤维导致MM的作用机制的假说汇总

弥漫性恶性间皮瘤的发展是一个复杂、多阶段的过程，受晶体矿物纤维的物理化学性质及其迁移到胸膜和腹膜的倾向控制。石棉纤维与致癌性相关的最重要的特性是纤维的形状和尺寸、表面化学特性和反应性，以及生物持久性[39]。

间皮细胞和纤维之间的相互作用可以引起遗传和染色体的变化。有大量证据表明，（1）石棉纤维可以直接干扰染色体和有丝分裂纺锤体，（2）它们诱导ROS的形成，导致DNA断裂、氧化和突变[154-157]。此外，（3）纤维与靶细胞的物理相互作用导致持续的炎症，从而调节炎症和免疫反应。ROS已被明确证明会导致遗传损伤，包括染色体断裂和突变，而且众所周知，它们可以启动信号转导途径，进而与炎症、增殖和凋亡相关[157, 158]。自由基清除剂减少了纤维诱导的微核形成等基因毒性，抗氧化酶可以保护细胞免受温石棉纤维诱导的遗传毒性[159, 160]。

胸膜炎症细胞与邻近间皮细胞之间长时间的相互作用导致趋化因子和细胞因子、炎症介质、ROS和活性氮以及生长因子的持续释放，从而引发反复的炎症发作，导致间皮细胞损伤、死亡和 / 或增殖[161]。这也可能与在人类 MM 中发现的基因甲基化模式的改变和表观遗传基因沉默有关[162-164]。间皮细胞的基因组不稳定性和获得性基因和染色体的改变可能导致细胞周期和生长调控的改变，抵抗凋亡，DNA 修复受损和染色体损伤，癌基因激活，肿瘤抑制基因失活[134, 135, 163, 165]。这种持续的炎症微环境结合氧化应激和细胞分裂损伤，对间皮细胞产生了强大的选择作用，这些细胞获得了遗传和表观遗传变化，促进其生存、增殖和肿瘤进展[164]。

在人类 MM 中的分子改变

致癌物会引起几种类型的体细胞基因突变，包括 DNA 和染色体的改变。一些突变是既往接触过特定致癌物的标志。肿瘤中的体细胞突变对于确定致癌物的作用机制和阐明它们对细胞内稳态的不良后果都具有重要意义。

染色体不平衡

MM 的染色体结构和数量异常是复杂的。详细的回顾可见第 18 章[166]。由此可以总结出，最常见的改变之一是染色体 3p21 区的丢失，包括频繁失活的基因 BAP1，和其他不太频繁改变的基因 SETD2[167]。9p21 也经常发生丢失，它包含 CDKN2A（INK4A/ARF）位点，同时编码 P16^{INK4A}和 P14^{ARF} 蛋白，CDKN2B 编码位点 P15 蛋白，22q12 包含了 NF2 基因座，NF2 编码 merlin 蛋白。

基因突变

在 MPM 中，已知的发生比例较高的常见突变的基因数量有限。

CDKN2A 和 CDKN2B TSG 的失活主要是由于大的缺失[168-170]。在一项非小细胞肺癌的研究中，CDKN2A 缺失被认为是石棉暴露的标志[171]。在

MM 中，CDKN2A 和 CDKN2B 的 DNA 甲基化频率分别为 13%（9 例患者）和 4%（3 例患者），并与肺中的石棉小体计数呈正相关[172, 173]。在文献中，这些基因的平均甲基化频率约为 10%[92, 172, 174-178]。基于 miRNA 靶基因预测的生物信息学分析，也提示间皮瘤表达 microRNA（miRNA），可以抑制 P16/CDKN2A 的表达[179]。有趣的是，最近的一项关于注入长石棉纤维（amosite）或长 CNT 的实验研究显示，在间皮瘤之前的早期病变中，Cdkn2a（Ink4a/Arf）的甲基化水平过高[77]。

P16^{INK4A}和 P15^{INK4B}都是参与细胞周期的细胞周期蛋白（cyclin）/ 细胞周期独立激酶（cdk）复合物激酶功能的抑制剂。P14^{ARF} 蛋白通过与 P53 抑制剂相互作用，正向调节 P53 水平，从而对细胞周期调节具有间接作用。因此，DNA 受损的细胞可以在缺乏 P14^{ARF} 的情况下增殖和存活。在石棉诱导的间皮瘤小鼠模型中，同源基因 Cdkn2a/Ink4a 和 Cdkn2b 也因缺失而失去活性[83, 91, 92, 180]。

与其他人类癌症相比，TP53 突变的发生率较低，主要是由于非错义或错义替换[66, 168, 170, 181, 182]。两项研究分别报告频率为 7.4% 和 16.3%[66, 170]。在对 202 个 MPM 的全外显子组分析中，上皮样 MM 亚型中未报道 TP53 突变[66]，但在其他研究中，在上皮样组织学类型的 MM 中发现了 TP53 突变[170, 183]。P53 蛋白在 DNA 损伤时被激活，是衰老、凋亡和自噬的调节因子。在 MM 的动物模型中（见上文），通过腹腔内注射，研究了暴露于矿物纤维的小鼠中 Trp53 的突变状态。在 C57Bl/6p53$^{+/-}$ 小鼠中（一种 Trp53 基因中有等位基因突变的种系），在石棉纤维诱导的 MM 中发现 WT 等位基因的丢失率很高[90]。

在大规模分析中，约 20% 的 MPM 中经常发现 NF2 TSG 的改变[66, 170]。先前在较小的系列中报告了较高的百分比[184-187]。NF2 具有多种功能，参与调节细胞增殖、凋亡和内吞作用，并在包括 Hippo 信号通路在内的几种信号通路上游发挥作用[188]。NF2 的突变包括点突变和缺失[189]。在 Nf2^{WT}和 Nf2$^{+/-}$ FVB 小鼠中，Trp53 突变是罕见的。在接触石棉和陶瓷纤维的小鼠中检测到 Nf2 突变[92180]。

Trp53 基因座的染色体区域很少发生改变[190]。这些结果表明，缺失更有可能是石棉作用机制的结果，而 p53 点突变可能与该模型中的"自发"基因改变有关。

NF2 的改变也与石棉纤维与间皮细胞的物理作用机制相一致。其编码蛋白 merlin 蛋白是一种参与信号通路的调节蛋白，它控制细胞形状、增殖（涉及透明质酸受体 CD44，这对 MM 细胞的增殖很重要）、存活和运动[188]。Merlin 蛋白是粘附连接和其他类型的细胞间接触的一个组成部分[191, 192]。由于石棉纤维的存在使细胞分裂机械地受损，*NF2* 的突变可能导致细胞增殖增强和有丝分裂控制受损。

体细胞 *BAP1* 突变在 MM 中很常见。在几项研究中报道了约 20% 的突变频率，尽管还有更高的频率报告，高达 60%[88]。Bueno 等[66] 报告的 MPM 的突变频率为 23%，与其他主要突变的基因 *NF2*、*TP53* 和 *SETD2* 相比，这是最高的突变率[66]。在包括 MPM 肿瘤和培养的 MPM 细胞的另一个系列中，与包括上皮样和肉瘤样 MPM 的亚组（C2 亚组）相比，上皮样 MPM 亚组（C1 亚组）中发现了更高百分比的 *BAP1* 突变[169]。在少数散发性间皮瘤病例中发现了生殖细胞系 *BAP1* 突变[193]。然而，在澳大利亚的一组患者队列中没有发现 *BAP1* 的生殖细胞系突变[194]。到目前为止，石棉诱导的 MM 中生殖细胞系 *BAP1* 突变的比例尚不清楚。

直到最近，*BAP1* 还是唯一被报道为可能导致 MPM 易感性增加的基因。最近的一篇论文报道了对胸膜、腹膜和和鞘膜 MM 患者生殖细胞系 DNA 上的 85 个癌症易感基因的基因测序分析[195]。12% 的 MM 患者携带 *BRCA2*、*CHEK2*、*CDKN2A* 和 *ATM* 等基因突变，特别是在那些腹膜 MM、石棉暴露最少的患者、年轻患者和第二次癌症诊断患者中[195]。

到目前为止，尚未有致癌基因常见突变的报道。然而，在 15% 的 MPM 中已经报道了 *TERT* 基因核心启动子的突变"热点"[196]。*TERT* 启动子突变在肉瘤样组织学亚型的 MPM 中更为常见[196]。

MM 细胞中的调节通路

与正常的间皮细胞相比，在 MPM 中存在特异性调节因子的突变和 / 或表达失调，说明存在几种信号通路的结构性激活。这些研究是在原发肿瘤样本及组织样本培养的恶性间皮细胞中进行的。通过基因测序和基因表达谱分析证明了 MM 中通路失调[197, 198]，多次报道了几种通路：hippo、MAPK、PI3K/AKT/mTOR hedgehog、Wnt 信号通路、细胞周期、P53/DNA 修复与凋亡和泛素 / 蛋白酶体系统改变归因于去泛素化酶 BAP1 的频繁改变。

Hippo 通路

Hippo 通路由于检测到编码 merlin 蛋白的 *NF2* 基因的高频率突变，而令人感兴趣。

如上所述，merlin 负调控细胞增殖和其他细胞功能[199, 200]。其活性受到细胞外信号与膜蛋白相互作用的影响，激活的 merlin 转导信号抑制 TEAP 共激活因子和其他转录因子的转录活性[168, 201]。YAP 和 LATS1/2 是 hippo 通路的调节激酶，可能介导细胞质分裂和有丝分裂的进展[199]。*NF2* 与 *LATS2* 共激活导致人 MM 细胞中细胞接触抑制的丧失[202]。通过 DNA 测序分析，发现 3/6 的 MM 细胞系和 1/25 的肿瘤中 *LATS2* 基因缺失[203]。最近的一项研究报道了 11%（7/61）MPM 细胞中存在 LATS2 突变[202]。merlin 以两种形式存在：活性的非磷酸化或非活性的磷酸化形式。后一种形式在 MPM 细胞中被发现，这可能解释了这些细胞中 hippo 通路失调的另一种机制[204]。

在基因组学数据的综合分析中，由于该途径的几个成员的基因改变，在所有组织学类型的 MPM 中，hippo 途径都被确定发生了改变[66]。

细胞周期

如上所述，位于 *CDKN2*（*CDKN2A* 和 *CDKN2B*）位点的 CDK 抑制基因的改变有助于不受控制的细胞增殖。在 MM 细胞中，细胞周期控制不仅会受到其他负调控因子缺失的影响，还会受到细胞周期独立激酶（CDKs）、细胞周期蛋白（CCNs）和有丝分裂检查点调控因子过表达的影响。这些改变已经通过使用微阵列的基因谱分析得到证实 [205-207]。过表达基因参与了细胞周期所有阶段的调控、细胞复制和细胞周期进程的控制 [205]。

研究还检测到几个参与控制有丝分裂和有丝分裂进程的基因。极光激酶（AURK）的过表达已在一些研究中被报道 [206, 208]。在最近的一项研究中，在预后不良的 MM 中，极光激酶 A（AURKA）mRNA 的表达水平较高 [170]。Stathmin 是一种通过抑制微管形成和 / 或促进其解聚而参与微管动力学调控的基因，在 MPM 中强烈过表达，导致其蛋白过表达，其机制可能是通过表观遗传调控 [209-211]。

这些结果可以解释上述复杂的，甚至混乱的染色体改变，这是细胞周期不同阶段对细胞周期进程的控制缺陷，包括有丝分裂的失调。

P53/DNA 修复与凋亡

TP53 和 *BAP1* 的突变在 MM 的发病机制中起着一定的作用。*TP53* 具有多种肿瘤抑制功能，包括对 DNA 损伤反应（DDR）、调节衰老和凋亡 [212]。此外，*BAP1* 编码一种多功能的泛素 C 端水解酶，该酶也参与了 DNA 修复和应激反应 [213, 214]。表观遗传机制被认为是 DDR 反应中基因沉默的机制 [215]。一项 NanoString 技术分析报道，参与不同 DDR 通路的 12 个靶基因的 mRNA 表达与 24 个上皮样 MPM 中 miRNAs 的表达水平显著相关 [216]。

而且，特异性的调控因子有助于 MM 抵抗凋亡，如促凋亡蛋白（Bax、Bak、Bad、Bad、Bid 或 Bim）的低表达或者抗凋亡蛋白高表达（Bcl-2、Bcl-xL 和 Mcl-1）可调节线粒体功能 [217-220]。控制 MM 增殖的方法主要集中在 MM 细胞对抗凋亡上 [221, 222]。基因组学数据的综合分析确定了 P53 信号通路的改变 [66]。

几项研究结果显示，P53 似乎在 MM 中是稳定的，这表明基础过表达和/或其他类型的失调的存在。P53 蛋白为组成型表达，不仅在培养的 MM 细胞中，而且存在于原发性肿瘤的免疫组织学切片中 [223-226]。

P53 激活可能导致 IGF1/AKT/mTOR 通路的上调和能量代谢的改变，这已被确定是 P53 的额外功能 [227]。MM 细胞的能量代谢特征为有氧糖酵解（Warburg 效应），P53 蛋白可能被诱导关闭该通路 [227, 228]。

MAPK 和 PI3K/AKT/mTOR 信号通路

MAPK 和 PI3K/AKT/mTOR 信号通路控制各种细胞过程、细胞增殖和分化、细胞迁移、存活、凋亡以及对应激和有丝分裂原的反应，其在实体癌中失调 [229]。在正常细胞中，这些途径是由激活酪氨酸激酶受体（RTKs）的磷酸化所触发的，随后引发蛋白激酶的级联反应。RTK 的下游网络可以通过 RTK 突变或通过自分泌或旁分泌机制导致持续信号传导激活。

MPM 细胞同时表达血管内皮生长因子（VEGF）和 VEGF 受体（fms 相关酪氨酸激酶 FLT1 和 FLT4，以及胎肝激酶 KDR/FLK1）[230-233]。与非肿瘤性患者相比，MPM 患者的 VEGF 表达显著增强 [234]。VEGF 在细胞增殖中有自分泌作用 [223, 235]。

MM 细胞的生长也可能与自分泌或旁分泌刺激生长因子，如 PDGF 有关 [236-242]。

免疫组化研究发现，表皮生长因子受体（EGFR）在 44%～97% 的 MM 中过表达，但其他类型的癌症未检测到突变 [243]。

人 MM 细胞表达胰岛素样生长因子（IGF）和胰岛素样生长因子受体（IGFR），激活的 IGFR 激活下游信号通路 [244, 245]。IGF-1 似乎在人间皮细胞中作为一种自分泌生长因子发挥作用 [246]。IGF 结合蛋白也调节 IGF 依赖的生长 [245, 247, 248]。

肝细胞生长因子受体（MET）是一种原癌基因，也是配体肝细胞生长因子 / 分散因子（HGF/SF）的受体。MET 和 HGF/SF 蛋白在一些 MPM 中均有表达，提示了自分泌环的存在 [249]。细胞体外实验显示，HGF/SF 增加了间皮细胞系的扩散、运动性和 / 或侵袭性，抑制 MET 可降低细胞增殖 [250-252]。在 20 个 MPM 细胞系和 23 个 MPM 标本中，研究了 MET 和其他 RTKs、EGFR 家族、PDGF-A 和 PDGFR-B 的激活状态，并研究了 MET 特异性抑制剂对细胞系的影响[253]。结果表明，抑制单个 RTK 不足以获得肿瘤抑制作用，需要抑制多个 RTK[253]。

MM 中 MAPK 信号通路被激活是通过磷酸化和激活 MAPK 级联下游蛋白、ERKs、Jun 氨基末端激酶 / 应激激活激酶（JNKs/SAPKs）和 p38MAPK，抑制细胞增殖和诱导细胞凋亡[254-256]。RTK 的激活可以通过多种生长因子，如 EGF 家族、PDGF、FGF 和 HGF/SF，细胞因子，如 TGF-ß、TNF、IL1 来实现。在从外科标本建立的 MM 细胞系中测定了 42 种不同 RTK 的酪氨酸磷酸化的相对水平。据报道，几种 RTK（EGFR、ERBB3、AXL 和 MET）协同激活[257]。在 MM 的 MAPK 信号通路成员中未发现常见的突变。

RTKs 的激活也诱导了其他下游信号的级联激活，包括 PI3K-AK 通路。PI3K/AKT/mTOR 在 MM 中被激活[258]。AKT 蛋白活性形式的磷酸化和 AKT 通路的激活已在 MM 细胞中被证实[198, 219, 259]。在 MM 细胞中，PTEN（一种 TSG 和 PI3K-AKT 途径的负调节因子）纯合缺失发生在极少数 MPM 细胞系中[260, 261]。

基因组学数据表明，mTOR 途径在 MPM 中失调[66]。PI3K 和 mTOR 信号通路的上调与预后不良相关[170]。

其他信号通路

其他信号转导通路 Wnt、Hedgehog 和 Notch 在 MM 细胞中被激活。这些通路在胚胎发育中很重要，也作为癌症干细胞（CSC）的调节因子，CSC 对化疗和放疗有耐药性[262, 263]。

Wnt 信号通路调节细胞增殖和细胞极性，其激活可抑制 β-catenin 失活，这是一种转录的共激活因子，发挥多效性作用并促进多种基因的表达[264]。然而，在 β-catenin 非依赖抑制的 Wnt 信号的 MPM 细胞中，可以观察到细胞的生长抑制和凋亡[265, 266]。在 MPM 中，Wnt 通路可能因调控基因的启动子高甲基化而发生改变[265, 267, 268]。MM 细胞系、原发性 MPM 肿瘤和正常胸膜组织的基因表达谱分析显示，

其中许多 Wnt 和 Wnt 相关基因上调，一些 Wnt 拮抗剂基因下调[269]。这些结果表明，Wnt 信号通路的下调参与了间皮癌的发生。Hedgehog 信号通路在正常的间皮细胞中是不活跃的，它在某些 MM 中可以被重新激活，并靶向减少与干细胞相关的细胞群[270-272]。在 MM 中已经发现了这些通路的基因突变[273]。据报道，Notch 信号通路在 MM 中失调，在人类 MM 细胞系中，Notch1 和 Notch2 的表达水平分别升高和降低[274]。这些蛋白质分别作为 PI3K/Akt/mTOR 信号通路的正向和负向调节剂。

表观遗传通路

最近，在 MPM 中已经报道了表观遗传通路、DNA 甲基化、组蛋白修饰、核小体重塑和 RNA 介导的靶向（非编码 RNA）的改变。这些通路很重要，因为它们与癌症相关[275]。与正常间皮相比，MM 中发现了 DNA 甲基转移酶的修饰、染色质重塑和非编码 RNA 的差异表达。DNA 甲基化与 TSG 沉默有关[276]。在低百分比的 MM 和组蛋白甲基转移酶 SETD2 和 KMT2D 中发现了参与染色质重塑 SWI/SNF 复合物的基因 *SMARCA4*、*ARID1A* 和 *ARID2* 的突变[66, 276]。MM 中启动子甲基化与基因表达的改变和几种 DNA 甲基转移酶的上调有关[276, 277]。对基因组学数据的高通量整合分析确定了组蛋白甲基化；MPM 中的 RNA 解旋酶通路也发生了改变[66]。

免疫检查点

免疫检查点在癌细胞中被修改。在正常组织中，它们允许维持一种自我耐受性的功能。在癌细胞中，免疫检查点蛋白的表达被修饰，允许肿瘤逃逸，而阻断免疫检查点是抗癌免疫治疗的一个发展领域[278]。其中，抑制性 T 细胞受体，CTL4 和 PD1，或配体 PDL1，目前是使用特异性抗体来增强免疫识别的靶点[279]。研究已经调查了 MM 中检查点蛋白的表达水平，并报道了它们的表达和免疫细胞含量在肿瘤之间的异质性[66, 170, 280]。进一步的研究应提高对肿瘤细胞免疫微环境的认识，以改善

靶向免疫治疗[281]。

人 MM 分子异质性

MM 的异质性似乎是治疗效率受限的原因之一[282]。组织学的多样性反映了肿瘤的各种形态学模式[283]。免疫组化标志物可用于 MPM 的鉴别诊断，如 BAP1 蛋白的表达和 *CDKN2A* 位点的缺失[284]。MM 的 CGH 阵列和基因突变分析揭示了 MM 异质性的复杂程度。DNA 测序显示了许多拷贝数改变和基因突变[166]。此外，在肿瘤中，并没有在肿瘤中的每个间皮瘤细胞中检测到突变，这可能与多克隆进化有关[282, 285]。

最近，全面的基因组分析允许通过单独的转录组分析或结合其他分析，如测序来对不同亚型的 MM 进行分类[66, 169, 170, 202, 208, 286]。一项转录组学研究报道了 MPM 在两个亚型中的聚集，这两种亚型与肿瘤组织学松散相关，分子多样性与形态学模式部分相关[286]。在另一项研究中，我们分析了上皮样 MM 和肉瘤样 MM 的基因表达谱，并鉴定了与肉瘤样 MM 中表达的低生存率相关的基因，如极光激酶 A 和 B，以及参与有丝分裂和细胞周期控制的相关基因[208]。基于它们的微阵列数据作者开发了一种预后分类方式，但发现预测价值有限[208]。然而，诊断标志物的识别对于更好的患者管理具有潜在的意义[208]。另一项转录组学分析定义了两种强大的分子 MPM 亚型，C1 和 C2，仅与组织学类型部分相关，但与预后密切相关[169]。有趣的是，上皮样 MPM 中两种亚型均存在，C2 亚型的生存预后较差。这些 MM 组也表现出不同的突变率，C1 亚型中 *BAP1* 的改变更频繁。通路分析显示，EMT 在 MPM 亚型之间存在差异调控，C2 亚型以间充质表型为特征[169]。C2 的一个亚型，C2^{LN} 通过转录组学和遗传分析鉴定了以 *NF2* 和 *LATS2* TSG 双失活为特征的亚型[202]。另一篇文章利用 RNA-seq 数据确定了四种不同的分子亚型：肉瘤样、上皮样、双相上皮样（双相 –E）和双相肉瘤样（双相 –S）[66]。同一肿瘤样本的外显子组分析发现了不太常见的突变基因，*BAP1*、*NF2*、*TP53*、*SETD2*、*DDX3X*、*ULK2*、*RYR2*、*CFAP45*、*SETDB1* 和 *DDX51*，以及 Hippo、mTOR、组蛋白甲基化、RNA 解旋酶和 P53 信号通路的改变，但没有与四种分子亚型建立联系[66]。对免疫微环境的研究发现，肉瘤样患者中 T 细胞和 M2 巨噬细胞的比例最高[66]。最后，一篇文章报道了一项综合整合基因组研究，提供与组织学无关的不良预后决定因素[170]。对四个簇，即 iCluster 1～4 进行了描述。作者还定义了一种基因组亚型与上皮样 MPM 相关，该亚型具有 *TP53* 和 *SETDB1* 突变和广泛的杂合性缺失，并且使 iCluster 1 中免疫相关基因 *VISTA* 高表达[170]。基因甲基化似乎与预后有关，因为簇之间的甲基化水平不同，预后较好的簇中甲基化水平更高[170]。

最近有研究讨论了间皮瘤异质性的机制，强调了不同水平的 MM 异质性[287]。最近发表的关于 MPM 的分子特征和定义与预后相关的特定分子生物标志物的不同组的出版物，对于完善诊断、指导治疗选择和开发靶向治疗至关重要。在未来，代谢、表观遗传学和基因组数据的整合将成功地提出适合患者肿瘤的治疗方法。

结论

近年来的研究对 MM 的癌变机制提供了一些启示，但也有一些问题有待解决。癌变通过多种依赖性步骤进行，从纤维吸入到间皮细胞的肿瘤转化和肿瘤的生长。石棉仍然是 MM 的主要危险因素，过去的暴露可以解释大部分的 MM，表明石棉活性和间皮细胞反应性之间有很强的联系。肺癌、喉癌、卵巢癌、可能还有胃癌、结肠癌和直肠癌是与石棉接触有关的癌症，但石棉并不是导致这些癌症的唯一原因。在吸入后，纤维可以通过清除、移位和摄取机制到达这些器官。与过去的石棉暴露的关系解释了间皮细胞特异的敏感性的问题。最近对 CNT 进行的调查显示有胸膜移位。进一步的研究将解释一个更精确的粉尘颗粒移位机制。

BAP1 基因被发现并被认为是在石棉暴露环境

下 MM 的易感基因。在人类中，该基因在 *BAP1* 肿瘤易感综合征（BAP1-TPDS）中发生突变，这增加了患多种恶性和良性肿瘤的风险。在 MM 中，*BAP1* 突变可能不是一个易感因素，因为其他癌症与 BAP1-TPDS 家族也相关，但 *BAP1* 突变更有可能是石棉暴露者的敏感性因素，这就提出了 BAP1 在间皮细胞生理学中的作用问题。用 GEM 得到的结果与这一假设一致，与石棉暴露的 *Bap1*$^{+/-}$ 小鼠相比，未暴露的 *Bap1*$^{+/-}$ 小鼠中未发现 MM。最近的一项研究表明，其他生殖细胞基因突变与 MM 的形成有关[195]。

癌变是由细胞在肿瘤形成过程中获得的几种能力所定义的[288, 289]。石棉可诱导遗传毒性，这是间皮细胞转化的早期步骤，由于氧化应激和炎症产生的 DNA 氧化，以及有丝分裂损伤产生的染色体畸变。似乎没有证据表明炎症是产生 DNA 氧化的先决条件。在暴露于碳纳米管的人类细胞中也有染色体改变的报道。对 HARNs 进行的进一步研究应该会提高我们对纤维诱导的遗传毒性机制的认识。

对人类 MM 细胞和组织样本的研究已经确定了与正常细胞相比的细胞和分子变化。MM 的特点是有大量的拷贝数改变，包括频繁的缺失、基因融合和有限数量的基因的点突变，大多数是 TSG。在 MM 中，基因通过突变或甲基化而失活。除了激活 *TERT* 启动子的突变外，没有其他常见的癌基因激活被报道。MM 中的失活基因参与了多种通路的调控，包括细胞周期、hippo、P53/DNA 修复，以及 MAPK 和 PI3K/AKT/mTOR 的调控通路。此外，最近报道了发生在间皮瘤细胞中的在 DNA 甲基化、组蛋白修饰、核小体重塑和 miRNA 介导的靶向性等方面的表观遗传学变化。

正在进行的研究将提高我们对肿瘤形成过程中间皮细胞所遵循的分子方式的认识。

最近的几项临床生物学研究基于转录组学和多组学对 MM 进行了分子分类。研究结果突出了 MM 的分子异质性，肿瘤可以分为不同的亚型、不同的基因突变、上皮 - 间充质转化水平、解除调控的途径、免疫微环境，并与生存结果相关。这些研究表明，不仅在临床和形态学上，而且在分子基础上，MM 是一种异质性肿瘤。既往的研究结果令人鼓舞，定义的生物标志物可用于开发高效的精准医疗。

参考文献

[1] Wagner JC, Sleggs CA, Marchand P. Diffuse pleural mesothelioma and asbestos exposure in the North Western Cape Province. Br J Ind Med. 1960; 17: 260 ~ 71.

[2] Albin M, Magnani C, Krstev S, Rapiti E, Shefer I. Asbestos and cancer: an overview of current trends in Europe. Environ Health Perspect. 1999; 107(Suppl 2): 289-98.

[3] Kishimoto T, Ozaki S, Kato K, Nishi H, Genba K. Malignant pleural mesothelioma in parts of Japan in relationship to asbestos exposure. Ind Health. 2004; 42(4): 435-9.

[4] Goldberg M, Imbernon E, Rolland P, Gilg Soit Ilg A, Saves M, de Quillacq A, et al. The French National Mesothelioma Surveillance Program. Occup Environ Med. 2006; 63(6): 390-5.

[5] Park EK, Hannaford-Turner KM, Hyland RA, Johnson AR, Yates DH. Asbestos-related occupational lung diseases in NSW, Australia and potential exposure of the general population. Ind Health. 2008; 46(6): 535-40.

[6] Attanoos RL, Churg A, Galateau-Salle F, Gibbs AR, Roggli VL. Malignant mesothelioma and its non-asbestos causes. Arch Pathol Lab Med. 2018; 142(6): 753-60.

[7] Grosse Y, Loomis D, Guyton KZ, Lauby-Secretan B, El Ghissassi F, Bouvard V, et al. Carcinogenicity of fluoro-edenite, silicon carbide fibres and whiskers, and carbon nanotubes. Lancet Oncol. 2014; 15(13): 1427-8.

[8] Kane AB, Hurt RH, Gao H. The asbestos-carbon nanotube analogy: an update. Toxicol Appl Pharmacol. 2018; 361: 68-80.

[9] Donaldson K, Poland CA, Murphy FA, Macfarlane M, Chernova T, Schinwald A. Pulmonary toxicity of carbon nanotubes and asbestos-similarities and differences. Adv Drug Deliv Rev. 2013; 65(15): 2078-86.

[10] Jaurand MC, Renier A, Daubriac J. Mesothelioma: do asbestos and carbon nanotubes pose the same health risk? Part Fibre Toxicol. 2009; 6: 16.

[11] Kuempel ED, Jaurand MC, Moller P, Morimoto Y, Kobayashi N, Pinkerton KE, et al. Evaluating the mechanistic evidence and key data gaps in assessing the potential carcinogenicity of carbon nanotubes and nanofibers in humans. Crit Rev Toxicol. 2017; 47(1): 1-58.

[12] Kane A, Jean D, Knuutila S, Jaurand MC. Malignant

mesothelioma: mechanism of carcinogenesis. In: Anttila S, Boffetta P, editors. Occupational cancers. London: Springer–Verlag; 2014.p. 299319.

[13] Lippmann M, Yeates DB, Albert RE. Deposition, retention and clearance of inhaled particles. Br J Ind Med. 1980; 37: 337–62.

[14] IARC. Man–made vitreous fibres. 2002.

[15] Nielsen GD, Koponen IK. Insulation fiber deposition in the airways of men and rats. A review of experimental and computational studies. Regul Toxicol Pharmacol. 2018; 94: 252–70.

[16] Asgharian B, Owen TP, Kuempel ED, Jarabek AM. Dosimetry of inhaled elongate mineral particles in the respiratory tract: the impact of shape factor. Toxicol Appl Pharmacol. 2018; 361: 27–35.

[17] Oberdorster G. Evaluation and use of animal models to assess mechanisms of fibre carcinogenicity. IARC Sci Publ. 1996; (140): 107–25.

[18] Miserocchi GA, Sancini GA, Mantegazza F, Chiappino G. Translocation pathways for inhaled asbestos fibers. Environ Health. 2008; 7(1): 4.

[19] Donaldson K, Murphy FA, Duffin R, Poland CA. Asbestos, carbon nanotubes and the pleural mesothelium: a review and the hypothesis regarding the role of long fibre retention in the parietal pleura, inflammation and mesothelioma. Part Fibre Toxicol. 2010; 7(1): 5.

[20] Wang NS. Anatomy of the pleura. Clin Chest Med. 1998; 19(2): 229–40.

[21] Wang NS. The preformed stomas connecting the pleural cavity and the lymphatics in the parietal pleura. Am Rev Respir Dis. 1975; 111(1): 12–20.

[22] Hammar SP. The pathology of benign and malignant pleural disease. Chest Surg Clin N Am. 1994; 4(3): 405–30.

[23] Fleury Feith J, Jaurand MC.[Pleural lymphatics and pleural diseases related to fibres]. Rev Pneumol Clin. 2013; 69(6): 358–362.

[24] Mercer RR, Scabilloni JF, Hubbs AF, Wang L, Battelli LA, McKinney W, et al. Extrapulmonary transport of MWCNT following inhalation exposure. Part Fibre Toxicol. 2013; 10(1): 38.

[25] Porter DW, Hubbs AF, Mercer RR, Wu N, Wolfarth MG, Sriram K, et al. Mouse pulmonary dose–and time course-responses induced by exposure to multi–walled carbon nanotubes. Toxicology. 2010; 269(2–3): 136–47.

[26] Oberdorster G, Graham U. Predicting EMP hazard: lessons from studies with inhaled fibrous and non–fibrous nano– and micro–particles. Toxicol Appl Pharmacol. 2018; 361: 50–61.

[27] Sinis SI, Hatzoglou C, Gourgoulianis KI, Zarogiannis

SG. Carbon nanotubes and other engineered nanoparticles induced pathophysiology on mesothelial cells and mesothelial membranes. Front Physiol. 2018; 9: 295.

[28] Shvedova AA, Yanamala N, Kisin ER, Tkach AV, Murray AR, Hubbs A, et al. Long–term effects of carbon containing engineered nanomaterials and asbestos in the lung: one year post exposure comparisons. Am J Physiol Lung Cell Mol Physiol. 2014; 306(2): L170–82.

[29] Holt PF. Transport of inhaled dust to extrapulmonary sites. J Pathol. 1981; 133(2): 123–9.

[30] Muller KM, Schmitz I, Konstantinidis K. Black spots of the parietal pleura: morphology and formal pathogenesis. Respiration. 2002; 69(3): 261–7.

[31] Mitchev K, Dumortier P, De Vuyst P. 'Black spots'and hyaline pleural plaques on the parietal pleura of 150urban necropsy cases. Am J Surg Pathol. 2002; 26(9): 1198–206.

[32] Pooley FD. Proceedings: the recognition of various types of asbestos as minerals, and in tissues. Clin Sci Mol Med. 1974; 47(3): 11P–2P.

[33] Dodson RF, O'Sullivan MF, Huang J, Holiday DB, Hammar SP. Asbestos in extrapulmonary sites: omentum and mesentery. Chest. 2000; 117(2): 486–93.

[34] Boutin C, Dumortier P, Rey F, Viallat JR, Devuyst P. Black spots concentrate oncogenic asbestos fibers in the parietal pleura: thoracoscopic and mineralogic study. Am J Respir Crit Care Med. 1996; 153(1): 444–9.

[35] Pairon JC, Laurent F, Rinaldo M, Clin B, Andujar P, Ameille J, et al. Pleural plaques and the risk of pleural mesothelioma. J Natl Cancer Inst. 2013; 105(4): 293–301.

[36] Boffetta P. Epidemiology of peritoneal mesothelioma: a review. Ann Oncol. 2007; 18(6): 985–90.

[37] Price B, Ware A. Time trend of mesothelioma incidence in the United States and projection of future cases: an update based on SEER data for 1973through 2005. Crit Rev Toxicol. 2009; 39(7): 576–88.

[38] Straif K, Benbrahim–Tallaa L, Baan R, Grosse Y, Secretan B, El Ghissassi F, et al. A review of human carcinogens—part C: metals, arsenic, dusts, and fibres. Lancet Oncol. 2009; 10(5): 453–4.

[39] IARC. Arsenic, metals, fibres, and dusts. A review of human carcinogens 69372Lyon Cedex 08, France: International Agency for Research on Cancer; 2012.

[40] Paris C, Thaon I, Herin F, Clin B, Lacourt A, Luc A, et al. Occupational asbestos exposure and incidence of colon and rectal cancers in French men: the Asbestos–Related Diseases Cohort(ARDCo–Nut). Environ Health Perspect. 2017; 125(3): 409–15.

[41] Marant Micallef C, Shield KD, Vignat J, Baldi I, Charbotel B, Fervers B, et al. Cancers in France in 2015attributable

to occupational exposures. Int J Hyg Environ Health. 2019; 222(1): 22–9.

[42] Clin B, Thaon I, Boulanger M, Brochard P, Chamming's S, Gislard A, et al. Cancer of the esophagus and asbestos exposure. Am J Ind Med. 2017; 60(11): 968–75.

[43] Mutsaers SE. The mesothelial cell. Int J Biochem Cell Biol. 2004; 36(1): 9–16.

[44] Michailova KN, Usunoff KG. Serosal membranes(pleura, pericardium, peritoneum). Normal structure, development and experimental pathology. Adv Anat Embryol Cell Biol. 2006; 183. i–vii, 1–144, back cover

[45] Batra H, Antony VB. Pleural mesothelial cells in pleural and lung diseases. J Thorac Dis. 2015; 7(6): 964–80.

[46] Mutsaers SE, Whitaker D, Papadimitriou JM. Mesothelial regeneration is not dependent on subserosal cells. J Pathol. 2000; 190: 86–92.

[47] Mutsaers SE. Mesothelial cells: their structure, function and role in serosal repair. Respirology. 2002; 7(3): 171–91.

[48] Foley–Comer AJ, Herrick SE, Al–Mishlab T, Prele CM, Laurent GJ, Mutsaers SE. Evidence for incorporation of free–floating mesothelial cells as a mechanism of serosal healing. J Cell Sci. 2002; 115.(Pt 7: 1383–9.

[49] Kienzle A, Servais AB, Ysasi AB, Gibney BC, Valenzuela CD, Wagner WL, et al. Free–floating mesothelial cells in pleural fluid after lung surgery. Front Med(Lausanne). 2018; 5: 89.

[50] IARC. Some nanomaterials and some fibres. 69372Lyon Cedex 08, France: International Agency for Research on Cancer; 2017.

[51] Wagner JC, Berry G. Mesotheliomas in rats following inoculation with asbestos. Br J Cancer. 1969; 23: 567–81.

[52] Davis JM. Structural variations between pleural and peritoneal mesotheliomas produced in rats by the injection of crocidolite asbestos. Ann Anat Pathol(Paris). 1976; 21(2): 199–210.

[53] Davis JM. The histopathology and ultrastructure of pleural mesotheliomas produced in the rat by injections of crocidolite asbestos. Br J Exp Pathol. 1979; 60(6): 642–52.

[54] Fleury–Feith J, Lecomte C, Renier A, Matrat M, Kheuang L, Abramowski V, et al. Hemizygosity of Nf2is associated with increased susceptibility to asbestos–induced peritoneal tumours. Oncogene. 2003; 22: 3799–805.

[55] Adamson IYR, Bakowska J. KGF and HGF are growth factors for mesothelial cells in pleural lavage fluid after intratracheal asbestos. Exp Lung Res. 2001; 27: 605–16.

[56] Gelzleichter TR, Bermudez E, Mangum JB, Wong BA, Moss OR, Everitt JI. Pulmonary and pleural responses in Fischer

[34] rats following short–term inhalation of a synthetic vitre–ous

fiber.2. Pathobiologic responses. Fundam Appl Toxicol. 1996; 30(1): 39–46.

[57] Everitt JI, Gelzleichter TR, Bermudez E, Mangum JB, Wong BA, Janszen DB, et al. Comparison of pleural responses of rats and hamsters to subchronic inhalation of refractory ceramic fibers. Environ Health Perspect. 1997; 105(Suppl 5): 1209–13.

[58] Xu J, Alexander DB, Futakuchi M, Numano T, Fukamachi K, Suzui M, et al. Size–and shape–dependent pleural translocation, deposition, fibrogenesis, and mesothelial proliferation by multiwalled carbon nanotubes. Cancer Sci. 2014; 105(7): 763–9.

[59] Liao D, Wang Q, He J, Alexander DB, Abdelgied M, El–Gazzar AM, et al. Persistent pleural lesions and inflammation by pulmonary exposure of multiwalled carbon nanotubes. Chem Res Toxicol. 2018; 31(10): 1025–31.

[60] Libbus BL, Craighead JE. Chromosomal translocations with specific breakpoints in asbestos–induced rat mesotheliomas. Cancer Res. 1988; 48: 6455–61.

[61] Unfried K, Schürkes C, Abel J. Distinct spectrum of mutations induced by crocidolite asbestos: clue for 8–hydroxydeoxyguanosi ne–dependent mutagenesis in vivo. Cancer Res. 2002; 62: 99–104.

[62] Schurkes C, Brock W, Abel J, Unfried K. Induction of 8–hydroxydeoxyguanosine by man made vitreous fibres and crocidolite asbestos administered intraperitoneally in rats. Mutat Res. 2004; 553(1–2): 59–65.

[63] Yamaguchi R, Hirano T, Ootsuyama Y, Asami S, Tsurudome Y, Fukada S, et al. Increased 8–hydroxyguanine in DNA and its repair activity in hamster and rat lung after intratracheal instillation of crocidolite asbestos. Jpn J Cancer Res. 1999; 90(5): 505–9.

[64] Ni Z, Liu YQ, Keshava N, Zhou G, Whong WZ, Ong TM. Analysis of K–ras and p53mutations in mesotheliomas from humans and rats exposed to asbestos. Mutat Res. 2000; 468: 87–92.

[65] Unfried K, Kociok N, Roller M, Friemann J, Pott F, Dehnen W. P53mutations in tumours induced by intraperitoneal injection of crocidolite asbestos and benzo[a]pyrene in rats. Exp Toxicol Pathol. 1997; 49(3–4): 181–7.

[66] Bueno R, Stawiski EW, Goldstein LD, Durinck S, De Rienzo A, Modrusan Z, et al. Comprehensive genomic analysis of malignant pleural mesothelioma identifies recurrent mutations, gene fusions and splicing alterations. Nat Genet. 2016; 48(4): 407–16.

[67] Jarvis MC, Ebrahimi D, Temiz NA, Harris RS. Mutation signatures including APOBEC in cancer cell lines. JNCI Cancer Spectr. 2018; 2(1): 1–7.

[68] Liu W, Ernst JD, Broaddus VC. Phagocytosis of crocidolite

asbestos induces oxidative stress, DNA damage, and apoptosis in mesothelial cells. Am J Respir Cell Mol Biol. 2000; 23: 371–8.

[69] Shukla A, Gulumian M, Hei TK, Kamp D, Rahman Q, Mossman BT. Multiple roles of oxidants in the pathogenesis of asbestos–induced diseases. Free Radic Biol Med. 2003; 34(9): 1117–29.

[70] Jiang L, Nagai H, Ohara H, Hara S, Tachibana M, Hirano S, et al. Characteristics and modifying factors of asbestos–induced oxidative DNA damage. Cancer Sci. 2008; 99(11): 2142–51.

[71] Huang SX, Jaurand MC, Kamp DW, Whysner J, Hei TK. Role of mutagenicity in asbestos fiber–induced carcinogenicity and other diseases. J Toxicol Environ Health B Crit Rev. 2011; 14(1–4): 179–245.

[72] Moller P, Danielsen PH, Jantzen K, Roursgaard M, Loft S. Oxidatively damaged DNA in animals exposed to particles. Crit Rev Toxicol. 2013; 43(2): 96–118.

[73] Sayan M, Mossman BT. The NLRP3inflammasome in pathogenic particle and fibre–associated lung inflammation and diseases. Part Fibre Toxicol. 2016; 13(1): 51.

[74] Arnoldussen YJ, Skaug V, Aleksandersen M, Ropstad E, Anmarkrud KH, Einarsdottir E, et al. Inflammation in the pleural cavity following injection of multi–walled carbon nanotubes is dependent on their characteristics and the presence of IL–1 genes. Nanotoxicology. 2018; 12(6): 522–38.

[75] Yanamala N, Kisin ER, Gutkin DW, Shurin MR, Harper M, Shvedova AA. Characterization of pulmonary responses in mice to asbestos/asbestiform fibers using gene expression profiles. J Toxicol Environ Health A. 2018; 81(4): 60–79.

[76] Teeguarden JG, Webb–Robertson BJ, Waters KM, Murray AR, Kisin ER, Varnum SM, et al. Comparative proteomics and pulmonary toxicity of instilled single–walled carbon nanotubes, crocidolite asbestos, and ultrafine carbon black in mice. Toxicol Sci. 2011; 120(1): 123–35.

[77] Chernova T, Murphy FA, Galavotti S, Sun XM, Powley IR, Grosso S, et al. Long–fiber carbon nanotubes replicate asbestos–induced mesothelioma with disruption of the tumor suppressor gene Cdkn2a(Ink4a/Arf). Curr Biol. 2017; 27(21): 3302–14.e6.

[78] Sneddon S, Patch AM, Dick IM, Kazakoff S, Pearson JV, Waddell N, et al. Whole exome sequencing of an asbestos–induced wild–type murine model of malignant mesothelioma. BMC Cancer. 2017; 17(1): 396.

[79] Port J, Murphy DJ. Mesothelioma: identical routes to malignancy from asbestos and carbon nanotubes. Curr Biol. 2017; 27(21): R1173–R6.

[80] Huaux F, d'Ursel de Bousies V, Parent MA, Orsi M, Uwambayinema F, Devosse R, et al. Mesothelioma response to carbon nanotubes is associated with an early and selective accumulation of immunosuppressive monocytic cells. Part Fibre Toxicol. 2016; 13(1): 46.

[81] Kumagai–Takei N, Maeda M, Chen Y, Matsuzaki H, Lee S, Nishimura Y, et al. Asbestos induces reduction of tumor immunity. Clin Dev Immunol. 2011; 2011: 481439.

[82] Maeda M, Nishimura Y, Kumagai N, Hayashi H, Hatayama T, Katoh M, et al. Dysregulation of the immune system caused by silica and asbestos. J Immunotoxicol. 2010; 7(4): 268–78.

[83] Jean D, Jaurand MC. Mesotheliomas in genetically engineered mice unravel mechanism of mesothelial carcinogenesis. Int J Mol Sci. 2018; 19(8): 2–15.

[84] Guo Y, Chirieac LR, Bueno R, Pass H, Wu W, Malinowska IA, et al. Tsc1–Tp53loss induces mesothelioma in mice, and evidence for this mechanism in human mesothelioma. Oncogene. 2014; 33(24): 3151–60.

[85] Jongsma J, van Montfort E, Vooijs M, Zevenhoven J, Krimpenfort P, van der Valk M, et al. A conditional mouse model for malignant mesothelioma. Cancer Cell. 2008; 13(3): 261–71.

[86] Kadariya Y, Cheung M, Xu J, Pei J, Sementino E, Menges CW, et al. Bap1is a Bona fide tumor suppressor: genetic evidence from mouse models carrying heterozygous germline Bap1mutations. Cancer Res. 2016; 76(9): 2836–44.

[87] Sementino E, Menges CW, Kadariya Y, Peri S, Xu J, Liu Z, et al. Inactivation of Tp53and Pten drives rapid development of pleural and peritoneal malignant mesotheliomas. J Cell Physiol. 2018; 233: 8952–61.

[88] Nasu M, Emi M, Pastorino S, Tanji M, Powers A, Luk H, et al. High incidence of somatic BAP1alterations in sporadic malignant mesothelioma. J Thorac Oncol. 2015; 10(4): 565–76.

[89] Bott M, Brevet M, Taylor BS, Shimizu S, Ito T, Wang L, et al. The nuclear deubiquitinase BAP1is commonly inactivated by somatic mutations and 3p21.1losses in malignant pleural mesothelioma. Nat Genet. 2011; 43(7): 668–72.

[90] Vaslet CA, Messier NJ, Kane AB. Accelerated progression of asbestos–induced mesotheliomas in heterozygous p53(+/−)mice. Toxicol Sci. 2002; 68: 331–8.

[91] Altomare DA, Vaslet CA, Skele KL, De Rienzo A, Devarajan K, Jhanwar SC, et al. A mouse model recapitulating molecular features of human mesothelioma. Cancer Res. 2005; 65(18): 8090–5.

[92] Lecomte C, Andujar P, Renier A, Kheuang L, Abramowski V, Mellottee L, et al. Similar tumor suppressor gene

alteration profiles in asbestos–induced murine and human mesothelioma. Cell Cycle. 2005; 4(12): 1862–9.

[93] Altomare DA, Menges CW, Pei J, Zhang L, Skele–Stump KL, Carbone M, et al. Activated TNF–alpha/NF–kappaB signaling via down–regulation of Fas–associated factor 1in asbestos–induced mesotheliomas from Arf knockout mice. Proc Natl Acad Sci USA. 2009; 106(9): 3420–5.

[94] Marsella JM, Liu BL, Vaslet CA, Kane AB. Susceptibility of p53–deficient mice to induction of mesothelioma by crocidolite asbestos fibers. Environ Health Perspect. 1997; 105(supp 5): 1069–72.

[95] Robinson C, Dick IM, Wise MJ, Holloway A, Diyagama D, Robinson BW, et al. Consistent gene expression profiles in MexTAg transgenic mouse and wild type mouse asbestos–induced mesothelioma. BMC Cancer. 2015; 15: 983.

[96] Kane A, Jean D, Jaurand MC. Mechanism of mesothelial carcinogenesis. In: Anttila S, Boffetta P, editors. Occupational cancers. London: Springer–Verlag; 2014.

[97] Jaurand MC, Kheuang L, Magne L, Bignon J. Chromosomal changes induced by chrysotile fibres or benzo(3–4)pyrene in rat pleural mesothelial cells. Mutat Res. 1986; 169: 141–8.

[98] Achard S, Perderiset M, Jaurand MC. Sister chromatid exchanges in rat pleural mesothelial cells treated with crocidolite, attapulgite or benzo 3–4pyrene. Br J Ind Med. 1987; 44: 281–3.

[99] Wang NS, Jaurand MC, Magne L, Kheuang L, Pinchon MC, Bignon J. The interactions between asbestos fibers and metaphase chromosomes of rat pleural mesothelial cells in culture. A scanning and transmission electron microscopic study. Am J Pathol. 1987; 126: 343–9.

[100] Yegles M, Saint–Etienne L, Renier A, Janson X, Jaurand MC. Induction of metaphase and anaphase/telophase abnormalities by asbestos fibers in rat pleural mesothelial cells in vitro. Am J Respir Cell Mol Biol. 1993; 9(2): 186–91.

[101] Yegles M, Janson X, Dong HY, Renier A, Jaurand MC. Role of fibre characteristics on cytotoxicity and induction of anaphase/ telophase aberrations in rat pleural mesothelial cells in vitro. Correlations with in vivo animal findings. Carcinogenesis. 1995; 16(11): 2751–8.

[102] Levresse V, Renier A, Fleury–Feith J, Levy F, Moritz S, Vivo C, et al. Analysis of cell cycle disruptions in cultures of rat pleural mesothelial cells exposed to asbestos fibres. Am J Respir Cell Mol Biol. 1997; 17: 660–71.

[103] Levresse V, Renier A, Levy F, Broaddus VC, Jaurand MC. DNA breakage in asbestos–treated normal and transformed(TSV40)rat pleural mesothelial cells.

Mutagenesis. 2000; 15(3): 239–44.

[104] Pietruska JR, Kane AB. SV40oncoproteins enhance asbestos–induced DNA double–strand breaks and abrogate senescence in murine mesothelial cells. Cancer Res. 2007; 67(8): 3637–45.

[105] Renier A, Levy F, Pilliere F, Jaurand MC. Unscheduled DNA synthesis in rat pleural mesothelial cells treated with mineral fibres or benzo[a]pyrene. Mutat Res. 1990; 241: 361–7.

[106] Dong HY, Buard A, Renier A, Levy F, Saint–Etienne L, Jaurand MC. Role of oxygen derivatives in the cytotoxicity and DNA damage produced by asbestos on rat pleural mesothelial cells in vitro. Carcinogenesis. 1994; 15(6): 1251–5.

[107] Dong HY, Buard A, Levy F, Renier A, Laval F, Jaurand MC. Synthesis of poly(ADP–ribose)in asbestos treated rat pleural mesothelial cells in culture. Mutat Res. 1995; 331: 197–204.

[108] Fung H, Kow YW, Van Houten B, Mossman BT. Patterns of 8–hydroxydeoxyguanosine formation in DNA and indications of oxidative stress in rat and human pleural mesothelial cells after exposure to crocidolite asbestos. Carcinogenesis. 1997; 18(4): 825–32.

[109] Zanella CL, Posada J, Tritton TR, Mossman BT. Asbestos causes stimulation of the extracellular signal–regulated kinase 1mitogen–activated protein kinase cascade after phosphorylation of the epidermal growth factor receptor. Cancer Res. 1996; 56: 5334–8.

[110] Faux SP, Houghton CE, Hubbard A, Patrick G. Increased expression of epidermal growth factor receptor in rat pleural meso–thelial cells correlates with carcinogenicity of mineral fibres. Carcinogenesis. 2000; 12: 2275–80.

[111] Kopnin PB, Kravchenko IV, Furalyov VA, Pylev LN, Kopnin BP. Cell type–specific effects of asbestos on intracellular ROS levels, DNA oxidation and G1cell cycle checkpoint. Oncogene. 2004; 23(54): 8834–40.

[112] Broaddus VC. Asbestos, the mesothelial cell and malignancy: a matter of life or death. Am J Respir Cell Mol Biol. 1997; 17(6): 657–9.

[113] Acencio MM, Soares B, Marchi E, Silva CS, Teixeira LR, Broaddus VC. Inflammatory cytokines contribute to Asbestos–induced injury of mesothelial cells. Lung. 2015; 193(5): 831–7.

[114] Bononi A, Giorgi C, Patergnani S, Larson D, Verbruggen K, Tanji M, et al. BAP1 regulates IP3R3–mediated Ca(2+) flux to mitochondria suppressing cell transformation. Nature. 2017; 546(7659): 549–53.

[115] Thompson JK, MacPherson MB, Beuschel SL, Shukla A. Asbestos–induced mesothelial to fibroblastic

transition is modulated by the inflammasome. Am J Pathol. 2017; 187(3): 665–78.

[116] Casalone E, Allione A, Viberti C, Pardini B, Guarrera S, Betti M, et al. DNA methylation profiling of asbestos–treated MeT5A cell line reveals novel pathways implicated in asbestos response. Arch Toxicol. 2018; 92(5): 1785–95.

[117] Nymark P, Lindholm PM, Korpela MV, Lahti L, Ruosaari S, Kaski S, et al. Gene expression profiles in asbestos–exposed epithelial and mesothelial lung cell lines. BMC Genomics. 2007; 8: 62.

[118] Shukla A, Macpherson MB, Hillegass J, Ramos–Nino ME, Alexeeva V, Vacek PM, et al. Alterations in gene expression in human mesothelial cells correlate with mineral pathogenicity. Am J Respir Cell Mol Biol. 2009; 41: 114–23.

[119] Wang H, Gillis A, Zhao C, Lee E, Wu J, Zhang F, et al. Crocidolite asbestos–induced signal pathway dysregulation in mesothelial cells. Mutat Res. 2011; 723(2): 171–6.

[120] Burmeister B, Schwerdtle T, Poser I, Hoffmann E, Hartwig A, Muller WU, et al. Effects of asbestos on initiation of DNA damage, induction of DNA–strand breaks, P53–expression and apoptosis in primary, SV40–transformed and malignant human mesothelial cells. Mutat Res. 2004; 558(1–2): 81–92.

[121] Lohcharoenkal W, Wang L, Stueckle TA, Dinu CZ, Castranova V, Liu Y, et al. Chronic exposure to carbon nanotubes induces invasion of human mesothelial cells through matrix metalloproteinase–2. ACS Nano. 2013; 7(9): 7711–23.

[122] Boulanger G, Andujar P, Pairon JC, Billon–Galland MA, Dion C, Dumortier P, et al. Quantification of short and long asbestos fibers to assess asbestos exposure: a review of fiber size toxicity. Environ Health. 2014; 13: 59.

[123] Coin PG, Roggli VL, Brody AR. Persistence of long, thin chrysotile asbestos fibers in the lungs of rats. Environ Health Perspect. 1994; 102(Suppl 5): 197–9.

[124] Greillier L, Astoul P. Mesothelioma and asbestos–related pleural diseases. Respiration. 2008; 76(1): 1–15.

[125] Fazzo L, Minelli G, De Santis M, Bruno C, Zona A, Conti S, et al. Epidemiological surveillance of mesothelioma mortality in Italy. Cancer Epidemiol. 2018; 55: 184–91.

[126] Merchant JA. Human epidemiology: a review of fiber type and characteristics in the development of malignant and nonmalignant disease. Environ Health Perspect. 1990; 88: 287–93.

[127] Baris YI, Grandjean P. Prospective study of mesothelioma mortality in Turkish villages with exposure to fibrous zeolite. J Natl Cancer Inst. 2006; 98(6): 414–7.

[128] IOM. Asbestos: selected cancers. Washington, D.C.: The National Academies Press; 2006.

[129] Fubini B. Surface reactivity in the pathogenic response to particulates. Environ Health Perspect. 1997; 105(Suppl 5): 1013–20.

[130] McDonald JC. Epidemiology of malignant mesothelioma—an outline. Ann Occup Hyg. 2010; 54(8): 851–7.

[131] McDonald JC, Harris J, Armstrong B. Mortality in a cohort of vermiculite miners exposed to fibrous amphibole in Libby, Montana. Occup Environ Med. 2004; 61(4): 363–6.

[132] IARC. Silica and some silicates. IARC Monogr Eval Carcinog Risk Chem Hum. 1987; 42: 1–239.

[133] Harik VM. Geometry of carbon nanotubes and mechanisms of phagocytosis and toxic effects. Toxicol Lett. 2017; 273: 69–85.

[134] Jaurand MC. Use of in–vitro genotoxicity and cell transformation assays to evaluate potential carcinogenicity of fibres. In: Kane AB, Boffetta P, Sarracci R, Wilbourn JD, editors. Mechanisms in fiber carcinogenesis, vol. 140; 1996. p. 55–72.

[135] Hei T, Louie D, Zhao YL. Genotoxicity versus carcinogenicity: implications from fiber toxicity studies. Inhal Toxicol. 2000; 12(s3): 141–7.

[136] MacCorkle RA, Slattery SD, Nash DR, Brinkley BR. Intracellular protein binding to asbestos induces aneuploidy in human lung fibroblasts. Cell Motil Cytoskeleton. 2006; 63(10): 646–57.

[137] Kisin ER, Murray AR, Sargent L, Lowry D, Chirila M, Siegrist KJ, et al. Genotoxicity of carbon nanofibers: are they potentially more or less dangerous than carbon nanotubes or asbestos? Toxicol Appl Pharmacol. 2011; 252(1): 1–10.

[138] Muller J, Decordier I, Hoet PH, Lombaert N, Thomassen L, Huaux F, et al. Clastogenic and aneugenic effects of multi–wall carbon nanotubes in epithelial cells. Carcinogenesis. 2008; 29(2): 427–33.

[139] Lindberg HK, Falck GC, Suhonen S, Vippola M, Vanhala E, Catalan J, et al. Genotoxicity of nanomaterials: DNA damage and micronuclei induced by carbon nanotubes and graphite nanofibres in human bronchial epithelial cells in vitro. Toxicol Lett. 2009; 186: 166–73.

[140] Cammisuli F, Giordani S, Gianoncelli A, Rizzardi C, Radillo L, Zweyer M, et al. Iron–related toxicity of single–walled carbon nanotubes and crocidolite fibres in human mesothelial cells investigated by synchrotron XRF microscopy. Sci Rep. 2018; 8(1): 706.

[141] Liu G, Beri R, Mueller A, Kamp DW. Molecular

mechanisms of asbestos–induced lung epithelial cell apoptosis. Chem Biol Interact. 2010; 188(2): 309–18.

[142] Fubini B, Mollo L. Role of iron in the reactivity of mineral fibers. Toxicol Lett. 1995; 82–83: 951–60.

[143] van Berlo D, Clift MJ, Albrecht C, Schins RP. Carbon nanotubes: an insight into the mechanisms of their potential genotoxicity. Swiss Med Wkly. 2012; 142: w13698.

[144] Bernstein D, Castranova V, Donaldson K, Fubini B, Hadley J, Hesterberg T, et al.; ILSI Risk Science Institute Working Group. Testing of fibrous particles: short–term assays and strategies. Inhal Toxicol. 2005; 17(10): 497–537.

[145] Berman DW, Crump KS. A meta–analysis of asbestos–related cancer risk that addresses fiber size and mineral type. Crit Rev Toxicol. 2008; 38(Suppl 1): 49–73.

[146] Casali M, Carugno M, Cattaneo A, Consonni D, Mensi C, Genovese U, et al. Asbestos lung burden in necroscopic samples from the general population of Milan, Italy. Ann Occup Hyg. 2015; 59(7): 909–21.

[147] Merler E, Somigliana A, Girardi P, Barbieri PG. Residual fibre lung burden among patients with pleural mesothelioma who have been occupationally exposed to asbestos. Occup Environ Med. 2017; 74(3): 218–27.

[148] Pollastri S, Gualtieri AF, Vigliaturo R, Ignatyev K, Strafella E, Pugnaloni A, et al. Stability of mineral fibres in contact with human cell cultures. An in situ muXANES, muXRD and XRF iron mapping study. Chemosphere. 2016; 164: 547–57.

[149] Song Y, Thiagarajah J, Verkman AS. Sodium and chloride concentrations, pH, and depth of airway surface liquid in distal airways. J Gen Physiol. 2003; 122(5): 511–9.

[150] Suzuki Y, Yuen SR, Ashley R. Short, thin asbestos fibers contribute to the development of human malignant mesothelioma: pathological evidence. Int J Hyg Environ Health. 2005; 208(3): 201–10.

[151] Dodson RF, Hammar SP. Pleural mesothelioma in a woman whose documented past exposure to asbestos was from smoking asbestos–containing filtered cigarettes: the comparative value of analytical transmission electron microscopic analysis of lung and lymph–node tissue. Inhal Toxicol. 2006; 18(9): 679–84.

[152] Nagai H, Toyokuni S. Biopersistent fiber–induced inflammation and carcinogenesis: lessons learned from asbestos toward safety of fibrous nanomaterials. Arch Biochem Biophys. 2010; 502(1): 1–7.

[153] Shinohara N, Nakazato T, Ohkawa K, Tamura M, Kobayashi N, Morimoto Y, et al. Long–term retention of pristine multi–walled carbon nanotubes in rat lungs after intratracheal instillation. J Appl Toxicol. 2016; 36(4): 501–9.

[154] Lechner JF, Tokiwa T, LaVeck M, Benedict WF, Banks–Schlegel S, Yeager H Jr, et al. Asbestos–associated chromosomal changes in human mesothelial cells. Proc Natl Acad Sci U S A. 1985; 82(11): 3884–8.

[155] Hesterberg TW, Hart GA, Chevalier J, Miiller WC, Hamilton RD, Bauer J, et al. The importance of fiber biopersistence and lung dose in determining the chronic inhalation effects of X607, RCF1, and chrysotile asbestos in rats. Toxicol Appl Pharmacol. 1998; 153: 68–82.

[156] Kodama Y, Boreiko CJ, Maness SC, Hesterberg TW. Cytotoxic and cytogenetic effects of asbestos on human bronchial epithelial cells in culture. Carcinogenesis. 1993; 14(4): 691–7.

[157] Kamp DW, Israbian VA, Yeldandi AV, Panos RJ, Graceffa P, Weitzman SA. Phytic acid, an iron chelator, attenuates pulmonary inflammation and fibrosis in rats after intratracheal instillation of asbestos. Toxicol Pathol. 1995; 23(6): 689–95.

[158] Shukla A, Jung M, Stern M, Fukagawa NK, Taatjes DJ, Sawyer D, et al. Asbestos induces mitochondrial DNA damage and dysfunction linked to the development of apoptosis. Am J Physiol Lung Cell Mol Physiol. 2003; 285(5): L1018–25.

[159] Srivastava RK, Lohani M, Pant AB, Rahman Q. Cyto–genotoxicity of amphibole asbestos fibers in cultured human lung epithelial cell line: role of surface iron. Toxicol Ind Health. 2010; 26(9): 575–82.

[160] Hei TK, He ZY, Suzuki K. Effects of antioxidants on fiber mutagenesis. Carcinogenesis. 1995; 16(7): 1573–8.

[161] Kamp DW, Weitzman SA. The molecular basis of asbestos induced lung injury. Thorax. 1999; 54(7): 638–52.

[162] Valinluck V, Sowers LC. Inflammation–mediated cytosine damage: a mechanistic link between inflammation and the epigenetic alterations in human cancers. Cancer Res. 2007; 67(12): 5583–6.

[163] Kasai H, Kawai K. DNA methylation at the C–5position of cytosine by methyl radicals: a possible role for epigenetic change during carcinogenesis by environmental agents. Chem Res Toxicol. 2009; 22(6): 984–9.

[164] Reuter S, Gupta SC, Chaturvedi MM, Aggarwal BB. Oxidative stress, inflammation, and cancer: how are they linked? Free Radic Biol Med. 2010; 49(11): 1603–16.

[165] Heintz NH, Janssen–Heininger YM, Mossman BT. Asbestos, lung cancers, and mesotheliomas: from molecular approaches to targeting tumor survival pathways. Am J Respir Cell Mol Biol. 2010; 42(2): 133–9.

[166] Kettunen E, Knuutila S, Sarhadi VK. Malignant mesothelioma: molecular markers. In: Anttila S, Boffetta P, editors. Occupational cancers. London: Springer-Verlag.

[167] Yoshikawa Y, Emi M, Hashimoto-Tamaoki T, Ohmuraya M, Sato A, Tsujimura T, et al. High-density array-CGH with targeted NGS unmask multiple noncontiguous minute deletions on chromosome 3p21in mesothelioma. Proc Natl Acad Sci U S A. 2016; 113(47): 13432-7.

[168] Sekido Y. Genomic abnormalities and signal transduction dysregulation in malignant mesothelioma cells. Cancer Sci. 2010; 101(1): 1-6.

[169] de Reynies A, Jaurand MC, Renier A, Couchy G, Hysi I, Elarouci N, et al. Molecular classification of malignant pleural mesothelioma: identification of a poor prognosis subgroup linked to the epithelial-to-mesenchymal transition. Clin Cancer Res. 2014; 20(5): 1323-34.

[170] Hmeljak J, Sanchez-Vega F, Hoadley KA, Shih J, Stewart C, Heiman D, et al. Integrative molecular characterization of Malignant pleural Mesothelioma. Cancer Discov. 2018; 8(12): 1548-65.

[171] Andujar P, Wang J, Descatha A, Galateau-Sallé F, Abd-Alsamad A, Billon-Galland MA, et al. p16INK4A inactivation mechanisms in non small-cell lung cancer patients occupationally exposed to asbestos. Lung Cancer. 2010; 67(1): 23-30.

[172] Christensen BC, Godleski JJ, Marsit CJ, Houseman EA, Lopez-Fagundo CY, Longacker JL, et al. Asbestos exposure predicts cell cycle control gene promoter methylation in pleural mesothelioma. Carcinogenesis. 2008; 29(8): 1555-9.

[173] Christensen BC, Houseman EA, Godleski JJ, Marsit CJ, Longacker JL, Roelofs CR, et al. Epigenetic profiles distinguish pleural mesothelioma from normal pleura and pre-dict lung asbestos burden and clinical outcome. Cancer Res. 2009; 69(1): 227-34.

[174] Toyooka S, Toyooka KO, Maruyama R, Virmani AK, Girard L, Miyajima K, et al. DNA methylation profiles of lung tumors. Mol Cancer Ther. 2001; 1(1): 61-7.

[175] Hirao T, Bueno R, Chen CJ, Gordon GJ, Heilig E, Kelsey KT. Alterations of the p16INK4locus in human malignant mesothelial tumors. Carcinogenesis. 2002; 23: 1127-30.

[176] Wong L, Zhou J, Anderson D, Kratzke RA. Inactivation of p16INK4a expression in malignant mesothelioma by methylation. Lung Cancer. 2002; 38(2): 131-6.

[177] Marsit CJ, Houseman EA, Christensen BC, Eddy K, Bueno R, Sugarbaker DJ, et al. Examination of a CpG island methylator phenotype and implications of methylation profiles in solid tumors. Cancer Res. 2006; 66(21): 10621-9.

[178] Destro A, Ceresoli GL, Baryshnikova E, Garassino I, Zucali PA, De Vincenzo F, et al. Gene methylation in pleural mesothelioma: correlations with clinico-pathological features and patient's follow up. Lung Cancer. 2008; 59(3): 369-76.

[179] Guled M, Lahti L, Lindholm PM, Salmenkivi K, Bagwan I, Nicholson AG, et al. CDKN2A, NF2, and JUN are dysregulated among other genes by miRNAs in malignant mesothelioma— a miRNA microarray analysis. Genes Chromosomes Cancer. 2009; 48(7): 615-23.

[180] Andujar P, Lecomte C, Renier A, Fleury-Feith J, Kheuang L, Daubriac J, et al. Clinico-pathological features and somatic gene alterations in refractory ceramic fibre-induced murine mesothelioma reveal mineral fibre-induced mesothelioma identities. Carcinogenesis. 2007; 28(7): 1599-605.

[181] Mor O, Yaron P, Huszar M, Yellin A, Jakobovitz O, Brok-imoni F, et al. Absence of p53mutations in malignant mesothelioma. Am J Respir Cell Mol Biol. 1997; 16: 9-13.

[182] Kitamura F, Araki S, Tanigawa T, Miura H, Akabane H, Iwasaki R. Assessment of mutations of Ha-and Ki-ras oncogenes and the p53 suppressor gene in seven malignant mesothelioma patients exposed to asbestos. PCR-SSCP and sequencing analyses of paraffin-embedded primary tumors. Ind Health. 1998; 36: 52-6.

[183] Andujar P, Pairon JC, Renier A, Descatha A, Hysi I, Abd-Alsamad I, et al. Differential mutation profiles and similar intronic TP53polymorphisms in asbestos-related lung cancer and pleural mesothelioma. Mutagenesis. 2013; 28(3): 323-31.

[184] Bianchi AB, Mitsunaga S, Cheng J, Klein W, Jhanwar SC, Seizinger B, et al. High frequency of inactivating mutations in the neurofibromatosis type 2gene(NF2)in primary malignant mesothelioma. Proc Natl Acad Sci U S A. 1995; 92: 10854-8.

[185] Sekido Y, Pass HI, Bader S, Mew DJ, Christmas MF, Gazdar AF. Neurofibromatosis type 2(NF2)gene is somatically mutated in mesothelioma but not in lung cancer. Cancer Res. 1995; 55: 1227-31.

[186] Miyanaga A, Masuda M, Tsuta K, Kawasaki K, Nakamura Y, Sakuma T, et al. Hippo pathway gene mutations in malignant mesothelioma: revealed by RNA and targeted exon sequencing. J Thorac Oncol. 2015; 10(5): 844-51.

[187] Sekido Y. Molecular pathogenesis of malignant mesothelioma. Carcinogenesis. 2013; 34(7): 1413-9.

[188] Stamenkovic I, Yu Q. Merlin, a "magic"linker between extracellular cues and intracellular signaling pathways that regulate cell motility, proliferation, and survival. Curr Protein Pept Sci. 2010; 11(6): 471-84.

[189] Murthy SS, Testa JR. Asbestos, chromosomal deletions, and tumor suppressor gene alterations in human malignant mesothelioma. J Cell Physiol. 1999; 180: 150–7.

[190] Jean D, Thomas E, Renier A, de Reynies A, Lecomte C, Andujar P, et al. Syntenic relationships between genomic profiles of fiber–induced murine and human malignant mesothelioma. Am J Pathol. 2011; 176(2): 881–94.

[191] Lallemand D, Curto M, Saotome I, Giovannini M, McClatchey AI. NF2deficiency promotes tumorigenesis and metas–tasis by destabilizing adherens junctions. Genes Dev. 2003; 17(9): 1090–100.

[192] Yi C, Troutman S, Fera D, Stemmer–Rachamimov A, Avila JL, Christian N, et al. A tight junction–associated Merlin–Angiomotin complex mediates Merlin's regulation of mitogenic signaling and tumor suppressive functions. Cancer Cell. 2010; 19(4): 527–40.

[193] Testa JR, Cheung M, Pei J, Below JE, Tan Y, Sementino E, et al. Germline BAP1mutations predispose to malignant mesothelioma. Nat Genet. 2011; 43(10): 1022–5.

[194] Sneddon S, Leon JS, Dick IM, Cadby G, Olsen N, Brims F, et al. Absence of germline mutations in BAP1in sporadic cases of malignant mesothelioma. Gene. 2015; 563(1): 103–5.

[195] Panou V, Vyberg M, Weinreich UM, Meristoudis C, Falkmer UG, Roe OD. The established and future biomarkers of malignant pleural mesothelioma. Cancer Treat Rev. 2015; 41(6): 486–95.

[196] Tallet A, Nault JC, Renier A, Hysi I, Galateau–Salle F, Cazes A, et al. Overexpression and promoter mutation of the TERT gene in malignant pleural mesothelioma. Oncogene. 2014; 33(28): 3748–452.

[197] Jaurand MC, Jean D. Biomolecular pathways and malignant pleural mesothelioma. In: Mineo TC, editor. Malignant pleural mesothelioma: present status and future directions. Sharjah: Bentham Science Publishers; 2015. p. 173–96.

[198] Hylebos M, Van Camp G, van Meerbeeck JP, Op de Beeck K. The genetic landscape of malignant pleural mesothelioma: results from massively parallel sequencing. J Thorac Oncol. 2016; 11(10): 1615–26.

[199] Liu XL, Zuo R, Ou WB. The hippo pathway provides novel insights into lung cancer and mesothelioma treatment. J Cancer Res Clin Oncol. 2018; 144(11): 2097–106.

[200] Sato T, Sekido Y. NF2/Merlin inactivation and potential therapeutic targets in mesothelioma. Int J Mol Sci. 2018; 19(4): 988.

[201] Felley–Bosco E, Stahel R. Hippo/YAP pathway for targeted therapy. Transl Lung Cancer Res. 2014; 3(2): 75–83.

[202] Tranchant R, Quetel L, Tallet A, Meiller C, Renier A, de Koning L, et al. Co–occurring mutations of tumor suppressor genes, LATS2and NF2, in malignant pleural mesothelioma. Clin Cancer Res. 2017; 23(12): 3191–202.

[203] Murakami H, Mizuno T, Taniguchi T, Fujii M, Ishiguro F, Fukui T, et al. LATS2 is a tumor suppressor gene of malignant mesothe–lioma. Cancer Res. 2011; 71(3): 873–83.

[204] Thurneysen C, Opitz I, Kurtz S, Weder W, Stahel RA, Felley–Bosco E. Functional inactivation of NF2/merlin in human mesothelioma. Lung Cancer. 2009; 64(2): 140–7.

[205] Romagnoli S, Fasoli E, Vaira V, Falleni M, Pellegrini C, Catania A, et al. Identification of potential therapeutic targets in malignant mesothelioma using cell–cycle gene expression analysis. Am J Pathol. 2009; 174(3): 762–70.

[206] Crispi S, Fagliarone C, Biroccio A, D'Angelo C, Galati R, Sacchi A, et al. Antiproliferative effect of Aurora kinase targeting in mesothelioma. Lung Cancer. 2010; 70(3): 271–9.

[207] Roe OD, Anderssen E, Sandeck H, Christensen T, Larsson E, Lundgren S. Malignant pleural mesothelioma: genome–wide expression patterns reflecting general resistance mechanisms and a proposal of novel targets. Lung Cancer. 2010; 67(1): 57–68.

[208] Lopez–Rios F, Chuai S, Flores R, Shimizu S, Ohno T, Wakahara K, et al. Global gene expression profiling of pleural mesotheliomas: overexpression of aurora kinases and P16/CDKN2A deletion as prognostic factors and critical evaluation of microarray–based prognostic prediction. Cancer Res. 2006; 66(6): 2970–9.

[209] Rubin CI, Atweh GF. The role of stathmin in the regulation of the cell cycle. J Cell Biochem. 2004; 93(2): 242–50.

[210] Kim JY, Harvard C, You L, Xu Z, Kuchenbecker K, Baehner R, et al. Stathmin is overexpressed in malignant mesothelioma. Anticancer Res. 2007; 27(1A): 39–44.

[211] Birnie KA, Yip YY, Ng DC, Kirschner MB, Reid G, Prele CM, et al. Loss of mir–223 and JNK signalling contribute to elevated stathmin in malignant pleural mesothelioma. Mol Cancer Res. 2015; 13(7): 1106–18.

[212] Aubrey BJ, Strasser A, Kelly GL. Tumor–suppressor functions of the TP53pathway. Cold Spring Harb Perspect Med. 2016; 6(5): 1–16.

[213] Carbone M, Yang H, Pass HI, Krausz T, Testa JR, Gaudino G. BAP1and cancer. Nat Rev Cancer. 2013; 13(3): 153–9.

[214] Luchini C, Wood LD, Cheng L, Nottegar A, Stubbs B, Solmi M, et al. Extranodal extension of lymph node metastasis is a marker of poor prognosis in oesophageal

cancer: a systematic review with meta–analysis. J Clin Pathol. 2016; 69: 956.

[215] Knijnenburg TA, Wang L, Zimmermann MT, Chambwe N, Gao GF, Cherniack AD, et al. Genomic and molecular landscape of DNA damage repair deficiency across the cancer genome atlas. Cell Rep. 2018; 23(1): 239–54.e6.

[216] Mairinger FD, Werner R, Flom E, Schmeller J, Borchert S, Wessolly M, et al. miRNA regulation is important for DNA damage repair and recognition in malignant pleural mesothelioma. Virchows Arch. 2017; 470(6): 627–37.

[217] Soini Y, Kinnula V, Kaarteenaho–Wiik R, Kurttila E, Linnainmaa K, Paakko P. Apoptosis and expression of apoptosis regulating proteins bcl–2, mcl–1, bcl–X, and bax in malignant mesothelioma. Clin Cancer Res. 1999; 5(11): 3508–15.

[218] O'Kane SL, Pound RJ, Campbell A, Chaudhuri N, Lind MJ, Cawkwell L. Expression of bcl–2 family members in malignant pleural mesothelioma. Acta Oncol. 2006; 45(4): 449–53.

[219] Daubriac J, Fleury–Feith J, Kheuang L, Galipon J, Saint–Albin A, Renier A, et al. Malignant pleural mesothelioma cells resist anoikis as quiescent pluricellular aggregates. Cell Death Differ. 2009; 16(8): 1146–55.

[220] Jin L, Amatya VJ, Takeshima Y, Shrestha L, Kushitani K, Inai K. Evaluation of apoptosis and immunohistochemical expression of the apoptosis–related proteins in mesothelioma. Hiroshima J Med Sci. 2010; 59(2): 27–33.

[221] Leard LE, Broaddus VC. Mesothelial cell proliferation and apoptosis. Respirology. 2004; 9(3): 292–9.

[222] Wilson SM, Barbone D, Yang TM, Jablons DM, Bueno R, Sugarbaker DJ, et al. mTOR mediates survival signals in malig–nant mesothelioma grown as tumor fragment spheroids. Am J Respir Cell Mol Biol. 2008; 39(5): 576–83.

[223] Kafiri G, Thomas DM, Shepherd NA, Krausz T, Lane DP, Hall PA. p53 expression is common in malignant mesothelioma. Histopathology. 1992; 21(4): 331–4.

[224] Ramael M, Lemmens G, Eerdekens C, Buysse C, Deblier I, Jacobs W, et al. Immunoreactivity for p53protein in malignant mesothelioma and non–neoplastic mesothelium. J Pathol. 1992; 168: 371–5.

[225] Mayall FG, Goddard H, GibbsAR. The frequency ofp53 immunostaining in asbestos–associated mesotheliomas and non–asbestos–associated mesotheliomas. Histopathology. 1993; 22(4): 383–6.

[226] Attanoos RL, Griffin A, Gibbs AR. The use of immunohistochemistry in distinguishing reactive from neoplastic mesothelium. A novel use for desmin and comparative evaluation with epithelial membrane antigen, p53, platelet–derived growth factor–receptor, P–glycoprotein and Bcl–2. Histopathology. 2003; 43(3): 231–8.

[227] Feng Z, Levine AJ. The regulation of energy metabolism and the IGF–1/mTOR pathways by the p53protein. Trends Cell Biol. 2010; 20(7): 427–34.

[228] Singhal S, Wiewrodt R, Malden LD, Amin KM, Matzie K, Friedberg J, et al. Gene expression profiling of malignant mesothelioma. Clin Cancer Res. 2003; 9(8): 3080–97.

[229] Lei YY, Wang WJ, Mei JH, Wang CL. Mitogen–activated protein kinase signal transduction in solid tumors. Asian Pac J Cancer Prev. 2014; 15(20): 8539–48.

[230] Ohta Y, Shridhar V, Bright RK, Kalemkerian GP, Du W, Carbone M, et al. VEGF and VEGF type C play an important role in angiogenesis and lymphangiogenesis in human malignant mesotheli–oma tumours. Br J Cancer. 1999; 81(1): 54–61.

[231] Konig J, Tolnay E, Wiethege T, Muller K. Co–expression of vascular endothelial growth factor and its receptor flt–1in malignant pleural mesothelioma. Respiration. 2000; 67: 36–40.

[232] Strizzi L, Catalano A, Vianale G, Orecchia S, Casalini A, Tassi G, et al. Vascular endothelial growth factor is an autocrine growth factor in human malignant mesothelioma. J Pathol. 2001; 193: 468–75.

[233] Filho AL, Baltazar F, Bedrossian C, Michael C, Schmitt FC. Immunohistochemical expression and distribution of VEGFR–3 in malignant mesothelioma. Diagn Cytopathol. 2007; 35(12): 786–91.

[234] Lee AY, Raz DJ, He B, Jablons DM. Update on the molecular biology of malignant mesothelioma. Cancer. 2007; 109(8): 1454–61.

[235] Masood R, Kundra A, Zhu S, Xia G, Scalia P, Smith DL, et al. Malignant mesothelioma growth inhibition by agents that target the VEGF and VEGF–C autocrine loops. Int J Cancer. 2003; 104(5): 603–10.

[236] Jacobson A, Brinck J, Briskin MJ, Spicer AP, Heldin P. Expression of human hyaluronan synthases in response to external stimuli. Biochem J. 2000; 348: 29–35.

[237] Heldin P, Asplund T, Ytterberg D, Thelin S, Laurent TC. Characterization of the molecular mechanism involved in the activation of hyaluronan synthetase by platelet–derived growth factor in human mesothelial cells. Biochem J. 1992; 283((Pt 1): 165–70.

[238] Gerwin BI, Lechner JF, Reddel RR, Roberts AB, Robbins KC, Gabrielson EW, et al. Comparison of production of transforming growth factor–beta and platelet–derived growth factor by normal human mesothelial cells and mesothelioma

cell lines. Cancer Res. 1987; 47(23): 6180–4.

[239] Versnel MA, Claessonwelsh L, Hammacher A, Bouts MJ, Vanderkwast TH, Eriksson A, et al. Human malignant mesothelioma cell lines express PDGF beta–receptors whereas cultured normal mesothelial cells express predominantly PDGF alpha–receptors. Oncogene. 1991; 6(11): 2005–11.

[240] Metheny–Barlow LJ, Flynn B, van Gijssel HE, Marrogi A, Gerwin BI. Paradoxical effects of platelet–derived growth factor–a over–expression in malignant mesothelioma. Antiproliferative effects in vitro and tumorigenic stimulation in vivo. Am J Respir Cell Mol Biol. 2001; 24(6): 694–702.

[241] Van der Meeren A, Seddon MB, Betsholtz CA, Lechner JF, Gerwin BI. Tumorigenic conversion of human mesothelial cells as a consequence of platelet–derived growth factor–a chain overexpression. Am J Respir Cell Mol Biol. 1993; 8(2): 214–21.

[242] Honda M, Kanno T, Fujita Y, Gotoh A, Nakano T, Nishizaki T. Mesothelioma cell proliferation through autocrine activation of PDGF–betabeta receptor. Cell Physiol Biochem. 2012; 29(5–6): 667–74.

[243] Agarwal V, Lind MJ, Cawkwell L. Targeted epidermal growth factor receptor therapy in malignant pleural mesothelioma: where do we stand? Cancer Treat Rev. 2011; 37(7): 533–42.

[244] Hoang CD, Zhang X, Scott PD, Guillaume TJ, Maddaus MA, Yee D, et al. Selective activation of insulin receptor substrate–1 and–2 in pleural mesothelioma cells: association with distinct malignant phenotypes. Cancer Res. 2004; 64(20): 7479–85.

[245] Whitson BA, Kratzke RA. Molecular pathways in malignant pleural mesothelioma. Cancer Lett. 2006; 239(2): 183–9.

[246] Jaurand MC, Fleury–Feith J. Mesothelial cells. In: Light RW, Lee YCG, editors. Textbook of pleural diseases. 2nd ed. London: Hodder Arnold; 2008. p. 27–37.

[247] Lee TC, Zhang Y, Aston C, Hintz R, Jagirdar J, Perle MA, et al. Normal human mesothelial cells and mesothelioma cell lines express insulin–like growth factor I and associated molecules. Cancer Res. 1993; 53(12): 2858–64.

[248] Liu Z, Klominek J. Regulation of matrix metalloprotease activity in malignant mesothelioma cell lines by growth factors. Thorax. 2003; 58(3): 198–203.

[249] Thayaparan T, Spicer JF, Maher J. The role of the HGF/Met axis in mesothelioma. Biochem Soc Trans. 2016; 44(2): 363–70.

[250] Harvey P, Warn A, Dobbin S, Arakaki N, Daikuhara Y, Jaurand MC, et al. Expression of HGF/SF in mesothelioma cell lines and its effects on cell motility, proliferation and morphology. Br J Cancer. 1998; 77: 1052–9.

[251] Mukohara T, Civiello G, Davis IJ, Taffaro ML, Christensen J, Fisher DE, et al. Inhibition of the met receptor in mesothelioma. Clin Cancer Res. 2005; 11(22): 8122–30.

[252] Jagadeeswaran R, Ma PC, Seiwert TY, Jagadeeswaran S, Zumba O, Nallasura V, et al. Functional analysis of c–Met/hepatocyte growth factor pathway in malignant pleural mesothelioma. Cancer Res. 2006; 66(1): 352–61.

[253] Kawaguchi K, Murakami H, Taniguchi T, Fujii M, Kawata S, Fukui T, et al. Combined inhibition of MET and EGFR suppresses proliferation of malignant mesothelioma cells. Carcinogenesis. 2009; 30(7): 1097–105.

[254] Vintman L, Nielsen S, Berner A, Reich R, Davidson B. Mitogenactivated protein kinase expression and activation does not differentiate benign from malignant mesothelial cells. Cancer. 2005; 103(11): 2427–33.

[255] de Melo M, Gerbase MW, Curran J, Pache JC. Phosphorylated extracellular signal–regulated kinases are significantly increased in malignant mesothelioma. J Histochem Cytochem. 2006; 54(8): 855–61.

[256] Eguchi R, Fujimori Y, Takeda H, Tabata C, Ohta T, Kuribayashi K, et al. Arsenic trioxide induces apoptosis through JNK and ERK in human mesothelioma cells. J Cell Physiol. 2011; 226(3): 762–8.

[257] Ou WB, Hubert C, Corson JM, Bueno R, Flynn DL, Sugarbaker DJ, et al. Targeted inhibition of multiple receptor tyrosine kinases in mesothelioma. Neoplasia. 2011; 13(1): 12–22.

[258] Zhou S, Liu L, Li H, Eilers G, Kuang Y, Shi S, et al. Multipoint targeting of the PI3K/mTOR pathway in mesothelioma. Br J Cancer. 2014; 110(10): 2479–88.

[259] Besson A, Robbins SM, Yong VW. PTEN/MMAC1/TEP1in signal transduction and tumorigenesis. Eur J Biochem. 1999; 263(3): 605–11.

[260] Altomare DA, You H, Xiao GH, Ramos–Nino ME, Skele KL, De Rienzo A, et al. Human and mouse mesotheliomas exhibit elevated AKT/PKB activity, which can be targeted pharmacologically to inhibit tumor cell growth. Oncogene. 2005; 24(40): 6080–9.

[261] Suzuki Y, Murakami H, Kawaguchi K, Taniguchi T, Fujii M, Shinjo K, et al. Activation of the PI3K–AKT pathway in human malignant mesothelioma cells. Mol Med Rep. 2009; 2(2): 181–8.

[262] Makena MR, Ranjan A, Thirumala V, Reddy AP. Cancer stem cells: road to therapeutic resistance and strategies to over–come resistance. Biochim Biophys Acta Mol Basis Dis. 2018; S0925–4439(18): 30476–9.

[263] Takebe N, Miele L; Harris PJ, Jeong W, Bando H, Kahn M, et al. Targeting notch, Hedgehog, and Wnt pathways in cancer stem cells: clinical update. Nat Rev Clin Oncol. 2015; 12(8): 445–64.

[264] Clevers H. Wnt/beta–catenin signaling in development and disease. Cell. 2006; 127(3): 469–80.

[265] Lee AY, He B, You L, Xu Z, Mazieres J, Reguart N, et al. Dickkopf–1 antagonizes Wnt signaling independent of beta–catenin in human mesothelioma. Biochem Biophys Res Commun. 2004; 323(4): 1246–50.

[266] He B, Lee AY, Dadfarmay S, You L, Xu Z, Reguart N, et al. Secreted frizzled–related protein 4is silenced by hypermethylation and induces apoptosis in beta–catenin–deficient human mesothelioma cells. Cancer Res. 2005; 65(3): 743–8.

[267] Batra S, Shi Y, Kuchenbecker KM, He B, Reguart N, Mikami I, et al. Wnt inhibitory factor–1, a Wnt antagonist, is silenced by promoter hypermethylation in malignant pleural mesothelioma. Biochem Biophys Res Commun. 2006; 342(4): 1228–32.

[268] Kohno H, Amatya VJ, TakeshimaY, Kushitani K, Hattori N, Kohno N, et al. Aberrant promoter methylation of WIF–1and SFRP1, 2, 4 genes in mesothelioma. Oncol Rep. 2010; 24(2): 423–31.

[269] Mazieres J, You L, He B, Xu Z, Twogood S, Lee AY, et al. Wnt2 as a new therapeutic target in malignant pleural mesothelioma. Int J Cancer. 2005; 117(2): 326–32.

[270] Felley–Bosco E, Opitz I, Meerang M. Hedgehog signaling in malignant pleural mesothelioma. Genes. 2015; 6(3): 500–11.

[271] Kim HA, Kim MC, Kim NY, Kim Y. Inhibition of hedgehog signaling reduces the side population in human malignant mesothelioma cell lines. Cancer Gene Ther. 2015; 22(8): 387–95.

[272] Mutti L, Peikert T, Robinson BWS, Scherpereel A, Tsao AS, de Perrot M, et al. Scientific advances and new frontiers in mesothelioma therapeutics. J Thorac Oncol. 2018; 13(9): 1269–83.

[273] Lim CB, Prele CM, Cheah HM, Cheng YY, Klebe S, Reid G, et al. Mutational analysis of hedgehog signaling pathway genes in human malignant mesothelioma. PLoS One. 2013; 8(6): e66685.

[274] Rossini M, Rizzo P, Bononi I, Clementz A, Ferrari R, Martini F, et al. New perspectives on diagnosis and therapy of malignant pleural mesothelioma. Front Oncol. 2018; 8: 91.

[275] Dawson MA, Kouzarides T. Cancer epigenetics: from mechanism to therapy. Cell. 2012; 150(1): 12–27.

[276] McLoughlin KC, Kaufman AS, Schrump DS. Targeting the epigenome in malignant pleural mesothelioma. Transl Lung Cancer Res. 2017; 6(3): 350–65.

[277] Vandermeers F, Neelature Sriramareddy S, Costa C, Hubaux R, Cosse JP, Willems L. The role of epigenetics in malignant pleural mesothelioma. Lung Cancer. 2013; 81(3): 311–8.

[278] Pardoll DM. The blockade of immune checkpoints in cancer immunotherapy. Nat Rev Cancer. 2012; 12(4): 252–64.

[279] Lievense LA, Sterman DH, Cornelissen R, Aerts JG. Checkpoint blockade in lung cancer and mesothelioma. Am J Respir Crit Care Med. 2017; 196(3): 274–82.

[280] Minnema–Luiting J, Vroman H, Aerts J, Cornelissen R. Heterogeneity in immune cell content in malignant pleural mesothelioma. Int J Mol Sci. 2018; 19(4): 2–12.

[281] Guazzelli A, Bakker E, Krstic–Demonacos M, Lisanti MP, Sotgia F, Mutti L. Anti–CTLA–4therapy for malignant mesothelioma. Immunotherapy. 2017; 9(3): 273–80.

[282] Oehl K, Vrugt B, Opitz I, Meerang M. Heterogeneity in malignant pleural mesothelioma. Int J Mol Sci. 2018; 19(6): 1–12.

[283] Galateau–Salle F, Churg A, Roggli V, Travis WD. The 2015World Health Organization classification of tumors of the pleura: advances since the 2004classification. J Thorac Oncol. 2016; 11(2): 142–54.

[284] Husain AN, Colby TV, Ordonez NG, Allen TC, Attanoos RL, Beasley MB, et al. Guidelines for pathologic diagnosis of malignant mesothelioma 2017update of the consensus statement from the International Mesothelioma Interest Group. Arch Pathol Lab Med. 2018; 142(1): 89–108.

[285] Comertpay S, Pastorino S, Tanji M, Mezzapelle R, Strianese O, Napolitano A, et al. Evaluation of clonal origin of malignant mesothelioma. J Transl Med. 2014; 12: 301.

[286] Gordon GJ, Rockwell GN, Jensen RV, Rheinwald JG, Glickman JN, Aronson JP, et al. Identification of novel candidate oncogenes and tumor suppressors in malignant pleural mesothelioma using large–scale transcriptional profiling. Am J Pathol. 2005; 166(6): 1827–40.

[287] Felley–Bosco E. Special issue on mechanisms of mesothelioma heterogeneity: highlights and open questions. Int J Mol Sci. 2018; 19(11): 1–5.

[288] Hanahan D, Weinberg RA. The hallmarks of cancer. Cell. 2000; 100: 57–70.

[289] Hanahan D, Weinberg RA. Hallmarks of cancer: the next generation. Cell. 2012; 144(5): 646–74.

第 20 章
恶性间皮瘤：石棉暴露

Richard L. Attanoos

概述

石棉是公认且知名的危害健康的矿物，在工业化国家，每年因石棉导致的恶性间皮瘤和肺癌病例约为 3 万例[1]。1995—2029 年的预测结果表明，间皮瘤造成的男性死亡人数在未来 20 年将翻一番，于 2018 年达到峰值 9000 人，然后下降。预计 2025 年，欧洲将有 25 万人死亡[2]。间皮瘤的负担存在明显的地理差异。1994—2008 年期间，各地区经年龄调整后的间皮瘤死亡率（每百万人）为：大洋洲 16.0，欧洲 7.2，非洲 4.8，美洲 3.6，亚洲 2.6[3]。间皮瘤的发病率在同一大洲内也有显著的差异：在欧洲，西北欧（英国、荷兰）的间皮瘤发病率高于

The updated version of this chapter has been made by Didier Jean and Marie–Claude Jaurand.

A. B. Kane
Department of Pathology and Laboratory Medicine,
Brown University, Providence, RI, USA

D. Jean · M.–C. Jaurand（⊠）
Centre de Recherche des Cordeliers, Sorbonne Université, Université de Paris, Paris, France
e-mail:marie–claude.jaurand@inserm.fr

S. Knuutila
Department of Pathology and Genetics, HUSLAB,
Helsinki University Central Hospital, Helsinki, Finland

东南欧（除了意大利）。目前，英国具有最高的全球恶性间皮瘤发病率，这与长期商业化使用角闪石石棉有关[4]。自 20 世纪 90 年代中期以来，美国每年的男性胸膜间皮瘤发病率一直在稳步下降，但欧洲、亚洲、中美洲和非洲许多国家的间皮瘤发病率仍在上升，这是历史上石棉消费的结果。

非常值得强调的一点是，虽然空气、水和土壤中也普遍存在着石棉纤维，但没有证据表明城市居民在环境中接触石棉会导致任何与石棉有关的疾病。事实上，目前有科学证据表明，虽然在一些城市和农村地区之间，石棉的空气浓度存在相当大的地理差异，但是这并不会导致环境中石棉浓度较高的城市地区出现石棉相关疾病[5]。同样重要的一点是，绝大多数的成年人在发达工业化地区并没有已知的职业石棉接触或任何生物标志物证据表明之前患石棉相关疾病，却在纤维负荷分析中检测到肺部存在石棉纤维，这反映了他们过去对石棉的接触[6]。这些石棉主要但不限于很短（＜5μm）的石棉纤维。矿物分析实验室设立了对照人群，以协助研究疑似与石棉相关的间皮瘤、肺癌和肺纤维化（石棉肺）病例的疾病病因[7]。

纤维毒性主要受到纤维累积剂量、纤维尺寸（长度和直径）和纤维生物持久性（与纤维类型有关——角闪石石棉与温石棉）影响。累积接触角闪石和疾病相关的科学证据基本都来源于累积石棉暴露量远

高于一般环境暴露水平的职业环境[7]。即使存在非职业的间接暴露，如家庭/副业/"带回家"或靠近工业的住所造成的社区/环境暴露，累积石棉暴露量通常略低于直接的职业暴露，科学文献广泛表明主要的作用物质是商业化使用的角闪石石棉[8-10]。

与腹膜间皮瘤、肺癌或肺纤维化（石棉肺）相比，发展为恶性胸膜间皮瘤和良性胸膜疾病（胸膜斑块和弥漫性胸膜增厚/纤维化）所需的角闪石石棉累积剂量更低。

心包间皮瘤和石棉之间的联系较弱[11, 12]。在不同解剖位置的不同石棉相关疾病中观察到的这些剂量效应在判断疾病病因时是很重要的。

肿瘤潜伏期是癌症流行病学中的一个重要时间因素，也是评估剂量–反应关系、风险和未来疾病趋势的决定因素之一。职业环境中石棉相关间皮瘤的潜伏期平均为30～40年，且无上限[13]。有大量

科学证据反对剂量潜伏期假说，即累积石棉暴露量较低的人潜伏期较长。这样的证据普遍来自家庭接触、居住和环境暴露，在女性中比例更高[14]。

在本章中，我们将讨论石棉的矿物学知识，回顾恶性间皮瘤与石棉的各种关系，并提供一个评估疑似石棉相关疾病的指南。

石棉：矿物学

石棉这个术语是一个集体术语，其中包括6种自然产生的纤维性硅酸盐矿物。并不是所有的石棉都是一样的，但它们可以分为两个大类：角闪石石棉和蛇纹石石棉[15]。

角闪石石棉和蛇纹石石棉可以以两种形式或习性结晶生长：一种常见的非石棉状（占超过90%）和一种罕见的石棉形态（表20.1）。

表 20.1　石棉矿物及其非石棉状多形体

矿群	石棉	非石棉状多形体	组成
蛇纹石	温石棉[a]	利蛇纹石、叶蛇纹石	$Mg_3(Si_2O_5)(OH_4)$
角闪石	阳起石石棉	阳起石	$Ca_2(Mg.Fe^{2+}_5)(Si_8O_{22})(OH_2)$
	铁石棉[a]	镁铁闪石–铁闪石	$(Fe^{2+}.Mg)_7(Si_8O_{22})(OH_2)$
	直闪石石棉[a]	直闪石	$(Mg.Fe^{2+})_7(Si_8O_{22})(OH_2)$
	青石棉[a]	钠闪石	$Na_2Fe^{2+}_3Fe_2^{3+}(Si_8)(O_{22})(OH)_2$
	透闪石石棉	透闪石	$Ca_2Mg_5(Si_8O_{22})(OH)_2$

[a] 商业石棉形式，直闪石主要在芬兰

角闪石石棉矿物包括商业形式（铁石棉或棕色、青石棉或蓝色）和非商业形式（透闪石、直闪石和阳起石）。蛇纹石石棉则由温石棉组成［细长矿物颗粒（EMP）图像如图20.1，20.2，20.3，20.4，20.5和20.6所示］。

角闪石石棉和温石棉在化学、物理和生物学特性上都很不同，这些因素使得它们在诱导弥漫性恶性间皮瘤的过程中存在纤维毒性和效力的显著差异。

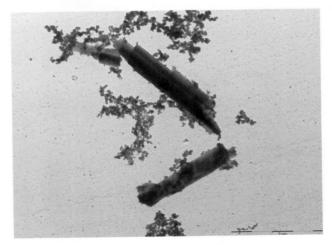

图 20.1　阳起石 EMP 的透射电镜图像

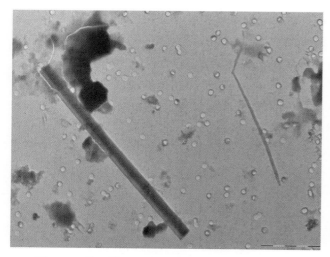

图20.2　铁石棉和玻璃纤维 EMP 的透射电镜图像

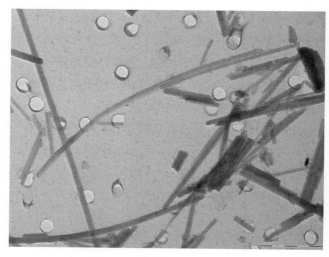

图20.5　温石棉的透射电镜图像，注意短纤维尺寸

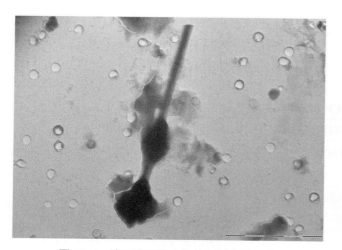

图20.3　铁石棉石棉小体的透射电镜图像

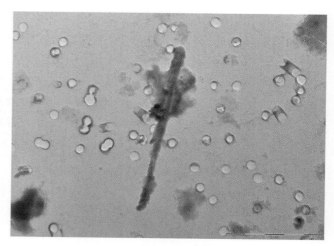

图20.6　青石棉的透射电镜图像

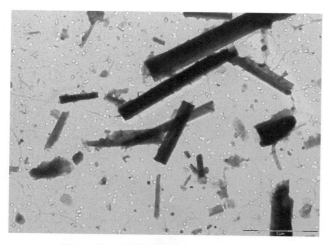

图20.4　透射电镜图像 – 直闪石 EMPs

角闪石石棉由坚固的、平行边的直纤维组成，很容易分解形成缠结的纤维片。这些纤维具有较高的抗拉强度和柔韧性，长度较长，宽度较窄，并具有弯曲并张开的末端。角闪石石棉纤维不溶于酸，被吸入后不会分解，可能在人体中存在数十年。而温石棉由一束束卷曲的柔性纤维组成，这些纤维是酸溶性的，吸入后会分解并被快速清除。

更常见的非石棉状角闪石（包括钠闪石、镁铁闪石/铁闪石、透闪石、直闪石和阳起石）和非石棉形蛇纹石矿物（利蛇纹石和叶蛇纹石）。非石棉状角闪石矿物和石棉矿物具有不同的结晶生长习性。非石棉状角闪石在被挤压时易发生断裂，形成比角闪石石棉纤维更短更厚的碎片。裂解的碎片可能表现出不同的形态特征，具有不规则的表面和低抗拉强度。裂解碎片的平均直径比相同长度的石棉纤维要大得多。虽然裂解碎片在化学性质上与石棉纤维相似，但其物理性质不同，这些差异导致生物效应的显著差异，导致裂解碎片对人体组织系统的毒性显著降低[16-18]。非石棉状矿物的裂解碎片与石棉相关疾病无关，也不受美国劳工部职业安全卫生管理局（OSHA）的监管。

石棉和间皮瘤：部位和性别差异

由石棉引起的恶性间皮瘤病例的比例因纤维类型、职业、肿瘤部位和性别不同而存在很大差异。虽然各种因素都是相互关联的，但在本节中我们主要讨论解剖部位和性别导致的间皮瘤和石棉之间关系的差异。

胸膜间皮瘤

一些全国性的流行病学研究分析了石棉生产、使用或进口与随后的间皮瘤发病率之间的关系[19, 20]。所有的研究都显示，在石棉使用量增加的大约 30 ~ 40 年后，男性恶性胸膜间皮瘤的发病率有所上升。这反映了恶性间皮瘤的长潜伏期。从北美的登记处来看，约 70% ~ 90% 的男性胸膜间皮瘤患者有既往石棉接触史[19, 21]。在美国女性间皮瘤患者中，这个比例大约为 20%[19, 21]。在英国和欧洲大陆也观察到胸膜间皮瘤的性别差异，并且石棉的可归因比例高于北美[4, 22-24]。有观点认为，女性稳定的发病率意味着环境接触石棉与风险的相关性是可忽略的，或者环境石棉暴露的通常水平不会超过间皮瘤风险的阈值[19, 25]。

值得指出的是，当职业性石棉纤维诱导的致癌作用存在时，它导致的间皮瘤患者主要是老年男性胸膜疾病患者（年龄中位数大于 70 岁）。职业性胸膜间皮瘤患者的男女比例通常在 4 ~ 5 ：1。

腹膜间皮瘤

石棉相关的腹膜间皮瘤通常与大量接触商业性的角闪石石棉有关。如此严重的暴露现在已经很少见了，最新的流行病学证据研究了时间趋势、男女发病率和商业化石棉使用，发现男性腹膜间皮瘤中与石棉相关的比例要小得多，而女性则非常少。在美国（SEER 数据）、瑞典和荷兰没有观察到任何显著的时间趋势[20, 26, 27]。

在年轻（50 岁以下）的恶性间皮瘤患者中，没有明确的性别或解剖部位的差别。事实上，45 岁以下的间皮瘤患者更多的为女性，并且以腹膜疾病为主，这强烈不支持石棉纤维诱导的致癌性[28]。

有新的科学证据表明，并非所有的间皮细胞都是相同的，而且在胸膜和腹膜中肿瘤发生的分子途径是不同的。这可能是胸膜和腹膜间皮细胞表面对石棉反应的差异的基础。最近的研究表明，许多间皮瘤患者存在 BAP-1 和 NF2 的体细胞突变，并且在较小程度上存在 SETD2、TP53、DDX3X、ULK2、RYR2、CPAF45、SETDB1 和 DDX 的体细胞突变[29]。包含 p16INK4A、p15、p14 和 MTAP 的 9p21 区域的缺失在间皮瘤患者中很常见。体细胞 BAP1 突变与腹膜间皮瘤的相关性更强，近 85% 的腹膜间皮瘤患者存在 BAP1 突变，而在胸膜间皮瘤患者则只有 60%[30-32]。基因谱分析表明，与腹膜间皮瘤相比，胸膜间皮瘤中常见基因（ATF3、CXCL2、CXCL3、IL-8、IL-6 和 GOS2）的表达存在差异[33]。对恶性间皮瘤的基因组缺失和插入的分析表明，胸膜间皮细胞（缺失更常见）和腹膜间皮细胞（插入更明显）之间存在显著差异，这表明不同的间皮细胞位点可能涉及不同的遗传途径[34, 35]。

在一部分未接触石棉及未患恶性间皮瘤的年轻受试者中，生殖细胞常染色体显性遗传 BAP-1 突变与疾病发生相关[36]。最新定义的 BAP-1 遗传性癌症易感综合征中包括了葡萄膜和皮肤黑色素瘤、肾细胞癌、胆管癌和基底细胞癌[37]。间皮瘤的预后在这些受试者中似乎更好。一些报告指出，在没有接触石棉的生殖细胞系 BAP-1 突变的受试者中，腹膜间皮瘤病例占主导地位 [38]。这一患者人口统计学结果表明，BAP-1 突变可以在不接触石棉的情况下通过自然发生的突变或辐射等方式诱发恶性间皮瘤。一些研究人员提出了另一种假设，即生殖细胞系 BAP-1 突变可能会增加个体对石棉的易感性，这方面的科学研究还有很多问题尚待解决且仍在发展 [39]。另外，有明确的证据表明，其他肿瘤抑制基因如 TP53，可以使没有暴露于石棉的受试者产生腹膜间皮瘤和肉瘤 [40]。最近有研究指出，ALK-1 易位也与少量无石棉暴露的腹膜间皮瘤的诱导有关 [41]。总的来说，越来越多的证据表明，相当大一部分腹膜间皮瘤与石棉暴露无关，尤其是在年轻患者和女性中，取而代之的是特定的分子遗传突变在起作用。

心包膜和睾丸鞘膜间皮瘤

心包膜间皮瘤和睾丸鞘膜间皮瘤是非常罕见的疾病，因此没有相关的流行病学研究。科学证据表明，心包膜间皮瘤和睾丸鞘膜间皮瘤与石棉之间的联系（如果有的话）是微弱的。心包膜和睾丸鞘膜间皮瘤发病率的趋势与胸膜间皮瘤并不一致，而胸膜间皮瘤的发病率趋势明显与商业化石棉和角闪石石棉使用的历史趋势相一致 [11, 12]。尚无流行病学研究（工人的队列研究或病例对照研究）表明心包膜间皮瘤和石棉之间有任何关联。事实上，在大量接触了各种石棉纤维的大型职业工人群体中（包括加拿大温石棉矿工、南非铁石棉/青石棉矿工、澳大利亚青石棉矿工、石棉水泥厂工人、摩擦产品制造商、北美绝缘体和船厂工人），尚未发现心包膜或睾丸鞘膜间皮瘤的报道。

石棉纤维诱导的致癌作用中受试者的人口统计学特点的重要性已经得到了强调。心包膜间皮瘤与胸膜间皮瘤的患者人群特征大不相同。胸膜间皮瘤患者中男性与女性的比例通常为 4 ～ 5∶1，而心包膜间皮瘤通常为大约 2∶1 或更低。心包膜间皮瘤患者的中位年龄（＜ 50 岁）明显低于胸膜间皮瘤（70+ 岁）。心包膜间皮瘤在幼儿（石棉相关疾

病的潜伏期太短）和未接触石棉的动物中也有报道。有趣的是，没有研究在吸入石棉后的人体心包组织中找到石棉纤维或石棉体，但有进一步的研究认为，从肺到心包的淋巴流为逆向流动，这基本上阻止了石棉纤维在吸入后通过淋巴孔进入心包 [11]。

心包膜和睾丸鞘膜间皮瘤的病例报告偶尔会有接触石棉的详细记录；然而，大多数病例报告中没有接触石棉或没有已知的石棉接触。病例报告代表了初步的问询，但不能证明因果关系，因为它们无法处理巧合，也没有对照组。

石棉纤维类型在恶性间皮瘤中的作用

有大量证据表明，暴露于石棉纤维的类型对于随后发生胸膜和腹膜间皮瘤的风险有重要影响。流行病学和矿物学研究表明，商业性的角闪石和青石棉可引起弥漫性恶性胸膜和腹膜间皮瘤。无论纤维类型如何，腹膜间皮瘤与温石棉或心包间皮瘤与石棉之间都没有已被证实的联系。

现在一般认为是 Wagner 和他的合著者 [42] 在 1960 年建立了恶性胸膜间皮瘤和青石棉之间的联系。从那时起，开始有刊物报道一些职业社区的间皮瘤。对于大量接触商业形式的角闪石石棉的工人，高达 18%（在青石棉香烟过滤器组装工人中）患有胸膜间皮瘤 [43]。相比之下，在职业接触温石棉的工人中，胸膜间皮瘤的发病率范围为 0%（水泥制造商、摩擦产品工人、民用防毒面具过滤器组装工人）～ 0.47%（魁北克矿工/磨坊主）[44-46]。

有流行病学证据表明，暴露于高剂量温石棉的工人发生胸膜间皮瘤的风险略有提高。这主要发生在加拿大温石棉矿业，也有少数是温石棉纺织制造工人。然而，由于在基本上所有的研究中都存在一定程度的角闪石石棉（透闪石石棉、直闪石石棉）污染，暴露于未受污染的温石棉工人的结果过于有限，因此无法作出明确的结论。

与此同时，有许多流行病学研究表明，暴露于低剂量温石棉的工人患胸膜间皮瘤的风险没有增加。也许研究最为广泛的是自动机械处理含有封装

温石棉的摩擦产品。最近的荟萃分析回顾了不同国家不同研究人员通过不同的方法进行的不同的流行病学研究。在影响力较大的研究中，研究人员依然得出这种暴露并不会增加间皮瘤风险的结论[47]。

一些研究者试图计算胸膜间皮瘤的职业性接触温石棉（存在非商业形式的角闪石石棉污染）的最大无毒性反应剂量（本质上是一种暴露水平，即暴露人群与其相应的对照之间的不良反应频率或严重程度没有统计学或生物学上的显著差异）。最新的"最佳估计数"范围为 208 ～ 415 纤维 /cc- 年[48]。

对纤维毒性和间皮瘤的诱导存在明确相反的观点。一些研究者认为温石棉是胸膜间皮瘤的主要原因，而且并不引起腹膜间皮瘤。这一推断似乎是基于这样一个前提，即大多数混合纤维暴露中都存在温石棉。在这些暴露中，胸膜间皮瘤的发病率很高，而温石棉是最常用的石棉形式，因此它在某种程度上一定与疾病的发生有关[49]。然而，这种分析是不正确的，因为它忽略了累积剂量暴露，暴露于混合（商业角闪石石棉 - 温石棉）石棉的人中存在巨大的纤维效力差异，角闪石形式的石棉在间皮瘤的诱导中确实产生了不成比例的显著影响。一般认为，商业角闪石石棉比温石棉的诱导作用更强。

温石棉在胸膜间皮瘤发生中的作用是有争议的。接触含温石棉产品后发生的间皮瘤的轶闻资料研究并不表明石棉暴露在上述疾病的发展中是显著的或具有因果关系的。因为病例报告和病例系列缺乏相应的对照人群，因此任何观察结果都可能只是巧合。分析流行病学（病例对照或工人队列研究）对于接触石棉后的因果分析至关重要。

腹膜间皮瘤与大量接触商业形式的角闪石石棉有关。在暴露于青石棉和铁石棉的工人中观察到较高的腹膜间皮瘤发病率，比如军用防毒面具制造工人[50, 51]和绝缘材料制造工人[52, 53]。腹膜间皮瘤在摩擦产品制造工人或水泥制造工人（无青石棉）中没有报道[48]。

温石棉没有被证实为恶性腹膜间皮瘤的病因。在几个温石棉矿工群体（加拿大、意大利、南非）、英国的民用防毒面具组装工人、英国水泥厂

工人以及美国、德国、丹麦、英国或西班牙的摩擦产品制造商或工人中，均无腹膜间皮瘤的报道[54]。

值得注意的是，在加拿大魁北克进行的流行病学研究调查了可能拥有最高温石棉累积接触量（存在角闪石石棉污染）的温石棉矿工和磨坊主（大约11000 名男性和 440 名女性），结果发现那些具有大量胸膜间皮瘤患者的人群都没有发生恶性腹膜间皮瘤[46, 54]。

相反的科学证据来自使用温石棉的中国纺织女工。最初的病例系列似乎与更广泛的科学文献和之后来自中国同一地区的病例系列不一致，它们表明除石棉以外，还有其他因素在诱发女性腹膜间皮瘤中起重要作用[55, 56]。

关于温石棉和角闪石石棉纤维诱导胸膜和腹膜间皮瘤的研究已经进行了 40 多年。2000 年以来，出现了针对纤维类型在间皮瘤诱导中的不同作用的流行病学研究荟萃分析。

石棉纤维类型对恶性胸膜和腹膜间皮瘤的影响比肺癌更明显。在一项对暴露于各种纤维类型的间皮瘤风险的荟萃分析中[57]，作者得出结论，在职业队列中，温石棉、铁石棉和青石棉导致间皮瘤的相对风险分布为 1 ∶ 100 ∶ 500。也就是说，在诱导间皮瘤的能力上，青石棉是温石棉的 500 倍，而铁石棉是温石棉的 100 倍。作者在分析的过程中没有提到可能被非商业角闪石石棉污染和未被污染的温石棉对健康影响的区别。在随后的出版物中，来自英国健康与安全执行局的同一作者将温石棉的效力设为零来模拟他们的计算，预测了英国 2002—2050年的间皮瘤死亡率[58]。

为评估石棉相关风险[59]的方案提供技术支持的文件进行了一项类似的荟萃分析，该分析证明了商业角闪石形式的石棉和温石棉在诱发间皮瘤方面的相对效力存在显著差异，据估计，以纤维为基础，混合的商用角闪石石棉的效力比温石棉高出 800 倍以上。

在一项包含了 11 项流行病学研究的最新荟萃分析中，研究人员使用针对纤维大小和矿物类型的模型估计了间皮瘤的风险。对温石棉相对效力的最

佳估计范围为 0 至角闪石石棉的 1/200（取决于度量）[60, 61]。> 10μm 的角闪石石棉纤维对石棉相关肺癌和间皮瘤产生的作用最大。最近有研究提出，预测间皮瘤风险的最佳纤维度量是长度 > 20μm 和直径 < 1.5μm 的角闪石石棉纤维 [62]。

鉴于在不同职业队列研究中暴露评估的公认局限性，上述英国和美国的作者使用不同的统计方法进行了荟萃分析，并得到了非常相似的纤维效力估计结果。这一结果增强了这些发现的可靠性。英国健康与安全执行局的工作人员将队列中间皮瘤死亡的比例作为平均累积暴露的因变量来评估相对纤维效力，比较了不同队列间的暴露 – 反应分析。北美研究人员计算了每个队列成员的个体水平暴露，并使用 Peto 模型将间皮瘤的风险作为累积（强度 × 持续时间）暴露的因变量建模。两组都得出结论，在诱导间皮瘤的效力上，商业角闪石石棉和温石棉（存在非商业角闪石石棉污染）有 2 ～ 3 个数量级的差异。

一项包含了 71 个石棉暴露队列的荟萃分析评估了工业相关石棉纤维类型和恶性间皮瘤的关系 [54]，作者得出结论，角闪石石棉导致了人类间皮瘤，最主要是商业角闪石石棉。而流行病学研究并不支持未被角闪石污染的温石棉会导致间皮瘤的观点。在 8 个大型的温石棉队列（23 794 名工人）中，没有发现间皮瘤的记录。在另外 14 个暴露于没有明确是否被角闪石污染的温石棉的队列中，发现了 7 例间皮瘤病例。通过仔细的回顾发现，"温石棉"暴露可能是混合的（与商业或非商业角闪石石棉），诊断可能是存疑的，潜在因素不充分或未阐明。

在病例对照研究中进行的纤维负荷分析表明，间皮瘤风险与留存的商业角闪石石棉含量相关，而与温石棉无关 [8]。角闪石石棉和温石棉纤维毒性的差异有部分与不同纤维类型在组织中的生物持久性差异有关。在组织损伤部位持久存在的石棉纤维被认为是纤维诱导致病性和肿瘤发生的重要早期步骤。角闪石石棉纤维会随着时间的推移而持续存在于组织中，但温石棉被迅速地从体内清除。因此，商业角闪石形式的石棉在诱发恶性间皮瘤方面更有效。人们认识到，纤维的尺寸特性决定了吸入颗粒的可吸入性、沉积性和滞留性，温石棉和角闪石石棉都可以广泛分布在肺和胸膜内。下面我们将讨论纤维长度的作用差异。

非商业形式的角闪石石棉包括直闪石、透闪石和阳起石。这些形式的角闪石石棉的效力不如商业角闪石石棉明确。据报道，直闪石石棉矿工的胸膜间皮瘤较少（3 例），另有 1 例腹膜间皮瘤，均伴有石棉肺 [63]。在对严重暴露的直闪石石棉矿工的进一步研究中，1967 年至 2012 年期间共报告了 8 例间皮瘤 [64]。与商业角闪石形式的石棉相比，直闪石被认为具有较低的长宽比，因此存在大量较宽的纤维，这可能解释了它们在诱导间皮瘤时可吸入性和纤维效力较低的原因 [63, 65]。

透闪石是一种非商业形式的角闪石，最常见于非石棉状形态中，很少以石棉状存在。这种矿物可能存在于温石棉、云母和蛭石矿床中。吸入透闪石被认为导致了某些采矿环境中胸膜间皮瘤发病率的增加。该矿物的微量成分在成品暴露后诱发疾病的能力仍然是存疑的。

阳起石石棉在矿物学上与透闪石石棉相似，但有一些化学元素差异。目前还没有足够的科学证据能够单独评估阳起石石棉的效力。

石棉纤维大小与恶性间皮瘤的相关性

一些美国 [67, 68] 和德国西部 [69] 的研究证实了纤维长度与诱导肿瘤相关。这些研究者表明，在胸膜内或腹腔内吸入石棉和其他矿物纤维后，间皮瘤的发展与长度 > 8μm 和直径 < 0.25μm 的纤维数量最为密切相关。研究人员发现，纤维的效力与纤维长度呈正相关，与纤维直径呈负相关。国际抗癌联合会的研究人员已经通过吸入性动物模型证实了纤维长度的重要性 [70, 71]，强调了短纤维温石棉的快速清除且不造成肺组织损伤。这一结果后来被伯恩斯坦和他的合作者所证实 [72, 73]。

基于人类的纤维长度在恶性间皮瘤发展中的作用研究是有限的，因为职业暴露复杂且特征不佳，而且吸入的粉尘云包含各种长度的混合粉尘颗粒。一些研究试图评估与非石棉状裂解碎片的细长矿物颗粒相关的癌症结局，它们通常比石棉纤维更短、更厚，长径比较低。

科学证据表明，非石棉状的石棉/裂解碎片的细长矿物颗粒对人类没有明显的致癌性，这一结论来自以下文献：

1. 明尼苏达州矿工[74]。工人暴露于镁铁闪石-铁闪石，绝大多数细长矿物颗粒长度< 10μm。该研究没有发现总死亡率或呼吸系统癌症导致的死亡率增加。随后的研究并没有将疾病与记录到非石棉状裂解碎片的细长矿物颗粒的地理位置联系起来[75]。

2. 南达科他州的金矿工人接触镁铁闪石-铁闪石。在长期的随访中，他们患呼吸道癌症的风险没有增加。在其研究中，94%的空气中的细长矿物颗粒长度< 5μm，意味着它们属于非石棉状裂解片段[76]。

3. 欧洲和北美的化妆品云母矿和磨坊工人[77-84]。在意大利、奥地利、法国、挪威或佛蒙特州的受到高剂量暴露的工人中，没有观察到患间皮瘤的风险增加。这与暴露于非石棉状角闪石或蛇纹石矿物后不会诱发间皮瘤的观点相一致。

美国毒物与疾病登记署召集了一个专家小组，审议了石棉纤维长度对恶性疾病的影响，并得出结论，小于5μm的石棉纤维不太可能导致人类患癌症[85]。

相比之下，一些病例对照研究表明，对于肺中保留了大量长石棉纤维的个体，间皮瘤的风险要高得多。在一项对78例加拿大间皮瘤和年龄匹配的对照组进行的病例对照研究中，MacDonald和同事[86]指出，病例组和对照组之间铁石棉、青石棉和透闪石的浓度不同。相对风险与长的角闪石纤维（≥ 8μm）风险相关，但没有较短纤维的信息。在澳大利亚的一项对间皮瘤患者的研究中，Rogers和合作者们[87]发现，长度超过10μm的角闪石石棉纤维诱导间皮瘤的相对风险最大。

有研究报道了在人体组织和胸膜中发现的短的温石棉纤维[88]，并且这被认为与间皮瘤的诱导相关[89, 90]，但这一相关性仍有疑问。没有可信的科学证据基础能表明短的温石棉纤维具有致病性。

已有研究证明在腹膜和肠系膜存在商业角闪石石棉纤维[91]。Boutin和他的同事于1996年[92]在壁层胸膜炭疽灶（被称为"黑点"）中发现的石棉纤维中含有大量的长角闪石纤维。

纤维直径在很大程度上决定了纤维的可吸入性和渗透（沉积）进入肺的能力。纤维的长度与直径之间存在着相关性。细长的生物持久性角闪石石棉纤维进入胸膜壁层是恶性间皮瘤发病机制的关键第一步。随后通过间皮孔有限地清除这种长的生物持久性纤维，导致继发性炎症改变、纤维瘢痕和淋巴孔堵塞。长的高纵横比的具有生物持久性角闪石石棉纤维可能解释新兴的流行病学证据，接触商业角闪石石棉的早期剂量是非常重要的，而之后的接触或暴露停止对随后的间皮瘤风险基本没有影响[93]。

体外实验数据提供了可信的证据，表明长纤维远比低纵横比的短纤维毒性更大。有研究证明裂解片段的生物持久性非常有限，因此即使产生毒性也很低[16-18]。分子研究证实了流行病学、矿物学和动物实验的结果。与长纤维相比，短纤维在诱导染色体畸变、形态异常、细胞增殖、癌基因激活和活性氧方面的能力较弱。

暴露评估

恶性间皮瘤患者在人身伤害索赔方面受到相当大的法医学关注。确定个人的累积石棉暴露是非常成问题的，但暴露的评估是很重要的。

石棉暴露可由临床医生、职业卫生医师和/或病理学家进行评估。每种确定暴露量的方法都有其优缺点，没有一种是完美的。下面我们将讨论每种方法的优点和局限性。

临床医生的作用

就业史是评估一个疑似与职业相关的恶性间皮瘤患者石棉暴露的最直接的方法。所有间皮瘤患者都应接受全面和仔细的职业史调查，并按时间顺序回忆所有的工作（问卷调查的例子见附录）。接触石棉的持续时间和精确的工作内容是很重要的。石棉暴露史的可靠性在不同的暴露人群中存在很大差异。短暂、轻度和间歇性接触石棉更容易产生明显的回忆偏差，尤其当考虑到与石棉相关疾病的潜伏期时。在疾病出现临床症状几十年前发生的暴露细节通常很难确定。对暴露对象、他们的家庭成员或同事的临床调查可能无法识别这种短暂且久远的商业形式角闪石石棉的短期暴露（这可能在生物学上对患者有重要影响）。在这种情况下，肺组织的矿物纤维负荷分析将更有助于确定体内的角闪石石棉纤维数量，下面我们将进行讨论。

当恶性间皮瘤患者没有确定有影响或证实的职业石棉暴露史时，应当考虑家庭成员和父母家庭成员的职业活动。潜在的相关的社区/环境中的石棉暴露和是否毗邻已知的重工业也同样很重要。

临床医生可以通过临床检查和影像学检查来评估以往的石棉暴露，这在确定是否存在其他石棉相关的环境方面具有重要的作用。

石棉暴露的临床标志物，包括胸膜斑块、弥漫性胸膜增厚、石棉肺和肺癌。石棉引起的肺实质改变（石棉肺和肺癌）需要比诱发石棉相关胸膜疾病（胸膜斑块、弥漫性胸膜增厚和恶性间皮瘤）更高的累积石棉剂量。男性腹膜间皮瘤通常与以往的大量商业角闪石石棉暴露有关。

常规胸片是识别石棉相关的肺和胸膜异常的标准方法[94]。最常见的表现是钙化或非钙化的胸膜壁层斑块。这些影像学异常对应于通常出现在胸膜壁层的少细胞胶原纤维化的良性区域。绝大多数只有胸膜斑块的患者没有症状。接触低水平的角闪石石棉后可能会出现胸膜斑块。胸膜斑块往往发生在暴露后 20～30 年。它们通常分布在第七和第十肋骨之间的后外侧胸壁，第六和第九肋骨之间的侧胸壁，以及横膈穹窿和纵隔胸膜上。斑块的数量和大小变化很大，并且斑块的严重程度与角闪石石棉的累积剂量有一定的相关性。10%～15% 的病例有钙化报告。CT 扫描比传统的 X 线检查更灵敏，且在区分胸膜斑块疾病和胸膜外脂肪方面特别出色。胸膜斑块是角闪石石棉暴露的标志，但并不表明恶性肿瘤的风险增加。当诊断出胸膜间皮瘤时，通常认为肿瘤部分归因于石棉，但肺癌则并非如此。

弥漫性胸膜增厚主要影响内脏胸膜，它与石棉暴露的相关性较低，因为有其他已知的原因（包括结核病、胶原血管疾病、药物影响和特发性）。通常之前会反复出现良性胸腔积液。影像学显示为连续的薄片影，常涉及肋膈角和顶点，很少有钙化。弥漫性胸膜增厚可能为单侧或双侧，至少覆盖全胸壁的 25%（单侧则为 50%），在胸片上一个部位的厚度至少为 5mm，尽管这一诊断标准没有明确和普遍应用。区分胸膜增厚与胸膜斑块和恶性间皮瘤可能是困难的。弥漫性胸膜增厚涉及叶间裂，而斑块不涉及。CT 扫描在发现和监测弥漫性胸膜增厚和间皮瘤的发展方面比胸片更加灵敏和专业。

目前，表现临床症状的石棉肺很少见。亚临床（隐蔽的）石棉肺比临床石棉肺更常见，并且可以通过切除的肺癌标本的病理检查来确定，之后将进行讨论。目前还没有特定的临床或放射学特征能够让临床医生区分石棉肺与其他形式的弥漫性肺间质纤维化。暴露史是必要的，但正如前文所讨论的，它很难被准确地描述。通常为大量石棉暴露的历史，职业相关且持续多年。石棉肺是一种剂量反应性疾病，它的疾病程度与累积石棉暴露相关，矿物学上与角闪石石棉纤维相关，而与温石棉无关。

需要强调的是，虽然石棉相关疾病的存在可能证实胸膜间皮瘤病例部分归因于石棉，但没有石棉肺或其他石棉相关的疾病时，也不能排除石棉暴露的职业史[95]。

职业卫生医师的作用

职业卫生监测在以下几种情况下是必要的：检查员对暴露标准的一致性测试，对具有职业暴露的劳动者进行健康监测，以及在人身伤害索赔时进行风险评估或回顾性剂量评估。

确定个人的累积石棉接触量（纤维/毫升－年）需要重建病例的职业、家庭和环境石棉接触史。这需要具备关于各种工业和工作场所的全面的知识。在一些暴露于石棉的工业中，已经拥有了详细的工作场所空气石棉测量方法，分为静态（区域）监测、个人监测、短期（30～60分钟）评估、长期（全勤、8小时）评估或峰值水平评估。目前确定的最有用的累积暴露标准是通过加权平均暴露来确定的（通常在8小时内收集）。计算每人每天工作8小时、每周工作5天、每年工作50周（工作2000小时每年）的空气中平均石棉纤维含量。一个行业的风险评估不适用于另一个行业，而且制造业和最终用户行业的风险概况也是不同的。

直到1965年左右，现代膜滤法才问世[96]。提出一种标准化的方法：只计算纵横比为3或3以上的纤维。这个纵横比是石棉肺研究委员会所提出的。长度＞5μm的纤维可重复计数，直径＜3μm的纤维是可呼吸的。光学显微镜的识别极限是宽度为0.25μm的纤维。具有这些参数的纤维被称为调节纤维或WHO纤维。

到20世纪70年代中期，膜滤法在世界各地被广泛地应用于测量工作场所中的石棉粉尘浓度。然而，样品评估水平存在着显著的差异，细纤维的可见度极限、复杂颗粒的分析、个人因素和实验室间的差异造成了这一结果。为了尽量减少这种差异，国际石棉协会于1979年出版了《用光学显微镜测定工作场所空气中石棉浓度的参考方法（膜滤法）》。它确立了测定工作的材料和程序，也为欧洲共同体理事会在1983年所采用的欧洲参考方法提供了基础[97]。

需要强调的是，纤维测量只能得到调整后的纤维浓度的指数，并不能表示空气样品中石棉纤维的精准数量。使用这种方法看不到直径＜0.25μm的纤维。因此，相差光学显微镜只能测得一部分纤维。该方法无法测定纤维的化学成分，也不能单独用于区分不同类型的纤维。要达到这种目的，需要用能量色散X射线光谱法进行电子显微镜矿物分析。光学显微镜仅能识别符合一定尺寸标准的纤维[98]。

20世纪50年代确立了先进的空气中石棉粉尘测量方法，用于监测工作场所的粉尘水平，当时人们对特定纤维在诱发疾病中的作用和生物活性知之甚少。同样的计数方法至今仍在使用，尽管电子显微镜检测方法更加出色。相差光学显微镜的优势在于，它可测量工作场所的粉尘水平，而不是专门检测具有生物活性的可吸入石棉。

所有临床和卫生的评估都是间接和主观的，它们的准确性完全依赖于对暴露史回忆的精确度。这些评估的目的是确定一个人在工作场所可能受到了怎样的暴露。临床和卫生评估都不能确定吸入量、沉积量和组织损伤部位保留的纤维。肺标本的矿物分析是唯一客观的评估方法。

病理学家的作用

一般来说，从病理学家的角度来看，判断恶性胸膜间皮瘤是否归因于石棉，需要考虑以下几点[7]：

1. 诊断确认——人们认识到，恶性间皮瘤的诊断是成问题的，它需要相当充足的专业知识。恶性间皮瘤是一种形态多样的癌症，它与某些良性阶段肿瘤和许多非间皮肿瘤相似。目前，免疫组织化学在优化诊断准确性方面起到至关重要的作用。国际间皮瘤小组的建议是，一套包含广谱细胞角蛋白加两个间皮细胞和两个上皮标志物的标准检测可以有效地区分大多数间皮瘤与相似疾病。标志物的选择取决于实验室，但人们已经发现一些标志物在特定的解剖位置和不同性别中有更好的效果[99]。

2. 明确和重要的暴露史是评估疾病病因的一个重要考虑因素。暴露史的信息来源有患者本人、家庭成员、同事、证人陈述和法律报告。

3. 需要考虑适当的潜伏期（平均在职业暴露后30～40年）。有证据表明，在石棉相关疾病中，潜伏期与累积商业角闪石石棉剂量呈负相关。也就是说，在家庭/环境暴露等较低石棉暴露后，潜伏期较长，而在绝缘体、造船厂工人和石棉矿工等重工业暴露后，潜伏期较短。现在一般认为不到20年的短潜伏期是罕见的特殊情况。

4. 考虑存在其他与石棉相关的疾病，如胸膜斑块或肺组织中存在石棉体。斑块或石棉体的发现除了单独诊断之外还有重要意义，因为它们能够帮助在胸膜间皮瘤病例中对角闪石石棉的归因。然而，在一些石棉相关间皮瘤的病例中，并没有发现胸膜斑块和石棉体。在这种情况下，矿物分析可以证实之前对石棉或其他矿物纤维的接触（在特定地理位置上确定），如石榴石、氟浅闪石和利比闪石。

在所有恶性间皮瘤的病例中，应该仔细考虑所有在个案中可能起作用的潜在病因。例如，虽然详细调查职业暴露史已经是老生常谈，但也应该考虑电离辐射和其他相关因素，例如，可以提示并促使进行基因检测的并发癌症，或慢性炎症。

在一些恶性间皮瘤患者中，没有明确的石棉暴露史，没有暴露的生物标志物，在纤维负荷分析中也没有发现矿物纤维。我们可以合理地认为，这些间皮瘤与石棉无关。与石棉无关的间皮瘤的比例在年轻患者、女性和胸膜以外的部位中更高。

对于那些没有已知的外部致癌因素的间皮瘤患者，如辐射、特定的矿物纤维（如毛沸石）或特定基因突变，我们认为该病例是自然发生的、自发的或偶发的。现在，大部分女性和胸膜以外部位的间皮瘤都是自然发生的。

在尸检病例中，病理学家的作用更为广泛，即：

1. 描述和诊断所有职业 / 工业性疾病的表现。

2. 确定该疾病的病因。

3. 在患者未死于其他疾病的情况下，确定其他疾病（可能会影响预期寿命或生活质量）的范围和严重程度。

准确的诊断是困难的，因此需要多个肿瘤组织块和使用免疫组织化学检测。仅仅依靠胸部或腹部肿瘤的大体外观是不够的。

我们已经知道，假间皮瘤性癌症存在于胸膜或其他浆膜 [100]。只有病理检查才能得到准确的肿瘤诊断。

美国病理学家学会和肺病理学会（CAP-PPS）石棉肺指南委员会报告 [101] 提供了最先进的石棉肺诊断标准。在严重暴露的间皮瘤患者中，可能但不一定存在石棉肺，而且没有石棉肺不能排除该病例与石棉有关。

在石棉暴露的恶性间皮瘤患者中，良性胸膜疾病（胸膜斑块形成 / 弥漫性胸膜纤维化）的发生是显著的。胸膜斑块，特别是多发和双侧斑块，通常与角闪石石棉暴露有关，尤其是商业化角闪石。没有角闪石石棉暴露时，温石棉是否会引起病变是有疑问的 [102]。

偶尔可以观察到弥漫性胸膜增厚，这在肉眼上很难与恶性间皮瘤区分开来。当肺部坚硬、萎缩、胸膜表面凸起并且切片显示胸膜下区蜂窝状改变时，病理学家可能会怀疑存在肺间质纤维化。然而，这并不是一个具有特异性的特征，也不能替代精确的显微镜和 / 或矿物分析。

当胸膜间皮瘤患者伴胸膜斑块或弥漫性胸膜增厚时，通常会更容易怀疑曾经大量暴露于角闪石石棉，尤其是商业角闪石石棉。即使没有明确的病史表明此类暴露，也是如此。

当胸膜间皮瘤患者没有合并良性胸膜疾病时，也不能排除存在重要的石棉暴露。然而，需要强调的是，胸膜斑块与恶性间皮瘤相关的病例占比很高。

常规的光学显微镜检查可以对滞留的灰尘进行基本评估。通过光学显微镜检查多个背景为非肿瘤组织的肺部切片，可以确定是否存在石棉小体。这些都是之前接触过角闪石石棉的组织学特征。石棉小体是在吸入并滞留在肺内的石棉纤维上形成的，这些纤维被一层铁蛋白粘多糖包裹，由于巨噬细胞吞噬失败而形成（图 20.7）。绝大多数石棉小体形成于长度大于 $20\mu m$ 的商用角闪石石棉纤维上。在肺部发现的石棉体分析表明，96% 的纤维是商业角闪石（铁石棉和青石棉），2% 是非商业角闪石石棉，还有 2% 是温石棉 [103]。

石棉小体只占肺部滞留石棉纤维总量的一小部分，这取决于石棉纤维类型（铁石棉＞青石棉＞温石棉）和宿主因素。现在，很少能在没有已知的职业 / 副职 / 居住地接触角闪石石棉的人身上发现石棉体，即仅来自环境暴露。因此，如果恶性间皮瘤患者通过常规光学显微镜识别出石棉小体，那么基于概率平衡下，角闪石石棉，通常是商业角闪石石棉，是肿瘤的可能原因。可以通过 Perl 铁染色法或使用厚的未染色（20μm）切片来改善石棉小体的检测。

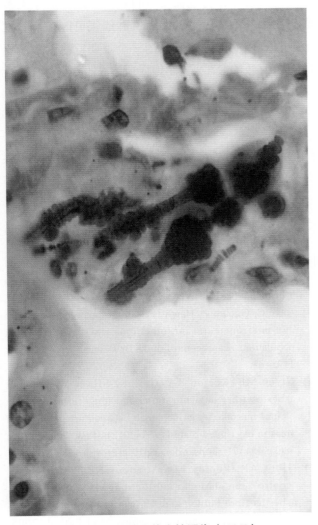

图 20.7　石棉小体光镜图像（H&E）

病理学家能够区分在石棉小体典型的透明纤维核上形成的和在其他矿物上看到的含铁小体。

含铁体可以在非石棉矿物上形成，如碳、氧化铁、金红石、氧化铝、氧化铬、莫来石、高岭土、云母、滑石和玻璃。表 20.2 列出了含铁小体的类型。

在部分恶性间皮瘤患者中观察不到石棉小体，也没有合适的材料（肺或淋巴结）来评估石棉小体。在这些情况下，矿物纤维分析能起到很重要的作用。

表 20.2　含铁小体的类型

纤维	含铁小体
石棉	透明核，直（通常）
片状硅酸盐	宽黄色 / 棕色核，板状
碳、铝	黑色核，宽
铁	黑色核，粗糙
弹性蛋白	棕色，波浪状（在肺充血时）

肺消化液的矿物学分析

应用显微镜分析技术来识别肺组织中残留的元素或矿物颗粒，为研究职业和环境相关的肺病提供了实用的信息[104]。

矿物 / 元素分析在肺病中的主要应用如下：

1. 验证流行病学研究中患者的暴露类型。

2. 提供累积暴露量的定量信息。

3. 协助将间皮瘤归因于矿物纤维暴露。

4. 协助将纤维化或肺癌归因于矿物纤维暴露。

5. 协助确定哪一种工业暴露最可能与间皮瘤相关。

纤维负荷分析有助于评估以往暴露的强度，特别是当其他来源的数据无法获得、不可靠或难以定量解释时。结果为阳性则可以证实过去存在暴露，但矿物分析不能确定暴露的时间或矿物的来源。阴性结果不能用来推翻已知的暴露史，特别是温石棉暴露史。大量接触商业温石棉的人在停止接触后可能在肺部检测到透闪石。这种严重的历史暴露现在已经非常罕见，通常是在温石棉矿工 / 厂主、纺织制造厂和绝缘体工业中观察到的。

相差光学显微镜——这是一种简单的检测细长矿物颗粒的方法。一些卫生学者用它来检测空气中的纤维。根据现行的纤维测量监管标准，通过光学显微镜和相差光学显微镜进行的空气传播测量和肺纤维研究，在识别石棉纤维并区分其与非石棉状裂解碎片或非石棉纤维时灵敏度不高。光学显微镜的分辨率有限，无法检测直径＜ 0.25μm 的纤维（与纤维长度无关）。在一项透射电镜的比较评估中，发现相差光学显微镜只能观察到肺组织中 5% 的青石棉、26.5% 的铁石棉和 0.14% 的温石棉[105]。

很明显，电子显微镜分析技术更灵敏，可以采用扫描或透射模式。透射电子显微镜能够记录选定区域的电子衍射光谱并进行能量色散 X 射线分析，这对于区分矿物结构及其元素组成是必需的。用于石棉分析的计数技术表明，扫描电子显微镜只能识别大约超过 0.1μm 的纤维。透射电子显微镜能够分辨所有尺寸的石棉纤维（直径低于 0.01μm）。通过透射电镜得到的纤维数量通常比扫描电镜计数高 3 倍[106]。这样的结果也会因为纤维类型、纤维的地质来源、工业以及个别检测限制的区别而有所不同。

在几乎所有的人群中都可以检测到矿物纤维。因此，实验室必须定义对照（非职业暴露）人群，并为某些疾病建立参考值，例如石棉肺的范围值[7]。

这些程序可以在灌洗样本或更常见的肺组织消化液中进行。可以使用组织块或最好是湿肺。一般来说，可用的组织越多，纤维计数结果就越具有代表性——作为通用的参考。来自上下肺叶尖部和肺底部的体积约为 8cm³ 组织非常合适。应注意不要使用含有肿瘤的组织，最好也排除严重感染或严重纤维化的组织[7]。

高的纤维负荷表明存在暴露，但不能作为疾病的证据，所以纤维计数的结果必须与对照组和病理相结合。纤维的类型和大小以及暴露的背景都需要纳入考虑，即应考虑是否存在适当的潜伏期。低纤维负荷也不能说明不存在暴露，暴露史应该与分析结果仔细关联。对结果的解释也必须考虑到病理过程；肺癌、间质纤维化（石棉肺）和腹膜间皮瘤归因需要较高水平的纤维计数（在石棉肺范围内），而胸膜间皮瘤则归因于角闪石石棉暴露史。

结论

恶性间皮瘤与其最重要的病因之间的关系变得越来越复杂。目前，大多数男性胸膜间皮瘤仍然与石棉有关，而女性胸膜间皮瘤中有相当一部分不是[107]。大多数发生于胸膜外和年轻患者（＜50 岁）中的恶性间皮瘤也可能与石棉无关。在处理疑似病例时，这一点非常重要。在小部分间皮瘤患者中（约 12%）存在各种生殖细胞系突变，当这些突变存在时，癌症风险显著增加。在年轻患者、胸膜外疾病病例以及那些患有间皮瘤和继发性癌症或有癌症家族史的人群中，特别需要进行遗传测试。对于大多数间皮瘤与石棉无关的患者，肿瘤很可能是自然发生或自发性的，这些肿瘤的一个重要危险因素是年龄，由内源性 DNA 复制错误所致[108]。

参考文献

[1] Tossavainen A. Asbestos, asbestosis and cancer: exposure criteria for clinical diagnosis. People Work Res Rep. 1997; 14: 8–27. Helsinki: Finnish Institute of Occupational Health.

[2] Peto J, Decarli A, La Vecchia C, et al. The European mesothelioma epidemic. Br J Cancer. 1999; 79: 666–72.

[3] Delgarmaa V, Takahashi K, Park E. Global mesothelioma deaths report to the World Health Organization between 1994and 2008. Bull WHO. 2011; 89: 716–24.

[4] Rake C, Gilham C, Hatch J, et al. Occupational, domestic and environmental mesothelioma risks in the British population: a case–control study. Br J Cancer. 2009; 100(7): 1175–83.

[5] Glynn ME, Keeton KA, Gaffney SH, et al. Ambient asbestos fiber concentrations and long-term trends in pleural mesothelioma incidence between urban and rural areas in the United States(1973–2012). Risk Anal. 2018; 38(3): 454–71. https://doi.org/10.1111/ risa.12887.

[6] Gibbs AR, Pooley FD, Attanoos RL. Establishing 'control'stan-dards to aid the diagnosis of asbesosis: asbestos fibre burden and fibrosis in the lungs of non-occupationally exposed persons. Mod Pathol. 2005; 18(Suppl 1): 1439.

[7] Attanoos RL, Gibbs AR. RCPath autopsy guideline for industrial lung disease. July 2017. www.rcpath.org.

[8] Gilham C, Rake C, Burdett G, et al. Pleural mesothelioma and lung cancer risks in relation to occupational history and asbestos lung burden. Occup Environ Med. 2016; 73(5): 290–9.

[9] Goswami E, Craven V, Dahlstrom DL, et al. Domestic asbestos exposure: a review of epidemiologic and exposure data. Int J Environ Res Public Health. 2013; 10(11): 5629–70.

[10] Marsh GM, Riordan AS, Keeton KA, et al. Non-occupational exposure to asbestos and risk of pleural

mesothelioma: review and meta–analysis. Occup Environ Med. 2017; 74(11): 838–46.

[11] Mezei G, Chang ET, Mowat FS, Moolgavkar SH. Epidemiology of mesothelioma of the pericardium and tunica vaginalis testis. Ann Epidemiol. 2017; 27(5): 348–59.

[12] Lowry SJ, Weiss NS. Geographic distribution of incidence of pericardial and paratesticular mesotheliomas in the USA. Cancer Causes Control. 2016; 27(12): 1487–9.

[13] Lanphear BP, Buncher CR. Latent period for malignant mesothelioma of occupational origin. J Occup Med. 1992; 34: 718–21.

[14] Bianchi C, Giarelli L, Grandi G, et al. Latency periods in asbestos–related mesothelioma of the pleura. Eur J Cancer Prev. 1997; 6(2): 162–6.

[15] Craighead JE, Gibbs AR, Pooley FD. Chapter 2: Mineralogy of asbestos. In: Craighead JE, Gibbs AR, editors. Asbestos and its disease. New York: Oxford University Press; 2008. p. 23–38.

[16] Addison J, McConnell E. A review of carcinogenicity studies of asbestos and non–asbestos tremolite and other amphiboles. Regul Toxicol Pharmacol. 2008; 52: S187–99.

[17] Gamble J, Gibb G. An evaluation of the risks of lung cancer and mesothelioma from exposure to amphibole cleavage fragments. Regul Toxicol Pharmacol. 2008; 52: S154–86.

[18] Mossman B. Assessment of the pathogenic potential of asbestiform vs. nonasbestiform particulates(cleavage fragments)in in vitro(cell or organ culture)models and bioassays. Regul Toxicol Pharmacol. 2008; 52: S200–3.

[19] Price B, Ware A. Time trend of mesothelioma incidence in the United States and projection of future cases: an update based on SEER data for 1973 through 2005. Crit Rev Toxicol. 2009; 39(7): 576–88.

[20] Moolgavkar SH, Meza R, Turim J. Pleural and peritoneal mesotheliomas in SEER: age effects and temporal trends, 1973–2005. Cancer Causes Control. 2009; 20(6): 935–44.

[21] Spirtas R, Heineman EF, Bernstein L, et al. Malignant mesothelioma: attributable risk of asbestos exposure. Occup Environ Med. 1994; 51(12): 804–11.

[22] Lacourt A, Gramond C, Rolland P, et al. Occupational and non–occupational attributable risk of asbestos exposure for malignant pleural mesothelioma. Thorax. 2014; 69(6): 532–9.

[23] Gorini G, Silvestri S, Merler E, et al. Tuscany mesothelioma registry(1988–2000): evaluation of asbestos exposure. Med Lav. 2002; 93(6): 507–18.

[24] Marinaccio A, Binazzi A, Marzio DD, et al. ReNaM Working Group. Pleural malignant mesothelioma epidemic: incidence, modalities of asbestos exposure and occupations involved from the Italian National Register. Int J Cancer. 2012; 130(9): 2146–54.

[25] Gilg Soit Ilg A, Bignon J, Valleron AJ. Estimation of the past and future burden of mortality from mesothelioma in France. Occup Environ Med. 1998; 55: 760–5.

[26] Hemminki K, Li X. Time trends and occupational risk factors for peritoneal mesothelioma in Sweden. J Occup Environ Med. 2003; 45(4): 451–5.

[27] Burdorf A, Jarvholm B, Siesling S. Asbestos exposure and differences in occurrence of peritoneal mesothelioma between men and women across countries. Occup Environ Med. 2007; 64(12): 839–42.

[28] Henley SJ, Larson TC, Wu M, et al. Mesothelioma incidence in 50 states and the District of Columbia, United States, 2003–2008. Int J Occup Environ Health. 2013; 19(1): 1–10.

[29] Bueno R, Stawiski EW, Goldstein LD, et al. Comprehensive genomic analysis of malignant pleural mesothelioma identifies recurrent mutations, gene fusions and splicing alterations. Nat Genet. 2016; 48(4): 407–16.

[30] Alakus H, Yost SE, Woo B, et al. BAP 1mutation is a frequent somatic event in peritoneal malignant mesothelioma. J Transl Med. 2015; 13: 122–9.

[31] Leblay N, Leprêtre F, Le Stang N, et al. BAP1is altered by copy number loss, mutation, and/or loss of protein expression in more than 70% of malignant peritoneal mesotheliomas. J Thorac Oncol. 2017; 12(4): 724–33.

[32] Joseph NM, Chen YY, Nasr A, et al. Genomic profiling of malignant peritoneal mesothelioma reveals recurrent alterations in epigenetic regulatory genes BAP1, SETD2, and DDX3X. Mod Pathol. 2017; 30(2): 246–54.

[33] Dragon J, Thompson J, MacPherson M, et al. Differential susceptibility of human pleural and peritoneal mesothelial cells to asbestos exposure. J Cell Biochem. 2015; 116(8): 1540–52.

[34] Takeda M, Kasai T, Enomoto Y, et al. Comparison of genomic abnormality in malignant mesothelioma by the site of origin. J Clin Pathol. 2014; 67(12): 1038–43.

[35] Borczuk AC, Pei J, Taub RN, et al. Genome–wide analysis of abdominal and pleural malignant mesothelioma with DNA arrays reveals both common and distinct regions of copy number alteration. Cancer Biol Ther. 2016; 17(3): 328–35.

[36] Testa JR, Cheung M, Pei J, et al. Germline BAP1mutations predispose to malignant mesothelioma. Nat Genet. 2011; 43(10): 1022–5.

[37] Carbone M, Ferris LK, Baumann F, et al. BAP1cancer syndrome: malignant mesothelioma, uveal and cutaneous melanoma, and MBAITs. J Transl Med. 2012; 10: 179.

[38] Baumann F, Flores E, Napolitano A, et al. Mesothelioma patients with germline BAP1mutations have 7-fold improved long-term survival. Carcinogenesis. 2015; 36(1): 76–81.

[39] Betti M, Aspesi A, Ferrante D, et al. Sensitivity to asbestos is increased in patients with mesothelioma and pathogenic germline variants in BAP1or other DNA repair genes. Genes Chromosomes Cancer. 2018; 57(11): 573–83.

[40] Ceelen WP, Van Dalen T, Van Bockstal M, et al. Malignant peritoneal mesothelioma in a patient with Li-Fraumeni syndrome. J Clin Oncol. 2011; 29(17): e503–5.

[41] Hung YP, Dong F, Watkins JC, et al. Identification of ALK rearrangements in malignant peritoneal mesothelioma. JAMA Oncol. 2018; 4(2): 235–8.

[42] Wagner JC, Sleggs CA, Marchand P. Diffuse pleural mesothelioma and asbestos exposure in the North Western Cape Province. Br J Ind Med. 1960; 17: 260–71.

[43] Talcott JA, Thurber WA, Kantor AF, et al. Asbestos associated diseases in a cohort of cigarette-filter workers. N Engl J Med. 1989; 321: 1220–3.

[44] Thomas HF, Benjamin IT, Elwood PC, et al. Further follow-up study of workers from an asbestos cement factory. Br J Ind Med. 1982; 39: 273–6.

[45] Acheson ED, Gardner MJ, Pippard EC, Grime LP. Mortality of two groups of women who manufactured gas masks from chrysotile and crocidolite asbestos: a 40-year follow-up. Br J Ind Med. 1982; 39: 344–8.

[46] McDonald AD, Case BW, Churg A, Dufresne A, Gibbs GW, Sebastien P, McDonald JC. Mesothelioma in Quebec chrysotile miners and millers: epidemiology and aetiology. Ann Occup Hyg. 1997; 41: 707–19.

[47] Garabrant DH, Alexander DD, Miller PE, et al. Mesothelioma among Motor Vehicle Mechanics: an updated review and meta-analysis. Ann Occup Hyg. 2016; 60(1): 8–26.

[48] Pierce JS, Ruestow PS, Finley BL. An updated evaluation of reported no-observed adverse effect levels for chrysotile asbestos for lung cancer and mesothelioma. Crit Rev Toxicol. 2016; 46(7): 56186.

[49] Smith AH, Wright CC. Chrysotile asbestos is the main cause of pleural mesothelioma. Am J Ind Med. 1996; 30(3): 252–66.

[50] McDonald AD, McDonald JC. Mesothelioma after crocidolite exposure during gas mask manufacture. Environ Res. 1978; 17: 340–6.

[51] Jones JSP, Gibbs AR, McDonald JC, et al. Mesothelioma following exposure to crocidolite(blue asbestos). A fifty-year follow-up study. In: Second international congress on lung cancer. 1996.p. 407–11.

[52] Finkelstein MM. Mortality among employees of an Ontario fac-tory manufacturing insulation materials from amosite asbestos. Am J Ind Med. 1989; 15: 477–81.

[53] Jarvholm B, Sanden A. Lung cancer and mesothelioma in the pleura and peritoneum among Swedish insulation workers. Occup Environ Med. 1998; 55: 766–70.

[54] Yarborough CM. Chrysotile as a cause of mesothelioma: an assessment based on epidemiology. Crit Rev Toxicol. 2006; 36: 165–87.

[55] Gao Z, Hiroshima K, Wu X, et al. Asbestos textile production linked to malignant peritoneal and pleural mesothelioma in women: analysis of 28 cases in Southeast China. Am J Ind Med. 2015; 58(10): 104.

[56] Mao W, Zhang X, Guo Z. Association of asbestos exposure with malignant mesothelioma incidence in Eastern China. JAMA Oncol Lett. 2017; 3(4): 562–4.

[57] Hodgson JT, Darnton A. The quantitative risks of mesothelioma and lung cancer in relation to asbestos exposure. Ann Occup Hyg. 2000; 44(8): 565–601.

[58] Hodgson JT, Darnton A, et al. The expected burden of mesothelioma mortality in Great Britain from 2002–2050. Br J Cancer. 2005; 92(3): 587–93.

[59] Berman DW, Crump KS. Technical support document for a protocol to assess asbestos-related risk. Final Draft, Prepared for Office of Solid Waste and Emergency Response, U.S. Environmental Protection Agency; Oct 2003.

[60] Berman DW, Crump KS. Update of potency factors for asbestos-related lung cancer and mesothelioma. Crit Rev Toxicol. 2008; 38: 1–47.

[61] Berman DW, Crump KS. A meta-analysis of asbestos-related cancer risk that addresses fiber size and mineral type. Crit Rev Toxicol. 2008; 38: 49–73.

[62] Berman DW. Apples to apples: the origin and magnitude of differences in asbestos cancer risk estimates derived using varying protocols. Risk Anal. 2010; 31: 1539–6924.

[63] Meurman LO, Pukkala E, Hakama M. Incidence of cancer among anthophyllite asbestos miners in Finland. Occup Environ Med. 1994; 51: 421–5.

[64] Nynäs P, Pukkala E, Vainio H, et al. Cancer incidence in asbestos-exposed workers: an update on four Finnish cohorts. Saf Health Work. 2017; 8(2): 169–74.

[65] Gaffney SH, Grespin M, Garnick L, et al. Anthophyllite asbestos: state of the science review. J Appl Toxicol. 2017; 37(1): 38–49.

[66] Finley BL, Pierce JS, Phelka AD, et al. Evaluation of tremolite asbestos exposures associated with the use of commercial products. Crit Rev Toxicol. 2012; 42(2): 119–46.

[67] Stanton MF, Wrench C. Mechanisms of mesothelioma induction with asbestos and fibreglass. J Natl Cancer Inst. 1972; 48: 797.

[68] Stanton MF, Layard M, Tegeris A, Miller E, May M, Morgan E, Smith A. Relation of particle dimension to carcinogenicity in amphibole asbestoses and other fibrous minerals. J Natl Cancer Inst. 1981; 67: 965–75.

[69] Pott F, Huth F, Fredericks K. Tumorogenic effect of fibrous dust in experimental animals. Environ Health Perspect. 1974; 9: 313–5.

[70] Davis JMG, Jones AD. Comparisons of the pathogenicity of long and short fibres of chrysotile asbestos in rats. Br J Exp Pathol. 1988; 69: 717–37.

[71] Platek F, et al. Chronic inhalation of short asbestos fibres. Fundam Appl Toxicol. 1985; 5: 327–40.

[72] Bernstein DM, et al. Comparison of Calidria chrysotile asbestos to pure tremolite: final results of the inhalation biopersistence and histopathology examination following short-term exposure. Inhal Toxicol. 2005; 17(9): 427–49.

[73] Bernstein DM, Rogers RA, Sepulveda R, et al. Quantification of the pathological response and fate in the lung and pleura of chrysotile in combination with fine particles compared to amosite asbestos following short-term inhalation exposure. Inhal Toxicol. 2011; 23(7): 372–91.

[74] Higgins ITT, Glassman JH, Oh MS, et al. Mortality of reserve mining company employees in relation to taconite dust exposure. Am J Epidemiol. 1983; 118(5): 710–9.

[75] Lambert CS, Alexander BH, Ramachandran G, et al. A case-control study of mesothelioma in Minnesota iron ore(taconite)miners. Occup Environ Med. 2016; 73(2): 103–9.

[76] McDonald JC, Gibbs GW, Liddell DK, et al. Mortality after long exposure to cummingtonite-grunerite. Am Rev Respir Dis. 1978; 118: 271–7.

[77] Rubino G, Scansetti G, Piolatto G, Romano CA. Mortality study of talc miners and millers. J Occup Med. 1976; 18(3): 186–93.

[78] Rubino G, Scansetti G, Piolatto G, Gay G. Mortality and morbidity among talc miners and millers in Italy. In: Lemen R, Dement J, editors. Dusts and disease. Park Forest South: Pathotox Publishers; 1979. p. 357–63.

[79] Coggiola M, Bosio D, Pira E, et al. An update of a mortality study of talc miners and millers in Italy. Am J Ind Med. 2003; 44: 63–9.

[80] Pira E, Coggiola M, Ciocan C, et al. Mortality of talc miners and millers from Val Chisone, Northern Italy: an updated cohort study. J Occup Environ Med. 2017; 59(7): 659–64.

[81] Wergeland E, Andersen A, Baerheim A. Morbidity and mortality in talc-exposed workers. Am J Ind Med. 1990; 17: 505–13.

[82] Wergeland E, Gjertsen F, Vos L, Grimsrud T. Cause-specific mortality and cancer morbidity in 390male workers exposed to high purity talc, a six-decade follow-up. Am J Ind Med. 2017; 60: 821–30.

[83] Wild P, Leodolter K, Refregier M, Schmidt H, Zidek T, Haidinger G. A cohort mortality and nested case-control study of French and Austrian talc workers. Occup Environ Med. 2002; 59: 98–105.

[84] Selevan S, Dement J, Wagoner J, Froines J. Mortality patterns among miners and millers of non-asbestiform talc: preliminary report. In: Lemen R, Dement J, editors. Dusts and disease. Park Forest South: Pathotox Publishers; 1979. p. 379–88.

[85] Report of Expert Panel on Health Effects of Asbestos and Synthetic Vitreous Fibres: the influence of fibre length. Agency for toxic substances and disease registry. Atlanta; 2003.

[86] McDonald JC, et al. Mesothelioma and asbestos fibre type. Evidence from lung tissue analyses. Cancer. 1989; 63(8): 1544–7.

[87] Rogers A, Leigh J, Berry G, Ferguson DA, Mulder HB, Ackad M. Relationship between lung asbestos fibre type and concentra-tion and relative risk of mesothelioma. Cancer. 1991; 67: 1912–20.

[88] Suzuki Y, Yuen SR. Asbestos tissue burden study on human malignant mesothelioma. Ind Health. 2001; 39: 150–60.

[89] Suzuki Y, Yuen SR. Asbestos fibres continuing to the induc-tion of human malignant mesothelioma. Ann N Y Acad Sci. 2002; 982: 160–76.

[90] Chiappino G. Mesotelioma: Ruyolo Delle Fibre Ultrafini Aire Conseguenti Riflessi. In: Campo Preventivo Aire Medico-Legale. Med Lab. 2005; 96: 3–23.

[91] Dodson RF, O'Sullivan MF, Huang J, et al. Asbestos in extra-pulmonary sites—omentum and mesentery. Chest. 2000; 117: 486–93.

[92] Boutin C, Dumortier P, Rey F, et al. Black spots concentration oncogenic asbestos fibres in the parietal pleura. Thoracoscopic and mineralogic study. Am J Respir Crit Care Med. 1996; 153: 444–9.

[93] La Vecchia C, Boffetta P. Role of stopping exposure and recent exposure to asbestos in the risk of mesothelioma. Eur J Cancer Prev. 2012; 21(3): 227–30.

[94] Roach HD, Davies GJ, Attanoos R, et al. Asbestos: when the dust settles—an imaging review of asbestos related disease. Radiographics. 2002; 22: S167–84.

[95] De Vuyst P, Karjalainen A, Dumortier P, et al. Guidelines for mineral fibre analysis in biological samples: report of

the ERS Working Group. Eur Respir J. 1998; 11: 1416–26.

[96] Holmes S. Developments in dust sampling and counting techniques in the asbestos industry. Ann N Y Acad Sci. 1965; 132: 288–97.

[97] The Asbestos International Association. Reference method for the determination of airborne asbestos fibre concentrations at work-places by light microscopy(membrane filter method). London: Asbestos International Association; 1979.

[98] Walton WH. The natures hazards and assessment of occupational exposure to airborne asbestos dust: a review. Ann Occup Hyg. 1982; 25: 117–247.

[99] Husain AN, Colby T, Ordonez N, et al. Guidelines for pathologic diagnosis of malignant mesothelioma: 2017 update of the consensus statement from the International Mesothelioma Interest Group. Arch Pathol Lab Med. 2018; 142(1): 89–108.

[100] Attanoos RL, Gibbs AR. Pseudomesotheliomatous carcinomas of the pleura-a 10-year analysis of cases from the Environmental Lung Disease Research Group, Cardiff. Histopathology. 2003; 43(5): 444–52.

[101] Roggli VL, Gibbs AR, Attanoos RL, et al. Pathology of Asbestosis-an update of the diagnostic criteria. Report of the Asbestosis Committee of the College of American Pathologists and Pulmonary Pathology Society. Arch Pathol Lab Med. 2010; 134: 462–80.

[102] Craighead JE, Gibbs AR, Pooley FD. Benign pleural and parenchymal disease. In: Graighead JC, Gibbs AR, editors. Asbestos and its diseases. Oxford: Oxford University Press; 2008. p. 139–171. Chapter 6.

[103] In: Pathology of Asbestos-Associated Diseases. Oury TD, Sporn TA, Roggli VL Eds. 2014 Publisher Springer Chapter 3 Roggli VL: Asbestos Bodies and Non-Asbestos Ferruginous Bodies pp. 25–51.

[104] Gibbs AR, Pooley FD. Role of asbestos and other fibres in the development of diffuse malignant mesothelioma. Thorax. 1990; 45: 649–54.

[105] Pooley FD, Ranson DL. Comparison of the results of asbestos fibre dust counts in lung tissue obtained by analytical electron microscopy and light microscopy. J Clin Pathol. 1986; 39: 313–7.

[106] Tuomi T. Fibrous minerals in the lungs of mesothelioma patients; comparison between data on SEM, TEM and personal interview information. Am J Ind Med. 1992; 21: 155–62.

[107] Attanoos RL, Churg A, Galateau-Salle F, Gibbs AR, Roggli VL. Malignant Mesothelioma and Its Non-Asbestos Causes. Arch Pathol Lab Med. 2018; 142(6): 753–60.

[108] Carbone M, Adusumilli PS, Alexander HR Jr, et al. Mesothelioma: Scientific clues for prevention, diagnosis, and therapy. CA Cancer J Clin. 2019; 69(5): 402–29.

第 21 章
间皮瘤流行病学

Paolo Boffetta and Francesca Donato

概述

间皮瘤是一种比较罕见但非常严重的肿瘤，最常见于胸膜，其次是腹膜。间皮瘤在心包膜、睾丸鞘膜和卵巢等部位少见。间皮瘤的症状不具有特异性，而且通常在疾病发展到较晚阶段时才表现出来。活检对于诊断是必要的，这在许多情况下带来了病理学和临床诊断的挑战。因此，大多数间皮瘤在晚期才被诊断出来。尽管采取了多种治疗方式，包括根治性手术、化疗和放疗，但间皮瘤的生存率仍然很低[1]。

20 世纪 50 年代，在南非的矿工和接触过石棉的美国工人中发现了胸膜间皮瘤的病例[2-4]。早在 1964 年，国际委员会就认识到接触石棉与人类间皮瘤的发展之间存在因果关系[5]。石棉的强烈因果作用、疾病在非暴露人群中的罕见性以及间皮瘤诊断的复杂性都使间皮瘤的流行病学研究变得复杂，因为暴露可能会影响诊断。一项尸检研究显示，相当大比例的间皮瘤未被正确诊断（例如，在意大利 Trieste 的一系列男性病例中有 45% 未被检出[6]）。

P. Boffetta（✉）
Tisch Cancer Institute, Icahn School of Medicine at Mount Sinai, New York, NY, USA

Department of Medical and Surgical Sciences, University of Bologna, Bologna, Italy
e-mail:paolo.boffetta@mssm.edu

F. Donato
Department of Public Health and Pediatric Sciences, University of Turin, Turin, Italy

石棉

患间皮瘤的风险在许多接触石棉的职业群体中更高，如矿工、绝缘体工人、水泥制造商、纺织厂工人和其他石棉基产品制造工和船厂工人。然而，石棉的广泛使用在许多行业造成了严重的暴露，与石棉相关的胸膜间皮瘤病例在许多行业工人中都有报道，如炼油[7]，纺织品生产[8]，纸浆和纸张生产[9]，香烟滤嘴制造[10]和铁路工业[11]。在许多高收入国家，因为禁止使用大多数石棉，并对接触石棉的人群采取预防措施，受到大量石棉暴露的情况已经不多见了；最大的暴露可能发生在维修工和建筑工人中[12]。相反，在低收入和中等收入国家，高水平的石棉暴露仍在发生[13, 14]。

工业领域的研究

表 21.1 列举了一些在接触石棉的工人中进行的队列研究的结果。基于现有的大量证据，表格中只纳入了最主要的接触石棉的职业群体的研究。在有多个报告结果的研究中（例如，后续的随访，纳

表 21.1　石棉暴露工人间皮瘤的队列研究结果 a

参考文献	工业领域	石棉类型	国家	工作时间[b]	诊断证据	性别	工人人数	总死亡数	肺癌死亡人数	肺癌SMR	胸膜间皮瘤死亡数	腹膜间皮瘤死亡数
McDonald 和 McDonald[15]	防毒面具制造	Cr	加拿大	1939–1942	DC	MF	199	56	7	2.92	3	6
Jones 等[16]	防毒面具制造	PCr	英国	1938–1945	MR	F	578	166	12	1.94	13	4
Rossiter 和 Coles[17]	造船厂	NA	英国	1947	BE	M	6292	1043	84	0.7	31	
Acheson 等[18]	防毒面具制造。布莱克本	Ch	英国	1939	DC	F	570	177	6	1.25	1	0
		Cr	英国	1939	DC	F	757	219	13	2.1	3	2
McDonald 等[19]	纺织品制造	P Ch	美国	1938–1958	DC	M	4137	1392			10	4
Thomas 等[20]	水泥工人	P Ch	英国	1936–1977	DC	M	1592	351	30	0.93	2	0
Finkelstein[21]	水泥工人	Mix	加拿大	1955–1959	DC	M	535	108	26	4.9	11	8
McDonald 等[22]	摩擦产品制造	Ch	美国	1939–1958	DC	M	3641	1267	73	1.49	0	0
Acheson 等[23]	绝缘材料制造	Am	英国	1945–1978	DC	M	4820	333	57	1.96	4	1
Ohlson 等[11]	铁路维修工作	Mix	瑞典	1939–1980	DC	M	3442	925	37	1.16	5	0
Peto 等[24]	纺织品制造	P Ch	英国	1933–1974	DC	M	3211	1113	132	1.31	10	1
Ohlson 和 Hogstedt[25]	水泥工人	P Ch	瑞典	1943–1976	DC	M	1216	220	11	1.23	0	0
Kolonel 等[26]	造船厂	Mix	美国	1950–1969	CR	M	5191	668	61	1.09	8	0
Alies–Patin 和 Valleron[27]	水泥工人	Mix	法国	1940–1977	DC	M	1506	206	12	2.17	3	1
Newhouse 等[28]	混合	Mix	英国	1933–1964	DC	M	4695	818	158	2.5	31	
						F	932	274	37	7.4	14	
Szeszenia–Dabrowska 等[29]	混合	P Ch	波兰	1945–1985	DC	M	2403	527	35	1.41	1	0
Woitowitz 等[30]	混合	Mix	德国	1930–1974	DC	PM	3070	185	22	1.44	6	0
Seidman 等[31]	混合	Am	美国	1941–1945	BE	M	820	593	102	4.97	8	9
Gardner 等[32]	水泥工人	Ch	英国	1941–1983	DC	MF	2167	486	41	0.97	1	0
Hodgson 和 Jones[33]	混合	Mix	英国	1969–1981	DC	M	31 565	1128	186	1.26	35	
Hughes 等[34]	水泥工人	P Ch	美国	1937–1970	BE	M	6931	2143			9	1
Amandus 和 Wheeler[35]	蛭石矿工	Tre, Act	美国	1970–1981	DC	M	569	161	20	2.23	2	0
Enterline 等[36]	混合	Mix	美国	1941–1967	DC	M	1074	617	77	2.71	6	2
Raffn 等[37]	水泥工人	Mix	丹麦	1928–1984	CR	M	7996	1305	162	1.8	10	

续表

参考文献	工业领域	石棉类型	国家	工作时间 b	诊断证据	性别	工人人数	总死亡数	肺癌死亡人数	肺癌SMR	胸膜间皮瘤死亡数	腹膜间皮瘤死亡数
Albin 等[38]	水泥工人	P Ch	瑞典	1907-1977	CR	M	1465	592	27		12	
Neuberger 和 Kundi[39]	水泥工人	P Ch	奥地利	1950-1981	DC	NA	2816	540	50	1.7	7	3
Hilt 等[40]	电气化学	NA	挪威	NA	CR	NA	287	186	18	3.16	6	
Selikoff 和 Seidman[41]	绝缘体工人	Mix	美国	1967	BE	M	17 800	4951	1008	3.75	173	285
Sanden 等[42]	造船厂工人	P Ch	瑞典	1977-1979	DC	M	3893		22	0.85	11	0
Sluis-Cremer 等[43]	矿工	Am, Cr	南非	1945-1981	BE	M	7317	1225	63	1.72	22	6
Menegozzo 等[44]	铁路建造工人	Mix	意大利	1978-1989	DC	M	1543	194	28	1.45	3	2
Giaroli 等[45]	水泥工人	P Ch	意大利	1952-1987	DC	NA	3341	274	33	1.24	5	
Berry[46]	摩擦产品制造	Ch, Cr	英国	1941-1986	DC	M	9104	2055	88	1.07	9	
						F	4346	522	4	0.89	1	
Zhu 和 Wang[47]	混合	Mix	中国	1972-1981	DC	M	NA	260	34		1	
	矿工	Ch	中国	1972-1981	DC	M	NA	240	24		3	
Liddell 等[48]	矿工	Ch	加拿大	1902-1971	DC	M	10 918	8009	646	1.37	38	1
Oksa 等[49]	喷雾器，石棉病患者	Mix	芬兰	1955-1976	CR	PM	247		43	11	8	0
Szeszenia-Dabrowska 等[50]	水泥工人	Mix	波兰	1945-1980	CR	M	3405	473	41	0.97	5	
Germani 等[51]	石棉病患者	Mix	意大利	1979	DC	F	631	277	16	4.83	14	12
Tulchinsky 等[52]	水泥工人	Mix	以色列	1953-1992	BE	M	3057		28	1.35	20	1
Karjalainen 等[53]	石棉病患者	Mix	芬兰	1964-1995	CR	M	1376		133	6.9	10	0
Battista 等[54]	铁路车厢施工及维修	Cr	意大利	1945-1969		NA	734	199	26	1.24	5	
Puntoni 等[55]	造船厂	NA	意大利	1960-1981	DC	M	3984	2376	298	1.77	60	
Szeszenia-Dabrowska 等[56]	石棉病患者	Mix	波兰	1970-1997	DC	M	907	300	39	1.68	3	0
Ulvestad 等[57]	水泥工人	P Ch	挪威	1942-1976	CR	M	541		33	3.1	18	0
Smailyte 等[58]	水泥工人	Ch	立陶宛	1956-1985	CR	MF	2787	473	30	0.9	1	0
Sullivan[59]	矿工	Tr	美国	1935-1981	DC	M	1672	767	89	1.7	14	1
Hein 等[60]	纺织品制造	Ch	美国	1940-1965	DC	M	1807	1252	137	1.84	3	0
						F	1265	709	61	2.22	0	0
Harding 等[61]	混合	Mix	英国	1983-1987c	DC	PM	98 117	15 496	1882	1.87	137	85

续表

参考文献	工业领域	石棉类型	国家	工作时间[b]	诊断证据	性别	工人人数	总死亡数	肺癌死亡人数	肺癌SMR	胸膜间皮瘤死亡数	腹膜间皮瘤死亡数
Sichletidis 等[62]	石棉水泥厂	P Ch	希腊	1968–2005	DC	M	317	52	16	1.71	0	0
Loomis 等[63]	纺织品制造	P Ch	美国	1950–1973	DC	PM	5770	2583	277	1.96	4	0
Tomioka 等[64]	船舶绝缘子	Ch, Am	日本	1947–1979	DC	M	90	63	7	2.64	0	0
	船舶锅炉修理工						159	95	8	1.61	1	1
Chen 等[65]	石棉病患者	Mix	香港	1981–2008	DC	M	124	86	14	7.91	17	0
Lin 等[66]	混合	Ch	中国	1972	DC	M	577	259	53	4.08	1	1
Wang 等[67]	纺织工人	Ch	中国	1958–1972	DC	M	586	259	53	4.08	1	1
Lin 等[68]	混合	Mix	台湾	1950–1989	CR	M	121 883		758	0.62	17	0
						F	38 757		123	0.85	1	
Wu 等[69]	拆船工人	Mix	台湾	1975–1989	CR	PM	4427	940	61	2.71	2	0
Levin 等[70]	绝缘材料制造厂	Am	美国	1954–1972	DC	PM	1130	569	89	2.44	16	7
Pira 等[71]	纺织品制造	Mix	意大利	1946–1984	DC	M	894	618	101	2.51	24	12
						F	1083	401	42	5.29	36	36
Ferrante 等[72]	混合	Mix	意大利	1907–2010	DC	M	46 060	19 394	2415	1.26	611	136
						F	5741	2651	78	1.43	134	35
Pira 等[73]	矿工	Ch	意大利	1930–1990	DC	M	1056	722	53	1.16	7	1
Reid 等[74]	青石棉矿工	Cr	澳大利亚	1943–1966	DC	M	3465	1876	213	1.58	152	23
			意大利				1031	563	70	1.8	62	17
Nynäs 等[75]	直闪石矿工	Antho		1953–1967		M	734		78	2.46	8	
	石棉病患者	Mix	芬兰	1977–1985	CR	PM	28		41	8.19	5	
	石棉喷雾器	Mix		1987			133		22	11.3	11	
	监视器	Mix		1990–1992			24 214		994	1.23	84	
Rusiecki 等[76]	造船厂工人	Mix	美国	1950–1964	DC	PM	4069	2669	253	1.07	6	

DC: 死亡证明，CR: 癌症登记，BE: 最佳证据，MR: 医疗记录，NA: 未知

F: 女性，MF: 男性和女性，PM: 主要是男性，Ch: 温石棉，Cr: 青石棉，Mix: 混合暴露，Tre: 透闪石，Act: 阳起石，Antho: 直闪石，M: 男性，P Ch: 主要是温石棉

a 当同一队列发表了多个报告时，表中只选取了最新的一个报告

b 石棉肺患者队列列出的诊断时期

c 参加调查的时期

入汇总分析），只采用最新的报告。为了减少结果的随机变异性，表中只纳入了总死亡人数至少为 50 例或 15 例肺癌死亡 / 病例的研究。当对该表的结果进行解释时，应该考虑到根据胸膜肿瘤的标准化死亡比（standardized mortality ratios，SMR）或标准化发病比（standardized incidence ratios，SIR）或类似指标对石棉暴露后胸膜间皮瘤风险大小的估计可能存在许多偏倚，如表 21.2 所述。尽管其中一些偏倚在其他暴露和疾病的研究中很常见，但对于石棉和间皮瘤的研究，偏倚的可能性尤其重要，因为这种关联的强度，以及诊断的准确性很可能取决于暴露的判断。考虑到可能存在的偏倚，在表中列出的是胸膜和腹膜间皮瘤死亡的人数而不是 SMR（或 SIR）。可以通过表中数据计算间皮瘤死亡人数占总死亡数的比例和间皮瘤相较于肺癌的死亡数和发病数比例[后者可以通过（N–N/R）计算得到，N 是肺癌的死亡人数 / 新发病例数，R 是肺癌的 SMR/SIR]。在表 21.1 中列出的某些研究中，研究人群是根据患有石棉肺而不是就业情况选取的，结果表明，这些患者的疾病主要是由于职业接触石棉而引起。

表 21.2 基于胸膜肿瘤 SMR 量化石棉致癌性的可能偏倚来源

偏倚来源	结果	对风险估计的影响
在没有接触石棉的情况下，疾病的罕见性	缺乏真正的未暴露（参考）组，因为参考人群中大多数间皮瘤患者曾经暴露于石棉	影响被低估
疾病评估的敏感性差	间皮瘤被分类为肺癌或其他肿瘤	可能使影响被高估（对暴露的了解可能会影响诊断）
疾病评估的特异性差	包含与石棉无关的肿瘤，如纵隔肿瘤、淋巴瘤	影响被低估
暴露评估的敏感性差	暴露的错误分类（也存在于内部分析中）	影响被低估（最有可能）

在表 21.1 中列出的 76 个人群中，除 5 个外，其余所有人群中均有 1 例或多例死于胸膜间皮瘤。在 65 个人群中可以获得胸膜间皮瘤占总死亡人数的比例，其中 37（占 57%）个人群为 1% 或更高。在 8 个队列（参考文献 [16，21，41，51，65，71][女性队列]；参考文献 [74][澳大利亚队列]；参考文献 [74][意大利队列]）中，超过 7.5% 的总死亡是由胸膜或腹膜间皮瘤造成的。胸膜间皮瘤死亡占总死亡人数的百分比与肺癌的 SMR 之间存在相关性（相关系数 0.59，$P < 0.0001$，基于 60 项研究，图 21.1）。

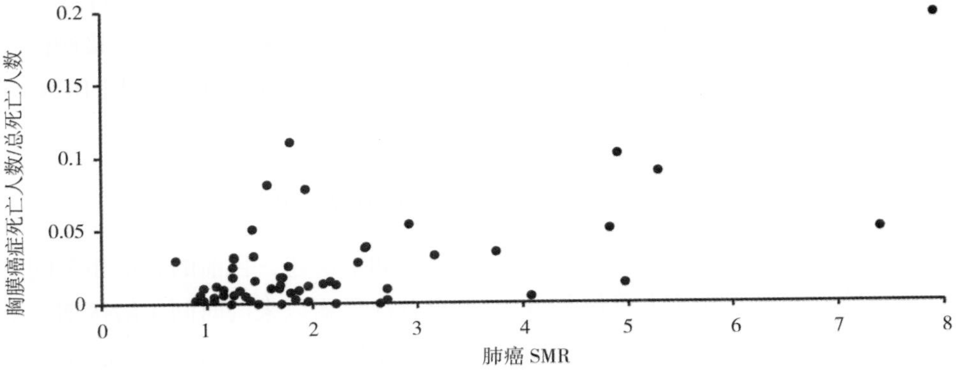

图 21.1 胸膜癌症死亡数与总死亡数之比和肺癌 SMR 的散点图（N=60，数据来自表 21.1）

不同石棉纤维的影响

接触角闪石石棉的工人，特别是青石棉和铁石棉，比主要接触温石棉——最广泛使用的石棉——的工人患间皮瘤的风险更高。在仅接触或主要接触温石棉的工人队列中，间皮瘤死亡数占死亡总数的比例低于其他队列（表 21.3）。仅接触温石棉和主要接触温石棉的工人间皮瘤死亡数占总死亡数的比例差异不显著（$P=0.2$），接触角闪石石棉或混合和未知纤维的工人之间的比例差异同样也不显著（$P=0.7$）。然而，接触纯温石棉或主要温石棉的研究与接触角闪石石棉/混合暴露/未知暴露的研究之间的差异具有显著性（$P=0.01$）。在接触温石棉的工人中检测到的相对较小的风险是否可以归因于角闪石石棉的低水平污染（或同时接触），这是一个有争议的问题[77-79]。

对肺纤维负荷的研究表明，青石棉和铁石棉在肺中滞留的时间比温石棉更长[80]。这一发现可能有助于解释，与角闪石石棉相比，吸入温石棉后发生间皮瘤的风险较低。

表 21.3   按石棉纤维类型划分的胸膜间皮瘤死亡人数占总死亡人数的比例（%）

石棉类型	胸膜间皮瘤所占比例			所有间皮瘤所占比例		
	研究数量[a]	平均值	标准差	研究数量[a]	平均值	标准差
纯温石棉	11	0.4	0.1	9	0.4	0.1
主要是温石棉	11	0.7	0.2	10	0.5	0.1
角闪石石棉[b]	16	3.0	0.8	13	5.2	1.5
混合，未知	27	3.5	0.8	25	4.1	1.2

[a] 表 21.1 中的研究
[b] 纯/主要为角闪石石棉或混合温石棉与角闪石石棉

由于大多数市售的温石棉都被角闪石污染，尤其像加拿大的温石棉被透闪石纤维污染[79]，因此无法获得确定排除了角闪石暴露的关于石棉工人癌症风险的高质量研究数据。

剂量－反应关系

通过具有良好暴露数据和足够潜伏期的职业队列，我们可以计算间皮瘤风险和石棉暴露之间的定量关系。一个被广泛采用的模型涉及了距离第一次接触的时间和停止接触后的时间的幂函数：

$$I(t) = k * E * \left[(t - t_1)^n - (t - t_2)^n \right]$$

式中，$I(t)$ 为 t 时刻的间皮瘤发病率，由 t_1 时刻和 t_2 时刻之间的暴露等级常量 E（单位为 fb/ml）决定[24, 81]，k 是一个表示对胸膜致癌效力的常量，因工业和石棉纤维类型而不同，n 是一个估计在 $3 \sim 4$ 之间的指数。该公式假设超过部分等于总发病率，即预计如果没有暴露，则不会出现间皮瘤病例或死亡。设定指数 n 为三或四次幂，另外 $(t - t_1) > (t - t_2)$，停止接触的影响相对较低，风险的主要决定因素是开始接触的时间。这一点也已通过经验证明[61, 82]。在受到不同水平的多次暴露的情况下，总发病率为

$$I(t) = k * \sum_i E_i \left[(t - t_{1i})^n - (t - t_{2i})^n \right]$$

每个暴露周期 i_{th} 都从 t_{1i} 时刻开始并在 t_{2i} 时结束。由于时间相关变量的三或四次幂，风险的主要决定因素是 $(t - t_{1i})$，即距离第一次接触的时间，从实际的角度来看，最近的接触的影响也是微不足道的。该模型可以通过应用 10 年的滞后时间来进行改进。

暴露停止后的风险

如上所述，目前的石棉相关间皮瘤模型表明，自首次暴露以来的时间（潜伏期）是影响后续风险的决定因素。与该结果一致，关于间皮瘤的风险与暴露停止后时间的相关性的最近综述发现，有少量证据表明，很久以前受到暴露的工人的间皮瘤风险不会因随后的暴露而发生明显的改变，停止暴露似乎不影响随后的间皮瘤风险，至少在停止暴露后 $30 \sim 40$ 年内[82]。所选研究的结果汇总见表 21.4。然而，关于停止石棉暴露后间皮瘤风险函数的变化

表 21.4　停止石棉暴露后间皮瘤的风险

参考文献	研究人群[a]	结果	暴露停止后时间（年）	死亡数 N	关联指标		95% CI
Magnani 等[83]	3434 人；意大利；没有最低暴露时间；1950—1986；水泥；1965—2003	胸膜	< 3	13	RR[b]	0.67	0.32，1.40
			3 ~ 15	55		1.00	–
			15 ~ 30	55		0.90	0.53，1.43
			> 30	16		0.65	0.26，1.63
Harding 等[61]；Harding 和 Darnton[84]	98 912 人；英国；没有最低暴露时间；1971—2005；混合；1971—2005	胸膜和腹膜	< 10	334	RR[c]	1.00	–
			10 ~ 19	225		0.90	0.76，1.08
			20 ~ 29	89		0.99	0.78，1.26
			30+	1		0.99	0.14，7.02
Pira 等[71]	1977 人；意大利；1 个月；1946—1984；纺织业；1946—2013	胸膜	< 15	7	RR[d]	1.00	–
			15 ~ 29	27		3.56	1.53 ~ 8.31
			30+	2		3.10	1.26 ~ 7.6
		腹膜	< 15	5		1.00	–
			15 ~ 29	24		3.58	1.34 ~ 9.54
			30+	19		2.08	0.73 ~ 5.89
Pira 等[73]	1056 人；意大利；1 年；1930—1990；矿工；1946—2014	胸膜	< 1	1	SMR	16.85	0.43 ~ 93.9
			1 ~ 9	1		6.75	0.17 ~ 37.61
			10 ~ 29	2		3.32	0.40 ~ 12.0
			30+	3		6.59	1.36 ~ 19.3

SMR：标准化死亡比，CI：置信区间

[a] 队列例数；国家；最低暴露时间；工作时期；行业；随访期

[b] 暴露时间和潜伏期调整后相对风险；参考类别：暴露停止后 3 ~ 15 年

[c] 性别和年龄调整后相对风险；参考类别：暴露停止后 10 年内

[d] 性别和年龄调整后相对风险；参考类别：暴露停止后 15 年内

的研究相对较少。更准确地了解停止接触的作用将有助于指导对曾经受到暴露的工人的监测。

社区研究

如上文所述，关于职业性接触石棉会增加发生胸膜间皮瘤风险的最有力证据来自于基于行业的研究。此外，一些研究，主要是病例对照研究，是在没有选择特定职业暴露的人群中进行的：虽然这些调查可能存在选择和信息偏倚，但它们有助于确定不同人群中有间皮瘤风险的主要行业和职业，并估计未确定是否受到暴露的病例比例。表 21.5 总结了这些研究：在工作场所接触石棉的间皮瘤病例所占的比例因研究人群和用于估计暴露的方法的敏感性而不同；然而，在大多数研究中，这一比例在 60% ~ 80% 之间。在两项研究中，因为对就业环境进行了详细评估，得到了石棉暴露后的风险的定量估计[89, 92]。这两项研究都得出了线性剂量 – 反应关系，在 1 根纤维 /ml– 年的累积暴露量下，间皮瘤的风险虽然仅略有增加但仍可被注意到，这与许多国家目前实施的暴露限值一致。然而，在解释这些结果时应谨慎，因为暴露水平是由工业卫生学家回顾性估计得到的，可能导致对过去暴露的低估，这反过来又会造成对剂量 – 反应关系的高估[97]。

表 21.5 社区研究中，职业性接触石棉的间皮瘤病例的比例 [a]

参考文献	国家，诊断年份	设计	暴露评估	病例数 N	暴露病例 %	注释
Cicioni 等 [85]	美国加利福尼亚 1972—1988	PCC	EE	101	36	暴露评估的敏感度较低
Chellini 等 [86]	意大利，1970—1988	CS	JEM	100	72	
Muscat 和 Wynder [87]	美国纽约，1981—1990	HCC	JEM	124	79	
Howel 等 [88]	英格兰，1979—1991	PCC	JEM	185	81	
Iwatsubo 等 [89]	法国，1987—1993	HCC	EE	405	71	
Rees 等 [90]	南非，1988—1990	HCC	EE	123	96[b]	青石棉开采区
Agudo 等 [91]	西班牙，1993—1996	PCC	EE	132	61	
Rodelsperger 等 [92]	德国，1988—1991	PCC	EE	125	91	
Pan 等 [93]	美国加利福尼亚 1988—1997	PCC	EE	2354M 554W	66 45	
Rake 等 [94]	英国，2001—2006	PCC	JEM	512M 110W	93 34	从事高风险工作
Lacourt 等 [95]	法国，1998—2002	PCC	EE	334M 34W	92 45	
Offermans 等 [96]	荷兰，1986—2003	PCC	JEM	132	50	使用第二个 JEM 也产生了类似的结果

HCC：基于医院的病例对照研究，PCC：基于人群的病例对照研究，CS：病例系列，EE：专家评估，JEM：工作暴露模型，M：男性，W：女性

[a] 仅至少 100 例间皮瘤病例的研究和基于整个职业史的石棉职业暴露评估
[b] 包括环境暴露

在大多数国家实施暴露控制措施后，从事石棉开采、制造和应用行业的严重接触石棉和具有高间皮瘤风险的工人数量大幅减少，尽管他们仍然具有明显的癌症延迟发生的可能。虽然潜在的职业性石棉接触已经普遍减少了，但在许多职业环境中，尤其是在建筑业中，石棉仍然很常见。社区研究的一个重要特点是能够评估不同工种和行业中患间皮瘤的风险。其中最具启发性的研究之一是英国石棉调查 [61, 84]：调查分析了在 98 912 名石棉工人中发生的 649 例胸膜癌死亡病例，结果显示，绝缘工人（RR 4.03；95% CI 3.26 ~ 4.99，以制造业的工人作为参考）和拆除工人（RR 1.92；95% CI 1.58 ~ 2.34）患间皮瘤的风险最高 [84]。在 2001—2006 年期间在英国进行的一项大型病例对照研究中，建筑工人（特别是木匠）患间皮瘤的风险比其他职业群体更高（41% 的男性病例至少在建筑业工作了 5 年）[94]。在法国的一项类似研究中，水管工、钣金工、焊接工、金属模型制造工、制芯工、木匠等职业的患病风险也有所增加，此外还包括那些暴露于高度石棉环境下的职业，如非金属矿物制品生产工和石棉产品制造商 [98]。在一些行业也发现了较高的风险：造船、建筑、金属产品制造、化学品、铁路和飞机设备制造。

胸膜斑块携带者的风险

胸膜斑块是胸膜壁层的特征性斑块，是接触石棉后最常见的病变。它们是无症状的，需要通过影像学检查来检测。虽然长期以来胸膜斑块被认为只是既往石棉暴露的标志 [99]，但多个病例系列研究表明携带者患间皮瘤的风险增加。在一项对英国船厂工人进行的早期研究中，研究者于 1961—1970 年

对 408 名胸膜斑块携带者和 404 非携带者进行了随访，结果发现携带者中 3 人患上了间皮瘤，而非携带者中没有发生（$P=0.08$）[100]。在意大利的一项尸检研究中，Bianchi 等[101] 计算出男性携带胸膜斑块者患间皮瘤的优势比为 12.7（95% CI 1.71 ～ 7.94），女性为 7.59（95%CI 1.71 ～ 45.6），并且发现斑块的大小与间皮瘤风险之间存在关联。在一项前瞻性研究中，研究者比较了 1596 名瑞典胸膜斑块携带者与全国人群之间的间皮瘤发病率，结果显示标准化发病率比为 11.3（95%CI 5.13 ～ 21.3）[102]。

虽然胸膜斑块应该被视为间皮瘤风险的标志，但目前尚不清楚它们是否仅仅反映了特别高的暴露，还是个体在接触石棉后对胸膜反应和癌症发展的易感性标记。在解释胸膜斑块研究结果时，一个重要的问题是，基于影像学的诊断其敏感性和特异性较差[103]。

腹膜间皮瘤的风险

在表 21.1 列出的职业暴露人群中，有 52 个报告了腹膜间皮瘤的结果。其中 22 个没有报告任何病例；在 14 个人群中，腹膜间皮瘤占总死亡人数的 1% 以上。胸膜和腹膜间皮瘤的死亡百分比之间存在很强的相关性（相关系数 0.48，$P=0.0006$）。仅接触或主要接触温石棉的工人的平均腹膜间皮瘤死亡百分比低于其他研究（均值 0.10% ± 0.04 vs. 1.9% ± 0.5，$P=0.01$）。在所有有足够病例的研究中都发现了职业性石棉暴露与腹膜间皮瘤的风险之间存在很强的相关性[16, 21, 31, 36, 39, 41, 43, 51, 104]。一项研究在 1984 年至 1992 年间，通过美国 24 个州的死亡证明，发现了 657 例腹膜肿瘤死亡病例[105]。

在从事某些职业和行业的男性中发现了患胸膜间皮瘤风险的增加，如绝缘体和建筑工人；女性的结果受到病例数量较少的影响。根据工作暴露模型的估计，患腹膜肿瘤风险和概率与石棉暴露的强度之间存在一定的关系。目前已经发表了一篇关于石棉暴露与腹膜间皮瘤风险的综述[106]。

在其他器官发生间皮瘤的风险

虽然罕见，但已有少数心包和睾丸鞘膜间皮瘤的病例被报道[107, 108]。在一部分病例中，已经确认了存在职业性接触石棉，尽管目前无法对这种关联的强度进行正式评估。

其他职业因素

在生产人造玻璃体纤维的工人中，没有间皮瘤死亡率增加的报道：在可用队列中包括的近 14 000 例死亡病例中，只有 6 例是间皮瘤（表 21.6）。其中只有两例可能接触了石棉。在两项社区研究中，据估计接触人造玻璃纤维后，患上间皮瘤的风险增加：在调整石棉暴露后，美国一项研究的 OR 值为 1.5（95% CI 0.6 ～ 3.7）[87]，而德国的一项研究中 OR 值为 3.1（95% CI 1.2 ～ 8.1）[92]。队列研究和病例对照研究结果之间的明显差异可能通过后者石棉暴露的残留混淆来解释。另一种解释可能是病例对照研究中被纳入的个体（主要是应用者）暴露水平较高。在接触耐火陶瓷纤维的一小群工人中没有报告间皮瘤病例（表 21.5）；然而，在吸入这种类型的纤维的仓鼠中发现明显增加的间皮瘤风险[115]，因此，在得出耐火陶瓷纤维不对人类造成风险的结论之前，应保持谨慎。

表 21.6 合成矿物纤维生产工人队列中的间皮瘤死亡病例

研究	国家	死亡总数	间皮瘤死亡人数	注释
玻璃棉				
Marsh 等[109]	美国	9060	0	
Boffetta 等[110]	欧洲	1281	1	

续表

研究	国家	死亡总数	间皮瘤死亡人数	注释
Moulin 等 [111]	法国	N/A	0	
连续长丝				
Boffetta 等 [110]	欧洲	191	0	
Chiazze 等 [112]	美国	437	0	
Watkins 等 [113]	美国	161	0	
岩棉／矿渣棉				
Marsh 等 [109]	美国	1011	1	在病理检查中未确诊的病例
Boffetta 等 [110]	欧洲	1679	4	有两例严重接触石棉的病例
耐火陶瓷纤维				
LeMasters 等 [114]	美国	87	0	

据报道，来自瑞典和意大利的制糖厂工人患间皮瘤的风险更高，这被归因为暴露于有机纤维 [116, 117]。然而，这些发现尚未在夏威夷 [118] 和佛罗里达 [119] 进行的研究中得到证实，可能是由于同时接触石棉的影响。虽然在被石棉纤维污染的滑石粉工人中报告了一些间皮瘤病例 [120]，但在多个接触未污染滑石的工人队列中并没有报告病例 [121]。

结论

职业性石棉暴露塑造了间皮瘤的流行病学。自 20 世纪中叶以来，必须直接接触石棉的工作所处的高度暴露环境导致工业化国家中诊断病例数量迅速增加。自 20 世纪 70 年代初以来，工业化国家已经实施了强有力的控制措施，但在一些国家直到 20 世纪 90 年代才实施。它们减缓了间皮瘤的流行：在大多数工业化国家，间皮瘤的死亡率在年轻出生队列中已经明显下降。模型预测结果显示，在 2015—2025 年后，间皮瘤的总体死亡率将下降，但各个国家的具体情况不同 [122-124]。然而，部分间皮瘤发生在没有明显职业暴露于石棉的患者中（表 21.5）。这可能是由于职业暴露评估的灵敏度不足、石棉的环境效应，包括自然来源以及工业用途的环境污染，以及一小部分不依赖于石棉的病例的存在。除了石棉纤维（如毛沸石等类似纤维，其出现主要

是环境原因 [125]）以外，间皮瘤的唯一其他已知原因是电离辐射，但它只造成了非常少量的病例 [126]。目前没有发现间皮瘤的其他重要原因，这说明了一个可能性：在工作或环境暴露水平较低的情况下，可能存在逃脱流行病学监测的环境或职业暴露情况，导致未能识别石棉（或其他致癌纤维）暴露源的病例的出现。

间皮瘤在大多数中低收入国家仍然是一种非常罕见的疾病 [127]：目前尚不清楚这在多大程度上反映了该疾病的低诊断率。在这些国家中，石棉的使用量大大增加，尽管潜伏期可能尚不足以显示其流行病学影响，但有理由预计未来几年病例数将增加。然而，经济转型国家使用的唯一一种石棉是温石棉，因此这些国家的间皮瘤流行程度可能没有高收入国家那么严重。

越来越多的石棉暴露工人的间皮瘤病例报告来自经济转型国家，如泰国、中国、韩国、巴西和埃及 [128-132]。

在一些国家，如法国，已经实施了针对间皮瘤的特定监测计划 [133]。除了提供有效的职业病赔偿数据和关于暴露模式变化的信息外，这些计划还为流行病学研究提供了宝贵的支持。在低中收入国家也应建立类似的项目，并鼓励这些国家开展石棉－间皮瘤相关的流行病学研究。

参考文献

[1] Taioli E, Wolf AS, Camacho–Rivera M, et al. Determinants of survival in malignant pleural mesothelioma: a surveillance, epidemiology, and end results(SEER)study of 14, 228 patients. PLoS One. 2015; 10: e0145039.

[2] Mancuso TF, Coulter EJ. Methodology in industrial health studies. Arch Environ Health. 1963; 6: 210–26.

[3] Selikoff IJ, Churg J, Hammond EC. Asbestos exposure and neoplasia. JAMA. 1964; 188: 22–6.

[4] Wagner JC, Sleggs CA, Marchand P. Diffuse pleural mesothelioma and asbestos exposure in the North Western Cape Province. Br J Ind Med. 1960; 17: 260–71.

[5] UICC. Report and recommendations of the working group on asbestos and cancer: convened under the auspices of the geographical pathology committee of the International Union against Cancer(U.I.C.C.). Br J Ind Med. 1965; 22: 165–71.

[6] Delendi M, Riboli E, Peruzzo P, Stanta G, Cocchi A, Gardiman D, et al. Comparison of diagnoses of cancers of the respiratory system on death certificates and at autopsy. IARC Sci Publ. 1991; 112: 55–62.

[7] Tsai SP, Waddell LC, Gilstrap EL, Ransdell JD, Ross CE. Mortality among maintenance employees potentially exposed to asbestos in a refinery and petrochemical plant. Am J Ind Med. 1996; 29: 89–98.

[8] Paci E, Zappa M, Paoletti L, Buiatti E, Chellini E, Merler E, et al. Further evidence of an excess of risk of pleural malignant mesothelioma in textile workers in Prato(Italy). Br J Cancer. 1991; 64: 377–8.

[9] Langseth H, Andersen A. Cancer incidence among male pulp and paper workers in Norway. Scand J Work Environ Health. 2000; 26: 99–105.

[10] Talcott JA, Thurber WA, Kantor AF, Gaensler EA, Danahy JF, Antman KH, et al. Asbestos–associated diseases in a cohort of cigarette–filter workers. N Engl J Med. 1989; 321: 1220–3.

[11] Ohlson CG, Klaesson B, Hogstedt C. Mortality among asbestos–exposed workers in a railroad workshop. Scand J Work Environ Health. 1984; 10: 283–91.

[12] Koskinen K, Pukkala E, Reijula K, Karjalainen A. Incidence of cancer among the participants of the Finnish Asbestos Screening Campaign. Scand J Work Environ Health. 2003; 29: 64–70.

[13] Algranti E. Asbestos: current issues related to cancer and to uses in developing countries. Cad Saude Publica. 1998; 14(Suppl 3): 173–6.

[14] Harris LV, Kahwa IA. Asbestos: old foe in 21st century developing countries. Sci Total Environ. 2003; 307: 1–9.

[15] McDonald AD, McDonald JC. Mesothelioma after crocidolite exposure during gas mask manufacture. Environ Res. 1978; 17: 340–6.

16. Jones JS, Smith PG, Pooley FD, Berry G, Sawle GW, Madeley RJ, et al. The consequences of exposure to asbestos dust in a wartime gas–mask factory. IARC Sci Publ. 1980; 30: 637–53.

[17] Rossiter CE, Coles RM. HM Dockyard, Devonport: 1947 mortality study. IARC Sci Publ. 1980; 30: 713–21.

[18] Acheson ED, Gardner MJ, Pippard EC, Grime LP. Mortality of two groups of women who manufactured gas masks from chrysotile and crocidolite asbestos: a 40–year follow–up. Br J Ind Med. 1982; 39: 344–8.

[19] McDonald AD, McDonald JC, Pooley FD. Mineral fibre content of lung in mesothelial tumours in North America. Ann Occup Hyg. 1982; 26: 417–22.

[20] Thomas HF, Benjamin IT, Elwood PC, Sweetnam PM. Further follow–up study of workers from an asbestos cement factory. Br J Ind Med. 1982; 39: 273–6.

[21] Finkelstein MM. Mortality among employees of an Ontario asbestos–cement factory. Am Rev Respir Dis. 1984; 129: 754–61.

[22] McDonald AD, Fry JS, Woolley AJ, McDonald JC. Dust exposure and mortality in an American chrysotile asbestos friction products plant. Br J Ind Med. 1984; 41: 151–7.

[23] Acheson ED, Gardner MJ, Winter PD, Bennett C. Cancer in a factory using amosite asbestos. Int J Epidemiol. 1984; 13: 3–10.

[24] Peto J, Doll R, Hermon C, Binns W, Clayton R, Goffe T. Relationship of mortality to measures of environmental asbestos pollution in an asbestos textile factory. Ann Occup Hyg. 1985; 29: 305–55.

[25] Ohlson CG, Hogstedt C. Lung cancer among asbestos cement workers. A Swedish cohort study and a review. Br J Ind Med. 1985; 42: 397–402.

[26] Kolonel LN, Yoshizawa CN, Hirohata T, Myers BC. Cancer occurrence in shipyard workers exposed to asbestos in Hawaii. Cancer Res. 1985; 45: 3924–8.

[27] Alies–Patin AM, Valleron AJ. Mortality of workers in a French asbestos cement factory 1940–82. Br J Ind Med. 1985; 42: 219–25.

[28] Newhouse ML, Berry G, Wagner JC. Mortality of factory workers in east London 1933–80. Br J Ind Med. 1985; 42: 4–11.

[29] Szeszenia–Dabrowska N, Wilczynska U, Szymczak W.[Risk of cancer in women occupationally exposed to asbestos dust]. Med Pr. 1986; 37: 243–9.

[30] Woitowitz HJ, Lange HJ, Beierl L, Rathgeb M, Schmidt K, Ulm K, et al. Mortality rates in the Federal Republic

of Germany following previous occupational exposure to asbestos dust. Int Arch Occup Environ Health. 1986; 57: 161–71.

[31] Seidman H, Selikoff IJ, Gelb SK. Mortality experience of amosite asbestos factory workers: dose–response relationships 5 to 40 years after onset of short–term work exposure. Am J Ind Med. 1986; 10: 479–514.

[32] Gardner MJ, Winter PD, Pannett B, Powell CA. Follow up study of workers manufacturing chrysotile asbestos cement products. Br J Ind Med. 1986; 43: 726–32.

[33] Hodgson JT, Jones RD. Mortality of asbestos workers in England and Wales 1971–81. Br J Ind Med. 1986; 43: 158–64.

[34] Hughes JM, Weill H, Hammad YY. Mortality of workers employed in two asbestos cement manufacturing plants. Br J Ind Med. 1987; 44: 161–74.

[35] Amandus HE, Wheeler R. The morbidity and mortality of vermiculite miners and millers exposed to tremolite-actinolite: part II. Mortality. Am J Ind Med. 1987; 11: 15–26.

[36] Enterline PE, Hartley J, Henderson V. Asbestos and cancer: a cohort followed up to death. Br J Ind Med. 1987; 44: 396–401.

[37] Raffn E, Lynge E, Juel K, Korsgaard B. Incidence of cancer and mortality among employees in the asbestos cement industry in Denmark. Br J Ind Med. 1989; 46: 90–6.

[38] Albin M, Jakobsson K, Attewell R, Johansson L, Welinder H. Mortality and cancer morbidity in cohorts of asbestos cement workers and referents. Br J Ind Med. 1990; 47: 602–10.

[39] Neuberger M, Kundi M. Individual asbestos exposure: smoking and mortality—a cohort study in the asbestos cement industry. Br J Ind Med. 1990; 47: 615–20.

[40] Hilt B, Andersen A, Rosenberg J, Langard S. Cancer incidence among asbestos–exposed chemical industry workers: an extended observation period. Am J Ind Med. 1991; 20: 261–4.

[41] Selikoff IJ, Seidman H. Asbestos–associated deaths among insulation workers in the United States and Canada, 1967–1987. Ann N Y Acad Sci. 1991; 643: 1–14.

[42] Sanden A, Jarvholm B, Larsson S, Thiringer G. The risk of lung cancer and mesothelioma after cessation of asbestos exposure: a prospective cohort study of shipyard workers. Eur Respir J. 1992; 5: 281–5.

[43] Sluis–Cremer GK, Liddell FD, Logan WP, Bezuidenhout BN. The mortality of amphibole miners in South Africa, 1946–80. Br J Ind Med. 1992; 49: 566–75.

[44] Menegozzo M, Belli S, Bruno C, Canfora V, Costigliola A, Di Cintio P, et al.[Mortality due to causes correlatable to asbestos in a cohort of workers in railway car construction]. Med Lav. 1993; 84: 193–200.

[45] Giaroli C, Belli S, Bruno C, Candela S, Grignoli M, Minisci S, et al. Mortality study of asbestos cement workers. Int Arch Occup Environ Health. 1994; 66: 7–11.

[46] Berry G. Mortality and cancer incidence of workers exposed to chrysotile asbestos in the friction–products industry. Ann Occup Hyg. 1994; 38: 539–46.

[47] Zhu H, Wang Z. Cancer epidemiology investigation for workers exposed to asbestos. In: The Ministry of Public Health of China, editor. National epidemiological study on 8occupational cancers. Beijing: The Ministry of Public Health of China; 1996. p. 1–121.

[48] Liddell FD, McDonald AD, McDonald JC. The 1891–1920 birth cohort of Quebec chrysotile miners and millers: development from 1904and mortality to 1992. Ann Occup Hyg. 1997; 41: 13–36.

[49] Oksa P, Pukkala E, Karjalainen A, Ojajarvi A, Huuskonen MS. Cancer incidence and mortality among Finnish asbestos sprayers and in asbestosis and silicosis patients. Am J Ind Med. 1997; 31: 693–8.

[50] Szeszenia–Dabrowska N, Wilczynska U, Szymczak W.[Cancer risk in asbestos–cement industry workers in Poland]. Med Pr. 1997; 48: 473–83.

[51] Germani D, Belli S, Bruno C, Grignoli M, Nesti M, Pirastu R, et al. Cohort mortality study of women compensated for asbestosis in Italy. Am J Ind Med. 1999; 36: 129–34.

[52] Tulchinsky TH, Ginsberg GM, Iscovich J, Shihab S, Fischbein A, Richter ED. Cancer in exasbestos cement workers in Israel, 1953–1992. Am J Ind Med. 1999; 35: 1–8.

[53] Karjalainen A, Pukkala E, Kauppinen T, Partanen T. Incidence of cancer among Finnish patients with asbestos-related pulmonary or pleural fibrosis. Cancer Causes Control. 1999; 10: 51–7.

[54] Battista G, Belli S, Comba P, et al. Mortality due to asbestos–related causes among railway carriage construction and repair workers. Occup Med. 1999; 49: 536–9.

[55] Puntoni R, Merlo F, Borsa L, Reggiardo G, Garrone E, Ceppi M. A historical cohort mortality study among shipyard workers in Genoa, Italy. Am J Ind Med. 2001; 40: 363–70.

[56] Szeszenia–Dabrowska N, Urszula W, Szymczak W, Strzelecka A. Mortality study of workers compensated for asbestosis in Poland, 1970–1997. Int J Occup Med Environ Health. 2002; 15: 267–78.

[57] Ulvestad B, Kjaerheim K, Martinsen JI, Damberg G, Wannag A, Mowe G, et al. Cancer incidence among workers in the asbestos-cement producing industry in Norway. Scand J Work Environ Health. 2002; 28: 411–7.

[58] Smailyte G, Kurtinaitis J, Andersen A. Cancer mortality and morbidity among Lithuanian asbestos–cement producing workers. Scand J Work Environ Health. 2004; 30: 64–70.

[59] Sullivan PA. Vermiculite, respiratory disease, and asbestos exposure in Libby, Montana: update of a cohort mortality study. Environ Health Perspect. 2007; 115: 579–85.

[60] Hein MJ, Stayner LT, Lehman E, Dement JM. Follow–up study of chrysotile textile workers: cohort mortality and exposure–response. Occup Environ Med. 2007; 64: 616–25.

[61] Harding AH, Darnton A, Wegerdt J, McElvenny D. Mortality among British asbestos workers undergoing regular medical examinations(1971–2005). Occup Environ Med. 2009; 66: 487–95.

[62] Sichletidis L, Chloros D, Spyratos D, et al. Mortality from occupational exposure to relatively pure chrysotile: a 39–year study. Respiration. 2009; 78: 63–8.

[63] Loomis D, Dement JM, Wolf SH, Richardson DB. Lung cancer mortality and fibre exposures among North Carolina asbestos textile workers. Occup Environ Med. 2009; 66: 535–42.

[64] Tomioka K, Natori Y, Kumagai S, Kurumatani N. An updated historical cohort mortality study of workers exposed to asbestos in a refitting shipyard, 1947–2007. Int Arch Occup Environ Health. 2011; 84: 959–67.

[65] Chen M, Tse LA, Au RK, Yu IT, Wang XR, Lao XQ, et al. Mesothelioma and lung cancer mortality: a historical cohort study among asbestosis workers in Hong Kong. Lung Cancer. 2012; 76: 165–70.

[66] Lin S, Wang X, Yu IT, Yano E, Courtice M, Qiu H, et al. Cause–specific mortality in relation to chrysotile–asbestos exposure in a Chinese cohort. J Thorac Oncol. 2012; 7: 1109–14.

[67] Wang X, Lin S, Yu I, Qiu H, Lan Y, Yano E. Cause–specific mortality in a Chinese chrysotile textile worker cohort. Cancer Sci. 2013; 104: 245–9.

[68] Lin CK, Chang YY, Wang JD, Lee LJ. Increased standardised incidence ratio of malignant pleural mesothelioma in Taiwanese Asbestos workers: a 29–year retrospective cohort study. Biomed Res Int. 2015; 2015: 678598.

[69] Wu WT, Lin YJ, Li CY, et al. Cancer attributable to Asbestos exposure in shipbreaking workers: a matched–cohort study. PLoS One. 2015; 10: e0133128.

[70] Levin JL, Rouk A, Shepherd S, Hurst GA, McLarty JW. Tyler asbestos workers: a mortality update in a cohort exposed to amosite. J Toxicol Environ Health B Crit Rev. 2016; 19: 190–200.

[71] Pira E, Romano C, Violante FS, et al. Updated mortality study of a cohort of asbestos textile workers. Cancer Med. 2016; 5: 2623–8.

[72] Ferrante D, Chellini E, Merler E, et al. Italian pool of asbestos workers cohorts: mortality trends of asbestos–related neoplasms after long time since first exposure. Occup Environ Med. 2017; 74: 887–98.

[73] Pira E, Romano C, Donato F, Pelucchi C, Vecchia C, Boffetta P. Mortality from cancer and other causes among Italian chrysotile asbestos miners. Occup Environ Med. 2017; 74: 558–63.

[74] Reid A, Merler E, Peters S, et al. Migration and work in postwar Australia: mortality profile comparisons between Australian and Italian workers exposed to blue asbestos at Wittenoom. Occup Environ Med. 2018; 75: 29–36.

[75] Nynäs P, Pukkala E, Vainio H, Oksa P. Cancer incidence in Asbestos–exposed workers: an update on four Finnish cohorts. Saf Health Work. 2017; 8: 169–74.

[76] Rusiecki J, Stewart P, Lee D. Mortality among Coast Guard Shipyard workers: a retrospective cohort study of specific exposures. Arch Environ Occup Health. 2018; 73: 4–18.

[77] McDonald AD, Case BW, Churg A, Dufresne A, Gibbs GW, Sebastien P, et al. Mesothelioma in Quebec chrysotile miners and millers: epidemiology and aetiology. Ann Occup Hyg. 1997; 41: 707–19.

[78] McDonald JC, Armstrong B, Case B, Doell D, McCaughey WT, McDonald AD, et al. Mesothelioma and asbestos fiber type. Evidence from lung tissue analyses. Cancer. 1989; 63: 1544–7.

[79] Stayner LT, Dankovic DA, Lemen RA. Occupational exposure to chrysotile asbestos and cancer risk: a review of the amphibole hypothesis. Am J Public Health. 1996; 86: 179–86.

[80] Churg A, Wright JL. Persistence of natural mineral fibers in human lungs: an overview. Environ Health Perspect. 1994; 102(Suppl 5): 229–33.

[81] Health Effects Institute. Asbestos in public and commercial buildings. Cambridge: Health Effects Institute; 1991.

[82] La Vecchia C, Boffetta P. Role of stopping exposure and recent exposure to asbestos in the risk of mesothelioma. Eur J Cancer Prev. 2012; 21: 227–30.

[83] Magnani C, Ferrante D, Barone–Adesi F, Bertolotti M, Todesco A, Mirabelli D, et al. Cancer risk after cessation of asbestos exposure: a cohort study of Italian asbestos cement workers. Occup Environ Med. 2008; 65: 164–70.

[84] Harding AH, Darnton AJ. Asbestosis and mesothelioma among British asbestos workers(1971–2005). Am J Ind Med. 2010; 53: 1070–80.

[85] Cicioni C, London SJ, Garabrant DH, Bernstein L, Phillips K, Peters JM. Occupational asbestos exposure and

mesothelioma risk in Los Angeles County: application of an occupational hazard survey job-exposure matrix. Am J Ind Med. 1991; 20: 371-9.

[86] Chellini E, Fornaciai G, Merler E, Paci E, Costantini AS, Silvestri S, et al. Pleural malignant mesothelioma in Tuscany, Italy(1970-1988): II. Identification of occupational exposure to asbestos. Am J Ind Med. 1992; 21: 577-85.

[87] Muscat JE, Wynder EL. Cigarette smoking, asbestos exposure, and malignant mesothelioma. Cancer Res. 1991; 51: 2263-7.

[88] Howel D, Arblaster L, Swinburne L, Schweiger M, Renvoize E, Hatton P. Routes of asbestos exposure and the development of mesothelioma in an English region. Occup Environ Med. 1997; 54: 403-9.

[89] Iwatsubo Y, Pairon JC, Boutin C, Menard O, Massin N, Caillaud D, et al. Pleural mesothelioma: dose-response relation at low levels of asbestos exposure in a French population-based case-control study. Am J Epidemiol. 1998; 148: 133-42.

[90] Rees D, Myers JE, Goodman K, Fourie E, Blignaut C, Chapman R, et al. Case-control study of mesothelioma in South Africa. Am J Ind Med. 1999; 35: 213-22.

[91] Agudo A, Gonzalez CA, Bleda MJ, Ramirez J, Hernandez S, Lopez F, et al. Occupation and risk of malignant pleural mesothelioma: a case-control study in Spain. Am J Ind Med. 2000; 37: 159-68.

[92] Rodelsperger K, Jockel KH, Pohlabeln H, Romer W, Woitowitz HJ. Asbestos and man-made vitreous fibers as risk factors for diffuse malignant mesothelioma: results from a German hospital-based case-control study. Am J Ind Med. 2001; 39: 262-75.

[93] Pan XL, Day HW, Wang W, Beckett LA, Schenker MB. Residential proximity to naturally occurring asbestos and mesothelioma risk in California. Am J Respir Crit Care Med. 2005; 172: 1019-25.

[94] Rake C, Gilham C, Hatch J, Darnton A, Hodgson J, Peto J. Occupational, domestic and environmental mesothelioma risks in the British population: a case-control study. Br J Cancer. 2009; 100: 1175-83.

[95] Lacourt A, Gramond C, Rolland P, et al. Occupational and non-occupational attributable risk of asbestos exposure for malignant pleural mesothelioma. Thorax. 2014; 69: 532-9.

[96] Offermans NS, Vermeulen R, Burdorf A, et al. Occupational asbestos exposure and risk of pleural mesothelioma, lung cancer, and laryngeal cancer in the prospective Netherlands cohort study. J Occup Environ Med. 2014; 56: 6-19.

[97] Siemiatycki J, Boffetta P. Invited commentary: is it possible to investigate the quantitative relation between asbestos and mesothelioma in a community-based study? Am J Epidemiol. 1998; 148: 143-7.

[98] Rolland P, Gramond C, Lacourt A, Astoul P, Chamming's S, Ducamp S, et al. Occupations and industries in France at high risk for pleural mesothelioma: a population-based case-control study(1998-2002). Am J Ind Med. 2010; 53: 1207-19.

[99] Weiss W. Asbestos-related pleural plaques and lung cancer. Chest. 1993; 103: 1854-9.

[100] Fletcher DE. A mortality study of shipyard workers with pleural plaques. Br J Ind Med. 1972; 29: 142-5.

[101] Bianchi C, Brollo A, Ramani L, Zuch C. Pleural plaques as risk indicators for malignant pleural mesothelioma: a necropsy-based study. Am J Ind Med. 1997; 32: 445-9.

[102] Hillerdal G. Pleural plaques and risk for bronchial carcinoma and mesothelioma. A prospective study. Chest. 1994; 105: 144-50.

[103] Svenes KB, Borgersen A, Haaversen O, Holten K. Parietal pleural plaques: a comparison between autopsy and X-ray findings. Eur J Respir Dis. 1986; 69: 10-5.

[104] Magnani C, Terracini B, Ivaldi C, Mancini A, Botta M.[Tumor mortality and from other causes in asbestos cement workers at the Casale Montferrato plant]. Med Lav. 1996; 87: 133-46.

[105] Cocco P, Dosemeci M. Peritoneal cancer and occupational exposure to asbestos: results from the application of a job-exposure matrix. Am J Ind Med. 1999; 35: 9-14.

[106] Boffetta P. Epidemiology of peritoneal mesothelioma: a review. Ann Oncol. 2007; 18: 985-90.

[107] Mensi C, Pellegatta M, Sieno C, Consonni D, Riboldi L, Bertazzi PA. Mesothelioma of tunica vaginalis testis and asbestos exposure. BJU Int. 2012; 110: 533-7.

[108] Thomason R, Schlegel W, Lucca M, Cummings S, Lee S. Primary malignant mesothelioma of the pericardium. Case report and literature review. Tex Heart Inst J. 1994; 21: 170-4.

[109] Marsh GM, Gula MJ, Youk AO, Buchanich JM, Churg A, Colby TV. Historical cohort study of US man-made vitreous fiber production workers: II. Mortality from mesothelioma. J Occup Environ Med. 2001; 43: 757-66.

[110] Boffetta P, Saracci R, Andersen A, Bertazzi PA, Chang-Claude J, Cherrie J, et al. Cancer mortality among man-made vitreous fiber production workers. Epidemiology. 1997; 8: 259-68.

[111] Moulin JJ, Mur JM, Wild P, Perreaux JP, Pham QT. Oral cavity and laryngeal cancers among man-made mineral fiber production workers. Scand J Work Environ Health. 1986; 12: 27-31.

[112] Chiazze L Jr, Watkins DK, Fryar C. Historical cohort mortality study of a continuous filament fiberglass

manufacturing plant.I. White men. J Occup Environ Med. 1997; 39: 432–41.

[113] Watkins DK, Chiazze L Jr, Fryar C. Historical cohort mortality study of a continuous filament fiberglass manufacturing plant. II. Women and minorities. J Occup Environ Med. 1997; 39: 548–55.

[114] LeMasters GK, Lockey JE, Yiin JH, Hilbert TJ, Levin LS, Rice CH. Mortality of workers occupationally exposed to refractory ceramic fibers. J Occup Environ Med. 2003; 45: 440–50.

[115] Mast RW, Hesterberg TW, Glass LR, McConnell EE, Anderson R, Bernstein DM. Chronic inhalation and biopersistence of refractory ceramic fiber in rats and hamsters. Environ Health Perspect. 1994; 102(Suppl 5): 207–9.

[116] Malker HR, Malker BK, Blot WJ. Mesothelioma among sugar refinery workers. Lancet. 1983; ii: 858.

[117] Maltoni C, Pinto C, Valenti D, Carnuccio R, Amaducci E, Minardi F. Mesotheliomas following exposure to asbestos used in sugar refineries: report of 12Italian cases. Med Lav. 1995; 86: 478–83.

[118] Sinks T, Goodman M, Kolonel L, Anderson B. A case–control study of mesothelioma and exposure to biogenic silica fibers. Am J Epidemiol. 1992; 136: 1015.

[119] Brooks SM, Stockwell HG, Pinkham PA, Armstrong AW, Witter DA. Sugarcane exposure and the risk of lung cancer and mesothelioma. Environ Res. 1992; 58: 195–203.

[120] Price B. Industrial–grade talc exposure and the risk of mesothelioma. Crit Rev Toxicol. 2010; 40: 513–30.

[121] Finley BL, Benson SM, Marsh GM. Cosmetic talc as a risk factor for pleural mesothelioma: a weight of evidence evaluation of the epidemiology. Inhal Toxicol. 2017; 29: 179–85.

[122] Banaei A, Auvert B, Goldberg M, Gueguen A, Luce D, Goldberg S. Future trends in mortality of French men from mesothelioma. Occup Environ Med. 2000; 57: 488–94.

[123] Hemminki K, Li X. Time trends and occupational risk factors for pleural mesothelioma in Sweden. J Occup Environ Med. 2003; 45: 456–61.

[124] Segura O, Burdorf A, Looman C. Update of predictions of mortality from pleural mesothelioma in the Netherlands. Occup Environ Med. 2003; 60: 50–5.

[125] Dikensoy O. Mesothelioma due to environmental exposure to erionite in Turkey. Curr Opin Pulm Med. 2008; 14: 322–5.

[126] Boffetta P, Stayner LT. Pleural and peritoneal neoplasms. In: Schottenfeld D, Fraumeni JF, editors. Cancer epidemiology and prevention. 3rd ed. New York: Oxford University Press; 2006.p. 659–73.

[127] Delgermaa V, Takahashi K, Park EK, Le GV, Hara T, Sorahan T. Global mesothelioma deaths reported to the World Health Organization between 1994and 2008. Bull World Health Organ. 2011; 89: 716–24, 724A–724C.

[128] Courtice MN, Lin S, Wang X. An updated review on asbestos and related diseases in China. Int J Occup Environ Health. 2012; 18: 247–53.

[129] Gaafar RM, Eldin NH. Epidemic of mesothelioma in Egypt. Lung Cancer. 2005; 49(Suppl 1): S17–20.

[130] Lee KH, Yoon HS, Choi SJ, Kang D. Asbestos exposure and malignant mesothelioma in Korea. Asian Pac J Cancer Prev. 2009; 10: 707–10.

[131] Pedra F, Tambellini AT, Pereira Bde B, da Costa AC, de Castro HA. Mesothelioma mortality in Brazil, 1980–2003. Int J Occup Environ Health. 2008; 14: 170–5.

[132] Subhannachart P, Dumavibhat N, Siriruttanapruk S. Asbestos–related diseases in Thailand and review literature. J Med Assoc Thail. 2012; 95(Suppl 8): S71–6.

[133] Goldberg M, Imbernon E, Rolland P, Gilg Soit Ilg A, Savès M, de Quillacq A, et al. The French national mesothelioma surveillance program. Occup Environ Med. 2006; 63: 390–5.

第 22 章
软组织和骨肉瘤

Alessandro Comandone，Giacomo Garzaro，Enrico Pira，
and Paolo Boffetta

概述

肉瘤是一种起源于间质的恶性肿瘤，占所有成人肿瘤的不到 1%，占儿童癌症的 12%[1]。肉瘤可以分为两大类：软组织肉瘤（STS，约占总数的80%），和骨肉瘤。根据世界卫生组织的分类，肉瘤有 100 多种不同的亚型。该病的罕见性，加上大量的亚型，使肉瘤成为一组难以诊断和研究的肿瘤。

软组织肉瘤

流行病学

据估计，全球 STS 的发病率约为 3 ~ 4 例 /10

A. Comandone
Humanitas Gradenigo Hospital, Turin, Italy

G. Garzaro · E. Pira
Department of Public Health and Pediatric Sciences,
University of Turin, Turin, Italy

P. Boffetta (✉)
Tisch Cancer Institute, Icahn School of Medicine at Mount Sinai, New
York, NY, USA

Department of Medical and Surgical Sciences, University
of Bologna, Bologna, Italy
e-mail:paolo.boffetta@mssm.edu

万人年 [3]。每个国家的病例绝对数尚不明确，主要因为此类肿瘤诊断较为困难和分类复杂 [2, 4]。据估计，美国每年约有 7000 例新发病例，英国、意大利和法国为每年 2800~3000 例新发病例 [4]。STS 的发病率有三个高峰，分别为 10 岁前，20 ~ 30 岁左右，和 60 岁以上，大多数病例在老年期诊断 [2]。成人类型的 STS 不同于儿童期的 STS[5]。在儿童时期，圆细胞肉瘤和横纹肌肉瘤是最常见的类型，而在成人和老年人中，梭形细胞或未分化型是最常见的 [5]。

在胚胎学上，STS 来源于间充质组织，包括肌肉、肌腱、滑膜、血管、脂肪组织和雪旺细胞；然而，每例病例的确切细胞来源往往难以确定。因此，STS 的诊断过程存在广泛的不一致，特别是在成人中 [2, 5]。

软组织的良性肿瘤发生在浅表组织中，其直径通常小于 5cm。恶性肿瘤很少见，与良性病变的比例为 1 ：200，但其直径可达 10cm[6]。STS 可发生在身体的任何部位；多发于胸部、四肢，尤以大腿、臀部、腹股沟区居多（46%）；躯干相对常见（18%），而不常见的部位是上肢（13%）、腹膜后间隙（13%）和头颈部（6%）[7]。

目前还没有针对 STS 的筛查方法，但针对软组织肿块早期诊断的积极教育计划可能是有用的 [2, 7]。9% 的 STS 是浅表的，诊断时平均体积为

5cm；60% 的 STS 位于深部，平均直径为 9cm，腹膜后 STS 体积较大（最高可达 15cm），多灶性，并侵犯周围器官[2]。10% 的 STS 在诊断时已经发生转移，主要转移到肺部。横纹肌肉瘤、透明细胞肉瘤和周围神经鞘肿瘤可转移到局部淋巴结，而肺泡软组织肉瘤可发生脑转移[2, 4, 6, 7]。

在欧洲的一项大型研究中，STS 患者的 5 年生存率为 53%[8]。

电离辐射和化疗中使用的烷基化剂是 STS 最具特征的危险因素。对成年癌症的长期幸存者进行了几项队列研究，这些癌症包括女性乳腺癌、宫颈癌、子宫内膜癌、卵巢癌、前列腺癌、肺癌、结直肠癌和淋巴瘤[9-16]。这些研究大多基于美国（如 SEER）和欧洲癌症登记处的数据，并有足够的能力来评估 STS 作为第二原发肿瘤的发病率。在接受放疗或化疗的患者中，尤其是在同时接受两种治疗的患者中，发病率持续上升。在接受放疗或化疗的儿童癌症幸存者的研究中也报道了类似的发现[17-19]。

临床特点

目前已有超过 50 种不同的 STS 亚型被报道，但最常见的是脂肪肉瘤、平滑肌肉瘤、恶性周围神经鞘瘤（MPNST）、未分化多形性肉瘤（UPS）和滑膜肉瘤。较为罕见的是骨骼外软骨肉瘤、上皮样肉瘤、透明细胞肉瘤和恶性血管周围上皮样细胞肉瘤（PEComa）[2, 4, 7, 20]。2013 年世界卫生组织（WHO）分类更新了一些定义，确定了新的亚型，如黏液纤维肉瘤和 UPS，这些亚型之前被合并在恶性增生性细胞肿瘤组中，并将血管内皮瘤和周皮细胞瘤重新分组到孤立纤维肿瘤组[2]。

绝大多数 STS 的病因尚不清楚。一些亚型有相似的或遗传性因素：神经纤维瘤病 NF-1 和 NF-2 与良性神经鞘瘤、神经纤维瘤、MPNST（1% 的病例）和胃肠道间质瘤（GIST）相关[21]。此外，侵袭性纤维瘤病或硬纤维瘤可发生在家族性腺瘤性息肉病中，尤其是 Gardner 综合征亚型[2]。生殖细胞系 TP53 的突变在 Li-Fraumeni 综合征中易发生 STS，就像生殖细胞素 RB1 突变可导致视网膜母细胞瘤综合征易感[22]。

STS 通常表现为软组织肿块或肿物。虽然预测肿物发展和区分良性和恶性肿瘤具有挑战性，但所有大于 5cm 的浅表肿物和直径大于 3cm 的深部结节都应予以怀疑。疼痛很少是早期症状（腹膜后 STS 除外）；有时，肿物可表现为血肿[4]。腹膜后肉瘤通常表现为影像学上的较大肿物；一般不适或腹痛是常见的症状[4]。当肿物位于四肢时，超声扫描有助于确认临床怀疑。X 线平片可明确可能累及的骨骼[4, 23]。

为了获得足够的样本，可以使用粗针穿刺或切取组织进行活检；确定肿瘤的恶性程度和组织学性质必须进行该检查[4, 24]。怀疑既往接受手术治疗的肉瘤有局部复发时，最好进行细针细胞学检查；作为第一步诊断技术，由于所收集标本的稀缺性，它可能是不够的[7, 24]。在腹膜后肉瘤中，建议经皮活检来确定肿物的组织学分类[4, 7]。

组织学诊断应基于 WHO 目前的分类，并在参考中心或高质量网络中进行确认[2, 4, 7]。分级系统遵循法国（FNCLCC；3 级）或美国分类（4 级）[25, 26]。

如果确诊为 STS，则必须进行完整的分期，以排除转移性病变并正确诊断肿瘤。胸部 CT 扫描是必需的，如果是大腿和腹股沟的 STS，也需要进行腹部的 CT 扫描。分期应按照美国联合委员会的分类进行评分[4, 7]。

职业风险因素

二噁英，苯氧酸，氯酚

瑞典的病例对照研究报告了暴露于二噁英、苯氧酸除草剂和氯酚与 STS 风险之间的关联[27-30]。这些研究存在潜在的回忆偏倚，它们的结果没有在其他国家的病例对照研究中得到重复，包括新西兰[31-34]、美国[35-37]、澳大利亚[38] 和意大利[39, 40]。在可能暴露于橙剂的越战退伍军人中的研究也得到了阴性结果[41-43]。

多个国家开展了一系列关于苯氧基除草剂制造商和喷雾器的队列研究，并最终纳入了由国际癌症研究署（IARC）联合开展的一项研究[44]。对近 2.2 万名暴露工人和 4000 多名未暴露工人的死亡率进行了与接触苯氧类除草剂、氯酚和四氯二苯并二噁英（TCDD）或更高的多氯二苯英（PCDD）有关的研究。基于 9 例（暴露于苯氧基除草剂或氯酚）和 6 例（暴露于 TCDD 或更高的 PCDD）死亡，即使置信区间包括 1，STS 的风险也增加了。对该队列 STS 病例的巢式病例对照分析显示，暴露于苯氧基除草剂的风险增加，并且根据 TCDD 暴露类别有显著增加的趋势，低、中、高水平暴露的比值比（OR）分别为 2.8、6.6 和 10.6[45]。除了两项研究例外[55, 56]。IARC 研究中包含的个体研究的后续报告没有为苯氧除草剂或 TCDD 相关的假设提供额外的支持数据[46-54]。

其他对潜在接触苯氧基除草剂或氯酚的工人进行的研究包括对皮革工人[57-61]、农民、园丁、锯木厂和林业工人[62-71]以及纸浆和造纸工人[72-74]进行的研究。此外，在一些涉及多个工作和行业的研究中，对这些物质的暴露进行了评估[63, 64, 75-82]。总的来说，这些研究并没有提供与 STS 风险相关的证据；然而，其中许多研究发现这种关联的效能较低。

一些研究涉及非职业性接触二噁英和相关化合物。两项信息最丰富的研究是来自芬兰的一项研究，该研究分析了 STS 病例和医院病例对照中 17 种二噁英和呋喃在脂肪中的浓度[81, 82]，以及对意大利 Seveso 发生工业事故人群的后续研究[83, 84]。在芬兰的研究中，发现随二噁英和呋喃浓度增加，STS 风险降低，而在 Seveso 的研究中，没有观察到 STS 的发病率或死亡率的增加。

总之，尽管进行了广泛的研究，但一些早期研究中提出的暴露于 TCDD、PCDD、苯氧酚酸除草剂和氯酚与 STS 风险之间关联的假设，并没有被过去二十年发表的研究所证实。IARC 多中心队列研究的结果为支持这一假设提供了最有力的证据，但也可能受到偶然因素或残留混杂因素影响。

氯乙烯

高水平暴露于氯乙烯（化学工业中使用的一种物质）与肝血管肉瘤（一种罕见的肝癌）的发生有因果关系，这导致了可能与其他类型的肉瘤相关的假设。关于接触氯乙烯的工人患癌症风险的信息最丰富的研究是来自北美和欧洲的两个多中心队列。北美队列包括 1942—1972 年期间在 37 家美国和加拿大工厂生产单体和聚合物的 10 000 多名工人[85]。研究中观察到有 12 人死于 STS，死亡率显著增加。欧洲的队列包括来自意大利、挪威、瑞典和英国 19 家工厂的 12 000 多名工人，他们生产单体和聚合物，还有一家工厂加工聚合物[86]。研究报告了 6 例 STS 死亡病例，其中死亡率无显著增加。在临床证据的审查中，6 例 STS 死亡中有 3 例是由肝血管肉瘤引起的。

其他较小的研究报告了 1 例 STS 死亡，但没有提供风险估计[87]，也没有提供骨骼和 STS 合并的死亡率[88, 89]。

对这些研究进行的 meta 分析得出的总标准化死亡率为 2.4（95%CI 1.5 ～ 4.0）[90]。然而，作者警告说，这种明显的风险增加可能是由于肝血管肉瘤病例死亡证明上的错误分类所致。肝血管肉瘤是一种已知与高浓度氯乙烯暴露相关的肿瘤。总之，除了肝血管肉瘤外，暴露于氯乙烯是否还可能引起 STS 尚不清楚。

电离辐射

接受放疗的患者中发生 STS 的风险增加的现象（见上文），使学者提出在低水平暴露于电离辐射的工人中产生类似效果的假设。然而，在包括铀矿工人[91-93]和核电站工人[94]在内的大量此类工人中，并未发现 STS 的风险增加。

结论

总之，没有确凿的证据表明任何职业暴露对 STS 风险有影响。

骨肉瘤

流行病学、病理学和临床特点

骨肉瘤是一种罕见的肿瘤：在美国，骨肉瘤占所有新发癌症病例的 0.2%[3]。其可以影响身体的任何骨骼，但最常见的受累部位是四肢，特别是大腿。骨肉瘤有四种组织学亚型[2]：骨肉瘤、软骨肉瘤、尤文氏肉瘤和脊索瘤。

骨肉瘤是一种成骨性肉瘤；因为其经常发生在生长中的骨骼中是幼年时期最常见的恶性骨癌，大多数骨肉瘤发生在骨骼发育未成熟的长骨的干骺端，该区域具有最大的生长潜力。发病率呈双相模式：在 19 岁之前和 60 岁以上的患者中都出现了高峰。

软骨肉瘤起源于软骨细胞，是一种常见于 30 ~ 60 岁之间的肿瘤。它占骨肉瘤的 20% ~ 27%。

尤文氏肉瘤通常发生在骨骼中，但也可以在其他组织和肌肉中出现。其在儿童和青少年中更为常见，但也可以在成人中被诊断出来。在美国，10 ~ 14 岁儿童中 3.5% 的癌症是由其引起的，15 ~ 19 岁儿童中有 2.3% 的癌症是由其引起的[95, 96]。发病率最高的是 10 ~ 15 岁的儿童。

脊索瘤影响脊柱和颅底骨。最常见于 30 岁或以上的成年人中，尤其是男性。这是一种非常罕见的肿瘤，发病率为 0.5/100 万。发病的高峰在 50 ~ 60 岁。

骨肉瘤的症状往往是局部肿物、肿胀伴或不伴红斑、发热和疼痛。疼痛可以是隐匿和短暂的（特别是发生在夜间），持续加重。也可表现为关节活动受限和病理性骨折。

关于骨肉瘤的病因学知之甚少：一些易感因素已经被确定，包括遗传学、电离辐射、创伤和骨科植入物[97]。从遗传学角度看，肿瘤抑制基因突变涉及：Li-Fraumeni 综合征（TP53）、视网膜母细胞瘤（RB-1）、Bloom 综合征（BLM）、Werner 综合征（WRN）、Rothmund-Thomson 综合征（RECQ4）。

电离辐射，特别是放射治疗，是导致骨肉瘤发展的最强环境因素。

职业风险因素

电离辐射

高水平暴露于电离辐射是骨癌的一个职业危险因素。然而，由于自 20 世纪初以来实施了严格的保护措施，这种因素作为骨骼职业性致癌物的作用逐渐成为历史。在放射学早期，放射科医生和其他高暴露于 X 射线的医务人员中骨癌的发病率很高[98-101]。1920 年以后在美国和英国工作的放射科医生和其他医务人员中没有出现这种过度发病现象[98-102]。Martland 首次报道了镭暴露与骨癌之间的关系[103]。在 1913—1929 年期间，1250 名在夜光手表行业工作的妇女暴露于镭，其中有 36 例骨癌，骨癌风险增加[104]。在确定剂量的 751 名妇女中，与骨癌相关的最低镭摄入量为 202.5μCi。发生骨肉瘤的潜伏期随剂量的增加而缩短。750μCi 及以上剂量组骨癌发病率高于 200 ~ 749μCi 组。

其他物质和接触

关于暴露于电离辐射以外的其他物质作为骨肉瘤风险的结果来源于少数基于社区的研究。

Hoppin 等[76] 对 1984—1988 年期间在美国 8 个癌症登记地区招募的 51 例男性骨肉瘤病例和 1910 例对照进行了病例对照研究。研究对象在电话采访中报告了接触 13 种物质或工作的情况。没有任何一种物质与骨肉瘤的风险有显著关联，尽管接触木材或锯末和在锯木厂工作的 OR 增加了（OR 1.75；95% CI 0.90 ~ 3.37，OR 2.45；95% CI 0.80 ~ 6.26）。

Merletti 等[97] 在 9 个欧洲国家进行了一项多中心研究，共纳入 96 例骨肉瘤病例和 2632 例对照。从病例和对照中获得了完整的职业史和关于农药接触的详细信息；研究报告了 24 个职位和 25 个行业的结果，至少有 5 例接触病例。在铁匠、工具制造商、机床操作员（OR 2.14，95% CI 1.08，4.26）、砌砖工（OR 2.93，95% CI 1.55，5.53）、木匠（OR 4.25，

95% CI 1.71，10.50）和木材、软木制品和稻草制造工人（OR 2.02，95% CI 1.00，4.08）中风险增加。接触农药的 OR 为 2.33（95% CI 为 1.31 ～ 4.13）。当分析仅限于基于人群的病例和对照时，OR 值降低到 1.63（95%CI 0.77 ～ 3.45）。没有发现农药暴露时间与肉瘤风险之间的关系。由于该研究中进行了大量的比较，显著性水平为 5% 时的结果应谨慎解释。

Pukkala 等[105] 对北欧职业性癌症研究（NOCCA）队列进行了分析。NOCCA 队列由来自芬兰、冰岛、挪威、丹麦和瑞典的 1490 万人组成，他们参加了 1960 年、1970 年、1980/1981 年和 1990 年的人口普查。职业信息是从 1960 年和后来的瑞典和挪威人口普查、1970 年和后来的芬兰人口普查、1971 年丹麦人口普查和 1981 年冰岛人口普查的数字化人口普查记录中获得的，并分为 53 个职位。使用个人身份代码将人口普查记录与来自癌症登记处和国家人口登记处的数据联系起来，以获取有关癌症、死亡和移民的信息。对芬兰和瑞典的每个人进行随访，直至移民、死亡或 2005 年 12 月 31 日，冰岛的随访截止时间为 2004 年，丹麦和挪威为 2003 年。共观察到男性骨癌 2051 例，女性骨癌 1618 例。在"其他卫生工作者"中观察到男性骨癌发病率增加，其中可能包括放射技术人员（SIR 2.25；95%CI 1.29 ～ 3.66）、海员（SIR 1.64；95%CI 1.15 ～ 2.26）、驾驶员（SIR 1.24；95%CI 1.05 ～ 1.48）、公共安全工作者（SIR 1.49；95% CI 1.07 ～ 2.01）和军事人员（SIR 1.57；95%CI 1.02 ～ 2.32）。在妇女中，没有任何类别的风险增加，但暴露病例的数量很少。如在欧洲的多中心病例对照研究中，大量的比较表明，显著性水平为 5% 的结果应谨慎解释。

结论

总之，部分从放射科医生的历史研究中发现的高水平暴露于电离辐射和镭的影响来看，目前还没有确定骨肉瘤的职业危险因素。

参考文献

[1] Siegel RL, Miller KD, Jemal A. Cancer statistics, 2018. CA Cancer J Clin. 2018; 68: 7–30.

[2] Fletcher CDM, Bridge JA, Hogendoorn PCW, et al., editors. WHO classification of tumours of soft tissue and bone. 4th ed. Lyon: International Agency for Research on Cancer; 2013.

[3] Bray F, Colombet M, Mery L, et al., editors. Cancer incidence in five continents, vol. XI. Lyon: International Agency for Research on Cancer; 2017.

[4] ESMO/European Sarcoma Network Working Group. Soft tissue and visceral sarcomas: ESMO Clinical Practice Guidelines for diagnosis, treatment and follow-up. Ann Oncol. 2014; 25(Suppl 3): ii102–12.

[5] van der Graaf WT, Orbach D, Judson IR, et al. Soft tissue sarcomas in adolescents and young adults: a comparison with their paediatric and adult counterparts. Lancet Oncol. 2017; 18: e166–75.

[6] Pisters PW, Leung DH, Woodruff J, et al. Analysis of prognostic factors in 1, 041patients with localized soft tissue sarcomas on the extremities. J Clin Oncol. 1996; 14: 1679–89.

[7] Clark MA, Fisher C, Judson I, et al. Soft-tissue sarcomas in adult. N Engl J Med. 2005; 353: 701–11.

[8] Gatta G, Trama A, Capocaccia R, et al. Epidemiology of rare cancers and inequalities in oncologic. Eur J Surg Oncol. 2019; 45: 3–11.

[9] Brennan P, Scélo G, Hemminki K, et al. Second primary cancers among 109 000cases of non-Hodgkin's lymphoma. Br J Cancer. 2005; 93: 159–66.

[10] Chaturvedi AK, Engels EA, Gilbert ES, et al. Second cancers among 104, 760survivors of cervical cancer: evaluation of long-term risk. J Natl Cancer Inst. 2007; 99: 1634–43.

[11] Dores GM, Metayer C, Curtis RE, et al. Second malignant neoplasms among long-term survivors of Hodgkin's disease: a population-based evaluation over 25years. J Clin Oncol. 2002; 20: 3484–94.

[12] Huang J, Mackillop WJ. Increased risk of soft tissue sarcoma after radiotherapy in women with breast carcinoma. Cancer. 2001; 92: 172–80.

[13] Mellemkjaer L, Friis S, Olsen JH, et al. Risk of second cancer among women with breast cancer. Int J Cancer. 2006; 118: 2285–92.

[14] Mery CM, George S, Bertagnolli MM, et al. Secondary sarcomas after radiotherapy for breast cancer: sustained risk and poor survival. Cancer. 2009; 115: 4055–63.

[15] Schaapveld M, Visser O, Louwman MJ, et al. Risk of new

primary nonbreast cancers after breast cancer treatment: a Dutch population–based study. J Clin Oncol. 2008; 26: 1239–46.

[16] Virtanen A, Pukkala E, Auvinen A. Angiosarcoma after radiotherapy: a cohort study of 332, 163Finnish cancer patients. Br J Cancer. 2007; 97: 115–7.

[17] Inskip PD, Curtis RE. New malignancies following childhood cancer in the United States, 1973–2002. Int J Cancer. 2007; 121: 2233–40.

[18] Maule M, Scélo G, Pastore G, et al. Second malignancies after childhood noncentral nervous system solid cancer: results from 13 cancer registries. Int J Cancer. 2011; 129: 1940–52.

[19] Neglia JP, Friedman DL, Yasui Y, et al. Second malignant neoplasms in five–year survivors of childhood cancer: childhood cancer survivor study. J Natl Cancer Inst. 2001; 93: 618–29.

[20] Ray–Coquard I, Montesco MC, Coindre JM, et al. Sarcoma: concordance between initial diagnosis and centralized expert review in a population–based study within three European regions. Ann Oncol. 2012; 23: 2442–9.

[21] Reilly KM, Kim A, Blakely J, et al. Neurofibromatosis type 1–associated MPNST state of the science: outlining a research agenda for the future. J Natl Cancer Inst. 2017; 109: djx124.

[22] Strong LC, Williams WR, Tainsky MA. The Li–Fraumerni syndrome: from clinical epidemiology to molecular genetics. Am J Epidemiol. 1992; 135: 190–9.

[23] De Marchi A, Brach del Prever EM, et al. Accuracy of core–needle biopsy after contrast enhanced ultrasound in soft–tissue tumours. Eur Radiol. 2010; 20: 2740–8.

[24] Hoeber I, Spillane AJ, Fisher C, et al. Accuracy of biopsy techniques for limb and limb girdle soft tissue tumors. Ann Surg Oncol. 2001; 8: 80–7.

[25] Coindre JM, Troiani M, Contesso G, et al. Reproducibility of a histopathologic grading system for adult soft tissue sarcoma. Cancer. 1986; 58: 306–9.

[26] Trojani M, Contesso G, Coindre JM, et al. Soft–tissue sarcomas of adults: study of pathological prognostic variables and definition of a histopathological grading system. Int J Cancer. 1984; 33: 37–42.

[27] Eriksson M, Hardell L, Berg NO, et al. Soft–tissue sarcomas and exposure to chemical substances: a case–referent study. Br J Ind Med. 1981; 38: 27–33.

[28] Eriksson M, Hardell L, Adami HO. Exposure to dioxins as a risk factor for soft tissue sarcoma: a population–based case–control study. J Natl Cancer Inst. 1990; 82: 486–90.

[29] Hardell L, Sandström A. Case–control study: soft–tissue sarcomas and exposure to phenoxyacetic acids or chlorophenols. Br J Cancer. 1979; 39: 711–7.

[30] Hardell L, Eriksson M. The association between soft tissue sarcomas and exposure to phenoxyacetic acids. A new case–referent study. Cancer. 1988; 62: 652–6.

[31] Reif JS, Pearce NE, Fraser J. Cancer risks among New Zealand meat workers. Scand J Work Environ Health. 1989a; 15: 24–9.

[32] Reif J, Pearce N, Kawachi I, et al. Soft–tissue sarcoma, non–Hodgkin's lymphoma and other cancers in New Zealand forestry workers. Int J Cancer. 1989b; 43: 49–54.

[33] Smith AH, Pearce NE, Fisher DO, et al. Soft tissue sarcoma and exposure to phenoxyherbicides and chlorophenols in New Zealand. J Natl Cancer Inst. 1984; 73: 1111–7.

[34] Smith AH, Pearce NE. Update on soft tissue sarcoma and phenoxyherbicides in New Zealand. Chemosphere. 1986; 15: 1795–8.

[35] Hoar SK, Blair A, Holmes FF, et al. Agricultural herbicide use and risk of lymphoma and soft–tissue sarcoma. JAMA. 1986; 256: 1141–7.

[36] Hoar Zahm S, Blair A, Holmes FF, et al. A case–referent study of soft–tissue sarcoma and Hodgkin's disease. Farming and insecticide use. Scand J Work Environ Health. 1988; 14: 224–30.

[37] Woods JS, Polissar L, Severson RK, et al. Soft tissue sarcoma and non–Hodgkin's lymphoma in relation to phenoxyherbicide and chlorinated phenol exposure in western Washington. J Natl Cancer Inst. 1987; 78: 899–910.

[38] Smith JG, Christophers AJ. Phenoxy herbicides and chlorophenols: a case control study on soft tissue sarcoma and malignant lymphoma. Br J Cancer. 1992; 65: 442–8.

[39] Serraino D, Franceschi S, La Vecchia C, et al. Occupation and soft–tissue sarcoma in northeastern Italy. Cancer Causes Control. 1992; 3: 25–30.

[40] Vineis P, Terracini B, Ciccone G, et al. Phenoxy herbicides and soft–tissue sarcomas in female rice weeders. A population–based case–referent study. Scand J Work Environ Health. 1987; 13: 9–17.

[41] Greenwald P, Kovasznay B, Collins DN, et al. Sarcomas of soft tissues after Vietnam service. J Natl Cancer Inst. 1984; 73: 1107–9.

[42] Kang HK, Weatherbee L, Breslin PP, et al. Soft tissue sarcomas and military service in Vietnam: a case comparison group analysis of hospital patients. J Occup Med. 1986; 28: 1215–8.

[43] Kang H, Enzinger FM, Breslin P, et al. Soft tissue sarcoma and military service in Vietnam: a case–control study. J Natl Cancer Inst. 1987; 79: 693–9.

[44] Kogevinas M, Becher H, Benn T, et al. Cancer mortality in workers exposed to phenoxy herbicides, chlorophenols,

and dioxins. An expanded and updated international cohort study. Am J Epidemiol. 1997; 145: 1061–75.

[45] Kogevinas M, Kauppinen T, Winkelmann R, et al. Soft tissue sarcoma and non–Hodgkin's lymphoma in workers exposed to phenoxy herbicides, chlorophenols, and dioxins: two nested case–control studies. Epidemiology. 1995; 6: 396–402.

[46] Bodner KM, Collins JJ, Bloemen LJ, Carson ML. Cancer risk for chemical workers exposed to 2, 3, 7, 8–tetrachlorodibenzo–p–dioxin. Occup Environ Med. 2003; 60: 672–5.

[47] Boers D, Portengen L, Bueno–de–Mesquita HB, et al. Cause–specific mortality of Dutch chlorophenoxy herbicide manufacturing workers. Occup Environ Med. 2010; 67: 24–31.

[48] Collins JJ, Bodner K, Aylward LL, et al. Mortality rates among trichlorophenol workers with exposure to 2, 3, 7, 8–tetrachlorodibenzo–p–dioxin. Am J Epidemiol. 2009a; 170: 501–6.

[49] Flesch–Janys D, Steindorf K, Gurn P, et al. Estimation of the cumulated exposure to polychlorinated dibenzo–p–dioxins/furans and standardized mortality ratio analysis of cancer mortality by dose in an occupationally exposed cohort. Environ Health Perspect. 1998; 106(Suppl 2): 655–62.

[50] Hooiveld M, Heederik DJ, Kogevinas M, et al. Second follow–up of a Dutch cohort occupationally exposed to phenoxy herbicides, chlorophenols, and contaminants. Am J Epidemiol. 1998; 147: 891–901.

[51] Lynge E. Cancer incidence in Danish phenoxy herbicide workers, 1947–1993. Environ Health Perspect. 1998; 106(Suppl 2): 683–8.

[52] McBride DI, Burns CJ, Herbison GP, et al. Mortality in employees at a New Zealand agrochemical manufacturing site. Occup Med. 2009; 59: 255–63.

[53] Steenland K, Piacitelli L, Deddens J, et al. Cancer, heart disease, and diabetes in workers exposed to 2, 3, 7, 8–tetrachlorodibenzo–p–dioxin. J Natl Cancer Inst. 1999; 91: 779–86.

[54] 't Mannetje A, McLean D, Cheng S, et al. Mortality in New Zealand workers exposed to phenoxy herbicides and dioxins. Occup Environ Med. 2005; 62: 34–40.

[55] Collins JJ, Bodner K, Aylward LL, et al. Mortality rates among workers exposed to dioxins in the manufacture of pentachlorophenol. J Occup Environ Med. 2009b; 51: 1212–9.

[56] Ruder AM, Yiin JH. Mortality of US pentachlorophenol production workers through 2005. Chemosphere. 2011; 83: 851–61.

[57] Iaia TE, Bartoli D, Calzoni P, et al.[Cohort study of mortality among leather tanners in the Lower Valdarno area]. Med Lav. 2002; 93: 95–107.

[58] Mikoczy Z, Schütz A, Hagmar L. Cancer incidence and mortality among Swedish leather tanners. Occup Environ Med. 1994; 51: 530–5.

[59] Mikoczy Z, Hagmar L. Cancer incidence in the Swedish leather tanning industry: updated findings 1958–99. Occup Environ Med. 2005; 62: 461–4.

[60] Seniori Costantini A, Paci E, Miligi L, et al. Cancer mortality among workers in the Tuscan tanning industry. Br J Ind Med. 1989; 46: 384–8.

[61] Stern FB. Mortality among chrome leather tannery workers: an update. Am J Ind Med. 2003; 44: 197–206.

[62] Asp S, Riihimäki V, Hernberg S, et al. Mortality and cancer morbidity of Finnish chlorophenoxy herbicide applicators: an 18–year prospective follow–up. Am J Ind Med. 1994; 26: 243–53.

[63] Blair A, Dosemeci M, Heineman HF. Cancer and other causes of death among male and female farmers from twenty–three states. Am J Ind Med. 1993; 23: 729–42.

[64] Briggs NC, Levine RS, Hall HI, et al. Occupational risk factors for selected cancers among African American and White men in the United States. Am J Public Health. 2003; 93: 1748–52.

[65] Demers PA, Davies HW, Friesen MC, et al. Cancer and occupational exposure to pentachlorophenol and tetrachlorophenol(Canada). Cancer Causes Control. 2006; 17: 749–58.

[66] Fleming LE, Bean JA, Rudolph M, et al. Mortality in a cohort of licensed pesticide applicators in Florida. Occup Environ Med. 1999; 56: 14–21.

[67] Gambini GF, Mantovani C, Pira E, et al. Cancer mortality among rice growers in Novara Province, northern Italy. Am J Ind Med. 1997; 31: 435–41.

[68] Green LM. A cohort mortality study of forestry workers exposed to phenoxy acid herbicides. Br J Ind Med. 1991; 48: 234–8.

[69] Hansen ES, Lander F, Lauritsen JM. Time trends in cancer risk and pesticide exposure, a long–term follow–up of Danish gardeners. Scand J Work Environ Health. 2007; 33: 465–9.

[70] Swaen GM, van Vliet C, Slangen JJ, et al. Cancer mortality among licensed herbicide applicators. Scand J Work Environ Health. 1992; 18: 201–4.

[71] Swaen GM, van Amelsvoort LG, et al. Cancer mortality in a cohort of licensed herbicide applicators. Int Arch Occup Environ Health. 2004; 77: 293–5.

[72] McLean D, Pearce N, Langseth H, et al. Cancer mortality in

workers exposed to organochlorine compounds in the pulp and paper industry: an international collaborative study. Environ Health Perspect. 2006; 114: 1007–12.

[73] Rix BA, Lynge E. Soft tissue sarcomas among female paper sorters in Denmark. Cancer Causes Control. 1997; 8: 259.

[74] Rix BA, Villadsen E, Engholm G, et al. Hodgkin's disease, pharyngeal cancer, and soft tissue sarcomas in Danish paper mill workers. J Occup Environ Med. 1998; 40: 55–62.

[75] Hoppin JA, Tolbert PE, Herrick RF, et al. Occupational chlorophenol exposure and soft tissue sarcoma risk among men aged 30–60 years. Am J Epidemiol. 1998; 148: 693–703.

[76] Hoppin JA, Tolbert PE, Flanders WD, et al. Occupational risk factors for sarcoma subtypes. Epidemiology. 1999; 10: 300–6.

[77] Hossain A, McDuffie HH, Bickis MG, et al. Case–control study on occupational risk factors for soft–tissue sarcoma. J Occup Environ Med. 2007; 49: 1386–93.

[78] Pahwa P, McDuffie HH, Dosman JA, et al. Exposure to animals and selected risk factors among Canadian farm residents with Hodgkin's disease, multiple myeloma, or soft tissue sarcoma. J Occup Environ Med. 2003; 45: 857–68.

[79] Pahwa P, McDuffie HH, Dosman JA, et al. Hodgkin lymphoma, multiple myeloma, soft tissue sarcomas, insect repellents, and phenoxyherbicides. J Occup Environ Med. 2006; 48: 264–74.

[80] Pahwa P, Karunanayake CP, Dosman JA, et al. Soft–tissue sarcoma and pesticides exposure in men: results of a Canadian case–control study. J Occup Environ Med. 2011; 53: 1279–86.

[81] Tuomisto JT, Pekkanen J, Kiviranta H. Soft–tissue sarcoma and dioxin: a case–control study. Int J Cancer. 2004; 108: 893–900.

[82] Tuomisto J, Pekkanen J, Kiviranta H, et al. Dioxin cancer risk— example of hormesis? Dose Response. 2010; 3: 332–41.

[83] Consonni D, Pesatori AC, Zocchetti C, et al. Mortality in a population exposed to dioxin after the Seveso, Italy, accident in 1976: 25years of follow–up. Am J Epidemiol. 2008; 167: 847–58.

[84] Pesatori AC, Consonni D, Rubagotti M, et al. Cancer incidence in the population exposed to dioxin after the"Seveso accident": twenty years of follow–up. Environ Health. 2009; 8: 39.

[85] Mundt KA, Dell LD, Austin RP, et al. Historical cohort study of 10 109 men in the North American vinyl chloride industry, 1942–72: update of cancer mortality to 31December 1995. Occup Environ Med. 2000; 57: 774–81.

[86] Ward E, Boffetta P, Andersen A, et al. Update of the follow–up of mortality and cancer incidence among European workers employed in the vinyl chloride industry. Epidemiology. 2001; 12: 710–8.

[87] Laplanche A, Clavel–Chapelon F, Contassot JC, et al. Exposure to vinyl chloride monomer: results of a cohort study after a seven year follow up. Br J Ind Med. 1992; 49: 134–7.

[88] Smulevich VB, Fedotova IV, Filatova VS. Increasing evidence of the rise of cancer in workers exposed to vinyl chloride. Br J Ind Med. 1988; 45: 93–7.

[89] Thériault G, Allard P. Cancer mortality of a group of Canadian workers exposed to vinyl chloride monomer. J Occup Med. 1981; 23: 671–6.

[90] Boffetta P, Matisane L, Mundt KA, et al. Meta–analysis of studies of occupational exposure to vinyl chloride in relation to cancer mortality. Scand J Work Environ Health. 2003; 29: 220–9.

[91] Kreuzer M, Walsh L, Schnelzer M, et al. Radon and risk of extrapulmonary cancers: results of the German uranium miners'cohort study, 1960–2003. Br J Cancer. 2008; 99: 1946–53.

[92] Schubauer–Berigan MK, Daniels RD, Pinkerton LE. Radon exposure and mortality among white and American Indian uranium miners: an update of the Colorado Plateau cohort. Am J Epidemiol. 2009; 169: 718–30.

[93] Vacquier B, Caer S, Rogel A, et al. Mortality risk in the French cohort of uranium miners: extended follow–up 1946–1999. Occup Environ Med. 2008; 65: 597–604.

[94] Cardis E, Vrijheid M, Blettner M, et al. Risk of cancer after low doses of ionising radiation: retrospective cohort study in 15 countries. Br Med J. 2005; 331: 77.

[95] Bleyer A, O'Leary M, Barr R, et al. Cancer epidemiology in older adolescents and young adults 15to 29years of age, including SEER incidence and survival: 1975–2000. NIH Pub. No. 06–5767. Bethesda: National Cancer Institute; 2006.

[96] Stiller CA, Bielack SS, Jundt G, et al. Bone tumours in European children and adolescents, 1978–1997. Report from the automated childhood cancer information system project. Eur J Cancer. 2006; 42: 2124–35.

[97] Merletti F, Richiardi L, Bertoni F, et al. Occupational factors and risk of adult bone sarcomas: a multicentric case–control study in Europe. Int J Cancer. 2006; 118: 721–7.

[98] Berrington A, Darby SC, Weiss HA, et al. 100years of observation on British radiologists: mortality from cancer and other causes 1897–1997. Br J Radiol. 2001; 74: 507–19.

[99] Matanoski GM, Seltser R, Sartwell PE, et al. The current mortality rates of radiologists and other physician

specialists: deaths from all causes and from cancer. Am J Epidemiol. 1975; 101: 188–98.

[100] Matanoski GM, Sternberg A, Elliott EA. Does radiation exposure produce a protective effect among radiologists? Health Phys. 1987; 52: 637–43.

[101] Smith PG, Doll R. Mortality from cancer and all causes among British radiologists. Br J Radiol. 1981; 54: 187–94.

[102] Berrington de González A, Ntowe E, Kitahara CM, et al. Long–term mortality in 43 763U.S. radiologists compared with 64 990U.S. psychiatrists. Radiology. 2016; 281: 847–57.

[103] Martland HS. Occupational poisoning in manufacture of luminous watch dials. JAMA. 1929; 92: 466–73.

[104] Polednak AP, Stehney AF, Rowland RE. Mortality among women first employed before 1930in the U.S. radium dial–painting industry. A group ascertained from employment lists. Am J Epidemiol. 1978; 107: 179–95.

[105] Pukkala E, Martinsen JI, Weiderpass E, et al. Occupation and cancer—follow up of 15million people in five Nordic countries. Acta Oncol. 2009; 48: 646–790.

第 23 章
皮肤恶性肿瘤

Malcolm R. Sim，Stephanie S. H. Tan，Sarah Kelly，
and Rosemary L. Nixon

引言

与间皮瘤、肺癌或膀胱癌等许多与工作场所暴露有关的其他类型的癌症相比，皮肤恶性肿瘤是一组通常不太被认为是与职业相关的癌症。其中一个原因是皮肤肿瘤在社区中非常常见，而主要的致病因素——阳光——无处不在。因此，当确诊皮肤癌时，职业危险因素可能不会被识别出来。

尽管皮肤癌是文献中最早被描述的职业性癌症，但目前人们对这种癌症的认识还很少。1775 年，Percival 爵士首次描述了阴囊皮肤褶皱中的一种鳞状细胞癌（SCC），他称之为煤烟疣 [1]。这种病症主要发生在少年时当过烟囱清洁工的年轻人身上，因为他们身材矮小，比年长的工人更适合做这项工

M. R. Sim（✉）· S. Kelly
School of Public Health and Preventive Medicine, Monash
University, Melbourne, VIC, Australia
e–mail:malcolm.sim@monash.edu

S. S. H. Tan
Investigational Medicine Unit, National University Hospital,
Singapore, Singapore

R. L. Nixon
Skin and Cancer Foundation, Melbourne, VIC, Australia
e–mail:rnixon@occderm.asn.au

作。煤烟疣的病因被认为是煤焦油，其中还含有微量砷。这一发现是促使英国于 1778 年出台《烟囱清扫者法案》的一个因素，该法案是旨在预防工作场所职业病的首批立法之一。

后来，其他职业中也出现了皮肤肿瘤，如 20 世纪初首次发现的发生在棉纺工人阴囊和外阴皱褶中的纺纱工病。这种疾病被认为是由于跨坐在棉纺机上，腹股沟部位被矿物油浸泡所致 [2]。

自这些早期的职业性皮肤癌病例之后，许多发生在身体其他部位并与工作场所暴露有关的职业性癌症被发现，并成为职业性癌症预防的重点。然而，职业性皮肤癌仍然是当今世界许多国家工作场所的一个重要问题。

本章介绍了皮肤肿瘤的主要类型、暴露于阳光和其他已知会增加患皮肤肿瘤风险的职业风险因素、监测工作场所有关皮肤肿瘤发病率的监测数据以及工作场所预防措施有效性的现有证据，重点介绍新出现的皮肤肿瘤风险。

与职业相关的恶性肿瘤

皮肤恶性肿瘤主要有三种类型，外加一种前体病变，其工作场所的风险因素是已知的。这些肿瘤分别是基底细胞癌（BCC）、鳞状细胞癌（SCC）、

SCC 的前体形式（光化性角化病）和恶性黑色素瘤（MM）。除 MM 外的皮肤肿瘤通常被统称为非黑色素皮肤癌（NMSC）。这四种皮肤病具有以下临床特征：

基底细胞癌（BCC）

BCC 是皮肤恶性肿瘤中最常见的一种，起源于表皮基底层及其附属器。虽然这种肿瘤很少转移，但它能对局部造成广泛的侵袭和组织破坏。紫外线（UV）暴露被认为是 BCC 发展的主要危险因素。大约 85% 的 BCC 发生在暴露于阳光的部位，尤其是头颈部（图 23.1），而约 15% 的肿瘤发生在不受阳光照射的皮肤[3, 4]。

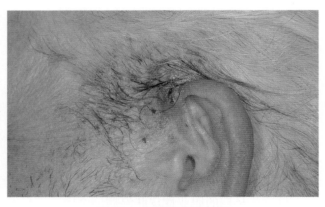

图 23.1　耳部基底细胞癌

遗传易感性被认为在 BCC 的发病中起着重要作用[5]。肤色浅、金发或红发、蓝色或绿色眼睛、无法晒黑、容易长雀斑以及有皮肤癌家族史的人患 BCC 的风险较高。种族对发病也很重要，因为与白种人相比，BCC 在深肤色人种中极为罕见，在东方人种中也不常见[6, 7]。大约 40% 患过一次 BCC 的患者会在 5 年内再次发生病变[8]。

BBC 可能发生在因电离辐射、热损伤、疫苗接种瘢痕和慢性炎症损伤的皮肤上。免疫功能低下的患者患 BCC 的风险会增加，这被认为是细胞介导的免疫受损和对致癌病毒易感性增加的结果。不过，免疫抑制患者发生 SCC 的相对概率要高于 BCC[9]。

BCC 通常表现为扁平、坚硬、苍白、面积小、隆起、粉红色或红色、半透明、有光泽和蜡样，轻微损伤后可能会出血。肿瘤的直径从几毫米到几厘米不等。不同临床亚型的特征各不相同，包括结节型、表浅型、硬皮病样或纤维化型、色素型和非常罕见的变异型，Pinkus 纤维上皮瘤。

结节型 BCC 是 BCC 中最常见的一种，占肿瘤的 50% 以上。它们通常是圆丘状、珍珠状的丘疹和结节，边界呈半透明状和毛细血管扩张。较大的病变伴有中心坏死，由于容易侵犯周围组织，曾称之为啮齿动物溃疡。表浅型 BBC 最常见于躯干，表现为类似湿疹的红斑（通常边界清楚）。

硬皮病样型的 BCC 是一种侵袭性变异。临床上，它类似于瘢痕或硬皮病的小斑块，表现为边缘不清的白色至黄色纤维化斑块。

在没有外伤或既往外科手术的情况下出现瘢痕组织，或在既往治疗过的皮肤病变部位出现非典型的瘢痕组织，应提醒临床医生注意硬皮病样 BCC 的可能性，并需要进行活检。色素型 BCC 是结节型 BCC 的一种亚型，表现为黑色素增加。临床表现为边界分明的丘疹或斑块，外观呈半透明或珍珠状，颜色从粉红色到深棕色或黑色不等。

光化性角化病

光化性角化病（AK），又称日光性角化病，是日光损伤皮肤发生 SCC 的最早病变。AK 很常见，多见于肤色较白的人，尤其是童年时期有严重晒伤史的人。患病率因地理位置和年龄而异，澳大利亚昆士兰州等阳光非常充足的地区 AK 发病率最高。器官移植后免疫功能低下的患者患 AK 的可能性是正常人的 250 倍[10]。

AK 的发展可能遵循以下三种路径：可能退化，可能保持不变，也可能发展为侵袭性 SCC。进展为侵袭性 SCC 的实际比例尚不清楚，估计从低至 0.1% 到高至 10% 不等[11, 12]。

AK 通常发生在中老年人习惯性暴露在阳光下的部位，如面部、头皮和手背（图 23.2）。男女患者的颈部两侧都会受累，但男性患者的耳朵为主要的受累部位，这是因为短发的确对阳光的保护作用较弱。

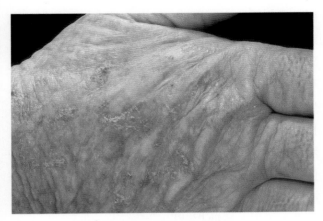

图 23.2 手背光化性角化病

AK 通常更容易触摸到而不是看到。皮损通常为多发性，由斑丘疹或丘疹组成，表面因角化紊乱而形成粗糙的鳞屑，炎症程度不一。

AK 通常为 1～3mm 大小，但也可大至 1～2cm。皮损的角化鳞屑会明显增厚，有些最终可形成皮角。角化病的边缘通常界限分明，基底部潮红充血通常仅仅局限于异常脱屑部位的下方。虽然大多数 AK 无症状，但偶尔也会出现瘙痒或压痛。

鳞状细胞癌

AK 可发展为 SCC，这通常与皮肤白皙的人的日晒累积有关。紫外线照射是诱发 SCC 的主要危险因素，这一点从 SCC 分布在阳光照射的部位可以看出。它们通常出现在皮肤受损部位，包括以前因电离辐射和慢性溃疡而受损的部位，如罕见的遗传性疾病：大疱性表皮松解症。免疫功能低下的患者发生 SCC 的风险大大增加，这被认为与细胞介导的免疫功能受损以及对致癌病毒的易感性增加有关[9]。

SCC 源于上皮恶性细胞不受控制的增殖。当非典型角质形成细胞破坏真皮基底膜并侵入真皮层时，侵袭性 SCC 便开始发生。在穿过表皮基底膜后，肿瘤就具备了局部侵入脂肪、肌肉、骨骼或软骨的能力。约 2% 的 SCC 会发生转移，通常最初转移到局部淋巴结。嘴唇、耳朵和头皮等部位的转移率较高。

SCC 很少出现在健康的皮肤中。通常会有相关

的光损伤迹象，如附近的 AK、不规则的色素沉着和毛细血管扩张，或唇部受累的白色角化病。恶性肿瘤的第一个临床表现是压痛，皮损通常有触痛。

约 70% 的 SCC 发生在头颈部，最常累及下唇、外耳、耳周或前额和头皮（图 23.3）。也常发生在手背和前臂。SCC 临床表现为鳞状结节或丘疹，较少表现为肤色、粉红色或红色斑块。肿瘤可能表面光滑，角化或溃疡，皮损可为外生或硬化。任何未愈合的糜烂、溃疡或轻微外伤后反复出血的皮损都必须排除 SCC。

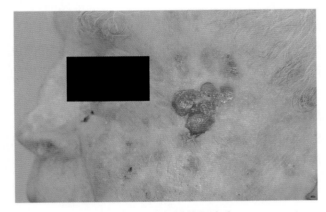

图 23.3 前额鳞状细胞癌

恶性黑色素瘤

遗传因素和环境因素都与恶性黑色素瘤（MM）的发病机制有关。紫外线照射是一个主要的环境因素，尤其是在澳大利亚等国家，这些国家的白皮肤人群的发病风险高，紫外线强度高。在澳大利亚，恶性黑色素瘤是继非黑色素瘤皮肤癌之后的第五大常见癌症，仅次于 NMSC、前列腺癌、肠癌和乳腺癌[13]。澳大利亚人在 85 岁之前被诊断为黑色素瘤的风险为 1/18。流行病学研究支持这样一种假设，即黑色素瘤的发生与间歇性、强烈的阳光照射有关，尤其是在儿童或青少年时期[14]。与 MM 风险增加相关的表型特征是浅色皮肤色素沉着、金发或红发、蓝眼睛或绿眼睛、明显的雀斑倾向以及有晒伤倾向的菲茨帕特里克皮肤色型为 I～II 型[15]。

皮肤黑色素瘤的其他危险因素包括黑色素瘤或发育不良痣的家族史、既往黑色素瘤史、p16、

BRAF 或 MC1R 突变以及着色性干皮病[16]。痣是风险增加的遗传标志，而不是癌前病变。由于 MM 的侵袭深度与生存率呈反比，因此识别 MM 的早期临床特征非常重要，这有助于早期诊断和及时切除黑色素瘤，从而获得更高的治愈率。

用于识别黑色素瘤的特征有：A（不对称）、B（边界不规则）、C（颜色混杂）、D（直径 > 6mm）、E（随时间演变）。四种典型的黑色素瘤生长模式具有不同的临床和病理特征：浅表扩散型、结节型、肢端雀斑痣样和恶性雀斑痣样黑色素瘤。

浅表扩散型黑色素瘤（SSM）是最常见的类型，约占所有皮肤黑色素瘤的 70%。SSM 表现为扁平、色素沉着的病变，随着时间的推移，其形状和颜色越来越不规则（图 23.4）。颜色混杂是黑色素瘤的一个关键特征，SSM 可能会呈现出棕褐色、棕色、黑色、红色、灰色和白色等各种色调，非常醒目。SSM 可能出现在前体痣或发育不良痣中，也可能以深色色素斑或几乎不隆起的斑块的形式新发。

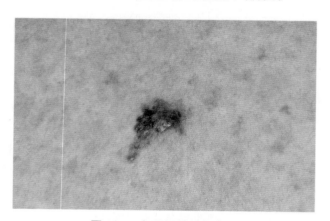

图 23.4　躯干恶性黑色素瘤

结节性黑色素瘤（NM）是第二常见的亚型，更常见于新发黑色素瘤，而非原有痣。NM 缺乏有助于临床诊断黑色素瘤的常规标准（ABCDE），常表现为边界规则的对称性丘疹或结节。颜色通常均匀一致，为蓝黑色或蓝红色，但 5% 的病例是无色的。

肢端雀斑样痣黑素瘤是白种人中最罕见的恶性黑色素瘤，但在深肤色人种中却是最常见的一种。最典型的表现是手掌或脚底出现平坦的色素沉着

区，或指甲或脚趾甲下出现色素沉着区。甲襞的色素沉着是黑色素瘤的可疑症状，被称为哈钦森征。恶性雀斑样痣黑色素瘤通常发生在长期暴露于阳光和光损伤的皮肤上，尤其是头部和颈部。在侵袭发生之前，肿瘤可以以其前驱形态（恶性雀斑样痣）长时间存在。恶性雀斑样痣开始是一小块棕色斑块，然后逐渐扩大，形成一个边缘不规则、分布不均的色素沉着区。在恶性雀斑样痣中出现不连续的丘疹或结节区，通常预示着已经发生了侵袭，并表明可能进入垂直生长期[17, 18]。

虽然所有这些类型的皮肤肿瘤都可能与工作场所的暴露有关，但职业性皮肤肿瘤的临床特征与工作场所以外的阳光和其他暴露（如饮用水中的砷）所导致的肿瘤并无不同。因此，除非仔细询问职业史，否则临床医生也可能无法识别这些皮肤肿瘤是否与工作相关。

流行病学和监测

全球疾病负担研究根据 2016 年的数据估计，每年有 28.2 万例皮肤 MM、63.5 万例鳞状细胞癌和 88.6 万例基底细胞癌新发病例[19]。由于 NMSC 的漏报，负担可能被低估[20]。据估计，每年有 61.7 万人死于 MM，5.3 万人死于非黑色素瘤皮肤癌[21]。据估计，2016 年 MM 的疾病负担为 150 万伤残调整寿命年（DALYs），比 2006 年增加了 19.6%，比 1990 年增加了 63.7%。2006—2016 年，SCC 损失了约 100 万 DALYs，BCC 损失了约 1100 DALYs，分别增长了 18.3% 和 23.8%。BCC 的死亡很罕见，因此疾病总负担低于 SCC 或黑色素瘤[22]。

在全球范围内，皮肤肿瘤造成的负担主要来自皮肤白皙的人和 / 或生活在世界上紫外线照射较强地区。由于温度上升和臭氧层减少可能导致紫外线辐射增加，据估计，气温每升高 2°，紫外线的致癌影响就会增加 10%，尽管这一数字还存在一定的不确定性[23]。在美国，MM 发病率的不断上升已有详细记录，美国男性的发病率从 1973 年的约 7.5/11 万增加到 2004 年的 25.5/10 万，增加了两倍多[24]。

这一明显增长的部分原因可能是由于对皮肤肿瘤的认识提高和诊断技术的改进，但紫外线强度增加和户外活动增多也可能是原因之一。

职业流行病学

由于缺乏必要的经验数据，全球皮肤肿瘤疾病负担估算无法确定其中有多大比例与工作因素有关。不过，一些国家采用人群归因危险度（PAR）对癌症的职业贡献进行了估计。在澳大利亚，据估计，2000 年有 192 例男性 MM（占总数的 4.3%）是由职业引起的，约占当年澳大利亚男性中 4415 例与工作相关癌症的估计总数的 4.4%[25]。此外，据估计有 28 000 例男性 NMSC 是由职业引起的。这种估计有其公认的局限性，如暴露工人数量和工作暴露水平的不确定性，以及 PAR 本身的不确定性，但这些发现确实有助于确定皮肤肿瘤和工作因素是一个需要解决的重要问题。

最近，根据 IARC 1 类和 2A 类致癌物的归因分数，并利用致癌物暴露数据库（CAREX）的数据，对英国职业因素对癌症的作用进行了估计[26]。2004 年有 2928 例 NMSC 登记可归因于职业因素，估计几乎所有病例都是由三种暴露引起的；1541 例来自紫外线，902 例来自矿物油和 545 例来自多环芳烃（PAHs）。可归因于职业的 NMSC 病例数仅超过可归因于职业的肺癌病例估计数，并且由于在英国已知的 NMSC 注册不足，该数字被认为是低估了。

该方法随后被用于估计 2011 年英国因工作时太阳辐射导致的职业相关皮肤恶性黑色素瘤的负担。该研究估计，英国 2% 的 MM 可归因于职业暴露于太阳辐射。建筑业的疾病负担最重（占死亡人数的 44%，占登记人数的 42%）[27]。这项研究强调了职业性癌症的长潜伏期，因为 > 50% 的黑色素瘤发生在 65 岁以上的人群中。

另一种方法是通过制定疾病通报计划，以获得有关皮肤肿瘤范围和危险因素的经验数据。世界各地都制定了此类计划，以监测包括皮肤肿瘤在内的各种职业病。在英国，健康和职业报告（THOR）网络通过医生通报的职业皮肤病的 EPI-DERM 计划，发现 1995—2006 年期间约有 12% 的病例（n=1468）是皮肤肿瘤[28]。最近对 1996—2012 年皮肤癌通报的 THOR 数据进行的分析表明，99% 的病例的疑似致病因素是太阳 / 阳光 / 紫外线[29]。最常报告的职业是户外工作，如武装部队、农业和建筑业。62% 的病例报告者在报告时年龄超过 65 岁，这反映了包括 Rushton 等在内的其他研究结果[27]。黑色素瘤的中位暴露时间最短。此外，无论皮肤肿瘤类型如何，英国的暴露时间都长于非英国的暴露时间，这与其他显示与纬度成反比关系的研究相一致。

值得注意的是，THOR 中通报的皮肤癌病例数量远远低于 Rushton 等的研究中[26] 提出的估计值，与工作相关的暴露和职业范围也与这些估计值大相径庭。不同通报方案中的病例数和职业范围的不一致可能与不同的转诊模式和检测偏差等因素有关。

在美国有一些证据表明，职业暴露于紫外线的工人接受皮肤检查的可能性低于其他工人[30]。部分原因可能是由于此类工作的流动性和季节性，导致与医疗保健系统的定期接触较少，这可能是已知的职业性皮肤肿瘤负担程度被低估的一个重要因素。

职业因素

在普通社区中，增加皮肤恶性肿瘤风险的最常见暴露是来自太阳的紫外线，无论这种暴露发生在工作场所或休闲活动期间。除了在工作中暴露于阳光中的紫外线外，恶性皮肤肿瘤还有许多其他已确定的职业危险因素，其中许多因素在发达国家已基本成为历史，但在发展中国家仍是一个问题。这些因素可以细分为特定的职业，在许多情况下，还可以细分为这些职业中特定的物理和化学工作暴露。人们关注的主要物理危害是紫外线和电离辐射，而关注的主要化学暴露是金属（如砷）、金属加工液和多环芳烃，还有一些新出现的危害，如轮班工作，它们可能具有保护作用，但证据并不明确。

大多数职业性皮肤肿瘤研究都集中于 BCC、SCC 和 MM 上，但 AK 也与户外职业有关[31]。表 23.1 和表 23.2 分别列出了调查职业暴露与恶性皮肤肿瘤之间关系的队列研究和病例对照研究，下文将总结每种暴露的研究结果。

多环芳烃和其他有机化合物

多环芳烃是一种公认的职业性化学皮肤致癌物质。自 200 多年前 Pott 在烟囱清洁工中发现阴囊癌以来，这种联系就已广为人知了。已知会暴露于多环芳烃的现代职业包括钢铁铸造厂、焦炭生产、屋顶工人和沥青工人、炭黑生产和煤的气化。这些职业的主要癌症是肺癌和膀胱癌，皮肤癌通常处于次要地位[50]。

尽管有大量的职业涉及多环芳烃暴露，但一项综述发现，很少有研究调查多环芳烃与皮肤肿瘤之间的联系，但包括皮肤癌在内的研究发现，对于不同类型的多环芳烃暴露，风险增加幅度较小，但具有统计学意义，OR 值介于 1.1 ~ 1.5 之间[51]。最近一项针对沥青暴露工人的队列研究发现，没有令人信服的证据表明多环芳烃暴露或就业时间长会增加罹患 MM 或 NMSC 的风险，但病例数量很少[35]。多环芳烃含量较高的煤焦油被 IARC 认定为 1 类人类致癌物。最近一项关于煤焦油职业暴露的综述发现，大多数研究表明，皮肤肿瘤发展的主要指标是长期暴露[52]。

工作场所的其他有机化合物也被认为是导致皮肤肿瘤的原因之一。一项对多个国家 35 万名炼油厂和石油配送工人皮肤肿瘤死亡率的队列研究的荟萃分析表明，皮肤肿瘤死亡率总体略高，但未达到统计学意义（SMR 110，99 ~ 122）[53]。大多数死亡率数据与 MM 相关，因为其他类型皮肤癌的死亡率较低。这些研究之间存在一些差异，在英国和加拿大的队列中发现了明显的超额现象。可能与皮肤癌死亡率超额有关的具体暴露尚未明确，特别是在英国的研究中，行政、文书和管理人员的 SMR 最高。

英国队列研究的最新更新发现，炼油厂工人的 MM 和 NMSC 死亡率虽小，但却显著超额[37]。澳大利亚石油工人癌症发病率队列研究（Health Watch）的最新更新也发现 MM 发病率超额（SIR 1.37，1.19 ~ 1.58），但无法确定明确的工作因素[54]。多环芳烃暴露和户外工作是这些工人最关心的暴露。挪威的一项队列研究根据原油、矿物油、苯和电离辐射的暴露程度检查了皮肤癌的风险，并对紫外线暴露进行了调整。就前臂和手部皮肤癌而言，发现皮肤癌与原油和苯暴露的累积和持续时间相关。多环芳烃和苯的皮肤吸收可以解释这一点，尽管上肢皮肤癌的病例数量很少，暴露程度只能评估为曾经 / 从未[43]。

无机砷

另一种已确定的皮肤致癌物是无机砷，无机砷暴露既有职业原因，也有环境原因，后者通常通过砷污染的饮用水，如在孟加拉国和中国台湾[55]。长期暴露于无机砷会增加角化病的风险，角化病通常发生在手掌和足底。极少数情况下，这些部位的角化病可能会发展成 SCC，这是此类皮肤肿瘤中非常罕见的部位。在工作场所砷暴露通常是与其他化学物质同时发生的，因此很难量化砷对皮肤的致癌作用。一项对 1585 例 NMSC 病例进行的病例对照研究发现，一些可能涉及无机砷暴露的职业，如建筑工人（OR 2.95，1.12 ~ 7.74）和泥瓦匠（OR 2.55，1.36 ~ 4.78），患 SCC 的风险较高，尽管这些工作通常在室外进行，也涉及紫外线暴露[56]。

最近欧洲的一项针对 618 例 NMSC 病例的病例对照研究发现，工作场所砷暴露与 NMSC 之间没有显著关联，但发现工作场所同时暴露于阳光和砷的女性与 NMSC 之间存在关联（OR 8.73，95%CI 2.18 ~ 34.99）。不过，这只是基于少量的病例和对照得到的结果，并未在男性中得到验证[46]。

表 23.1 职业暴露和恶性皮肤肿瘤的队列研究

作者，年份，国家	队列描述	暴露评估	暴露类别	相对风险（95%CI）*	调整潜在的混杂因素	备注
Band 等（2001），加拿大[32]	28 278 名男性造纸浆和造纸厂工人；1950—1992 年受雇时间≥1年；随访至 1992 年；癌症登记处数据统计癌症发病率	工作流程（硫酸盐和亚硫酸盐）和持续接时间	总体 <15 年 ≥15 年	MM 1.59（1.29～1.93） 1.25（0.83～1.82） 1.78（1.25～2.48）	未调整任何混杂因素	采用 90%CIs，硫酸盐工艺与 MM 的关联性较强
Hakansson 等（2001），瑞典[33]	323 860 名男性户外建筑工人；1958—1993 年癌症发病率；与癌症登记处数据关联	工业卫生学家评估了 200 项工作任务的日照情况：低、中、高度	头部/面部/颈部 中度 高度 头部/面部/颈部 中度 高度	MM 0.8（0.4～1.5） 2.0（0.8～5.2） NMSC 1.0（0.7～1.3） 0.7（0.3～1.6）	年龄，吸烟，磁场暴露	对于不同部位的癌症，高暴露组眼部 MM 的 RR 升高 3.4（1.1～10.5）
Puntoni 等（2004），意大利[34]	2101 名男性造船厂工人；1933—1980 年受雇；随访至 1996 年；通过与 Genova 癌症登记处数据关联了解发病情况	职业、评估分为三个炭黑暴露组和首次就业组	所有工人 低度 中度 高度 <1958 ≥1958	MM 288（125～568） 352（96～901） 308（63～900） 151（4～840） 355（130～772） 185（22～668）	年龄标准化	MM 病例数量较少（8），因此亚组分析的效能有限
Randem 等（2004），北欧四国[35]	22 362 名男性沥青工人；雇佣>1季；通过与国家癌症登记数据关联统计癌症发病率	按工作经历分成五个工作组	所有国家	NMSC 0.59（0.49～0.71） MM 0.50（0.35～0.70）	年龄，日历时段和国家	与 NMSC 首次就业以来的工作类别或每年份无关
Yoshinaga 等（2005），美国[36]	65 304 名美国白人放射技师；通过问卷调查确定 SCC 和 BCC	电离辐射暴露量从第一年开始估算（参考值为 1960+）	首次工作年份： 1950—1959 1940—1949 <1940	BCC 的 RR： 1.42（1.12～1.80） 2.04（1.44～2.88） 2.16（1.14～4.09）	性别，肤色，眼睛和头发颜色，紫外线照射时间，工作年限	首次工作年份与 SCC 之间无关联
Sorahan 2007，英国[37]	28 555 名炼油厂男工和 16 477 名石油配送男工；癌症发病率和死亡率的关联	工作记录；分为炼油厂或配送工人	炼油厂 配送 炼油厂 配送	MM 的 SSR： 129（103～159） 119（88～158） 其他皮肤癌症的 SSR 117（110～124） 113（104～123）	年龄	与首次就业时间较长无关。精炼厂操作人员，工艺人员和行政人员因 MM 死亡率显著高于正常水平

续表

作者，年份，国家	队列描述	暴露评估	暴露类别	相对风险（95%CI）*	调整潜在的混杂因素	备注
Dennis 等（2010），美国北卡罗来纳州[38]	24 704 名农药喷洒工人；于 1993—2005 年随访皮肤黑色素瘤的发病率	50 种农药的登记和随访问卷数据	苯菌灵杀菌剂 <133 暴露天 ≥133 暴露天 丙维因杀虫剂 <56 暴露天 ≥56 暴露天 代森锰/代森锰锌杀真菌剂 <63 暴露天 ≥63 暴露天 对硫磷杀虫剂 <56 暴露天 ≥56 暴露天	ORs 1.0（0.4～2.2） 2.8（1.2～6.5） 1.3（0.9～2.1） 1.7（1.1～2.5） 1.6（0.8～3.4） 2.4（1.2～4.9） 1.6（0.8～3.1） 2.4（1.3～4.4）	年龄，性别，日照时间，体重指数	与含砷农药无关，但当苯菌灵和代森锰/代森锰锌暴露使用者也暴露于砷酸铅时，效果会发生显著变化。对于 50 种农药，需要进行多重比较
Costello 等（2011），美国[39]	截至 2004 年，14 139 名白人男性汽车工人的死亡率和癌症发病率	基于工作经历和空气监测数据的暴露组	无添加剂矿物油＞4.62mg/m³－年 可溶性＞10.41mg/m³－年	MM HR（发病率） 1.99（1.00～3.96） 1.72（0.69～4.27）	出生年份，受雇年份，液体类型	无添加剂矿物油为线性剂量反应，与合成油无关
Schernhammer 等（2011），美国护士健康研究[40]	68 336 名非西班牙裔白人夜班轮班女护士；随访时间 1988—2006 年	以问卷方式收集轮班工作年数	轮班夜班 从不 1～2 年 3～5 年 6～9 年 ≥10 年	所有皮肤癌的 HR 1.0 1.02（0.97～1.07） 0.99（0.94～1.05） 0.91（0.84～0.99） 0.84（0.78～0.89）	年龄 紫外线照射史无影响	单独分析时，BCC，SCC 和 MM 的模式相似。进一步调整个人因素时，差异不大，深色头发的风险最低
Dos Santos Silva 等（2013），英国[41]	1989—1999 年期间雇用的 16 329 名机组人员和 3165 名 ATCO；癌症发病率随访至 2008 年	职业和生活方式暴露调查问卷和医疗记录	机组人员 ATCOs 内部分析	MM 的 SIR 为 1.87（1.45～2.38） 2.66（1.55～4.25） 机组人员与空中交通管制人员之间 MM 的 HR 0.78（0.37～1.66）	内部分析调整了住宿和娱乐性暴露	对职业和生活方式的相互调整发现，容易晒伤的皮肤和日光浴的最强预测因子黑是黑色素瘤的最强预测因子

续表

作者，年份，国家	队列描述	暴露评估	暴露类别	相对风险（95%CI）*	调整潜在的混杂因素	备注
Rajaraman 等 2016，美国[42]	对 1994-1998 年调查的 90 957 名放射技师进行随访，直到癌症发病率随访至 2003~2005 年，癌症死亡率随访至 2008 年	调查在荧光引导下进行 IR 手术和癌症诊断的工作年限	曾经参与此类工作	HR MM 1.30（1.02~1.32）BCC 0.98（0.89~1.09）SCC 0.98（0.80~1.19）	年龄，吸烟情况，BMI，酒精状况，性别，肤色，头发和眼睛颜色	没有关于手辐射剂量的信息。非职业性紫外线照射无需调整
Stenehjem 等 (2017)，挪威[43]	1965—1998 年期间雇用的 24 917 名男性近海石油工人；NMSC 和黑色素瘤的平均随访时间为 13.5 年	工业卫生学家开发了用于皮肤暴露于原油、苯、矿物油和电离辐射的工作时间暴露模型（JEMs）	苯的累积暴露量 ≤中位数 / 苯暴露时间 ≥中位数	所有前臂和手部皮肤癌的 HR 为 4.76（1.10~21）6.84（1.10~21）	年龄，晒伤频率，受教育程度	结果无法明确紫外线辐射和多环芳烃暴露的影响，因为没有病例（少数）暴露于两者。苯和原油的累积和持续时间的 p-趋势显著
Heckmann 等 (2017)，美国，护士健康研究 11[44]	夜班轮岗女护士 74 323 人；不包括非裔美国人、亚裔或西班牙裔；随访时间 1989-2001 年	通过问卷调查收集的轮班工作年限、平均睡眠时间、皮肤癌症诊断	轮转夜班 从不 / <2 年 / 2~5.9 年 / 6~6.9 年 / ≥10 年 ; 每晚睡眠时间（每 5 年）<6 / 7 / 8 / ≥9 / <6 / 7 / 8 / ≥9	多变量模型 HR BCC 1.00 / 0.93（0.86~1.01）/ 0.95（0.88~1.04）/ 0.83（0.75~0.93）/ 0.83（0.74~0.94）; BCC 0.93（0.86~1.00）/ 1.00 / 1.03（0.95~1.11）/ 0.95（0.82~1.09）; MM 0.68（0.46~0.98）/ 1.00 / 1.12（0.80~1.56）/ 0.64（0.31~1.34）	年龄，SMI，酒精，吸烟，头发/眼睛/肤色，晒太阳时间，晒伤次数，人工晒黑但是没有有效果修正，因此未纳入主模型中	轮班时间长和睡眠时间短与某些皮肤癌的风险较低有关；机制尚不清楚

表 23.2　职业性暴露和恶性皮肤肿瘤的病例对照研究

作者，年份，国家	病例特征	对照特性	暴露评估	暴露类别	相对风险（95%CI）*	调整潜在的混杂因素	备注
Kenborg 等（2010），丹麦 [45]	来自丹麦癌症登记处的 42 542 例 NMSC，7690 例 MM 和 2341 例唇癌	基于人群的对照在年龄和性别上匹配，从丹麦癌症登记处随机选择	根据丹麦工作暴露模型确定户外工作者	户外工作 > 10 年	OR NMSC 0.83（0.77～0.88）MM 0.97（0.84～1.11）	社会阶层，出生地，肤色	丹麦的紫外线照射水平低
Surdu 等（2013），匈牙利、罗马尼亚和斯洛伐克 [46]	医院内 618 例 NMSC 病例	527 例医院患者为对照	专家根据自我报告的终身职业史来判断职业暴露；问卷评估生活地和生活方式因素	曾经暴露于砷 曾在工作中暴露在生活在阳光下	NMSC 的 OR 1.21（0.81～1.82）女性 8.73（2.18～34.99）男性 0.99（0.34～2.91）	年龄，性别，癌症家族史，肤色，生活饮用水中砷的平均含量	同时暴露于阳光和砷的妇女中出现少量 NMSC 病例（n=21）
Vuong 等（2014），澳大利亚黑色素瘤家族研究（AMFS）和基因、环境和黑色素瘤研究（GEM）；多国 [47]	AMFS 研究中有 588 例基于人群的黑色素瘤病例，GEM 研究中有 2181 例黑色素瘤病例	AMFS 研究中有 472 例对照，GEM 研究中有 1079 例基于人群的黑色素瘤对照	自我报告的工作日日照量，用于估计职业日照量	GEM 研究工作日总日照量	MM 的 OR 头颈部 0.56（0.36～0.86）	年龄，性别，教育程度，肤族史，肤色	头颈部黑色素瘤与职业性皮肤癌呈负相关。在 AMFS 研究中未观察到相关
Trakatelli 等（2016），EPI-DERM 项目 [48]	360 例经医院组织学确诊的黑色素瘤，602 例 BCC 和 409 例 SCC	1550 例对照	采用同卷调查的方法评估职业史、生活习惯、皮肤类型和皮肤变化	室内 其他室外 农民/建造	OR AK/BCC/SCC 1 AK 1.55（1.09～2.18）BCC 1.53（1.39～2.41）AK 2.58（1.93～3.44）BCC 1.83（1.80～2.96）SCC 2.77（1.97～3.88）	年龄，性别，肤色，是否吸烟，在本国是否使用防晒霜，户外爱好	在户外工作≥5 年的工人中，患包括 AK 在内的所有皮肤癌的风险也很高
Fortes 等（2016），汇总分析（意大利和巴西）[49]	399 例黑素瘤住院病例	401 例来自其他医疗专科的对照病例	面试和皮肤检查，以评估职业史、生活习惯、皮肤类型、眼睛和头发颜色、晒伤情况	任何杀虫剂 未暴露 职业性日晒+任何杀虫剂 未暴露	MM 的 OR 1 2.58（1.18～5.65）1 4.68（1.29～17.0）	年龄，性别，教育程度，肤色，吸烟情况，皮肤癌家族史	提示职业暴露在阳光和杀虫剂下的人患黑色素瘤的风险增加，可能有协同效应

金属加工液

在二十世纪早期的一些 SCC 病例报告之后，金属工人金属加工液暴露的化学危害也引起了文献的关注。1998 年的一篇系统综述对三项队列研究和一项病例对照研究中的 SCC 进行了系统回顾，发现结果相互矛盾，其中病例对照研究显示从事金属职业者的风险最高（RR 10.5, 4.0～36.9）[57]。该综述表明，超额风险更有可能与纯金属加工液而非可溶性液体有关。

最近一项关于金属加工液和 MM 的研究也证明了纯金属加工液的含油量高于可溶性金属加工液或合成金属加工液[39]。最有可能的机制是，皮肤癌的超额风险与液体直接接触皮肤有关，而 MM 研究中使用的基于空气监测数据的金属加工液暴露指标被认为是皮肤暴露的替代指标。这一机制更适合已知的纺纱工病的暴露部位和皮肤癌部位之间的关系。然而，Costello 等[39]的研究中，MM 病例发病的身体部位与美国男性人群的分布一致，这削弱了该机制的证据强度。

其他工作场所化学品

其他研究对不同工作场所的化学品和皮肤癌进行了调查，但证据普遍不明确。一项针对纸浆和造纸厂男性工人的队列研究发现，罹患 MM 的 SIR 超额，最高风险发生在工作 15 年之后[32]，但未确定可能的致病暴露。另一项队列研究调查了造船厂工人的炭黑暴露和 MM，但由于队列规模小和 MM 病例数量较少，因此没有发现令人信服的关联。美国农业健康研究对农药施用者进行的一项队列研究发现，虽然研究了大量（约 50 种）农药，而且暴露量是基于自我报告，但最高亚群中暴露于几种杀菌剂和杀虫剂的人患 MM 的风险增加[38]。

巴西的一项病例对照研究发现，在工作场所暴露于杀虫剂的人罹患 MM 的风险大约是 MM 的两倍（OR 2.06, 95%CI 1.03～6.89）[58]。最近对 399 例 MM 病例进行的汇总分析（包括上述巴西研究和另一项意大利研究）发现，在调整混杂因素后，曾经使用杀虫剂与黑色素瘤之间存在关联（OR 2.58, 95%CI 1.18～5.65）。此外，职业上同时暴露于阳光和杀虫剂的受试者患 MM 的风险更大（OR 4.68, 95%CI 1.28～17.0）[49]。

紫外线

另一类主要的职业危险因素是物理危害。由于日光中的紫外线辐射与普通人群中皮肤肿瘤之间的联系已得到证实，因此人们对从事长期和/或高强度户外工作的工人的风险水平相当关注[6]。紫外辐射的波长范围在 100～400nm，大致分为 UVA（>315～400nm）、UVB（>280～315nm）和 UVC（100～280nm）。工人暴露的大部分紫外线辐射是 UVA，而 UVB 是造成晒伤和 DNA 损伤的更强的原因[59]。

虽然一些研究没有显示职业性紫外线照射是导致 MM 的原因，如 Hakansson 等（2001）[33]和 Vuong 等（2014）[47]的研究，但表 23.1 和 23.2 中的研究明确记录了职业性紫外线暴露在导致 SCC 中的作用。2011 年对 6 项队列研究和 12 项病例对照研究进行的系统综述发现，除两项研究外，其他所有研究都报告了 SCC 和户外职业性紫外线照射之间的关联[60]。meta 估算的 OR 值为 1.77（1.40～2.30），当队列研究和病例对照研究分别进行分析时，两者的 OR 值相近。该研究小组还发表了一篇关于职业性紫外线暴露和 BCC 的系统综述[61]。23 项研究符合入选标准，发现两者之间存在弱到中等程度的关联，合并 OR 为 1.43（1.23～1.66）。对非职业性紫外线暴露进行调整后，这种关联性得到了加强。

这两项系统综述的一个重要发现是，在所综述的研究中，对"职业性紫外线暴露"的定义存在很大差异。这凸显了对这类工作场所暴露进行更标准化衡量的必要性，尤其是当认为 BCC 和 SCC 之间的相关暴露模式不同时。

丹麦的一项病例对照研究发现，尽管紫外线强度较低，但户外工作与 MM 或 NMSC 之间没有关联，这表明户外工作与 NMSC 之间的关联强度可能因地域而异[45]。这表明，紫外线暴露与 NMSC，特别是 SCC 之间的关联强度，与所经历的累积紫外线水平有关，而迄今为止，大部分文献都来自欧洲，因为欧洲的紫外线暴露水平低于澳大利亚或美国南部等国家，以及世界上其他以白皙皮肤人群为主的高紫外线地区。

在高紫外线地区进行的研究存在一个局限性，那就是如何区分职业性紫外线照射和娱乐性紫外线照射，后者很可能受到社会经济地位的影响。澳大利亚昆士兰州的一项研究发现，那些皮肤较白且容易晒伤的人可能会选择不从事涉及户外工作的工作，该研究发现 NMSC 和户外工作之间没有关联[62]。

最近一项基于 EPIDERM 项目数据的多中心欧洲病例对照研究发现，AK、BCC 和 SCC 的室外工作风险明显高于室内工作风险。值得注意的是，虽然户外工作者在本国使用防晒霜的可能性较低、户外爱好较多且对理解医疗信息的信心较弱，但不同工作类型的皮肤光型分布相同。与其他研究结果一样，也未发现与黑色素瘤的相关性[48]。

除阳光外，工作场所还可能有其他的紫外线照射源。例如，在法国进行的一项眼部黑色素瘤人群的病例对照研究中，对焊接进行了研究[63]。尽管只有 50 例病例，但发现眼部黑色素瘤（MM 的罕见部位）与焊接（OR 7.3，2.6 ～ 20.1）以及与工作持续时间有关。IARC 随后得出结论，有足够的证据表明焊工患有眼部黑色素瘤[64]。厨师和金属工人等其他职业也显示出眼部黑色素瘤风险升高，尽管这些职业的发病机制尚不清楚。

特别是在发达国家，一个日益增长的趋势是越来越多地使用日光浴沙龙来快速晒黑。IARC 的一项综述表明，使用这些沙龙的顾客患黑色素瘤和 SCC 的风险增加[64]，但迄今为止还没有关于这些沙龙的工作人员罹患皮肤癌风险的研究发表。

电离辐射

一项包括五项女性空乘人员队列研究的系统综述发现，MM 的风险增加，总 RR 为 2.13（1.58 ～ 2.88）[65]。然而，在这项 23 种皮肤恶性肿瘤的研究中，尚不清楚飞行期间的电离辐射（IR）还是航班间停留期间的娱乐性暴露是更重要的因素。这一针对女性的发现得到了另一项对男性民用和军用飞行员以及男性空乘人员的系统综述的支持，该综述发现，这三种职业都有罹患 MM 和其他皮肤癌的超额风险[66]。男性空乘人员患这两种癌症的风险最高；MM 的 meta-SIR 为 3.42（1.94 ～ 6.06），其他皮肤癌的 meta-SIR 为 7.46（3.52 ～ 15.89）。

与上述综述一致，最近的一项荟萃分析发现，航空公司飞行员和机舱乘务员的黑色素瘤发病率是普通人群的两倍（黑色素瘤 SIR 2.21，95%CI 1.76 ～ 2.77）。然而，这同样没有调整混杂因素，最重要的是皮肤光型和娱乐性紫外线暴露[67]。一项针对 16 329 名机组人员和 3165 名空中交通管制人员（ATCOs）的队列研究发现，这两组人员的黑色素瘤发病率在统计学上都有显著增加。然而，当对他们职业和生活方式等混杂因素进行调整时，发现机组人员和 ATCOs 的黑色素瘤发病率没有差异，并确定暴露在阳光和日光浴中容易晒伤的皮肤是最强的风险预测因子[41]。

长期以来，人们一直将 IR 作为皮肤肿瘤的一个危险因素，上述综述论文也认为 IR 可能是空勤人员皮肤癌风险增加的一个原因[65, 66]。除了这些综述外，Yoshinaga 等（2005）的研究表明，基于与首次担任放射技术员的年份相关的替代测量，长期暴露于中低度电离辐射会增加 BCC 的风险，但不会增加 SCC 的风险，且存在很强的剂量反应关系[36]。这项研究的优势在于根据紫外线照射和个人特征（如肤色）进行了调整。

最近对美国 90 957 名从事荧光引导介入手术的放射技术人员进行的一项队列研究观察到，黑色素瘤的发病率增加（HR 1.30，1.05 ～ 1.61），但 BCC 或 SCC 的发病率没有增加。这项研究缺乏关于辐射剂量的详细信息，也未对非职业性紫外线暴露进行调整[42]。

一项关于电离辐射职业和 MM 的研究发现，空勤人员比核工业工人的证据更充分，但即使在空勤人员中，不同研究的结果也不一致[68]。此外，作者的结论是，空勤人员在海外工作期间闲暇时暴露于大量紫外线所产生的任何混杂或调节作用都无法估计。

对医疗辐射工作者进行的最新研究表明，从1926年到1984年，医院医疗辐射工作者的IR辐射量大幅下降[32]。根据Film Badge数据，年剂量中位数从1939年前的71mSv下降到1977—1984年期间的2.0mSv。然而，Linet等[69]指出，需要对这类工作人员的癌症（包括皮肤癌）进行持续监测，特别是那些参与最近开发的荧光引导介入手术的工作人员，因为这可能导致这些职业的IR暴露更高。

轮班工作

轮班工作是当今研究兴趣日益浓厚的一种暴露，迄今为止的研究结果喜忧参半。美国护士健康研究是一项大型纵向研究，调查了一系列癌症的相关性。2011年，Schernhammer等发现，随着护士轮班工作年数的增加，罹患MM、BCC和SCC以及所有皮肤肿瘤的风险都会降低[40]。美国护士健康研究的最新更新调整了其他皮肤癌风险因素和睡眠相关变量。研究发现，轮班工作时间越长，女性患BCC的风险就越低，尤其在棕色或黑色头发的女性中。同样，患SCC的风险也较低，但不显著，与MM也没有关系。睡眠时间短与黑色素瘤和BCC风险降低有关，但与SCC无关。这些关联的机制尚不清楚[44]。

预防工人皮肤肿瘤的措施

有证据表明，不同类型的皮肤肿瘤与日晒相关的模式是不同的。MM似乎更与间歇性、更强烈的暴晒导致的晒伤和水疱相关，而其他类型的皮肤癌似乎更与慢性、累积的日晒相关[70]，这与户外工作者的暴露模式更为相关。澳大利亚是世界上皮肤癌发病率最高的国家之一，建筑业工人的紫外线辐射

量远远超过了国际辐射防护协会制定的职业紫外线辐射量标准[71]。

这表明亟需制定防晒计划，而防晒计划的设计需要考虑到不同的阳光照射模式。就紫外线照射而言，通常的工作场所的一级预防措施，如消除或替代，并不是可行的选择，因此重点需要放在控制等级较低的措施上，如个人保护和行政措施。

2007年的一项系统综述评估了户外工作者减少日晒措施的使用程度[72]。这些研究发表于1991年至2001年之间，发现减少日晒的措施的使用情况各不相同。例如，在加利福尼亚州的拉丁裔农场工人中，穿长袖衬衫和戴帽子很常见，但使用防晒霜或戴宽檐帽则少得多[73]。在预防措施之间也存在性别差异，男性更倾向于戴帽子，而女性更倾向于使用防晒霜，因此，在设计工作场所防晒和信息普及计划时必须考虑到这种性别差异。

2013年的一项系统综述评估了户外工作者防晒相关的知识、态度和防护行为。作者对截至2012年4月发表的研究进行了综述，结果显示：已发表的关于户外工作人员防晒知识和态度的研究结果很少。总体而言，不同国家、不同职业和不同性别的户外工作者的防晒行为都存在不足和差异。正如既往的综述所发现的那样，男性更倾向于戴帽子，而女性更倾向于使用防晒霜[74]。

减少工作暴露的干预措施

与减少工人皮肤肿瘤影响有关的干预研究大多集中于如何减少紫外线照射，而减少其他职业风险因素的干预措施则较少受到关注。Glanz等在2007年进行的一项系统综述得出结论，设计良好的研究太少，无法确定皮肤保护计划对减少职业环境中紫外线照射影响的有效性[72]。

在过去的十年里，发表了一些关于这一主题精心设计的研究，及两篇系统综述，为职业防晒安全教育提供了证据。Reinau等在2012年分析了16项干预研究，得出结论认为，目前有足够的证据表明，工作场所的防晒安全计划可促进户外工作者养成良

好的防晒行为 [74]。

2014 年，Horsham 等更新了 2007 年的系统综述，并纳入了 6 项研究 [75]。审稿人发现有证据表明，涉及教育和多成分干预措施的研究对提高防晒行为是有效的，而关于政策或具体干预成分的有效性证据较少。很少有研究对个别干预措施的效果进行测量，因此很难确定其有效性。

有三项随机试验提供了证据，证明以工作场所为基础、涉及皮肤保护教育和意识的干预措施具有长期效果。在第一项使用健康信念模型的研究中，作者发现使用皮肤癌视频和自己脸上的晒伤照片，与 148 名男性公路工人的防晒行为显著增加和用分光光度计测量的皮肤颜色的显著下降有关，这种情况在干预后持续了 1 年。两项大规模干预措施也取得了长期进展；第一项是 Go Sun Smart（GSS）计划，这是一项针对高海拔滑雪区员工的工作场所防晒安全计划，主要基于创新扩散理论 [76]。通过海报、通讯、宣传、文章和网站以及对管理人员的培训课程，开展了关于佩戴防晒用品的教育和培训。GSS 计划采用配对、分组随机、测试前 / 测试后对照设计进行评估，招募了北美西部 26 个滑雪场的员工。在 6 个月的随访中，与对照组相比，接受 GSS 的滑雪场员工报告在过去夏天被晒伤的比例（50%）略低于对照组（53%，P=0.01）[77]。

另一项两组随机研究评估了一项防晒安全干预措施，该措施提倡美国邮政工作人员戴宽檐帽和使用防晒霜 [78]。这项研究涉及 2662 名工人，随访时间比滑雪工人的研究更长；分别为 3 个月，1 年和 2 年。研究发现，干预组的工作人员在 3 个月时使用帽子和防晒霜的比例明显更高，并且这种情况在 2 年的随访中一直保持不变，使用宽檐帽的 OR 值为 2.9（2.3 ～ 3.6），使用防晒霜的 OR 值为 2.0（1.6 ～ 2.6）。

另一项研究着眼于防晒政策，发现强制性政策会增加某些防护行为，但不会增加其他行为。此外，该研究还发现，那些在工作时使用防晒措施的工人在闲暇时却很少使用防晒措施，这突出表明在制定工作场所防晒政策时需要考虑所有类型的暴露 [79]。

Walkosz 等于 2015 年发布了 GSS 计划的更新版，评估了职业性皮肤癌预防计划的可持续性。他们调查了 2940 名参与既往研究的滑雪场工作员工。对"听说过"GSS 计划的员工进行了晒伤和防晒行为评估。他们发现，在晒伤发生率上没有显著差异，但所有的防晒安全行为都存在差异。总体而言，听说过 GSS 计划的人中有 23.9% 有防晒行为，而未听说过计划的人中有 21.86% 有防晒行为 [80]。

小结

职业性皮肤肿瘤自十八世纪英国首次在扫烟囱的工人中发现以来，已经有 200 多年的历史。从那时起，其他几种化学和物理工作场所的暴露已经被确定为皮肤肿瘤的病因。紫外线已被证明是目前职业性皮肤肿瘤最重要的致病原因，尤其是对 SCC 而言，特别是与户外工作有关。工作场所也存在一些公认的化学暴露，如多环芳烃暴露和其他一些可能出现的危害，如轮班工作，需要进一步研究来调查它们与皮肤肿瘤的关系和可能的机制。目前监测职业性皮肤肿瘤趋势的方法还不够完善，尽管这些癌症的发病率可能在上升，与普通社区的皮肤癌趋势一致，并与紫外线辐射水平的增加有关 [81]。在职业环境中制定有效的皮肤保护计划显然是当务之急，虽然有一些证据表明其有效性，但这需要成为未来研究的一个重点。

参考文献

[1] Pott P. Chirurgical observations relative to the cataract, the polypus of the nose, cancer of the scrotum, different kinds of ruptures, and the mortification of the toes and feet. London: Hawes, 1775: 1–208.

[2] Southam AH, Wilson SR. CANCER OF THE SCROTUM: the etiology, clinical features, and treatment of the disease. Br Med J.1922; 2(3229): 971–0.1. PubMed PMID: 20770922. PMCID: PMC2417081. Epub 1922/11/18. eng.

[3] Gallagher RP, Hill GB, Bajdik CD, et al. Sunlight exposure, pigmentary factors, and risk of nonmelanocytic skin cancer: I. basal cell carcinoma. Arch Dermatol. 1995; 131(2): 157–63.

[4] McCormack CJ, Kelly JW, Dorevitch AP. Differences in age and body site distribution of the histological subtypes of basal cell carcinoma. A possible indicator of differing causes. Arch Dermatol. 1997; 133(5): 593–6. PubMed PMID: 9158412. Epub 1997/05/01. eng.

[5] Stacey SN, Sulem P, Masson G, Gudjonsson SA, Thorleifsson G, Jakobsdottir M, et al. New common variants affecting susceptibility to basal cell carcinoma. Nat Genet. 2009; 41(8): 909–14. PubMed PMID: 19578363. PMCID: PMC2973331. Epub 2009/07/07. eng.

[6] Miki Y. Basal cell epithelioma among Japanese. Australas J Dermatol. 1968; 9(4): 304–13.

[7] Shanmugaranam KLE. Skin cancer in Singapore. Monograph 10. Washington, DC: National Cancer Institute; 1963. p. 127–40.

[8] Robinson JK. Risk of developing another basal cell carcinoma. A 5–year prospective study. Cancer. 1987; 60(1): 118–20. PubMed PMID: 3581025. Epub 1987/07/01. eng.

[9] Lindelof B, Sigurgeirsson B, Gabel H, Stern RS. Incidence of skin cancer in 5356 patients following organ transplantation. Br J Dermatol. 2000; 143(3): 513–9. PubMed PMID: 10971322. Epub 2000/09/06. eng.

[10] Euvrard S, Kanitakis J, Pouteil–Noble C, Dureau G, Touraine JL, Faure M, et al. Comparative epidemiologic study of premalignant and malignant epithelial cutaneous lesions developing after kidney and heart transplantation. J Am Acad Dermatol. 1995; 33(2Pt 1): 222–9. PubMed PMID: 7622649. Epub 1995/08/01. eng.

[11] Glogau RG. The risk of progression to invasive disease. J Am Acad Dermatol. 2000; 42(1Pt 2): 23–4. PubMed PMID: 10607353. Epub 1999/12/22. eng.

[12] Marks R, Rennie G, Selwood TS. Malignant transformation of solar keratoses to squamous cell carcinoma. Lancet(London, England). 1988; 1(8589): 795–7. PubMed PMID: 2895318. Epub 1988/04/09. eng.

[13] Australian Institute of Health and Welfare 2019. Cancer in Australia 2019. Cancer series no.119. Cat. no. CAN 123. Canberra: AIHW.

[14] Gandini S, Sera F, Cattaruzza MS, Pasquini P, Picconi O, Boyle P, et al. Meta–analysis of risk factors for cutaneous melanoma: II. Sun exposure. Eur J Cancer(Oxford, England: 1990). 2005; 41(1): 45–60. PubMed PMID: 15617990. Epub 2004/12/25. eng.

[15] Rhodes AR, Weinstock MA, Fitzpatrick TB, Mihm MC Jr, Sober AJ. Risk factors for cutaneous melanoma. A practical method of recognizing predisposed individuals. JAMA. 1987; 258(21): 3146–54.PubMed PMID: 3312689. Epub 1987/12/04. eng.

[16] Piepkorn M. Melanoma genetics: an update with focus on the CDKN2A(p16)/ARF tumor suppressors. J Am Acad Dermatol. 2000; 42(5Pt 1): 705–22; quiz 23–6. PubMed PMID: 10775844. Epub 2000/04/25. eng.

[17] Wolff L, Goldsmith LA, Katz SI. Chapter 124: Cutaneous melanoma. In: Fitzpatrick's dermatology in general medicine, 7th edn. McGraw Hill Medical Publishers; 2008.

[18] Burns T, Breathnach S, Cox N, Griffiths C. Chapter 54: Lentigos, melanocytic nevi and melanoma. In: Rook's textbook of dermatology, 8th edn. Wiley and Blackwell Publishers; 2010.

[19] Vos T, Abajobir AA, Abate KH, Abbafati C, Abbas KM, Abd–Allah F, et al. Global, regional, and national incidence, prevalence, and years lived with disability for 328 diseases and injuries for 195countries, 1990–2016: a systematic analysis for the global burden of disease study 2016. Lancet. 2017; 390(10100): 1211–59.

[20] Young C, Rushton L, British Occupational Cancer Burden Study Group. Occupational cancer in Britain. Skin cancer. Br J Cancer. 2012; 107(Suppl 1): S71–5. PubMed PMID: PMC3384021.

[21] Naghavi M, Abajobir AA, Abbafati C, Abbas KM, Abd–Allah F, Abera SF, et al. Global, regional, and national age-sex specific mortality for 264causes of death, 1980–2016: a systematic analysis for the Global Burden of Disease Study 2016. Lancet. 2017; 390(10100): 1151–210.

[22] Hay SI, Abajobir AA, Abate KH, Abbafati C, Abbas KM, Abd–Allah F, et al. Global, regional, and national disability–adjusted life–years(DALYs)for 333diseases and injuries and healthy life expectancy(HALE)for 195countries and territories, 1990–2016: a systematic analysis for the Global Burden of Disease Study 2016. Lancet. 2017; 390(10100): 1260–344.

[23] van der Leun JC, de Gruijl FR. Climate change and skin cancer. Photochem Photobiol Sci. 2002; 1(5): 324–6.

[24] Kalia S, Haiducu ML. The burden of skin disease in the United States and Canada. Dermatol Clin. 2012; 30(1): 5–18, vii. PubMed PMID: 22117864. Epub 2011/11/29. eng.

[25] Fritschi L, Driscoll T. Cancer due to occupation in Australia. Aust N Z J Public Health. 2006; 30(3): 213–9.

[26] Rushton L, Bagga S, Bevan R, Brown TP, Cherrie JW, Holmes P, et al. Occupation and cancer in Britain. Br J Cancer. 2010; 102(9): 1428–37 PubMed PMID: 20424618. PMCID: PMC2865752. Epub 2010/04/29. eng.

[27] Rushton L, J Hutchings S. The burden of occupationally-related cutaneous malignant melanoma in Britain due to solar radiation. Br J Cancer. 2017; 116(4): 536–9.

[28] McNamee R, Carder M, Chen Y, Agius R. Measurement

of trends in incidence of work-related skin and respiratory diseases, UK 1996-2005. Occup Environ Med. 2008; 65(12): 808-14. PubMed PMID: 18417553. Epub 2008/04/18. eng.

[29] Turner S, Forman SD, McNamee R, Wilkinson SM, Agius R. Investigating work-related neoplasia associated with solar radiation. Occup Med(Oxford, England). 2015; 65(1): 22-8. PubMed PMID: 25421392. Epub 2014/11/26. eng.

[30] LeBlanc WG, Vidal L, Kirsner RS, Lee DJ, Caban-Martinez AJ, McCollister KE, et al. Reported skin cancer screening of US adult workers. J Am Acad Dermatol. 2008; 59(1): 55-63. PubMed PMID: 18436338. PMCID: PMC3209702. Epub 2008/04/26. eng.

[31] Schwartz RA, Bridges TM, Butani AK, Ehrlich A. Actinic keratosis: an occupational and environmental disorder. J Eur Acad Dermatol Venereol. 2008; 22(5): 606-15. PubMed PMID: 18410618. Epub 2008/04/16. eng.

[32] Band PR, Le ND, Fang R, Astrakianakis G, Bert J, Keefe A, et al. Cohort cancer incidence among pulp and paper mill workers in British Columbia. Scand J Work Environ Health. 2001; 27(2): 113-9. PubMed PMID: 11409593. Epub 2001/06/21. eng.

[33] Hakansson N, Floderus B, Gustavsson P, Feychting M, Hallin N. Occupational sunlight exposure and cancer incidence among Swedish construction workers. Epidemiology(Cambridge, MA). 2001; 12(5): 552-7. PubMed PMID: 11505175. Epub 2001/08/16. eng.

[34] Puntoni R, Ceppi M, Gennaro V, Ugolini D, Puntoni M, La Manna G, et al. Occupational exposure to carbon black and risk of cancer. Cancer Causes Control. 2004; 15(5): 511-6. PubMed PMID: 15286471. Epub 2004/08/03. eng.

[35] Randem BG, Burstyn I, Langard S, Svane O, Jarvholm B, Kauppinen T, et al. Cancer incidence of Nordic asphalt workers. Scand J Work Environ Health. 2004; 30(5): 350-5. PubMed PMID: 15529798. Epub 2004/11/09. eng.

[36] Yoshinaga S, Hauptmann M, Sigurdson AJ, Doody MM, Freedman DM, Alexander BH, et al. Nonmelanoma skin cancer in relation to ionizing radiation exposure among U.S. radiologic technologists. Int J Cancer. 2005; 115(5): 828-34. PubMed PMID: 15704092. Epub 2005/02/11. eng.

[37] Sorahan T. Mortality of UK oil refinery and petroleum distribution workers, 1951-2003. Occup Med(Oxford, England). 2007; 57(3): 177-85. PubMed PMID: 17244595. Epub 2007/01/25. eng.

[38] Dennis LK, Lynch CF, Sandler DP, Alavanja MC. Pesticide use and cutaneous melanoma in pesticide applicators in the agricultural heath study. Environ Health Perspect. 2010; 118(6): 812-7. PubMed PMID: 20164001. PMCID:

PMC2898858. Epub 2010/02/19. eng.

[39] Costello S, Friesen MC, Christiani DC, Eisen EA. Metalworking fluids and malignant melanoma in autoworkers. Epidemiology(Cambridge, MA). 2011; 22(1): 90-7. PubMed PMID: 20975563. Epub 2010/10/27. eng.

[40] Schernhammer ES, Razavi P, Li TY, Qureshi AA, Han J. Rotating night shifts and risk of skin cancer in the nurses'health study. J Natl Cancer Inst. 2011; 103(7): 602-6. PubMed PMID: 21335547. PMCID: PMC3071354. Epub 2011/02/22. eng.

[41] dos Santos Silva I, De Stavola B, Pizzi C, Evans AD, Evans SA. Cancer incidence in professional flight crew and air traffic control officers: disentangling the effect of occupational versus life-style exposures. Int J Cancer. 2013; 132(2): 374-84. PubMed PMID: 22532267. Epub 2012/04/26. eng.

[42] Rajaraman P, Doody MM, Yu CL, Preston DL, Miller JS, Sigurdson AJ, et al. Cancer risks in U.S. radiologic technologists working with fluoroscopically guided interventional procedures, 1994-2008. AJR Am J Roentgenol. 2016; 206(5): 1101-8; quiz 9. PubMed PMID: 26998721. Epub 2016/03/22. eng.

[43] Stenehjem JS, Robsahm TE, Bratveit M, Samuelsen SO, Kirkeleit J, Grimsrud TK. Aromatic hydrocarbons and risk of skin cancer by anatomical site in 25 000male offshore petroleum workers. Am J Ind Med. 2017; 60(8): 679-88. PubMed PMID: 28692192. Epub 2017/07/12. eng.

[44] Heckman CJ, Kloss JD, Feskanich D, Culnan E, Schernhammer ES. Associations among rotating night shift work, sleep and skin cancer in Nurses' Health Study II participants. Occup Environ Med. 2017; 74(3): 169-75. PubMed PMID: 27663986. PMCID: PMC5316344. Epub 2016/09/25. eng.

[45] Kenborg L, Jorgensen AD, Budtz-Jorgensen E, Knudsen LE, Hansen J. Occupational exposure to the sun and risk of skin and lip cancer among male wage earners in Denmark: a population-based case-control study. Cancer Causes Control. 2010; 21(8): 1347-55. PubMed PMID: 20383781. Epub 2010/04/13. eng.

[46] Surdu S, Fitzgerald EF, Bloom MS, Boscoe FP, Carpenter DO, Haase RF, et al. Occupational exposure to arsenic and risk of non-melanoma skin cancer in a multinational European study. Int J Cancer. 2013; 133(9): 2182-91.

[47] Vuong K, McGeechan K, Armstrong BK, Investigators A, Investigators GEM, Cust AE. Occupational sun exposure and risk of melanoma according to anatomical site. Int J Cancer. 2014; 134(11): 2735-41.

[48] Trakatelli M, Barkitzi K, Apap C, Majewski S, De Vries E, EPIDERM Group. Skin cancer risk in outdoor workers:

a European multicenter case-control study. J Eur Acad Dermatol Venereol. 2016; 30: 5-11.

[49] Fortes C, Mastroeni S, Segatto MM, Hohmann C, Miligi L, Bakos L, et al. Occupational exposure to pesticides with occupational sun exposure increases the risk for cutaneous melanoma. J Occup Environ Med. 2016; 58(4): 370-5. PubMed PMID: 27058477. Epub 2016/04/09. eng.

[50] Baan R, Grosse Y, Straif K, Secretan B, El Ghissassi F, Bouvard V, et al. A review of human carcinogens—part F: chemical agents and related occupations. Lancet Oncol. 2009; 10(12): 1143-4. PubMed PMID: 19998521. Epub 2009/12/10. eng.

[51] Boffetta P, Jourenkova N, Gustavsson P. Cancer risk from occupational and environmental exposure to polycyclic aromatic hydrocarbons. Cancer Causes Control. 1997; 8(3): 444-72. PubMed PMID: 9498904. Epub 1997/05/01. eng.

[52] Moustafa GA, Xanthopoulou E, Riza E, Linos A. Skin disease after occupational dermal exposure to coal tar: a review of the scientific literature. Int J Dermatol. 2015; 54(8): 868-79. PubMed PMID: 26183242. Epub 2015/07/18. eng.

[53] Wong O, Raabe GK. A critical review of cancer epidemiology in the petroleum industry, with a meta-analysis of a combined database of more than 350, 000workers. Regul Toxicol Pharmacol. 2000; 32(1): 78-98. PubMed PMID: 11029272. Epub 2000/10/13. eng.

[54] Gun RT, Pratt N, Ryan P, Roder D. Update of mortality and cancer incidence in the Australian petroleum industry cohort. Occup Environ Med. 2006; 63(7): 476-81. PubMed PMID: 16698808. PMCID: PMC2092518. Epub 2006/05/16. eng.

[55] Chen Y, Parvez F, Gamble M, Islam T, Ahmed A, Argos M, et al. Arsenic exposure at low-to-moderate levels and skin lesions, arsenic metabolism, neurological functions, and biomarkers for respiratory and cardiovascular diseases: review of recent findings from the Health Effects of Arsenic Longitudinal Study(HEALS)in Bangladesh. Toxicol Appl Pharmacol. 2009; 239(2): 184-92. PubMed PMID: 19371619. PMCID: PMC3904798. Epub 2009/04/18. eng.

[56] Suarez B, Lopez-Abente G, Martinez C, Navarro C, Tormo MJ, Rosso S, et al. Occupation and skin cancer: the results of the HELIOS-I multicenter case-control study. BMC Public Health. 2007; 7: 180. PubMed PMID: 17655745. PMCID: PMC1994683. Epub 2007/07/28. eng.

[57] Calvert GM, Ward E, Schnorr TM, Fine LJ. Cancer risks among workers exposed to metalworking fluids: a systematic review. Am J Ind Med. 1998; 33(3): 282-92.

PubMed PMID: 9481427. Epub 1998/03/03. eng.

[58] Segatto MM, Bonamigo RR, Hohmann CB, Müller KR, Bakos L, Mastroeni S, et al. Residential and occupational exposure to pesticides may increase risk for cutaneous melanoma: a case-control study conducted in the south of Brazil. Int J Dermatol. 2015; 54(12): e527-e38.

[59] Young C. Solar ultraviolet radiation and skin cancer. Occup Med. 2009; 59(2): 82-8.

[60] Schmitt J, Seidler A, Diepgen TL, Bauer A. Occupational ultraviolet light exposure increases the risk for the development of cutaneous squamous cell carcinoma: a systematic review and meta-analysis. Br J Dermatol. 2011; 164(2): 291-307. PubMed PMID: 21054335. Epub 2010/11/09. eng.

[61] Bauer A, Diepgen TL, Schmitt J. Is occupational solar ultraviolet irradiation a relevant risk factor for basal cell carcinoma? A systematic review and meta-analysis of the epidemiological literature. Br J Dermatol. 2011; 165(3): 612-25. PubMed PMID: 21605109. Epub 2011/05/25. eng.

[62] Green A, Battistutta D, Hart V, Leslie D, Weedon D. Skin cancer in a subtropical Australian population: incidence and lack of associa-tion with occupation. Am J Epidemiol. 1996; 144(11): 1034-40.

[63] Guenel P, Laforest L, Cyr D, Fevotte J, Sabroe S, Dufour C, et al. Occupational risk factors, ultraviolet radiation, and ocular melanoma: a case-control study in France. Cancer Causes Control. 2001; 12(5): 451-9. PubMed PMID: 11545460. Epub 2001/09/08. eng.

[64] El Ghissassi F, Baan R, Straif K, Grosse Y, Secretan B, Bouvard V, et al. A review of human carcinogens—part D: radiation. Lancet Oncol. 2009; 10(8): 751-2. PubMed PMID: 19655431. Epub 2009/08/06. eng.

[65] Tokumaru O, Haruki K, Bacal K, Katagiri T, Yamamoto T, Sakurai Y. Incidence of cancer among female flight attendants: a meta-analysis. J Travel Med. 2006; 13(3): 127-32. PubMed PMID: 16706942. Epub 2006/05/19. eng.

[66] Buja A, Lange JH, Perissinotto E, Rausa G, Grigoletto F, Canova C, et al. Cancer incidence among male military and civil pilots and flight attendants: an analysis on published data. Toxicol Ind Health. 2005; 21(10): 273-82. PubMed PMID: 16463960. Epub 2006/02/09. eng.

[67] Sanlorenzo M, Wehner MR, Linos E, et al. The risk of melanoma in airline pilots and cabin crew: a meta-analysis. JAMA Dermatol. 2015; 151(1): 51-8.

[68] Fink CA, Bates MN. Melanoma and ionizing radiation: is there a causal relationship? Radiat Res. 2005; 164(5): 701-10. PubMed PMID: 16238450. Epub 2005/10/22. eng.

[69] Linet MS, Kim KP, Miller DL, Kleinerman RA, Simon

SL, Berrington de Gonzalez A. Historical review of occupational exposures and cancer risks in medical radiation workers. Radiat Res. 2010; 174(6): 793–808. PubMed PMID: 21128805. PMCID: PMC4098897. Epub 2010/12/07. eng.

[70] Kutting B, Drexler H. UV–induced skin cancer at workplace and evidence–based prevention. Int Arch Occup Environ Health.2010; 83(8): 843–54. PubMed PMID: 20414668. Epub 2010/04/24. eng.

[71] Gies P, Wright J. Measured solar ultraviolet radiation exposures of outdoor workers in Queensland in the building and construction industry. Photochem Photobiol. 2003; 78(4): 342–8. PubMed PMID: 14626661. Epub 2003/11/25. eng.

[72] Glanz K, Buller DB, Saraiya M. Reducing ultraviolet radiation exposure among outdoor workers: state of the evidence and recommendations. Environ Health. 2007; 6: 22. PubMed PMID: 17686155. PMCID: PMC1995198. Epub 2007/08/10. eng.

[73] Salas R, Mayer JA, Hoerster KD. Sun–protective behaviors of California farmworkers. J Occup Environ Med. 2005; 47(12): 1244–9. PubMed PMID: 00043764–200512000–00009.

[74] Reinau D, Weiss M, Meier CR, Diepgen TL, Surber C. Outdoor workers'sun–related knowledge, attitudes and protective behaviours: a systematic review of cross–sectional and interventional studies. Br J Dermatol. 2013; 168(5): 928–40. PubMed PMID: 23252833. Epub 2012/12/21. eng.

[75] Horsham C, Auster J, Sendall MC, Stoneham M, Youl P, Crane P, et al. Interventions to decrease skin cancer risk in outdoor workers: update to a 2007systematic review. BMC Res Notes. 2014; 7: 10. PubMed PMID: 24397996. PMCID: PMC4028889. Epub 2014/01/09. eng.

[76] Buller DB, Andersen PA, Walkosz BJ, Scott MD, Cutter GR, Dignan MB, et al. Randomized trial testing a worksite sun protection program in an outdoor recreation industry. Health Educ Behav. 2005; 32(4): 514–35. PubMed PMID: 16009748. Epub 2005/07/13. eng.

[77] Andersen PA, Buller DB, Voeks JH, Walkosz BJ, Scott MD, Cutter GR, et al. Testing the long–term effects of the go sun smart worksite health communication campaign: a group–randomized experimental study. J Commun. 2008; 58(3): 447–71.

[78] Mayer JA, Slymen DJ, Clapp EJ, Pichon LC, Eckhardt L, Eichenfield LF, et al. Promoting sun safety among US Postal Service letter carriers: impact of a 2–year intervention. Am J Public Health. 2007; 97(3): 559–65. PubMed PMID: 17267715. PMCID: PMC1805012. Epub 2007/02/03. eng.

[79] Woolley T, Lowe J, Raasch B, Glasby M, Buettner PG. Workplace sun protection policies and employees'sun–related skin damage. Am J Health Behav. 2008; 32(2): 201–8. PubMed PMID: 18052860. Epub 2007/12/07. eng.

[80] Walkosz BJ, Buller DB, Andersen PA, Scott MD, Cutter GR. The sustainability of an occupational skin cancer prevention program. J Occup Environ Med. 2015; 57(11): 1207–13. PubMed PMID: 26539769. PMCID: PMC4638159. Epub 2015/11/06. eng.

[81] Lomas A, Leonardi–Bee J, Bath–Hextall F. A systematic review of worldwide incidence of nonmelanoma skin cancer. Br J Dermatol. 2012; 166(5): 1069–80. PubMed PMID: 22251204. Epub 2012/01/19. eng.

第 24 章
乳腺癌

France Labrèche, Mark S. Goldberg, Dana Hashim, and Elisabete Weiderpass

女性乳腺癌

流行病学特点

　　乳腺癌是影响女性的最常见的恶性肿瘤。事实上，不管在发达和欠发达国家，乳腺癌的发病率和死亡率在影响女性的所有癌症中都是最高的。2018年，全球报告了209万例新发病例，占当年女性所有癌症发病率的24.2%。女性乳腺癌的发病率差异很大，在北美、南欧、西欧和北欧、澳大利亚和新西兰的女性中最高（多于每年每10万名女性中80例新发病例），中南亚、东非和非洲中部地区的发病率最低（少于30例/10万人/年新发病例）。女性乳腺癌的死亡率比发病率范围要窄，这是由于与较不发达国家相比，发达国家的生存率更佳（图24.1）[1]。

　　北美、一些欧洲国家、澳大利亚和新西兰的发病率一直在下降，但欠发达国家的发病率正在上升。在美国，过去的几年发病率的下降归功于大规模使用激素替代治疗的减少[2, 3]。死亡率的长期时间趋势一般比发病率更稳定，事实上，死亡率已经下降，尤其是在更发达国家[4]。

F. Labrèche
Research and Expertise Division, Institut de recherche Robert–Sauvé en santé et en sécurité du travail, Montreal, QC, Canada
Département de Santé environnementale et santé au travail, École de santé publique, Université de Montréal, Montreal, QC, Canada
e–mail:france.labreche@irsst.qc.ca

M. S. Goldberg
Division of Clinical Epidemiology, Department of Medicine, McGill University, and Centre for Outcomes Research and Evaluation, Research Institute of the McGill University Health Centre, Montreal, QC, Canada
e–mail:mark.goldberg@mcgill.ca
D. Hashim

Icahn School of Medicine at Mount Sinai, New York, NY, USA
International Agency for Research on Cancer(IARC), World Health Organization(WHO), Lyon, France
e–mail:dana.hashim@mssm.edu

E. Weiderpass（⊠）
International Agency for Research on Cancer(IARC), World Health Organization(WHO), Lyon, France
e–mail:weiderpasse@iarc.fr

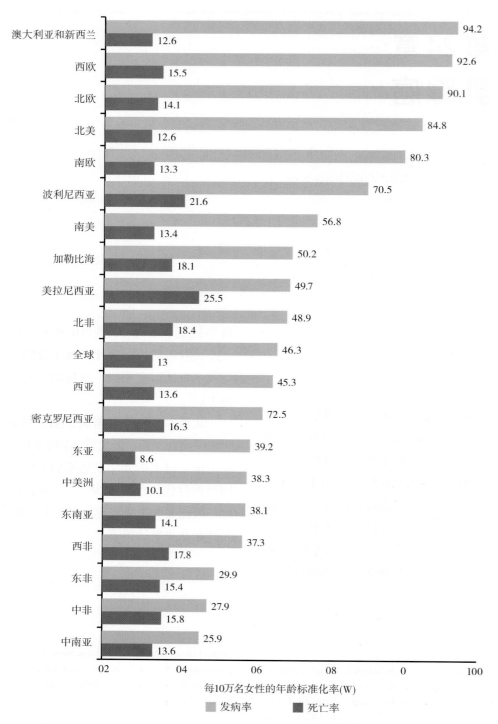

图 24.1   世界不同地区女性乳腺癌的年龄标准化发病率和死亡率。GLOBOCAN 2018（W：根据世界平均年龄结构进行的标准化）〔Ferlay J，Ervik M，Lam F，Colombet M，Mery L，Piñeros M，Znaor A，Soerjomataram I，Bray F（2018）. Global Cancer Observatory：Cancer Today. Lyon，France：International Agency for Research on Cancer. Available from：https：//gco.iarc.fr/today，accessed（16March 2019）〕

一般流行病学和生活方式相关风险因素

与大多数癌症一样，乳腺癌是一种多因素的疾病。一些非职业因素已被发现与患乳腺癌的风险增加有关；表 24.1 列出了其中部分风险因素。

表 24.1 与乳腺癌发展相关的非职业风险因素

风险因素	定义	风险范围	绝经状态	参考文献
生殖危险因素				
月经初潮年龄	≤ 11 岁 vs. ≥ 15 岁	1.1 ～ 1.9	任何	[5，6]
第一次足月妊娠的年龄	≥ 30 岁 vs. < 20 岁	1.1 ～ 1.9	任何	[6–11]
产次	未分娩 vs. ≥ 1 孩	1 ～ 2	任何	[7]
母乳喂养	每 12 个月（连续或连续）	风险降低 4%	任何	[5，7]
绝经年龄	≥ 55 岁 vs. ≤ 45 岁	1.1 ～ 1.9	绝经后	[5，6]
药物治疗				
己烯雌酚	怀孕期间使用	1.3 ～ 1.5	未指定	[12，13]
雌激素、孕激素结合口服避孕药	曾服用 vs. 从未服用	1.6 ～ 2.1	绝经前	[6，7，12，13]
激素替代疗法（单独雌激素或联合孕激素）	几年或高剂量	< 2	绝经后	[6，7，13]
生活方式和个人危险因素				
身高（作为影响生长的标志）	每增加 5cm	风险增加为 2% ～ 11%	任何	[14]
高体脂	暴露 – 反应关系	风险降低	绝经前	[11，15]
高体脂	暴露 – 反应关系	风险增加	绝经后	[14，16]
体力活动	每周 7MET-h	风险降低 3%	任何	[14–16]
饮酒量	10g 乙醇 / 天	风险增加 10%	任何	[14，17]
总脂肪摄入		风险增加	绝经后	[7，14]
其他风险				
胸部照射（X– 和 γ– 射线）	高剂量 vs. 最小值（从青春期到生育期的照射）	2 ～ 4	任何	[7，18]

METs 描述了身体活动的能量消耗相对于一个人的静息代谢率

生殖因素

月经初潮年龄早（≤ 11 岁 vs. ≥ 15 岁，风险增加 1.1 ～ 1.9 倍）[5，6]，绝经年龄晚（≥ 55 岁 vs. ≤ 45 岁，风险增加 1.1 ～ 1.9 倍）[5，6]，无分娩史（无分娩史 vs. 有分娩史女性：风险增加 1 ～ 2 倍，一次足月妊娠后无定论）[7]，第一次足月妊娠的年龄超过 30 岁（与首次足月妊娠年龄 < 20 岁的女性相比，风险增加了 1 ～ 2 倍）[6–11]，始终与乳腺癌风险增加相关。母乳喂养可降低绝经前和绝经后女性患乳腺癌的风险 [14，19]；一项汇总分析（pooled analysis）显示，无论是否连续喂养，每进行 12 个月母乳喂养，风险降低 4%[12]。

外源性激素的使用

根据国际癌症研究署（IARC）的报告，女性在怀孕期间接触二乙基雌酚可能会导致乳腺癌 [13]。在目前和最近的使用者中，仅使用由雌激素和孕激素组成的口服避孕药也与年轻女性患乳腺癌的风险增加有关 [13]；在使用口服避孕药的良性乳腺疾病妇女中，以及在 20 岁之前（相对风险 ～ 2.1）或在第一次全期妊娠之前（相对风险 ～ 1.6）使用口服避孕药的妇女中，风险尤其增加 [6，7，13]。使用含有雌激素和孕激素的激素替代疗法也会增加患乳腺癌的风险

（连续几年或大剂量服用的女性相对风险＜2），只含有雌激素的激素替代疗法也是如此[6, 7, 13, 15]。

饮食、体型和体力活动

世界癌症研究基金会[14]评估了关于癌症风险和饮食、体力活动和体型几个方面的现有证据。《IARC 癌症预防手册》系列也包括类似的评估[16, 17]。来自世界癌症研究基金会和 IARC 的研究结果具有重要意义，现总结如下。

有证据表明，总脂肪摄入可能与绝经后乳腺癌的风险有关，但这种关系尚未明确[14]。关于身体脂肪，一个国际专家小组判断，支持绝经后女性暴露 – 反应关系的证据是可信的，而同一小组判断其对绝经前女性可能有保护作用[11, 16]。有强有力的证据表明，绝经后更多的身体脂肪与组织炎症有关，这可能在癌症的发生或促进中起作用[14, 17]。根据世界癌症研究基金会的评估，腹部脂肪增加与绝经后乳腺癌发病风险的增加相关（腰臀比每增加0.1，相对风险为 1.19，95%CI 为 1.10 ～ 1.28），成人体重增加也是如此（每增加 5 公斤，相对风险为 1.05，95%CI 为 1.04 ～ 1.07），而出生体重较高则与绝经前乳腺癌风险增加相关（相对风险为 1.08，95%CI 为 1.04 ～ 1.13）[14]。

关于身高，前瞻性流行病学研究显示了明确的暴露 – 反应关系，并且有一些证据表明在人类中存在一些合理的机制。世界癌症研究基金会认为，有令人信服的证据表明，导致成人身高增加的因素（每增加 5cm，相对风险为 1.03，95%CI 为 1.01 ～ 1.04）与绝经前和绝经后妇女的发病率增加有关[14]。

体力活动的前瞻性研究证据表明，高水平的体力活动，包括职业性的积极工作，对绝经前和绝经后的乳腺癌都有保护作用[20]，但没有证据表明乳腺癌的风险会随着不活动而增加，除了与职业性久坐相关的风险增加约 20% 的报道[21]。与绝经前乳腺癌相比，绝经后乳腺癌的证据更为充分。关于活动频率、持续时间或强度的数据很少，但其在人类生物学机制的证据是充分的[14, 16]。

酒精饮料

与 IARC 的评估认为酒精对人类乳腺具有致癌性（1 类物质）[22]一致，世界癌症研究基金会也将证据归类为 "可信的"，即饮用酒精饮料会增加绝经前和绝经后乳腺癌的发病率，无论酒精饮料的类型（即葡萄酒、啤酒、白酒之间没有区别）。暴露 – 反应关系是明显的：所有调查暴露梯度的研究都发现，风险随着饮酒量的增加而增加（每增加 10g/ 天，相对风险为 1.10，95%CI 1.06 ～ 1.14）[14]。

吸烟

IARC 认为，有限的证据表明，吸烟可能与乳腺癌发病率的增加相关，特别是当女性在第一次足月妊娠前（乳腺组织成熟前）就开始吸烟，并且持续数十年时，风险可能会增加[22]。

电离辐射

IARC 将 X 射线和 γ 射线列为致癌物，有足够的证据表明它们对人类有致癌作用（与极低剂量暴露相比，高剂量暴露风险将增加 2 ～ 4 倍；当暴露发生在青春期和育龄期，即乳腺组织仍在增殖的时候，风险可能更高）[7, 18, 23]。

评估所依据的证据来自对特殊人群的研究，如原子弹爆炸幸存者、医护人员和在子宫内受到暴露的女性（原子弹爆炸幸存者的后代和怀孕的医护人员）（见表 24.1）[18, 23, 24]。此外，α- 辐射和中子已被列为若干部位癌症的致癌物，但对女性乳腺而言，证据尚不充分[18]。

乳腺癌家族史和遗传因素

乳腺癌家族史会大大增加女性的患病风险，这主要取决于受影响亲属被确诊的年龄、女性本人的年龄、受影响亲属的数量以及亲属与女性之间的代距。乳腺癌患者一级亲属的家族相对风险（FRR）大约是没有乳腺癌家族史的女性的 2 倍[25, 26]，对于有一个绝经前双侧乳腺癌的一级亲属或有两个任何形式的乳腺癌一级亲属的女性来说，家族相对风险增加了 4 倍以上 [5-11, 27, 28]；大部分 FRR 可能是由于遗传易感性造成的 [26, 29, 30]。

几个重要的遗传变异已被发现，包括高外显率但罕见的突变，赋予个体非常高的风险（从 5 到超过 20），中等外显率突变与 1.5 ～ 5 之间的风险相关，以及低外显率但高频的多态性与较低的风险有关（见表 24.2）[28, 31]。根据最近的证据，很大一部分乳腺癌病例似乎都涉及到遗传易感性。根据多基因模型，大约一半的乳腺癌病例发生在一个小的、高度易感的亚组，包括大约 12% 的女性（那些在 70 岁时风险超过 10% 的女性）。事实上，一半女性的乳腺癌风险仅有 3% 或更低，占所有乳腺癌病例的 12% 左右 [32]。

大约 25% 的 FRR 可由高危等位基因解释，如 BRCA1、BRCA2、PTEN 和 TP53。如果将罕见的中危等位基因（CHEK2、ATM、BRIP1、PALB2）也考虑在内，则 FRR 的另外 2% ～ 3% 也会得到解释（见表 24.2）[33]。除了这些中高危等位基因外，遗传学研究还发现了 19 个常见的低危易感性等位基因，它们又解释了 10% 的 FRR[34-43]。这些基因中有许多参与了 DNA 修复机制（见表 24.2）[28]。

表 24.2　公认的乳腺癌易感等位基因

易感等位基因	在欧洲人口中出现的频率	家族相对风险被解释的百分比（%）
高风险		
BRCA1、BRCA2、TP53、PTEN、STK11/LKB1、CDH1	罕见 ～ 0.001	20% ～ 25%
中等风险		
CHEK2、ATM、BRIP1、PALB2	0.005 ～ 0.01	5%
低风险		
FGFR2、TOX3、MAP3K1、FAM84B/ c-MYC、LSP1、NEK10/SLC4A7、COX11、CASP8（D302H）、TNP1/IGFBP5/IGFBP2/TNS1、NOTCH2/FCGR1B、RAD51L	0.13 ～ 0.52	8% ～ 10%

改编自 Mavaddat et al.[28]，Copyright 2010，with permission from Elsevier

总之，已知的易感等位基因仅占总 FRR 的三分之一左右。最近的全基因组连锁研究没有发现任何其他具有较大的乳腺癌风险的罕见变异（相对风险＞ 2）[28]。因此，FRR 的其余部分可能可以用一些常见变异的组合来解释，尽管某些作者认为，纳入新发现的常见变异只能稍微提高乳腺癌风险模型的性能 [44]。

职业暴露

IARC 的人类致癌风险评估专题研究系列是全世界公认的识别致癌物质和环境的可靠来源。致癌物被分为五类：1 类致癌物被认为对人类有致癌性；2A 类致癌物很可能对人类有致癌性；2B 类致癌物可能对人类有致癌性；3 类致癌物对人类的致癌性无法分类；4 类致癌物可能对人类无致癌性 [45]。工作组考虑对致癌物进行分类的证据主要来自人类和动物的研究。因此，如果在人类中有足够的证据，或者在人类中证据有限，但在动物中有足够的证据，一些致癌物可能被归类为对人类有致癌性。最后，一种致癌物可以被认为是对某个器官有致癌性，但不一定对另一个器官有致癌性。表 24.3 显示了从《IARC 专著》中摘录的已知或疑似乳腺癌的病因 [46]。

根据不同的 IARC 工作组，现有的对人类乳腺有充分致癌证据的 1 类致癌物与职业性接触无关。例如，酒精饮料、己烯雌酚和联合雌孕激素的口服避孕药或激素替代疗法的现有证据来自个人使用，而不是来自职业环境中的暴露。X 射线和 γ 射线的证据来自对原子弹爆炸幸存者和在绝经前接受放射治疗（用于产后急性乳腺炎、良性乳腺疾病和胸部透视对结核病的随访等情况）的女性进行的研究，尽管少数职业性研究也显示暴露于射线的工人风险增加 [18]。多氯联苯（PCBs）的证据来自非职业暴露和职业暴露 [47]。只有一种 1 类致癌物，即环氧乙烷，是一种职业暴露致癌物。然而，这种暴露对人类乳腺具有致癌性的证据有限。值得注意的是，关于乳腺癌职业危险因素的研究很少，因此缺乏明确的职业性致癌物可能是由于缺乏相关研究。

表 24.3 国际癌症研究署（IARC）专著第 1–123 卷中确定的特定生活方式和职业因素或暴露环境对人类乳腺致癌性证据的权重

致癌物	IARC 分类[a]	对乳腺癌因果关系证据[b]的权重		
		在人类中	在动物中	来自职业暴露研究
生活方式因素				
酒精饮料	1	S	S	N/A
吸烟	1	L	L	N/A
药物				
己烯雌酚	1	S	S	N/A
异羟洋地黄毒苷	2B	L	I	N/A
雌激素更年期治疗	1	L	S	N/A
雌激素 – 孕激素避孕药	1	S	S	N/A
雌激素 – 孕激素绝经期治疗	1	S	S	N/A
混合暴露（环境暴露和职业暴露）				
氧桥氯甲桥萘	2A	L	L	I
PCBs	1	L	L	I
烟草烟雾（二手）	1	I	I	I
X– 射线，γ– 射线	1	S	S	L
职业性接触				
苯	1	I	L	I
ELF–EMF	2B	I	L, I	L, I
环氧乙烷	1	L	L	L
有机溶剂				
混合物	1，2A，2B，3	I	L	I
四氯乙烯	2A	I	L	I
三氯乙烯	1	I	L	I
其他杀虫剂	1，2A，2B，3	I	S, L, I	L, I
PAHs	1，2A，2B，3	I	L	I
药物				
雌激素	1	S, L	S	I
抗肿瘤药	1，2A，2B，3	I	S	I
夜班工作	2A	L	S	L

该表不包括 IARC 专著第 1–123 卷中未涵盖的风险因素，特别是生殖和其他激素因素、饮食和营养因素，以及遗传易感性特征

缩写：PAHs：多环芳烃，ELF–EMF：极低频电磁场和磁场，PCBs：多氯联苯

[a] 1 类致癌物 = 对人类致癌，2A 类致癌物 = 很可能对人类致癌，2B 类致癌物 = 可能对人类致癌，3 类致癌物 = 其对人类的致癌性不能分类

[b] S 证据足够，L 证据有限，I 证据不足，N/A 不适用于职业暴露

IARC 已将仅雌激素替代疗法和主动吸烟列为可能对人类女性乳腺致癌的因素，但同样的，由于在人类中证据有限，这些暴露并不被认为与职业有关。

对人类乳腺的致癌性证据有限的职业性致癌物

环氧乙烷（1 类）[48] 和夜班工作（2A 类）[49] 被认为与职业有关（见表 24.4）。

表 24.4　对女性乳腺致癌证据有限的职业性 [a] 暴露，以及其主要行业或职业（IARC 专著第 1–120 卷）

人类职业暴露证据有限的致癌物			
致癌物	主要行业 / 职业	所考虑的风险比率的范围	参考文献
环氧乙烷	环氧乙烷生产	队列研究	[50-54]
	乙烯乙醇的化学生产	任何暴露时间：0.5 ～ 1.7	
	设有灭菌单位的医疗设施（医院、医疗和牙科诊所）	> 14 620ppm 天：1.9	
	无菌医疗用品的制造商		
	工业灭菌承包商（香料、烟草、毛皮、博物馆文物等）		
夜班工作	医疗保健部门	队列研究	[55-58]
	运输	任何持续时间：～ 1.0	
	住宿和食品服务	≥ 20 ～ 30 年(护理人员)：1.4 ～ 1.8	
	农业	巢式病例对照研究	[59-61]
		任何持续时间：1.0 ～ 1.5	
		≥ 7 ～ 30 年：1.7 ～ 2.2	
	制造业	病例对照研究	[62-64]
		任何持续时间：0.5 ～ 1.6	
		≥ 5 ～ 20 年：2.3 ～ 2.5	

[a] 在对人类有充分证据的致癌物质中，以下因素不被认为与工作有关：己烯雌酚和（主动）吸烟

环氧乙烷

环氧乙烷是主要被用作一些消费品生产的数种工业化学品的原料，包括乙二醇[65]。不到 1% 被不同的医疗保健机构、香料制造商或灭菌承包商用作灭菌剂、熏蒸剂或杀虫剂[65]。在 21 世纪初，对美国暴露于环氧乙烷的工人人数的大致估计是 48 000 人左右[66]。在 20 世纪 90 年代初的欧盟，相应的估计约为 47 000 名工人[67]。

IARC 用于对环氧乙烷进行分类的数据[48] 主要来自四项职业性队列研究[50-54]。由于乳腺癌的死亡率被高度错误分类，人们必须依赖于发病率，正如上述 4 项队列研究中的 3 项所报道的那样[50-52, 54]。美国国家职业安全与健康研究所对

7500 名女性进行的队列研究[52]，考虑了几个重要的潜在混杂变量，结果显示环氧乙烷暴露与乳腺癌发病率之间存在明显的暴露 – 反应关系，与最低五分位数的累积暴露相比，最高五分位数女性的相对风险为 1.87。美国一项规模较小的研究也显示，来自消毒公司的女性的风险有所增加（标准化发病率比为 1.57 ～ 1.72）[51]。在瑞典的一项研究中，最初没有发现风险增加[50]，但在较长时间的随访后进行的内部分析显示，与暴露率较低的一半相比，暴露率较高的两个四分位数女性的风险明显增加（比率为 2.76 和 3.55）[54]。一些动物研究显示，啮齿动物的乳腺肿瘤风险增加。其他的机制研究表明，与细胞大分子结合后，发生烷基化、基因突变和染色体改变，产生 DNA、RNA 和蛋白质（包括血红蛋白）

加合物；这导致 IARC 工作组将环氧乙烷归类为人类致癌物质（1 类），但其导致乳腺癌和淋巴肿瘤的人类证据有限[48]。

夜班工作

虽然轮班工作的定义对应于几种不同的工作时间表，包括传统的白天工作时间以外的时间[68]，但一般被认为是"……由不同的团队连续组织工作时间，以覆盖超过通常为 8 小时的工作，直到并包括整个 24 小时的时间"[69]。轮班工作扰乱了生物节律，最重要的因素可能是夜间工作时间的比例[70,71]。非日间轮班的工人比例最大的工业部门是住宿和餐饮服务、农业、卫生服务以及运输和通信[72]。据估计，2005 年，因国家而异，欧盟有 9%～30% 的工人从事含有夜间工作的轮班[73]；2004 年，美国的这一比例估计为 15% 左右[74]。

IARC 工作组引用了 8 项研究的数据，这些研究专门用来评估涉及夜间工作的轮班工作与乳腺癌风险之间的关系[49]。其中 6 项研究报告称，与白天工作的女性相比，长时间上夜班或轮班包括夜班的女性的风险略有增加（通常低于 2 倍）。有研究采用了轮班工作的几种定义和不同的设计：在护士中进行了两项前瞻性队列研究[55,56]、三项巢式病例对照研究[59-61] 和一项回顾性病例对照研究[62]。有两项研究显示了阴性结果，一项是基于人口普查的队列研究[57]，具有重要的设计局限性，另一项是最初旨在研究电磁场与乳腺癌之间关系的病例对照研究[63]。这些研究主要包括白人女性和绝经后患有乳腺癌的女性。在一些研究中，并非所有潜在的混杂变量都被考虑在内。对暴露的错误分类可能会使结果偏向于零。IARC 工作组考虑了对飞机工作人员的研究，以支持轮班工作和乳腺癌之间的联系，尽管这些工作人员同时存在可能混淆这种关联的暴露（如宇宙辐射和电磁场）[49]。

自 IARC 评估以来，其他一些研究，包括 5 项队列研究[58,75-78] 和 11 项病例对照研究[64,79-89] 发表了关于轮班工作与乳腺癌风险的关系。法国食品、环境和职业健康与安全局（ANSES）的一个专家工作组在 2016 年对这些研究中的大部分进行了审查。

该工作组认为，这些最新的流行病学研究为夜班工人乳腺癌风险的增加提供了更多的证据；但是，这些证据仍然是有限的，还不能明确地排除可能解释某些观察到的关联的残余混杂因素[90,91]。

最近的 7 项荟萃分析报告了至少一项与夜班工作相关的乳腺癌荟萃风险估计，这些研究基于略有不同的一组研究[92-98]。总的来说，曾经 / 从未暴露于夜班工作的荟萃风险估计值从 0.99（10 项前瞻性研究[98]）到 1.40（9 项高质量研究[93]）不等。这些荟萃分析对夜班工作暴露的其他指标或其他研究特征没有定论。

轮班工作的有害影响的主要理论是，夜间光线可以通过对褪黑素合成和视交叉上核昼夜节律基因功能的影响来扰乱昼夜节律。这种破坏可能通过多种途径增加癌症风险[99]，包括褪黑素可能的抑癌和清除自由基特性的降低，以及昼夜节律基因参与细胞增殖、凋亡、细胞周期控制和 DNA 损伤反应的扰乱[49]。一项嵌套在护士队列中的病例对照研究报告称，尿液中 6- 羟基硫酸褪黑素（褪黑素浓度的生物标志物）与乳腺癌发病率之间呈反比关系[100]；6- 羟基硫酸褪黑素的水平随着尿液收集前 2 周内工作夜班数的增加而下降[101]。然而，另一项针对普通人群的队列研究并没有发现这种关联[102]。在将涉及昼夜节律紊乱的轮班工作归类为可能对人类致癌时，IARC 的结论是，在实验动物中有足够的证据表明光在每天的黑暗期（生物夜）具有致癌性[49]。

显然，还需要对人类进行更多的研究，以彻底了解轮班工作和乳腺癌发病率之间的关系。IARC 召集一个工作小组确定了非日间轮班时间表的几个主要领域，需要以一致的方式加以把握，以提高未来关于轮班工作和癌症研究的有效性[72]，尽管有一些研究已经涉及这些问题，但还需要收集更多的证据[90]。

对人类乳腺的致癌性证据不足的职业环境

另外一些物质已被发现与女性乳腺癌风险的增加有关，但这些研究中的证据权重被认为不足以支持将其归类为人类乳腺的致癌物（见表 24.5）。

表 24.5　证据不充分的与女性乳腺癌有关的致癌物或暴露

致癌物	行业 / 职业	风险比范围	参考文献
X- 和 γ- 射线	诊断放射学	0.9 ～ 5.3（取决于累积暴露量）	[103–112]
	核医学从业者		
	工业放射学从业者		
	核工作人员		
	铀工人		
多氯联苯	电容器制造	0.8 ～ 1.3	[113，114]
氧桥氯甲桥萘	使用过氧桥氯甲桥萘的男性的配偶	0.8 ～ 1.6（无统计学意义）	[115]
	使用氧桥氯甲桥萘的农场工人配偶	3.5 对 于 ER–PR– 肿瘤	[116]
有机溶剂（包括卤化溶剂），其他化学药品	绘画	0.5 ～ 2.4（取决于溶剂类型和累积暴露量）	[108，117–130]
	金属制品制造		
	木材及家具工业		
	印刷出版		
	化学工业		
	纺织服装业		
	电子工		
	洗衣和干洗		
	飞机和汽车工业		
	汽油服务站工人		
	电子工		
	半导体工厂工人		
	电子电容器、电子线圈和变压器制造商		
	印刷机操作员和管理员		
ELF–EMFs	电话和电报机接线员	1.0 ～ 4.6（取决于累积暴露首次接触、年龄和肿瘤激素状况）	[122，131–135]
	电子数据处理操作员		
	缝纫机操作员，纺织工人		
	义齿技师		
	机械师		
多环芳烃	铺路和屋顶（含煤焦油） 木馏油木材维护 铝和阳极生产 制造业 碳电极制造 碳化钙生产 热电站 油炸 交通亭服务员	1.1 ～ 3.0（取决于累积暴露、首次接触年龄和肿瘤激素状况）	[120，128]

续表

致癌物	行业 / 职业	风险比范围	参考文献
	制药工人	0.3 ~ 4.1	[122, 130, 136-138]
几种化学物质	实验室技术人员, 化学员工	1.1 ~ 2.3	[129, 130, 139-141]
农药、农用化学品、溶剂等。	农民和农场工人	0.7 ~ 2.8	[129, 130, 133, 142]
EMF, 溶剂, 颜料, 纺织纤维	从事纺织业和服装业方面的工作	0.5 ~ 4.1	[108, 122, 129, 130, 143]
EMF, 宇宙辐射, 轮班工作	飞行人员	0.8 ~ 3.3	[144-148]
有机溶剂, EMF, 金属焊接烟尘	半导体和计算机制造业	0.7 ~ 1.3	[125, 130, 149]
多环芳烃、EMF、清洁化学品	厨师和厨师	0.7 ~ 1.6	[122, 129, 130, 150]
有机溶剂、胶水等。	美容师和美甲师	0.7 ~ 1.2	[108, 130, 151]

缩写：ELF-EMF：极低频电场和磁场，PAHs：多环芳烃，ER-PR-肿瘤：雌激素受体和孕激素受体阴性肿瘤

电离辐射

尽管所有形式的电离辐射都是公认的致癌物，因为它们会直接导致 DNA 突变（特别是双链 DNA 断裂）和基因组不稳定[18]，但对职业性接触 X 射线或 γ 射线、中子辐射或发射 α 或 β 粒子的放射性核素的研究结果基本上都是阴性的。这些研究的局限性是，所研究的队列很小，她们的暴露量比原子弹幸存者或接受放射治疗的女性的暴露量低得多。

职业性暴露发生在处理放射性材料或在工作中的天然辐射源暴露。飞机上的人员会受到宇宙射线的照射，而宇宙射线是 γ 射线和中子的天然来源，地下矿工基本上受到的是 α 粒子的天然放射性核素的照射。处理放射性材料或机器的工人可能会受到几种类型的辐射：例如，医疗工作者暴露于 X 射线较多，但有些人可能会暴露于发射 α- 或 β- 粒子的放射性核素；工业放射技师接触的是 X 射线；核能或核武器工人基本上暴露于 γ- 射线和 α- 或 β- 粒子[18]。2008 年，联合国原子辐射暴露科学委员会估计，约有 2280 万工人暴露于电离辐射：1300 万人暴露于天然来源的辐射，980 万人暴露于人工来源的辐射；医务工作者被认为约占暴露的工作人员的 2/3[152]。剂量相对较低：每年的职业性暴露有效剂量一直在减少，据估计，在 2000—2002 年，暴露于人工源的职业性有效剂量每年在 0.1 ~ 1.0mSv

之间，而暴露于氡气的职业性有效剂量每年为 2.9mSv[152]。

IARC 工作组评估了现有证据，证明乳腺癌与放射科医生和放射科技术人员的电离辐射（X 射线和 γ 射线）职业暴露之间的关系，指出增加的风险似乎仅限于 20 世纪 40 年代之前暴露的女性和作为认证放射科技术人员工作了 30 年以上的女性[18]。一项针对中国 X 线工作者的研究报告称，1970 年以前开始工作、30 岁以前开始工作的女性和工作时间超过 25 年的女性的风险增加得更多[103]。在同一中国队列中进行的一项小型病例对照研究显示，随着累积剂量的增加，暴露 - 反应关系不显著[153]。在 1940 年和 1930 年之前出生的女性的这种高风险模式也在对美国放射技术人员的研究中[104] 和在随访到 2008 年的同一队列中[154] 得到了证实。事实上，最近的队列研究没有显示出在当前暴露水平下风险增加的证据[24, 105, 155]。最近对医疗辐射工作者的流行病学研究的综述得出结论，在大多数现有研究中，关于职业辐射年平均暴露量、辐射暴露的时间趋势和器官特定剂量的信息不足以评估这些工作者的终身癌症风险。作者强调了开展大规模研究的重要性，即使用个体累积职业辐射剂量估计数来评估剂量 - 反应关系[156]。

现有的关于铀生产和核能工人的队列研究中，

女性工人的数量非常少，因此检测乳腺癌风险增加的能力非常低。对美国一些铀矿或生产场所（主要是粉尘的 α-辐射）中的工人进行的队列研究没有显示暴露工人的乳腺癌发病率或死亡率有所增加，在未暴露的工人中观察到小幅度增加[106, 157]。一项针对法国核能生产工人的队列研究报告显示，因乳腺癌导致的死亡风险略有增加（标准化死亡比为 1.14，90%CI 0.94 ～ 1.37）[107]，而一项对法国铀燃料循环工人的研究显示出更高的风险但其增幅仍不显著（标准化死亡比为 1.53，95%CI 0.94 ～ 2.37）[158]。一项病例对照研究显示，与暴露于电离辐射相关的风险显著增加（OR 5.3，95%CI 2.4 ～ 14.1），但使用的暴露评估方法（基于职业史的专家评估）相当粗糙[108]。

另一项病例对照研究利用自动分配职业史来估计职业暴露；结果显示绝经前女性职业暴露导致人类表皮生长因子受体 2 阳性（HER2+）乳腺癌的风险增加（OR=2.57；95%CI 1.09 ～ 6.03）[159]。加拿大国家剂量登记处的一项分析未显示职业性暴露于电离辐射的女性存在过高的患乳腺癌的风险[160]。随着暴露的逐年减少，风险可能正在降低，需要进行大规模的研究来检测额外的风险。

多氯联苯（PCBs）

多氯联苯是一组 209 种芳烃，由于一些特性（不可燃性、化学稳定性、高沸点和高介电常数）而被广泛使用。尽管它们的生产和使用已在世界范围内被禁止（日期从美国的 20 世纪 70 年代到韩国的 2006 年不等），但在禁止之前生产的众多产品中仍然可以找到它们。因此，工人主要在建筑减排、垃圾焚烧、电子设备和荧光灯的回收期间暴露[47]。多氯联苯被归类为对人类致癌，有足够的证据证明其导致恶性黑色素瘤，而对乳腺癌的证据有限[47]。

关于乳腺癌的现有证据来自针对女性血清和脂肪组织中多氯联苯水平的病例对照研究，但对暴露来源没有确定的说法[47]。职业性数据主要来自少量女性工人电容器制造队列的死亡率研究；这些死亡率研究结果都是阴性的[114, 161]，只有一项研究表明

职业暴露于多氯联苯后有相对较小的乳腺癌发病风险增加[113]。因此，多氯联苯职业性暴露在多大程度上与乳腺癌发病率的增加相关仍存在争议。

氧桥氯甲桥萘

氧桥氯甲桥萘（和氯甲桥萘，代谢成氧桥氯甲桥萘）是一种有机氯农药，由于对其环境影响持久性的担忧，自 20 世纪 70 年代以来已在一些国家被禁止使用[162]。在一些发展中国家[163, 164]和发达国家[165, 166]，氧桥氯甲桥萘在空气、土壤、地下水和食物中仍然可以检测到。氧桥氯甲桥萘被归类为可能对人类致癌的物质，但对乳腺癌的证据有限[162]。

同多氯联苯一样，大多数乳腺癌的证据来自针对血清氧桥氯甲桥萘水平的研究。丹麦的一项前瞻性研究发现，乳腺癌风险与血清中氧桥氯甲桥萘水平升高之间存在显著的剂量-反应关系[167, 168]，而挪威的一项类似研究结果则是阴性的[169]。

在美国农业健康研究中，使用过氧桥氯甲桥萘的男性配偶也与乳腺癌呈正相关，无论她们自己是否直接接触农药[115, 116]。因此，氧桥氯甲桥萘负担和乳腺癌发病率之间似乎存在关联，但鉴于有机氯农药的禁止，职业性暴露对风险增加的重要性可能不会被阐明。

职业性接触激素、抗肿瘤药物或其他药物

到目前为止，有少数药物被列为对接受治疗的女性患者的乳腺有致癌性或可能致癌性。其中，怀孕期间使用的地屈孕酮、仅含有雌激素或雌激素-孕激素组合的口服避孕药或激素替代疗法[13]和地高辛[170]已被 IARC 列为致癌物（1 类致癌物）。然而，除了报告处理抗肿瘤药物[13]的医护人员的染色体畸变外，在《IARC 专著》的相应专题中没有提到这些药物的职业暴露。

在制药和医疗工作者中进行的几项研究报告了抗肿瘤药物[171]的尿液代谢物水平升高的证据，或与接触类固醇有关的影响（如男性的乳腺发育和性欲减退及女性的月经问题）[172]。然而，在 20 多年前，只有少数流行病学研究报告了制药工作者的患癌风

险。丹麦的一项记录链接研究[136]和四项制药工人的队列研究中的两项[173,174]报告了乳腺癌风险升高，幅度为 1.5 ～ 2.9。另一项队列研究报告称，最高暴露组女性的发病率略有增加[137]，而在第四项队列研究中，只评估了死亡率，而且乳腺癌死亡人数很少，无法得出结论[138]。目前还没有足够的数据可以得出结论说明药品的制造或处理是否与乳腺癌的风险增加有关。

其他职业性暴露

　　关于其他职业或职业性暴露的现有证据来自精确程度不同的研究。结合记录或登记处进行的连锁研究通常依赖于职业和 / 或行业名称，而其他设计，如病例对照或队列研究，则通过问卷调查或从工作-暴露模型中收集的特定暴露信息来补充工作名称和行业。在过去的 15 年里，对其他职业暴露在女性乳腺癌中的作用的研究很少。

有机溶剂和芳香烃

　　有证据表明，暴露于几种有机溶剂会增加患乳腺癌的风险，包括卤化溶剂[117-119]和代谢成活性氧的溶剂[120]。需要接触有机溶剂的行业和职业也与乳腺癌风险的增加相关[121,175]：洗衣和干洗职业；在飞机和汽车行业工作，包括加油站的服务人员[122]；电子和半导体工厂的工人[118,123,124]；印刷机操作员和管理员[123]。然而，在一些研究中，其风险非常低[124,125]，甚至不存在，如苯乙烯[126]。乳腺癌的致病因素似乎因肿瘤的激素受体状态而不同。例如，暴露于溶剂似乎会增加具有特定激素受体状态的乳腺肿瘤的风险，如雌激素受体阳性肿瘤[120,175]和一些孕激素受体阴性肿瘤[119,120]；首次接触时年龄较小似乎会增加风险[117,118,120,175]。

　　芳香烃是一大类分子，至少含有一个苯环（即碳原子之间双键和单键交替的六碳结构）。其中一些也被认为是有机溶剂，这些化学物质中最简单的是苯；有一个苯环的芳香烃被称为单环芳烃（MAHs），而有两个或多个融合苯环的芳香烃被称为多环芳烃（PAHs）[176]。多环芳烃来源于有机材料的不完全燃烧，其浓度尤其受到工业和交通相关来源的影响[48,176]。一些 PAHs 对人类有致癌性，而其他一些 PAHs 则被归类为可能或可能对人类致癌。

　　接触苯[128]、MAHs（一组）[120]和 PAHs[129]与约 30% 的乳腺癌发病率增加有关，但并不一致。在绝经前[128]和绝经后女性[120]中均观察到风险增加。多环芳烃暴露的影响似乎受到遗传易感性的影响[178]。芳香胺是芳香烃的一个亚群，通常用作色素，也被发现与乳腺癌风险增加有关，具有明确的暴露-反应关系[179]，且风险模式可能因肿瘤激素受体状态而不同[180]。最后，也有报告称，暴露于可溶性金属加工液的风险很小[181]。

极低频电场和磁场

　　2000 年，一篇文献综述得出结论，职业暴露于极低频电场和磁场（ELF-EMFs）可能与女性乳腺癌相关[182]。然而，在其 2002 年关于非电离辐射的专著中，IARC 提到了男性患乳腺癌的风险可能增加，而没有提及女性乳腺癌。专著还指出，20 世纪 80 年代和 90 年代初对女性的研究存在方法上的局限性，包括缺乏适当的暴露测量，以及可能对那些显示正相关的研究存在发表偏倚[183]。此外，Goodman 及其同事研究了早期 EMF 暴露研究中未受控的潜在混杂因素的影响，结果显示，其可以解释约 1.2 ～ 1.3 的 OR[184]。

　　最近的研究，包括荟萃分析，并没有发现暴露于电磁场会增加女性患乳腺癌的风险[131,185-187]。具体来说，一项基于大规模人群的病例对照研究显示，风险略有增加[132]，而另一项病例对照研究显示，电话和电报操作员的风险增加了 4 倍[133]。另外一些研究表明，在某些亚组的女性中，绝经后乳腺癌的风险有中等程度增加，如 36 岁以前暴露的女性，和孕激素阳性的女性肿瘤患者[134]，并且女性绝经前发现雌激素受体阳性乳腺癌与长时间的高职业性暴露相关[135]。

其他杀虫剂和其他有机氯

　　最近大多数研究结果显示，暴露于杀虫剂[188]或其他有机氯[189]，患乳腺癌的风险不会增加或风险只会小幅增加。然而，一项对暴露于二噁英的化学工人进行的队列研究显示，19 例死亡病例，乳腺癌死亡率［标准化死亡比（SMR）=1.86］增加，但没有明确的暴露 - 反应模式[190]。在最近的一些论文中，风险的增加与某些基因多态性有关，特别是细胞色素 P-450 1A1[191] 和 GSTM1[192]：乳腺癌的风险可能确实存在小幅增加，但只有在某些基因多态性存在的情况下。

具体职业

300 多年前，Bernardino Ramazzini 首次公开提到乳腺癌 "职业性" 风险增加，他报告了修女中乳腺癌发生率增加的情况，并将其归因于独身主义，认为这与无生育能力有关[193]。一些文职和专业职业，如行政人员、教师、图书管理员、记者、检查员等，在不同的环境下，往往在基于常规收集的数据的研究中，与发病或死亡的风险增加相关[129, 130, 133, 150, 194-198]。大多数作者[129, 130, 150, 196, 197, 199]（但不是全部[198]）将这些专业职业的风险增加归因于特殊的生殖和其他生活方式因素，以及与从事这些职业的女性更常见的较高社会经济地位指标有关的残余混杂因素：教育水平高；生孩子少，年龄较晚；更多使用激素替代疗法；和更多饮酒。

也有报告称，从事农业[133, 142]、纺织和服装工人[108, 130, 200]、皮革和毛皮加工者以及玻璃制造工人[133]、护士[61]、牙医[201]、发电厂工人[202]、半导体和计算机制造业[125, 149]、金属加工和汽车塑料制造[203]、橡胶工业工人[179, 200] 以及科学家和实验室工作者[141, 150] 的风险增加。然而，在其他研究中，类似的职业也与无风险相关，例如，农场工人[130, 204-206]、服装工人[143]、玻璃制造商[129]、牙医[201]、美容师和美甲师[151] 等职业。

在北欧国家和美国的一些研究中，航空运输人员，特别是空姐，显示出女性乳腺癌的风险增加[207]。在对潜在的生殖混杂因素进行调整后，尽管有一些阴性结果的研究[146-148, 208, 209]，但少数研究仍显示风险增加[144, 145]。

总之，已经进行了一些高质量的研究，但我们对职业和环境因素如何影响女性乳腺癌风险的理解仍然有限，其中部分原因是研究的不一致，部分原因是只对少数潜在的危险因素进行了调查。在许多关于特定行业或职业的研究中，其他已知与乳腺癌有关的生活方式因素（如饮酒、低生育率和首次足月妊娠年龄较晚）往往没有被考虑在内，因此不能排除混杂因素。在流行病学分析中也很难发现机理相关的细微之处，这是因为评估既往的暴露存在困难，不知道女性可能高度易感的年龄，以及影响可能仅限于对具有特定基因型的女性。

其他不确定的环境暴露

镉和其他重金属在动物研究中具有雌激素活性，被推测为与风险增加有关[210]，但很少有人类数据，其与人类乳腺癌的关系尚不清楚[211]。

自从与交通有关的空气污染暴露评估得到改善和普及以来，已经进行了一些与交通有关的空气污染暴露和乳腺癌相关性的研究。在纽约州的一项病例对照研究中，发现其与车辆交通量的增加有关[212]，而总悬浮颗粒物的较高浓度与苯并 [a] 芘的暴露呈正相关[213, 214]。在 "护士健康研究 II" 中，没有发现乳腺癌的发生与细颗粒物相关，但发现居住在主要道路 50 米范围内的绝经前和绝经后女性的发病率增加[215]。在姐妹队列[216] 中，在雌激素受体阳性和孕激素受体阳性的病例中也发现通过固定地点监测仪测量的二氧化氮（NO_2）暴露风险增加（风险比：1.10；95% CI：1.02 ～ 1.19）。Crouse 及其同事进行的一项基于医院病例的病例对照研究[217] 报道，在蒙特利尔，暴露于交通相关空气污染的绝经后乳腺癌风险增加，使用的是二氧化氮的地面浓度，这是交通相关空气污染的可靠指标。随后，Goldberg 及其同事[218] 在同一城市进行了 2008 年至 2011 年绝经后乳腺癌的基于人群的病例对照研究。他们发现伴随二氧化氮的四分位数范围（IQR = 5.8ppb）增加，乳腺癌风险增加：OR 1.10；95% CI 1.02 ～ 1.19。该研究也是第一个研究乳腺癌与超细颗粒物（空气动力学直径＜ 0.1μm）关联性的研究；然而，在任何模型或子分析中都没有相关性的证据，且 OR 的变化也很小。在 1975—1994 年在加拿大 8 个省进行的另一项基于人口的病例对照研究中，发现绝经前乳腺癌的发生与地面二氧化氮浓度之间存在正相关：对于 10ppb 的浓度，OR 为 1.26 ～ 1.32，95% 的置信区间排除了零值。绝经后乳腺癌的 OR 值较低，约为 1.10[219]。

空气污染物是一种复杂的理化混合物，许多污染物也存在于工作场所。事实上，一些研究表明，乳腺癌的发病率与存在于车辆废气中的化学品（因而也存在于城市空气污染中，如苯、一氧化碳和多环芳烃的职业性暴露）之间有关联[119, 120, 127]。

如果与交通有关的空气污染被证明是一个风险因素，那么大量的病例可能归因于此，因为此暴露在工作和非工作中的人群是无处不在的。

遗传易感性与各种暴露之间的相互作用

遗传和环境因素的联合影响对于研究乳腺癌的病因至关重要，因为它可以识别具有特定基因型的女性，这些女性在暴露于异物后可能具有较高的风险，或者其风险可能因其他暴露而降低[220]。这些研究提供了对其机制的理解，并可以帮助确定可能作用于潜在致癌物的酶或蛋白质[220]。例如，如果在解毒反应中存在无效等位基因（例如不能合成酶），致癌物或致癌代谢物，特别是亲脂性的，可能会集中在多脂肪的乳房组织中。这类研究的一个主要问题是要有足够的统计效能，只有拥有数千名受试者的研究才能产生可靠的结果，下面报告的许多研究可能规模不够。

一些基因 - 环境研究报告称，某些参与异常生物转化的单核苷酸多态性（SNPs）与乳腺癌风险增加相关。许多 P-450 细胞色素的多态性已被确认，并建议进一步研究基因 - 环境的相互作用[221]。在一项德国的研究中[222]，多环芳烃代谢物的尿液浓度与 CYP1A1 和 GSTP1 的某些多态性有关。在病例对照研究[223, 224]和护士健康研究[225]中，发现血浆中存在高浓度的多氯联苯和 CYP1A1 变体者的乳

腺癌相对风险升高，但在另一项病例对照研究中，未发现职业和 CYP1A1*2 多态性之间的关联[226]。暴露于慢速和快速 NAT2 乙酰化剂[227-229]，以及接触芳香族和杂环胺[180]诱发乳腺癌的风险与暴露于烟草或二手烟之间的结果并不一致。有人认为，目前饮酒伴某些谷胱甘肽 S- 转移酶基因型（无效的 GSTM1、GSTT1 和 GSTM3）有升高的乳腺癌风险[230-232]，而且乳腺癌风险与饮酒频率和酒精脱氢酶 II 多态性之间存在反向关联[233]。乳腺癌协会联盟最近发表了对 70 个单核苷酸多态性（通过易感基因位点的遗传精细图谱鉴定）和 11 个乳腺癌危险因素之间的相互作用的分析：结果显示 CFLAR-rs7558475 和当前吸烟之间有明显的相互作用，以及 5q14-rs7707921 和饮酒对雌激素受体阴性肿瘤的影响[234]。

研究显示两个高危等位基因的携带者，即 BRCA1 和 BRCA2，通过微核的形成，显示出对凝集素影响的敏感性增加[235]。p53 是一种参与调节细胞周期和细胞凋亡的蛋白质，在卡罗莱纳乳腺癌研究中，p53 的多态性与暴露于电离辐射的风险增加相关[236]。

总之，一些研究表明，某些遗传变异和暴露于异种生物之间的相互作用会影响乳腺癌的风险，但在得出任何确切的病因学结论之前，这些发现仍需要重复研究验证。

女性乳腺癌归因于职业的比例

截至 2017 年，有四组研究人员发表了对现在或未来归因于职业暴露的乳腺癌负担的估计。第一项研究包括电离辐射和美发师中的染发剂暴露，结论是芬兰 1.7% 的乳腺癌可归因于职业暴露[237]。第二项研究针对轮班工作和飞行人员，估计大不列颠有 4.6% 的女性乳腺癌可归因于职业性暴露[238]。第三项研究结果显示，美国 5.7% 的乳腺癌可归因于轮班工作[239]。最后一项研究预测，至其寿命达到 100 岁，2012 年仍工作的女性乳腺癌患者中的 0.7% 是由 2012 年暴露于电离辐射、环氧乙烷和轮班工

作引起的[240]（见表24.6）。

表24.6 目前或将来可归因于职业暴露的女性乳腺癌的估计比例

人群	职业暴露	归因比率(95% 置信区间)	备注	参考文献
芬兰	电离辐射，染发剂（理发师）	1.7	乳腺癌可归因死亡比例	[237]
英国	轮班工作，飞行人员	4.6（3.3～6.0）	乳腺癌可归因死亡比例	[238]
美国	轮班工作	5.7（0.0～11.9）	乳腺癌可归因死亡比例	[239]
澳大利亚	电离辐射，环氧乙烷，轮班工作	0.7	未来超额部分（FEF）	[240]

男性乳腺癌

流行病学特点

男性乳腺癌是一种非常罕见的疾病，全球发病率为每10万男性中0.1～2例不等。北美和欧洲的发病率较高（估计为0.47/10万[242]），亚洲人群的发病率极低。事实上，女性乳腺癌的发病率是男性的100倍，而男性乳腺癌在全世界所有乳腺癌中的比例不到1%[241]。对男性乳腺癌时间趋势的研究表明，在北美、英国、新加坡，可能还有一些非洲国家，男性乳腺癌的发病率正在增加，类似于女性乳腺癌的时间趋势，尽管规模小得多。相反，在北欧国家和瑞士，其发病率在过去40年里一直保持稳定[243-245]。

一般流行病学和生活方式相关危险因素

男性乳腺癌的病因目前尚不清楚。这可能是由于其罕见性，因此，发表的研究报告也很少。据报道，遗传、激素和环境危险因素都与男性乳腺癌风险相关。乳腺癌的家族史与男性乳腺癌的风险增加相关[27]。特别是，与男性乳腺癌相关的遗传易感性包括BRCA1、BRCA2以及可能的其他基因（CYP17、AR基因、CHEK2）的突变[246]。Klinefelter综合征和其他一些罕见的疾病也与风险增加相关。同样，其与教育、宗教、婚姻状况、与激素失调有关的临床疾病（如不孕不育、睾丸损伤、妇科炎症）和雌激素摄入的关系也存在争议。激素失衡似乎会导致

风险增加[247]。

关于生活方式暴露，少数研究结果显示，饮酒和相关的肝硬化、大量吸烟和肥胖与男性乳腺癌风险的增加相关，但结果并不明确。由于研究数量不足，无法针对暴露于电离辐射或电磁场对男性乳腺癌的影响作出任何结论[247-251]。到目前为止，IARC还没有发现任何专门针对男性乳腺癌的致癌物。

职业性暴露

已从职业性环境之外的1类致癌物中收集了一些对男性乳腺有致癌性的证据，如酒精饮料[249]以及X射线和γ射线[109, 252]。也有一些证据表明其与职业性电离辐射暴露相关[110]，最近对日本原子弹爆炸幸存者数据的分析表明，与女性的风险相比，男性乳腺癌的辐射相关相对风险更高[253]。

不确定的职业性暴露

一些职业性暴露与男性乳腺癌[246, 247, 254]相关，尽管尚未确定。

极低频电磁和电磁场（ELF-EMF）

IARC非电离辐射工作组在其2002年的专著中提到，与ELF-EMF有关的男性乳腺癌风险可能增加。该委员会还指出，可获得的20世纪80年代和90年代初的研究存在方法上的局限性，缺乏适当的暴露测量，以及可能存在阳性结果的发表偏倚[183]。从那时起，关于男性乳腺癌风险的研究很少，只发表了一项荟萃分析。据报道，暴露于0.12微特斯拉以上的ELF-EMF（使用工作 - 暴露模型进行暴

露归因）的男性患乳腺癌的风险略有增加（OR 为 1.31，95%CI 为 0.94 ～ 1.81）；那些间歇性暴露的人显示出暴露 – 反应趋势的迹象，这使作者得出结论，工作日内暴露水平的变化可能与风险增加相关[255]。在一项对 18 个队列和病例对照研究的荟萃分析中，从 7 项使用职业或工作 – 暴露模型来评估暴露的研究中，估计男性乳腺癌的总体风险估计值为 1.32（95% CI 1.10 ～ 1.59）[256]。总之，现有的证据尚不足以就暴露于 ELF-EMF 对男性乳腺癌风险的影响得出确切的结论。

多环芳烃和多氯联苯

少数流行病学研究对多环芳烃暴露和男性乳腺癌之间的关系进行了调查，但没有显示出一致的结果。在一项记录链接研究中，Hansen[257] 报告称，与其他工人相比，可能暴露于燃烧产物（作为 PAHs 的替代物）的工人的风险明显增加；40 岁以前开始暴露的风险尤其高[257]。然而，在意大利的一项病例对照研究中，没有发现男性乳腺癌与职业性 PAHs 暴露之间的关联[258]。最近对电容器工人的两项研究显示，基于很少的病例，男性乳腺癌的死亡率和发病率显示无统计学意义的增加（基于 2 例死亡病例[259]；基于 6 例病例[161]）。

高温

少数综述提到，职业性暴露于高温环境中与男性患乳腺癌的风险增加相关，这可能是由于高温导致的睾丸功能障碍[246, 247]。然而，这些综述纳入的研究较少，有一些方法上的限制。三项小型病例对照研究（52 例、91 例和 71 例）报告说，"从事涉及高温暴露的职业"的男性风险增加[260-262]，而一项较大的研究报告说，在高炉、钢铁厂以及轧制和精加工厂工作（高温暴露较高的职业）的男性乳腺癌风险增加 3 倍[258]。然而，在这些工作场所还发现了其他一些致癌物，不能排除它们潜在的混杂影响。

其他职业

1842 年，Domenico Antonio Rigoni-Stern 报告称，男性牧师中乳腺癌的发生率增加，但他的发现在最近的研究中没有得到证实[248, 263-265]。一项关于接触环氧乙烷（一种与女性乳腺癌有关的致癌物）的男性队列研究没有报告所研究的工人发生乳腺癌的情况[266]。在北欧国家进行的一项大型研究报告称，记者、厨师、管家、印刷工、艺术工作者和建筑看护人员的标准化发病率高于预期[129]；作者强调了这些职业的一个共同特点——它们通常包括轮班工作，这与女性乳腺癌风险的增加有关[49]。据报道，警察[267] 和职业消防员[268, 269] 死于乳腺癌的风险明显增加，但在同一队列中，乳腺癌的发病率没有增加[270]。最近对消防员的研究显示，发病率[269, 271] 或死亡率和发病率都有不明显的增加[271]。一项欧洲病例对照研究发现，可能是由于石油和其他有机溶剂造成风险增加了两倍，特别是在机动车技师和油漆工中。

暴露于烷基酚类化合物也会造成风险增加，烷基酚类化合物是已知的内分泌干扰物（OR 3.8，95% CI 1.5 ～ 9.5）[272]。一项研究报告了 BRCA1/2 突变的携带者与男性卡车司机乳腺癌风险的职业关系[273]。

小结

总之，有合理的证据表明，少数职业暴露与女性乳腺癌风险的增加相关，但尚未有任何职业暴露与男性乳腺癌相关，尽管男性和女性乳腺癌之间的相似性表明潜在的共同致病因素[274]。作为女性中最常见的癌症，乳腺癌是一个重要的全球负担。关于职业或环境暴露在乳腺癌病因和发展中的重要性，目前尚无定论，但只有约 30% 的风险可由已知的风险因素解释[272]，这意味着有必要对职业性暴露和乳腺癌之间的关系进行持续研究。

乳腺癌风险受一些激素因素的影响，因此可能受到内分泌干扰物的影响。这些暴露可能是由环境因素介导的，如生活方式（激素治疗、饮食、饮酒、吸烟）、工作时间（如轮班工作）和各种医疗条件。由于乳腺在发育过程中会经过某些关键时期，特别是在女性中，在乳腺结构敏感的短暂时间内暴露于致癌物可导致不利影响。如果这些毒物改变了循环或组织局部的激素水平，就会导致乳腺肿瘤发病率的增加。其作用通过如下机制发生，如激素的破坏，在发育的关键阶段由烷基化致癌物引起的关键基因的突变，或对激素运输和受体表达模式的影响。

虽然在乳腺发育过程中存在许多关键时期，实验模型中也有大量的潜在毒物在某些条件下可能会起到致癌作用，但没有多少毒物被证明可以在人体起到这种作用。然而，理论上可能发生的事情是否能在现实生活中发生最终取决于人体的观察研究。所涉及的问题，如潜在危险因素之间可能的相互作用，包括在乳腺完全成熟之前的关键暴露，以及乳腺癌本身的巨大多样性，都是非常复杂的，对人类的研究具有挑战性。由于缺乏特定的分子标记和遗传易感性测试，阻碍了对易患职业相关乳腺癌的女性和男性的早期识别，但并不妨碍职业卫生领域众所周知的预防工作的开展：预测潜在的致癌物，然后在工作场所对其进行识别、评估、沟通和控制（消除、替代和减少接触）。

免责声明： 某些作者虽然是国际癌症研究署 / 世界卫生组织的人员，本文中的观点仅由作者本人负责，不一定代表国际癌症研究署 / 世界卫生组织的决定、政策或观点。在撰写本章时，Hashim 博士在国际癌症研究署工作。

参考文献

[1] Bray F, Ferlay J, Soerjomataram I, Siegel RL, Torre LA, Jemal A. Global cancer statistics 2018: GLOBOCAN estimates of incidence and mortality worldwide for 36cancers in 185countries. CA Cancer J Clin. 2018; 68: 394–424.

[2] Jemal A, Ward E, Thun MJ. Recent trends in breast cancer incidence rates by age and tumor characteristics among U.S. women. Breast Cancer Res. 2007; 9: R28.

[3] Ravdin PM, Cronin KA, Howlader N, et al. The decrease in breast-cancer incidence in 2003 in the United States. N Engl J Med. 2007; 356: 1670–4.

[4] Althuis MD, Dozier JM, Anderson WF, Devesa SS, Brinton LA. Global trends in breast cancer incidence and mortality 1973–1997. Int J Epidemiol. 2005; 34: 405–12.

[5] Kelsey JL, Bernstein L. Epidemiology and prevention of breast cancer. Annu Rev Public Health. 1996; 17: 47–67.

[6] Harris JR, Lippman ME, Veronesi U, Willett W. Breast cancer(1). N Engl J Med. 1992; 327: 319–28.

[7] Byrne C, Harris A. Cancer rates and risks. 4th ed. Bethesda: US Department of Health and Human Services, National Institutes of Health; 1996.

[8] Gail MH, Brinton LA, Byar DP, Corle DK, Green SB, Schairer C, Mulvihill JJ. Projecting individualized probabilities of developing breast cancer for white females who are being examined annually. J Natl Cancer Inst. 1989; 81: 1879–86.

[9] Rockhill B, Weinberg CR, Newman B. Population attributable fraction estimation for established breast cancer risk factors: considering the issues of high prevalence and unmodifiability. Am J Epidemiol. 1998; 147: 826–33.

[10] Madigan MP, Ziegler RG, Benichou J, Byrne C, Hoover RN. Proportion of breast cancer cases in the United States explained by well-established risk factors. J Natl Cancer Inst. 1995; 87: 1681–5.

[11] Bruzzi P, Green SB, Byar DP, Brinton LA, Schairer C. Estimating the population attributable risk for multiple risk factors using case-control data. Am J Epidemiol. 1985; 122: 904–14.

[12] Collaborative Group on Hormonal Factors in Breast Cancer. Breast cancer and breastfeeding: collaborative reanalysis of individual data from 47epidemiological studies in 30countries, including 50302women with breast cancer and 96973women without the disease. Lancet. 2002; 360: 187–95.

[13] IARC. Monographs on the evaluation on carcinogenic risks to humans. A review of human carcinogens. Part A: pharmaceuticals, vol. 100. Lyon: International Agency for Research on Cancer; 2011.

[14] World Cancer Research Fund, American Institute for Cancer Research. Food, nutrition, physical activity, and the prevention of cancer: a global perspective. Washington, DC: AICR; 2007.

[15] Ewertz M. Hormone therapy in the menopause and breast cancer risk—a review. Maturitas. 1996; 23: 241–6.

[16] IARC. IARC handbooks of cancer prevention, weight control and physical activity, vol. 6. Lyon: International Agency for Research on Cancer; 2002.

[17] IARC. IARC handbooks of cancer prevention, fruit and vegetables, vol. 8. Lyon: International Agency for Research on Cancer; 2003.

[18] IARC. Monographs on the evaluation on carcinogenic risks to humans. A review of human carcinogens. Part D: radiation, vol.100. Lyon: International Agency for Research on Cancer; 2012.

[19] Hankinson S, Hunter D. Breast cancer. In: Hunter H, Trichopoulos D, Adami HO, editors. Textbook of cancer epidemiology. Oxford: Oxford University Press; 2002.

[20] Ekenga CC, Parks CG, Sandler DP. A prospective study of occupational physical activity and breast cancer risk. Cancer Causes Control. 2015; 26: 1779–89.

[21] Johnsson A, Broberg P, Johnsson A, Tornberg AB, Olsson H. Occupational sedentariness and breast cancer risk. Acta Oncol. 2017; 56: 75–80.

[22] IARC. Monographs on the evaluation on carcinogenic risks to humans. A review of human carcinogens. Part E: personal habits and indoor combustions, vol. 100. Lyon: International Agency for Research on Cancer; 2012.

[23] Boice JD Jr, Monson RR. Breast cancer in women after repeated fluoroscopic examinations of the chest. J Natl Cancer Inst. 1977; 59: 823–32.

[24] Ahn YS, Park RM, Koh DH. Cancer admission and mortality in workers exposed to ionizing radiation in Korea. J Occup Environ Med. 2008; 50: 791–803.

[25] Antoniou AC, Easton DF. Models of genetic susceptibility to breast cancer. Oncogene. 2006; 25: 5898–905.

[26] Goldgar DE, Easton DF, Cannon-Albright LA, Skolnick MH. Systematic population-based assessment of cancer risk in first-degree relatives of cancer probands. J Natl Cancer Inst. 1994; 86: 1600–8.

[27] Slattery ML, Kerber RA. A comprehensive evaluation of family history and breast cancer risk. The Utah population database. JAMA. 1993; 270: 1563–8.

[28] Mavaddat N, Antoniou AC, Easton DF, Garcia-Closas M. Genetic susceptibility to breast cancer. Mol Oncol. 2010; 4: 174–91.

[29] Amundadottir LT, Thorvaldsson S, Gudbjartsson DF, et al. Cancer as a complex phenotype: pattern of cancer distribution within and beyond the nuclear family. PLoS Med. 2004; 1: e65.

[30] Kerber RA, O'Brien E. A cohort study of cancer risk in relation to family histories of cancer in the Utah population database. Cancer. 2005; 103: 1906–15.

[31] Stratton MR, Rahman N. The emerging landscape of breast cancer susceptibility. Nat Genet. 2008; 40: 17–22.

[32] Pharoah PD, Antoniou A, Bobrow M, Zimmern RL, Easton DF, Ponder BA. Polygenic susceptibility to breast cancer and implications for prevention. Nat Genet. 2002; 31: 33–6.

[33] Rahman N, Seal S, Thompson D, et al. PALB2, which encodes a BRCA2-interacting protein, is a breast cancer susceptibility gene. Nat Genet. 2007; 39: 165–7.

[34] Easton DF, Pooley KA, Dunning AM, et al. Genome-wide association study identifies novel breast cancer susceptibility loci. Nature. 2007; 447: 1087–93.

[35] Hunter DJ, Kraft P, Jacobs KB, et al. A genome-wide association study identifies alleles in FGFR2associated with risk of sporadic postmenopausal breast cancer. Nat Genet. 2007; 39: 870–4.

[36] Ahmed S, Thomas G, Ghoussaini M, et al. Newly discovered breast cancer susceptibility loci on 3p24 and 17q23.2. Nat Genet. 2009; 41: 585–90.

[37] Stacey SN, Manolescu A, Sulem P, et al. Common variants on chromosome 5p12confer susceptibility to estrogen receptor–positive breast cancer. Nat Genet. 2008; 40: 703–6.

[38] Thomas G, Jacobs KB, Kraft P, et al. A multistage genome-wide association study in breast cancer identifies two new risk alleles at 1p11.2 and 14q24. 1(RAD51L1). Nat Genet. 2009; 41: 579–84.

[39] Turnbull C, Ahmed S, Morrison J, et al. Genome-wide association study identifies five new breast cancer susceptibility loci. Nat Genet. 2010; 42: 504–7.

[40] Zheng W, Long J, Gao YT, et al. Genome-wide association study identifies a new breast cancer susceptibility locus at 6q25. 1. Nat Genet. 2009; 41: 324–8.

[41] Cox A, Dunning AM, Garcia-Closas M, et al. A common coding variant in CASP8is associated with breast cancer risk. Nat Genet. 2007; 39: 352–8.

[42] Milne RL, Benitez J, Nevanlinna H, et al. Risk of estrogen receptor–positive and –negative breast cancer and single-nucleotide polymorphism 2q35–rs13387042. J Natl Cancer Inst. 2009; 101: 1012–8.

[43] Antoniou AC, Wang X, Fredericksen ZS, et al. A locus on 19p13modifies risk of breast cancer in BRCA1 mutation carriers and is associated with hormone receptor–negative breast cancer in the general population. Nat Genet. 2010; 42: 885–92.

[44] Wacholder S, Hartge P, Prentice R, et al. Performance of common genetic variants in breast-cancer risk models. N Engl J Med. 2010; 362: 986–93.

[45] IARC. Agents classified by the IARC monographs, vol. 1–120. Lyon: International Agency for Research on Cancer. http: //mono-graphs.iarc.fr/ENG/Classification/ClassificationsGroupOrder.pdf. Last update 27Oct 2017.

[46] IARC. Website of the IARC monographs on the evaluation of carcinogenic risks to humans. http: //monographs.iarc.fr/. Accessed 27Oct 2017.

[47] IARC. Monographs on the evaluation on carcinogenic risks to humans. A review of human carcinogens.

Polychlorinated and polybrominated biphenyls, vol. 107. Lyon: International Agency for Research on Cancer; 2015.

[48] IARC. Monographs on the evaluation on carcinogenic risks to humans. A review of human carcinogens. Part F: chemical agents and related occupations, vol. 100. Lyon: International Agency for Research on Cancer; 2012.

[49] IARC. Monographs on the evaluation on carcinogenic risks to humans. Painting, firefighting and shiftwork, vol. 98. Lyon: International Agency for Research on Cancer; 2010.

[50] Hagmar L, Mikoczy Z, Welinder H. Cancer incidence in Swedish sterilant workers exposed to ethylene oxide. Occup Environ Med. 1995; 52: 154–6.

[51] Norman SA, Berlin JA, Soper KA, Middendorf BF, Stolley PD. Cancer incidence in a group of workers potentially exposed to ethylene oxide. Int J Epidemiol. 1995; 24: 276–84.

[52] Steenland K, Whelan E, Deddens J, Stayner L, Ward E. Ethylene oxide and breast cancer incidence in a cohort study of 7576women(United States). Cancer Causes Control. 2003; 14: 531–9.

[53] Coggon D, Harris EC, Poole J, Palmer KT. Mortality of workers exposed to ethylene oxide: extended follow up of a British cohort. Occup Environ Med. 2004; 61: 358–62.

[54] Mikoczy Z, Tinnerberg H, Bjork J, Albin M. Cancer incidence and mortality in Swedish sterilant workers exposed to ethylene oxide: updated cohort study findings 1972–2006. Int J Environ Res Public Health. 2011; 8: 2009–19.

[55] Schernhammer ES, Laden F, Speizer FE, Willett WC, Hunter DJ, Kawachi I, Colditz GA. Rotating night shifts and risk of breast cancer in women participating in the nurses' health study. J Natl Cancer Inst. 2001; 93: 1563–8.

[56] Schernhammer ES, Kroenke CH, Laden F, Hankinson SE. Night work and risk of breast cancer. Epidemiology. 2006; 17: 108–11.

[57] Schwartzbaum J, Ahlbom A, Feychting M. Cohort study of cancer risk among male and female shift workers. Scand J Work Environ Health. 2007; 33: 336–43.

[58] Pronk A, Ji BT, Shu XO, et al. Night-shift work and breast cancer risk in a cohort of Chinese women. Am J Epidemiol. 2010; 171: 953–9.

[59] Tynes T, Hannevik M, Andersen A, Vistnes AI, HaldorsenT. Incidence of breast cancer in Norwegian female radio and tele-graph operators. Cancer Causes Control. 1996; 7: 197–204.

[60] Hansen J. Increased breast cancer risk among women who work predominantly at night. Epidemiology. 2001; 12: 74–7.

[61] Lie JA, Roessink J, Kjaerheim K. Breast cancer and night work among Norwegian nurses. Cancer Causes Control. 2006; 17: 39–44.

[62] Davis S, Mirick DK, Stevens RG. Night shift work, light at night, and risk of breast cancer. J Natl Cancer Inst. 2001; 93: 1557–62.

[63] O'Leary ES, Schoenfeld ER, Stevens RG, et al. Shift work, light at night, and breast cancer on Long Island, New York. Am J Epidemiol. 2006; 164: 358–66.

[64] Pesch B, Harth V, Rabstein S, et al. Night work and breast cancer— results from the German GENICA study. Scand J Work Environ Health. 2010; 36: 134–41.

[65] NTP. "Ethylene oxide" . Report on carcinogens. 14th ed. Research Triangle Park: US Department of Health and Human Services, Public Health Service, National Toxicology Program; 2016. http: // ntp.niehs.nih.gov/go/ roc14/. Last update 3Nov 2016.

[66] Occupational Safety and Health Commission. Regulatory review of the occupational safety and health administration's ethylene oxide standard. Washington, DC: OSHA; 2005.

[67] Kauppinen T, Toikkanen J, Pedersen D, et al. Occupational exposure to carcinogens in the European union. Occup Environ Med. 2000; 57: 10–8.

[68] Grosswald B. The effects of shiftwork on family satisfaction. Families in society. J Contemp Soc Serv. 2004; 85: 413–23.

[69] Costa G, Haus E, Stevens R. Shift work and cancer— considerations on rationale, mechanisms, and epidemiology. Scand J Work Environ Health. 2010; 36: 163–79.

[70] Megdal SP, Kroenke CH, Laden F, Pukkala E, Schernhammer ES. Night work and breast cancer risk: a systematic review and meta–analysis. Eur J Cancer. 2005; 41: 2023–32.

[71] Brainard GC, Sliney D, Hanifin JP, et al. Sensitivity of the human circadian system to short–wavelength(420–nm) light. J Biol Rhythm. 2008; 23: 379–86.

[72] Stevens RG, Hansen J, Costa G, et al. Considerations of circadian impact for defining 'shift work' in cancer studies: IARC working group report. Occup Environ Med. 2011; 68: 154–62.

[73] Parent-Thirion A, Fernandez Macias E, Huntly J, VermeylenG. Fourth European working conditions survey. Luxembourg: Office for Official Publications of the European Communities; 2007.

[74] McMenamin TM. A time to work: recent trends in shift work and flexible schedules. Mon Labor Rev. 2007; 130: 3–15.

[75] Knutsson A, Alfredsson L, Karlsson B, et al. Breast cancer among shift workers: results of the WOLF longitudinal

cohort study. Scand J Work Environ Health. 2013; 39(2): 170–7.

[76] Koppes LL, Geuskens GA, Pronk A, Vermeulen RC, de Vroome EM. Night work and breast cancer risk in a general population prospective cohort study in the Netherlands. Eur J Epidemiol. 2014; 29: 577–84.

[77] Gu F, Han J, Laden F, et al. Total and cause–specific mortality of U.S. nurses working rotating night shifts. Am J Prev Med. 2015; 48: 241–52.

[78] Akerstedt T, Knutsson A, Narusyte J, Svedberg P, Kecklund G, Alexanderson K. Night work and breast cancer in women: a Swedish cohort study. BMJ Open. 2015; 5(4): e008127.

[79] Lie JA, Kjuus H, Zienolddiny S, Haugen A, Stevens RG, Kjaerheim K. Night work and breast cancer risk among Norwegian nurses: assessment by different exposure metrics. Am J Epidemiol. 2011; 173: 1272–9.

[80] Hansen J, Lassen CF. Nested case–control study of night shift work and breast cancer risk among women in the Danish military. Occup Environ Med. 2012; 69: 551–6.

[81] Hansen J, Stevens RG. Case–control study of shift-work and breast cancer risk in Danish nurses: impact of shift systems. Eur J Cancer. 2012; 48: 1722–9.

[82] Menegaux F, Truong T, Anger A, et al. Night work and breast cancer: a population–based case–control study in France(the CECILE study). Int J Cancer. 2013; 132: 924–31.

[83] Rabstein S, Harth V, Pesch B, et al. Night work and breast cancer estrogen receptor statusresults from the German GENICA study. Scand J Work Environ Health. 2013; 39(5): 448–55.

[84] Fritschi L, Erren TC, Glass DC, et al. The association between different night shiftwork factors and breast cancer: a case–control study. Br J Cancer. 2013; 109: 2472–80.

[85] Grundy A, Richardson H, Burstyn I, et al. Increased risk of breast cancer associated with long–term shift work in Canada. Occup Environ Med. 2013; 70: 831–8.

[86] Li W, Ray RM, Thomas DB, et al. Shift work and breast cancer among women textile workers in Shanghai, China. Cancer Causes Control. 2015; 26: 143–50.

[87] Wang P, Ren FM, Lin Y, et al. Night–shift work, sleep duration, daytime napping, and breast cancer risk. Sleep Med. 2015; 16: 462–8.

[88] Papantoniou K, Castano–Vinyals G, Espinosa A, et al. Breast cancer risk and night shift work in a case–control study in a Spanish population. Eur J Epidemiol. 2016; 31: 867–78.

[89] Wegrzyn LR, Tamimi RM, Rosner BA, et al. Rotating night–shift work and the risk of breast cancer in the Nurses'

Health studies. Am J Epidemiol. 2017; 186: 532–40.

[90] ANSES. Opinion of the French Agency for Food, Environmental and Occupational Health & Safety on the "Assessment of the health risks associated with night work". Request No 2011–SA–0088. May 2016. https: //www.anses.fr/fr/system/files/ AP2011SA0088EN. pdf.

[91] ANSES(Agence nationale de sécurité sanitaire de l'alimentation, de l'environnement et du travail). Évaluation des risques sanitaires liés au travail de nuit. Avis de l'Anses et Rapport d'expertise collective. Maisons–Alfort: ANSES; 2016. 408p. https: //www.anses. fr/fr/system/files/ AP2011SA0088Ra.pdf.

[92] Ijaz S, Verbeek J, Seidler A, et al. Night–shift work and breast cancer—a systematic review and meta–analysis. Scand J Work Environ Health. 2013; 39: 431–47.

[93] Jia Y, Lu Y, Wu K, et al. Does night work increase the risk of breast cancer? A systematic review and meta–analysis of epidemiological studies. Cancer Epidemiol. 2013; 37: 197–206.

[94] Kamdar BB, Tergas AI, Mateen FJ, Bhayani NH, Oh J. Night–shift work and risk of breast cancer: a systematic review and meta–analysis. Breast Cancer Res Treat. 2013; 138: 291–301.

[95] Wang F, Yeung KL, Chan WC, et al. A meta–analysis on dose–response relationship between night shift work and the risk of breast cancer. Ann Oncol. 2013; 24: 2724–32.

[96] He C, Anand ST, Ebell MH, Vena JE, Robb SW. Circadian disrupting exposures and breast cancer risk: a meta-analysis. Int Arch Occup Environ Health. 2015; 88: 533–47.

[97] Lin X, Chen W, Wei F, Ying M, Wei W, Xie X. Night–shift work increases morbidity of breast cancer and all–cause mortality: a meta–analysis of 16 prospective cohort studies. Sleep Med. 2015; 16: 1381–7.

[98] Travis RC, Balkwill A, Fensom GK, et al. Night shift work and breast cancer incidence: three prospective studies and meta–analysis of published studies. J Natl Cancer Inst. 2016; 108(12): djw169.

[99] Stevens RG. Light–at–night, circadian disruption and breast cancer: assessment of existing evidence. Int J Epidemiol. 2009; 38: 963–70.

[100] Schernhammer ES, Hankinson SE. Urinary melatonin levels and breast cancer risk. J Natl Cancer Inst. 2005; 97: 1084–7.

[101] Schernhammer ES, Rosner B, Willett WC, Laden F, Colditz GA, Hankinson SE. Epidemiology of urinary melatonin in women and its relation to other hormones and night work. Cancer Epidemiol Biomark Prev. 2004; 13: 936–43.

[102] Travis RC, Allen DS, Fentiman IS, Key TJ. Melatonin and breast cancer: a prospective study. J Natl Cancer Inst. 2004; 96: 475–82.

[103] Wang JX, Zhang LA, Li BX, et al. Cancer incidence and risk estimation among medical x–ray workers in China, 1950–1995. Health Phys. 2002; 82: 455–66.

[104] Doody MM, Freedman DM, Alexander BH, et al. Breast cancer incidence in U.S. radiologic technologists. Cancer. 2006; 106: 2707–15.

[105] Linet MS, Hauptmann M, Freedman DM, et al. Interventional radiography and mortality risks in U.S. radiologic technologists. Pediatr Radiol. 2006; 36(Suppl 2): 113–20.

[106] McGeoghegan D, Binks K. The mortality and cancer morbidity experience of workers at the Springfields uranium production facility, 1946–95. J Radiol Prot. 2000; 20: 111–37.

[107] Telle–Lamberton M, Bergot D, Gagneau M, et al. Cancer mortality among French atomic energy commission workers. Am J Ind Med. 2004; 45: 34–44.

[108] Shaham J, Gurvich R, Goral A, Czerniak A. The risk of breast cancer in relation to health habits and occupational exposures. Am J Ind Med. 2006; 49: 1021–30.

[109] Sont WN, Zielinski JM, Ashmore JP, et al. First analysis of cancer incidence and occupational radiation exposure based on the National Dose Registry of Canada. Am J Epidemiol. 2001; 153: 309–18.

[110] Ashmore JP, Krewski D, Zielinski JM, Jiang H, Semenciw R, Band PR. First analysis of mortality and occupational radiation exposure based on the National Dose Registry of Canada. Am J Epidemiol. 1998; 148: 564–74.

[111] McGeoghegan D, Binks K. The mortality and cancer morbidity experience of workers at the Capenhurst uranium enrichment facility 1946–95. J Radiol Prot. 2000; 20: 381–401.

[112] McGeoghegan D, Gillies M, Riddell AE, Binks K. Mortality and cancer morbidity experience of female workers at the British nuclear fuels sellafield plant, 1946–1998. Am J Ind Med. 2003; 44: 653–63.

[113] Silver SR, Whelan EA, Deddens JA, et al. Occupational exposure to polychlorinated biphenyls and risk of breast cancer. Environ Health Perspect. 2009; 117(2): 276–82.

[114] Ruder AM, Hein MJ, Hopf NB, Waters MA. Mortality among 24, 865workers exposed to polychlorinated biphenyls(PCBs)in three electrical capacitor manufacturing plants: a ten–year update. Int J Hyg Environ Health. 2014; 217: 176–87.

[115] Engel LS, Werder E, Satagopan J, et al. Insecticide use and breast cancer risk among farmers' wives in the Agricultural Health Study. Environ Health Perspect. 2017; 125: 097002.

[116] Louis LM, Lerro CC, Friesen MC, et al. A prospective study of cancer risk among Agricultural Health Study farm spouses associated with personal use of organochlorine insecticides. Environ Health. 2017; 16: 95.

[117] Rennix CP, Quinn MM, Amoroso PJ, Eisen EA, Wegman DH. Risk of breast cancer among enlisted army women occupationally exposed to volatile organic compounds. Am J Ind Med. 2005; 48: 157–67.

[118] Sung TI, Chen PC, Jyuhn–Hsiarn LL, Lin YP, Hsieh GY, Wang JD. Increased standardized incidence ratio of breast cancer in female electronics workers. BMC Public Health. 2007; 7: 102.

[119] Peplonska B, Stewart P, Szeszenia–Dabrowska N, et al. Occupational exposure to organic solvents and breast cancer in women. Occup Environ Med. 2010; 67: 722–9.

[120] Labreche F, Goldberg MS, Valois MF, Nadon L. Postmenopausal breast cancer and occupational exposures. Occup Environ Med. 2010; 67: 263–9.

[121] Hansen J. Breast cancer risk among relatively young women employed in solvent–using industries. Am J Ind Med. 1999; 36: 43–7.

[122] Band PR, Le ND, Fang R, Deschamps M, Gallagher RP, Yang P. Identification of occupational cancer risks in British Columbia. A population–based case–control study of 995incident breast cancer cases by menopausal status, controlling for confounding factors. J Occup Environ Med. 2000; 42: 284–310.

[123] Peplonska B, Stewart P, Szeszenia–Dabrowska N, et al. Occupation and breast cancer risk in Polish women: a population–based case–control study. Am J Ind Med. 2007; 50: 97–111.

[124] Chang YM, Tai CF, Yang SC, et al. A cohort mortality study of workers exposed to chlorinated organic solvents in Taiwan. Ann Epidemiol. 2003; 13: 652–60.

[125] McElvenny DM, Darnton AJ, Hodgson JT, Clarke SD, Elliott RC, Osman J. Investigation of cancer incidence and mortality at a Scottish semiconductor manufacturing facility. Occup Med(Lond). 2003; 53: 419–30.

[126] Boffetta P, Adami HO, Cole P, Trichopoulos D, Mandel JS. Epidemiologic studies of styrene and cancer: a review of the literature. J Occup Environ Med. 2009; 51: 1275–87.

[127] Costantini AS, Gorini G, Consonni D, Miligi L, Giovannetti L, Quinn M. Exposure to benzene and risk of breast cancer among shoe factory workers in Italy. Tumori. 2009; 95: 8–12.

[128] Petralia SA, Vena JE, Freudenheim JL, et al. Risk

of premenopausal breast cancer in association with occupational exposure to polycyclic aromatic hydrocarbons and benzene. Scand J Work Environ Health. 1999; 25: 215–21.

[129] Pukkala E, Martinsen JI, Lynge E, et al. Occupation and cancer— follow–up of 15million people in five Nordic countries. Acta Oncol. 2009; 48: 646–790.

[130] Villeneuve S, Fevotte J, Anger A, et al. Breast cancer risk by occupation and industry: analysis of the CECILE study, a population–based case–control study in France. Am J Ind Med. 2011; 54: 499–509.

[131] Forssen UM, Rutqvist LE, Ahlbom A, Feychting M. Occupational magnetic fields and female breast cancer: a case–control study using Swedish population registers and new exposure data. Am J Epidemiol. 2005; 161: 250–9.

[132] McElroy JA, Egan KM, Titus–Ernstoff L, et al. Occupational exposure to electromagnetic field and breast cancer risk in a large, population–based, case–control study in the United States. J Occup Environ Med. 2007; 49: 266–74.

[133] Gardner KM, Ou SX, Jin F, et al. Occupations and breast cancer risk among Chinese women in urban Shanghai. Am J Ind Med. 2002; 42: 296–308.

[134] Labreche F, Goldberg MS, Valois MF, et al. Occupational exposures to extremely low frequency magnetic fields and postmenopausal breast cancer. Am J Ind Med. 2003; 44: 643–52.

[135] Van Wijngaarden E, Nylander–French LA, Millikan RC, Savitz DA, Loomis D. Population–based case–control study of occupational exposure to electromagnetic fields and breast cancer. Ann Epidemiol. 2001; 11: 297–303.

[136] Hansen J, Olsen JH, Larsen AI. Cancer morbidity among employees in a Danish pharmaceutical plant. Int J Epidemiol. 1994; 23: 891–8.

[137] Edling C, Friis L, Mikoczy Z, Hagmar L, Lindfors P. Cancer incidence among pharmaceutical workers. Scand J Work Environ Health. 1995; 21: 116–23.

[138] Harrington JM, Goldblatt P. Census based mortality study of pharmaceutical industry workers. Br J Ind Med. 1986; 43: 206–11.

[139] Hansen J, Olsen JH. Cancer morbidity among Danish female pharmacy technicians. Scand J Work Environ Health. 1994; 20: 22–6.

[140] Shaham J, Gurvich R, Kneshet Y. Cancer incidence among laboratory workers in biomedical research and routine laboratories in Israel: part II–nested case–control study. Am J Ind Med. 2003; 44: 611–26.

[141] Gustavsson P, Andersson T, Gustavsson A, Reuterwall C. Cancer incidence in female laboratory employees: extended follow–up of a Swedish cohort study. Occup Environ Med. 2017; 74: 823–6.

[142] Brophy JT, Keith MM, Gorey KM, et al. Occupation and breast cancer: a Canadian case–control study. Ann N Y Acad Sci. 2006; 1076: 765–77.

[143] Pinkerton LE, Hein MJ, Stayner LT. Mortality among a cohort of garment workers exposed to formaldehyde: an update. Occup Environ Med. 2004; 61(3): 193–200.

[144] Rafnsson V, Sulem P, Tulinius H, Hrafnkelsson J. Breast cancer risk in airline cabin attendants: a nested case–control study in Iceland. Occup Environ Med. 2003; 60: 807–9.

[145] Linnersjo A, Hammar N, Dammstrom BG, Johansson M, Eliasch H. Cancer incidence in airline cabin crew: experience from Sweden. Occup Environ Med. 2003; 60: 810–4.

[146] Haldorsen T, Reitan JB, Tveten U. Cancer incidence among Norwegian airline cabin attendants. Int J Epidemiol. 2001; 30: 825–30.

[147] Zeeb H, Blettner M, Langner I, et al. Mortality from cancer and other causes among airline cabin attendants in Europe: a collaborative cohort study in eight countries. Am J Epidemiol. 2003; 158: 35–46.

[148] Kojo K, Pukkala E, Auvinen A. Breast cancer risk among Finnish cabin attendants: a nested case–control study. Occup Environ Med. 2005; 62: 488–93.

[149] Clapp RW, Hoffman K. Cancer mortality in IBM Endicott plant workers, 1969–2001: an update on a NY production plant. Environ Health. 2008; 7: 13.

[150] MacArthur AC, Le ND, Abanto ZU, Gallagher RP. Occupational female breast and reproductive cancer mortality in British Columbia, Canada, 1950–94. Occup Med(Lond). 2007; 57: 246–53.

[151] Quach T, Doan–Billing PA, Layefsky M, et al. Cancer incidence in female cosmetologists and manicurists in California, 1988–2005. Am J Epidemiol. 2010; 172: 691–9.

[152] United Nations Scientific Committee on the Effects of Atomic Radiation. Sources and effects of ionizing radiation. UNSCEAR 2008 report to the general assembly with scientific annexes, vol.1 New York: United Nations; 2010.

[153] Wang F–R, Fang Q–Q, Tang W–M, et al. Nested case–control study of occupational radiation exposure and breast and esophagus cancer risk among medical diagnostic X Ray Workers in Jiangsu of China. Asian Pac J Cancer Prev. 2015; 16: 4699–704.

[154] Preston DL, Kitahara CM, Freedman DM, et al. Breast cancer risk and protracted low–to–moderate dose

occupational radiation exposure in the US Radiologic Technologists Cohort, 1983–2008. Br J Cancer. 2016; 115: 1105–12.

[155] Yoshinaga S, Mabuchi K, Sigurdson AJ, Doody MM, Ron E. Cancer risks among radiologists and radiologic technologists: review of epidemiologic studies. Radiology. 2004; 233: 313–21.

[156] Linet MS, Kim KP, Miller DL, Kleinerman RA, Simon SL, Berrington de Gonzalez A. Historical review of occupational exposures and cancer risks in medical radiation workers. Radiat Res. 2010; 174: 793–808.

[157] Boice JD Jr, Cohen SS, Mumma MT, Chadda B, Blot WJ. A cohort study of uranium millers and miners of Grants, New Mexico, 1979–2005. J Radiol Prot. 2008; 28(3): 303–25.

[158] Samson E, Piot I, Zhivin S, et al. Cancer and non–cancer mortality among French uranium cycle workers: the TRACY cohort. BMJ Open. 2016; 6(4): e010316.

[159] Buitenhuis W, Fritschi L, Thomson A, Glass D, Heyworth J, Peters S. Occupational exposure to ionizing radiation and risk of breast cancer in Western Australia. J Occup Environ Med. 2013; 55: 1431–5.

[160] Sont WN, Zielinski JM, Ashmore JP, et al. Sont et al. Respond to "studies of workers exposed to low doses of radiation". Am J Epidemiol. 2001; 153: 323–4.

[161] Ruder AM, Hein MJ, Hopf NB, Waters MA. Cancer incidence among capacitor manufacturing workers exposed to polychlorinated biphenyls. Am J Ind Med. 2017; 60: 198–207.

[162] Guyton KZ, Loomis D, Grosse Y, et al. Carcinogenicity of pentachlorophenol and some related compounds. Lancet Oncol. 2016; 17: 1637–8.

[163] Han Y, Mo R, Yuan X, et al. Pesticide residues in nut–planted soils of China and their relationship between nut/soil. Chemosphere. 2017; 180: 42–7.

[164] Gevao B, Porcelli M, Rajagopalan S, et al. Spatial and temporal variations in the atmospheric concentrations of "Stockholm Convention" organochlorine pesticides in Kuwait. Sci Total Environ. 2018; 622–623: 1621–9. pii: S0048–9697(17)32737–7.

[165] Dang VD, Kroll KJ, Supowit SD, Halden RU, Denslow ND. Tissue distribution of organochlorine pesticides in largemouth bass(Micropterus salmoides)from laboratory exposure and a contaminated lake. Environ Pollut. 2016; 216: 877–8.

[166] Campillo JA, Fernandez B, Garcia V, Benedicto J, Leon VM. Levels and temporal trends of organochlorine contaminants in mussels from Spanish Mediterranean waters. Chemosphere. 2017; 182: 584–94.

[167] Høyer AP, Grandjean P, Jørgensen T, Brock JW, Hartvig HB. Organochlorine exposure and risk of breast cancer. Lancet. 1998; 352: 1816–20.

[168] Gammon MD, Wolff MS, Neugut AI, et al. Environmental toxins and breast cancer on Long Island. II. Organochlorine compound levels in blood. Cancer Epidemiol Biomarkers Prev. 2002; 11: 686–97.

[169] Ward EM, Schulte P, Grajewski B, et al. Serum organochlorine levels and breast cancer: a nested case–control study of Norwegian women. Cancer Epidemiol Biomarkers Prev. 2000; 9: 1357–67.

[170] IARC. Monographs on the evaluation on carcinogenic risks to humans. Some drugs and herbal products, vol. 108. Lyon: International Agency for Research on Cancer; 2016.

[171] Connor TH, McDiarmid MA. Preventing occupational exposures to antineoplastic drugs in health care settings. CA Cancer J Clin. 2006; 56: 354–65.

[172] Heron RJ, Pickering FC. Health effects of exposure to Active Pharmaceutical Ingredients(APIs). Occup Med(Lond). 2003; 53: 357–62.

[173] Thomas TL, Decoufle P. Mortality among workers employed in the pharmaceutical industry: a preliminary investigation. J Occup Med. 1979; 21: 619–23.

[174] Baker CC, Russell RA, Roder DM, Esterman AJ. A nine year retrospective mortality study of workers in a British pharmaceutical company. J Soc Occup Med. 1986; 36: 95–8.

[175] Ekenga CC, Parks CG, D'Aloisio AA, Deroo LA, Sandler DP. Breast cancer risk after occupational solvent exposure: the influence of timing and setting. Cancer Res. 2014; 74(11): 3076–83.

[176] IARC. Monographs on the evaluation on carcinogenic risks to humans. Some non–heterocyclic polycyclic aromatic hydrocarbons and some related exposures, vol. 92. Lyon: International Agency for Research on Cancer; 2010.

[177] Rai R, Glass DC, Heyworth JS, Saunders C, Fritschi L. Occupational exposures to engine exhausts and other PAHs and breast cancer risk: a population–based case–control study. Am J Ind Med. 2016; 59: 437–44.

[178] Jeffy BD, Chirnomas RB, Romagnolo DF. Epigenetics of breast cancer: polycyclic aromatic hydrocarbons as risk factors. Environ Mol Mutagen. 2002; 39: 235–44.

[179] de Vocht F, Sobala W, Wilczynska U, Kromhout H, Szeszenia–Dabrowska N, Peplonska B. Cancer mortality and occupational exposure to aromatic amines and inhalable aerosols in rubber tire manufacturing in Poland. Cancer Epidemiol. 2009; 33: 94–102.

[180] Rabstein S, Bruning T, Harth V, et al. N–acetyltransferase 2, exposure to aromatic and heterocyclic amines, and receptor–defined breast cancer. Eur J Cancer Prev. 2010; 19: 100–9.

[181] Thompson D, Kriebel D, Quinn MM, Wegman DH, Eisen EA. Occupational exposure to metalworking fluids and risk of breast cancer among female autoworkers. Am J Ind Med. 2005; 47: 153–60.

[182] Caplan LS, Schoenfeld ER, O'Leary ES, Leske MC. Breast cancer and electromagnetic fields—a review. Ann Epidemiol. 2000; 10: 31–44.

[183] IARC. Monographs on the evaluation on carcinogenic risks to humans. Non–ionizing radiation. Part 1: static and extremely low–frequency(ELF)electric and magnetic fields, vol. 80. Lyon: International Agency for Research on Cancer; 2002.

[184] Goodman M, Kelsh M, Ebi K, Iannuzzi J, Langholz B. Evaluation of potential confounders in planning a study of occupational magnetic field exposure and female breast cancer. Epidemiology. 2002; 13: 50–8.

[185] Ahlbom IC, Cardis E, Green A, Linet M, Savitz D, Swerdlow A. Review of the epidemiologic literature on EMF and Health. Environ Health Perspect. 2001; 109(Suppl 6): 911–33.

[186] Johansen C. Electromagnetic fields and health effects-epidemiologic studies of cancer, diseases of the central nervous system and arrhythmia–related heart disease. Scand J Work Environ Health. 2004; 30(Suppl 1): 1–30.

[187] Feychting M, Forssen U. Electromagnetic fields and female breast cancer. Cancer Causes Control. 2006; 17: 553–8.

[188] Engel LS, Hill DA, Hoppin JA, et al. Pesticide use and breast cancer risk among farmers' wives in the agricultural health study. Am J Epidemiol. 2005; 161: 121–35.

[189] Salehi F, Turner MC, Phillips KP, Wigle DT, Krewski D, Aronson KJ. Review of the etiology of breast cancer with special attention to organochlorines as potential endocrine disruptors. J Toxicol Environ Health B Crit Rev. 2008; 11: 276–300.

[190] Manuwald U, Velasco GM, Berger J, Manz A, Baur X. Mortality study of chemical workers exposed to dioxins: follow–up 23 years after chemical plant closure. Occup Environ Med. 2012; 69: 636–42.

[191] Brody JG, Moysich KB, Humblet O, Attfield KR, Beehler GP, Rudel RA. Environmental pollutants and breast cancer: epidemiologic studies. Cancer. 2007; 109(Suppl 12): 2667–711.

[192] McCready D, Aronson KJ, Chu W, Fan W, Vesprini D, Narod SA. Breast tissue organochlorine levels and metabolic genotypes in relation to breast cancer risk Canada. Cancer Causes Control. 2004; 15: 399–418.

[193] Franco G. Bernardino Ramazzini and women workers' health in the second half of the XVIIth century. J Public Health(Oxf). 2012; 34: 305–8.

[194] Goldberg MS, Labreche F. Occupational risk factors for female breast cancer: a review. Occup Environ Med. 1996; 53: 145–56.

[195] Carpenter L, Roman E. Cancer and occupation in women: identifying associations using routinely collected national data. Environ Health Perspect. 1999; 107(Suppl 2): 299–303.

[196] Bernstein L, Allen M, Anton–Culver H, et al. High breast cancer incidence rates among California teachers: results from the California teachers study(United States). Cancer Causes Control. 2002; 13: 625–35.

[197] Teitelbaum SL, Britton JA, Gammon MD, et al. Occupation and breast cancer in women 20–44 years of age(United States). Cancer Causes Control. 2003; 14: 627–37.

[198] Kullberg C, Selander J, Albin M, Borgquist S, Manjer J, Gustavsson P. Female whitecollar workers remain at higher risk of breast cancer after adjustments for individual risk factors related to repro–duction and lifestyle. Occup Environ Med. 2017; 74(9): 652–8.

[199] Larsen SB, Olsen A, Lynch J, et al. Socioeconomic position and lifestyle in relation to breast cancer incidence among postmenopausal women: a prospective cohort study, Denmark, 1993–2006. Cancer Epidemiol. 2011; 35: 438–41.

[200] Oddone E, Edefonti V, Scaburri A, Vai T, Crosignani P, Imbriani M. Female breast cancer in Lombardy, Italy(2002–2009): a case–control study on occupational risks. Am J Ind Med. 2013; 56(9): 1051–62.

[201] Simning A, Van WE. Literature review of cancer mortality and incidence among dentists. Occup Environ Med. 2007; 64: 432–8.

[202] Nichols L, Sorahan T. Mortality ofUK electricity generation and transmission workers, 1973–2002. Occup Med(Lond). 2005; 55: 541–8.

[203] Brophy JT, Keith MM, Watterson A, et al. Breast cancer risk in relation to occupations with exposure to carcinogens and endocrine disruptors: a Canadian case-control study. Environ Health. 2012; 11: 87.

[204] Colt JS, Stallones L, Cameron LL, Dosemeci M, Zahm SH. Proportionate mortality among US migrant and seasonal farm–workers in twenty–four states. Am J Ind Med. 2001; 40: 604–11.

[205] Nanni O, Ravaioli A, Bucchi L, et al. Relative and

absolute cancer mortality of women in agriculture in Northern Italy. Eur J Cancer Prev. 2005; 14: 337–444.

[206] Mills PK, Shah P. Cancer incidence in California farm workers, 1988–2010. Am J Ind Med. 2014; 57(7): 737–47.

[207] Whelan EA. Cancer incidence in airline cabin crew. Occup Environ Med. 2003; 60: 805–6.

[208] Schubauer–Berigan MK, Anderson JL, Hein MJ, Little MP, Sigurdson AJ, Pinkerton LE. Breast cancer incidence in a cohort of U.S. flight attendants. Am J Ind Med. 2015; 58: 252–66.

[209] Pinkerton LE, Hein MJ, Anderson JL, Little MP, Sigurdson AJ, Schubauer–Berigan MK. Breast cancer incidence among female flight attendants: exposure–response analyses. Scand J Work Environ Health. 2016; 42: 538–46.

[210] Coyle YM. The effect of environment on breast cancer risk. Breast Cancer Res Treat. 2004; 84: 273–88.

[211] Jablonska E, Socha K, Reszka E, et al. Cadmium, arsenic, selenium and iron–implications for tumor progression in breast cancer. Environ Toxicol Pharmacol. 2017; 53: 151–7.

[212] Lewis–Michl EL, Melius JM, Kallenbach LR, et al. Breast cancer risk and residence near industry or traffic in Nassau and Suffolk Counties, Long Island, New York. Arch Environ Health. 1996; 51: 255–65.

[213] Bonner MR, Han D, Nie J, et al. Breast cancer risk and exposure in early life to polycyclic aromatic hydrocarbons using total suspended particulates as a proxy measure. Cancer Epidemiol Biomarkers Prev. 2005; 14: 53–60.

[214] Nie J, Beyea J, Bonner MR, et al. Exposure to traffic emissions throughout life and risk of breast cancer: the Western New York Exposures and Breast Cancer(WEB) study. Cancer Causes Control. 2007; 18: 947–55.

[215] Hart JE, Bertrand KA, DuPre N, et al. Long–term particulate matter exposures during adulthood and risk of breast cancer incidence in the Nurses' Health Study II Prospective Cohort. Cancer Epidemiol Biomarkers Prev. 2016; 25: 1274–6.

[216] Reding KW, Young MT, Szpiro AA, et al. Breast cancer risk in relation to ambient air pollution exposure at residences in the sister study cohort. Cancer Epidemiol Biomarkers Prev. 2015; 24: 1907–9.

[217] Crouse DL, Goldberg MS, Ross NA, Chen H, Labreche F. Postmenopausal breast cancer is associated with exposure to traffic–related air pollution in Montreal, Canada: a case–control study. Environ Health Perspect. 2010; 118: 1578–83.

[218] Goldberg MS, Labrèche F, Weichenthal S, et al. The association between the incidence of postmenopausal breast cancer and concentrations at street–level of nitrogen dioxide and ultrafine par–ticles. Environ Res. 2017; 158: 7–15.

[219] Hystad P, Villeneuve PJ, Goldberg MS, Crouse DL, Johnson K. Exposure to traffic–related air pollution and the risk of developing breast cancer among women in eight Canadian provinces: a case–control study. Environ Int. 2015; 74: 240–8.

[220] Rothman N, Wacholder S, Caporaso NE, Garcia–Closas M, Buetow K, Fraumeni JF Jr. The use of common genetic polymorphisms to enhance the epidemiologic study of environmental car–cinogens. Biochim Biophys Acta. 2001; 1471: C1–10.

[221] Masson LF, Sharp L, Cotton SC, Little J. Cytochrome P–450 1A1gene polymorphisms and risk of breast cancer: a HuGE review. Am J Epidemiol. 2005; 161: 901–15.

[222] Rihs HP, Pesch B, Kappler M, et al. Occupational exposure to polycyclic aromatic hydrocarbons in German industries: association between exogenous exposure and urinary metabolites and its modulation by enzyme polymorphisms. Toxicol Lett. 2005; 157: 241–55.

[223] Zhang Y, Wise JP, Holford TR, et al. Serum polychlorinated biphenyls, cytochrome P–450 1A1 polymorphisms, and risk of breast cancer in Connecticut women. Am J Epidemiol. 2004; 160: 1177–83.

[224] Moysich KB, Shields PG, Freudenheim JL, et al. Polychlorinated biphenyls, cytochrome P4501A1polymorphism, and postmenopausal breast cancer risk. Cancer Epidemiol Biomarkers Prev. 1999; 8: 41–4.

[225] Laden F, Ishibe N, Hankinson SE, et al. Polychlorinated biphenyls, cytochrome P450 1A1, and breast cancer risk in the nurses' health study. Cancer Epidemiol Biomarkers Prev. 2002; 11: 1560–5.

[226] Surekha D, Sailaja K, Rao DN, Padma T, Raghunadharao D, Vishnupriya S. Association of CYP1A1*2 polymorphisms with breast cancer risk: a case control study. Indian J Med Sci. 2009; 63: 13–20.

[227] Chang–Claude J, Kropp S, Jager B, Bartsch H, Risch A. Differential effect of NAT2 on the association between active and passive smoke exposure and breast cancer risk. Cancer Epidemiol Biomarkers Prev. 2002; 11: 698–704.

[228] Terry PD, Goodman M. Is the association between cigarette smoking and breast cancer modified by genotype? A review of epidemiologic studies and meta–

analysis. Cancer Epidemiol Biomarkers Prev. 2006; 15: 602–11.

[229] Conlon MS, Johnson KC, Bewick MA, Lafrenie RM, Donner A. Smoking(active and passive), N-acetyltransferase 2, and risk of breast cancer. Cancer Epidemiol. 2010; 34: 142–9.

[230] Mitrunen K, Jourenkova N, Kataja V, et al. Glutathione S-transferase M1, M3, P1, and T1genetic polymorphisms and susceptibility to breast cancer. Cancer Epidemiol Biomarkers Prev. 2001; 10: 229–36.

[231] Park SK, Yoo KY, Lee SJ, et al. Alcohol consumption, glutathione S-transferase M1 and T1 genetic polymorphisms and breast cancer risk. Pharmacogenetics. 2000; 10: 301–9.

[232] Helzlsouer KJ, Selmin O, Huang HY, et al. Association between glutathione S-transferase M1, P1, and T1 genetic polymorphisms and development of breast cancer. J Natl Cancer Inst. 1998; 90: 512–8.

[233] Sturmer T, Wang-Gohrke S, Arndt V, et al. Interaction between alcohol dehydrogenase II gene, alcohol consumption, and risk for breast cancer. Br J Cancer. 2002; 87: 519–23.

[234] Barrdahl M, Rudolph A, Hopper JL, et al. Gene-environment interactions involving functional variants: results from the breast Cancer Association Consortium. Int J Cancer. 2017; 141: 1830–40.

[235] Iarmarcovai G, Bonassi S, Botta A, Baan RA, Orsiere T. Genetic polymorphisms and micronucleus formation: a review of the literature. Mutat Res. 2008; 658: 215–33.

[236] Furberg H, Millikan RC, Geradts J, et al. Environmental factors in relation to breast cancer characterized by p53protein expression. Cancer Epidemiol Biomarkers Prev. 2002; 11: 829–35.

[237] Nurminen M, Karjalainen A. Epidemiologic estimate of the proportion of fatalities related to occupational factors in Finland. Scand J Work Environ Health. 2001; 27: 161–213.

[238] Slack R, Young C, Rushton L. Occupational cancer in Britain—female cancers: breast, cervix and ovary. Br J Cancer. 2012; 107(Suppl 1): S27–32.

[239] Purdue MP, Hutchings SJ, Rushton L, Silverman DT. The proportion of cancer attributable to occupational exposures. Ann Epidemiol. 2015; 25: 188–92.

[240] Carey RN, Hutchings SJ, Rushton L, et al. The future excess fraction of occupational cancer among those exposed to carcinogens at work in Australia in 2012. Cancer Epidemiol. 2017; 47: 1–6.

[241] Forman D, Bray F, Brewster DH, et al., editors. Cancer incidence in five continents, vol. X. IARC Scientific Publication No. 164. Lyon: International Agency for Research on Cancer; 2014. http: // ci5.iarc.fr/CI5I-X/Default.aspx. Accessed 31July 2017.

[242] Gatta G, van der Zwan JM, Casali PG, et al. Rare cancers are not so rare: the rare cancer burden in Europe. Eur J Cancer. 2011; 47: 2493–511.

[243] Stang A, Thomssen C. Decline in breast cancer incidence in the United States: what about male breast cancer? Breast Cancer Res Treat. 2008; 112: 595–6.

[244] Contractor KB, Kaur K, Rodrigues GS, Kulkarni DM, Singhal H. Male breast cancer: is the scenario changing. World J Surg Oncol. 2008; 6: 58.

[245] Miao H, Verkooijen H, Chia KS, et al. Incidence and outcome of male breast cancer: an international population-based study. J Clin Oncol. 2011; 29: 4381–6.

[246] Weiss JR, Moysich KB, Swede H. Epidemiology of male breast cancer. Cancer Epidemiol Biomarkers Prev. 2005; 14: 20–6.

[247] Ottini L, Palli D, Rizzo S, Federico M, Bazan V, Russo A. Male breast cancer. Crit Rev Oncol Hematol. 2010; 73: 141–55.

[248] Ewertz M, Holmberg L, Tretli S, Pedersen BV, Kristensen A. Risk factors for male breast cancer—a case-control study from Scandinavia. Acta Oncol. 2001; 40: 467–71.

[249] Guenel P, Cyr D, Sabroe S, et al. Alcohol drinking may increase risk of breast cancer in men: a European population-based case-control study. Cancer Causes Control. 2004; 15: 571–80.

[250] Lynge E, Afonso N, Kaerlev L, et al. European multi-centre case-control study on risk factors for rare cancers of unknown aetiology. Eur J Cancer. 2005; 41: 601–12.

[251] Fentiman IS, Fourquet A, Hortobagyi GN. Male breast cancer. Lancet. 2006; 367: 595–604.

[252] Thomas DB, Rosenblatt K, Jimenez LM, et al. Ionizing radiation and breast cancer in men(United States). Cancer Causes Control. 1994; 5: 9–14.

[253] Little MP, McElvenny DM. Male breast cancer incidence and mortality risk in the Japanese atomic bomb survivors—differences in excess relative and absolute risk from female breast cancer. Environ Health Perspect. 2017; 125: 223–9.

[254] Charbotel B, Fervers B, Droz JP. Occupational exposures in rare cancers: a critical review of the literature. Crit Rev Oncol Hematol. 2014; 90: 99–134.

[255] Pollan M, Gustavsson P, Floderus B. Breast cancer, occupation, and exposure to electromagnetic fields among Swedish men. Am J Ind Med. 2001; 39: 276–85.

[256] Sun JW, Li XR, Gao HY, et al. Electromagnetic field

exposure and male breast cancer risk: a meta-analysis of 18studies. Asian Pac J Cancer Prev. 2013; 14: 523–8.

[257] Hansen J. Elevated risk for male breast cancer after occupational exposure to gasoline and vehicular combustion products. Am J Ind Med. 2000; 37: 349–52.

[258] Cocco P, Figgs L, Dosemeci M, Hayes R, Linet MS, Hsing AW. Case-control study of occupational exposures and male breast cancer. Occup Environ Med. 1998; 55: 599–604.

[259] Kimbrough RD, Krouskas CA, Xu W, Shields PG. Mortality among capacitor workers exposed to polychlorinated biphenyls(PCBs), a long-term update. Int Arch Occup Environ Health. 2015; 88: 85–101.

[260] Mabuchi K, Bross DS, Kessler II. Risk factors for male breast cancer. J Natl Cancer Inst. 1985; 74: 371–5.

[261] Lenfant-Pejovic MH, Mlika-Cabanne N, Bouchardy C, Auquier A. Risk factors for male breast cancer: a Franco-Swiss case-control study. Int J Cancer. 1990; 45: 661–5.

[262] Rosenbaum PF, Vena JE, Zielezny MA, Michalek AM. Occupational exposures associated with male breast cancer. Am J Epidemiol. 1994; 139: 30–6.

[263] Kaplan SD. Retrospective cohort mortality study of Roman Catholic priests. Prev Med. 1988; 17: 335–43.

[264] Rigoni S. Statistical facts about cancers on which Doctor Rigoni-Stern based his contribution to the Surgeons' Subgroup of the IV Congress of the Italian Scientists on 23September 1842.(transla-tion). Stat Med. 1987; 6: 881–4.

[265] Fritschi L, Guenel P, Ahrens W. Breast cancer in priests: follow-up of an observation made 167 years ago. Eur J Epidemiol. 2010; 25: 219–21.

[266] Swaen GM, Burns C, Teta JM, Bodner K, Keenan D, Bodnar CM. Mortality study update of ethylene oxide workers in chemi-cal manufacturing: a 15 year update. J Occup Environ Med. 2009; 51: 714–23.

[267] Wirth M, Vena JE, Smith EK, Bauer SE, Violanti J, Burch J. The epidemiology of cancer among police officers. Am J Ind Med. 2013; 56: 439–53.

[268] Ma F, Fleming LE, Lee DJ, et al. Mortality in Florida professional firefighters, 1972 to 1999. Am J Ind Med. 2005; 47: 509–17.

[269] Glass DC, Pircher S, Del Monaco A, Hoorn SV, Sim MR. Mortality and cancer incidence in a cohort of male paid Australian firefighters. Occup Environ Med. 2016; 73: 761–71.

[270] Ma F, Fleming LE, Lee DJ, Trapido E, Gerace TA. Cancer incidence in Florida professional firefighters, 1981to 1999. J Occup Environ Med. 2006; 48: 883–8.

[271] Daniels RD, Kubale TL, Yiin JH, et al. Mortality and cancer incidence in a pooled cohort of US firefighters from San Francisco, Chicago and Philadelphia(1950–2009). Occup Environ Med. 2014; 71: 388–97.

[272] Villeneuve S, Cyr D, Lynge E, et al. Occupation and occupational exposure to endocrine disrupting chemicals in male breast cancer: a case-control study in Europe. Occup Environ Med. 2010; 67: 837–44.

[273] Palli D, Masala G, Mariani-Costantini R, et al. A gene-environment interaction between occupation and BRCA1/BRCA2mutations in male breast cancer? Eur J Cancer. 2004; 40: 2474–9.

[274] Nilsson C, Holmqvist M, Bergkvist L, Hedenfalk I, Lambe M, Fjallskog ML. Similarities and differences in the characteristics and primary treatment of breast cancer in men and women—a population based study(Sweden). Acta Oncol. 2011; 50: 1083–8.

第 25 章
女性生殖系统恶性肿瘤

Elisabete Weiderpass，Dana Hashim，and France Labrèche

流行病学特点

　　女性生殖系统癌症是世界范围内癌症发病率和死亡率的一个重要病因，包括子宫颈癌（宫颈癌）；子宫体癌（主要包括起源于子宫内膜的腺癌和其他一些较罕见的癌症，如肉瘤）；卵巢癌、外阴癌、阴道癌和输卵管癌；以及绒毛膜癌。宫颈癌、子宫内膜癌和卵巢癌相对常见（图 25.1），而女性生殖系统的其他癌症则非常罕见。

　　宫颈癌是全球女性第四大最常见癌症，仅次于乳腺癌、结直肠癌和肺癌，也是全球第五大常

E. Weiderpass（✉）
International Agency for Research on Cancer(IARC)，World Health Organization(WHO)，Lyon，France
e−mail:weiderpasse@iarc.fr

D. Hashim
International Agency for Research on Cancer(IARC)，World Health Organization(WHO)，Lyon，France

Medicine，Haematology and Oncology，Icahn School of Medicine at Mount Sinai，New York，NY，USA
e−mail:dana.hashim@mssm.edu

F. Labrèche
Département de Santé environnementale et santé au travail，École de santé publique，Université de Montréal，Montreal，QC，Canada
e−mail:france.labreche@irsst.qc.ca

见癌症，2018 年估计有 569 847 例新发病例（表 25.1）。全球 70% 以上的癌症负担发生在欠发达地区，占所有女性癌症的 11%。在非洲东部、非洲南部（南非和纳米比亚除外）、东南亚的少数国家（尼泊尔、不丹、缅甸）和玻利维亚（南美洲），宫颈癌仍然是最常见的女性癌症（图 25.2）。非洲南部、东部、西部和中部的发病率较高（标准化发病率分别为 43.1/10 万、40.1/10 万、29.6/10 万和 26.8/10 万），以及美拉尼西亚（27.7/10 万）。而西亚（4.1/10 万）、澳大利亚 / 新西兰（6.0/10 万）、北美（6.4/10 万）和西欧（6.8/10 万）的发病率最低。宫颈癌的总死亡率与发病率之比为 53%；2018 年有 311 365 人死于宫颈癌。

　　子宫内膜癌是女性第六大最常见癌症，2018 年估计有 382 069 例新发病例，标准化发病率为 8.4/10 万（表 25.1）。在人类发展指数（HDI）非常高和较高的国家，其发病率要高得多（图 25.3）。据观察，北美、中欧、东欧和北欧以及波利尼西亚的标准化发病率最高（超过 15.6/10 万），非洲和中南亚的发病率最低（不到 5/10 万）[2]。总体而言，子宫内膜癌的死亡率与发病率之比为 21%，2018 年有 89 929 人因子宫内膜癌而死亡。这一低比率可能是由于子宫内膜癌的症状明显（大多数病例会发生绝经后出血），并且在疾病早期进行手术治疗有很高的治愈率。

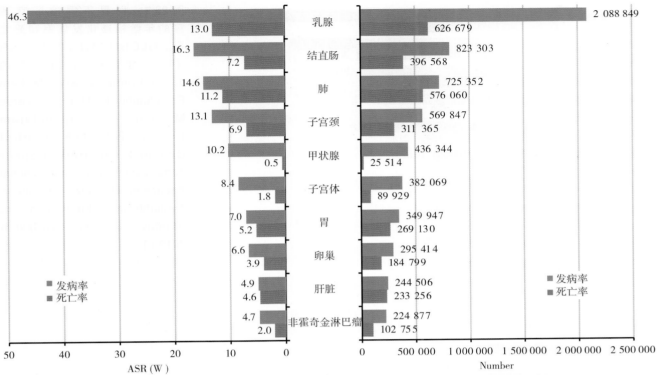

图 25.1　世界年龄标准化癌症发病率和死亡率，以及女性中的病例数及死亡人数。GLOBOCAN2018。ASR（W）：世界年龄标准化率每 10 万人 [Ferlay J，Ervik M，Lam F，Colombet M，Mery L，Piñeros M，Znaor A，Soerjomataraml，Bray F（2018）。Global Cancer Observatory: Cancer Today. Lyon, France: International Agency for Research on Cancer. Available from: https://gco.iarc.fr/today, accessed [16 March 2019]]

卵巢癌和卵巢附件癌（包括罕见的输卵管癌）的数据在国际癌症研究署（IARC，www.iarc.fr）的癌症统计数据中被合并。它们共同构成全球女性中第八大最常见的癌症。据估计，2018 年共发生 295 414 例新发病例（标准化发病率为 6.6/10 万）

和 184 799 例死亡病例（标准化死亡率为 3.9/10 万）（图 25.1）。尽管欧洲和北美的发病率至少是亚洲和非洲的 2 倍，但世界上发达和欠发达地区都受到了影响（图 25.3）[1, 2]。死亡率与发病率之比为 59%（表 25.1）。

表 25.1　全球女性特定癌症部位的统计数据，GLOBOCAN 2018[1]

癌症部位	癌症发病率			癌症死亡率		
	每年估计新病例数	每 10 万名女性的标准化发病率（世界标准）	每 100 名女性的累积风险（0～74 岁）	每年死亡总人数	每 10 万名女性的标准化死亡率（世界标准）	每 100 名女性的累积风险（0～74 岁）
所有癌种 [a]	8218 216	182.6	18.3	4 142 577	83.1	8.7
乳腺	2088 849	46.3	5.03	626 679	13.0	1.41
子宫颈	569 847	13.1	1.36	311 365	6.9	0.77
子宫体	382 069	8.4	1.01	89 929	1.8	0.21
卵巢	295 414	6.6	0.72	184 799	3.9	0.45
外阴	44 235	0.88	0.09	15 222	0.27	0.03
阴道	17 600	0.37	0.04	8062	0.16	0.02

[a] 包括非黑色素瘤皮肤癌

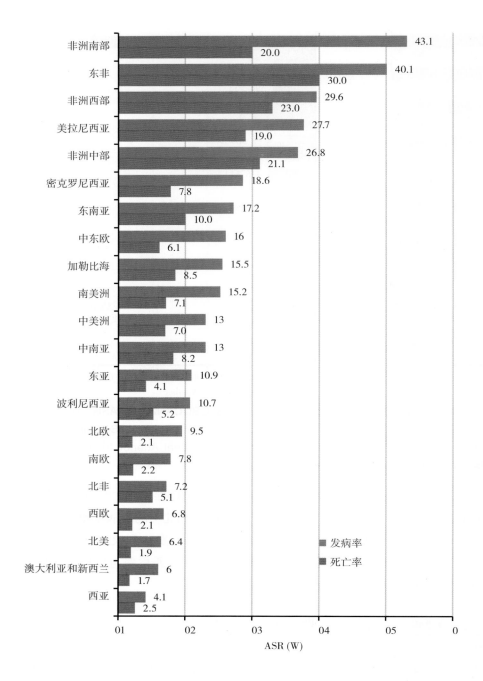

图 25.2 世界不同地区宫颈癌的年龄标准化发病率和死亡率。GLOBOCAN 2018。ASR（W）：世界年龄标准化率每 10 万 人［Ferlay J, Ervik M, Lam F, Colombet M, Mery L, Piñeros M, Znaor A, Soerjomataram I, Bray F（2018）Global CancerObservatory: Cancer Today.Lyon, France: International Agency for Research on Cancer. Available from: https://gco.iarc.fr/today, accessed（16 March 2019）]

全球其他女性生殖器官，包括外阴、阴道、子宫（未指定）、输卵管和胎盘的新癌症数量在大多数国家并不十分清楚。单独来看，它们也相对罕见。然而，病例数能从可获得信息的国家的发病率中推断出来[3]。从 2003 年到 2007 年，全球所有登记处的女性生殖器癌症新发病例估计为 428 122 例，但这个数字必须谨慎解释，因为并非所有国家都有相同的标准报告病例，有些国家仅基于死亡证明书报告发病例数，而不是基于机构的病例报告[3]。根据

登记处估计，全球这些癌症的年龄标准化发病率为 0.2/10 万～ 12.5/10 万。然而，人乳头瘤病毒是这些癌症发生的主要原因。在北美和欧洲，外阴癌和阴道癌的标准化发病率高于其他大陆[4, 5]。

绒毛膜癌约占女性生殖系统所有癌症的 0.6%。2002 年，全球报告了大约 5800 例病例，其中绝大多数发生在欠发达地区。年龄标准化发病率从非洲南部和北欧的 0.4/10 万到东南亚的 0.43/10 万不等[6, 7]。据报道，越南的发病率为 1.98/10 万[7]。

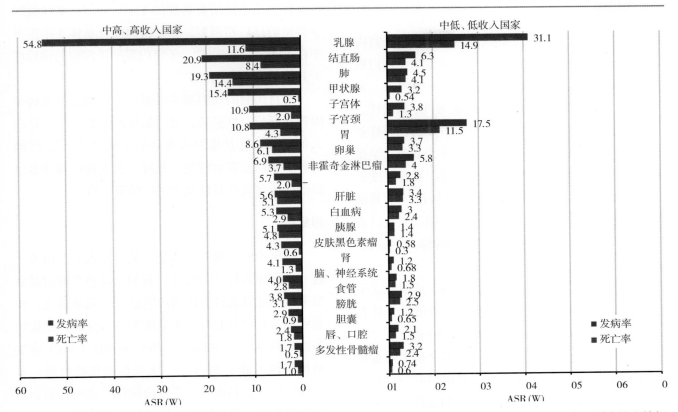

图 25.3　按癌症类型划分的世界年龄标准化癌症发病率和死亡率。中高、高收入国家的女性与中低、低收入国家的女性相比。GLOBOCAN、2018。ASR（W）：世界每 10 万人年龄标准化率［Ferlay J，Ervik M，Lam F，Colombet M，Mery L，Piñeros M，Znaor A，Soerjomataram I，Bray F（2018）. Global Cancer Observatory：Cancer Today. Lyon，France：International Agency for Research on Cancer. Available from：https：//gco.iarc.fr/today，accessed[16March 2019]］

病因和与生活方式相关的危险因素

宫颈癌

宫颈癌主要有两种组织学类型：鳞状细胞癌和腺癌。与其他几种癌症类型一样，早期诊断的宫颈癌患者预后良好（5 年生存率超过 90%），但晚期诊断的宫颈癌患者预后极差，即使在拥有标准化三级医疗设施的国家也是如此。宫颈癌筛查的引入已经显著降低了一些国家的宫颈癌死亡率，这些国家的死亡率主要集中在没有参加筛查或超过推荐筛查年龄的女性[8]。然而，在无法开展筛查的地区，如中低收入国家，宫颈癌是女性癌症死亡的主要原因[1]。

宫颈癌是由人乳头瘤病毒（HPV）16、18、31、33、35、39、45、51、52、56、58 或 59 型持续感染引起的。HPV16 型和 18 型持续感染导致全球约 70% 的宫颈癌。宫颈癌也可能与持续感染 HPV26、53、66、67、68、70、73 或 82 型有关。最近在一些国家推出了针对 HPV16 和 18 型的大规模疫苗接种，从长远来看，预计将显著降低宫颈癌的发病率和死亡率。然而，大规模接种 HPV 疫苗的全部效益需要在几十年后才能被观察到。因此，筛查仍将是降低宫颈癌死亡率的必要工具。

其他被认为对子宫颈具有致癌作用的暴露包括子宫内暴露己烯雌酚（与子宫颈鳞状细胞癌有关）、联合使用雌激素和孕激素口服避孕药（与原位癌和浸润性宫颈癌有关）、人类免疫缺陷病毒 1 型（HIV1）感染和吸烟[9]。

子宫内膜癌

子宫内膜癌几乎只影响绝经后的女性。子宫内膜癌有多种组织学亚型，最常见的亚型是子宫内膜样腺癌（占所有子宫内膜癌的 75%～80%）。另外 20%～25% 的子宫内膜癌包括浆液性、黏液性、透明细胞、混合细胞和癌肉瘤型[10]。子宫内膜样亚型通常对激素敏感，发生在暴露于雌激素而无孕激素拮抗的女性中。这些亚型分化良好，具有轻度至中度核多形性，侵袭和转移的可能性较低[10]。其他类型的子宫内膜癌与雌激素或孕激素刺激无关，有很高的可能性发生子宫肌层浸润和转移，预后较差[11-15]。

总体而言，在早期（即局部疾病）诊断时，子宫内膜癌的 5 年生存率超过 90%，但在晚期（伴有远处转移）诊断时，5 年生存率不到 50%。

既往认为子宫内膜癌的风险与多个宿主因素相关，包括高体重指数、未生育或低产次、初产年龄早、2 型糖尿病病史（非胰岛素依赖型）和癌症家族史，特别是子宫膜癌史。此外，在几项前瞻性队列研究中，内源性激素水平与子宫内膜癌风险呈正相关[16]，而吸烟与风险降低相关[17]。虽然高体重指数与子宫内膜癌风险相关，但尚未确定饮食因素的病因学相关性[18]。饮酒似乎与子宫内膜癌风险无关[19]。

单纯雌激素和雌激素 - 孕激素联合绝经疗法均被归类为子宫内膜癌的公认病因[9]。雌激素诱导的子宫内膜癌的风险增加随着每月将孕激素添加到治疗方案中的天数而降低。他莫昔芬是一种主要用于预防乳腺癌复发的药物，在人类中已有足够的证据表明它与子宫内膜癌相关[9]。有证据表明，雌激素 - 孕激素联合口服避孕药与子宫内膜癌之间存在负相关关系。此外，已经观察到己烯雌酚暴露与子宫内膜癌之间呈正相关[9]。

发生在子宫体的间充质瘤具有侵袭性且罕见。主要的组织学类型为癌肉瘤、平滑肌肉瘤、子宫内膜间质肉瘤和未分化的子宫内膜肉瘤[20]。一些研究将癌肉瘤定义为低分化化生癌[21]。根据所使用的组织学分类，子宫肉瘤约占子宫体癌的 3%～9%、占女性生殖系统所有癌症的 1%[20, 22, 23]。某些组织学类型的预后相当差，如子宫肉瘤，总体 5 年生存率在 17%～53%[22-25]。子宫内膜间质肉瘤的预后优于其他子宫肉瘤。

子宫肉瘤的病因基本不明。子宫肉瘤的发病率因种族而异；据报道，黑人的年龄调整发病率是白人的 2 倍，是其他种族女性的 2 倍多[26, 27]。可能的病因包括盆腔放疗史、肥胖、长期使用雌激素绝经治疗或他莫昔芬以及使用口服避孕药[26, 28-30]。

卵巢癌

卵巢癌的病因尚不清楚。最近发表了一篇关于这一主题深入讨论的综述，我们建议感兴趣的读者参考该综述以获得更详细的信息[31]。简而言之，卵巢癌通常根据其起源的细胞类型进行分类：上皮细胞性（约 90%～95%）、基质细胞性（5%）或生殖细胞性（低于 5%）[32]。上皮性卵巢癌可进一步分为浆液性、黏液性、子宫内膜样、透明细胞和布伦内罗氏瘤（移行细胞）等组织学亚型[33]。

IARC 专著工作组的专家发现，有充足的人类证据表明，上皮性卵巢癌由绝经雌激素治疗和吸烟引起，而关于会阴使用滑石粉和暴露于 X 射线和 γ 射线（用于医疗目的）的证据有限[9]。除了这些危险因素外，有该疾病的家族史也会增加风险，作为 *BRCA1/BRCA2* 基因突变的携带者或受遗传性非息肉病结直肠癌综合征的影响也会增加风险[34]。一些研究表明，身高和体重与风险有关，尤其是在不使用激素替代疗法的人群中。另一方面，也有一些已知的因素与卵巢癌风险降低相关，如高胎次和口服避孕药的使用，可能还包括母乳喂养、不完全妊娠、子宫切除术和输卵管结扎[31]。

对其他潜在危险因素的研究，如肥胖、久坐不动的生活方式和饮酒，得出的结果并不一致[9, 18]。

女性生殖系统的其他癌症

外阴癌大多数为鳞状细胞癌，其中三种组织学亚型（基底细胞样癌、疣性癌和疣状癌）和外阴上皮内瘤变前体病变与 HPV 感染相关[4, 35]。有足够的人类证据表明，HPV16 感染会导致外阴癌，而关于 HPV18 或 33 以及 HIV1 感染的证据有限。

阴道癌有两种主要的组织学类型，鳞状细胞癌（最常见）和腺癌，还有一种较罕见的组织学亚型——透明细胞癌。许多阴道癌都是由阴道上皮内瘤变先行引起。有足够的证据表明 HPV16 感染与阴道癌有因果关系，而有限的证据表明 HIV1 感染也存在一定的风险[9]。子宫内暴露己烯雌酚会导致阴道的透明细胞腺癌[9, 36]；同时或既往发生过女性生殖系统癌症会增加阴道癌风险，特别是如果女性曾接受过盆腔照射治疗[35]。

输卵管癌的病因尚不十分清楚，可能是由于该病的罕见性，使得研究相当困难。绝大多数报告的病例为浆液性腺癌；临床表现、诊断、治疗和预后与卵巢癌相似。产次和绝育手术似乎会降低风险。沙眼衣原体感染（可能导致输卵管炎）或 HPV 感染似乎不会增加风险[37]。

大多数绒毛膜癌起源于胎盘滋养层组织。已知的危险因素包括产妇年龄（20 岁以下或 40 岁以上的女性）、亚裔、葡萄胎病史（另一种滋养细胞疾病），以及可能使用口服避孕药[7]。

职业暴露

IARC 的《人类致癌风险评估专著》系列是全球公认的以专家为基础的重要资源，用于确定增加人类癌症风险的物质和环境。可能的致癌物采用五类分类系统进行分类：1 类物质被认为对人类致癌；2A 类物质很可能对人类致癌；2B 类物质可能对人类致癌；3 类物质对人类的致癌性无法分类；4 类物质可能对人类不致癌[38]。工作组考虑对物质进行分类的证据主要来自人类和动物研究。因此，一些物质可能基于在人类中充分的证据或在人类中有限的证据但在动物中有充分的证据而被分类为对人类致癌。最后，一种物质可以被认为对某个器官致癌，但不一定对其他器官致癌。

表 25.2 显示了从 IARC 专著[9] 的摘要中摘录的已知或疑似女性生殖系统的致癌原因，并完成

了在线专著（第 1–123 卷）的审查[38]。这些物质或环境暴露中只有一种与职业暴露直接相关：石棉（1 类物质），它被认为对人类卵巢有致癌性[39]（表 25.3）。人类子宫颈、子宫体、卵巢、外阴或阴道暴露于其他有充分致癌性证据的物质（1 类物质），通常发生在药物治疗（己烯雌酚、口服避孕药或激素替代疗法、X 射线和 γ 射线）、环境暴露（原子弹爆炸幸存者）、个人生活习惯（吸烟、会阴使用滑石粉）或病毒感染（HIV1 和几种 HPV 类型）时[38]。

宫颈癌

在 IARC 的专著中，目前还没有发现职业暴露与宫颈癌存在一定的联系。然而，有一些证据表明存在一些职业性暴露，现介绍如下。

四氯乙烯

1995 年，IARC 工作组根据三项具有统计学意义的队列研究，将四氯乙烯归类为可能对子宫颈致癌的物质[44]。两项关于干洗店的队列研究显示，基于 8 例[45] 和 21 例死亡数据[46]，超额风险为 60% ～ 70%，而一项监测四氯乙烯暴露的工人队列报告了 2 例宫颈癌[47]。然而，IARC 对从那时起收集的证据进行了审查，并在 2012 年做出判断，认为证据不足以对宫颈癌作出具体评估[48]。

两组干洗工人队列的更新研究证实了四氯乙烯暴露会增加宫颈癌风险，超额风险为 60%［标准化死亡比（SMR）1.6，95% 置信区间（CI）1.0 ～ 2.3，基于 27 例死亡病例］[49] 和 95%（SMR：1.95，95%CI：1.00 ～ 3.40）[50]。瑞典的一项记录链接研究报告称，在 1960 年或 1970 年人口普查时，登记为干洗工人的女性风险略有增加。然而，在两次人口普查时都登记为该行业工作的女性并没有出现风险增加[51]。一项针对瑞典干洗店和洗衣工人的队列研究发现，基于 25 例病例，宫颈癌的超额风险很小［标准化发病比（SIR）1.25，95%CI：0.81 ～ 1.85］，但仅暴露于四氯乙烯的 19 例病例的风险更小[52]。遗憾的是，这些研究并没有考虑到

宫颈癌的潜在混杂因素，如 HPV 感染和其他社会经济因素。因此，最近的研究并没有加强干洗行业（四氯乙烯是主要使用的溶剂）与宫颈癌风险增加之间的关联证据。

其他职业暴露

在不止一项研究中，一些职业与宫颈癌风险增加有关，但这些研究大多是探索性的，没有调整重要的混杂因素，如社会经济状况和 HPV 感染。

表 25.2　国际癌症研究署（IARC）专著第 1–123 卷中确定的女性生殖系统已知和可疑致癌物质[a]

癌症部位	物质	IARC 总体分类[b]	人类患癌的证据充分	人类患癌的证据有限
子宫颈	己烯雌酚（子宫内暴露）	1	X	
	雌激素 – 孕激素避孕药	1	X	
	人类免疫缺陷病毒 1 型	1	X	
	人乳头瘤病毒 16、18、31、33、35、39、45、51、52、56、58、59 型	1	X	
	吸烟	1	X	
	人乳头瘤病毒 68 型	2A		X
	人乳头瘤病毒 26、53、66、67、70、73、82 型	2B		X
子宫内膜	绝经雌激素治疗	1	X	
	绝经雌激素 – 孕激素治疗	1	X	
	他莫昔芬	1	X	
	己烯雌酚	1		X
卵巢	石棉（所有形式）	1	X	
	绝经雌激素治疗	1	X	
	吸烟	1	X	
	滑石粉（会阴用途）	2B		X
	X 射线，γ 射线	1		X
外阴	人乳头瘤病毒 16 型	1	X	
	人类免疫缺陷病毒 1 型	1		X
	人乳头瘤病毒 18、33 型	1		X
阴道	己烯雌酚（子宫内暴露）	1	X	
	人乳头瘤病毒 16 型	1	X	
	人类免疫缺陷病毒 1 型	1		X

本表摘自 Cogliano 等研究[9]，并由 IARC 专著第 1–123 卷补充完成[38]。表中不包括这些卷中没有涉及的风险因素，特别是生殖和其他激素因素、饮食和营养因素以及遗传易感性特征

[a] 截至 2019 年初，IARC 尚未将任何物质归类为人类输卵管的公认或疑似致癌物（1、2A 或 2B 类）

[b] 1 类 = 对人类致癌；2A 类 = 很可能对人类致癌；2B 类 = 可能对人类致癌

表 25.3　国际癌症研究署专著中确定的女性生殖系统癌症已知的职业性病因

在人类中具有充分或有限证据的物质

物质	行业 / 职业	癌症部位	风险比	参考文献
石棉	第二次世界大战期间的防毒面具制造	卵巢	与英国人口相比：SMR 1.48 ～ 2.75	[40]
			与当地人口相比：SMR 1.74 ～ 2.96	
	石棉产品的制造和使用：石棉水泥、刹车片、屋顶瓦片等		SMR 1.2	[41]
			SMR 2.3	[42]
	石棉纤维的开采和研磨		SIR 1.0 ～ 1.3	[43]
	从事绝缘工作、建筑维护或拆除、石棉消减工作的建筑工人			

SIR：标准化发病比，SMR：标准化死亡比，RR：相对危险度

这些职业包括酒店/餐厅工作人员和女服务员、食品准备人员、机器操作员、清洁工、室内装潢师、干洗工、饮料工人、其他建筑工人、司机以及美发师[45, 46, 49, 50, 53-57]。从事农业工作的女性似乎也面临着更高的风险[54-56, 58-60]，在印度的比迪烟卷烟业中暴露于烟草片粉尘的女性也是如此[61]。一项针对佛罗里达州职业消防员的队列研究报告称，在未调整生活习惯的情况下，女性生殖系统恶性肿瘤的风险增加了 5 倍[62]。瑞典一项基于登记的队列研究发现，与轮班工作相关的风险增加了 39%，但是研究中使用的轮班工作的定义非常粗略，其定义为至少 40% 的工人从事轮班工作（每天三班）或在调查前一周至少工作一整晚的工人[63]。

芬兰的一项记录链接研究报告称，暴露于大量脂肪族和脂环族、芳香族和氯化烃溶剂的人，患宫颈癌的超额风险为 20% ～ 40%。根据出生队列、随访期和社会经济地位进行标准化后，作者报告了暴露于二氧化硅和木材粉尘的类似超额风险[64]。一项对暴露于三氯乙烯的三个斯堪的纳维亚队列的汇总分析计算出宫颈癌发病率的增加有统计学意义（SIR：2.31，95%CI：1.32 ～ 3.75）[65]，而法国的一项病例对照研究报告了 50% 的增长，但没有达到统计学意义[66]。另一项记录链接研究显示，在暴露于柴油废气中的瑞典工人中，宫颈癌的风险增加了 48%，这表明存在剂量 - 反应关系[67]。在记录链接研究中发现，某些暴露于有机粉尘、溶剂和染料中的纺织工人患宫颈癌的风险略有增加[54, 64]。一项针对纺织工人的队列研究也报告了超额风险（SIR：1.82，95%CI：1.19 ～ 2.67），在该行业工作 10 年以上的女性，超额风险进一步增加（SIR：2.44，95%CI：1.21 ～ 4.35）；同样，这些估计值没有根据潜在的混杂因素进行调整[68]。一项针对密歇根州汽车制造工人的队列研究显示，基于 40 例病例，结果显示存在宫颈癌的超额风险［相对风险（RR）2.96，95%CI：2.11 ～ 4.02］。虽然宫颈癌的风险估计没有对生殖和行为危险因素进行调整，但对暴露和未暴露于某些金属加工液的工人进行的比较显示，可溶性液体的风险增加（RR=1.55）[69]。

以前没有确定的暴露情况也值得一提。芬兰的一项记录链接研究探讨了暴露于农业和工业来源的霉菌和非人类来源的细菌的工人的癌症风险，并使用工作暴露模型将暴露进行了归因。作者报道，在霉菌和细菌暴露的最高类别中，女性患宫颈癌的 RR 值分别为 3.1（95%CI：1.0 ～ 9.2）和 2.6（95%CI：1.5 ～ 4.7）[70]。

总之，所有存在一定证据的表明与宫颈癌相关的职业暴露仍然需要精心设计的验证性研究，并对潜在的混杂因素进行适当的调整。

子宫内膜癌

所有被 IARC 归类为对子宫体致癌的物质或环境都与职业暴露无关。在一些研究中，一些职业暴

露与子宫内膜癌的风险增加有关，但证据还不够确凿，不足以支持它们被归类为该器官的致癌物质。迄今为止积累的证据表明，其他环境或职业因素在子宫内膜癌病因中的作用尚不清楚，并且起作用的可能性较小[64]。

例如，涉及专业或行政工作的职业，如教师、秘书、电话接线员和音乐家[54, 56, 71-73]，都与子宫内膜癌的风险增加有关。最近一项对暴露于不溶性铍化合物的工人队列进行的随访研究报告称，存在子宫癌的超额死亡（SMR：302.3，95%CI：121.5 ～ 622.9）[74]。一项对三家电容器制造厂队列的死亡率的更新研究发现，子宫癌死亡率随着估计的累积多氯联苯（PCB）暴露的增加而增加[75]。瑞典一项基于登记的队列研究没有发现与轮班工作相关的风险增加，但轮班工作的定义非常粗略，其定义为至少40%的工人从事轮班工作（每天三班）或在调查前一周至少工作一整晚的工人[63]。美国的一项队列研究报告称，在至少工作了20年的轮班护士中，患病风险增加；在调整了潜在的混杂因素后（体重指数 > 30kg/m^2；RR：2.09，95%CI：1.24 ～ 3.52），肥胖护士亚组的风险更大，并随着轮班工作时间的延长而增加。所有这些职业都是长期久坐不动，这与体育锻炼可能是子宫内膜癌的保护因素的观点相一致[77]。最近的一项荟萃分析报告称，从事职业体育活动可显著降低患病风险[78]。与久坐的生活方式相关的机制也与癌症相关，包括与胰岛素相关的代谢差异和体重增加[77]。然而，由于现有研究中可能存在混杂因素，久坐习惯与子宫内膜癌风险之间存在关联的证据仍然有限。

一项在意大利农业社区进行的病例对照研究报告称，从事农业工作10 ～ 19年的女性将增加患子宫体癌的风险［比值比（OR）2.4，95%CI：1.0 ～ 5.9］[59]。一项在中国纺织工人队列中进行的病例对照研究发现，从事丝绸生产工作10年以上的女性将增加患子宫内膜癌的风险［风险比（HR）3.8，95%CI：1.2 ～ 11.8］[79]。一项记录链接研究报告称，在按出生队列、随访期、社会经济地位、平均胎次和不同职业的平均初产年龄等进行标准化后，从事

暴露于动物粉尘工作的芬兰女性患子宫内膜癌的风险为1.2，久坐工作的女性患子宫内膜癌的风险为1.3[64]。

大多数研究并没有关注子宫内膜癌的具体亚型。北欧国家的一项记录链接研究侧重于子宫肉瘤可能的职业病因。计算了53种职业类别的平滑肌肉瘤和子宫内膜间质肉瘤的SIRs[56]。平滑肌肉瘤的SIRs增加的职业群体依次为鞋类和皮革工人（SIR：2.59，95%CI：1.12 ～ 5.11）、农民（SIR：1.62，95%CI：1.18 ～ 2.17）和教师（SIR：1.38，95%CI：1.07 ～ 1.76），而家庭助理的SIR为0.64（95%CI：0.41 ～ 0.96）。对于子宫内膜间质肉瘤，没有观察到有SIRs升高的职业[80]。

总之，对于子宫内膜癌，似乎没有特定的职业暴露一定会导致额外的风险。

卵巢癌

石棉

尽管石棉在一些国家已被禁止或限制，但据估计，仍有1.25亿人在工作场所暴露于石棉纤维[40]。除石棉纤维的开采和碾磨外，职业暴露主要发生在制造和使用石棉产品（石棉水泥、刹车片、屋顶瓦片等）、建筑物绝缘、维护和拆除以及石棉消减工作中[81]。关于肺癌或间皮瘤的风险，根据纤维的类型和尺寸，其效力似乎存在差异，但总体结论是，所有类型的石棉纤维都对人类致癌[39]。20世纪90年代初，美国存在石棉暴露的工人数约为130万，欧盟约为120万[82]。

石棉纤维的致癌机制已被广泛描述，主要致癌部位是肺和胸膜；它们包括纤维清除障碍导致巨噬细胞激活、炎症、活性氧和氮的产生、组织损伤、遗传毒性、非整倍体和多倍体、表观遗传改变、信号通路激活以及细胞凋亡抗性[39]。由于纤维向卵巢的易位已被证实[83]，因此可以推测类似的机制与卵巢癌的发生有关，并可能最终与其他生殖系统癌症有关。

IARC将石棉纤维归类为对卵巢致癌的人类证

据[39]来自对二战期间制造防毒面具的女性队列研究[84, 85]，以及表明石棉可以在职业暴露女性的卵巢中积累的研究[83]。特别是，对英国制造防毒面具的两组女性的研究报告称，暴露于青石棉和温石棉纤维的女性比仅暴露于温石棉纤维的女性死于卵巢癌的风险更高：前者死于卵巢癌的风险是该地区未暴露女性的 2.96 倍，而暴露于温石棉的女性仅为该地区未暴露女性的 1.74 倍[84]。对另一组英国防毒面具制造工人进行的规模较小的队列研究也显示，死于卵巢癌的风险增加了 1.8（95%CI：0.9～3.3）[85]。根据 2010 年 IARC 的分类，一项荟萃分析证实了石棉暴露工人的卵巢癌死亡率较高（总 SMR：1.77，95%CI：1.37～2.28）[43]。

一项将芬兰女性基于人口普查的工种与随后发生卵巢癌的风险联系起来的研究报告称，在使用国家工作暴露模型、FINJEM，将工种转换为石棉暴露，并对生殖因素进行调整后，风险增加了 1.3（95%CI：0.9～1.8）[86]。俄罗斯的一项研究也报告暴露于纸张中被石棉污染的滑石粉填充物的书籍装订工的死亡风险显著升高（SMR：2.9，95%CI：1.5～5.0）[87]。

电离辐射

医护人员和工业射线技师暴露于 X 射线中（一些医护人员也可能暴露于发射 α 或 β 粒子的放射性核素中），而核能或核武器工作者在处理放射性物质时基本上暴露在 γ 射线和 α 或 β 粒子中。然而，工人也可能暴露于自然辐射源（例如：飞机人员暴露于 γ 射线和来自宇宙辐射的中子，或地下矿工暴露于主要释放 α 粒子的天然放射性核素）[88]。2008 年，联合国原子辐射暴露科学委员会估计，约有 1300 万工人暴露于自然电离辐射源，另有 980 万工人暴露于人工辐射源；医务工作者约占后一类人工辐射源暴露者的三分之二[89]。年职业有效剂量似乎一直在有规律地减少，2000—2002 年期间，暴露于人工来源的年有效剂量估计在 0.1～1.0mSv 之间，而暴露于自然来源的年平均有效剂量为 2.9mSv。

根据现有的人类证据，卵巢癌与 X 射线和 γ 射线暴露之间的关系被 IARC 归为证据有限类（表 25.2）[9]，并且 IARC 工作组没有提及职业性暴露有关的卵巢癌风险增加[90]。

自上次 IARC 评估以来发表的研究仍然报告了不一致的结果。美国一项针对医护人员的死亡证明研究报告称，放射技术人员的死亡风险具有统计学意义（死亡率 OR：1.8，95%CI：1.2～2.8）[71]。然而，一项针对美国放射技术人员的队列研究没有报告任何卵巢癌发病率[91]或死亡率[92]的增加。一项针对中国医疗 X 射线工作者的研究提到了卵巢癌的风险增加，但没有提供实际的风险估计[93]。一项针对美国铀生产工人的队列研究没有显示暴露于辐射的工人的风险增加，但在 1946—1995 年期间，只有一人死于卵巢癌，没有新发病例[94]。一项针对法国核能生产工人进行的队列研究报告称，卵巢癌和其他未指明的女性生殖系统癌症的风险略有增加（国际疾病分类第九次修订代码 183 和 184，SMR：1.1，90%CI：0.76～1.56）[95]。加拿大国家剂量登记处的分析没有发现在工作场所中暴露于电离辐射的女性发生卵巢癌的风险增加[96, 97]。其他一些研究方法各异的研究没有发现暴露于电离辐射或从事放射技术人员职业会增加卵巢癌的发病率或死亡率[56, 86, 93, 98]。总之，如果职业暴露于电离辐射确实会增加卵巢癌的风险，那么与其他风险因素相比，其总体影响可能有限。

其他职业暴露

在过去的 10 年里，职业暴露与卵巢癌相关的研究报道相对较少。其中许多研究是来自北欧国家的记录链接研究，值得一提的是，由于总体水平的数据以及可能对暴露和工种的错误分类，这些研究获得的风险很可能被稀释为无效值[86]。

激素、抗肿瘤药物或其他药物

绝经雌激素治疗已被归类为对人类卵巢具有致癌作用[99]，但 IARC 工作组没有考虑这些药物的职业暴露。可获得的额外数据非常少。据报道，暴露于类固醇的工人会受到荷尔蒙的影响（例如，男性的乳房发育症和性欲丧失、女性的月经问题）[100]。

在瑞典一家制药公司对可能暴露于化学、药理学或生物制剂的员工中进行的一项回顾性队列研究观察到 2 例卵巢癌，鉴于受试者的人数，这样的结果是意料之中[101]。一些记录链接研究报告称，在制药行业的制药技术人员或工人中，发生卵巢癌的风险较小或不存在风险增加[56, 98, 102, 103]。一项死亡证明研究报告了药剂师的死亡风险增加（死亡率OR：2.4，95%CI：1.6 ~ 3.7）[71]。因此，没有足够的证据可以断定制造或处理药物与卵巢癌的风险增加有关。

有机溶剂，芳香烃，农药和废气

在不同设计的研究中，卵巢癌的风险增加与职业暴露于几种有机溶剂有关。在北欧国家进行的记录链接研究表明，暴露于芳香烃溶剂中的风险增加（SIR：1.3，95%CI：1.0 ~ 1.7）[86]，或者职业中使用的脂肪烃和芳香烃与卵巢癌的发病相关[98]。后一项研究报告了与溶剂暴露相关的几个工种的风险增加，如制鞋工人（RR：1.82，95%CI：1.01 ~ 3.3）、制图工人（RR：1.58，95%CI：1.02 ~ 2.5）以及机械和电子行业工人（RR：1.26，95%CI：1.01 ~ 1.6）[98]。另一项记录链接研究发现，打印工人的风险略有增加[56]。一项针对印刷业工人的队列研究报告称，装订工的风险增加；作者指出，装订工暴露于溶剂、胶水和纸尘中[87]。干洗工中的研究结果并不一致：一项研究报告称，芬兰的卵巢癌风险没有增加[86]，而瑞典的一项设计类似的研究中则发现风险略增加[98]。最近一项对暴露于苯乙烯的造船工人进行的死亡率随访研究发现，卵巢癌死亡风险增加，作者将其归因于造船工人中可能存在石棉暴露[104]。总之，尽管一些研究发现职业暴露于有机溶剂或芳香烃的女性患卵巢癌的风险过高，但由于大多数研究的暴露信息很少，现有证据仍然有限。

在前瞻性农业健康研究（Agricultural Health Study，AHS）队列中，一项对农药施用者的女性配偶的随访研究报告称，在绝经前妇女中，使用有机磷农药与卵巢癌有关的发病率增加有显著的统计学意义[105]。

两项芬兰的记录链接研究报告称，暴露于柴油发动机废气导致患卵巢癌的风险增加了 2 ~ 3 倍[86, 106]；同样的研究也报告了暴露于汽油废气的风险增加了 50% ~ 70%。

这些发现必须在其他环境和其他研究设计中得到重复验证，才能就暴露于废气对卵巢癌的影响得出明确的结论。

具体职业

一些文职和专业职业，如教师、图书管理员、护士、秘书、零售销售员等，在不同的环境下，往往在基于常规收集数据的研究中，反复被认为与卵巢癌发病率或死亡率的超额风险有关[54, 56, 71-73, 103]。一项病例对照研究报告称，教师、簿记员和会计存在显著的超额风险；该研究还显示，某些零售商店、教育服务和非卫生服务机构的工作者的风险增加（调整后 OR：24，95%CI：1.13 ~ 6.52）[107]。这些职业带来的风险增加很小，一部分（如果不是全部）可能归因于特殊的生殖和其他生活方式因素以及与较高的社会经济地位相关的残余混杂因素，这些因素在从事这些职业的女性中更为常见（孕次少，年龄大，采取更多的激素替代疗法等）[72, 73]。一项在意大利北部针对农业工人的队列研究没有发现在农场工作的女性患卵巢癌的死亡风险增加[59]，一项多中心病例对照研究发现癌症发病率有类似的结果[108]，而美国的一项有关农业工人的大型队列研究最近报告了私人农药施用者的风险增加（相对 SIR：2.88，95%CI：1.50 ~ 5.54，基于 9 例病例）[109]。

IARC 工作组最近得出结论，卵巢癌的适度超额风险似乎与理发师及相关职业有关，但没有对潜在混杂因素进行调整，因此无法排除混杂因素[110]。最近的一项荟萃分析对 1977—2003 年间发表的 10 项关于美发师及相关职业卵巢癌的研究进行了分析，得出的结论是，美发师及相关职业患卵巢癌的风险略高于 16%[111]。最近的一项记录链接研究也报告了同样程度的超额风险[56]。一项针对加州女性美容师和美甲师进行的大型队列研究没有发现卵巢癌的发病风险增加，但该队列的年龄较年轻（不到

20% 的队列年龄在 50 岁或以上），并且调整了生殖因素 [112]。在芬兰、挪威和瑞典人群中，一项关于职业和卵巢颗粒细胞瘤的纵向职业研究没有发现与卵巢颗粒细胞瘤相关的职业 [113]。此外，一些其他职业暴露也与卵巢癌的显著超额风险相关，包括纺织工人中的硅尘 [114]，以及一些工业部门的轮班工作 [115]，但证据很少。

总之，对于卵巢癌来说，除了被 IARC 确认为对人类卵巢有致癌作用的石棉纤维职业暴露之外，几乎没有确凿的证据表明卵巢癌与其他职业暴露有关，但是仍然需要对暴露于特定职业的物质进行精心设计的研究，以调整潜在的混杂因素。

女性生殖系统的其他癌症

最近对 IARC 专著的一项综述没有发现任何其他职业暴露可能与女性生殖系统的其他癌症有因果关系 [9]（表 25.2）。关于职业因素在这些癌症的病因中可能起到的作用，目前只有很少的信息。原发性外阴癌、阴道癌、输卵管癌和绒毛膜癌比较罕见，很少有研究单独或作为一组癌症提到它们。早期的一些研究未能对非职业风险因素进行调整，报告了海员患上这几种罕见癌症的死亡风险增加 [116]。

利用丹麦、芬兰、冰岛、挪威和瑞典的人口普查数据，对原发性输卵管癌的职业和风险进行了大规模的研究。冶炼工人（SIR：3.99，95%CI：1.46 ~ 8.68）、艺术工人（2.64，1.44 ~ 4.43）、理发师（2.18，1.41 ~ 3.22）、包装工人（1.62，1.11 ~ 2.29）、护士（1.49，1.14 ~ 1.92）、车间工人（1.25，1.07 ~ 1.46）和文员（1.20，1.07 ~ 1.35）的职业暴露可能起到了作用。值得注意的是，这项研究调整了生殖和生活方式危险因素 [117]。一项针对瑞典理发师的记录链接队列研究报告称，除卵巢癌、宫颈癌和子宫内膜癌外，女性生殖系统癌症的风险没有增加 [57]。

早期的一项记录链接研究报告称，在家政服务人员和建筑管理员中，外阴癌的 SIRs 升高不到 20%[56]。其他有关职业暴露与外阴癌的现有证据依赖于单一的研究，其结果尚未被重复验证。一项病例对照研究报告了私人家政女佣和佣人（OR：2.19；P < 0.05）以及从事洗衣、清洁和其他服装服务的工人（OR：4.65；P < 0.05）的超额风险 [118]。

化学加工工人阴道癌的超额风险为 2.6，而建筑管理员的风险较低（SIR：1.30）。作者指出，以前没有发现这些癌症的职业危险因素，HPV 感染是一个众所周知的危险因素，在研究中无法调整 [56]。

Riska 和他的同事使用相同的研究设计，报告了冶炼工人（基于 6 例病例）、艺术工作者（n=14）和理发师（n=25）患输卵管癌的风险增加了 2 ~ 4 倍 [117]。作者强调，他们的结果必须通过对社会经济地位、生育史和生活方式因素等混杂因素的个人信息的研究来验证 [117]。

最后，在芬兰的一项记录链接研究中，护士（基于 4 例病例）和农业工人（n=2）患绒毛膜癌的风险增加 [119]。据报道，在暴露于青石棉（一种闪石）纤维的女性中，有 3 例绒毛膜癌病例（其中两名女性是矿工）[120]。

总之，对于女性生殖系统的其他癌症，没有确凿的证据表明职业暴露会增加风险。然而，考虑到病例数量较少且缺乏每个个体潜在混杂因素的可用变量，对这些罕见癌症进行研究是一个挑战。

小结

一些研究表明，某些职业暴露与女性生殖系统癌症的风险增加有关。除了石棉纤维与卵巢癌风险有关的证据外，职业暴露与女性生殖系统癌症的联系还没有很好的证实。众所周知，由于生活习惯在这些癌症的病因中起着重要作用，大多数已发表的病例对照研究没有收集有关职业史的信息。鉴于女性生殖系统癌症的复杂性，有必要进行职业研究，以调整个人混杂因素，特别是生育史、女性激素使用、社会经济地位和包括体育活动在内的生活方式因素。

免责声明： 某些作者为国际癌症研究署 / 世界卫生组织的工作人员，但本文中的观点仅由作者本人负责，它们不一定代表国际癌症研究署 / 世界卫生组

织的决策、政策或观点。撰写本章时，Hashim 博
士在 IARC 工作。

参考文献

[1] Bray F，Ferlay J，Soerjomataram I，Siegel RL，Torre LA，Jemal A. Global cancer statistics 2018: GLOBOCAN estimates of incidence and mortality worldwide for 36cancers in 185 countries. CA Cancer J Clin. 2018; 68: 394–424.

[2] Merritt MA，Cramer DW. Molecular pathogenesis of endometrial and ovarian cancer. Cancer Biomark. 2011; 9: 287–305.

[3] Forman D，Bray F，Brewster DH，Gombe Mbalawa C，Kohler B，Piñeros M，Steliarova-Foucher E，Swaminathan R，Ferlay J，editors. Cancer incidence in five continents, vol. X(electronic version）. Lyon: International Agency for Research on Cancer; 2013. http: // ci5.iarc.fr. Accessed 31July 2017.

[4] Parkin DM，Bray F. Chapter 2: the burden of HPV-related cancers. Vaccine. 2006; 24（Suppl 3）: S3/11–25.

[5] Wagner M，Bennetts L，Patel H，Welner S，de Sanjose S，Weiss TW. Global availability of data on HPV genotype-distribution in cervical, vulvar and vaginal disease and genotype-specific prevalence and incidence of HPV infection in females. Infect Agent Cancer. 2015; 10: 13.

[6] Sankaranarayanan R，Ferlay J. Worldwide burden of gynaecological cancer: the size of the problem. Best Pract Res Clin Obstet Gynaecol. 2006; 20: 207–25.

[7] Altieri A，Franceschi S，Ferlay J，Smith J，La Vecchia C. Epidemiology and aetiology of gestational trophoblastic diseases. Lancet Oncol. 2003; 4: 670–8.

[8] Andrae B，Andersson TML，Lambert PC，Kemetli L，Silfverdal L，Strander B，et al. Screening and cervical cancer cure: a population-based cohort study. Br Med J. 2012; 344: e900.

[9] Cogliano VJ，Baan R，Straif K，Grosse Y，Lauby-Secretan B，El Ghissassi F，et al. Preventable exposures associated with human cancers. J Natl Cancer Inst. 2011; 103: 1827–39.

[10] Kurman RJ，Carcangiu ML，Simon Herrington C，Young RH，editors. WHO classification of tumours of female reproductive organs. 4th ed. Lyon: IARC; 2014. p. 121–51.

[11] Sherman ME. Theories of endometrial carcinogenesis: a multidisciplinary approach. Mod Pathol. 2000; 13: 295–308.

[12] Sherman ME，Sturgeon S，Brinton L，Kurman RJ. Endometrial cancer chemoprevention: implications of diverse pathways of carcinogenesis. J Cell Biochem Suppl. 1995; 23: 160–4.

[13] Basil JB，Goodfellow PJ，Rader JS，Mutch DG，Herzog TJ. Clinical significance of microsatellite instability in endometrial carcinoma. Cancer. 2000; 89: 1758–64.

[14] Faquin WC，Fitzgerald JT，Lin MC，Boynton KA，Muto MG，Mutter GL. Sporadic microsatellite instability is specific to neoplastic and preneoplastic endometrial tissues. Am J Clin Pathol. 2000; 113: 576–82.

[15] Hamilton CA，Cheung MK，Osann K，Chen L，Teng NN，Longacre TA，et al. Uterine papillary serous and clear cell carcinomas predict for poorer survival compared to grade 3endometrioid corpus cancers. Br J Cancer. 2006; 94: 642–6.

[16] Eliassen AH，Hankinson SE. Endogenous hormone levels and risk of breast, endometrial and ovarian cancers: prospective studies. Adv Exp Med Biol. 2008; 630: 148–65.

[17] IARC. Monographs on the evaluation of carcinogenic risks to humans, a review of human carcinogens. Part E: personal habits and indoor combustions, vol. 100. Lyon: International Agency for Research on Cancer; 2012.

[18] World Cancer Research Fund，American Institute for Cancer Research. Food, nutrition, physical activity, and the prevention of cancer: a global perspective. Washington, DC: AICR; 2007.

[19] Secretan B，Straif K，Baan R，Grosse Y，El Ghissassi F，Bouvard V，et al. A review of human carcinogens-part E: tobacco, areca nut, alcohol, coal smoke, and salted fish. Lancet Oncol. 2009; 10: 1033–4.

[20] McMeekin DS. Sarcoma of the uterus. In: DiSaia PA，Creasman WT，editors. Clinical gynecologic oncology. 7th ed. Philadelphia: Mosby Elsevier; 2007.

[21] McCluggage WG. Uterine carcinosarcomas(malignant mixed Mullerian tumors）are metaplastic carcinomas. Int J Gynecol Cancer. 2002; 12: 687–90.

[22] Nordal RR，Thoresen SO. Uterine sarcomas in Norway 1956–1992: incidence, survival and mortality. Eur J Cancer. 1997; 33: 907–11.

[23] Abeler VM，Royne O，Thoresen S，Danielsen HE，Nesland JM，Kristensen GB. Uterine sarcomas in Norway. A histopathological and prognostic survey of a total population from 1970to 2000including 419patients. Histopathology. 2009; 54: 355–64.

[24] Kokawa K，Nishiyama K，Ikeuchi M，Ihara Y，Akamatsu N，Enomoto T，et al. Clinical outcomes of uterine sarcomas: results from 14 years worth of experience in the Kinki district in Japan(1990–2003）. Int J Gynecol Cancer. 2006; 16: 1358–63.

[25] Koivisto-Korander R, Butzow R, Koivisto AM, Leminen A. Clinical outcome and prognostic factors in 100cases of uterine sarcoma: experience in Helsinki University Central Hospital 1990-2001. Gynecol Oncol. 2008; 111: 74-81.

[26] Brooks SE, Zhan M, Cote T, Baquet CR. Surveillance, epidemiology, and end results analysis of 2677cases of uterine sarcoma 1989-1999. Gynecol Oncol. 2004; 93: 204-8.

[27] Harlow BL, Weiss NS, Lofton S. The epidemiology of sarcomas of the uterus. J Natl Cancer Inst. 1986; 76: 399-402.

[28] Schwartz SM, Weiss NS, Daling JR, Gammon MD, Liff JM, Watt J, et al. Exogenous sex hormone use, correlates of endogenous hormone levels, and the incidence of histologic types of sarcoma of the uterus. Cancer. 1996; 77: 717-24.

[29] Wickerham DL, Fisher B, Wolmark N, Bryant J, Costantino J, Bernstein L, Runowicz CD. Association of tamoxifen and uterine sarcoma. J Clin Oncol. 2002; 20: 2758-60.

[30] Arenas M, Rovirosa A, Hernandez V, Ordi J, Jorcano S, Mellado B, Biete A. Uterine sarcomas in breast cancer patients treated with tamoxifen. Int J Gynecol Cancer. 2006; 16: 861-5.

[31] Permuth-Wey J, Sellers TA. Epidemiology of ovarian cancer. Methods Mol Biol. 2009; 472: 413-37.

[32] Chen VW, Ruiz B, Killeen JL, Cote TR, Wu XC, Correa CN. Pathology and classification of ovarian tumors. Cancer. 2003; 97 (10Suppl): 2631-42.

[33] Kaku T, Ogawa S, Kawano Y, Ohishi Y, Kobayashi H, Hirakawa T, Nakano H. Histological classification of ovarian cancer. Med Electron Microsc. 2003; 36: 9-17.

[34] Iarmarcovai G, Bonassi S, Botta A, Baan RA, Orsiere T. Genetic polymorphisms and micronucleus formation: a review of the literature. Mutat Res. 2008; 658: 215-33.

[35] Tavassoli FA, Devilee P. World Health Organization classification of tumours. Pathology and genetics of tumours of the breast and female genital organs. Lyon: International Agency for Research on Cancer; 2003.

[36] Herbst AL, Ulfelder H, Poskanzer DC. Adenocarcinoma of the vagina. Association of maternal stilbestrol therapy with tumor appearance in young women. N Engl J Med. 1971; 284: 878-81.

[37] Riska A, Leminen A. Determinants of incidence of primary fallopian tube carcinoma(PFTC). Methods Mol Biol. 2009; 472: 387-96.

[38] IARC. Agents classified by the IARC monographs, vol. 1-123. http://monographs.iarc.fr/ENG/Classification/Classifications GroupOrderpdf. Accessed 8Mar 2019.

[39] Straif K, Benbrahim-Tallaa L, Baan R, Grosse Y, Secretan B, El Ghissassi F, et al. A review of human carcinogens-part C: metals, arsenic, dusts, and fibres. Lancet Oncol. 2009; 10: 453-4.

[40] Concha-Barrientos M, Nelson DI, Driscoll T, Steenland NK, Punnett L, Fingerhut MA, et al. Selected occupational risk factors. In: Ezzati M, Lopez AD, Rodgers A, Murray CJL, editors. Comparative quantification of health risks: global and regional bur-den of diseases attributable to selected major risk factors, vol. 1and 2. Geneva: World Health Organization; 2004.

[41] ATSDR. Toxicological profile for asbestos. Atlanta: Agency for Toxic Substances and Disease Registry, Centers for Disease Control and Prevention; 2001. http://www.atsdr.cdc.gov/toxpro-files/tp.asp?id=30&tid=4. Accessed Aug 2011.

[42] Magnani C, Ferrante D, Barone-Adesi F, Bertolotti M, Todesco A, Mirabelli D, Terracini B. Cancer risk after cessation of asbestos exposure: a cohort study of Italian asbestos cement workers. Occup Environ Med. 2008; 65: 164-70.

[43] Camargo MC, Stayner LT, Straif K, et al. Occupational exposure to asbestos and ovarian cancer: a meta-analysis. Environ Health Perspect. 2011; 119: 1211-7.

[44] IARC. Monographs on the evaluation of carcinogenic risks to humans. Dry cleaning, some chlorinated solvents and other industrial chemicals, vol. 63. Lyon: International Agency for Research on Cancer; 1995.

[45] Ruder AM, Ward EM, Brown DP. Cancer mortality in female and male dry-cleaning workers. J Occup Med. 1994; 36: 867-74.

[46] Blair A, Stewart PA, Tolbert PE, Grauman D, Moran FX, Vaught J, Rayner J. Cancer and other causes of death among a cohort of dry cleaners. Br J Ind Med. 1990; 47: 162-8.

[47] Anttila A, Pukkala E, Sallmen M, Hernberg S, Hemminki K. Cancer incidence among Finnish workers exposed to halogenated hydrocarbons. J Occup Environ Med. 1995; 37: 797-806.

[48] Guha N, Loomis D, Grosse Y, Lauby-Secretan B, El Ghissassi F, Bouvard V, Benbrahim-Tallaa L, Baan R, Mattock H, Straif K. Carcinogenicity of trichloroethylene, tetrachloroethylene, some other chlorinated solvents, and their metabolites. Lancet Oncol. 2012; 13: 1192-3.

[49] Blair A, Petralia SA, Stewart PA. Extended mortality follow-up of a cohort of dry cleaners. Ann Epidemiol. 2003; 13: 50-6.

[50] Ruder AM, Ward EM, Brown DP. Mortality in dry-

cleaning workers: an update. Am J Ind Med. 2001; 39: 121–32.

[51] Travier N, Gridley G, De Roos AJ, Plato N, Moradi T, Boffetta P. Cancer incidence of dry cleaning, laundry and ironing workers in Sweden. Scand J Work Environ Health. 2002; 28: 341–8.

[52] Selden AI, Ahlborg G Jr. Cancer morbidity in Swedish dry-cleaners and laundry workers: historically prospective cohort study. Int Arch Occup Environ Health. 2011; 84: 435–43.

[53] Savitz DA, Andrews KW, Brinton LA. Occupation and cervical cancer. J Occup Environ Med. 1995; 37: 357–61.

[54] Sala M, Dosemeci M, Zahm SH. A death certificate-based study of occupation and mortality from reproductive cancers among women in 24US states. J Occup Environ Med. 1998; 40: 632–9.

[55] Carpenter L, Roman E. Cancer and occupation in women: identifying associations using routinely collected national data. Environ Health Perspect. 1999; 107 (Suppl 2): 299–303.

[56] Pukkala E, Martinsen JI, Lynge E, Gunnarsdottir HK, Sparen P, Tryggvadottir L, et al. Occupation and cancer—follow-up of 15million people in five Nordic countries. Acta Oncol. 2009; 48: 646–790.

[57] Czene K, Tiikkaja S, Hemminki K. Cancer risks in hairdressers: assessment of carcinogenicity of hair dyes and gels. Int J Cancer. 2003; 105: 108–12.

[58] Wesseling C, Ahlbom A, Antich D, Rodriguez AC, Castro R. Cancer in banana plantation workers in Costa Rica. Int J Epidemiol. 1996; 25: 1125–31.

[59] Settimi L, Comba P, Carrieri P, Boffetta P, Magnani C, Terracini B, et al. Cancer risk among female agricultural workers: a multi-center case-control study. Am J Ind Med. 1999; 36: 135–41.

[60] Colt JS, Stallones L, Cameron LL, Dosemeci M, Zahm SH. Proportionate mortality among US migrant and seasonal farm workers in twenty-four states. Am J Ind Med. 2001; 40: 604–11.

[61] Joseph N, Nelliyanil M, Supriya K, Babu Y, Naik R, Purushothama K, Kotian SM, Angeline R, Sharavathi K, Saralaya V, Bhaskaran U, Jain A. Association between occupational history of exposure to tobacco dust and risk of carcinoma cervix: a case-control study. Indian J Cancer. 2016; 53: 44–9.

[62] Ma F, Fleming LE, Lee DJ, Trapido E, Gerace TA. Cancer incidence in Florida professional firefighters, 1981to 1999. J Occup Environ Med. 2006; 48: 883–8.

[63] Schwartzbaum J, Ahlbom A, Feychting M. Cohort study of cancer risk among male and female shift workers. Scand J Work Environ Health. 2007; 33: 336–43.

[64] Weiderpass E, Pukkala E, Vasama-Neuvonen K, Kauppinen T, Vainio H, Paakkulainen H, et al. Occupational exposures and cancers of the endometrium and cervix uteri in Finland. Am J Ind Med. 2001; 39: 572–80.

[65] Hansen J, Sallmen M, Selden AI, Anttila A, Pukkala E, Andersson K, Bryngelsson IL, Raaschou-Nielsen O, Olsen JH, McLaughlin JK. Risk of cancer among workers exposed to trichloroethylene: analysis of three Nordic cohort studies. J Natl Cancer Inst. 2013; 10512: 869–77.

[66] Charbotel B, Massardier-Pilonchery A, Fort E, Dananche B, Févotte J, Confavreux-Romestaing C, Bergeret A. Occupational trichloroethylene exposure and cervical pathology: a case-control study. Ann Occup Hyg. 2013; 57: 407–16.

[67] Boffetta P, Dosemeci M, Gridley G, Bath H, Moradi T, Silverman D. Occupational exposure to diesel engine emissions and risk of cancer in Swedish men and women. Cancer Causes Control. 2001; 12: 365–74.

[68] Kuzmickiene I, Didziapetris R, Stukonis M. Cancer incidence in the workers cohort of textile manufacturing factory in Alytus, Lithuania. J Occup Environ Med. 2004; 46: 147–53.

[69] Betenia N, Costello S, Eisen EA. Risk of cervical cancer among female autoworkers exposed to metalworking fluids. Scand J Work Environ Health. 2012; 38: 78–83.

[70] Laakkonen A, Verkasalo PK, Nevalainen A, Kauppinen T, Kyyronen P, Pukkala EI. Moulds, bacteria and cancer among Finns: an occupational cohort study. Occup Environ Med. 2008; 65: 489–93.

[71] Petralia SA, Dosemeci M, Adams EE, Zahm SH. Cancer mortality among women employed in health care occupations in 24U.S. states, 1984–1993. Am J Ind Med. 1999; 36: 159–65.

[72] Bernstein L, Allen M, Anton-Culver H, Deapen D, Horn-Ross PL, Peel D, et al. High breast cancer incidence rates among California teachers: results from the California teachers study(United States). Cancer Causes Control. 2002; 13: 625–35.

[73] MacArthur AC, Le ND, Abanto ZU, Gallagher RP. Occupational female breast and reproductive cancer mortality in British Columbia, Canada, 1950–94. Occup Med(Lond). 2007; 57: 246–53.

[74] Boffetta P, Fordyce T, Mandel JS. A mortality study of workers exposed to insoluble forms of beryllium. Eur J Cancer Prev. 2014; 23: 587–93.

[75] Ruder AM, Hein MJ, Hopf NB, Waters MA. Mortality among 24, 865workers exposed to polychlorinated

biphenyls(PCBs) in three electrical capacitor manufacturing plants: a ten-year update. Int J Hyg Environ Health. 2014; 217: 176–87.

[76] Viswanathan AN, Hankinson SE, Schernhammer ES. Night shift work and the risk of endometrial cancer. Cancer Res. 2007; 67: 10618–22.

[77] John EM, Koo J, Horn-Ross PL. Lifetime physical activity and risk of endometrial cancer. Cancer Epidemiol Biomark Prev. 2010; 19: 1276–83.

[78] Schmid D, Behrens G, Keimling M, Jochem C, Ricci C, Leitzmann M. A systematic review and meta-analysis of physical activity and endometrial cancer risk. Eur J Epidemiol. 2015; 30: 397–412.

[79] Wernli KJ, Ray RM, Gao DL, Fitzgibbons ED, Camp JE, Astrakianakis G, Seixas N, Li W, De Roos AJ, Feng Z, Thomas DB, Checkoway H. Occupational risk factors for endometrial cancer among textile workers in Shanghai, China. Am J Ind Med. 2008; 51: 673–9.

[80] Koivisto-Korander R, Martinsen JI, Weiderpass E, Leminen A, Pukkala E. Incidence of uterine leiomyosarcoma and endometrial stromal sarcoma in Nordic countries: results from NORDCAN and NOCCA data bases. Maturitas. 2012; 72: 56–60.

[81] NTP. Report on carcinogens. 14th ed. Research Triangle Park: US Department of Health and Human Services, Public Health Service, National Toxicology Program; 2016. https: //ntp.niehs.nih.gov/pub-health/roc/index-1. html.

[82] IARC. Monographs on the evaluation of carcinogenic risks to humans, a review of human carcinogens. Part C: arsenic, metals, fibres, and dusts, vol. 100. Lyon: International Agency for Research on Cancer; 2009. p. 225–6.

[83] Heller DS, Gordon RE, Westhoff C, Gerber S. Asbestos exposure and ovarian fiber burden. Am J Ind Med. 1996; 29: 435–9.

[84] Acheson ED, Gardner MJ, Pippard EC, Grime LP. Mortality of two groups of women who manufactured gas masks from chrysotile and crocidolite asbestos: a 40-year follow-up. Br J Ind Med. 1982; 39: 344–8.

[85] McDonald JC, Harris JM, Berry G. Sixty years on: the price of assembling military gas masks in 1940. Occup Environ Med. 2006; 63: 852–5.

[86] Vasama-Neuvonen K, Pukkala E, Paakkulainen H, Mutanen P, Weiderpass E, Boffetta P, et al. Ovarian cancer and occupational exposures in Finland. Am J Ind Med. 1999; 36: 83–9.

[87] Bulbulyan MA, Ilychova SA, Zahm SH, Astashevsky SV, Zaridze DG. Cancer mortality among women in the Russian printing industry. Am J Ind Med. 1999; 36: 166–71.

[88] IARC. Monographs on the evaluation of carcinogenic risks to humans, a review of human carcinogens. Part D: radiation, vol. 100. Lyon: International Agency for Research on Cancer; 2012.

[89] United Nations Scientific Committee on the Effects of Atomic Radiation. Sources and effects of ionizing radiation. UNSCEAR 2008 report to the general assembly with scientific annexes, vol. 1. New York: United Nations; 2010.

[90] IARC. Monographs on the evaluation of carcinogenic risks to humans, ionizing radiation. Part 1: X-and gamma(γ)-radiation, and neutrons, vol. 75. Lyon: International Agency for Research on Cancer; 2000.

[91] Sigurdson AJ, Doody MM, Rao RS, Freedman DM, Alexander BH, Hauptmann M, et al. Cancer incidence in the US radiologic technologists health study, 1983–1998. Cancer. 2003; 97: 3080–9.

[92] Doody MM, Mandel JS, Lubin JH, Boice JD Jr. Mortality among United States radiologic technologists, 1926–90. Cancer Causes Control. 1998; 9: 67–75.

[93] Wang JX, Zhang LA, Li BX, Zhao YC, Wang ZQ, Zhang JY, Aoyama T. Cancer incidence and risk estimation among medical x-ray workers in China, 1950–1995. Health Phys. 2002; 82: 455–66.

[94] McGeoghegan D, Binks K. The mortality and cancer morbidity experience of workers at the Springfields uranium production facility, 1946–95. J Radiol Prot. 2000; 20: 111–37.

[95] Telle-Lamberton M, Bergot D, Gagneau M, Samson E, Giraud JM, Neron MO, Hubert P. Cancer mortality among French atomic energy commission workers. Am J Ind Med. 2004; 45: 34–44.

[96] Ashmore JP, Krewski D, Zielinski JM, Jiang H, Semenciw R, Band PR. First analysis of mortality and occupational radiation exposure based on the national dose registry of Canada. Am J Epidemiol. 1998; 148: 564–74.

[97] Sont WN, Zielinski JM, Ashmore JP, Jiang H, Krewski D, Fair ME, et al. First analysis of cancer incidence and occupational radiation exposure based on the national dose registry of Canada. Am J Epidemiol. 2001; 153: 309–18.

[98] Shields T, Gridley G, Moradi T, Adami J, Plato N, Dosemeci M. Occupational exposures and the risk of ovarian cancer in Sweden. Am J Ind Med. 2002; 42: 200–13.

[99] IARC. Monographs on the evaluation of carcinogenic risks to humans, a review of human carcinogens. Part a: pharmaceuticals, vol. 100. Lyon: International Agency

for Research on Cancer; 2011.

[100] Heron RJ, Pickering FC. Health effects of exposure to active pharmaceutical ingredients(APIs). Occup Med(Lond). 2003; 53: 357-62.

[101] Edling C, Friis L, Mikoczy Z, Hagmar L, Lindfors P. Cancer incidence among pharmaceutical workers. Scand J Work Environ Health. 1995; 21: 116-23.

[102] Hansen J, Olsen JH. Cancer morbidity among Danish female pharmacy technicians. Scand J Work Environ Health. 1994; 20: 22-6.

[103] Hansen J, Olsen JH, Larsen AI. Cancer morbidity among employees in a Danish pharmaceutical plant. Int J Epidemiol. 1994; 23: 891-8.

[104] Ruder AM, Meyers AR, Bertke SJ. Mortality among styrene-exposed workers in the reinforced plastic boatbuilding industry. Occup Environ Med. 2016; 73: 97-102.

[105] Lerro CC, Koutros S, Andreotti G, Friesen MC, Alavanja MC, Blair A, Hoppin JA, Sandler DP, Lubin JH, Ma X, Zhang Y, Beane Freeman LE. Organophosphate insecticide use and cancer inci-dence among spouses of pesticide applicators in the Agricultural Health Study. Occup Environ Med. 2015; 72: 736-44.

[106] Guo J, Kauppinen T, Kyyronen P, Heikkila P, Lindbohm ML, Pukkala E. Risk of esophageal, ovarian, testicular, kidney and bladder cancers and leukemia among Finnish workers exposed to diesel or gasoline engine exhaust. Int J Cancer. 2004; 111: 286-92.

[107] Le ND, Leung A, Brooks-Wilson A, Gallagher RP, Swenerton KD, Demers PA, Cook LS. Occupational exposure and ovarian cancer risk. Cancer Causes Control. 2014; 25: 829-41.

[108] Nanni O, Ravaioli A, Bucchi L, Falcini F, Ricci R, Buiatti E, Amadori D. Relative and absolute cancer mortality of women in agriculture in northern Italy. Eur J Cancer Prev. 2005; 14: 337-44.

[109] Koutros S, Alavanja MC, Lubin JH, Sandler DP, Hoppin JA, Lynch CF, et al. An update of cancer incidence in the agricultural health study. J Occup Environ Med. 2010; 52: 1098-105.

[110] IARC. Monographs on the evaluation of carcinogenic risks to humans, some aromatic amines, organic dyes and related exposures, vol. 99. Lyon: International Agency for Research on Cancer; 2010.

[111] Takkouche B, Regueira-Mendez C, Montes-Martinez A. Risk of cancer among hairdressers and related workers: a meta-analysis. Int J Epidemiol. 2009; 38: 1512-31.

[112] Quach T, Doan-Billing PA, Layefsky M, Nelson D, Nguyen KD, Okahara L, et al. Cancer incidence in female cosmetologists and manicurists in California, 1988-2005. Am J Epidemiol. 2010; 172: 691-9.

[113] Bryk S, Pukkala E, Martinsen JI, Unkila-Kallio L, Tryggvadottir L, Sparén P, Kjaerheim K, Weiderpass E, Riska A. Incidence and occupational variation of ovarian granulosa cell tumours in Finland, Iceland, Norway and Sweden during 1953-2012: a lon-gitudinal cohort study. BJOG. 2017; 124: 143-9.

[114] Wernli KJ, Ray RM, Gao DL, Fitzgibbons ED, Camp JE, Astrakianakis G, Seixas N, Wong EY, Li W, De Roos AJ, Feng Z, Thomas DB, Checkoway H. Occupational exposures and ovarian cancer in textile workers. Epidemiology. 2008; 19: 244-50.

[115] Bhatti P, Cushing-Haugen KL, Wicklund KG, Doherty JA, Rossing MA. Nightshift work and risk of ovarian cancer. Occup Environ Med. 2013; 70: 231-7.

[116] Pukkala E, Saarni H. Cancer incidence among Finnish seafarers, 1967-92. Cancer Causes Control. 1996; 7: 231-9.

[117] Riska A, Martinsen JI, Kjaerheim K, Lynge E, Sparen P, Tryggvadottir L, Weiderpass E, Pukkala E. Occupation and risk of primary fallopian tube carcinoma in Nordic countries. Int J Cancer. 2012; 131: 186-92.

[118] Mabuchi K, Bross DS, Kessler II. Epidemiology of cancer of the vulva. A case-control study. Cancer. 1985; 55: 1843-8.

[119] Loukovaara M, Pukkala E, Lehtovirta P, Leminen A. Epidemiology of choriocarcinoma in Finland, 1953to 1999. Gynecol Oncol. 2004; 92: 252-5.

[120] Reid A, Heyworth J, de Klerk N, Musk AW. Asbestos exposure and gestational trophoblastic disease: a hypothesis. Cancer Epidemiol Biomark Prev. 2009; 18: 2895-8.

第 26 章
男性生殖系统恶性肿瘤

Fabrizio Giannandrea

概述

前列腺癌和睾丸癌是男性生殖系统的主要恶性肿瘤。对于这两种癌症，它们的发病率在过去的几十年里在全球范围内都在上升。有趣的是，这两种肿瘤的激素和流行病学特征似乎是相反的。前列腺癌在老年人中常见，在年轻人中罕见，相比之下，睾丸癌的发病率高峰在年轻人中，这可能表明睾丸癌的病因可能比前列腺癌更在生命的早期阶段发挥作用。在种族方面，前列腺癌的发病率在非洲本地人和非洲裔美国人中是最高的。相反，非洲人的睾丸癌发病率低于北欧人。

一些流行病学研究表明，胎儿期接触雌激素可能会增加患睾丸癌的风险。最近，其他的研究已经调查了一些内源性雄激素水平（即秃顶和严重痤疮）与睾丸癌风险之间的关系，表明了雄激素在降低患此类肿瘤的风险方面的作用。此外，黑人母亲的睾酮水平较高的发现导致了一种假设，即黑人男性患睾丸癌的风险较低与其母亲的睾酮水平较高有关。

相反，雄激素和雄激素受体多态性似乎在前列腺癌的病因学方面有相反的致病的作用。事实上，

F. Giannandrea（✉）
Occupational Health Unit, Local Health Authority, ASL 2Abruzzo, S.S.
Annunziata University Hospital, Chieti, Italy
e-mail:fabrizio.giannandrea@asl2abruzzo.it

非洲人比白种人携带更少的 CAG 重复序列，前列腺癌的发病率也比白种人更高。一种可能的解释是，非洲人雄激素受体中多态多聚谷氨酰胺链的平均长度较短可能在激活转录方面具有略高的效率。5α还原酶抑制剂非那雄胺降低前列腺癌风险的大型临床试验，进一步地间接证明雄激素与前列腺癌的发生有关。尽管这些不可改变的危险因素对这些肿瘤可能有一定作用，但其病因在很大程度上仍未确定。最近新出现的证据表明，暴露于一些可改变的危险因素，包括一些生活方式相关的因素和某些职业暴露也可能促进前列腺癌和睾丸癌的发生。

前列腺癌

流行病学特点

前列腺癌在全世界影响男性的癌症中排名第二，根据 GLOBOCAN 2012 年的报告，估计有 110 万新发病例，是在中年及以上男性最常见的恶性肿瘤，约 80% 的病例在 65 岁以上诊断（图 26.1）[1]。近 70% 的前列腺癌病例登记在更发达的地区，如美国和斯堪的纳维亚国家[1, 2]。在南亚和中亚，前列腺癌的发病率是世界上最低的（每 10 万人中有 4.5 例）。在 GLOBOCAN 2012 年报告中，前列腺癌是全球第五大常见死亡原因（307 000 人死亡，占男

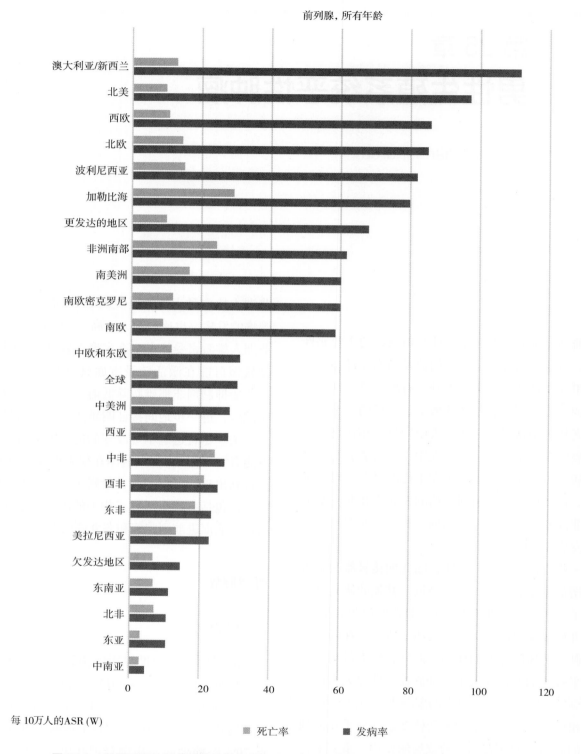

每10万人的ASR (W)　　　　　　　　■ 死亡率　　　■ 发病率

图 26.1　世界不同地区前列腺癌的年龄标准化发病率和死亡率（GLOBOCAN 2012）[1]

性死亡总数的 6.6%）[1]。北美、北欧（ASR：每 10 万人中有 25 例）、澳大利亚、新西兰和非裔美国人（即撒哈拉以南非洲的 ASR：每 10 万人中有 19 ～ 24

例）的死亡率相对较高，在亚洲人口中非常低（中南亚每 10 万人中有 2.9 例）[1]。Quon 等（2011 年）预计，到 2021 年，发病率将从 2009 年的 25 355 例增加到 35 121 例 [3]。近几十年来，前列腺特异性抗原（PSA）检测的引入已在无症状男性中发现了大量低级别前列腺肿瘤 [4]。这导致了世界范围内前列腺癌发病率的大幅增加，并显著改变了其流行病学特征。

PSA 筛查提高了肿瘤的早期诊断率，同时也降低了前列腺癌特异性死亡率和高侵袭性肿瘤的发病率 [4]。而 PSA 的高灵敏度和随后对前列腺癌的过度诊断和过度治疗，造成了不必要的副作用，严重影响了男性的生活质量 [4]。通过 PSA 检测或活检组织分析进行早期诊断这一行为，对患者死亡率的影响小于发病率 [4]。

前列腺癌不可改变的危险因素

据推测，前列腺恶性肿瘤的癌前病变的发生很大程度上受到遗传 – 环境相互作用的影响。高龄（一般超过 65 岁）、种族（特别是黑人——非洲族裔）和具有前列腺癌家族史，这些都是不可改变的危险因素，与前列腺癌密切相关。种族因素在美国尤为明显，非洲黑人的发病率比白种人高35%～50%，比发病率最低的中南亚人高约 60 倍 [5]。根据 GLOBOCAN 2012 年报告，全球具体发病率为北美 97.2/10 万人，北欧 85.0/10 万人，加勒比地区79.8/10 万人，南部非洲 61.7/10 万人，中亚南部 4.5/10万人 [1]。Powell 在一篇综述中指出，与欧美男性相比，前列腺癌在基因上对非裔美国男性更具侵袭性 [6]。

年龄是前列腺癌的一个既定危险因素。全球约3/4 的前列腺癌患者年龄 ≥ 65 岁。而在 50 岁以下的男性中并不常见。在许多发达国家，发病率随着年龄的增长而呈指数级增长。例如，2008 年加拿大前列腺癌发病率：50 ～ 54 岁男性的发病率约为每10 万人 100 例，60 ～ 64 岁男性的发病率约为每 10万人 500 例，80 岁以上男性的发病率约为每 10 万人 700 例 [8]。

前列腺癌的另一个已确定的不可改变的危险因素是前列腺癌家族史。前列腺癌的亲属数量及其确诊时的年龄对前列腺癌的早期发展有重要影响 [9]。许多研究观察到了家族关联性，据报道，有一级男性患病亲属（父亲、兄弟、儿子）的男性患病风险在统计学上显著增加 2 ～ 3 倍 [9, 10]。Fradet等的研究发现，有父亲在 60 岁前诊断出前列腺癌的男性与无前列腺癌家族史的男性相比，其患前列腺癌的风险增加了 20%[8-10]。

性激素，特别是雄激素，对肿瘤发展的作用是显著的，但致癌的内分泌基础仍未得到很好的阐明，雄激素受体的基因多态性可能比任何激素的差异都更重要 [11]。循环胰岛素样生长因子 1（IGF-1）是前列腺癌的一个可能的危险因素。一些系统综述和荟萃分析认为 IGF-1 水平升高会增加侵袭性前列腺癌的风险，尤其是侵袭性疾病 [11]。

与前列腺癌相关的生活方式因素

研究表明，饮食对前列腺癌的发生也发挥了重要作用，食用乳制品特别是牛奶、加工肉类和脂肪的摄入与前列腺癌风险的增加存在关联 [12-14]。饮食可通过影响类固醇激素的状态来影响循环激素水平。高脂肪摄入与前列腺癌风险增加有关。Armstrong 和 Doll（1975 年）发现，1960—1966年 35 ～ 65 岁人群的前列腺癌的全球发病率与总脂肪摄入量显著相关 [15]。富含脂肪和胆固醇的西方传统饮食会增加患前列腺癌的风险 [14]。在系统综述和荟萃分析中，肥胖和体重指数增加与前列腺癌的关系已被广泛研究，结果与晚期癌症的风险呈正相关 [16, 17]。

相反，有证据表明，含有维生素 A、E 和 D、硒和番茄红素的食物可能对癌症的发生有保护作用 [12-14]。

吸烟是否作为前列腺癌的一个危险因素仍然是一个有争议的问题。然而，关于前列腺癌死亡率的前瞻性队列研究报告了吸烟的剂量 – 反应相关性，表明重度吸烟者（即每天吸烟＞ 40 支）死于前列腺癌的风险增加了 51% ～ 61%[18-20]。

前列腺癌的职业危险因素

已开展了一些关于前列腺癌职业危险因素的研究，其中，农民受到更多关注。一项研究回顾了不列颠哥伦比亚省 216 种职业和 88 个行业在 1950—1984 年间死亡的男性，发现农民的前列腺癌死亡率较高[21]。在南卡罗来纳州进行的一项基于人群的病例对照研究报告称，参与混合或使用农药的农民患前列腺癌的风险增加了 60%[22-24]。在这项研究中，从事农业也与白种人患前列腺癌的风险增高相关（OR = 1.8），但与非裔美国人无关。总的来说，前列腺癌风险升高与职业或平时接触农药有关，在一些农药施用者的队列研究中报道了这类肿瘤的高发病率和死亡率。最近的大部分证据来自农业健康研究[22-24]。其中一项研究表明，私人农药施用者患前列腺癌的风险增加（SIR = 1.26），而商业施用者的风险更高（SIR=1.37）[22-24]。在加拿大进行的一项病例对照研究发现，休闲时接触杀虫剂或花园喷雾剂的人患前列腺癌的风险增加 100%（95% CI = 1.3 ～ 4.2）[25]。Van der Gulden 等（1996 年）报告了与频繁接触农药相关的额外风险[26]。一项病例对照研究指出，接触包括 DDT 在内的有机氯杀虫剂（OR=2.5，95%CI=1.4 ～ 4.2）的农民患前列腺癌的风险增加[27]。尽管这些研究显示农药暴露与前列腺癌之间存在关联，但由于其结论主要基于自我报告和主观评估，因此具有局限性。为了避免自我报告的回忆和分类偏倚，近年来将血清中的有机氯水平作为长期暴露的替代测量指标。有机氯包括杀虫剂，如 DDT、DDE 和林丹。许多农药有机氯被公认为是内分泌干扰物，可以作为激动剂、拮抗剂或相互激动－拮抗剂控制类固醇性激素，主要是与雌激素或睾酮的作用有关。Ritchie 等（2003）评估了血清农药有机氯水平与前列腺癌风险之间的关系，发现农药氧氯丹烷（OR=3.1，95%CI=1.3 ～ 7.6）与前列腺癌风险增加相关[28]。一项评估脂肪组织中持久性农药含量水平的研究发现，根据反式氯丹的水平，前列腺癌的风险明显增加（OR = 3.49），而包括六氯代苯（OR = 2.39）、p, p′ DDE（OR = 2.30）和一些氯丹代谢物在内的几种农药或其代谢物的风险也会增加[28, 29]。对职业暴露于橙剂（二噁英污染的除草剂）的越战退伍军人的初步研究显示，其前列腺癌死亡率增加[30]。然而，最近的空军健康

研究数据显示，负责处理和喷洒橙剂的 Ranch Hand 退伍军人患前列腺癌的总体风险并没有增加[30]。相反，该研究报告了 1969 年之前服役的退伍军人患前列腺癌的风险显著增加（RR = 2.37），并且随着在东南亚服役年数的增加，前列腺癌风险呈明显的剂量－反应趋势[30]。

一项针对电容器制造行业工人的队列研究显示，在暴露后 10 年和 20 年，随着多氯联苯累积接触量的增加，前列腺癌死亡率呈剂量－反应趋势[31]。在另一项调查脂肪中持久性有机污染物水平的研究中，多氯联苯 153 的水平与前列腺癌相关（OR = 3.15）[32]。多项研究探讨了镉化合物暴露与前列腺癌之间的关系。镉在前列腺肿瘤组织中的浓度相对较高。在许多动物实验中，镉化合物被报道可导致大鼠患前列腺癌[33]。

然而，病例对照研究的结果表明，除了一项病例对照研究外，其他研究的结果并不一致，该研究报告前列腺癌的风险与暴露于最高浓度（OR = 4.7）的镉显著相关[34]。2005 年，一项对镍镉电池厂工人的队列研究的 meta 分析得出的 SMR 为 1.26（95%CI：0.83 ～ 1.84）[33]。随后使用定量估计的队列也得到了不一致的结果。

最近的数据大大加强了有关基因多态性在多环芳烃暴露与前列腺癌之间存在相关性的证据[35]。尽管通过吸入暴露于石油（OR = 1.12）、煤炭（OR = 1.29）和经皮接触煤炭（1.48）而暴露于多环芳烃的风险略有升高，没有发现前列腺癌风险的增加与不同职业组的累积多环芳烃暴露有关。然而，在同一项研究中，观察到基因与环境的相互作用与 GSTP1 基因的多态性有关。携带 GSTP1Val 变体且暴露于高浓度多环芳烃的 60 岁以下男性患前列腺癌的风险显著增加（OR = 4.52）[35]。航空航天工人接触多环芳烃导致患前列腺癌的风险略有增加，但并不显著，而且仅在那些高度暴露的工人中风险增加。

对特定职业和 / 或暴露与前列腺癌风险或死亡率相关性的研究发现，消防员患前列腺癌的风险显著升高[36]。已有两项针对消防员和前列腺癌研究的

荟萃分析。最近的荟萃分析包括了 IARC 专著中针对消防员的绝大多数研究。IARC 工作组对 2007 年之前的 16 项研究 1764 例病例进行了荟萃分析，在该职业人群中前列腺癌风险估计增加 30%（1.30；95%CI：1.12 ～ 1.51）。

IARC 轮班工作专著评估了对飞行员的研究，并在他们早期的研究中报告了前列腺癌发病率显著升高。然而，这些结果可能会因为 PSA 检测在该职业组中的普及而受到的检测偏差的限制。Ballard 等 2000 年发表的一项 meta 分析纳入了一些队列研究，发现有证据表明，飞行人员患前列腺癌的超额风险为 65%（1.65，95%CI：1.19 ～ 2.29）[37]。Pukkala 等报告，在北欧国家的 10 000 例飞行员患者中，前列腺癌的 SIR 为 1.21（95% CI：0.93 ～ 1.54）。

最后，对前列腺癌风险与金属相关工作的相关性的系统综述得出结论，没有证据表明两者相关。在荷兰的队列研究和西澳大利亚州的一项病例对照研究中，前列腺癌与暴露于金属烟雾（RR = 1.11）弱相关。在一项对汽车行业工人的研究中，进一步评估了接触金属加工液 / 矿物油与前列腺癌风险增加之间的关系。这项研究表明，在 270mg/m³－ 年的最高暴露水平下，前列腺癌风险增加（RR = 3.41）。一项研究使用了来自同一汽车行业工人队列的数据，从青春期到成年早期，前列腺癌的风险随着接触直流液体呈线性增加（RR = 2.4，累积暴露 10mg/m³－ 年）表明成年早期暴露对晚年前列腺癌风险增加至关重要。

睾丸癌

流行病学特点

睾丸癌是目前 15 ～ 40 岁男性中最常见的恶性肿瘤 [41-44]。在过去的 40 年里，其发病率在几个西方国家一直在不断上升 [41, 42]。对这种上升的趋势还不完全理解，尽管诊断措施增强可能是部分原因。年轻人为睾丸癌发病率高峰可能表明，潜在致癌因素可能在生命的早期阶段发挥一定作用。尽管数十

年来人们一直认为妊娠期雌激素水平的升高和 / 或胎儿期暴露于多种职业和环境雌激素物质，如干扰内分泌的化学物质（EDCs），是发病的主要原因；但这个观点仍然存在争议 [44]。最新的研究提出，发生在婴儿期和儿童时期的环境暴露也可能导致睾丸癌的发展，而与儿童生长相关的因素可能与睾丸癌的进展密切相关。大约 98% 的睾丸恶性肿瘤是生殖细胞肿瘤。虽然睾丸癌有几种组织学类型，但约 55% 可归类为典型的精原细胞瘤，44% 可归类为非精原细胞瘤（胚胎癌、畸胎瘤、卵黄囊瘤、绒毛膜癌），1% 可归类为精母细胞精原细胞瘤 [43]。根据 GLOBOCAN 2012 年报告，全球的具体发病率从北欧的 7.2/10 万、北美洲的 5.0/10 万、加勒比地区的 1.0/10 万、中南亚的 0.9/10 万到南部非洲的 0.6/10 万（图 26.2）[1]。虽然发病率有所上升，但癌症的类型没有改变，精原细胞瘤和非精原细胞瘤的发病率没有差异 [43]。

睾丸癌不可改变的风险因素

正如对前列腺癌所讨论的，有许多不可改变的危险因素也与睾丸癌的风险显著相关。与睾丸癌相关的最一致的危险因素是隐睾症，它使男性患睾丸癌的风险增加近 5 倍 [44]。家族性睾丸癌也是罹患该病的一个既定风险因素。研究估计，睾丸癌患者的兄弟罹患睾丸癌的风险增加 8 ～ 10 倍，而父亲 / 儿子患睾丸癌的风险增加 4 ～ 6 倍 [44]。

一些研究报道，成人身高的增加可能是睾丸癌的一个危险因素，因此提示与身高健康相关的因素也可能与这种恶性疾病的风险有关。Dieckmann 等（2008）发现，非常高的男性（＞ 195cm）有患睾丸癌的风险，OR：3.35（调整后 95% CI：2.88 ～ 3.90）[46]。在 STEED 研究中，身高越高，罹患睾丸癌的风险越高。睾丸癌的风险与身高有明显的统计学关系，这种关系主要体现在男性精原细胞瘤患者中 [44]。

一个与身高相关的因子可能是胰岛素样生长因子（IGF）水平和 IGF 通路 [45]。一些研究报道血清 IGF1 浓度的升高与身高的增加有关。然而，身高、IGF 和睾丸癌风险之间的关系可能是复杂的，并不

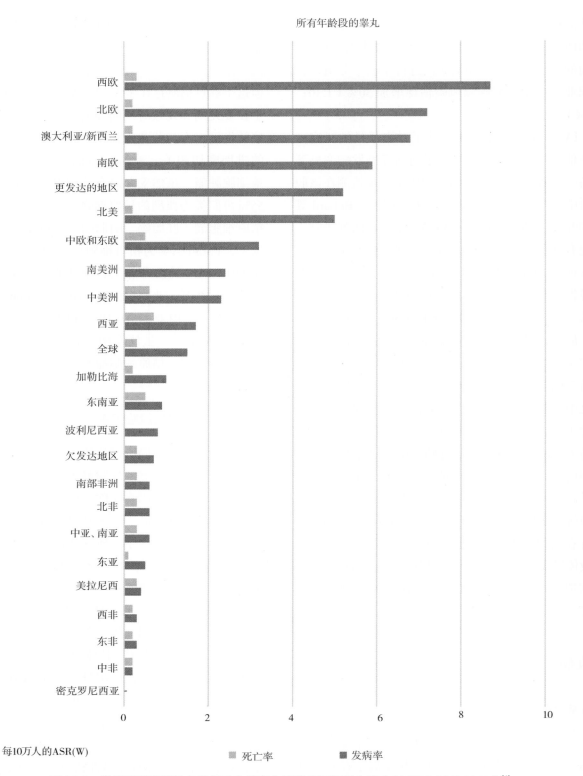

所有年龄段的睾丸

每10万人的ASR(W)　　　　死亡率　　　发病率

图26.2　世界不同地区按年龄标准化的睾丸癌发病率和死亡率（GLOBOCAN 2012）[1]

能简单地解释[47]。

在种族方面，非裔美国人睾丸癌的发病率仅为美国白人报告发病率的1/4。黑人母亲体内睾酮水平较高的发现导致了这样的假设，黑人男性患睾丸癌的风险较低是由较高的母体睾酮浓度决定的[48]。另一种可能的解释是雄激素受体中多态多聚谷氨酰胺链长度的差异，这在非洲人中平均更短，可能在激活转录方面更有效[49]。非洲本土人口的风险并没有因为迁移到新环境而发生很大变化。移民后持续存在的发病率差异证明了遗传因素而非外源性危险因素的存在。

与睾丸癌相关的生活方式因素

饮食在可能与睾丸癌相关的生活方式中得到了最大的关注[44]。高脂肪摄入量与患睾丸癌的风险增加有关，这一结果也与其他与激素相关的癌症，如乳腺癌、前列腺癌和卵巢癌的研究结果一致。Armstrong 和 Doll（1975 年）在他们的生态学研究中发现，1960—1966 年 35 ~ 65 岁年龄组睾丸癌的国际发病率与总脂肪消耗量密切相关（r = 0.76）[15]。其他生态学研究也发现了睾丸癌与饮食中脂肪和高热量摄入有类似的关联。Sigurdson 等（1999 年）发现，睾丸癌诊断前 1 年的高脂肪摄入与睾丸癌风险的增加有关。睾丸癌也与食用乳制品有关。乳制品，特别是牛奶和奶酪，都含有女性性激素、雌激素和黄体酮。Garner 等（2003 年）发现，采访前 2 年乳制品摄入量高与睾丸癌风险增加有关[51]。Davies 等（1996 年）在一项饮食与睾丸癌的病例对照研究中也观察到，病例组在青春期饮用的牛奶明显多于对照组[52]。在 Stang 等[53] 的研究中，青少年食用乳制品（酸奶除外），尤其是牛奶，是睾丸癌，特别是精原细胞瘤的危险因素。他们发现，随着乳脂摄入量的增加，精原细胞瘤的风险增加，特别是在年轻男性（15 ~ 34 岁）中，半乳糖摄入与精原细胞瘤之间的关联更强。在一项包括 42 个国家的睾丸癌发病率及其饮食习惯的生态学研究中，Ganmaa 等（2002）发现，奶酪、动物脂肪和牛奶与 20 ~ 39 岁时睾丸癌的发病率高度相关[54]。在计算 1961—1965 年期间食用的奶酪（来源于母亲或青春期前食用的奶酪）时，相关系数最高。此外，逐步多元回归分析显示，牛奶 + 奶酪（1961—1965）与睾丸癌的发生率显著相关[54]。儿童饮食可能与睾丸癌风险有关的观点源于流行病学的一些观察，因为自 20 世纪初以来，睾丸癌的发病率持续上升。这一趋势的唯一重大中断发生在第二次世界大战期间或紧随其后出生的男性身上，因为当时食物供应急剧减少[55]；动物和人类研究也表明，在生命早期限制饮食通常会降低成年后患癌的风险。此外，事实证明，贫穷和营养不良的人群，比如非洲人和包括美国黑人及亚裔在内，他们患睾丸癌的风险低于富裕人群。

睾丸癌的职业危险因素

睾丸癌通常被视为年轻人的一种癌症，因为它在年轻人中发病率相对较高，并且认为其胎儿期起源的理论持续存在。因此，人们较少关注成年期发生的危险因素，特别是职业暴露。然而，最近一些工作和职业风险因素被认为会显著增加患睾丸癌的风险。特别是，综述和荟萃分析已经将患睾丸癌的风险与消防员、农民、士兵和涉及职业接触杀虫剂的工作联系起来。此外，还有许多其他的工作和行业被认为会增加患睾丸癌的风险，包括飞行人员、金属工人和油漆工。对这些工作的研究结果仍然有限，而且研究通常很少。

目前的文献发现，近几十年来睾丸癌发病率的增加，至少部分与环境中某些农药的积累有关。一些杀虫剂已被归类为内分泌干扰物，因为它们可能模仿雌激素的作用或具有抗雄激素的作用。最近有人认为，接触这些化合物会通过干扰正常激素平衡而提高患睾丸癌的风险。许多职业农药研究的目的是分析死亡率，而不是睾丸癌的发病率，但结果相互矛盾。考虑到最近治疗方面的改进，发达国家的睾丸癌死亡率急剧下降，而其发病率在过去 40 年里增加了 1 倍多。因此，在研究睾丸癌时，死亡率应该是次要目标。几项发病率研究表明，长期接触杀虫剂显著增加了患睾丸癌的风险。Guo 等[56] 发现，睾丸癌与职业接触杀虫剂之间存在正接触 – 反应关系，特别是对杀虫剂 [≥ 0.002mg/m^3 – 年；相对风险（RR）=3.26，95% 置信区间（CI）=1.20 ~ 8.83]，在暴露于的 10 年和 20 年后，标准化发病率比（SIRs）显著升高[56]。在 1975—1993 年的随访中，佛罗里达州有执照的农药施用者的睾丸癌发病率也显著升高（SIR=2.48，95%CI=1.57 ~ 3.72）（表 26.1）[57]。在瑞典农业中农药施用者睾丸癌的SIR随"获证时间"
＞10年而明显增加（SIR＝2.54，95% CI＝1.1～5.00）
[58, 59]。农业健康研究显示，商业施药者睾丸癌的风
险略有增加（无统计学意义）；但这类人群中仅有
11% 的施药时间超过 20 年[60, 61]。

最近，Frost 等（2011）发现，在 1987—2004

年的随访中，英国农药使用者的睾丸癌发病率显著
升高（SIR=1.26，95%CI=1.04～1.53），而死亡率
没有显著增加（表 26.1）[62, 63]。最近的一项综述指
出，血清中有机氯农药水平的升高与睾丸癌呈正相
关，其中包括诊断前血清样本的两项研究提供了最
强有力的证据[64]。

表 26.1　农药使用者、施药者与睾丸癌发病率的队列研究

参考文献、研究地点和时间	队列特点	暴露评估	病例数	RR（95% CI）	对潜在混杂因素的调整	备注
Fleming 等（1999），佛罗里达，美国[57] 1975—1993	30 155 名有执照的私人、商业或公共农药施用者	注册的持有执照者	私人施用者：15	2.48 （1.57～3.72）	年龄、时间	除草剂的使用：20 世纪 50 年代 20%，60 年代 51%，70 年代 68%
Ditch 等（1995），瑞典[58, 59] 1965—1991	20 025 名有执照的农药施用者	注册的持有执照者	21	1.09 （0.68～1.67）	年龄、时间	杀虫剂的使用量：20 世纪 50 年代为 15%，60 年代为 34%，70 年代为 46%
		268 名施用者接受了杀虫剂使用采访				杀菌剂的使用量：20 世纪 50 年代为 7%，60 年代为 16%，70 年代为 31%
Koutros 等（2010），爱荷华和北卡罗莱那美国[60, 61] 1993—2006	农业健康研究（AHS）队列研究	纳入时填写调查问卷	私人施用者：32	0.97 （0.67～1.37）	年龄、时间、种族、国家	在 AHS 队列中已经研究了个别农药，但对睾丸癌的作用太有限
	有执照的私人（51 035 名）和商业（4712 名）男性农药施用者		商业施用者：6	1.21 （0.45～2.64）		
Frost 等（2011）英国[62, 63] 1987—2004	农药使用者健康研究（PUHS）：62 960 名具有能力证书的农业农药使用者	同意被纳入队列的认证用户	102	1.26 （1.04～1.53）	年龄、时间、国家	
MacFarlane 等（2009），新南威尔士澳大利亚[63] 1983—2002	1813 名使用农药的害虫控制者	参与国家农药监测项目的工人	6	1.98 （0.89～4.41）	年龄、时期	

RR 相对风险，CI 置信区间

睾丸癌与长期接触农药可能的因果关系也被这些化学物质在睾丸癌患者的血清中随时间的积累所证实。迄今为止，已有 6 项病例对照研究调查了有机氯农药的血清学指标与睾丸癌之间的关系。结果表明，在六项研究中有五项研究结果显示，与 p，p'-DDE（二氯 - 二苯基三氯乙烯）呈正相关，其为 DDT 的代谢物，是一种有效的雄激素受体拮抗剂，通常用作杀虫剂。直到 20 世纪 70 ～ 80 年代其与氯丹及其衍生物（氧氯丹、反式壬草胺、顺式壬草胺）一起被禁用[65-68]。

这些研究中都没有发现与杀菌剂六氯苯（HCB）有关的证据。嵌套在挪威 Janus 血清库队列中的病例对照研究（49 例病例，51 例对照），使用诊断前血液样本检测到非常高的 p，p'-DDE 和氯丹化合物含量[65-68]。美国军人睾丸肿瘤环境和内分泌决定因素（STEED）研究，在美国军人中进行了一项针对睾丸癌的大型病例对照调查（754 例病例，928 例对照），发现病例中 p，p'-DDE 和氯丹化合物的诊断前浓度高于对照组。在这项研究中，睾丸癌与血清 p，p'-DDE 暴露量最高的四分位数的相关性具有统计学意义（OR 1.71，95% CI 1.23 ～ 2.38，P 值 =0.0002）[65-68]。在瑞典一项基于医院的研究中，包括 58 例病例和 61 例对照，发现病例血清中 p，p'-DDE 水平较高，尽管相关性没有统计学意义。与对照组相比，病例中反式壬草胺（OR 4.1；95% CI 1.5 ～ 11）和顺式壬草胺（OR 3.1；95% CI 1.2 ～ 7.8）的血清浓度明显更高[66, 68]。Biggs 等（2008 年）发现没有证据表明睾丸癌的风险与血清中的 DDE 和六氯代苯有关[67]。在意大利进行的一项基于医院的病例对照研究发现，与对照组相比，睾丸癌诊断病例中 p，p'-DDE 浓度升高（OR$_{调整的}$ = 3.34，95% CI = 1.09 ～ 10.17）[69, 70]。

许多研究都集中在消防员的睾丸癌上。Bates（2007）调查了消防员的睾丸癌，结果显示 OR 为 1.54（1.18 ～ 2.02）[36]。四项针对消防员睾丸癌的队列研究得出的风险估计值为 1.2 ～ 2.5。在 IARC 关于消防员的专著中，IARC 工作组根据 2007 年之前发表的 6 项研究和 409 例病例进行了荟萃分析。结果显示，在这一职业人群中，睾丸癌的风险增加了约 50%（1.47；95% CI：1.20 ～ 1.80）[36]。

2007 年国际癌症研究署专著评估了睾丸癌可能与油漆工作有关，但未发现油漆工与睾丸癌风险有关。在同一专著中还调查了轮班工作与睾丸癌风险的关系。夜班工作会导致褪黑激素水平的改变，并可能干扰正常的激素平衡[36]。捷克共和国的一项病例对照研究显示，在诊断前上夜班至少 3 年的受试者中，睾丸癌的优势比为 1.48（95%CI：1.07 ～ 2.06）。除此之外，目前掌握的数据还是很少[36]。

一些研究集中在军人的睾丸癌上，但结果还没有定论。在对海军人员和美国海军的研究结果不一致。Tarone 等（1991 年）观察到非肉芽肿肿瘤风险的增加与在越战中服役有关，但与在越战中接触橙剂无关[71]。对海湾战争中服役的美国退伍军人进行的睾丸癌风险研究结果显示，与未参加海湾战争的退伍军人和普通人群相比，没有证据表明服役人员的睾丸癌风险增加。

结论

睾丸癌和前列腺癌分别是西方国家年轻男性和老年人中最常见的恶性肿瘤，人们花费了大量的努力发现其发病率的差异与生殖、遗传、内分泌和环境因素相关[44]。消防、长期使用和接触杀虫剂以及接触特定的有机氯化合物也可能与睾丸癌有关（表 26.2）[72]。接触农药也是前列腺癌的主要职业危险因素，尽管相关证据仍然存在争议。

在过去的几十年中，前列腺癌和睾丸癌的研究取得了爆炸性的增长，目前的科学研究表明，农药和其他具有内分泌干扰活性的环境暴露与这些肿瘤的风险之间可能存在联系，应对此进行进一步调查。未来的流行病学研究需要改进其暴露评估的方法，并考虑环境异种雌激素和性激素暴露的协同效应，评估雄激素分泌在这两种肿瘤的癌症发展中可能发挥的附加作用。

表 26.2   睾丸癌的可改变和不可改变的危险因素

	不可改变的危险因素	可改变的危险因素（与生活方式和职业相关的危险因素）
肯定相关	年龄	
	隐睾	
	种族	
	家族史	
	对侧睾丸癌	
很可能相关	身高	消防
		长期接触农药
		一些有机氯化合物
可能相关	低出生顺序/家庭子女数	飞机维修
	低出生体重	日常饮食
	孪生	电离辐射
	青春期年龄	服兵役
	低生育率	

由 McGlynn 等修改。[72]

参考文献

[1] Ferlay J, Soerjomataram I, Dikshit R, Eser S, Mathers C, Rebelo M, Parkin DM, Forman D, Bray F. Cancer incidence and mortality worldwide: sources, methods and major patterns in GLOBOCAN 2012. Int J Cancer. 2015; 136: 359–86.

[2] Gronberg H. Prostate cancer epidemiology. Lancet. 2003; 361: 859–64.

[3] Quon H, Loblaw A, Nam R. Dramatic increase in prostate cancer cases by 2021. BJU Int. 2011; 108: 1734–8.

[4] Loeb S, Bjurlin MA, Nicholson J, Tammela TL, Penson DF, Carter HB, Carroll P, Etzioni R. Overdiagnosis and overtreatment of prostate cancer. Eur Urol. 2014; 65: 1046–55.

[5] Hsing AW, Tsao L, Devesa SS. International trends and patterns of prostate cancer incidence and mortality. Int J Cancer. 2000; 85: 60–7.

[6] Powell IJ. The precise role of ethnicity and family history on aggressive prostate cancer: a review analysis. Arch Esp Urol. 2011; 64: 711–9.

[7] Quinn M, Babb P. Patterns and trends in prostate cancer incidence, survival, prevalence and mortality. Part I: international comparisons. BJU Int. 2002; 90: 162–73.

[8] Fradet Y, Klotz L, Trachtenberg J, Zlotta A. The burden of prostate cancer in Canada. Can Urol Assoc J. 2009; 3: S92.

[9] Bratt O. Hereditary prostate cancer: clinical aspects. J Urol. 2002; 168: 906–13.

[10] Ghadirian P, Howe G, Hislop T, Maisonneuve P. Family history of prostate cancer: a multicenter case–control study in Canada. Int J Cancer. 1997; 70: 679–81.

[11] Rowlands MA, Gunnell D, Harris R, Vatten LJ, Holly JM, Martin RM. Circulating insulin–like growth factor peptides and prostate cancer risk: a systematic review and meta–analysis. Int J Cancer. 2009; 124: 2416–29.

[12] Alexander DD, Mink PJ, Cushing CA, Sceurman B. A review and meta–analysis of prospective studies of red and processed meat intake and prostate cancer. Nutr J. 2010; 9(50): 28.

[13] Kristal AR, Arnold KB, Neuhouser ML, Goodman P, Platz EA, et al. Diet, supplement use, and prostate cancer risk: results from the prostate cancer prevention trial. Am J Epidemiol. 2010; 566–577(29): 172.

[14] Raimondi S, Mabrouk JB, Shatenstein B, Maisonneuve P, Ghadirian P. Diet and prostate cancer risk with specific focus on dairy products and dietary calcium: a case–control study. Prostate. 2010; 70: 1054–65.

[15] Armstrong B, Doll R. Environmental factors and cancer incidence and mortality in different countries, with special reference to dietary practices. Int J Cancer. 1975; 15: 617–31.

[16] Allott EH, Masko EM, Freedland SJ. Obesity and prostate cancer: weighing the evidence. Eur Urol. 2013; 63: 800–9.

[17] Cao Y, Ma J. Body mass index, prostate cancer–specific mortality, and biochemical recurrence: a systematic review and meta–analysis. Cancer Prev Res(Phila). 2011; 4: 486–501.

[18] Watters JL, ParkY, Hollenbeck A, Schatzkin A, Albanes D. Cigarette smoking and prostate cancer in a prospective US cohort study. Cancer Epidemiol Biomarkers Prev. 2009; 18: 2427–35.

[19] Huncharek M, Haddock KS, Reid R, Kupelnick B. Smoking as a risk factor for prostate cancer: a meta–analysis of 24prospective cohort studies. Am J Public Health. 2010; 100: 693–701.

[20] Butler LM, Wang R, Wong AS, Koh WP, Yu MC. Cigarette smoking and risk of prostate cancer among Singapore Chinese. Cancer Causes Control. 2009; 20: 1967–74.

[21] Buxton JA, Gallagher RP, Le ND, Band PR, Bert JL. Occupational risk factors for prostate cancer mortality in British Columbia, Canada. Am J Ind Med. 1999; 35: 82–6.

[22] Alavanja MC, Samanic C, Dosemeci M, Lubin J, Tarone R, Lynch CF, Knott C, Thomas K, Hoppin JA, Barker J, Coble J, Sandler DP, Blair A. Use of agricultural pesticides and prostate cancer risk in the Agricultural Health Study cohort.

Am J Epidemiol. 2003; 157: 800–14.

[23] Weichenthal S, Moase C, Chan P. A review of pesticide exposure and cancer incidence in the Agricultural Health Study cohort. Environ Health Perspect. 2010; 118: 1117–25.

[24] Purdue MP, Hoppin JA, Blair A, Dosemeci M, Alavanja MC. Occupational exposure to organochlorine insecticides and cancer incidence in the Agricultural Health Study. Int J Cancer. 2007; 120: 642–9.

[25] Aronson KJ, Siemiatycki J, Dewar R, Gérin M. Occupational risk factors for prostate cancer: results from a case–control study in Montreal, Quebec, Canada. Am J Epidemiol. 1996; 143: 363–73.

[26] Van der Gulden J, Vogelzang P. Farmers at risk for prostate cancer. Br J Urol. 1996; 77: 6–14.

[27] Settimi L, Masina A, Andrion A, Axelson O. Prostate cancer and exposure to pesticides in agricultural settings. Int J Cancer. 2003; 104: 458–61.

[28] Ritchie JM, Vial SL, Fuortes LJ, Guo H, Reedy VE, Smith EM. Organochlorines and risk of prostate cancer. J Occup Environ Med. 2003; 45: 692–702.

[29] Lewis-Mikhael AM, Olmedo-Requena R, Martínez-Ruiz V, Bueno-Cavanillas A, Jiménez-Moleón JJ. Organochlorine pesticides and prostate cancer, is there an association? A meta–analysis of epidemiological evidence. Cancer Causes Control. 2015; 26: 1375–92.

[30] Chang C, Benson M, Fam MM. A review of Agent Orange and its associated oncologic risk of genitourinary cancers. Urol Oncol. 2017; 35: 633–9.

[31] Prince MM, Ruder AM, Hein MJ, Waters MA, Whelan EA, Nilsen N, Ward EM, Schnorr TM, Laber PA, Davis-King KE. Mortality and exposure response among 14, 458 electrical capacitor manufacturing workers exposed to polychlorinated biphenyls(PCBs). Environ Health Perspect. 2006; 114: 1508–14.

[32] Gustavsson P, Hogstedt C. A cohort study of Swedish capacitor manufacturing workers exposed to polychlori-nated biphenyls(PCBs). Am J Ind Med. 1997; 32: 234–9.

[33] Sahmoun AE, Case LD, Jackson SA, Schwartz GG. Cadmium and prostate cancer: a critical epidemiologic analysis. Cancer Invest. 2005; 23: 256–63.

[34] Vinceti M, Venturelli M, Sighinolfi C, Trerotoli P, Bonvicini F, Ferrari A, Bianchi G, Serio G, Bergomi M, Vivoli G. Case–control study of toenail cadmium and prostate cancer risk in Italy. Sci Total Environ. 2007; 373: 77–81.

[35] Rybicki BA, Neslund-Dudas C, Nock NL, Schultz LR, Eklund L, Rosbolt J, Bock CH, Monaghan KG. Prostate cancer risk from occupational exposure to polycyclic aromatic hydrocarbons interacting with the GSTP1Ile105 Val polymorphism. Cancer Detect Prev. 2006; 30: 412–22.

[36] IARC. IARC monograph on the evaluation of the carcinogenic risk of chemicals to humans. Painting, firefighting, and shiftwork, vol.98. IARC: Lyon; 2010.

[37] Ballard T, Lagorio S, De Angelis G, Verdecchia A. Cancer incidence and mortality among flight personnel: a meta–analysis. Aviat Space Environ Med. 2000; 71: 216–24.

[38] Pukkala E, Aspholm R, Auvinen A, Eliasch H, Gundestrup M, Haldorsen T, Hammar N, Hrafnkelsson J, Kyyronen P, Linnersjo A, Rafnsson V, Storm H, Tveten U. Incidence of cancer among Nordic airline pilots over five decades: occupational cohort study. BMJ. 2002; 325: 567.

[39] Van der Gulden JW. Metal workers and repairmen at risk for prostate cancer: a review. Prostate. 1997; 30: 107–16.

[40] Boers D, Zeegers MP, Swaen GM, Kant I, van den Brandt PA. The influence of occupational exposure to pesticides, polycyclic aromatic hydrocarbons, diesel exhaust, metal dust, metal fumes, and mineral oil on prostate cancer: a prospective cohort study. Occup Environ Med. 2005; 62: 531–7.

[41] Purdue MP, Devesa SS, Sigurdson AJ, Mcglynn KA. International patterns and trends in testis cancer incidence. Int J Cancer. 2005; 115: 822–7.

[42] Bray F, Richiardi L, Ekbom A, Pukkala E, Cuninkova M, Møller H. Trends in testicular cancer incidence and mortality in 22 European countries: continuing increases in incidence and declines in mortality. Int J Cancer. 2006; 118: 3099–111.

[43] Liu S, Semenciw R, Waters C, Wen SW, Mery LS, Mao Y. Clues to the aetiological heterogeneity of testicular seminomas and non–seminomas: time trends and age-period–cohort effects. Int J Epidemiol. 2000; 29: 826–31.

[44] Giannandrea F, Paoli D, Figà–Talamanca I, Lombardo F, Lenzi A, Gandini L. Effect of endogenous and exogenous hormones on testicular cancer: the epidemiological evidence. Int J Dev Biol. 2013; 57: 255–63.

[45] Giannandrea F, Paoli D, Lombardo F, Lenzi A, Gandini L. Case–control study of anthropometric measures and testicular cancer risk. Front Endocrinol(Lausanne). 2012; 3: 144.

[46] Dieckmann KP, Hartmann JT, Classen J, Lüdde R, Diederichs M, Pichlmeier U. Tallness is associated with risk of testicular cancer: evidence for the nutrition hypothesis. Br J Cancer. 2008; 99: 1517–21.

[47] Richiardi L, Vizzini L, Pastore G, Segnan N, Gillio-Tos A, Fiano V, Grasso C, Ciuffreda L, Lista P, Pearce N, et al. Lifetime growth and risk of testicular cancer. Int J Cancer. 2014; 135: 695–701.

[48] Trabert B, Sigurdson AJ, Sweeney AM, Amato RJ, Strom SS, Mcglynn KA. Baldness, acne and testicular germ cell tumours. Int J Androl. 2011; 34: e59–67.

[49] Grassetti D, Giannandrea F, Paoli D, Masciandaro P, Figura V, Carlini T, Rizzo F, Lombardo F, Lenzi A, Gandini L. Androgen receptor polymorphisms and testicular cancer risk. Andrology. 2015; 3: 27-33.

[50] Sigurdson AJ, Chang S, Annegers JF, Duphorne CM, Pillow PC, Amato RJ, Hutchinson LP, Sweeney AM, And Strom SS. A case-control study of diet and testicular carcinoma. Nutr Cancer. 1999; 34: 20-6.

[51] Garner MJ, Birkett NJ, Johnson KC, Shatenstein B, Ghadirian P, Krewski D, Canadian Cancer Registries Epidemiology Research Group. Dietary risk factors for testicular carcinoma. Int J Cancer. 2003; 106: 934-41.

[52] Davies TW, Palmer CR, Ruja E, Lipscombe JM. Adolescent milk, dairy product and fruit consumption and testicular cancer. Br J Cancer. 1996; 74: 657-60.

[53] Stang A, Ahrens W, Baumgardt-Elms C, Stegmaier C, Merzenich H, De Vrese M, Schrezenmeir J, And Jöckel KH. Adolescent milk fat and galactose consumption and testicular germ cell cancer. Cancer Epidemiol Biomarkers Prev. 2006; 15: 2189-95.

[54] Ganmaa D, Li XM, Wang J, Qin LQ, Wang PY, And Sato A. Incidence and mortality of testicular and prostatic cancers in relation to world dietary practices. Int J Cancer. 2002; 98: 262-7.

[55] Aschim EL, Grotmol T, Tretli S, Haugen TB. Is there an association between maternal weight and the risk of testicular cancer? An epidemiologic study of Norwegian data with emphasis on World War II. Int J Cancer. 2005; 116: 327-30.

[56] Guo J, Pukkala E, Kyyrönen P, Lindbohm ML, Heikkilä P, Kauppinen T. Testicular cancer, occupation and exposure to chemical agents among Finnish men in 1971-1995. Cancer Causes Control. 2005; 16: 97-103.

[57] Fleming LE, Bean JA, Rudolph M, Hamilton K. Cancer incidence in a cohort of licensed pesticide applicators in Florida. J Occup Environ Med. 1999; 41: 279-88.

[58] Dich J, Wiklund K, Holm LE. Testicular cancer in pesticide applicators in Swedish agriculture. Scand J Work Environ Health. 1996; 22: 66.

[59] Wiklund K, Dich J, Holm LE, Eklund G. Risk of cancer in pesticide applicators in Swedish agriculture. Br J Ind Med. 1989; 46: 809-14.

[60] Alavanja MC, Sandler DP, Lynch CF, et al. Cancer incidence in the agricultural health study. Scand J Work Environ Health.2005; 31: 39-45; discussion 5-7.

[61] Koutros S, Alavanja MC, Lubin JH, Sandler DP, Hoppin JA, Lynch CF, Knott C, Blair A, Freeman LE. An update of cancer incidence in the Agricultural Health Study. J Occup Environ Med. 2010; 52: 1098-105.

[62] Frost G, Brown T, Harding AH. Mortality and cancer incidence among British agricultural pesticide users. Occup Med(Lond). 2011; 61: 303-10.

[63] MacFarlane E, Benke G, Del Monaco A, Sim MR. Cancer incidence and mortality in a historical cohort of Australian pest control workers. Occup Environ Med. 2009; 66: 818-23.

[64] Purdue MP, Engel LS, Langseth H, Needham LL, Andersen A, Barr DB, Blair A, Rothman N, McGlynn KA. Prediagnostic serum concentrations of organochlorine compounds and risk of testicular germ cell tumors. Environ Health Perspect. 2009; 117: 1514-9.

[65] Mcglynn KA, Quraishi SM, Graubard BI, Weber JP, Rubertone MV, Erickson RL. Persistent organochlorine pesticides and risk of testicular germ cell tumors. J Natl Cancer Inst. 2008; 100: 663-71.

[66] Hardell L, Van Bavel B, Lindström G, Carlberg M, Dreifaldt AC, Wijkström H, Starkhammar H, Eriksson M, Hallquist A, Kolmert T. Increased concentrations of polychlorinated biphenyls, hexachlorobenzene, and chlordanes in mothers of men with testicular cancer. Environ Health Perspect. 2003; 111: 930-4.

[67] Biggs ML, Davis MD, Eaton DL, Weiss NS, Barr DB, Doody DR, Fish S, Needham LL, Chen C, Schwartz SM. Serum organochlorine pesticide residues and risk of testicular germ cell carcinoma: a population-based case-control study. Cancer Epidemiol Biomarkers Prev. 2008; 17: 2012-8.

[68] Hardell L, Van Bavel B, Lindström G, Carlberg M, Eriksson M, Dreifaldt AC, Wijkström H, Starkhammar H, Hallquist A, Kolmert T. Concentrations of polychlorinated biphenyls in blood and the risk for testicular cancer. Int J Androl. 2004; 27: 282-90.

[69] Giannandrea F, Gandini L, Paoli D, Turci R, Figà-Talamanca I. Pesticide exposure and serum organochlorine residuals among testicular cancer patients and healthy controls. J Environ Sci Health B. 2011; 46: 780-7.

[70] Paoli D, Giannandrea F, Gallo M, Turci R, Cattaruzza MS, Lombardo F, Lenzi A, Gandini L. Exposure to polychlorinated biphenyls and hexachlorobenzene, semen quality and testicular cancer risk. J Endocrinol Invest. 2015; 38: 745-52.

[71] Tarone RE, Hayes HM, Hoover RN, Rosenthal JF, Brown LM, Pottern LM, Javadpour N, O'Connell KJ, Stutzman RE. Service in Vietnam and risk of testicular cancer. J Natl Cancer Inst. 1991; 83: 1497-9.

[72] McGlynn KA, Trabert B. Adolescent and adult risk factors for testicular cancer. Nat Rev Urol. 2012; 17(9): 339-49.

第 27 章
肾癌

Lee E. Moore, Patricia A. Stewart, and Sara Karami

概述

在美国乃至全球，肾脏恶性肿瘤约占所有新发原发性癌症病例的 2%[1-3]。其中，80% 以上的肾脏恶性肿瘤为肾细胞癌（RCC），其为主要起源于肾实质的腺癌[3]。肾细胞癌根据病理组织学可分为不同亚型，其中肾透明细胞癌最为常见（80%～85%），其次是乳头状肾细胞癌（10%），而嗜酸细胞癌和嫌色细胞癌比较少见[4, 5]。此外，发生于肾盂的移行细胞癌（TCC）是肾脏恶性肿瘤的另一亚型[6]。肾盂移行细胞癌在组织学特征上与膀胱移行细胞癌相似[7]。对肾细胞癌，被认为可以解释约 50% 病例发病的主要危险因素包括吸烟、肥胖（高体重指数或 BMI）、高血压和糖尿病等[6, 8, 9]。这些危险因素的日益流行可能解释了不同国家或地区和特定人群中肾癌发病率的时间变化。而其余 50% 肾细胞癌的相关病因目前尚不明确，但根据文献资料描述可能与镇痛药物使用[3]，长期血液透析[10]，激素／生殖因素[11]，饮食变化[12, 13]，肾癌家族史[14] 以及遗传因

L. E. Moore (✉) · S. Karami
Division of Cancer Epidemiology and Genetics, National Cancer Institute, National Institutes of Health, Rockville, MD, USA
e-mail:moorele@mail.nih.gov

P. A. Stewart
Stewart Exposure Assessments, LLC, Arlington, VA, USA

素[15] 等相关。尽管通常肾癌并不被认为是一种职业性癌症，但已有研究报道其与职业和环境暴露有关联[16, 17]；然而，这些相关性尚未得到明确定论。本章将重点关注与在工作场所中接触到各种疑似肾致癌物相关的肾癌风险。我们提出的最初研究方案是考虑根据工作和行业职务来评估历史暴露，其中致癌物的暴露"可能"在工作场所遇到。但为了减少猜测和暴露错误分类，本章将介绍使用更复杂的暴露评估技术（即专家评估或实际工业卫生测量）的高质量研究。

职业和行业

根据工作和行业职务对个体进行分类的职业史调查，为确定特定暴露作为肾癌潜在危险因素提供了第一条线索。与肾癌风险增加显著相关的行业包括干洗业[18, 19]、农产品行业[20-22]、石油工业[23-25]、钢铁行业[23, 25, 26]、造纸印刷业[6, 18, 25] 以及汽车业[22, 27] 等。一些工作与肾癌风险之间的关联性较低，但那些与风险增加显著相关的职业包括经理[20, 22, 28]、汽车或航空机械师[6, 18, 22, 28]、漆匠[29]、消防员[30, 31]、建筑师[20, 32]、工程师[20, 33]、卡车或公共汽车司机[25, 34, 35]、金属工人[6, 25, 36]、铁路人员[6, 29, 37] 以及销售人员[22, 28] 等。

通过对工作和行业报告进行详细分析的研究确

定了几种可能的致癌因素，报告表明暴露于化学制剂[29, 36]、农药[25, 38]、金属（即铅、铬、镉、砷和镍）[18, 23, 29]、石棉和其他纤维/灰尘[18, 23, 37]、汽车尾气[18, 23, 36]、多环芳烃（PAHs）[18, 29]以及紫外线（UV）辐射[18, 33]，可能与肾癌的发生存在关联。

溶剂、氯化溶剂和三氯乙烯

职业调查结果表明，在干洗工[39]、建筑师[40]、机械师[41]、飞机维修工[42]中观察到肾癌发病率的增加可能与化学制剂暴露有关。特别是氯化溶剂，其是有机溶剂的一个亚类，已在许多职业调查中进行了与肾癌风险的相关性研究[23, 35, 36, 43-46]；然而，仅有少数病例对照研究报道了其与肾癌发生存在显著关联[23, 36, 45]。Schlehofer及其同事在德国进行的一项病例对照研究中观察到，暴露于氯化溶剂的男性（病例组 N=27，对照组 N=12）肾细胞癌风险增加了两倍以上［相对风险 RR = 2.5，95% 置信区间（CI）= 1.2 ~ 5.2]][36]。在美国进行的一项规模稍大的研究表明，职业暴露于氯化脂肪烃与女性肾细胞癌风险增加相关（比值比 OR = 2.1，95%CI = 1.1 ~ 3.9）（N = 29）[45]。此外，由美国、澳大利亚、瑞典、丹麦和德国共同合作的一项大型国际研究也发现，在曾经职业暴露于干洗剂的男性（RR = 1.4，95%CI = 1.1 ~ 1.7）和女性（RR =1.6，95%CI = 1.0 ~ 2.7）人群中观察到肾细胞癌风险增加（男性病例组 N=245，男性对照组 N=223；女性暴露受试者数量未作报告）；但由于在中等暴露范围内的男性中已经观察到肾癌风险水平最高，因此没有发现与工作时间延长之间存在明显的关联模式[23]。

氯化有机溶剂亚成分中含有三氯乙烯（TCE）。基于其动物实验已充分证实具有致癌性，但人群流行病学证据有限[47]。1997年，国际癌症研究署（IARC）将TCE列为2A类"很可能的"人类致癌物。近年，美国环境保护署（EPA）发布了TCE最终健康风险评估报告，并根据人类流行病学研究中的其他致癌证据将TCE定性为"对人类致癌"[48]。随后，IARC也将TCE提升为1类人类致癌物[49]。TCE是20世纪70年代常用的一种重要氯化溶剂，主要用于金属部件脱脂，但也用作麻醉剂、手术消毒剂、宠物食品添加剂、打字机修正液以及香料萃取剂等[50]。然而鉴于TCE仍然是美国常见的一种水污染物，暴露于这种溶剂是有必要被重视的[51]。

TCE是所有氯化溶剂中与肾细胞癌风险相关研究最广泛的（表27.1）[19, 29, 39, 43, 45, 52-67]。动物研究观察到，TCE暴露会增加肾毒性和肾致癌性[68]。即使在相对较低的暴露水平下，研究显示大鼠也已出现非肿瘤性肾脏病变，且肾腺瘤和腺癌的发病率增加[47, 69]。动物研究的结果表明，肾肿瘤是持续细胞毒性和再生的结果[70, 71]。在人类中，肾毒性被认为是TCE暴露后发生肾癌的先决条件[70]。

在两项德国流行病学病例对照研究发表后，人们对TCE暴露作为潜在人类致癌物的兴趣首次上升，这两项研究表明职业暴露与肾细胞癌风险之间存在很强的相关性[54, 63]，尽管由于研究设计问题，如对照选择、潜在的访谈偏差和匹配，有些人对这两项研究的有效性提出了质疑[72, 73]。自那时起，通过采用各种暴露评估方法的一系列研究，检验了TCE职业暴露与肾癌风险之间的相关性，包括过去13年发表的四项荟萃分析，为此积累了大量的流行病学证据[72, 73]。Wartenberg等于2000年发表了首个关于TCE职业暴露与肾癌风险的荟萃分析，通过尿液生物标志物检测、工作暴露模型（JEMs）或就业史来评估TCE暴露与肾癌发病风险之间的相关性，分析显示TCE暴露与肾癌发病风险增加显著相关，肾癌发病率汇总RR为1.17（N = 5，95%CI = 1.1 ~ 2.7）。尽管其他类型的研究设计也报告了较高的RR值，但没有显著性[73]。2007年，Kelsh及其同事在评估TCE职业暴露与肾癌风险关系的队列研究（N = 16，RR = 1.34，95%CI = 1.00 ~ 1.81，p- 异质性 = 0.01）和病例对照研究（N = 7，OR = 2.57，95%CI = 1.06 ~ 2.30，p- 异质性 = 0.003）中均观察到RR值显著升高，且在排除将异质性引入合并风险估计的异常值的研究后，估计值仍然较高[72]。美国环境保护署进行的一项荟萃分析也报告了肾癌显著的RR值，肾癌的总体风险增加了 1.3，且高暴露人群风险增加了 1.6[73]。随后，美国国家癌症研究所（National Cancer Institute，NCI）进行的更新荟萃分析发现，队列研究（RR = 1.26，95%CI = 1.02 ～ 1.56，p- 异质性 = 0.56）、病例对照研究（OR = 1.35，95%CI = 1.17 ～ 1.57，p- 异质性 = 0.41）以及剔除异常值研究后合并的两种类型研究（RR = 1.32，95%CI = 1.17 ～ 1.50，p- 异质性 = 0.63）的 RR 值均显著升高，另外，这些研究报告的 RR 值提示 TCE 暴露与肾癌风险之间存在较强的关联[75]。此外，在暴露于更广泛种类的氯化溶剂的工人研究中观察到汇总 RR 值并不显著升高，但这些研究没有专门针对 TCE 进行评估。

表 27.1　三氯乙烯（TCE）职业暴露与肾癌风险的调查评估

文献（年）	研究类型、地区、规模	研究对象	暴露评估	风险评估	风险估计（95%CI）
队列研究					
Axelson 等（1994）[52]	来自瑞典 115 家工厂的男性工人的队列研究（N = 1670）	1958—1987 年期间癌症发病率随访以及 1958—1986 年期间癌症死亡率随访。评估包括肾癌（ICD-7180；N=6）在内的各种癌症。用于得出期望值的全国发病率	1955—1975 年期间使用过 TCE 的公司。采用公司尿液生物监测数值（U-TCA）评估 TCE 暴露情况。1670 例受试者中，有 1727 例暴露于 TCE。	从未／曾经暴露于 TCE。	曾经暴露于 TCE SIR = 1.16（0.42 ～ 2.52）
Anttila 等.（1995）[53]	来自芬兰 2050 名男性和 1924 名女性的工人队列研究	1967—1992 年期间癌症发病率随访。评估了包括肾癌（ICD-7180；N=7）在内的各种癌症。用于得出期望值的全国发病率	使用政府尿液生物监测数值（U-TCA、B-per、B-TC）评估 TCE 暴露情况。8974 例受试者中，有 3089 例暴露于 TCE。	从未／曾经暴露于 TCE。自首次暴露于 TCE 以来的时间（少于 10 年，或 10 年以上）	曾经暴露于 TCE：SIR = 0.87（0.32 ～ 1.89）；TCE 暴露不足 10 年：SIR=0.53（0.01 ～ 2.95）；TCE 暴露 10 年以上：SIR=1.39（0.4 5 ～ 3.24）；
Henschler 等（1995）[54]	来自德国一家纸板制造厂 359 名男性工人的队列研究	1956—1992 年期间癌症发病率随访。评估包括肾癌（ICD-9189；N=5）在内的各种癌症。来自两个来源的全国发病率用于得出期望值	通过单位工作史、巡视调查、访谈以及单位记录来评估 TCE 暴露情况。359 例受试者中，假设有 169 例暴露于 TCE。	与前德意志民主共和国的癌症登记处相比，从未／曾经暴露于 TCE。	曾经暴露于 TCE SIR=9.66（3.14 ～ 22.55）
Morgan 等（1998）[55]	来自美国亚利桑那州 20,508 名航空航天制造工人的队列研究	1950—1993 年期间癌症死亡率随访。评估包括肾癌（总例数 N=32；TCE 暴露队列 N=8）在内的各种癌症。美国死亡率用作比较。同时进行内部比较分析	通过单位工作史来评估 TCE 暴露，使用长期员工的数据建立 JEM。20 508 例受试者中，有 4733 例被假定暴露于 TCE。	从未／曾经暴露于 TCE；从未／曾经暴露于低水平的（＜累积暴露评分的 50%）的 TCE。从未／曾经暴露于高水平的（≥累积暴露评分的 50%）的 TCE。	曾经暴露于 TCE：SMR = 1.32（0.57 ～ 2.60）曾暴露于低水平的 TCE：SMR=0.47（0.01 ～ 2.62）曾经暴露于高水平的 TCE：SMR = 1.78（0.72 ～ 3.66）内部比较 - 曾经暴露于低水平的 TCE：RR=0.31（0.04 ～ 2.36）或曾经暴露于高水平的 TCE：RR = 1.59（0.68 ～ 3.71）

文献（年）	研究类型、地区、规模	研究对象	暴露评估	风险评估	风险估计（95%CI）
Ritz（1999）[56]	来自美国俄亥俄州 3814 名男性铀加工工人的队列研究	1951—1989 年期间癌症死亡率随访。评估包括肾癌（ICD-8189；N=5）在内的各种癌症。使用美国外部人口死亡率作为比较同时进行内部比较分析。	通过单位工作史来评估 TCE 及其他化学品暴露情况，使用长期员工的数据建立 JEM。3814 例受试者中，有 2971 例被认为暴露于 TCE	从未/曾经暴露于 TCE。	曾经暴露于 TCE：SMR = 0.65（0.21～1.51）
Boice 等（1999）[57]	来自美国加州 77 965 名飞机制造工人的队列研究	1960—1996 年期间癌症死亡率随访。评估包括肾癌（ICD-9189.0—189.2，总例数 N=125；TCE 暴露队列 N=7）在内的各种癌症。加州白人工人的总体人口用来得出期望值并进行内部比较分。	通过单位工作史、巡视调查、访谈和用于开发 JEM 的工业卫生记录来评估 TCE 暴露情况。77 965 例受试者中，2267 例被认为经常暴露于 TCE	从未/曾经暴露于 TCE。内部比较来评估 TCE 暴露年限（0，<1 年，1～4 年，5 年以上）	曾经暴露于 TCE：SMR = 0.99（0.40～2.04）；TCE 暴露不足 1 年，RR = 0.97（0.37～2.50）；TCE 暴露 1～4 年，RR = 0.19（0.02～1.42）；TCE 暴露 5 年以上，RR = 0.69（0.22～2.12）
Hansen 等（2001）[39]	来自丹麦 275 家公司 803 名员工的队列研究	1968—1996 年期间癌症发病率随访。评估包括肾癌（ICD-7180，总例数 N=4，其中男性 3 例，女性 1 例）在内的各种癌症。用于得出期望值的全国发病率。	采用尿液生物监测（U-TCA）数值或公司空气测量值来评估 TCE 暴露情况	从未/曾经暴露于 TCE。	曾经暴露于 TCE：男性 SIR = 0.9（0.2～2.6），女性 SIR = 2.4（0.03～14.0）
Raaschou Nielsen 等（2003）[58]	来自丹麦 347 家使用 TCE 的公司的 40 049 名蓝领工人的队列研究	1968—1997 年期间癌症发病率随访。评估包括 RCC（N=76）在内的各种癌症。用于得出期望值的全国发病率。	通过养老基金记录、政府工业卫生记录和尿液生物监测（U-TCA）值来评估 TCE 的暴露，并建立"公司暴露模型"。40 049 例受试者中，14 360 例被假设暴露于 TCE	从未/曾经暴露于 TCE。从未/曾经暴露于 TCE 有 20 年的间隔时长。工作年限（0，<1 年，1～4.9 年，5 年以上）。对自首次就业以来的年限以及每家公司的员工人数也进行评估	曾经暴露于 TCE：男性 SIR = 1.2（0.97～1.48），女性 SIR = 1.2（0.55～2.11）；曾暴露于 TCE 有 20 年间隔：男性 SIR = 1.3（0.8～1.9），女性 SIR = 1.3（0.3～3.7）。按工作年限评估：男性：不足 1 年，SIR = 0.8（0.5～1.4）；1～4.9 年，SIR = 1.2（0.8～1.7）；5 年以上，SIR = 1.6（1.1～2.3）；女性：不足 1 年，SIR = 1.1（0.1～3.8）；1～4.9 年，SIR = 1.2（0.2～3.4）；5 年以上，SIR = 1.5（0.3～4.3）

续表

文献（年）	研究类型、地区、规模	研究对象	暴露评估	风险评估	风险估计（95%CI）
Boice 等（2006）[59]	来自美国一火箭发动机测试地的 41 351 名工作人员的队列研究	1948—1999 年期间癌症死亡率随访。评估包括肾癌（ICD-9180.0 ~ 189.2；N=17）在内的各种癌症。使用外部比较率进行分析	通过单位工作史、巡视调查，以及基于 JEM 的访谈来评估 TCE 的暴露情况。41 351 例受试者中，1111 例被认为暴露于 TCE。	从未/曾经暴露于 TCE。并报告了按年限（0，<4 年，4 年以上）对发动机冲洗工人潜在的 TCE 暴露进行内部评估。	曾经暴露于 TCE：SMR = 2.22（0.89 ~ 4.57）
Radican 等（2008）[60]	来自美国犹他州 14 457 名飞机维修工人的队列研究	1953—2000 年期间癌症死亡率随访和 1953—1990 年期间癌症发病率随访。评估包括肾癌（ICD-8189；N=15）在内各种癌症。犹他州人口作为总体分析的对照组。	通过单位工作史、巡视调查、访谈、工业卫生专家和其他公司记录来评估 TCE 暴露情况，并建立 JEM。14 455 例受试者中，7204 例被认为暴露于 TCE	从未/曾经暴露于 TCE（并报告了按性别分层的估计值）。此外，还报告了按性别分层的 TCE 累积暴露风险估计（以三分位数表示）。	曾经暴露于 TCE：全部受试者 RR = 1.18（0.47 ~ 2.94）；男性 RR = 1.24（0.41 ~ 3.72），女性 RR = 0.93（0.15 ~ 5.76）

病例对照研究

文献（年）	研究类型、地区、规模	研究对象	暴露评估	风险评估	风险估计（95%CI）
Asal NR 等（1988）[19]	美国基于人群和医院病例对照研究	参与者包括 315 例 RCC 患者和 313 例医院对照和 336 例人群对照	问卷调查形式收集自我报告的终身职业/行业。假设金属脱脂/清洁行业工人暴露于 TCE（N=29）	从未/曾经从事金属脱脂/清洁行业（假设 TCE 暴露），并根据年龄、吸烟和体重进行调整	曾从事金属脱脂/清洁行业：OR = 1.7（0.7 ~ 3.8）
Harrington 等（1989）[61]	英国基于人群的病例对照研究	参与者包括 54 例 RCC 患者和 54 例人群对照	问卷调查形式采集自我报告的终身职业史和溶剂暴露情况。职业卫生专家评估暴露指数。假设金属脱脂/清洁行业工人暴露于 TCE（N=8）。	从未/曾经暴露于有机溶剂（假设暴露于 TCE）	曾经暴露于脱脂剂：OR = 1.0（0.2 ~ 4.9）
Sharpe 等（1989）[62]	1982—1987 年在加拿大进行的基于医院的病例对照研究	164 例 RCC（ICD-8189.0）病例和 161 例医院对照	问卷调查形式收集自我报告的职业暴露于各种试剂的时间和接近程度的数据。假设脱脂剂处理工人暴露于 TCE（N=13）。	从未/曾经暴露于脱脂剂（假设暴露于 TCE）	曾经暴露于脱脂剂：OR = 3.42（0.92 ~ 12.66）

续表

文献（年）	研究类型、地区、规模	研究对象	暴露评估	风险评估	风险估计（95%CI）
Siemiatycki（1991）[67]	1979—1985 年在加拿大进行的混合（基于人群和医院）病例对照研究。	177 肾癌病例和3014 例混合对照	问卷访谈收集自我报告的终身职业史。由专家根据职业史数据评估 TCE 暴露情况（肾癌病例 N=4）。	从未／曾经暴露于 TCE	曾经暴露于 TCE：OR = 0.8（0.4～2.0）
Greenland 等（1994）[63]	1969—1984 年在美国进行的基于人群的巢式病例对照研究	参与者包括各种癌症病例，包括12 例肾癌病例和1202 例人群对照	由工业卫生专家评估变压器装配厂工人包含 TCE 工作史的养老基金记录。JEM 评估 TCE 暴露情况。	从未／曾经暴露于 TCE	曾经暴露于 TCE：OR = 0.99（0.30～3.32）
Vamvakas 等（1998）[64]	1987—1992 年在德国进行的基于医院的病例-对照研究	58 例 RCC 患者和84 例医院对照	问卷访谈收集自我报告的职业史，包括危化品接触、保险、工伤理赔等信息。由职业卫生专家评估职业 TCE 暴露情况（N=24）。	从未／曾经暴露于 TCE，并根据年龄、性别、吸烟、BMI、血压和利尿剂的使用进行调整	曾经暴露于 TCE：OR = 10.80（3.36～34.75）
Dosemeci 等（1999）[45]	1988—1990 年年在美国明尼苏达州进行的基于人群的病例对照研究	438 例 RCC 患者和687 例人群对照	通过问卷和访谈收集13 个行业和7 个工作的自我报告的最近和平常的工作和行业，包括活动、日期和持续时间等。JEM 评估 TCE 暴露情况（N=55）。	从未／曾经暴露于 TCE，并根据年龄、性别、吸烟、体重指数、血压和利尿剂或抗高血压药物的使用进行调整	曾经暴露于 TCE：总 OR = 1.3（0.9～1.9）；男性 OR = 1.04（0.6～1.7），女性 OR = 1.96（1.0～4.0）
Pesch 等（2000）[29]	1991—1995 年在德国进行的基于人群的病例-对照研究	935 例 RCC 患者和4298 例人群对照	问卷访谈收集自我报告的职业史，以及工作任务中可能发生其他职业性暴露的补充信息。使用工作和任务暴露模型评估包括 TCE 在内的氯化溶剂的暴露情况（N=172）。	采用三分位数（第30，60 和90 个百分位数）评估 TCE 暴露。	男性 TCE 暴露水平：处于第30 百分位数 OR = 1.3（1.0～1.8），处于第60 百分位数 OR = 1.1（0.8～1.5），处于第90 百分位数 OR = 1.3（0.8～2.1）；女性 TCE 暴露水平：处于第30 百分位数 OR = 1.3（0.7～2.6），处于第60 百分位数 OR = 0.8（0.4～1.9），处于第90 百分位数 OR = 1.8（0.6～5.0）。

续表

文献（年）	研究类型、地区、规模	研究对象	暴露评估	风险评估	风险估计（95%CI）
Bruning 等（2003）[76]	1992—2000 年在德国进行的基于医院的病例 – 对照研究	134 例 RCC 患者和 401 例医院对照	问卷访谈用于收集自我报告的终生职业史，JEM 评估 TCE 暴露情况（N = 63）。	从未 / 曾经暴露于 TCE。按 TCE 暴露年份（无，不足 10 年，10 ～ 20 年，20 年以上）进行分组评估。	曾经暴露于 TCE：OR = 2.47（1.36 ～ 4.49）；TCE 暴露不足 10 年：OR = 3.78（1.54 ～ 9.28）；TCE 暴露 10 ～ 20 年：OR = 1.80（0.67 ～ 4.79）；TCE 暴露 20 年以上：OR = 2.69（0.84 ～ 8.66）
Charbotel 等（2006）[66]	1993—2003 年在法国进行的混合（基于人群和医院）病例对照研究。	参与者包括 86 例 RCC 患者和 316 例混合对照	问卷和访谈用于收集自我报告的职业历史。应用一个特定任务 JEM 评估 TCE 暴露。假设 147 名受试者暴露于 TCE。	从未 / 曾经暴露于 TCE，根据体重指数和吸烟情况进行调整	曾经暴露于 TCE：OR = 1.64（0.95 ～ 2.84）
Moore 等（2010）[43]	1999—2003 年在中欧及东欧国家进行的基于医院的病例对照研究	1097 例 RCC 患者和 1476 例医院对照	问卷访谈收集自我报告的职业史，职业健康专家进行 TCE 暴露评估（N = 88）。	从未 / 曾经暴露于 TCE，根据性别、年龄和研究中心进行调整。并评估了 TCE 暴露的年限（ < 13.5 年 /13.5+ 年）、小时数（< 10 80/ 1080+ 小时）、累积暴露（< 1.58/1.58+）、平均强度（< 0.076/0.076+）	曾经暴露于 TCE：OR = 1.63（1.04 ～ 2.54）；按暴露年限评估：TCE 暴露不足 13.5 年，OR = 1.44（0.77 ～ 2.69）；TCE 暴露 13.5 年以上，OR = 1.82（0.99 ～ 3.34）；按暴露小时评估：TCE 暴露低于 1.58h，OR = 1.19（0.61 ～ 2.35）；TCE 暴露 1.58h 以上，OR = 2.02（1.14 ～ 3.59）；按暴露平均强度评估：TCE 暴露强度低于 0.076，OR = 1.38（0.81 ～ 2.35）；TCE 暴露强度高于 0.076，OR = 2.34（1.05 ～ 5.21）。

RCC，肾细胞癌；N，数量；OR，比值比；RR，相对风险；CI，置信区间；ICD-O，国际肿瘤学疾病分类；JEM，工作暴露模型

TCE 暴露及其在肾脏中的作用方式被大部分研究者提出。最近的流行病学研究结果表明，TCE 暴露与肾癌风险之间的关联可能会因 TCE 还原代谢中重要基因的多态性而改变[43, 76]。特别是，这些研究证据表明，TCE 所致的肾脏毒性主要通过谷胱甘肽 S- 转移酶（GST）偶联途径以及随后半胱氨酸 β 裂解酶（CCBL1）催化的生物活化反应进行[43, 68, 76]。一项针对长期职业暴露于高浓度 TCE 的工人（病例组 N=45，对照组 N=48）的肾细胞癌与 GST 基因型风险调节的早期研究观察到，GSTT1 活性基因型与肾细胞癌风险呈正相关（OR = 4.2，95%CI = 1.16 ～ 14.91）[76]；然而，对同一 TCE 暴露肾癌病例和其他对照（不同来源）重新进行风险评估，结果并未证实这些发现[43, 77]。在中欧和东欧进行的一项纳入 1097 例肾细胞癌病例和 1476 例对照的大型病例对照研究中，评估了受试者职业暴

露于有机溶剂、氯化溶剂，特别是 TCE 暴露的可能性[43]。研究发现，曾经暴露于 TCE 的人群（与从未 TCE 暴露人群相比）肾细胞癌风险增加（病例组 N=48，对照组 N=40），且 TCE 暴露水平越高，暴露反应趋势越明显，而这种相关性在有机溶剂或氯化溶剂暴露的个体中未观察到。随后，这项研究还评估了 GSTT1 和 CCBL1 基因型的风险修正，在至少携带一个完整 GSTT1 等位基因的可能暴露于 TCE 的受试者（活性基因型 N=32，对照组 N=23）中发现了显著的关联性（OR = 1.88，95%CI = 1.06 ～ 3.33），但在两个等位基因均缺失（无效基因型）的受试者中没有发现显著的关联[43]。这些研究结果为 TCE 暴露与肾癌风险增加相关提供了迄今为止最有力的证据，但这仅限于具有 TCE 还原代谢所必需的特定基因型的个体。此外，在那些携带活性 GST 基因型的人群中也观察到肾癌风险的增加，该基因型通过催化相关代谢途径进而促使 TCE 生物活性发挥[43]。这一发现加强了 TCE 暴露与患肾癌风险之间的因果关联，同时也有助于进一步阐明 TCE 的致癌机理。但参与 TCE 代谢的其他途径仍有待探究[43, 78]。

高质量的暴露评估和专门针对 TCE 暴露的研究结果的稳健性提高了 TCE 暴露与肾癌风险之间关联的可能性。尽管迄今为止进行的所有研究都存在不足，包括由于可能暴露于其他溶剂而导致的潜在混淆和暴露错误分类，但这两个因素可能会降低而不是增加风险估计。因此，需要进行更多的研究，尤其是近年来更新的荟萃分析，将有助于进一步支持 TCE 暴露与肾癌风险之间的人类健康风险评估。

农业工作和农药、杀虫剂和除草剂暴露

在几项针对农业工人的研究中均观察到肾癌风险的增加[20, 22, 28, 79, 80]。一组使用农药的美国农民的最新癌症死亡率数据显示，肾癌死亡率显著增加了 62%（95%CI = 1.28 ～ 2.05）[76]。在意大利农民队列中也观察到相应死亡率的升高（标准死亡比 SMR = 2.12）[80]，但在瑞典男性（标准化

发病比 SIR=0.88）[28] 和女性（SIR=0.81，95%CI= 0.68 ～ 0.97）[81] 农民中却发现肾癌发病率显著降低。针对特定农业产业、职业和工作名称的病例对照研究，显示出不同的结果[18-20, 22, 36, 82-84]。例如，一项基于工作和行业头衔进行的肾癌病例对照研究显示，从事农牧业的工人（病例组 N=107，对照组 N=108）患肾癌的风险显著增加了 43%（95%CI = 1.03 ～ 2.00）；来自农业、狩猎和相关服务业的受试者（病例组 N=132，对照组 N=1038）肾癌发生风险总体增长了 35%（95%CI = 1.3 ～ 1.77）；而普通女性农民患肾癌风险增加了两倍以上（病例组 N=16，对照组 N=17，OR =2.73，95%CI = 1.05 ～ 7.13）。此外，在从事这些工作或行业时间较长（10 年以上）的工人中观察到更高的风险估计。另一方面，农业牲畜工人的癌症风险并没有增加（病例组 N=15，对照组 N=19，OR = 1.00）[20]。此外，对发达国家农民癌症模式的早期回顾分析发现，基于 13 项不同设计的流行病学研究的结果，发达国家农民患肾癌风险显著降低了 8%（汇总 RR = 0.92，95%CI = 0.86 ～ 0.98）（风险范围 0.6 ～ 1.5）[85]。

八项流行病学研究评估了可能的职业性农药暴露与肾细胞癌风险之间的关系，但结果并不一致（表 27.2）[23-25, 36-38, 82, 86]。在一项纳入 1723 例病例和 2309 例对照的大型国际多中心研究[23] 和三项规模较小的欧洲病例对照研究[36, 37, 86] 中，未观察到职业农药暴露与肾癌风险之间的关联。另外两项欧洲病例对照研究也观察到肾癌风险无显著增加[25, 82]。而当分析仅限于职业农药暴露至少 20 年的受试者时，一项研究发现男性肾癌的风险增加了 4 倍（病例组 N=10，对照组 N=3，OR = 3.9，95%CI = 1.0 ～ 15.0）[25]。在中欧和东欧进行的一项大型病例对照研究显示，在工作史被评估为可能农药暴露的受试者中，肾细胞癌风险增加（病例组 N=44，对照组 N=34）。另外，在按曾经暴露（OR = 1.60，95%CI = 1.00 ～ 2.55）或以年（p-trend = 0.01）、小时（p-trend=0.03）以及累积暴露（p-trend = 0.04）分层的受试者中均观察到肾癌风险的增加，但与平均暴露指数没有关联（p-trend = 0.09）[38]。

表27.2 职业性农药、除草剂和/或杀虫剂暴露与肾癌风险相关性研究

参考文献（年）	研究类型和地点	病例组	对照组	暴露评估	风险评估	风险估计（95%CI）	调整因素
McCredie and Stewart（1993）[86]	1989—1991年在澳大利亚新南威尔士州进行的基于人群的肾癌病例对照研究	从医院癌症登记处发现的肾实质癌（ICD-9189.0；N=489）和肾盂癌（ICD-9189.1；N=147）病例	从选民登记册确定的基于人群的对照（N=523）	进行面对面访谈（256例RCC，71例肾盂癌，232例对照）和电话访谈（233例RCC，76例肾盂癌，291例对照）。标准化调查问卷用于收集某些就业信息以及特定化学试剂暴露情况	从未/曾经暴露于除草剂、杀虫剂或农药	曾经暴露于杀虫剂或农药，RCC：RR=1.39（0.89～2.18）；曾经暴露于除草剂，RCC：OR=1.45（0.87～2.40）	根据年龄、性别、面试方式和受教育程度进行调整
Mellemgaard 等（1994）[25]	1989—1992年在丹麦进行的基于人口的RCC病例对照研究	从丹麦癌症登记处获取，并在丹麦所有病理科的档案中重复搜索，经组织学确诊的20～79岁RCC病例（N=365）	从中央人口登记处选取的性别、年龄组相匹配的基于人群的对照（N=396）	面对面访谈收集最近和最长职业的数据，并进行职业暴露评估。包括与职业、行业和职业暴露相关的评估数据	从未/曾经暴露于杀虫剂。男性按杀虫剂、除草剂/除草剂暴露年限（从未，不足20年，20年以上）评估	曾暴露于杀虫剂的男性，OR=2.2（0.8～6.3），女性OR=5.7（0.6～58）；曾暴露于除草剂的男性，OR=1.7（0.7～4.3），女性OR=5.7（0.6～58）；暴露于杀虫剂/除草剂不足20年的男性，OR=1.3（0.4～4.1），暴露超过20年以上OR=3.9（1.0～15）	根据年龄、BMI、吸烟情况调整
Mandel 等（1995）[23]	基于人群的多中心RCC病例对照研究（澳大利亚、丹麦、德国、瑞典、美国）	通过临床和病理科监测，经组织学或细胞学确诊为RCC的20～79岁病例（ICD-9189.0；N=1732）	基于人群的对照（N=2309）是从相同的登记区域中选取的，并通过人口选举，居住在健康资登记处确定；且与病例组年龄、性别构成相近	面对面访谈以收集有关特定职业、行业和感兴趣的暴露的数据	从未/曾经暴露于农药的男性	曾经暴露于农药的男性，RR=1.2（0.9～1.5）	根据年龄、吸烟情况、BMI、受教育程度和研究中心进行调整
Schlehofer 等（1995）[36]	1989—1991年在德国进行的基于RCC病例对照研究	从德国内卡尔-奥登瓦尔德县的10个泌尿外科选取确诊的20～75岁病例（ICD-9189.0；N=277）	从研究区域的人口登记处的规定的人口登记处选取，年龄与病例组相匹配的基于人群的对照（N=286）	使用标准化问卷进行个人访谈。收集生活职业史，以评估某些就业和职业的暴露情况	从未/曾经暴露于农药少于5年	曾经暴露于农药的男性，RR=0.89（0.42～1.89）	根据年龄、吸烟情况进行调整

续表

参考文献（年）	研究类型和地点	病例组	对照组	暴露评估	风险评估	风险估计（95 % CI）	调整因素
Hu 等（2002）[24]	1994—1997 年在加拿大进行的基于人群的 RCC 病例对照研究	从加拿大 8 个省份的癌症登记处选取的组织学确诊为 RCC 的病例（ICD-O-2 的病例 64.9；N=1279）	基于人群的对照（N=5380）包括从一个省内随机抽样的个体中选出的非癌症患者，年龄、性别和省份的比例与病例组相匹配	邮寄问卷以收集职业史和某特定化学品暴露年限等信息，对暴露至少 1 年的受试者进行的化学品职业暴露评估	从未／曾经暴露或除草剂暴露。男性除草剂暴露年限（从未、15 年，16 年以上）	曾暴露于农药的男性 OR＝1.8（1.4～2.3），女性 OR＝1.3（0.9～1.8）；曾暴露于除草剂的男性 OR＝1.6（1.3～2.0），女性 OR＝0.8（0.5～1.3）。除草剂暴露年限≤15 年男性 OR＝1.3（0.9～1.8），除草剂暴露年限＞16 年的男性 OR＝2.0（1.4～2.7）。p-trend＝0.001	根据年龄、省份、教育程度、BMI、吸烟包-年、饮酒量和肉类总消费量进行调整
Buzio 等（2002）[82]	1998—2000 年在意大利北部进行的基于医院的 RCC 病例对照研究	帕尔马大学医院登记的组织学确诊为 RCC 的病例（N=100）	从同一所大学医院的门诊专科中心确定的基于医院的对照（N=200）	面对面访谈，以收集有关职业史和暴露数据	农药暴露的时间（从未、少于 10 年、10 年以上）。从未／曾经暴露于农药，指暴露任何主要职业风险决定因素	曾经暴露于农药：OR＝2.6（0.7～9.8）；农药暴露持续时间不足 10 年：OR＝1.1（0.2～5.9）；农药暴露持续时间 10 年以上：OR＝2.0（0.8～4.7），p-trend＝0.33。	根据年龄进行调整
Mattioli 等（2002）[37]	1986—1994 年在意大利北部进行的基于医院的 RCC 病例对照研究	博洛尼亚大学医院登记的组织学确诊为 RCC 的病例（N=324）	基于医院的对照（N=324），选自与病例组同一家医院的患者，与病例组年龄、性别、出生地和居住地的比例相匹配	邮寄问卷（对非邮寄受访者进行电话采访）用于收集职业史等信息，由职业医师评估职称，工业卫生专家评估暴露情况	从未／曾经暴露于农药	曾经暴露于农药：男性，OR＝1.24（0.34～4.57），女性 OR＝0.32（0.01～9.20）	根据年龄、性别、出生地、居住地、BMI、吸烟、咖啡和酒精消费、非那西汀／利尿剂的使用和肉类摄入量进行调整

续表

参考文献（年）	研究类型和地点	病例组	对照组	暴露评估	风险评估	风险估计（95% CI）	调整因素
Karami 等（2008）[38]	1999—2003 年在中欧和东欧进行的基于医院的 RCC 病例对照研究	当地参与医院登记的经组织学确诊为 RCC 的病例（ICD-O-2 64；N=1097）	基于医院的对照（N = 1476），选自与病例组同一家医院的经组织学无泌尿系疾病的患者，年龄、性别和居住地的比例与病例组相匹配	面对面访谈和标准化问卷，用于收集的终身职业数据。针对特定工作的调查问卷，适用于收集有关特定职业暴露的数据。由职业健康专家评估农药暴露情况	高置信度农药暴露评估按从未/曾经，年限（0，≤8年，>8年），小时（0，≤1230h，>1230h），累积暴露（0，≤0.86，>0.86），平均暴露水平（从未，≤0.03，>0.03）评估	曾经暴露于农药 OR = 1.82（1.1～3.00）。按暴露年限评估：农药暴露不足 8 年，OR=1.0（0.45～2.21）；农药暴露 8 年以上，OR = 2.66（1.38～5.12）；p-trend = 0.01。按暴露小时评估：农药暴露低于 1230h，OR = 1.43（0.70～2.93）；农药暴露 1230h 以上，OR = 2.24（1.13～.43）；p-trend=0.01。按累积暴露水平评估：农药累积暴露水平低于0.86，OR = 1.60（0.77～3.32）；农药累积暴露水平高于0.86，OR = 2.02（1.04～3.94）；p-trend = 0.02。按暴露平均强度评估：农药暴露强度低于0.03，OR = 2.21（1.15～4.25）；农药暴露强度高于0.03，OR = 1.37（0.63～2.96）；p-trend = 0.06。	根据年龄、性别、中心和吸烟情况进行调整

RCC: 肾细胞癌，N: 数量，OR: 比值比，RR: 相对风险，CI: 置信区间，ICD-O: 国际肿瘤学疾病分类

当分析仅限于职业健康专家评估为具有最高可能性暴露的工作时，这项研究得出的风险估计得到了加强。此外，加拿大一项纳入 1279 例农药暴露病例和 5370 例健康人群的大型病例对照研究显示，暴露于除草剂（病例组 N=131，对照组 N=318，OR = 1.6，95%CI = 1.3 ~ 2.0）和农药（病例组 N=157，对照组 N=368，OR = 1.8，95%CI = 1.4 ~ 2.3）的男性肾细胞癌发生风险显著升高，且风险随着暴露年限的增长而呈线性增加 [24]。

一些农药由卤代化合物组成，这些化合物可以通过类似于三氯乙烯等氯化溶剂的机制进行代谢并发生生物活化反应 [9, 87]。一些研究已经探讨了与 GST 基因型相关的肾细胞癌风险 [38, 88]，并猜测活跃的 GST 基因型会导致卤代农药化合物的肾脏生物活性激活。具有功能活性的 GST 基因型能够编码 GST 蛋白，它们的存在对于肾脏中相关代谢物的结合和随后的生物活化是必需的 [38]。GST 基因在肾脏中表达且活化，但由于肾脏中卤代物的生物活化作用存在差异，因此推测与谷胱甘肽 S 转移酶 Mu1（GSTM1）和谷胱甘肽硫转移酶 T1（GSTT1）基因功能多态性相关的 GST 活性可能会改变癌症风险 [38, 88]。尽管先前两项关于 GSTs 和农药暴露的小型研究并没有观察到 GST 基因型变化对农药暴露者肾癌风险的影响 [87, 89]，但最近两项研究发现，在 GSTM1 或 GSTT1 基因型活跃的农药暴露受试者中，肾细胞癌风险增加 [38, 88]。此外，这两项研究的结果在两种基因型均活跃的受试者中得到了进一步验证。

IARC 已对相应农药的致癌潜力进行了评估 [90]。但由于参与研究的受试者数量较少，且缺乏收集识别个别农药类别的详细信息，以及暴露多种农药而导致的错误分类等原因，大多数职业流行病学研究都无法明确暴露特定农药的相关癌症风险。然而，喷洒和施用农药期间的职业暴露对人类造成的致癌风险已被 IARC 评估，并将其列为"可能"对人类致癌（2A 类）[90]。鉴于评估职业农药暴露与肾癌的关系以及肾脏在某些农药代谢中的重要作用的研究数据有限，仍需要进行大量的研究进行验证。

铅

无机铅及铅化合物被 IARC 归类为"可能的"人类致癌物 [91]，并基于有限的人类致癌性证据和充分的实验动物证据，被美国国家毒理学计划列为"合理怀疑的人类致癌物"，特别是对于胃癌和肺癌 [92]。而肾癌与铅或铅化合物暴露之间的关联证据并不一致 [91-104]。在铅暴露工人中，来自铅冶炼厂和蓄电池厂的工人铅暴露程度较高，而含铅金属或涂有铅的金属焊工（铅烟）、铅矿工人、铅玻璃生产工人、汽车散热器维修工人、含铅油漆制造工人以及含铅排版印刷工人的铅暴露程度为中等 [93, 94]。

铅已被证明可在啮齿类动物中诱发肾癌，在职业铅暴露水平较高的人群中诱发慢性肾病 [91, 92]。以尿液形式排出是铅主要的排泄途径，而近端小管具有重吸收功能，对铅极其敏感，由此看来，铅对肾脏具有致癌性似乎比较合理 [95]。尽管动物实验中使用的铅的类型与人类职业暴露的铅的类型不同，但研究已证实肾小管是无机铅盐致癌的主要靶部位 [91, 96]。

在焊工 [18, 28, 29, 86, 97]、汽车机械师和技术人员 [20]、漆匠 [29, 30]、铅冶炼厂 [98-100] 和生产厂 [101] 工人中观察到的肾癌风险升高可能与铅暴露有关。然而，关于职业性铅暴露与肾癌之间关系的流行病学研究结果并不一致 [18, 29, 98-100, 102, 103]。三项针对男性铅冶炼工人的队列研究，通过空气监测测量 [98, 99] 和工业卫生调查 [98-100] 评估了受试者高铅暴露情况，观察到与全国死亡率相比，受试者肾癌死亡率风险增加了 1.4 ~ 2 倍。1985 年，Selevan 等报告称，来自爱达荷州高铅暴露（空气中铅含量 > 200μg/m³）工人（N = 5）的肾癌死亡率显著增加（SMR = 301，95%CI = 98 ~ 703）[99]。Steenland 等利用同一队列的最新数据，发现 8 年后所有工人的肾癌死亡风险均升高但无统计学意义，且高水平铅暴露工人患肾癌的风险也显著增加（SMR = 2.39，95%CI = 1.03 ~ 4.71）（观察到的死亡病例 N=8）[98]。通过对工人的内部比较，Cocco 等观察到，在意大利工作至少 21 年的铅冶炼工人中，RR 值为 10.9

（95%CI = 1.0 ～ 121.0，观察到的病例 N=2）[100]。然而在发生铅暴露的其他职业人群中并未发现肾癌风险的显著升高 [102, 103]。

同样，对 2000 年以来已发表的有关癌症风险和职业铅暴露的流行病学研究进行荟萃分析（7 项研究，死亡病例 N=40），根据检测的铅暴露水平或血铅浓度，并没有发现铅暴露与肾癌之间的相关性（RR = 1.01，95%CI = 0.72 ～ 1.42）[93]。然而，一些病例对照研究使用 JEMs 或职业专家鉴定来评估可能的铅暴露，通常显示肾癌风险增加 [29, 65, 67, 96, 97, 104]。一项纳入 1100 例病例和 1500 例对照的大规模病例对照研究报告显示，在可能发生铅暴露的工人（病例组 N=80，对照组 N=71）中，肾细胞癌发生风险显著增加（OR = 1.55，95%CI = 1.09 ～ 2.21）。尽管对于暴露持续时间或累积暴露没有观察到明显的单调暴露 – 反应，但在铅累积暴露最高的受试者中，肾细胞癌风险为 2.25（95%CI = 1.21 ～ 4.19）[96]。

铅在体外并不被认为具有直接的遗传毒性，其已被证明可充当共致癌物增加其他致癌物的诱变作用，比如可能通过抑制 DNA 修复等 [93]。抑制血红素合成途径中关键酶的生成是铅毒性最重要的机制之一 [105]。因此，先前关于铅暴露与癌症风险的遗传易感性研究分析了 δ（delta）– 氨基乙酰丙酸脱水酶（ALAD）基因的遗传变异对癌症风险的影响 [105-107]，δ-ALAD 是血红素生物合成途径中的第二种酶 [105]。编码 ALAD 的基因以两种多态性形式存在（ALAD1，ALAD2）[单核苷酸多态性（SNP）位点，1800436]，可能影响个体对铅毒性的敏感性 [105, 108]。由于第 59 位残基上的赖氨酸被天冬酰胺取代，ALAD2 对铅的亲和力较 ALAD1 高 [105, 109]。尽管目前尚不清楚是否还存在其他功能位点突变，但最近研究发现，相较于 CC 等位基因型，rs8177796 位点的 CT/TT 基因型突变与患肾细胞癌的总体风险相关（OR = 1.35，95%CI = 1.05 ～ 1.73）。铅暴露与 SNP rs2761016 位点的联合效应表明，纯合野生型和杂合等位基因型人群肾细胞癌发生风险增加（GGOR = 2.68，95%CI = 1.17 ～ 6.12；GAOR =

1.79，95%CI = 1.06 ～ 3.04），且交互作用接近显著（p- 交互作用 = 0.06）。相比之下，功能性 SNP rs1800435（K68N）对肾癌风险变化影响不大 [105]，该位点此前曾被认为与脑癌和铅中毒易感性相关 [106]。但由于该研究对调查 ALAD 与铅暴露之间交互作用的分析能力有限（受试者数量较少），需要进一步的研究来阐明这一关系。

铅暴露焊工与肾癌风险关系的病例对照研究的结果可能受到其他金属暴露的混淆。

然而，基于肾脏在金属排泄和重吸收中的重要作用，以及已知的影响铅暴露易感性的遗传因素，这种关联的生物学合理性上是可以解释的，但仍然有必要进行更多的研究以确定易感人群。

其他金属：镉、铬、镍和砷

镉、铬、镍和砷被 IARC 归类为 1 类"已知的"人类致癌物，但这一依据是基于与肺癌的关联 [110]。关于镉暴露和肾癌之间的关系，大部分研究都没有得出明确结果 [23, 24, 29, 86, 96, 104, 111, 112]。镉在肾皮质中的存留时间较长，并已有流行病学研究观察到因职业和环境镉暴露引起的肾毒性效应 [113, 114]。镉暴露的三个主要来源包括饮食、吸烟以及职业 [115]。对镉暴露进行的最早研究之一，是 Kolonel 于 1976 年报告的肾癌风险与职业镉暴露之间呈正相关关系 [116]。Mandel 等 [23]、Pesch 等 [29] 以及 Hu 等 [24] 进行的三项基于人群的肾细胞癌病例对照研究报告称，暴露于镉和镉盐的男性工人发生癌症的风险显著升高 [暴露病例 N=15，暴露对照 N=15，RR=2.0，95%CI = 1.0 ～ 3.9；暴露病例 N=99（未提供暴露对照组数量），OR=1.4，95%CI = 1.1 ～ 1.8；暴露病例 N=19，暴露对照 N=32，OR=1.7，95%CI = 1.0 ～ 3.2]。另外，Pesch 等还报告称，被评估为高水平镉暴露的女性工人患肾癌的风险显著增加（OR=2.5，95%CI=1.2 ～ 5.3）[29]。然而，进一步的暴露 – 反应分析显示，在这些研究中，暴露时长 [23, 24] 或暴露水平 [29] 与癌症风险之间没有呈现单调上升趋势。Partanen 等的研究是报告了最高镉暴露风险研究中的一项，他们发现，经专家评估为可能存在职业镉暴露的受试者，肾细胞癌风险增加了4倍以上，尽管结果仅基于3例镉暴露病例（OR = 4.4，95%CI = 0.4 ～ 43.0）[104]。近期，欧洲一项病例对照研究收集了受试者详细的职业信息和专家暴露评估，报告称镉暴露的肾细胞癌发生风险估计值升高（OR = 1.46，95%CI = 0.82 ～ 2.85）。然而，没有观察到累积暴露或持续时间的暴露-反应关系，且暴露病例的数量也较少（N=25）[96]。其他流行病学研究也尚未发现职业镉暴露与肾癌风险之间存在显著关联[86, 111]。

有关职业铬、镍暴露与肾癌风险之间的研究结果一直缺乏一致性[18, 24, 65, 96, 117-120]。迄今为止，只有德国的一项小型病例对照研究报告了职业铬暴露与肾癌风险之间存在显著关联，该研究采用 JEM 评估铬暴露情况，但在低水平（病例组 N=16，对照组 N=28，OR = 2.09，95%CI = 1.03 ～ 4.22）或高水平（病例组 N=20，对照组 N=32，OR = 2.21，95% CI = 1.15 ～ 4.25）铬暴露组中均观察到肾癌风险增加了2倍以上[65]。而职业镍暴露与肾癌风险之间存在关联的证据仅在美国的一项基于镍合金厂工人的大型队列研究中被报道。尽管所有工厂工人的肾癌死亡风险并未增加，但据报道，从事冶炼的白人男性工人的肾癌死亡风险却显著增加了2倍[118]。在饮用水污染的生态学研究中，砷暴露与肾癌死亡率相关[121]，但尚未观察到职业砷暴露与肾癌风险之间的关联[24, 96, 122]。

考虑到由于存在混合职业暴露而使得暴露错误分类可能存在，以及由于暴露病例数量较少而致使在很多研究中观察到的证据能力有限，因此有必要进行更加深入的研究，以检验职业暴露于每种被认定为"已知致癌物"的金属与肾癌之间的关系。

柴油和汽车烟雾

在一项研究提示长期暴露于无铅汽油烟雾的大鼠患肾细胞癌后，人们对暴露于柴油和汽车烟雾作为可能的肾致癌物的研究兴趣与日俱增[123]。1985年，McLaughlin 及其同事研究发现，加油站服务员患肾细胞癌的风险随着其从业时间的延长而升高[124]。随后，针对这类人群的病例对照研究以及队列研究均报告了类似的结果[22, 23, 124-126]。此外，职业队列和病例对照研究还发现，卡车和城市公交车司机[25, 34]、铁路工人[29, 37, 127]、消防员[30, 31]和汽修工/机械师[22, 28]患肾细胞癌的风险较高。这些流行病学研究结果均表明，柴油和汽油烟雾可能是与肾癌风险相关的致病危险因素[18-20, 22, 25, 29, 34, 36, 65, 124, 127, 128]。

基于有足够的动物实验结果表明柴油废气对实验动物有致癌性，对人的致癌作用证据有限，根据 IARC，柴油废气被归类为"可能的"人类致癌物[129]。关于职业暴露柴油废气与人类肾癌的流行病学研究的结果存在争议[128-136]。瑞典一项大型职业队列研究采用 JEM 评估暴露情况，结果显示那些可能存在柴油废气暴露的男性患肾癌的风险有所增加，尽管幅度不大但具有显著性（病例组 N=2243，SIR = 1.06，95%CI = 1.02 ～ 1.11）[128]。最近，在芬兰工人队列的男性中也观察到，肾癌风险与可能暴露于低水平柴油废气（＜ 2.0mg/m^3- 年）（暴露病例组 N=465）之间存在类似关联（RR = 1.17，95%CI = 1.05 ～ 1.30）；然而，在中度或高水平暴露的工人以及女性工人中均没有观察到肾癌风险的增加[130]。针对铁路工人的几项早期研究报告称，柴油暴露可导致铁路工人肾癌发生风险小幅增加[131, 132]，但在其他针对柴油暴露工人的职业研究中并未发现肾癌风险升高[133-136]。

根据自我报告[23, 36]和基于 JEM 的评估[104]，职业汽油暴露被 IARC 归类为 2B 类，即"可能"致癌物[129]，被认为与肾细胞癌风险升高有关。在德国进行的一项基于人群的病例对照研究发现，职业汽油暴露至少5年的男性，患肾癌风险显著升高（病例组 N=37，对照组 N=23，RR = 1.82，95%CI = 1.03 ～ 3.22）[36]。一项针对曾暴露于汽油的工人的国际研究也观察到类似的结果（病例组 N=164，对照组 N=189，OR = 1.6，95% CI = 1.2 ～ 2.0）[23]。

工业卫生专家评估发现，与从未暴露于汽油的工人（病例组 N=39 例，暴露对照组的数量未报告，OR = 1.72，95%CI = 1.03 ～ 2.87）以及累积暴露水平最高的男性工人（病例组 N=9 例，暴露对照组的数量未报告，OR = 4.34，95%CI = 1.15 ～ 16.4）相比，职业汽油暴露与肾细胞癌风险显著增加相关[104]。而其他研究发现，在暴露于汽油的工人[62, 124]或机械师、汽车经销商以及服务站员工[18, 137]中没有观察到肾癌风险的升高。

基于职业名称评估暴露强度的局限性、汽油成分的地理差异以及工作实践的实质性改进导致每天暴露于汽油的工人随着时间的推移而减少等原因，可能可以解释早期和最近研究结果的不一致性。此外，部分研究没有对吸烟这一已知的肾癌危险因素进行调整，这可能对一些研究结果产生混淆。

多环芳烃（PAHs）

PAHs 是一类天然存在于化石燃料中的化合物，可由煤、石油、木材、垃圾、天然气、烟草和炭烤肉等有机物质的不完全燃烧而产生[138, 139]。

柴油和汽油废气成分中也含有 PAHs[129]。PAHs 包含 100 多种不同的化合物，往往以复杂的混合物形式存在[138-140]。PAHs 也被用于塑料、染料、药品、铝、焦炭、农药的生产，此外其也存在于柏油和沥青中[138]。典型的 PAHs 如苯并 [a] 芘、苯并 [a] 蒽，被认为是已知或可疑的人类致癌物[138]。IARC 已将含有 PAHs 的煤焦油、柴油发动机废气和煤烟等混合物认定为对人类致癌或可能致癌[129]。

在一些早期的职业队列研究中，焦炉和炼油厂工人（后者与炼油过程中的 PAH 副产物有关）的肾细胞癌发病风险升高，这引起了人们对于 PAHs 作为职业肾致癌物的关注[23, 141]。然而，在对被评估为高水平暴露于 PAHs 的员工（如沥青工人、印刷工、机械师等）的研究中，报告了互相矛盾的结果[18, 25, 28, 86, 142]。从既往数据看，美国县级肾癌死亡率与从事石油炼制和其他石油相关行业的人口比例存在生态相关性[143]。基于人群和医院的病例对照研究报告了炼油行业肾癌发病风险较

高[19, 23, 124]。两项研究也表明，在职业暴露于各种 PAHs 的工人中，肾癌风险与从业时间[83]或暴露强度[62]之间存在潜在的暴露 – 反应效应。

三项欧洲病例对照研究使用 JEM 评估可能的 PAHs 强度，但均没有报告肾癌风险和暴露强度之间存在正相关或暴露 – 反应效应[29, 104, 144]。3 项研究分析了 GSTs[145] 和细胞色素 P450（CYP450）[144, 146]的基因型，其中一项研究观察到与 PAH 相关的风险改变[146]，但在其他两项研究中均未观察到风险变化[144]。

除了暴露时间和暴露水平外，PAHs 的致癌性还取决于混合物中具体的化学成分，这些化学成分会影响毒效动力学、毒代动力学，最终影响其生物效应[144]。由于某些 PAHs 被认为对人类致癌或可能致癌，因而还需要进行更多的研究来分析基因 – 环境之间的相互作用，从而识别多环芳烃混合物中的重要化学成分。

石棉

暴露于各种形式的石棉，包括阳起石、铁石棉、直闪石、温石棉、青石棉和透闪石等，被证实与呼吸道肿瘤相关，已被 IARC 归类为人类致癌物（1类）[111]。石棉纤维已被证明会诱发动物肾癌，并且在被诊断为石棉肺的个体的肾脏中检测到石棉体[147-149]。几项基于行业和职业的队列研究和病例对照研究报告称，那些可能暴露于石棉的人包括石棉工人、船厂工人、铁路工人、机械绝缘处理工人、海员、消防员等，患肾癌的风险较高[18, 23, 25, 37, 86, 147, 150-153]。

大部分研究在评估石棉暴露与肾癌风险之间的关系后，发现两者并没有关联[154, 155]。迄今为止，只有两项职业队列研究报告了石棉暴露与肾癌风险增加显著相关[152, 156]。1987 年，Enterline 等报告称，与美国全国死亡率相比，石棉生产和维护工人的肾癌死亡率增加了近 3 倍（观察到的死亡病例 N=7，SMR = 2.76，95%CI = 1.11 ～ 5.68）[152]。几年后，Selikoff 和 Seidman 在来自美国和加拿大的一组从

事石棉绝缘材料工人中观察到肾癌SMR显著升高，SMR 为 1.70（95%CI = 1.16 ～ 2.39，观察到的死亡病例 N=32）[156]。

采用 JEMs 或职业健康专家评估可能石棉暴露的病例对照研究也表明，石棉暴露受试者的肾癌风险显著升高，风险估计范围在 1.4 ～ 1.6[23, 86]。然而，病例对照研究也显示，肾癌风险并不随着石棉暴露强度 [29, 157] 或持续时间 [18, 23, 153, 157] 的增加而升高。此外，类似设计的其他研究 [24, 83, 104] 以及两项针对职业暴露人群的荟萃分析 [154, 155] 也都尚未证实这种阳性结果。

虽然动物研究表明，暴露石棉会增加肾癌风险，但将职业石棉暴露与人类肾癌风险联系起来的证据有限。尽管在几项研究中有重要发现，但这些研究纳入的病例数较少，故今后需要更多的研究来确定石棉是否应被视为一种肾致癌物。此外，由于缺乏发病率队列研究的支持性证据，降低了石棉暴露与肾癌风险之间关联的合理性。

其他纤维和灰尘

尽管已经观察到职业纤维暴露与呼吸系统恶性肿瘤之间存在正相关，但仅在少数职业研究中发现其与肾癌风险之间存在关联 [157-162]。在加拿大一项纳入 2557 名男性玻璃纤维制造工人的大型队列研究中，与加拿大国家癌症登记率相比，该人群的肾癌风险显著升高（观察到的病例 N=14，SIR = 192，95%CI = 105 ～ 321）[158]。

然而，对美国恶性肿瘤死亡率比较显示，在 4008 名女性玻璃纤维制造工人的队列中，肾癌死亡风险没有增加（观察到的病例 N=4，SMR = 0.77，95%CI = 0.21 ～ 1.97）[159]。此外，美国一项关于人造矿物纤维工厂工人的队列研究观察到，肾癌死亡率与工人暴露于空气中浓度较高的矿物棉和玻璃纤维的情况无关 [160]。然而，在中欧和东欧病例对照研究中，工业卫生专家应用 JEM 进行暴露评估发现，肾癌风险增加与可能职业暴露于玻璃纤维（病例组 N=28，对照组 N=19）和矿物棉（病例组 N=22，对照组 N=14）有关（OR = 2.1，95%CI = 1.1 ～ 3.9；OR = 2.5，95%CI = 1.2 ～ 5.1）[157]。此外，研究还观察到肾癌风险与矿物棉和玻璃纤维暴露的持续时间或累积暴露之间有显著趋势。但是并非在所有关于纤维暴露与肾癌关系的病例对照研究中都观察到这种强关联性 [161, 162]。

关于职业粉尘暴露与肾癌的关系研究也缺乏一致性 [25, 157, 163-169]。在一小部分怀疑暴露于砖尘的欧洲砌砖工人中并没有观察到肾细胞癌风险的显著升高 [25]，但在对美国建筑工人（混凝土 / 水磨石饰面工人）的监测研究中报告了升高的肾癌死亡风险 [163]。在欧洲一项大型病例对照研究中，基于 JEM 的受试者职业砖尘暴露评估也报告了肾细胞癌风险的增加（暴露病例组 N=72，暴露对照组 N=80，OR = 1.5，95%CI = 1.0 ～ 2.4），且砖尘暴露的持续时间和累积暴露也与肾癌风险显著相关 [157]。一项针对二氧化硅暴露的女性制陶工人的研究也报告了肾癌死亡率的增加 [164]。这提示砖尘暴露与肾癌之间存在关联可能与砖中的二氧化硅含量有关 [157]。根据 IRAC，基于有充分的流行病学证据证实二氧化硅可诱发动物肺癌，二氧化硅已被列为 1 类"已知的"人类致癌物 [165]。科学证据表明，长期暴露于二氧化硅会诱发肾毒性和肾纤维化、肾小球肾炎以及肾小管上皮的退行性改变 [165, 166, 170-172]。在进行二氧化硅暴露的相关动物和人类研究发现，二氧化硅暴露与细胞遗传学损伤有关 [165]。2005 年，Steenland 及其同事的研究表明，二氧化硅暴露与终末期肾病风险过高相关 [166]。几年后，几项队列研究（包括一项利用二氧化硅暴露的铁燧石矿工 / 磨坊主的就业史和特定工作区域的从业时间来评估暴露情况 [167]，以及另一项来自挪威的队列研究，通过粉尘测量评估硅铁 / 金属硅厂工人二氧化硅暴露情况 [168]）也证实二氧化硅暴露可增加肾癌风险。

美国最近的一项队列研究使用 6 项环境调查和 JEM 进行暴露评估，结果显示，在工作至少 15 年存在二氧化硅暴露的花岗岩工人中，肾癌死亡率显著增加了 3 倍 [169]。

总体而言，由于缺乏来自队列研究的支持性证据，致使肾细胞癌风险与粉尘、纤维暴露之间关联的合理性下降。尽管这些研究发现大部分是负面结果，但某些纤维作为混合物的组成部分，可能会诱导肾组织的退行性改变，这一事实也为未来进行高质量的纤维暴露评估以及更大规模的肾癌研究提供依据。那些考虑到砖尘暴露中二氧化硅含量的研究可能有助于阐明与可能的肾致癌物的特定粉尘之间的关联。

职业性紫外线（UV）暴露

总体来看，大部分研究紫外线暴露和癌症风险之间关系的生态学研究报告了其与肾癌死亡率和发病率呈负相关[173-177]。然而，基于职业/行业研究的结果通常表明，农民[20, 22, 28, 79, 80]、铁路工人[6, 29, 37, 127]、花匠[18]或水手[178]等被认为是紫外线暴露较高的工作，与较高的肾癌风险相关。瑞典一项纳入 30 万男性户外建筑工人的大型队列研究结果显示，经建筑行业工业卫生专家评估，那些职业紫外暴露水平较高的人群（病例组 N=23），肾癌发生风险降低了 30%（RR = 0.7，95%CI = 0.4 ～ 1.0）[179]。近期，在一项更大规模的欧洲病例对照研究中，基于 JEM 的紫外暴露水平与男性肾细胞癌风险显著降低 24% ～ 38% 有关[180]。然而，这项研究也观察到，居住在最高纬度地区的男性，肾细胞癌风险降低幅度最大，这被怀疑紫外线暴露相对最弱的受试者可能会受益于整体增加的紫外线暴露。

紫外线暴露和肾癌风险之间的关联在生物学上是合理的。因为 90% 的 1，25- 双羟维生素 D 由太阳紫外辐射产生[181]，1，25- 双羟维生素 D 是维生素 D 的主要生物活性形式，而维生素 D 向其生物活性形式的转化主要发生在肾脏中[181, 182]。此外，肾脏也是维生素 D 代谢、活化和调节钙稳态的主要器官[183-185]。虽然最新的科学数据表明维生素 D 具有抗癌特性，包括抑制肿瘤细胞克隆增殖、诱导免疫细胞分化和凋亡以及减少血管生成等[186, 187]，但来自包括肾脏在内的大部分人类癌症研究的流行病学结果却并不一致[188-191]。在最近一项大型合并队列研究中并未观察到血清维生素 D 水平与肾癌风险之间存在显著关联[188]。尽管血清维生素 D 水平是公认的反映机体维生素 D 状态的最佳指标，但这种生物标志物的半衰期短，可能无法反映与癌症潜伏期和终身职业暴露研究相关的长期暴露水平[192]。

结论

大约 50% 的散发性肾癌发病率仍无法通过已确定的危险因素来解释；因此，调查与同样可能导致风险的职业暴露之间的关系仍然很重要。尽管肾癌通常不被认为是一种职业性癌症，但过去 30 年，通过各种流行病学研究设计调查的职业和行业之间的关联以及特定的职业暴露，已经证明了职业对肾癌风险的影响。这种关联性在 TCE 暴露研究中的结果高度一致。在队列研究和病例对照研究中都观察到风险估计和暴露 - 反应关系升高，这些研究旨在专门评估 TCE 的风险，而不是所有氯化溶剂或有机溶剂作为一个整体进行风险评估。这种关联的生物学合理性虽然得到了遗传工作的支持，但仍需要重复。除 TCE 之外，农场或农业工作发生的职业农药暴露的评估也提供了一些相关性证据，尽管还需要进一步的研究来明确特定类型的农药暴露。同样，有必要对金属暴露进行研究，特别是铅和镉以及与肾毒性相关的其他金属。

这一章涵盖了已观察到的与肾癌风险密切相关的危险因素。但由于病例定义不一致，对暴露估计不精确（如工作年限、职业名称或混合媒介暴露）而导致错误分类，以及对混杂因素（如吸烟和合并症）缺乏控制，流行病学研究的结果对确定因果关系的能力受到限制。而仅仅依靠职业名称或行业职务来推断暴露程度的研究是有局限性的，因为具有相同职务的个体之间，暴露程度可能存在很大差异。肾癌发病率或死亡率之间的研究结果也可能不一致，因为肾癌并不总是被准确地报告为死亡原因。因此，与评估发病率的研究相比，在肾癌死亡率的研究中风险估计可能被低估[6]。

迄今为止所进行的研究中还存在其他局限性，如回忆偏倚和选择偏倚。

应用新的暴露生物标记、内剂量、受试者基因分型或表型来识别外源代谢的变化，以及纳入针对肾细胞癌和肾细胞癌风险相关的相关病症的中间生物终点，可以进一步加强因果推断，并在一定程度上导致最高风险人群的暴露减少。未来的职业调查应立足于彻底解决以往流行病学研究的不足，确定影响个体风险的具体因素，同时肾癌风险的性别差异解释也值得进一步研究。

参考文献

[1] Naito S, Tomita Y, Rha SY, et al. Kidney cancer working group report. Jpn J Clin Oncol. 2010; 40(Suppl 1): i51–6.

[2] Linehan JA, Nguyen MM. Kidney cancer: the new landscape. Curr Opin Urol. 2009; 19(2): 133–7.

[3] Gago-Dominguez M, Yuan JM, Castelao JE, Ross RK, Yu C. Regular use of analgesics is a risk factor for renal cell carcinoma. Br J Cancer. 1999; 81(3): 542–8.

[4] Moore LE, Wilson RT. Lifestyle factors, exposures, genetic susceptibility, and renal cell cancer risk: a review. Cancer Investig. 2005; 23(3): 240–52.

[5] Chow WH, Dong LM, Devesa SS. Epidemiology and risk factors for kidney cancer. Nat Rev Urol. 2010; 7(5): 245–57.

[6] Chow WH, Devesa SS. Contemporary epidemiology of renal cell cancer. Cancer J. 2008; 14(5): 288–301.

[7] MedlinePlus Cancer-renal pelvis or ureter. http: //www.nlm. nih. gov/medlineplus/ency/article/000525.htm. Accessed 7Dec 2011.

[8] Sasco AJ, Secretan MB, Straif K. Tobacco smoking and cancer: a brief review of recent epidemiological evidence. Lung Cancer. 2004; 45(Suppl 2): S3–9.

[9] Benichou J, Chow WH, McLaughlin JK, Mandel JS, Fraumeni JF Jr. Population attributable risk of renal cell cancer in Minnesota.Am J Epidemiol. 1998; 148: 424–30.

[10] Hurst FP, Jindal RM, Fletcher JJ, et al. Incidence, predictors and associated outcomes of renal cell carcinoma in long-term dialysis patients. Urology. 2011; 77(6): 1271–6.

[11] Lee JE, Hankinson SE, Cho E. Reproductive factors and risk of renal cell cancer: the Nurses' Health Study. Am J Epidemiol. 2009; 169(10): 1243–50.

[12] Alexander DD, Cushing CA. Quantitative assessment of red meat or processed meat consumption and kidney cancer. Cancer Detect Prev. 2009; 32(5–6): 340–51.

[13] Vainio H, Weiderpass E. Fruit and vegetables in cancer prevention. Nutr Cancer. 2006; 54(1): 111–42.

[14] Karami S, Schwartz K, Purdue MP, et al. Family history of cancer and renal cell cancer risk in Caucasians and African Americans. Br J Cancer. 2010; 102(11): 1676–80.

[15] Linehan WM, Srinivasan R, Schmidt LS. The genetic basis of kidney cancer: a metabolic disease. Nat Rev Urol. 2010; 7(5): 277–85.

[16] Golka K, Wiese A, Assennato G, Bolt HM. Occupational exposure and urological cancer. World J Urol. 2004; 21(6): 382–91.

[17] Boffetta P, Jourenkova N, Gustavsson P. Cancer risk from occupational and environmental exposure to polycyclic aromatic hydro-carbons. Cancer Causes Control. 1997; 8(3): 444–72.

[18] Parent ME, Hua Y, Siemiatycki J. Occupational risk factors for renal cell carcinoma in Montreal. Am J Ind Med. 2000; 38: 609–18.

[19] Asal NR, Geyer JR, Risser DR, Lee ET, Kadamani S, Cherng N. Risk factors in renal cell carcinoma. II. Medical history, occupation, multivariate analysis, and conclusions. Cancer Detect Prev. 1988; 13: 263–79.

[20] Heck JE, Charbotel B, Moore LE, et al. Occupation and renal cell cancer in Central and Eastern Europe. Occup Environ Med. 2010; 67: 47–53.

[21] Laakkonen A, Kauppinen T, Pukkala E. Cancer risk among Finnish food industry workers. Int J Cancer. 2006; 118(10): 2567–71.

[22] Zhang Y, Cantor KP, Lynch CF, Zheng T. A population-based case-control study of occupation and renal cell carcinoma risk in Iowa. J Occup Environ Med. 2004; 46(3): 235–40.

[23] Mandel JS, McLaughlin JK, Schlehofer B, et al. International renal-cell cancer study. IV. Occupation. Int J Cancer. 1995; 61(5): 601–5.

[24] Hu J, Mao Y, White K. Renal cell carcinoma and occupational exposure to chemicals in Canada. Occup Med. 2002; 52(3): 157–64.

[25] Mellemgaard A, Engholm G, McLaughlin JK, Olsen JH. Occupational risk factors for renal-cell carcinoma in Denmark. Scand J Work Environ Health. 1994; 20: 160–5.

[26] Weikert S, Ljungberg B. Contemporary epidemiology of renal cell carcinoma: perspectives of primary prevention. World J Urol. 2010; 28: 247–52.

[27] Vena JE, Sultz HA, Fiedler RC, Barnes RE. Mortality of workers in an automobile engine and parts manufacturing complex. Br J Ind Med. 1985; 42(2): 85–93.

[28] McLaughlin JK, Malker HS, Stone BJ, et al. Occupational

risks for renal cancer in Sweden. Br J Ind Med. 1987; 44(2): 119–23.

[29] Pesch B, Haerting J, Ranft U, Klimpel A, Oelschlägel B, Schill W. Occupational risk factors for renal cell carcinoma: agent–specific results from a case–control study in Germany. MURC Study Group. Multicenter urothelial and renal cancer study. Int J Epidemiol. 2000; 29(6): 1014–24.

[30] Delahunt B, Bethwaite PB, Nacey JN. Occupational risk for renal cell carcinoma. A case–control study based on the New Zealand Cancer Registry. Br J Urol. 1995; 75(5): 578–82.

[31] Youakim S. Risk of cancer among firefighters: a quantitative review of selected malignancies. Arch Environ Occup Health. 2006; 61(5): 223–31.

[32] Lowery JT, Peters JM, Deapen D, London SJ. Renal cell carcinoma among architects. Am J Ind Med. 1991; 20(1): 123–5.

[33] Magnani C, Coggon D, Osmond C, Acheson ED. Occupation and five cancers: a case–control study using death certificates. Br J Ind Med. 1987; 44(11): 769–76.

[34] Brownson RC. A case–control study of renal cell carcinoma in relation to occupation, smoking, and alcohol consumption. Arch Environ Health. 1988; 43: 238–41.

[35] Lohi J, Kyyrönen P, Kauppinen T, Kujala V, Pukkala E. Occupational exposure to solvents and gasoline and risk of cancers in the urinary tract among Finnish workers. Am J Ind Med. 2008; 51(9): 668–72.

[36] Schlehofer B, Heuer C, Blettner M, Niehoff D, Wahrendorf J. Occupation, smoking and demographic factors, and renal cell carcinoma in Germany. Int J Epidemiol. 1995; 24(1): 51–7.

[37] Mattioli S, Truffelli D, Baldasseroni A, et al. Occupational risk factors for renal cell cancer: a case–control study in northern Italy. J Occup Environ Med. 2002; 44(11): 1028–36.

[38] Karami S, Boffetta P, Rothman N, et al. Renal cell carcinoma, occupational pesticide exposure and modification by glutathione S–transferase polymorphisms. Carcinogenesis. 2008; 29(8): 1567–71.

[39] Hansen J, Raaschou–Nielsen O, Christensen JM, et al. Cancer incidence among Danish workers exposed to trichloroethylene. J Occup Environ Med. 2001; 43(2): 133–9.

[40] Jacob S, Hery M, Protois JC, Rossert J, Stengel B. New insight into solvent–related end stage renal disease: occupations, products and types of solvents at risk. Occup Environ Med. 2007; 64(12): 843–8.

[41] Stewart PA, Lee JS, Marano DE, Spirtas R, Forbes CD, Blair A. Retrospective cohort mortality study of workers at an aircraft maintenance facility. II. Exposures and their assessment. Br J Ind Med. 1991; 48(8): 531–7.

[42] Spirtas R, Stewart PA, Lee JS, et al. Retrospective cohort mortality study of workers at an aircraft maintenance facility. I. Epidemiological results. Br J Ind Med. 1991; 48(8): 515–30.

[43] Moore LE, Boffetta P, Karami S, et al. Occupational trichloroethylene exposure and renal carcinoma risk: evidence of genetic susceptibility by reductive metabolism gene variants. Cancer Res. 2010; 70(16): 6527–36.

[44] Poole C, Dreyer NA, Satterfield MH, Levin L, Rothman KJ. Kidney cancer and hydrocarbon exposures among petroleum refinery workers. Environ Health Perspect. 1993; 101(Suppl 6): 53–62.

[45] Dosemeci M, Cocco P, Chow WH. Gender differences in risk of renal cell carcinoma and occupational exposures to chlorinated aliphatic hydrocarbons. Am J Ind Med. 1999; 36(1): 54–9.

[46] McLean D, Pearce N, Langseth H, et al. Cancer mortality in workers exposed to organochlorine compounds in the pulp and paper industry: an international collaborative study. Environ Health Perspect. 2006; 114(7): 1007–12.

[47] IARC(International Agency for Research on Cancer). Trichloroethylene. IARC Monogr Eval Carcinog Risks Hum. 1995; 63: 75–158.

[48] United States Environmental Protection Agency. EPA releases final health assessment for TCE. http: // yosemite.epa.gov/opa/admpress. nsf/03dd877d6f1 726c28525735900404443/b8d0e4d8489ad99185 2579190058d6c3!OpenDocument. Accessed 7Dec 2011.

[49] Guha N, Loomis D, Grosse Y, Lauby–Secretan B, El Ghissassi F, Bouvard V, Benbrahim–Tallaa L, Baan R, Mattock H, Straif K, International Agency for Research on Cancer Monograph Working Group. Carcinogenicity of trichloroethylene, tetrachloroethylene, some other chlorinated solvents, and their metabolites. Lancet Oncol. 2012; 13(12): 1192–3.

[50] Agency for Toxic Substances and Disease Registry. Trichloroethylene.4. Production, import/export, use and disposal. http: //www.atsdr.cdc. gov/toxprofiles/tp19–c4. pdf. Accessed 7Dec 2011.

[51] Humphries JA, Ashe AM, Smiley JA, Johnston CG. Microbial community structure and trichloroethylene degradation in groundwater. Can J Microbiol. 2005; 51(6): 433–9.

[52] Axelson O, Seldén A, Andersson K, Hogstedt C. Updated and expanded Swedish cohort study on trichloroethylene and cancer risk. J Occup Med. 1994; 36(5): 556–62.

[53] Anttila A, Pukkala E, Sallmén M, Hernberg S, Hemminki K. Cancer incidence among Finnish workers exposed to halogenated hydrocarbons. J Occup Environ Med. 1995; 37(7): 797–806.

[54] Henschler D, Vamvakas S, Lammert M, et al. Increased incidence of renal cell tumors in a cohort of cardboard workers exposed to trichloroethene. Arch Toxicol. 1995; 69(5): 291–9.

[55] Morgan RW, Kelsh MA, Zhao K, Heringer S. Mortality of aerospace workers exposed to trichloroethylene. Epidemiology. 1998; 9(4): 424–31.

[56] Ritz B. Cancer mortality among workers exposed to chemicals during uranium processing. J Occup Environ Med. 1999; 41(7): 556–66.

[57] Boice JD Jr, Marano DE, Fryzek JP, Sadler CJ, McLaughlin JK. Mortality among aircraft manufacturing workers. Occup Environ Med. 1999; 56(9): 581–97.

[58] Raaschou-Nielsen O, Hansen J, McLaughlin JK, et al. Cancer risk among workers at Danish companies using trichloroethylene: a cohort study. Am J Epidemiol. 2003; 158(12): 1182–92.

[59] Boice JD Jr, Marano DE, Cohen SS, et al. Mortality among Rocketdyne workers who tested rocket engines, 1948–1999. J Occup Environ Med. 2006; 48(10): 1070–92.

[60] Radican L, Blair A, Stewart P, Wartenberg D. Mortality of aircraft maintenance workers exposed to trichloroethylene and other hydrocarbons and chemicals: extended follow up. J Occup Environ Med. 2008; 50(11): 1306–19.

[61] Harrington JM, Whitby H, Gray CN, Reid FJ, Aw TC, Waterhouse JA. Renal disease and occupational exposure to organic solvents: a case referent approach. Br J Ind Med. 1989; 46(9): 643–50.

[62] Sharpe CR, Rochon JE, Adam JM, Suissa S. Case-control study of hydrocarbon exposures in patients with renal cell carcinoma. Can Med Assoc J. 1989; 140(11): 1309–18.

[63] Greenland S, Salvan A, Wegman DH, Hallock MF, Smith TJ. A case-control study of cancer mortality at a transformer-assembly facility. Int Arch Occup Environ Health. 1994; 66(1): 49–54.

[64] Vamvakas S, Brüning T, Thomasson B, et al. Renal cell cancer correlated with occupational exposure to trichloroethene. J Cancer Res Clin Oncol. 1998; 124(7): 374–82.

[65] Brüning T, Pesch B, Wiesenhütter B, et al. Renal cell cancer risk and occupational exposure to trichloroethylene: results of a consecutive case-control study in Arnsberg, Germany. Am J Ind Med. 2003; 43(3): 274–85.

[66] Charbotel B, Fevotte J, Hours M, Martin JL, Bergeret A. Case-control study on renal cell cancer and occupational exposure to trichloroethylene. Part II: epidemiological aspects. Ann Occup Hyg. 2006; 50(8): 777–87.

[67] Siemiatycki J. Risk factors for cancer in the workplace. Boca Raton: CRC; 1991. p. 30–167.

[68] Lash LH, Parker JC, Scott CS. Modes of action of trichloroethylene for kidney tumorigenesis. Environ Health Perspect. 2000; 108(Suppl 2): 225–40.

[69] Rudén C. Science and transscience in carcinogen risk assessment— the European Union regulatory process for trichloroethylene. J Toxicol Environ Health B Crit Rev. 2003; 6(3): 257–77.

[70] Brüning T, Bolt HM. Renal toxicity and carcinogenicity of trichloroethylene: key results, mechanisms, and controversies. Crit Rev Toxicol. 2000; 30(3): 253–85.

[71] Nakagawa Y, Kitahori Y, Cho M, et al. Effect of hexachloro-1, 3-butadiene on renal carcinogenesis in male rats pretreated with N-ethyl-N-hydroxyethyl-nitrosamine. Toxicol Pathol. 1998; 26: 361–6.

[72] Kelsh AM, Alexander DD, Mink PJ, Mandel JH. Occupational trichloroethylene exposure and kidney cancer. Epidemiology. 2010; 21: 95–102.

[73] Wartenberg D, Reyner D, Scott CS. Trichloroethylene and cancer: epidemiologic evidence. Environ Health Perspect. 2000; 108(Suppl 2): 161–76.

[74] Scott CS, Jinot J. Trichloroethylene and cancer: systematic and quantitative review of epidemiologic evidence for identifying haz-ards. Int J Environ Res Public Health. 2011; 8(11): 4238–72.

[75] Karami S, Lan Q, Rothman N, Stewart PA, Lee KM, Vermeulen R, Moore LE. Occupational trichloroethylene exposure and kidney cancer risk: a meta-analysis. Occup Environ Med. 2012; 69(12): 858–67.

[76] Bruning T, Lammert M, Kempkes M, Thier R, Golka K, Bolt HM. Influence of polymorphisms of GSTM1and GSTT1for risk of renal cell cancer in workers with long-term high occupational exposure to trichloroethylene. Arch Toxicol. 1997; 71: 596–9.

[77] Wiesenhütter B, Selinski S, Golka K, Brüning T, Bolt HM. Re-assessment of the influence of polymorphisms of phase-II metabolic enzymes on renal cell cancer risk of trichloroethylene-exposed workers. Int Arch Occup Environ Health. 2007; 81(2): 247–51.

[78] Fischer W, Wirkner K, Weber M, et al. Characterization of P2X3, P2Y1and P2Y4receptors in cultured HEK293-hP2X3cells and their inhibition by ethanol and trichloroethanol. J Neurochem. 2003; 85(3): 779–90.

[79] Waggoner JK, Kullman GJ, Henneberger PK, et al. Mortality in the agricultural health study, 1993–2007. Am J Epidemiol. 2011; 173(1): 71–83.

[80] Faustini A, Forastiere F, Di Betta L, Magliola EM, Perucci CA. Cohort study of mortality among farmers and agricultural workers. Med Lav. 1993; 84(1): 31–41.

[81] Wiklund K, Dich J. Cancer risks among female farmers in Sweden. Cancer Causes Control. 1994; 5(5): 449–57.

[82] Buzio L, Tondel M, De Palma G, et al. Occupational risk factors for renal cell cancer. An Italian case–control study. Med Lav. 2002; 93(4): 303–9.

[83] McLaughlin JK, Mandel JS, Blot WJ, Schuman LM, Mehl ES, Fraumeni JF Jr. A population—based case–control study of renal cell carcinoma. J Natl Cancer Inst. 1984; 72(2): 275–84.

[84] Forastiere F, Quercia A, Miceli M, et al. Cancer among farmers in Central Italy. Scand J Work Environ Health. 1993; 19(6): 382–9.

[85] Davis DL, Blair A, Hoel DG. Agricultural exposures and cancer trends in developed countries. Environ Health Perspect. 1993; 100: 39–44.

[86] McCredie M, Stewart JH. Risk factors for kidney cancer in New South Wales. IV. Occupation. Br J Ind Med. 1993; 50(4): 349–54.

[87] Sweeney C, Farrow DC, Schwartz SM, Eaton DL, Checkoway H, Vaughan TL. Glutathione S–transferase M1, T1, and P1 polymorphisms as risk factors for renal cell carcinoma: a case–control study. Cancer Epidemiol Biomark Prev. 2000; 9(4): 449–54.

[88] Buzio L, De Palma G, Mozzoni P, et al. Glutathione S–transferases M1–1and T1–1 as risk modifiers for renal cell cancer associated with occupational exposure to chemicals. Occup Environ Med. 2003; 60(10): 789–93.

[89] Longuemaux S, Deloménie C, Gallou C, et al. Candidate genetic modifiers of individual susceptibility to renal cell carcinoma: a study of polymorphic human xenobiotic-metabolizing enzymes. Cancer Res. 1999; 59(12): 2903–8.

[90] IARC(International Agency for Research on Cancer). Occupational exposures in insecticide application, and some pesticides. IARC Working Group on the evaluation of carcinogenic risks to humans. IARC Monogr Eval Carcinog Risks Hum. 1991; 53: 5–586. Lyon, 16–23October 1990.

[91] IARC(International Agency for Research on Cancer). Working Group the evaluation of carcinogenic risks to humans. Inorganic and organic lead compounds. IARC Monogr Eval Carcinog Risks Hum. 2006; 87: 1–471.

[92] National Toxicology Program. Lead and lead compounds. http: // ntp.niehs.nih.gov/ntp/newhomeroc/roc11/Lead-Public.pdf. Accessed 7Dec 2011.

[93] Steenland K, Boffetta P. Lead and cancer in humans: where are we now? Am J Ind Med. 2000; 38(3): 295–9.

[94] Centers for Disease Control and Prevention. Morbidity and mortality weekly report. Adult blood lead epidemiology and surveillance—United States, 2005–2007. http: //www.cdc.gov/mmwr/ preview/mmwrhtml/mm5814a3.htm. Accessed 7Dec 2011.

[95] Fowler BA. Mechanisms of kidney cell injury from metals. Environ Health Perspect. 1993; 100: 57–63.

[96] Boffetta P, Fontana L, Stewart P, et al. Occupational exposure to arsenic, cadmium, chromium, lead and nickel, and renal cell carcinoma: a case–control study from Central and Eastern Europe. Occup Environ Med. 2011; 68(10): 723–8.

[97] Simonato L, Fletcher AC, Andersen A, et al. A historical prospective study of European stainless steel, mild steel, and shipyard welders. Br J Ind Med. 1991; 48(3): 145–54.

[98] Steenland K, Selevan S, Landrigan P. The mortality of lead smelter workers: an update. Am J Public Health. 1992; 82(12): 1641–4.

[99] Selevan SG, Landrigan PJ, Stern FB, Jones JH. Mortality of lead smelter workers. Am J Epidemiol. 1985; 122(4): 673–83.

[100] Cocco P, Hua F, Boffetta P, et al. Mortality of Italian lead smelter workers. Scand J Work Environ Health. 1997; 23(1): 15–23.

[101] Cooper WC, Wong O, Kheifets L. Mortality among employees of lead battery plants and lead–producing plants, 1947–1980. Scand J Work Environ Health. 1985; 11(5): 331–45.

[102] Lundström NG, Nordberg G, Englyst V, et al. Cumulative lead exposure in relation to mortality and lung cancer morbidity in a cohort of primary smelter workers. Scand J Work Environ Health. 1997; 23(1): 24–30.

[103] Sankila R, Kajalainen S, Pukkala E, et al. Cancer risk among glass factory workers: an excess of lung cancer? Br J Ind Med. 1990; 47: 815–8.

[104] Partanen T, Heikkilä P, Hernberg S, Kauppinen T, Moneta G, Ojajärvi A. Renal cell cancer and occupational exposure to chemical agents. Scand J Work Environ Health. 1991; 17(4): 231–9.

[105] van Bemmel DM, Boffetta P, Liao LM, et al. Comprehensive analysis of 5–aminolevulinic acid dehydrogenase (ALAD) variants and renal cell carcinoma risk among individuals exposed to lead. PLoS One. 2011; 6(7): e20432.

[106] Bhatti P, Stewart PA, Linet MS, Blair A, Inskip PD, Rajaraman P. Comparison of occupational exposure assessment methods in a case–control study of lead, genetic susceptibility and risk of adult brain tumours. Occup Environ Med. 2011; 68(1): 4–9.

[107] Rajaraman P, Stewart PA, Samet JM, et al. Lead, genetic

susceptibility, and risk of adult brain tumors. Cancer Epidemiol Biomark Prev. 2006; 15(12): 2514–20.

[108] Onalaja AO, Claudio L. Genetic susceptibility to lead poisoning. Environ Health Perspect. 2000; 108(Suppl 1): 23–8.

[109] Wetmur JG, Kaya AH, Plewinska M, Desnick RJ. Molecular characterization of the human delta-aminolevulinate dehydratase 2(ALAD2)allele: implications for molecular screening of individu–als for genetic susceptibility to lead poisoning. Am J Hum Genet. 1991; 49: 757–63.

[110] IARC(International Agency for Research on Cancer). Agents classified by the IARC monographs, vols. 1–102. http: //monographs. iarc.fr/ENG/Classification/index.php. Accessed 7Dec 2011.

[111] Armstrong BG, Kazantzis G. Prostatic cancer and chronic respiratory and renal disease in British cadmium workers: a case control study. Br J Ind Med. 1985; 42(8): 540–5.

[112] Il'yasova D, Schwartz GG. Cadmium and renal cancer. Toxicol Appl Pharmacol. 2005; 207(2): 179–86.

[113] Satarug S, Moore MR. Adverse health effects of chronic exposure to low–level cadmium in foodstuffs and cigarette smoke. Environ Health Perspect. 2004; 112(1099): e103.

[114] Bernard A. Renal dysfunction induced by cadmium: biomarkers of critical effects. Biometals. 2004; 17: 519.

[115] Fishbein L. Sources, transport and alterations of metal compounds: an overview. I. Arsenic, beryllium, cadmium, chromium, and nickel. Environ Health Perspect. 1981; 40: 43–64.

[116] Kolonel LN. Association of cadmium with renal cancer. Cancer. 1976; 37(4): 1782–7.

[117] Cole P, Rodu B. Epidemiologic studies of chrome and cancer mortality: a series of meta–analyses. Regul Toxicol Pharmacol. 2005; 43(225): e31.

[118] Arena VC, Sussman NB, Redmond CK, Costantino JP, Trauth JM. Using alternative comparison populations to assess occupation–related mortality risk. Results for the high nickel alloys workers cohort. J Occup Environ Med. 1998; 40(10): 907–16.

[119] Gerin M, Siemiatycki J, Richardson L, Pellerin J, Lakhani R, Dewar R. Nickel and cancer associations from a multicancer occupation exposure case–referent study: preliminary findings. IARC Sci Publ. 1984; 53: 105–15.

[120] IARC(International Agency for Research on Cancer). Chromium, nickel and welding. IARC Monogr Eval Carcinog Risks Hum. 1990; 49: 1–648.

[121] National Research Council. Subcommittee to update the 1999 arsenic in drinking water report. In: Arsenic in drinking water: 2001update. Washington, DC: National Academy Press; 2001.

[122] Enterline PE, Day R, Marsh GM. Cancers related to exposure to arsenic at a copper smelter. Occup Environ Med. 1995; 52(1): 28–32.

[123] Macfarland HN, Ulrich CE, Holdsworth CE, Kitchen DN, Halliwell NH, Blum SC. A chronic inhalation study with unleaded gasoline. J Am Con Toxicol. 1984; 3: 231–48.

[124] McLaughlin JK, Blot WJ, Mehl ES, Stewart PA, Venable FS, Fraumeni JF Jr. Petroleum–related employment and renal cell cancer. J Occup Med. 1985; 27(9): 672–4.

[125] Lynge E, Andersen A, Nilsson R, et al. Risk of cancer and exposure to gasoline vapors. Am J Epidemiol. 1997; 145(5): 449–58.

[126] Schnatter AR, Katz AM, Nicolich MJ, Thériault G. A retrospective mortality study among Canadian petroleum marketing and distribution workers. Environ Health Perspect. 1993; 101(Suppl 6): 85–99.

[127] Soll–Johanning H, Bach E, Olsen JH, Tuchsen F. Cancer incidence in urban bus drivers and tramway employees: a retrospective cohort study. Occup Environ Med. 1998; 55(9): 594–8.

[128] Boffetta P, Dosemeci M, Gridley G, Bath H, Moradi T, Silverman D. Occupational exposure to diesel engine emissions and risk of cancer in Swedish men and women. Cancer Causes Control. 2001; 12(4): 365–74.

[129] IARC(International Agency for Research on Cancer). IARC monographs on the evaluation of carcinogenic risks to humans. Diesel and gasoline engine exhausts and some nitroarenes. IARC Monogr Eval Carcinog Risks Hum. 1989; 46: 1–458.

[130] Guo J, Kauppinen T, Kyyrönen P, Heikkilä P, Lindbohm ML, Pukkala E. Risk of esophageal, ovarian, testicular, kidney and bladder cancers and leukemia among Finnish workers exposed to die–sel or gasoline engine exhaust. Int J Cancer. 2004; 111(2): 286–92.

[131] Schenker MB, Smith T, Muñoz A, Woskie S, Speizer FE. Diesel exposure and mortality among railway workers: results of a pilot study. Br J Ind Med. 1984; 41(3): 320–7.

[132] Howe GR, Fraser D, Lindsay J, Presnal B, Yu SZ. Cancer mortality(1965–77)in relation to diesel fume and coal exposure in a cohort of retired railway workers. J Natl Cancer Inst. 1983; 70(6): 1015–9.

[133] Siemiatycki J, Gérin M, Stewart P, Nadon L, Dewar R, Richardson L. Associations between several sites of cancer and ten types of exhaust and combustion products. Results from a case–referent study in Montreal. Scand J Work Environ Health. 1988; 14(2): 79–90.

[134] Wong O, Morgan RW, Kheifets L, Larson SR, Whorton

MD. Mortality among members of a heavy construction equipment operators union with potential exposure to diesel exhaust emissions. Br J Ind Med. 1985; 42(7): 435–48.

[135] Gustavsson P, Reuterwall C. Mortality and incidence of cancer among Swedish gas workers. Br J Ind Med. 1990; 47(3): 169–74.

[136] Boffetta P, Stellman SD, Garfinkel L. Diesel exhaust exposure and mortality among males in the American Cancer Society prospective study. Am J Ind Med. 1988; 14(4): 403–15.

[137] Wong O, Harris F, Smith TJ. Health effects of gasoline exposure.II. Mortality patterns of distribution workers in the United States.Environ Health Perspect. 1993; 101(Suppl 6): 63–76.

[138] Agency for Toxic Substances and Disease Registry. Toxicological profile for polycyclic aromatic hydrocarbons. http: //www.atsdr. cdc.gov/toxpro2.html. Accessed 7Dec 2011.

[139] Jacob J, Seidel A. Biomonitoring of polycyclic aromatic hydrocarbons in human urine. J Chromatogr B Analyt Technol Biomed Life Sci. 2002; 778: 31–47.

[140] IARC(International Agency for Research on Cancer). Polynuclear aromatic compounds, part 1, chemical, environmental and experimental data. IARC Monogr Eval Carcinog Risk Chem Hum. 1983; 32: 1–453.

[141] Redmond CK. Cancer mortality among coke oven workers. Environ Health Perspect. 1983; 52: 67–73.

[142] Bosetti C, Boffetta P, La Vecchia C. Occupational exposures to polycyclic aromatic hydrocarbons, and respiratory and urinary tract cancers: a quantitative review to 2005. Ann Oncol. 2007; 18: 431–46.

[143] Mason TJ. Geographic patterns of cancer risk: a means for identifying possible occupational factors. Ann N Y Acad Sci. 1976; 271: 370–6.

[144] Karami S, Boffetta P, Brennan P, et al. Renal cancer risk and occupational exposure to polycyclic aromatic hydrocarbons and plas–tics. J Occup Environ Med. 2011; 53(2): 218–23.

[145] Butkiewicz D, Grzybowska E, Phillips DH, Hemminki K, Chorazy M. Polymorphisms of the GSTP1and GSTM1genes and PAH–DNA adducts in human mononuclear white blood cells. Environ Mol Mutagen. 2000; 35(2): 99–105.

[146] Falahatpisheh M, Kerzee J, Metz R, Donnelly K, Ramos K. Inducible cytochrome P450 activities in renal glomerular mesangial cells: biochemical basis for antagonistic interactions among nephrocarcinogenic polycyclic aromatic hydrocarbons. J Carcinog. 2004; 3(1): 12.

[147] Smith AH, Shearn VI, Wood R. Asbestos and kidney cancer: the evidence supports a causal association. Am J Ind Med. 1989; 16(2): 159–66.

[148] Patel–Mandlik KJ. Asbestos fibers in normal and cancerous human kidneys. Arch Environ Contam Toxicol. 1981; 10(1): 47–54.

[149] Huang J, Hisanaga N, Sakai K, et al. Asbestos fibers in human pulmonary and extrapulmonary tissues. Am J Ind Med. 1988; 14(3): 331–9.

[150] Selikoff IJ, Lilis R, Nicholson WJ. Asbestos disease in United States shipyards. Ann N Y Acad Sci. 1979; 330: 295–311.

[151] Maclure M. Asbestos and renal adenocarcinoma: a case–control study. Environ Res. 1987; 42(2): 353–61.

[152] Enterline PE, Hartley J, Henderson V. Asbestos and cancer: a cohort followed up to death. Br J Ind Med. 1987; 44(6): 396–401.

[153] Saarni H, Pentti J, Pukkala E. Cancer at sea: a case–control study among male Finnish seafarers. Occup Environ Med. 2002; 59(9): 613–9.

[154] Sali D, Boffetta P. Kidney cancer and occupational exposure to asbestos: a meta–analysis of occupational cohort studies. Cancer Causes Control. 2000; 11(1): 37–47.

[155] Goodman M, Morgan RW, Ray R, Malloy CD, Zhao K. Cancer in asbestos–exposed occupational cohorts: a meta-analysis. Cancer Causes Control. 1999; 10(5): 453–65.

[156] Selikoff IJ, Seidman H. Asbestos–associated deaths among insulation workers in the United States and Canada, 1967–1987. Ann N Y Acad Sci. 1991; 643: 1–14.

[157] Karami S, Boffetta P, Stewart PS, et al. Occupational exposure to dusts and risk of renal cell carcinoma. Br J Cancer. 2011; 104(11): 1797–803.

[158] Shannon H, Muir A, Haines T, Verma D. Mortality and cancer incidence in Ontario glass fiber workers. Occup Med. 2005; 55(7): 528–34.

[159] Stone RA, Youk AO, Marsh GM, Buchanich JM, Smith TJ. Historical cohort study of U.S. man–made vitreous fiber production workers IX: summary of 1992mortality follow up and analysis of respiratory system cancer among female workers. J Occup Environ Med. 2004; 46(1): 55–67.

[160] Marsh GM, Enterline PE, Stone RA, Henderson VL. Mortality among a cohort of US man–made mineral fiber workers: 1985 follow–up. J Occup Med. 1990; 32(7): 594–604.

[161] Olsen JH, Jensen OM. Cancer incidence among employees in one mineral wool production plant in Denmark. Scand J

Work Environ Health. 1984; 10(1): 17–24.

[162] Siemiatycki J, Richardson L, Gérin M, et al. Associations between several sites of cancer and nine organic dusts: results from an hypothesis–generating case–control study in Montreal, 1979–198. Am J Epidemiol. 1986; 123(2): 235–49.

[163] Robinson C, Stern F, Halperin W, et al. Assessment of mortality in the construction industry in the United States, 1984–1986. Am J Ind Med. 1995; 28(1): 49–70.

[164] Burnett CA, Dosemeci M. Using occupational mortality data for surveillance of work–related diseases of women. J Occup Med. 1994; 36(11): 1199–203.

[165] IARC(International Agency for Research on Cancer). IARC monographs on the evaluation of carcinogenic risks to humans. Silica, some silicates, coal dust and para–aramid fibrils. IARC Monogr Eval Carcinog Risk Chem Hum. 1997; 68: 1–475.

[166] Steenland K. One agent, many diseases: exposure–response data and comparative risks of different outcomes following silica exposure. Am J Ind Med. 2005; 48(1): 16–23.

[167] Cooper WC, Wong O, Trent LS, Harris F. An updated study of taconite miners and millers exposed to silica and non–asbestiform amphiboles. J Occup Med. 1992; 34(12): 1173–80.

[168] Hobbesland A, Kjuus H, Thelle DS. Study of cancer incidence among 8530 male workers in eight Norwegian plants producing ferrosilicon and silicon metal. Occup Environ Med. 1999; 56(9): 625–31.

[169] Attfield MD, Costello J. Quantitative exposure–response for silica dust and lung cancer in Vermont granite workers. Am J Ind Med. 2004; 45(2): 129–38.

[170] Kolev K, Doitschinov D, Todorov D. Morphologic alterations in the kidneys by silicosis. Med Lav. 1970; 61(4): 205–10.

[171] Mć BL, Arambasić MD. Experimental chronic interstitial nephritis compared with endemic human nephropathy. J Pathol. 1971; 103(1): 35–40.

[172] EL–Safty IA, Gadallah M, Shouman AE, Nessim DE. Subclinical nephrotoxicity caused by smoking and occupational silica exposure among Egyptian industrial workers. Arch Med Res. 2003; 34(5): 415–21.

[173] Boscoe FP, Schymura MJ. Solar ultraviolet–B exposure and cancer incidence and mortality in the United States, 1993–2002. BMC Cancer. 2006; 6: 264.

[174] Grant WB. The effect of solar UVB doses and vitamin D production, skin cancer action spectra, and smoking in explaining links between skin cancers and solid tumours. Eur J Cancer. 2008; 44: 12–5.

[175] Grant WB, Garland CF. Evidence supporting the role of vitamin D in reducing the risk of cancer. J Intern Med. 2002; 252: 178–9.

[176] Grant WB. An estimate of premature cancer mortality in the U.S. due to inadequate doses of solar ultraviolet–B radiation. Cancer. 2002; 94: 1867–75.

[177] Mohr SB, Gorham ED, Garland CF, Grant WB, Garland FC. Are low ultraviolet B and high animal protein intake associated with risk of renal cancer? Int J Cancer. 2006; 119: 2705–9.

[178] Rafnsson V, Gunnarsdóttir H. Mortality among Icelandic seamen. Int J Epidemiol. 1994; 23(4): 730–6.

[179] Hakansson N, Floderus B, Gustavsson P, Feychting M, Hallin N. Occupational sunlight exposure and cancer incidence among Swedish construction workers. Epidemiology. 2001; 12: 552–7.

[180] Karami S, Boffetta P, Stewart P, et al. Occupational sunlight exposure and risk of renal cell carcinoma. Cancer. 2010; 116(8): 2001–10.

[181] Calvo MS, Whiting SJ, Barton CN. Vitamin D intake: a global perspective of current status. J Nutr. 2005; 135: 310–6.

[182] John EM, Schwartz GG, Koo J, Wang W, Ingles SA. Sun exposure, vitamin D receptor gene polymorphisms, and breast cancer risk in a multiethnic population. Am J Epidemiol. 2007; 166: 1409–19.

[183] Norman AW. Sunlight, season, skin pigmentation, vitamin D, and 25–hydroxyvitamin D: integral components of the vitamin D endocrine system. Am J Clin Nutr. 1998; 67: 1108–10.

[184] Matsuoka LY, Wortsman J, Haddad JG, Kolm P, Hollis BW. Racial pigmentation and the cutaneous synthesis of vitamin D. Arch Dermatol. 1991; 127: 536–8.

[185] Deeb KK, Trump DL, Johnson CS. Vitamin D signaling pathways in cancer: potential for anticancer therapeutics. Nat Rev Cancer. 2007; 7: 684–700.

[186] Ordonez–Moran P, Larriba MJ, Pendas–Franco N, Aguilera O, Gonzalez–Sancho JM, Munoz A. Vitamin D and cancer: an update of in vitro and in vivo data. Front Biosci. 2005; 10: 2723–49.

[187] Trump DL, Hershberger PA, Bernardi RJ, et al. Anti–tumor activity of calcitriol: pre–clinical and clinical studies. J Steroid Biochem Mol Biol. 2004; 89–90: 519–26.

[188] Gallicchio L, Moore LE, Stevens VL, et al. Circulating 25–hydroxyvitamin D and risk of kidney cancer: cohort consortium vitamin D pooling project of rarer cancers. Am J Epidemiol. 2010; 172(1): 47–57.

[189] Zheng W, Danforth KN, Tworoger SS, et al. Circulating

25-hydroxyvitamin D and risk of epithelial ovarian cancer: cohort consortium vitamin D pooling project of rarer cancers. Am J Epidemiol. 2010; 172(1): 70–80.

[190] Zeleniuch-Jacquotte A, Gallicchio L, Hartmuller V, et al. Circulating 25-hydroxyvitamin D and risk of endometrial cancer: cohort consortium vitamin D pooling project of rarer cancers. Am J Epidemiol. 2010; 172(1): 36–46.

[191] Abnet CC, Chen Y, Chow WH, et al. Circulating 25-hydroxyvitamin D and risk of esophageal and gastric cancer: cohort consortium vitamin D pooling project of rarer cancers. Am J Epidemiol. 2010; 172(1): 94–106.

[192] Holick MF. Vitamin D. Status: measurement, interpretation, and clinical application. Ann Epidemiol. 2009; 19(2): 73–8.

第 28 章
膀胱癌

Manolis Kogevinas

概述

  膀胱肿瘤对全球癌症负担有显著影响，全球每年新发病例数高达 55 万（http: //gco.iarc.fr/today/home）。其中，约有 42.5 万例为男性患者，而三分之二病例发生在高收入国家。职业已被确定为继吸烟之后膀胱癌的第二大危险因素，一些暴露、职业和行业与膀胱癌风险增加有关。染料制造、橡胶和其他行业中的芳香胺（联苯胺、4-氨基联苯、β-萘胺、邻甲苯胺）是工作场所中的特定物质，已明确与膀胱癌有关。铝工艺工人和在其他行业中，暴露于多环芳烃（PAHs）也明确与膀胱癌相关。在油漆工、机械师和其他金属工人、纺织工人、印刷工人、理发师、干洗工和运输工人中均观察到膀胱癌的超额风险。在这些职业或行业中，与膀胱癌风险增加相关的暴露包括 PAHs、切削液、柴油发动机废气、油漆、染料、氯化溶剂以及金属。

与高膀胱癌风险相关的暴露、职业和行业

  本章将讨论与膀胱癌相关的主要暴露、职业和行业的流行病学证据，以及关于男性和女性职业暴露与膀胱癌关系的最新证据。最近发表了一篇对过去几十年来多国证据详细回顾的综述文章[1]以及基于 IARC 评估的证据审查文章[2]。表 28.1 列出了经国际癌症研究署（IARC）评估为具有膀胱癌风险的流行病学证据的暴露、职业或行业。

芳香胺、染料和橡胶工业

  染料工业中合成芳香胺的使用始于 19 世纪 70 年代的德国，而在此之前使用的都是天然染料。1895 年，Ludwig Rehn 报道了德国第一例品红染料制造工人患膀胱癌的病例。后来，合成芳香胺的生产在其他国家起步较晚，在 1930—1940 年，有几份报告与美国和英国染料制造商以及其他行业芳香胺暴露导致的膀胱癌病例有关[58]。联苯胺是芳香胺中的一种，20 世纪 50 年代开始在发展中国家的工业中使用，大约 40 年后，中国等国家出现了工人患膀胱癌病例的报告。

  第一项关于芳香胺检测的大型流行病学研究是由 Case 和 Pearson 在英国染料制造工人中进行的[14, 59]。研究观察到暴露于 β-萘胺，膀胱癌的风险增加 90 倍，而暴露于联苯胺，膀胱癌风险增加 14 倍。苯胺和 1-萘胺也被观察到有超额风险，但这些风险很可能归因于 β-萘胺的污染。暴露于 4-邻甲苯胺与膀胱癌的高风险相关[9]。这些发现在包括

M. Kogevinas□✉）
ISGlobal, Barcelona Institute for Global Health, Barcelona, Spain
e-mail:manolis.kogevinas@isglobal.org

金胺、品红等染料生产的研究中均已被证实[58]，并提供了例如暴露 – 反应分析等[60]。一些极高风险的罕见情况也被发现，如一工厂从事 β– 萘胺蒸馏工作的所有 15 名工人均患上膀胱癌[14]。在 β– 萘胺、联苯胺、4– 氨基联苯和 4– 邻甲苯胺等芳香胺生产的工人中也发现存在 6 ~ 70 倍的极高风险[25, 32, 61, 62]。而关于染料使用者的研究结果不太一致[40, 63, 64]。尽管现在这些风险并未像过去描述的那样高，但与芳香胺相关的膀胱癌风险增加仍然存在。例如，欧洲和美国最近对邻甲苯胺暴露的工人进行的分析发现，膀胱癌的 RR 范围从 2 ~ 6，这取决于工人邻甲苯胺的暴露程度[26, 28]。

表 28.1 国际癌症研究署（IARC）评估的在膀胱癌风险方面有充分或有限的流行病学证据的暴露、职业和行业

化学品、行业或职业	IARC 专著	主要流行病学证据
充分的人类致癌证据		
铝生产	92（2010）[3]；100F（2012）[4]	从事铝生产的工人往往暴露于多种化学物质中，但以多环芳烃（PAHs）暴露为主。在 Söderberg 铝生产过程中，工人因暴露于高水平的多环芳烃而出现膀胱癌风险升高。已有多个国家开展了队列研究，包括加拿大、意大利和法国各有两项，美国、挪威、瑞典和澳大利亚各有一项。此外，在加拿大进行了几项病例对照或病例队列研究，例如有研究[5]，重点关注了 Söderberg 铝生产过程中工人的暴露情况。几乎所有的研究都发现膀胱癌的风险增加，仅最近几项随访时间相对较短的研究没有观察到这种现象。一项基于铝生产工人的队列研究[6] 进行的荟萃分析发现，meta-RR 为 1.29（95% CI 1.12 ~ 1.49）。另一项荟萃分析评估了铝生产行业苯并 [a] 芘（BaP）的累积暴露量，基于 6 项研究确定 RR 为 1.42，95%CI，1.2 ~ 1.7[7]。最近在加拿大队列的随访中也陆续观察到膀胱癌发病风险的增加（197 例，SIR=1.8，95%CI 1.6 ~ 2.1）[8]。
4– 氨基联苯	99（2010）[9]；100F（2012）[4]	20 世纪 60 年代的初步病例报告发现，暴露于 4– 氨基联苯（4–ABP）的工人患膀胱癌的比例较高。在美国一家生产多种化学品的化工厂进行的队列研究发现，暴露于 4-ABP 的工人的死亡率增加了 10 倍；在随后直至 1987 年的死亡率随访中观察到，发生 4-ABP 暴露的工人中有 11 人死亡，预期死亡率为 0.54[10]。
砷和无机砷化合物	84（2004）[11]；100C（2012）[12]	在中国台湾、智利和其他地区，膀胱癌的风险与饮水砷暴露有关。冶炼厂的几项队列研究对无机砷吸入的职业暴露进行评估，发现肺癌风险增加[13]，但没有明确的证据表明膀胱癌风险增加。
金胺生产	99（2010）[9]；100F（2012）[4]	英国、德国和瑞士对金胺生产工人的三项研究发现，1960 年之前雇佣的工人膀胱癌死亡率增加，SMR 范围为 2.6 ~ 13.3。金胺在西欧和北美已经停产，主要在印度和中国进行生产。
联苯胺	99（2010）[9]；100F（2012）[4]	多个国家的病例报告和流行病学研究表明，联苯胺暴露与膀胱癌风险之间存在密切关联。从 1954 年 Case 在英国[14] 进行的第一项研究开始，国际上先后开展了 16 项队列研究，美国和中国各 4 项，日本 3 项，波兰 2 项，英国、意大利和俄罗斯各 1 项。其中一些已更新[9]。几项研究发现，剂量反应与暴露时间或其他暴露指数之间存在相关性。最近对从事联苯胺生产或在类似工厂就业的中国工人进行的一项大型研究的随访显示，在调整终生吸烟情况后，中度累积暴露联苯胺的工人，膀胱癌的比值比（OR）为 2.7（1.1 ~ 6.3），高累积暴露工人的 OR 为 4.4（1.8 ~ 10.8）[15]。
品红生产	99（2010）[9]；100F（2012）[4]	两项针对品红暴露工人的队列研究主要涉及 1950 年以前雇佣的工人，研究显示未暴露于 β– 萘胺或联苯胺的工人患膀胱癌的风险非常高。在英国这项研究中[14]，SMR 为 23（95 %CI 5 ~ 67），在意大利研究中 SMR 为 63（95%CI 20 ~ 146）[16]。两项研究的规模均相对较小，共有 5 人死于膀胱癌。

化学品、行业或职业	IARC 专著	主要流行病学证据
2- 萘胺	99（2010）[9]；100F（2012）[4]	病例系列已经多次报道了暴露于 2- 萘胺的工人患膀胱癌的情况。所有 11 项队列研究（美国 4 项，英国 2 项，日本 2 项，波兰、俄罗斯联邦和意大利各 1 项）均分析了存在 2- 萘胺暴露的工人的膀胱癌风险，研究发现膀胱癌风险显著升高与 2- 萘胺的生产和使用有关。在这些研究中，只有少数研究被考虑同时暴露于联苯胺。在 Case 等的早期研究中[14] 报告了存在 2- 萘胺暴露的英国染料工业工人有 26 例膀胱癌死亡，预期死亡率为 0.3（SMR=87，95%CI 57 ～ 127）。Veys[17] 于 20 世纪 50 年代发表的在英国橡胶工业研究显示，19461949 年间在使用 2- 萘胺抗氧化剂的工人中观察到膀胱癌的风险过高（58 例病例，SIR = 1.7，95%CI 1.3 ～ 2.2），而在停用 2- 萘胺之后雇佣的工人中没有观察到膀胱癌过高的风险（39 例病例，SIR = 1.02，95%CI 0.7 ～ 1.4）。
涂料	98（2010）[18]；100F（2012）[4]	大约 40 项流行病学研究评估了漆匠患膀胱癌的风险[19, 20]。最近的两项荟萃分析也提供了类似的结论。Guha[19] 开展的荟萃分析纳入了 41 项独立研究（11 项队列和记录关联研究以及 30 项病例对照研究），显示荟萃相对风险为 1.25（95%CI 1.16 ～ 1.34）。当分析仅限于基于人群的研究或对吸烟和其他潜在的混杂的职业暴露进行调整后，这种关联没有显著变化。此外，研究也发现漆匠的膀胱癌风险随着就业时间的延长而升高，暴露时间小于 10 年的漆匠，meta-RR 为 1.41（95%CI 1.00 ～ 2.01），暴露时间超过 10 年的漆匠，meta-RR 为 1.81（95%CI 1.20 ～ 2.75）。在北欧国家和加拿大进行的大型记录关联研究中发现，漆匠的膀胱癌风险约有 5% ～ 15% 的小幅增加。
橡胶生产	Sulll 7（1987）[21]；100F（2012）[4]	橡胶制造业工人主要暴露在橡胶制造和硫化过程中产生的粉尘和烟雾中，以及包括 n- 亚硝胺、多环芳烃、邻苯二甲酸盐等在内的潜在致癌物中。膀胱癌风险增加的第一个证据是在英国的橡胶工人中观察到的。IARC 于 1982 年对这项证据进行了评估并得出结论[22]，有足够的证据证明膀胱癌风险增加。对橡胶制造业癌症流行病学研究的系统回顾，包括 1982 年 IARC 评估后发表的队列研究和病例对照研究[23]，确定了膀胱癌风险适度增加。在按日历周期报告结果的队列研究中，1950 年以前雇佣的工人膀胱癌的风险最高。最近的一项荟萃分析也得出了类似的结论，该分析找出了该行业的 46 个队列和 59 个病例对照研究，发现橡胶工人的膀胱癌风险增加（SRR= 1.36；95%CI 1.18，1.57），但在分层分析中，在 1960 年之后首次就业的工人中没有观察到这种风险增加（SRR = 1 06；95%CI 0.66，1.71）[24]
邻甲苯胺	99（2010）[9]；100F（2012）[4]	总体而言，流行病学研究表明，邻 – 甲苯胺暴露和膀胱癌之间存在一致的关联性。对可能暴露于邻 – 甲苯胺的工人进行了 6 项队列研究（英国 2 项，美国 2 项，意大利和德国各 1 项）。一些研究中出现了在工作场所存在其他潜在的膀胱致癌物暴露的情况，还有一些研究的规模较小。最近的两项研究均报告了膀胱癌的超额风险[25-28]。在美国对使用邻 – 甲苯胺和苯胺生产橡胶添加剂的工人进行的研究[26] 发现，暴露可能性最大的工人（27 例，SIR = 3.9，95%CI 2.6 ～ 5.7）以及暴露时间超过 10 年的工人（17 例，SIR = 6.2，95%CI 3.6 ～ 9.9）面临膀胱癌的风险最大。Sorahan 等[27, 28] 报告了英国邻 – 甲苯胺暴露的工人膀胱癌风险增加，并且对工厂中其他膀胱致癌物暴露情况进行调整后，发现在邻 – 甲苯胺处理车间工作时间越长，患膀胱癌的风险越高（暴露 0.1 ～ 4.9 年，4 例，RR = 3.72，1.21 ～ 11.4；暴露 ≥ 5.0 年，2 例，RR = 3.38，0.67 ～ 17.0）[28]。
X 射线和 γ 射线辐射	75（2000）[29]；100D（2012）[30]	原子弹幸存者和另外三个医疗辐射队列的寿命研究（LSS）已发现膀胱癌的风险增加。最近一次 LSS 癌症发病率分析显示超额 RR 为 ERR/Sv = 1.23；90%CI 0.59 ～ 2.1[31]。而在职业研究中，例如 IARC 15 个国家的研究或英国国家辐射工作者登记处（NRRW）的研究，均没有观察到明显的超额现象。

续表

化学品、行业或职业	IARC 专著	主要流行病学证据
有限的人类证据		
4- 氯邻甲苯胺	99（2010）[9]	对 4- 氯邻甲苯胺暴露工人进行了三项小型队列研究，其中一项针对美国的染料生产工人，两项针对德国的 4- 氯邻甲苯胺生产工人。在美国的这项研究中没有观察到死亡率过高。而德国的两项研究表明膀胱癌发病的相对风险较高。此外，不能排除共同暴露邻甲苯胺是导致 4- 氯邻甲苯胺生产工人膀胱癌风险过高的原因。在 Stasik 等[32] 的研究中发现膀胱癌发病率过高，报告了 8 例病例（SIR, 72.7; 95% CI, 31.4 ～ 143.3）。这项研究没有进行 4- 氯邻甲苯胺暴露量的定量测量。在 Popp 等[33] 的研究中也观察到膀胱癌风险过高，共观察到 7 例病例（SIR, 53.8; 95%CI, 21.7 ～ 110.9），均发生在 1976 年工作条件改善之前暴露于 4- 氯邻甲苯胺的工人中。此外，可能还同时存在其他胺类化合物暴露的情况。
煤焦油沥青	92（2010）[3]; 100F（2012）[4]	煤焦油沥青主要用于电极制造、屋顶铺设和铺路。在规模最大的一项广泛暴露评估研究中，欧洲沥青工人膀胱癌的总死亡率与预期相似（SMR 1.05; 0.77 ～ 1.41[34]）。在来自丹麦、芬兰、以色列和挪威的铺路队列中，通过估算苯并 [a] 芘的平均和累积暴露水平评估了膀胱癌的发病率。内部比较显示，处于苯并 [a] 芘平均暴露水平的工人膀胱癌的风险略有增加（苯并 [a] 芘暴露量 > 198ng/m³, RR = 1.36, 0.54 ～ 3.44），但趋势并不显著（p-trend = 0.4）[35]
干洗	63（1995）[36]	两个美国队列[37, 38] 发现膀胱癌风险增加分别为 1.81（0.87 ～ 3.33）和 1.3（0.7 ～ 2.4）。最近在北欧国家进行的一项大型前瞻性记录链接研究中没有发现男性（RR = 1.10, 0.95 ～ 1.27）或女性（RR = 1.07, 0.95 ～ 1.22）洗衣工和干洗工膀胱癌风险的明显增加[39]。几项病例对照研究对干洗工进行了暴露评估，大多数研究发现干洗工膀胱癌超额风险范围在 1.3 ～ 2.8，尽管仅在一项研究[40] 中观察到统计学意义上的超额风险。欧洲一项纳入了 11 项病例对照研究的荟萃分析[41] 显示，洗衣店、干洗店和熨烫店工人的 OR 为 1.24（95% CI 0.67 ～ 2.31）。在最近的一项荟萃分析中，从事干洗工作与膀胱癌发生相关［meta-RR = 1.47（95% CI: 1.16, 1.85）; 7 项研究; 139 例暴露病例］，吸烟调整后，mRR 为 1.50（95% CI: 0.80, 2.84; 4 项病例对照研究）[42]。
柴油发动机废气	105（2014）[43]	许多病例对照和队列研究已经对柴油发动机废气进行了评估。大多数研究使用了相当粗糙的暴露评估方法，或只调查了与柴油废气暴露有关的职业的就业情况，如矿工或卡车司机。在欧洲一项大型汇总分析[41] 中，与最低三分位暴露水平组相比，最高暴露组（基于 JEM 的最高分位数，463 例暴露病例，939 例暴露对照）膀胱癌的风险增加了约 20%（OR = 1.19, 95%CI 1.04 ～ 1.36）。最近一项针对美国矿工的大型研究发现，柴油机废气导致肺癌发病率增加，但膀胱癌并未增加[44]。加拿大国家癌症强化监测系统最近的一项病例对照研究发现，暴露于柴油发动机废气的工人膀胱癌的风险增加（OR = 1.64, 0.87 ～ 3.08），且暴露超过 10 年的工人，膀胱癌风险更高（OR = 2.45, 1.04 ～ 5.74）[45]。
美发师和理发师（职业接触）	99（2010）[9]	有大量关于美发师和理发师的队列研究和病例对照研究。北欧国家的一项记录链接研究在男性（OR = 1.31, 95%CI 1.18 ～ 1.45）和女性（RR=1.24, 95%CI 1.08 ～ 1.43）美发师中均观察到膀胱癌风险显著增加[39]。北欧国家汇总分析的更新证实了早期研究的发现[46]。对 6 个欧洲国家进行的 11 项病例对照研究进行汇总分析，纳入约 10 000 例病例和对照人群[27, 29]，分析显示在男性（1.09）（95% CI 0.70 ～ 1.70）[41] 或女性[47] 美发师（0.8）（95% CI, 0.4 ～ 1.7）中并没有观察到风险增加。总体而言，女性的膀胱癌风险普遍低于男性，而且就业时间没有明显的规律。

续表

化学品、行业或职业	IARC 专著	主要流行病学证据
印刷工艺	65（1996）[48]	在 IARC 1995 年评估的 7 项队列研究中，有 2 项发现印刷行业工人的超额风险为 40%～50%，而其余研究的风险均低于 1.1。北欧国家近年进行的一项大型前瞻性记录链接研究发现，从事印刷行业的男性（RR=1.19 1.12～1.27）和女性（RR=1.46, 1.22～1.74）膀胱癌风险有所增加[39]。对欧洲的病例对照研究进行的大型汇总分析[41]发现，从事印刷或相关工作的男性工人的 OR 值增加（OR=1.45, 1.07～1.97）。
煤烟	92（2010）[3]；100F（2012）[4]	1775 年，Pott 首次指出煤烟是导致人类阴囊癌的一个原因。瑞典的一项队列研究[49]和北欧国家的一项大型记录链接研究[39]均发现，暴露于煤烟中的烟囱清洁工患膀胱癌的风险增加。北欧国家汇总分析的更新证实了早期研究的发现[46]。在瑞典的研究中，有 37 例膀胱癌病例因煤烟暴露而导致的 RR 为 2.53（95%CI 1.78～3.49）。吸烟调整后仍能观察到风险增加，但没有观察到膀胱癌的内部剂量反应。
四氯乙烯	106（2014）[50]	四氯乙烯是干洗和目前氯氟烃生产中使用最广泛的氯化溶剂之一。最大的队列研究是针对 4 个北欧国家[51]和美国[37, 38]的干洗店进行的。所有 3 个队列均发现膀胱癌的风险增加，一项研究报告了暴露－反应关系（SMR=4.08, 95%CI2.1～7.1；暴露年限＞5 年且首次暴露＞20 年）[38]。几项病例对照研究在调整吸烟和其他潜在混杂因素后，发现四氯乙烯暴露与膀胱癌风险呈正相关。最近一项针对四氯乙烯暴露的工人进行的荟萃分析并未发现风险增加（meta-RR=1.08, 95% CI: 0.82, 1.42；三项研究；463 例暴露病例）[42]。
2- 巯基苯并噻唑	115（2018）[52]	2- 巯基苯并噻唑是一种高产量化学品，主要用作橡胶制品中的反应物。2- 巯基苯并噻唑的致癌性研究是在英国威尔士[27, 53]的一家橡胶工业化学品生产厂和美国[54]西弗吉尼亚州的一家化学品制造厂进行的。两项研究都发现膀胱癌的发病率（英国研究）或死亡率（美国研究）增加。在不针对吸烟而针对其他职业暴露进行调整的内部比较显示，在英国研究中，累积暴露的风险不断增加，最高暴露组的风险增加了 1 倍。
纺织品生产	48（1990）[55]	IARC 评估证据时，关于膀胱癌风险增加的最一致结果是在对使用染料的工人以及织布工的研究中获得的。有几项研究均报告了 2 倍甚至更高的风险。最近在西班牙[56]进行的病例对照研究对暴露进行了广泛评估，总体上没有发现纺织工人患膀胱癌的风险增加，但观察到包括织布工在内的特定工作类别的风险增加（OR=1.82, 95%CI 0.95～3.47）。在中国上海进行的一项大型研究，调查了 267 400 名纺织女工的癌症发病率，发现膀胱癌的风险较低（SIR=0.63, 95%CI=0.46～0.85）[57]。最近在北欧国家进行的一项大型前瞻性记录链接研究中并未发现男性纺织工人（RR=1.05, 0.99～1.12）的风险增加，而女性纺织工人（RR=1.07, 1.01～1.14）的风险略高，并具有统计学意义[39]。

自 1950 年以来，人们就已经发现橡胶行业膀胱癌风险过高，这与含抗氧化剂的 β- 萘胺使用有关[22]。图 28.1 展示了 20 世纪 40 年代末到 50 年代初在英国一家轮胎厂发生的膀胱癌病例的点图，提示膀胱癌风险与 β- 萘胺暴露存在关联[17]。所有膀胱癌病例都发生在使用 β- 萘胺的工厂区域，简单的目视检查为病因学调查提供了强有力的线索。欧洲的研究发现，与北美相比，欧洲人群的膀胱癌风险更高，而这可能与美国对 β- 萘胺的限用有关[65, 66]。20 世纪 50 年代初，这种化合物在橡胶行业被

淘汰，橡胶工人患膀胱癌的风险明显降低。然而，在 20 世纪 80、90 年代发表的关于橡胶工人职业暴露的最新研究中，仍然一致观察到膀胱癌风险略高于 50%，尽管 20 世纪 50 年代之前雇佣的工人风险最高[23]。在德国进行的一项大型研究中，由于随访时间相对较短，并没有观察到膀胱癌的风险增加[67]。最近的一项荟萃分析也得出了类似的结论，该分析针对 20 世纪 70 年代中期后首次就业的工人找出了该行业的 46 项队列研究和 59 项病例对照研究（图 28.2[68]）。分析显示膀胱癌风险增加（SRR=1.36；

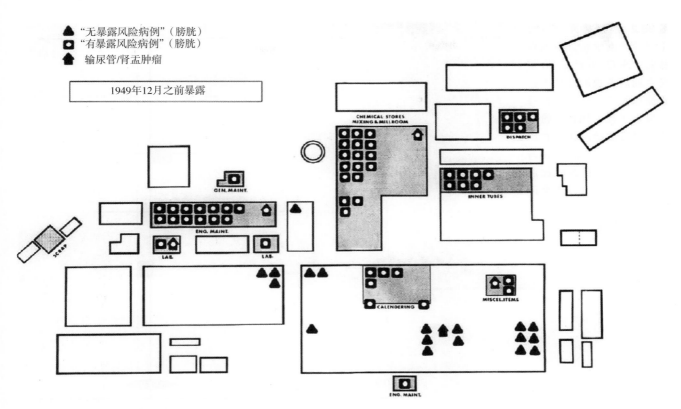

图 28.1　英国一家工厂的橡胶轮胎生产地图以及 1949 年 12 月之前雇用的男性因膀胱癌死亡病例（方块）的地图。阴影部分表示工厂中发生 2-萘胺暴露的部门。（Veys[17]，经牛津大学出版社许可）

95% CI 1.18，1.57），但在分层分析中，对于 1960 年以后首次就业的工人来说，这种风险并没有增加（SRR = 1.06；95% CI 0.66，1.71）[24]。

　　芳香胺在制鞋厂、印刷厂以及油漆工、美发师等其他工作环境中含量较低。芳香胺在多大程度上导致这些职业中观察到膀胱癌的超额风险，几乎没有被研究过[69]。

　　IARC 已经评估证实包括 4-氨基联苯和联苯胺在内的几种芳香胺对人类的致癌性有较强作用的证据。这些化学物质对基因毒性的作用机制涉及"代谢激活、DNA 加合物的形成以及致突变及染色体损伤"[4]。芳香胺活化为 DNA 反应中间体涉及多种代谢途径，如细胞色素 P450 酶催化的 N-氧化和 N-乙酰化转移酶 2（NAT2）介导的 N-乙酰化。而由 N-乙酰转移酶 1（NAT1）介导的 O-乙酰化发生在膀胱尿路上皮，代表 N-羟基芳胺的最后活化步骤。其中一些途径的重要性可能因具体化合物不同而有所不同。

多环芳烃（PAHs）、铝生产、沥青工人和其他行业

　　PAHs 的职业暴露发生在多个行业和职业中，包括 Söderberg 工艺铝生产、煤气化、焦炭生产、煤焦油蒸馏、煤焦油铺设屋顶和道路、木馏油浸渍、碳电极制造、烟囱清扫、发电厂和运输行业（后者将在关于柴油发动机废气的小节中讨论）等。在铝生产（Söderberg 工艺）中观察到高水平的 PAHs 暴露，而在屋顶和道路铺设中观察到中等水平的 PAHs 暴露。IARC 于 2005 年评估并发表了相关证据[3]，并于 2009 年再次评估[4]。IARC 对煤气化、煤气生产厂残留物、焦炭生产、煤焦油蒸馏、溶剂精炼煤蒸馏物、烟囱清扫、沥青铺路和屋顶铺设，以及铝生产等过程中职业暴露的致癌性的充分证据进行了分类。除了铝生产与膀胱癌风险相关有充分流行病学证据外，在其他大多数行业中尽管也观察到膀胱癌的风险增加，但较为充分的证据主要是与肺癌或皮

图 28.2 膀胱癌死亡风险（男性和女性合计）的森林图，来自 20 世纪 70 年代中期后首次就业的 5 组欧洲橡胶工人队列。括号内报告了死亡例数。粉红色线对应的标准化死亡比（SMR）为 1，即队列与一般人群之间的死亡比没有差异。蓝线对应于全因死亡比的 SMR。（来自 Boniol 等[68]）

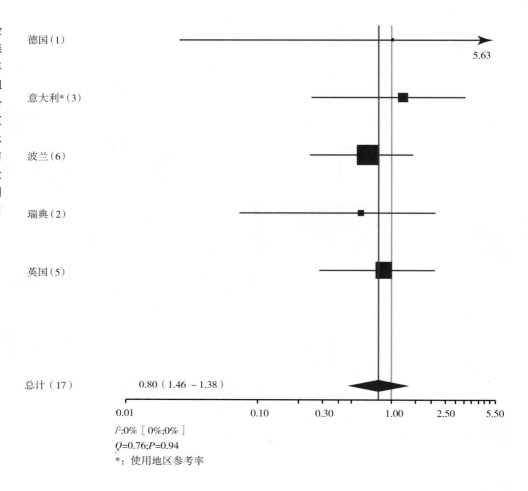

肤癌相关。

在加拿大魁北克省铝工业的早期研究显示 PAHs 暴露与膀胱癌相关[5]。随后在不列颠哥伦比亚省、加拿大、美国、挪威和法国进行的研究中，评估了苯并 [a] 芘暴露年限，也发现了膀胱癌风险增加，并存在剂量反应。其中几项研究对吸烟进行了调整，但并未使结果发生实质性改变。而在魁北克省进行的研究显示，仅在 1950 年之前就发生职业暴露的工人中才观察到膀胱癌风险增加。在澳大利亚和瑞典进行的研究中并未发现膀胱癌风险的增加。西班牙近期的一项研究发现，从事再生铝生产会增加膀胱癌的风险[70]。

屋顶和道路铺设涉及柏油和煤焦油沥青的使用[71]，尽管后者已在许多国家逐步限用。IARC 在 2012 年基于肺癌的研究结果，将煤焦油沥青的暴露归类为 1 类致癌物[4]。此外，IARC 也提到煤焦油沥青与膀胱癌存在正向但不太强的关联。在丹麦、芬兰、挪威和以色列铺路工人的队列研究中，通过估计苯并 [a] 芘暴露水平评估了工人的膀胱癌发病率，内部比较显示，有迹象表明膀胱癌发病率与苯并 [a] 芘的平均暴露水平存在关联[35]。欧洲大型沥青工人队列研究显示，膀胱癌的总体发病率与预期相似（SMR 1.05[34]）。

1775 年，Pott 在烟囱清洁工中首次发现煤烟是导致阴囊癌的原因之一。基于对皮肤（阴囊）癌的研究发现，煤烟被 IARC 归类为 1 类致癌物。煤烟暴露也被发现与膀胱癌发生存在正相关。瑞典的一项队列研究[49]和北欧国家的一项大型记录链接研究[39]均发现暴露在煤烟中的烟囱清洁工患膀胱癌的风险增加。北欧国家汇总分析的更新证实了早期的发现[46]。在瑞典的研究中，有 37 例膀胱癌患者因煤烟暴露而导致的 RR 值为 2.53（95%CI

1.78 ～ 3.49）。在调整吸烟后仍能观察到风险增加，但没有观察到膀胱癌的内部剂量反应。

已经发表了一些关于 PAH 暴露和膀胱癌的研究综述和荟萃分析 [6, 7, 72, 73]。一项基于 27 项膀胱癌队列研究的荟萃分析，评估了苯并 [a] 芘（BaP）的累积暴露量，发现铝工业的相对风险有统计学意义的增加（RR =1.42，95% CI，1.2 ～ 1.7；基于 6 项研究）[7]。在最近的一项基于队列研究的荟萃分析中，观察到铝生产厂（meta-RR 1.29，95% CI 1.12 ～ 1.49）（图 28.3）、煤气化厂（meta-RR = 2.39，95%CI 1.36 ～ 4.21）以及钢铁铸造厂（meta-RR=1.29，95%CI 1.06 ～ 1.57）的工人患膀胱癌的风险持续增加 [6]。这项荟萃分析已更新 [73]，并提供了与 Bossetti 等 [6] 类似的结论。

柴油发动机废气

IARC 基于肺癌的研究证据将柴油发动机废气归类为人类致癌物 [43]，同时指出，柴油发动机废气暴露与膀胱癌之间存在正相关关系。许多职业环境都会暴露于柴油发动机废气，包括采矿业、铁路、运输业、建筑业等，暴露的决定因素包括柴油发动机的大小和数量、通风量以及暴露发生在室内还是室外等等。柴油发动机废气由气体、颗粒物、挥发性有机成分（如苯）以及多环芳烃（PAHs）（包括硝化多环芳烃衍生物 / 组成的复杂多样的混合物）。相较于汽油发动机，柴油发动机废气含有更多的颗粒物和低含量的某些气体 [43]。

几项病例对照研究、死亡率研究以及基于登记数据的研究评估了柴油发动机废气与膀胱癌的关系。许多早期的病例对照研究提供的证据表明，即使在调整芳香胺暴露因素后 [78, 79]，暴露于包括柴油在内的发动机废气的运输工人仍存在超额风险 [40, 74-77]。大多数研究并没有专门评估柴油发动机废气，而是调查了与柴油废气暴露相关职业的就业情况。很少有研究评估剂量反应。在欧洲病例对照研究 [41] 以及加拿大、比利时和瑞典的另外四项研究进行的汇总分析中，对柴油废气暴露进行了专门的评估 [77, 80-82]。尽管总体而言，风险略有增加，但所有五项研究均发现暴露程度最高的人风险最大。欧洲一项研究通过终身职业史和工作暴露模型（JEM）评估了柴油废气的暴露趋势，如图 28.4 所示。只有在不列颠哥伦比亚省 [80] 的研究中发现膀胱癌风险与柴油废气累积暴露之间存在显著关联。近期针对美国矿工进行的一项大型研究发现，柴油废气与肺癌发病率增加有关，但并未发现膀胱癌发病率

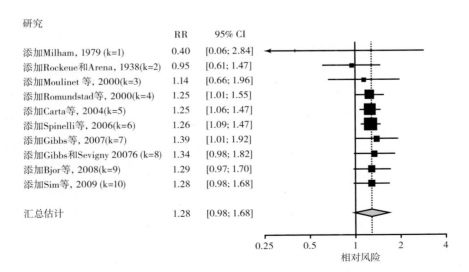

图 28.3　铝生产工人膀胱癌的相对风险（RR）和相应的置信区间（CI），按后续报告发布年份划分。每年和总体累积荟萃分析中包含的研究数量列于括号内。队列研究的荟萃分析

增加。此外，这项研究还观察到地面作业的矿工死亡率有所增加，尽管增幅较小，没有统计学显著性意义，但在地面作业的矿工柴油废气暴露量要比地下作业的矿工低很多，而地下作业的矿工中并没有观察到死亡率的增加[44]。加拿大国家癌症强化监测系统最近进行的一项基于人群的病例对照研究，通过发动机排放工作暴露模型并辅以专家审查来评估柴油废气[45]。研究发现高浓度的柴油排放与膀胱癌风险增加相关，在柴油排放暴露 10 年以上的人群中这一风险最高（OR=1.64，0.87 ～ 3.08）。

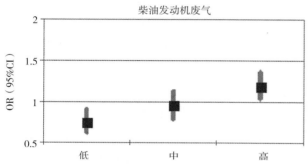

图 28.4   使用工作暴露模型得出欧洲男性因暴露于柴油发动机废气而患膀胱癌的 OR 值。以暴露流行率与每种职业的平均暴露水平的乘积进行不同时期的暴露评估。暴露对象按照其工作经历中达到的最大暴露程度进行三分位数分类。无暴露受试者作为对照。（经施普林格科学公司和商业媒体公司许可，Kogevinas 等 [124]）

漆匠

已有充分的证据表明漆匠的职业暴露可导致肺癌和膀胱癌的发生，IARC 也将漆匠的职业暴露归类为"对人类致癌"[18]。IARC 评估了 11 个基于漆匠的队列和连锁研究，这些研究显示，漆匠膀胱癌死亡率始终高达 20% 左右。这些过高风险与控制吸烟的漆匠的病例对照研究结果一致。大多数被评估的研究显示 OR 值高于 1.0。一项荟萃分析[19]纳入了来自 41 项队列研究的漆匠中约 2900 例膀胱癌病例或死亡病例（图 28.5），分析显示漆匠的相对风险(meta-RR, 随机效应)为 1.25(95% CI 1.16 ～ 1.34; 41 项研究)。而当分析仅针对 27 项队列研究并进行吸烟因素调整，漆匠的 meta-RR 为 1.28（95%CI

1.15 ～ 1.43）；在针对其他职业暴露进行调整的四项研究中也观察到类似的风险（meta-RR 1.27；95%CI 0.99 ～ 1.63）。北欧一项更新的荟萃分析发现，漆匠膀胱癌的风险有所增加，而近年来该风险较低[46]。吸入和皮肤接触是漆匠暴露于涂料溶剂以及颜料等其他涂料成分中的主要接触途径。此外，他们也会接触到本人或同事使用的其他物质，如石棉、二氧化硅、金属和环氧树脂等，尽管目前尚不清楚这些物质暴露是否与膀胱癌有关。此外油漆产品中使用了数千种化合物，如颜料、增量剂、粘合剂、溶剂和添加剂。甲苯、二甲苯、脂肪族化合物、酮类、醇类、酯类和乙二醇醚是涂料中使用的主要有机溶剂。在涂漆过程中，工人主要暴露于溶剂中，而机械去除涂料过程则主要导致暴露于颜料和填料中。包括苯在内的几种危险化学品在涂料使用中已经逐渐被减少或取代，但一些国家仍在使用。水性涂料和粉末涂料使用的日益普及促进了这一趋势。对涂料产品暴露的生物监测显示，血液和尿液中涂料化合物或其代谢产物的水平升高[18]。

美发师和理发师

2008 年，IARC 工作组评估了美发师和理发师职业暴露的相关证据，得出结论认为，仅有限的证据表明美发师患膀胱癌的风险增高[9]。2008 年评估的证据主要与 1980 年以前发生的职业暴露有关。当时开展了大量的队列研究，尽管这些研究的大部分数据来自斯堪的纳维亚国家的人口普查数据和癌症登记之间的联系。这些队列研究规模虽较大，但对于生活方式等潜在混杂因素的调整较为困难。队列研究表明，男性美发师患膀胱癌的风险增加，但在女性美发师中未观察到增加的风险。对 1970 年斯堪的纳维亚人口普查中登记的美发师、理发师、美容师以及其他相关工作者进行长达 20 年的随访数据显示，该群体男性患膀胱癌的风险显著增加了 50%，女性患膀胱癌的风险却降低了 10%，尽管降幅并不显著。此外，这些队列研究并没有控制吸烟等潜在混杂因素，但肺癌发病率没有明显增

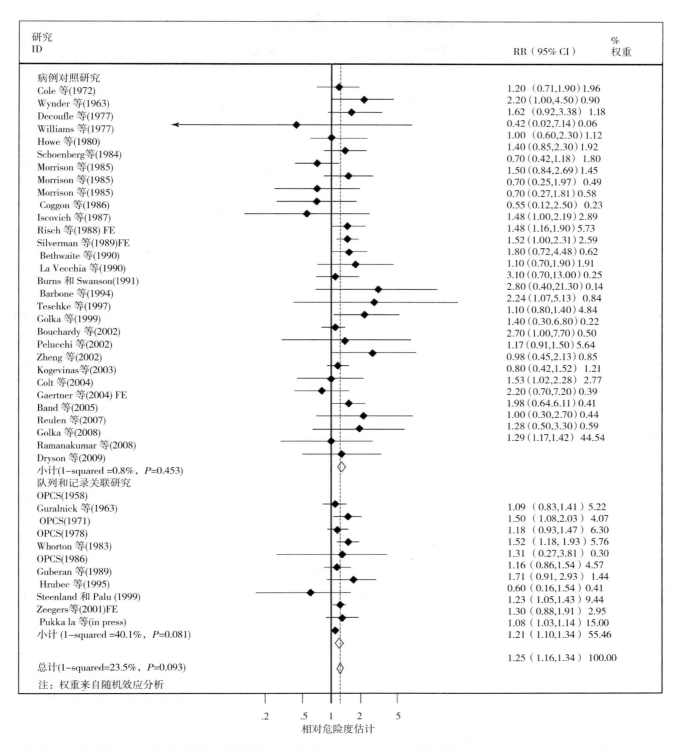

图 28.5 按研究设计分层，对所有评估膀胱癌的研究进行荟萃分析。若只报告亚组结果（如按性别、种族或暴露时间划分），则使用固定效应（FEs）模型将特定分层数据合并为一个汇总估计（Guha 等 [19]，经英国医学杂志出版集团有限公司许可）

加，这表明美发师烟草暴露并不能完全解释膀胱癌发病率过高的原因。先前一项针对理发师和美发师

的 7 项队列研究进行的荟萃分析中 [83]，膀胱癌相对风险估计为 1.4（183 例观察病例 vs 129 例预期

病例）。北欧国家的一项大型前瞻性记录链接研究发现，男性（OR=1.31，95%CI 1.18 ～ 1.45）和女性（RR=1.24，95%CI 1.08 ～ 1.43）美发师的风险均显著增加[39]。北欧国家汇总分析的更新也证实了早期的发现[46]。来自加拿大人口普查健康和环境队列（CanCHEC）的一项分析也表明，美发师的风险增加（RR = 1.48 1.01 ～ 2.19）[84]。超过 20 项病例对照研究评估了男性和女性美发师的职业暴露，大部分这些研究发现，男性美发师的风险有 1.3 ～ 1.7 倍增加。对在 6 个欧洲国家进行的 11 项病例对照研究进行的汇总分析，纳入约 10 000 例病例和对照[41, 47]，在男性（1.09）（95% CI 0.70 ～ 1.70）或女性美发师（0.8）（95% CI，0.4 ～ 1.7）中并没有观察到膀胱癌风险增加。总体而言，女性膀胱癌风险普遍低于男性，而且就业期限没有明显的规律。大部分这些研究主要评估理发师或发型师的就业，而不是具体的暴露。美发师暴露于染发剂主要通过皮肤接触而非吸入，而如芳香胺等许多化学试剂已用于染发剂或发蜡中，因此，美发师们也将会暴露于一些挥发性溶剂、喷射剂、气溶胶等其他化学成分中。

干洗

全球有数百万人从事干洗工作。干洗剂通常以吸入的方式进入人体，皮肤接触或者摄入也偶有发生。自 20 世纪 50 年代以来，干洗行业主要采用四氯乙烯作为主要溶剂，尽管近几十年来许多国家减少了四氯乙烯的使用。其他化学试剂如氯化溶剂、乙酸戊酯、漂白剂、乙酸、氨水溶液、草酸、过氧化氢和稀氟化氢溶液等也被广泛应用于干洗行业[36]。IARC[36] 评估了有关干洗工作职业暴露的致癌性，但其流行病学证据有限。当时评估的主要流行病学证据包括在美国进行的两项队列研究，这些研究发现干洗店有 2 倍之多的超额风险，而在瑞典和丹麦进行的两项大型记录链接研究中没有观察到超额风险。一些研究将美国的两个队列，以及在瑞典和丹麦进行的研究扩展到北欧四国，并进行更新分析[37, 38, 51]。所有三个队列均发现膀胱癌风险增加，北欧研究的相对风险为 1.44（95%CI，1.07 ～ 1.93）[51]，美国两项研究的 RR 分别为 1.81（0.87 ～ 3.33）和 1.3（0.7 ～ 2.4）。Calvert[38] 对暴露时间超过 5 年且首次暴露时间超过 20 年的工人进行的研究表明，没有一项队列研究报告了显著的暴露－反应关系（SMR=4.08，95% CI 2.13 ～ 7.12）。北欧国家汇总分析的更新[46]发现，男性（RR=1.10，0.95 ～ 1.28）和女性（RR=1.07，0.95 ～ 1.22）干洗工的膀胱癌风险均低于之前的分析结果。一些病例对照研究对干洗工进行了暴露评估，大多数研究发现超额风险范围在 1.3 ～ 2.8，尽管仅在一项研究[40]中观察到有统计学意义上的超额风险。对欧洲 11 项病例对照研究进行的汇总分析[41]发现，洗衣店、干洗店和熨烫店的 OR 值为 1.24（95% CI 0.67 ～ 2.31）。最近一项对四氯乙烯暴露的工人进行的荟萃分析并未发现风险升高（meta-RR = 1.08，95% CI: 0.82，1.42；三项研究；463 例暴露病例）[42]。而在早前，IARC 对四氯乙烯的致癌流行病学证据[50]进行评估后认为其致癌证据有限。然而，在 2012 年进行的大多数研究表明四氯乙烯暴露主要发生在干洗行业。也因此，基于四氯乙烯对实验动物的致癌性以及机制研究结果，四氯乙烯被列为很可能的人类致癌物（2A 类）。

印刷工人

在印刷或印刷机混合器清洗过程中，人们可能通过吸入或皮肤接触途径暴露于颜料、溶剂以及辅助剂中。在过去，使用凸版印刷或平版印刷主要发生油墨暴露。既往从事油墨制造和印刷的工人很大程度上暴露于高浓度的铅、PAHs 和苯中。但近几十年来，现代技术的发展促使油墨、溶剂以及其他化学试剂暴露风险的减少成为可能。研究发现，印刷工的膀胱癌风险相对较高。1995 年，IARC 评估称，有限的证据表明印刷过程中的职业暴露具有致癌性[48]。在 IARC 1995 年评估的 7 项队列研究中，有 2 项发现印刷行业工人的超额风险为 40% ～ 50%，而其余研究的风险均低于 1.1。该行业的现有研究尚未审查可能与膀胱癌风险相关的特定暴露。北欧国家一项大型前瞻性记录链接研究显示，在印刷行业男性（RR=1.19 1.12～1.27）和女性（RR=1.46，1.22～1.74）工人中均观察到风险增加[39]。北欧国家另一项更新的研究[46]将印刷确定为膀胱癌风险最高的职业之一（RR = 1.21；95%CI 1.14～1.30）。在 IARC 进行评估时，大约有 25 项病例对照研究报告了印刷行业工人的膀胱癌风险结果，其中 20 项研究发现整个研究组或亚组的额外风险从 1.1 到 5 倍不等。对欧洲病例对照研究进行的汇总分析[41]，发现印刷工或相关工人的 OR 增加了 1.45（1.07～1.97）。而在西班牙最近一项研究[85]中发现 OR 更高，OR 为 2.81（1.28～6.17），而更高的 OR 值在从事该行业超过 10 年的工人被观察到（OR = 3.11，95%CI 1.02～9.47）。总的来说，只有少数研究的结果具有统计学显著性，而且所研究的职业群体存在异质性，通常包括"印刷行业"等宽泛的类别。

纺织行业

纺织业在过去被认为是与膀胱癌风险增加相关的典型行业之一。而 IARC[55]评估有关纺织行业职业暴露的流行病学证据有限。这一评估主要是基于染工和织布工膀胱癌的调查结果，这可能是由于暴露于纤维或纱线产生的粉尘引起的。关于纺织行业职业相关风险的证据来自队列研究的仅有几项，大部分来自病例对照研究。超过 20 项研究报告了纺织行业工人或亚群体面临的风险，最一致的结果是对于使用染料的工人以及可能对于织布工来说，有几项研究报告了 2 倍甚至更高的风险。在欧洲国家进行的研究[86-89]往往比在北美[90-92]进行的研究中观察到的风险更高，尽管这种模式不是完全一致的[69]。

西班牙一项纳入 1200 例病例和同等数量对照的研究，是一项较为广泛的暴露评估研究[56]。这项研究通过计算机辅助的个人访谈来获取终身职业史，并通过详细的问卷调查和专家审查来评估受试者在纺织行业中的工种、工作地点以及使用材料。总体上看，纺织工人患膀胱癌的风险并未增加，但在包括织布工在内的一些特定工作类别中观察到风险有所增加（OR = 1.82，95% CI 0.95～3.47）。新英格兰最近的一项大型研究发现，男性纺织工、服装和家具机械操作工的膀胱癌风险增加（OR=2.0，1.2～3.3），而女性群体没有观察到风险增加（OR=1.0 0.6～1.9）[93]。此外，在该行业工作超过 10 年的工人的 OR 值更高。在中国上海进行的一项大型研究，调查了 267 400 名纺织女工的癌症发病率[57]。与上海城市女性相比，该人群的癌症发病率总体下降，膀胱癌风险也较低（SIR=0.63，95%CI=0.46～0.85）。北欧国家进行的一项大型前瞻性记录链接研究观察到纺织工人的风险有所增加，但增加幅度较小（病例组 n = 2182，RR=1.06，1.02～1.10）[46]。

机械师、金属工人和金属加工液

膀胱癌风险较高的职业经常出现在金属行业，包括机械师、铁匠、熔炉操作员、铸造工人、焊工、铝冶炼厂工人等[40, 41, 47, 69, 87, 90, 92, 94]。在大部分此类研究中观察到风险高出 2 倍之多，但也有一些研究并未发现超额风险[75, 95]。这类职业存在异质性，工人的暴露情况各不相同，包括切削油（多种不同介质的统称）、多环芳烃、金属烟雾和粉尘，以及燃烧气体和蒸气。在最近的研究中，发现机械师和其他金属工人的超额风险，尽管只是中等偏高。目前，在欧盟国家，金属工人似乎是与膀胱癌风险相关的最大职业群体[41]。一项几乎纳入所有膀胱癌相关研究的回顾性分析发现，金属工人的死亡风险最高，而发病率有所增加，但增幅较低［发病率 RR = 1.14（1.11～1.18）[1]］。北欧一项基于人口普查数据的大型汇总分析也发现了类似的风险估计［1.10（1.08～1.13）［46]］。

多项研究将金属加工液作为金属工人和机械师风险增加的暴露原因之一。IARC 根据皮肤癌（阴囊）

的证据将未处理或粗处理的矿物油列为 1 类致癌物，并指出膀胱癌的证据不一致 [4]。最近在美国 [96] 和法国 [97] 进行的两项研究均发现膀胱癌的风险增加。在美国这项规模更大的研究中发现，暴露于纯矿物油发生膀胱癌的 OR 值为 1.7（95%CI=1.1 ～ 2.8），并随着累积暴露量的增加而单调升高；且使用可溶性油与风险增加 50% 相关（95%CI=0.96 ～ 2.5），然而合成油暴露并没有引起风险增加。在法国进行的研究中也观察到了类似的结果。

溶剂的证据

在许多职业中，与膀胱癌高风险相关的暴露因素还未明确。如漆匠、印刷工、橡胶工人、塑料制品工人、化工工人、洗衣工人、金属电镀工等工种经常暴露于各种溶剂中。这些溶剂包括甲苯、脂肪族烃类溶剂、芳香烃溶剂、氯化烃溶剂、四氯乙烯、三氯乙烯和 1，1，1- 三氯乙烷等。而有关溶剂暴露与膀胱癌发生风险相关的证据目前并不充分。最近使用北欧人口记录链接研究（NOKA）并通过 FINJEM 评估暴露情况进行了一项强有力的分析 [98]。研究显示，相较于未暴露人群，暴露于高水平三氯乙烯 [危险比（HR）= 1.23，95%CI 1.12 ～ 1.40]、甲苯（HR 1.20，95%CI 1.00 ～ 1.38）、苯（HR 1.16，95%CI 1.04 ～ 1.31）、芳香烃溶剂（HR 1.10，95%CI 0.94 ～ 1.30）、脂肪族烃类溶剂（HR 1.08，95%CI 1.00 ～ 1.23）的人群膀胱癌风险增加。而来自其他几项研究的证据大多是基于小样本量的研究。

其他职业和白领职业的证据

在其他行业中也观察到些许与膀胱癌风险之间的关联，如裁缝、水管工、焊工、机械师、电工、消防员、管理人员、销售人员、石油工人、车间工人、医务人员、厨师、服务员、苗圃工人、矿工、造纸工、食品加工人员、屠宰工人、肉类加工人员、教师、石棉绝缘工人、建筑工人、火车司机以及铁

路工人等。其中，最一致的证据表明水管工、焊工和服务员与膀胱癌有关 [1, 46]。在一项评估全氟辛酸（PFOA）职业暴露的大型研究 [99] 中发现其与膀胱癌呈负相关。最大的铁燧岩矿工队列在调整吸烟因素后并未发现关联性 [100]。

尽管在最大规模的研究中观察到血铅水平最高（BLs > 40μg/dl）的工人患膀胱癌的风险增加 [102]，而这与铅暴露相关的其他研究证据不完全一致 [101]。

大多数关于农业工人的研究尚未发现与膀胱癌存在关联，在北欧的大型记录链接研究中，园丁和农民的 SIR 最低（分别为 0.78，0.75 ～ 0.80 和 0.70，0.68 ～ 0.71）[46]。早期的荟萃分析（例如，Reulen 等 [103]）在农业工人中也没有观察到风险增加。美国大型农业健康调查研究显示膀胱癌的 SIR 为 0.59（95% CI 0.51，0.68）[104]，在法国 AGRICAN 队列的早期随访中观察到类似的死亡率下降估计值 [105]。加拿大人口普查健康和环境队列（CanCHEC）最近的一项分析发现，农业工人的发病率略有下降 [84]。而在美国队列研究中发现使用特定农药会增加风险，在法国队列中观察到例如在田间种植蔬菜或在温室工作的工人的膀胱癌风险升高 [106]。另外几项研究也报告了农业工人膀胱癌风险增加，比如针对埃及农民 [107] 及其妻子 [108] 的队列研究。研究人员推测，农业人口膀胱癌风险总体降低的部分原因可能是吸烟率较低 [105]。

各种病例对照研究，特别是近年来进行的研究，即使调整了潜在的混淆因素后，诸如经理、服务员和销售人员等白领职业的膀胱癌风险仍然过高 [41, 69, 87, 109]。但仅凭其工作场所的职业暴露是难以解释这种高风险产生的原因，而更有可能归因于其生活方式的影响。对 18 项关于销售人员膀胱癌风险评估的病例对照研究进行的荟萃分析结果显示，男性（OR = 1.11，95%CI 1.01 ～ 1.21）和女性（OR = 1.36，95%CI 1.11 ～ 1.67）患膀胱癌的风险均升高，尽管结果表明在女性亚组中存在发表偏倚 [110]。在一项仅调整吸烟因素的病例对照研究中，观察到男性销售人员的风险没有任何增加（OR=0.99，95%CI 0.90 ～ 1.08），而女性销售人

员中仍观察到风险小幅增加（OR =1.18，95%CI 0.99～1.39），结果不存在发表偏倚。北欧一项记录链接研究发现一些白领职业的风险增加，例如销售代理（SIR 1.16，1.13～1.20）[46]。同样，加拿大人口普查健康和环境队列（CanCHEC）最近的一项分析发现，行政管理人员的风险略有增加（RR=1.11，1.04～1.19）[84]。

来自国际研究的证据

表 28.2 显示了一项大型国际研究中欧洲膀胱癌风险增加的行业的比值比。

表 28.2 欧洲国家男性膀胱癌高发的行业

行业（ISIC 代码）	OR	95%CI
采盐业（2903）	4.41	（1.43～13.6）
地毯制造业（3214）	4.07	（1.44～11.5）
油漆清漆制造业（3521）	2.94	（1.48～5.84）
塑料制品行业（356）	1.79	（1.06～3.00）
化工行业（351）	1.58	（1.07～2.33）
教育服务行业（931）	1.47	（1.06～2.05）

11 项病例对照研究的汇总分析[41]

ªOR 根据年龄、吸烟以及研究中心等因素进行调整。非暴露组未纳入曾从事过高风险职业的受试者。

盐矿开采工人的风险最高（OR 4.41），而其他行业包括油漆、亮漆和清漆的制造，以及纺织和服装行业。在欧洲这项研究中，被确定具有统计学显著性的高风险职业（表 28.3）包括金属工人、纺织工人、电气工人、油漆工、矿工、运输操作员、挖掘机操作员，以及非工业工人，如门卫等[41]。对来自丹麦、芬兰、冰岛、挪威和瑞典的人口普查数据进行了一系列分析，按职业类别评估了这些北欧人口长达 45 年的癌症发病率数据（1960—2005 年之间登记的 148 669 例膀胱癌病例，其中男性 111 458 名和女性 37 211 名）[39, 46]。数据显示，膀胱癌被认为是最有可能与职业致癌物相关的癌症之一。总体而言，

烟草工人、烟囱清扫工、服务员和美发师患膀胱癌的风险最高，而园丁和农民的风险最低（表 28.4）。这种风险等级排名与在男性群体中的风险排名一致。在女性中，烟草工人（其 SIR 远高于男性）、服务员、印刷工和美发师的风险最高。而男性（r=0.66）中肺癌和膀胱癌的职业风险相关性高于女性（r=0.2）（提示存在吸烟混淆）。

表 28.3 欧洲国家男性和女性易患膀胱癌的蓝领职业

	OR	95%CI
职业，男性		
电气装配工	3.99	1.10～14.51
苗圃工	3.57	1.24～10.29
纺织机械机修工	2.86	1.50～5.47
编织工	2.56	1.24～5.30
挖掘机操作员	2.43	1.18～5.00
电焊工	2.27	1.04～4.98
金属加工主管	2.11	1.04～4.32
金属铸造工	1.96	1.06～3.64
汽车漆匠	1.95	1.01～3.75
金属加工工人	1.85	1.15～2.97
机械和金属制品主管	1.59	1.05～2.42
机床操作员	1.50	1.07～2.12
印刷工及相关工人	1.45	1.07～1.97
矿工和采石工	1.30	1.02～1.64
运输设备操作员	1.17	1.02～1.34
机械装配工	1.16	1.01～1.34
职业，女性		
邮件分拣员	4.43	1.01～19.5
烟草产品生产员	3.12	1.05～9.28
售货员	2.63	1.01～6.85
铁匠，机床操作员	1.94	1.06～3.57
车床操作员	4.61	1.11～19.2
大田作物、菜农	1.78	1.03～3.08
裁缝	1.44	1.01～2.06

基于欧洲病例对照研究的汇总分析[41, 47]

表 28.4　1961—2005 年北欧国家男性和女性膀胱癌高风险和低风险职业（SIR > 1.20 或 < 0.80）[46]

高风险职业	
烟草工人	1.57（1.24 ～ 1.96）
烟囱清扫工	1.48（1.21 ～ 1.80）
服务员	1.43（1.33 ～ 1.53）
美发师	1.28（1.18 ～ 1.40）
海员	1.22（1.16 ～ 1.30）
印刷工	1.21（1.14 ～ 1.30）
水管工	1.20（1.13 ～ 1.30）
低风险职业	
园丁	0.78（0.75 ～ 0.80）
林业工人	0.74（0.70 ～ 0.78）
农民	0.70（0.68 ～ 0.71）

女性的职业性膀胱癌

在大多数关于职业性膀胱癌的研究中，尽管存在一些大型研究[57]，但由于样本基数过小，无法单独评估职业暴露对女性膀胱癌的影响。事实上，一些研究已经报告过职业暴露与女性膀胱癌之间的相关性，但很少引起关注[46, 63, 87, 111-114]。大多数公认的职业风险，例如橡胶和染料行业的工作，都是根据对男性暴露的调查结果认识到的。目前已发表了两项关于女性职业性膀胱癌风险的大型病例对照研究。第一项是来自美国[92]10 个地区纳入 652 例病例和 1266 例对照的研究[92]。一定程度上，女性患膀胱癌的风险模式与男性类似，在某些职业上也存在超额风险，如金属工人（OR = 1.4）、化工人员（OR = 2.1）、橡胶加工工人（OR = 4.5）以及女销售员（OR = 2.5）。另一项是基于欧洲病例对照研究的汇总分析，纳入了 700 例病例和 2425 例对照（[47]，表 28.3），研究发现金属工人、农场工人、裁缝、女售货员和邮递员的超额风险具有统计学意义。有研究对来自英格兰和威尔士包括 6792 例女性膀胱癌病例的癌症登记数据（1971—1990）进行分析，发现在橡胶工人（PRR = 3.0）、纺织加工工人（PRR = 2.0）、服装师（PRR = 2.0）、电工（PRR = 1.6）、护工（PRR = 1.5）、服务员（PRR = 1.2）和护士

（PRR = 1.1）群体中具有统计学意义的高比例登记比值比（proportional registration ratios，PRR）[115]。在对北欧国家癌症发病率数据的联合分析中（见上一节），发现从事烟草、印刷、服务、美发行业的女性膀胱癌风险最高[39]。中国上海的一项大型研究（纺织工业小节中提到）发现，与上海城市女性相比，纺织女工风险较低[57]。

职业性膀胱癌的归因风险

早期病例对照研究得出的归因风险估计表明，大约 15% ～ 20% 的男性膀胱癌归因于职业性暴露[116-119]。欧洲一项荟萃分析纳入了与职业性膀胱癌相关的病例对照研究，报告了男性膀胱癌归因风险在八个高风险职业或行业（化工、皮革、金属机械制造、油漆、橡胶制造工人、纺织、运输业以及美发师）中为 4% 左右[41]。而扩大职业调查范围后，发现干洗工、苗圃工人、矿工、印刷工等 18 个工种的归因风险估计值为 9.5%。在美国的一项女性研究中，11% 的膀胱癌病例可归因于职业暴露[92]。欧洲研究显示，约 8% 的膀胱癌病例可归因于职业[47]。然而，当根据确定的高风险职业如染料、橡胶工业计算归因风险时，在女性群体中没有发现存在任何超额风险。在英国最近一项职业性癌症的评估中，膀胱癌的总体归因分数为 5.3%（95% CI 3.4 ～ 7.7%）[120]。研究还计算了矿物油、芳香胺、PAHs（煤焦油、沥青、铝生产、煤炭气化、焦炭生产、石油精炼等过程产生）、柴油发动机废气等选定暴露以及选定的职业（漆匠、美发师和理发师）的可归因分数。此外，人们认为英国橡胶行业患膀胱癌的风险仅限于 1950 年之前。男性的可归因分数为 7%（95%CI 5% ～ 10%），女性的归因分数为 2%（1% ～ 4%）。在加拿大也采用类似的模式进行归因风险估计[121]。在大多数发展中国家或发达国家中[122]，由于缺少与暴露量或时间变化趋势相关的大量且具有代表性的数据，因此，无法对这些国家的膀胱癌归因风险进行可靠的估计。

工业化国家职业性膀胱癌的时间趋势

在过去的几十年里，工业化国家的主要行业已经采取了广泛的措施来预防职业性致癌物。而那些在过去被确定为膀胱癌高风险的行业，现在发生的职业暴露是否仍是膀胱癌的高风险因素，目前尚不清楚。1990年以后发表的研究中有30多项报告了特定职业或行业患膀胱癌的风险。如在油漆工、从事金属行业的钣金工人、铁匠、机械师等蓝领工人中得出的一致结果是芳香胺暴露。这些风险一部分可能来自曾经接触过但目前已经停用的化学品，如联苯胺或β-萘胺，但也有一部分可能因为现阶段暴露于芳香胺、PAHs、柴油发动机废气、油漆、切削油和溶剂所致。欧洲一项病例对照研究显示，1950年之前首次从事高风险职业的受试者，与后来从事高风险职业的受试者相比，职业引起的癌症比例更高[41]。归因风险似乎也与年龄有关，与1950年之后首次就业的人（15%）相比，在1950年之前首次从事高风险职业的50岁以下人群（63%）中观察到的归因于职业的癌症比例更高。在橡胶行业中的膀胱癌风险也观察到类似情况，欧洲近年来进行的各项研究要么没有发现风险增加，要么风险明显低于既往[68]。北欧国家记录链接研究显示，大多数高风险职业（如漆匠、印刷工、服务员、美发师）的SIR往往随时间推移而下降，但其他职业（烟草工人、烟囱清洁工）的SIR没有观察到变化，而部分职业（如司机、洗衣工）的SIRs随时间推移而增加[46]。在关于职业风险与膀胱癌的大型荟萃分析中发现，从1960—1980年，男女的标准化发病率呈现稳步下降的趋势，而这一趋势从1980年开始逆转[1]。在2000—2010年，男性职业性膀胱癌的SIR上升至1.13（95%CI，1.07～1.19），女性上升至1.27（95%CI，1.12～1.43）。研究者称，发病率的升高可能部分归因于检测机制和筛查的进步，特别是在妇女中。

膀胱癌的流行病学及非职业危险因素

据估计，全世界每年约有55万例的膀胱癌新发病例（http：//gco.i arc.fr/today/ home），其中大多数为男性中，约三分之二的病例来自高收入国家。其中美国、西班牙、波兰和埃及的膀胱癌发病率最高。在工业化国家，最常见的膀胱癌组织学类型是尿路上皮细胞癌。而在血吸虫流行的发展中国家，如埃及，鳞状细胞癌是最常见的组织学类型。近期有数篇文章综述了膀胱癌的致病因素[123, 124]。

大约50%的膀胱癌是由吸烟引起的，尽管这一比例在世界各地可能有所不同。南欧国家的调查数据显示，膀胱癌高风险与烟草烟雾暴露有关。膀胱癌的发生与饮食之间的关系调查结果不太一致。但食用新鲜水果和蔬菜，以及增加总液体摄入量在一定程度上可以抗癌。来自大型队列研究的证据并不支持膀胱癌与咖啡饮用的关联。早期的研究主要在动物实验中进行，人工甜味剂被发现与膀胱癌相关，但尚未在人类中得到证实。大型队列研究一致证明，休闲体育活动可降低膀胱癌风险。此外，也有部分证据表明，排尿频率，特别是夜间排尿次数增加可能与膀胱癌风险的降低有关，但这种关联未得到充分研究。一些药物的服用也与膀胱癌风险的降低（如巴比妥类药物、轻度镇痛药或抗炎药）或升高（含非那西汀的镇痛药、吡格列酮降糖药以及含马兜铃酸的中草药等）有关。埃及血吸虫感染诱发膀胱癌的病因已经明确，而其他原因引起泌尿系统感染诱发膀胱癌的证据尚不一致。对砷含量较高的水源地区进行研究发现，饮水砷暴露会导致患膀胱癌的风险增加。也有越来越多的证据表明，饮用水中的消毒副产物也可能促使患膀胱癌的危险性增加。空气污染也被认为可能是导致膀胱癌的原因之一，但这些研究结果均有待进一步证实。

职业性膀胱癌的临床和病理特征

在工业化国家，尿路上皮细胞癌（以前定义为移行细胞癌）占膀胱恶性肿瘤的93%～95%。其余5%～7%的膀胱恶性肿瘤为鳞状细胞癌、腺癌、未分化癌和一些较少见的恶性肿瘤，如小细胞癌和淋巴瘤。在东非和中东国家，鳞状细胞癌比在欧洲和北美更常见，这主要与血吸虫感染的高流行率有关。约70%的膀胱癌主要好发于膀胱的后壁、侧壁以及三角区附近，约20%发生在膀胱三角区，而发生于膀胱顶部相对少见。膀胱肿瘤的共识分类（IARC/WHO）于2004年发表[125]。大约75%的膀胱肿瘤表现为浅表性膀胱癌，其余25%的病例为浸润性膀胱癌。在浅表性膀胱癌中，约四分之三表现为低级别浅表性膀胱癌（Ta），不到10%的病例表现为高级别原位癌。

无痛性肉眼血尿是膀胱癌的主要临床表现，有时还伴有尿频、尿急或尿路梗阻等症状。各种影像学方法不仅可用于检测，还可用于浸润性尿路上皮细胞癌的分期。这些检查包括超声、静脉尿路造影（IVU）、电子计算机断层扫描（CT）和磁共振成像（MRI）。最后，通过膀胱镜检查，结合病理活检来进行确诊。

工作相关因素的识别对于健康预防甚至工伤赔偿至关重要。除个别病例外，职业性癌症和非职业性癌症在临床症状、病理表现或病史发展过程上没有差异。因职业暴露而导致的膀胱癌患者采用与非职业因素引起的膀胱癌患者相同的方式和程序进行诊断。职业相关疾病的病因识别主要取决于职业史，因此，对"职业相关性"的调查极为重要，必须追溯到患者的生活中，以确保是否存在相关暴露，这也意味着调查范围至少扩大到20年前，甚至40年前。一些数据库和出版刊物可能有助于确定癌症的职业因素。其中包括按行业划分的致癌物暴露列表和发生频率，例如CAREX数据库[126]，或由IARC确定的按癌症部位划分的致癌物列表[2,127]，并定期更新。

在职业性膀胱癌和其他肿瘤的研究中已经注意到，职业性癌症可能比非职业性癌症发生更早。

前面提及的有关膀胱癌的汇总分析[41]以及其他研究[60,71,128]发现，与老年人（以60岁为界限）相比，年轻人患膀胱癌的风险更高，这提示职业暴露似乎是年轻人患膀胱癌风险更重要的决定因素。也因此，一位45岁的膀胱癌患者，特别是在没有吸烟史的前提下，会让临床医生更加怀疑是由于职业相关致癌因素导致膀胱癌的发生。

膀胱癌的遗传易感性

遗传易感性在膀胱癌中的作用主要是通过代谢多态性，而不是单基因或高外显率来评估。由于对膀胱癌的致癌途径，以及药物和NAT2、GSTM1等致癌物代谢酶基因的多态性的了解，膀胱是少数几个成功通过候选基因方法识别常见易感位点的器官之一。已有研究报道膀胱癌具有家族聚集性，对家族性聚集性的研究发现存在超额风险[129,130]，表明膀胱癌的家族聚集性估计占1%左右。两种与膀胱癌相关的代谢多态性已被广泛研究，即N-乙酰转移酶2（NAT2）慢乙酰化基因型和谷胱甘肽S-转移酶M1基因（GSTM1）缺失型。这两种基因的多态性普遍存在于不同人群中，可导致膀胱癌的风险增加约30%～50%。GWAS技术鉴定了已知参与膀胱癌发生途径包括致癌物代谢、尿液排泄、致癌基因和抑癌基因等的相关SNPs，特别是UGT1A6和CYP1A2的遗传变异。

NAT2乙酰化状态是在与芳香胺类暴露相关的膀胱癌中被广泛研究的代谢多态性，尤其是烟草烟雾或职业暴露中含有芳香胺类。NAT2的两个功能等位基因的缺失会导致芳香胺解毒速度减慢，进而导致对细胞色素P450酶代谢激活的敏感性更高。NAT2慢基因型在白种人（55%）中较为常见，而在非洲人（30%）和亚洲人群（15%）中不太常见。

烟草烟雾中的氨基联苯（ABPs）与吸烟者膀胱癌的病因学有关。鉴于NAT2酶对ABPs具有解毒作用，相较于携带NAT2快乙酰化基因型吸烟者，携带NAT2慢乙酰化基因型的吸烟者含有更高浓度的ABP加合物[131-133]。一项荟萃分析显示，NAT2慢乙酰化基因型者患膀胱癌的风险比NAT2快乙酰化基因型者高出30%～50%[134]。职业环境调查也发现，NAT2慢乙酰化基因型者暴露于β-萘胺等其他芳香胺类可增加膀胱癌风险[135]。然而，在中国进行的一项针对联苯胺暴露的工人的队列研究发现，在调整联苯胺累积暴露和终生吸烟的因素后，联苯胺对携带 NAT2 慢基因型工人具有保护作用，比值比为 0.3（95%CI 0.1～1.0）[15]。这些研究提示，慢乙酰化表型与膀胱癌风险之间的关联可能取决于暴露的特定芳香胺类型。同样的研究也表明，*NAT1* 基因多态性可增加膀胱癌风险，而 *GSTM1* 基因多态性没有观察到这种相关性。

多项全基因组关联研究（GWAS）已经发表。最大的一次 GWAS 研究包括了 8500 例膀胱癌病例和对照，完成了 60 万个 SNPs 的扫描筛查，并在更大规模的人群样本中对候选基因进行了重复验证[136]。GWAS 研究发现，位于 22q13.1、19q12 和 2q37.1 不同染色体区域的遗传位点，是与膀胱癌发生相关的新的基因位点。同时，该项研究也对之前发现的位于 3q28、4p16.3、8q24.21 和 8q24.3 染色体区域的基因位点进行了验证。该分析还验证了过去通过 GSTM1 缺失的候选基因方法和 NAT2 乙酰化状态的标记 SNP 确定的关联。膀胱癌中基因－环境交互作用的评估主要集中在职业上，来自西班牙和美国的两项病例对照研究分析了 2258 例膀胱癌患者和 2410 例对照人群的高危职业[137]，报告显示，在已知的 16 个膀胱癌易感基因中，有 3 个基因型 [GSTM1 缺失型；rs11892031（UGT1A）；rs798766（TMEM129-TACC3-FGFR3）] 与职业之间存在着相加交互作用。在特定环境暴露中，观察到 rs798766 与金属加工液暴露存在显著的相加交互作用。

小结

继吸烟之后，职业已被确定为膀胱癌的第二大重要危险因素。对职业暴露归因风险的早期估计表明，有 15%～20% 的男性膀胱癌可归因于职业。近期一些研究对工业化国家的膀胱癌发病因素进行了归因，但报告了较低的人群归因危险度。英国最近的一项广泛评估表明，男性膀胱癌的归因风险为 7%，女性膀胱癌的归因风险为 2%。在大多数发展中国家或发达国家，由于缺少与暴露量或时间变化趋势相关的大量且具有代表性的数据，因此，无法对这些国家的膀胱癌归因风险进行可靠的预估。

一些暴露、职业、行业与膀胱癌风险增加有关。染料生产、橡胶制造等其他行业中的芳香胺（联苯胺、4- 氨基联苯、β- 萘胺、4- 邻甲苯胺）是已经明确的膀胱癌危险因素。铝工艺工人和在其他行业中暴露于多环芳烃（PAHs）也明显与膀胱癌有关。在油漆工、机械师、金属工、纺织工、印刷工、美发师、干洗工以及运输工人中都发现膀胱癌发生的超额风险。致使这些职业或行业风险增加的暴露因素包括多环芳烃、工业油 / 切削液、柴油发动机废气、油漆、染料、氯化烃溶剂和金属等。北欧国家人口普查数据分析表明，烟草工人、烟囱清洁工、服务员和美发师是膀胱癌发生风险最高的职业，这在一定程度上可能与吸烟暴露有关。而在其他职业中也发现了些许关联，特别是近年来进行的研究，在经理、服务人员和销售人员等白领职业人群中均观察到患膀胱癌的高风险。

膀胱癌的遗传易感性评估主要与基因代谢多态性有关，特别是 N- 乙酰转移酶 2（NAT2）慢乙酰化基因型和谷胱甘肽 S- 转移酶 M1 基因（GSTM1）缺失型。这两种基因多态性普遍存在于不同的人群中，可导致膀胱癌的风险增加 30%～50%。近年来 GWAS 研究的开展已经发现了数个全新的膀胱癌易感基因。但很少有研究评估遗传变异与职业暴露的关系。一些研究发现，慢乙酰化人群暴露于 β- 萘胺或其他芳香胺中可增加膀胱癌的风险，但这种风险在联苯胺暴露中有所不同，这表明慢乙酰化表型与膀胱癌风险之间的关联可能取决于暴露的特定芳香胺类型。近期，基因－环境交互作用的相关研究表明，16 个已知的 GWAS 膀胱癌易感基因中有 3 个与环境因素存在明显的交互作用。

参考文献

[1] Cumberbatch MG, Cox A, Teare D, Catto JW. Contemporary occupational carcinogen exposure and bladder cancer: a systematic review and meta-analysis. JAMA Oncol. 2015; 1(9): 1282–90. Review. Erratum in: JAMA Oncol. 2015; 1(9): 1224.

[2] Marant Micallef C, Shield KD, Baldi I, Charbotel B, Fervers B, Gilg Soit Ilg A, Guénel P, Olsson A, Rushton L, Hutchings SJ, Straif K, Soerjomataram I. Occupational exposures and cancer: a review of agents and relative risk estimates. Occup Environ Med. 2018; 75(8): 604–14.

[3] IARC. Some non-heterocyclic polycyclic aromatic hydrocarbons and some related exposures. Monographs on the evaluation of carcinogenic risks to humans, vol. 92. Lyon: IARC; 2010.

[4] IARC. Monographs on the evaluation of carcinogenic risks to humans. Vol. 100F. A review of human carcinogens. Part F: chemical agents and related occupations. Lyon: IARC; 2012.

[5] Theriault G, Tremblay C, Cordier S, Gingras S. Bladder cancer in the aluminium industry. Lancet. 1984; 323: 947–50.

[6] Bosetti C, Boffetta P, La Vecchia C. Occupational exposures to polycyclic aromatic hydrocarbons, and respiratory and urinary tract cancers: a quantitative review to 2005. Ann Oncol. 2007; 18(3): 431–46.

[7] Armstrong BG, Hutchinson E, Fletcher T. Cancer risk following exposure to Polycyclic Aromatic Hydrocarbons(PAHs): a meta-analysis(Rep. No. 068). Sudbury: Health and Safety Executive; 2002. http: //hse.gov.uk/research.rrhtm/rr068.htm. Accessed 15May 2013.

[8] Gibbs GW, Labrèche F, Busque MA, Duguay P. Mortality and cancer incidence in aluminum smelter workers: a 5-year update. J Occup Environ Med. 2014; 56(7): 739–64.

[9] IARC. Some aromatic amines, organic dyes, and related exposures. Monographs on the evaluation of carcinogenic risks to humans, vol. 99. Lyon: IARC; 2010.

[10] Collins JJ, Strauss ME, Levinskas GJ, Conner PR. The mortality experience of workers exposed to 2, 3, 7, 8-tetrachlorodibenzo-p-dioxin in a trichlorophenol process accident. Epidemiology. 1993; 4: 7–13.

[11] IARC. Some drinking-water disinfectants and contaminants, including arsenic. Monographs on the evaluation of carcinogenic risks to humans, vol. 84. Lyon: IARC; 2004.

[12] IARC. Monographs on the evaluation of carcinogenic risks to humans. Vol. 100C. A review of human carcinogens. Part C: arsenic, metals, fibres, and dusts. Lyon: IARC; 2012.

[13] Keil AP, Richardson DB. Reassessing the link between airborne arsenic exposure among anaconda copper smelter workers and multiple causes of death using the parametric g-formula. Environ Health Perspect. 2017; 125(4): 608–14.

[14] Case RA, Hosker ME, McDonald DB, Pearson JT. Tumours of the urinary bladder in workmen engaged in the manufacture and use of certain dyestuff intermediates in the British chemical industry. I. The role of aniline, benzidine, alpha-naphthylamine, and beta-naphthylamine. Br J Ind Med. 1954; 11: 75–104.

[15] Carreón T, Ruder AM, Schulte PA, et al. NAT2slow acetylation and bladder cancer in workers exposed to benzidine. Int J Cancer. 2006; 118: 161–8.

[16] Rubino GF, Scansetti G, Piolatto G, Pira E. The carcinogenic effect of aromatic amines: an epidemiological study on the role of o-toluidine and 4, 4′-methylene bis(2-methylaniline)in inducing bladder cancer in man. Environ Res. 1982; 27: 241–54.

[17] Veys CA. Bladder tumours in rubber workers: a factory study 1946–1995. Occup Med(Lond). 2004; 54(5): 322–9.

[18] IARC. Painting, firefighting, and shiftwork. Monographs on the evaluation of carcinogenic risks to humans, vol. 98. Lyon: IARC Working Group on the Evaluation of Carcinogenic Risks to Humans; 2010.

[19] Guha N, Steenland NK, Merletti F, Altieri A, Cogliano V, Straif K. Bladder cancer risk in painters: a meta-analysis. Occup Environ Med. 2010; 67(8): 568–73.

[20] Bachand A, Mundt KA, Mundt DJ, Carlton LE. Meta-analyses of occupational exposure as a painter and lung and bladder cancer morbidity and mortality 1950–2008. Crit Rev Toxicol. 2010; 40: 101–25.

[21] IARC. Overall evaluations of carcinogenicity: an updating of IARC monographs. Vol. 1–42. IARC Monographs Supplement 7. Lyon: IARC; 1987.

[22] IARC. Monographs on the evaluation of the carcinogenic risk of chemicals to humans. Vol. 28. The rubber industry. Lyon: International Agency for Research on Cancer; 1982.

[23] Kogevinas M, Sala M, Boffetta P, Kazerouni N, Kromhout H, Hoar-Zahm S. Cancer risk in the rubber industry. A review of the recent epidemiological evidence. Occup Environ Med. 1998; 55: 1–12.

[24] Boniol M, Koechlin A, Boyle P. Meta-analysis of occupational exposures in the rubber manufacturing industry and risk of cancer. Int J Epidemiol. 2017; 46(6): 1940–7.

[25] Ward MH, et al. Excess number of bladder cancers in workers exposed to orthotoluidine and aniline. J Natl Cancer Inst. 1991; 83: 501–6.

[26] Carreón T, Hein MJ, Viet SM, et al. Increased bladder cancer risk among workers exposed to o-toluidine and aniline: a reanalysis. Occup Environ Med. 2010; 67: 348–50.

[27] Sorahan T, Hamilton L, Jackson JR. A further cohort study of workers employed at a factory manufacturing chemicals for the rubber industry, with special reference to the chemicals 2-mercaptobenzothiazole(MBT), aniline,

phenyl–beta–naphthylamine and o–toluidine. Occup Environ Med. 2000; 57: 106–15.

[28] Sorahan T. Bladder cancer risks in workers manufacturing chemicals for the rubber industry. Occup Med(Lond). 2008; 58: 496–501.

[29] IARC. Ionizing radiation, part 1: x–and gamma(γ)–radiation, and neutrons. Monographs on the evaluation of carcinogenic risks to humans, vol. 75. Lyon: IARC; 2000.

[30] IARC. monographs on the evaluation of carcinogenic risks to humans. Vol. 100D. A review of human carcinogens. Part D. Radiation. Lyon: IARC; 2012.

[31] Preston DL, Ron E, Tokuoka S, et al. Solid cancer incidence in atomic bomb survivors: 1958–1998. Radiat Res. 2007; 168: 1–64.

[32] Stasik MJ. Carcinomas of the urinary bladder in a 4–chloro–o–toluidine cohort. Int Arch Occup Environ Health. 1988; 60: 21–4.

[33] Popp W, Schmieding W, Speck M, et al. Incidence of bladder cancer in a cohort of workers exposed to 4–chloro–o–toluidine while synthesising chlordimeform. Br J Ind Med. 1992; 49: 529–31.

[34] Boffetta P, Burstyn I, Partanen T, et al. Cancer mortality among European asphalt workers: an international epidemiological study. I. Results of the analysis based on job titles. Am J Ind Med. 2003; 43: 18–27.

[35] Burstyn I, Kromhout H, Johansen C, et al. Bladder cancer incidence and exposure to polycyclic aromatic hydrocarbons among asphalt pavers. Occup Environ Med. 2007; 64: 520–6.

[36] IARC. Dry cleaning, some chlorinated solvents and other industrial chemicals. Monographs on the evaluation of carcinogenic risks to humans, vol. 63. Lyon: IARC; 1995.

[37] Blair A, Petralia SA, Stewart PA. Extended mortality follow–up of a cohort of dry cleaners. Ann Epidemiol. 2003; 13: 50–6.

[38] Calvert GM, Ruder AM, Petersen MR. Mortality and endstage renal disease incidence among dry cleaning workers. Occup Environ Med. 2011; 68: 709–16.

[39] Pukkala E, Martinsen JI, Lynge E, Gunnarsdottir HK, Sparén P, Tryggvadottir L, Weiderpass E, Kjaerheim K. Occupation and cancer—followup of 15 million people in five Nordic countries. Acta Oncol. 2009; 48(5): 646–790.

[40] Silverman DT, Levin LI, Hoover RN. Occupational risks of bladder cancer in the United States: II Nonwhite men. J Natl Cancer Inst. 1989; 81: 1480–3.

[41] Kogevinas M, 't Mannetje A, Cordier S, Ranft U, González CA, Vineis P, Chang–Claude J, Lynge E, Wahrendorf J, Tzonou A, Jöckel KH, Serra C, Porru S, Hours M, Greiser E, Boffetta P. Occupation and bladder cancer among men in Western Europe. Cancer Causes Control. 2003; 14: 907–14.

[42] Vlaanderen J, Straif K, Ruder A, Blair A, Hansen J, Lynge E, Charbotel B, Loomis D, Kauppinen T, Kyyronen P, Pukkala E, Weiderpass E, Guha N. Tetrachloroethylene exposure and bladder cancer risk: a meta–analysis of dry–cleaning–worker studies. Environ Health Perspect. 2014; 122(7): 661–6.

[43] IARC. Diesel and gasoline engine exhausts and some nitroarenes. Monographs on the evaluation of carcinogenic risks to humans, vol.105. Lyon: IARC; 2014.

[44] Attfield MD, Schleiff PL, Lubin JH, Blair A, Stewart PA, Vermeulen R, Coble JB, Silverman DT. The diesel exhaust in miners study: a cohort mortality study with emphasis on lung cancer. J Natl Cancer Inst. 2012; 104: 869–83.

[45] Latifovic L, Villeneuve PJ, Parent MÉ, Johnson KC, Kachuri L, Canadian Cancer Registries Epidemiology Group, Harris SA. Bladder cancer and occupational exposure to diesel and gasoline engine emissions among Canadian men. Cancer Med. 2015; 4(12): 1948–62.

[46] Hadkhale K, Martinsen JI, Weiderpass E, Kjaerheim K, Lynge E, Sparen P, Tryggvadottir L, Pukkala E. Occupation and risk of bladder cancer in nordic countries. J Occup Environ Med. 2016; 58(8): e301–7.

[47] Mannetje A, Kogevinas M, Chang–Claude J, Cordier S, Gónzalez CA, Hours M, et al. Occupation and bladder cancer in European women. Cancer Causes Control. 1999; 10: 209–17.

[48] IARC. Printing processes and printing inks, carbon black and some nitro compounds. Monographs on the evaluation of carcinogenic risks to humans, vol. 65. Lyon: International Agency for Research on Cancer; 1996.

[49] Evanoff BA, Gustavsson P, Hogstedt C. Mortality and incidence of cancer in a cohort of Swedish chimney sweeps: an extended follow up study. Br J Ind Med. 1993; 50(5): 450–9.

[50] IARC. Trichloroethylene, tetrachloroethylene and some other chlorinated agents. Monographs on the evaluation of carcinogenic risks to humans, vol. 106. Lyon: IARC; 2014.

[51] Lynge E, Andersen A, Rylander L, et al. Cancer in persons working in dry cleaning in the Nordic countries. Environ Health Perspect. 2006; 114: 213–9.

[52] IARC. Some industrial chemicals. Monographs on the evaluation of carcinogenic risks to humans, vol. 115. Lyon: IARC; 2018.

[53] Sorahan T. Cancer risks in chemical production workers exposed to 2–mercaptobenzothiazole. Occup Environ Med. 2009; 66(4): 269–73.

[54] Collins JJ, Strauss ME, Riordan SG. Mortalities of workers at the Nitro plant with exposure to

2-mercaptobenzothialzole. Occup Environ Med. 1999; 56(10): 667–71.

[55] IARC. Some flame retardants and textile chemicals, and exposures in the textile manufacturing industry. Monographs on the evaluation of carcinogenic risks to humans, vol. 48. Lyon: IARC; 1990.

[56] Serra C, Kogevinas M, Silverman DT, Turuguet D, Tardon A, Garcia-Closas R, Carrato A, Castaño-Vinyals G, Fernandez F, Stewart P, Benavides FG, Gonzalez S, Serra A, Rothman N, Malats N, Dosemeci M. Work in the textile industry in Spain and bladder cancer. Occup Environ Med. 2008; 65: 552–9.

[57] Wernli KJ, Ray RM, Gao DL, Thomas DB, Checkoway H. Cancer among women textile workers in Shanghai, China: overall incidence patterns, 1989–1998. Am J Ind Med. 2003; 44(6): 595–9.

[58] Vineis P, Pirastu R. Aromatic amines and cancer. Cancer Causes Control. 1997; 8: 346–55.

[59] Case RA, Hosker ME, McDonald DB, Pearson JT. Tumours of the urinary bladder in workmen engaged in the manufacture and use of certain dyestuff intermediates in the British chemical industry. Part I. The role of aniline, benzidine, alpha-naphthylamine, and beta-naphthylamine. 1954. Br J Ind Med. 1993; 50: 389–411.

[60] Decarli A, Peto J, Piolatto G, La Vecchia C. Bladder cancer mortality of workers exposed to aromatic amines: analysis of models of carcinogenesis. Br J Cancer. 1985; 51: 707–12.

[61] Meigs JW, Marrett LD, Ulrich FU, Flannery JT. Bladder tumor incidence among workers exposed to benzidine: a thirty-year follow-up. J Natl Cancer Inst. 1986; 76: 1–8.

[62] Schulte PA, Knut R, Hemstreet GP, Altekruse EB, Gullen WH, Tillett S, Allsbrook WC, Crosby JH, Witherington R, Stringer W, Brubaker MM. Risk factors for bladder cancer in a cohort exposed to aromatic amines. Cancer. 1986; 58: 2156–62.

[63] Risch HA, Burch JD, Miller AB, Hill GB, Steele R, Howe GR. Occupational factors and the incidence of cancer of the bladder in Canada. Br J Ind Med. 1988; 45(6): 361–7.

[64] Sorahan T, Sole G. Coarse fishing and urothelial cancer: a regional case-control study. Br J Cancer. 1990; 62: 138–41.

[65] Checkoway H, Smith AH, McMichael AJ, Jones FS, Monson RR, Tyroler HA. A case-control study of bladder cancer in the United States rubber and tyre industry. Br J Ind Med. 1981; 38(3): 240–6.

[66] Delzell E, Monson R. Mortality among rubber workers. III. Cause-specific mortality, 1940–1978. J Occup Med. 1981; 23: 677–84.

[67] Taeger D, Weiland SK, Sun Y, Keil U, Straif K. Cancer and non-cancer mortality in a cohort of recent entrants(1981–2000)to the German rubber industry. Occup Environ Med. 2007; 64(8): 560–1.

[68] Boniol M, Koechlin A, Świątkowska B, Sorahan T, Wellmann J, Taeger D, Jakobsson K, Pira E, Boffetta P, La Vecchia C, Pizot C, Boyle P. Cancer mortality in cohorts of workers in the European rubber manufacturing industry first employed since 1975. Ann Oncol. 2016; 27(5): 933–41.

[69] Siemiatycki J, Dewar R, Nadon L, Gerin M. Occupational risk factors for bladder cancer: results from a case-control study in Montreal, Quebec, Canada. Am J Epidemiol. 1994; 140: 1061–80.

[70] Maltseva A, Serra C, Kogevinas M. Cancer risk among workers of a secondary aluminium smelter. Occup Med(Lond). 2016; 66(5): 412–4.

[71] Partanen T, Boffetta P. Cancer risk in asphalt workers and roofers: review and meta-analysis of epidemiologic studies. Am J Ind Med. 1994; 26(6): 721–40.

[72] Boffetta P, Jourenkova N, Gustavsson P. Cancer risk from occupational and environmental exposure to polycyclic aromatic hydro-carbons. Cancer Causes Control. 1997; 8: 444–72.

[73] Rota M, Bosetti C, Boccia S, Boffetta P, La Vecchia C. Occupational exposures to polycyclic aromatic hydrocarbons and respiratory and urinary tract cancers: an updated systematic review and a meta-analysis to 2014. Arch Toxicol. 2014; 88(8): 1479–90.

[74] Claude J, Kunze E, Frentzel-Beyme R, Paczkowski K, Schneider J, Schubert H. Life-style and occupational risk factors in cancer of the lower urinary tract. Am J Epidemiol. 1986; 124: 578–89.

[75] Jensen OM, Wahrendorf J, Knudsen JB, Sorensen BL. The Copenhagen case-referent study on bladder cancer. Risks among drivers, painters and certain other occupations. Int J Cancer. 1987; 13: 129–34.

[76] Schifflers E, Jamart J, Renard V. Tobacco and occupation as risk factors in bladder cancer: a case-control study in southern Belgium. Int J Cancer. 1987; 39: 287–92.

[77] Steineck G, Plato N, Gerhardsson M, Norell SE, Hogstedt C. Increased risk of urothelial cancer in Stockholm during 1985–87 after exposure to benzene and exhausts. Int J Cancer. 1990; 45(6): 1012–7.

[78] Bonassi S, Merlo F, Pearce N, Puntoni R. Bladder cancer and occupational exposure to polycyclic aromatic hydrocarbons. Int J Cancer. 1989; 44(4): 648–51.

[79] Clavel J, Mandereau L, Limasset JC, Hemon D, Cordier S. Occupational exposure to polycyclic aromatic hydrocarbons and the risk of bladder cancer: a French case-control study.

Int J Epidemiol. 1994; 23: 1145–53.

[80] Band PR, Le ND, MacArthur AC, Fang R, Gallagher RP. Identification of occupational cancer risks in British Columbia: a population–based case–control study of 1129 cases of bladder cancer. J Occup Environ Med. 2005; 47(8): 854–8.

[81] Kellen E, Zeegers M, Paulussen A, Vlietinck R, Vlem EV, Veulemans H, Buntinx F. Does occupational exposure to PAHs, diesel and aromatic amines interact with smoking and metabolic genetic polymorphisms to increase the risk on bladder cancer? The Belgian case control study on bladder cancer risk. Cancer Lett. 2007; 245(1–2): 51–60.

[82] Siemiatycki J, Gerin M, Stewart P, Nadon L, Dewar R, Richardson L. Associations between several sites of cancer and ten types of exhaust and combustion products. Results from a case–referent study in Montreal. Scand J Work Environ Health. 1988; 14(2): 79–90.

[83] La Vecchia C, Tavani A. Epidemiological evidence on hair dyes and the risk of cancer in humans. Eur J Cancer Prev. 1995; 4: 31–43.

[84] Hadkhale K, MacLeod J, Demers PA, Martinsen JI, Weiderpass E, Kjaerheim K, Lynge E, Sparen P, Tryggvadottir L, Anne Harris M, Tjepkema M, Peters PA, Pukkala E. Occupational variation in incidence of bladder cancer: a comparison of population–representative cohorts from Nordic countries and Canada. BMJ Open. 2017; 7(8): e016538.

[85] Samanic CM, Kogevinas M, Silverman DT, Tardón A, Serra C, Malats N, Real FX, Carrato A, García–Closas R, Sala M, Lloreta J, Rothman N, Dosemeci M. Occupation and bladder cancer in a hospital–based case–control study in Spain. Occup Environ Med. 2008; 65: 347–53.

[86] Cartwright R. Occupational bladder cancer and cigarette smoking in West Yorkshire. Scand J Work Environ Health. 1982; 8(Suppl 1): 79–82.

[87] Cordier S, Clavel J, Limasset JC, Boccon–Gibod L, Moua NLE, Mandereau L, et al. Occupational risks of bladder cancer in France: a multicentric case–control study. Int J Epidemiol. 1993; 22: 403–11.

[88] González CA, López–Abente G, Errezola M, Escolar A, Riboli E, Izarzugaza I, Nebot M. Occupation and bladder cancer in Spain: a multi–centre case–control study. Int J Epidemiol. 1989; 18(3): 569–77.

[89] Vineis P, Magnani C. Occupation and bladder cancer in males: a case–control study. Int J Cancer. 1985; 35: 599–606.

[90] Kabat GC, Dieck GS, Wynder EL. Bladder cancer in nonsmokers. Cancer. 1986; 57(2): 362–7.

[91] Morrison AS, Ahlbom A, Verhoek WG, Aoki K, Leck I, Ohno Y, Obata K. Occupation and bladder cancer in Boston, USA, Manchester, UK, and Nagoya, Japan. J Epidemiol Community Health. 1985; 39: 294–300.

[92] Silverman DT, Levin L, Hoover RN. Occupational risks of bladder cancer among white women in the United States. Am J Epidemiol. 1990; 132: 453–61.

[93] Colt JS, Karagas MR, Schwenn M, Baris D, Johnson A, Stewart P, Verrill C, Moore LE, Lubin J, Ward MH, Samanic C, Rothman N, Cantor KP, Beane Freeman LE, Schned A, Cherala S, Silverman DT. Occupation and bladder cancer in a population–based case–control study in Northern New England. Occup Environ Med. 2011; 68(4): 239–49.

[94] Porru S, Aulenti V, Donato F, Boffetta P, Fazioli R, CoscianiCunico S, et al. Bladder cancer and occupation: a case–control study in northern Italy. Occup Environ Med. 1996; 53: 6–10.

[95] La Vecchia C, Negri E, D'Avanzo B, Franceschi S. Occupation and the risk of bladder cancer. Int J Epidemiol. 1990; 19: 264–8.

[96] Colt JS, Friesen MC, Stewart PA, Donguk P, Johnson A, Schwenn M, Karagas MR, Armenti K, Waddell R, Verrill C, Ward MH, Freeman LE, Moore LE, Koutros S, Baris D, Silverman DT. A case–control study of occupational exposure to metalworking fluids and bladder cancer risk among men. Occup Environ Med. 2014; 71(10): 667–74.

[97] Colin R, Grzebyk M, Wild P, Hédelin G, Bourgkard È. Bladder cancer and occupational exposure to metalworking fluid mist: a counter–matched case–control study in French steel–producing factories. Occup Environ Med. 2018; 75(5): 328–36.

[98] Hadkhale K, Martinsen JI, Weiderpass E, Kjaerheim K, Sparen P, Tryggvadottir L, Lynge E, Pukkala E. Occupational exposure to solvents and bladder cancer: a population–based case control study in Nordic countries. Int J Cancer. 2017; 140(8): 1736–46.

[99] Steenland K, Zhao L, Winquist A. A cohort incidence study of workers exposed to perfluorooctanoic acid(PFOA). Occup Environ Med. 2015; 72(5): 373–80.

[100] Allen EM, Alexander BH, MacLehose RF, Nelson HH, Ramachandran G, Mandel JH. Cancer incidence among Minnesota taconite mining industry workers. Ann Epidemiol. 2015; 25(11): 811–5.

[101] McElvenny DM, Miller BG, MacCalman LA, Sleeuwenhoek A, van Tongeren M, Shepherd K, Darnton AJ, Cherrie JW. Mortality of a cohort of workers in Great Britain with blood lead measure–ments. Occup Environ Med. 2015; 72(9): 625–32.

[102] Steenland K, Barry V, Anttila A, Sallmén M, McElvenny D, Todd AC, Straif K. A cohort mortality study of lead–

exposed workers in the USA, Finland and the UK. Occup Environ Med. 2017; 74(11): 785-91.

[103] Reulen RC, Kellen E, Buntinx F, Brinkman M, Zeegers MP. A meta-analysis on the association between bladder cancer and occupation. Scand J Urol Nephrol Suppl. 2008; 218: 64-78.

[104] Koutros S, Silverman DT, Alavanja MC, Andreotti G, Lerro CC, Heltshe S, Lynch CF, Sandler DP, Blair A, Beane Freeman LE. Occupational exposure to pesticides and bladder cancer risk. Int J Epidemiol. 2016; 45(3): 792-805.

[105] Leveque-Morlais N, Tual S, Clin B, Adjemian A, Baldi I, Lebailly P. The AGRIculture and CANcer(AGRICAN) cohort study: enrollment and causes of death for the 2005-2009period. Int Arch Occup Environ Health. 2015; 88(1): 61-73.

[106] Boulanger M, Tual S, Lemarchand C, Guizard AV, Velten M, Marcotullio E, Baldi I, Clin B, Lebailly P. Agricultural exposure and risk of bladder cancer in the AGRIculture and CANcer cohort. Int Arch Occup Environ Health. 2017; 90(2): 169-78. https: //doi. org/10.1007/s00420-016-1182-y. Epub 2016 Nov 4. PubMed PMID: 27815726.

[107] Amr S, Dawson R, Saleh DA, Magder LS, Mikhail NN, St George DM, Squibb K, Khaled H, Loffredo CA. Agricultural workers and urinary bladder cancer risk in Egypt. Arch Environ Occup Health. 2014; 69(1): 3-10.

[108] Jackson SS, St George DM, Loffredo CA, Amr S. Nonoccupational exposure to agricultural work and risk of urinary bladder cancer among Egyptian women. Arch Environ Occup Health. 2017; 72(3): 166-72.

[109] Barbone F, Franceschi S, Talamini R, Bidoli E, La Vecchia C. Occupation and bladder cancer in Pordenone(North-East Italy): a case-control study. Int J Epidemiol. 1994; 23: 58-65.

[110] Mannetje A, Pearce N. Bladder cancer risk in sales workers: artefact or cause for concern? Am J Ind Med. 2006; 49(3): 175-86.

[111] Anton-Culver H, Lee-Feldstein A, Taylor TH. Occupation and bladder cancer risk. Am J Epidemiol. 1992; 136(1): 89-94.

[112] Maffi L, Vineis P. Occupation and bladder cancer in females. Med Lav. 1986; 77(5): 511-4.

[113] Piper JM, Matanoski GM, Tonascia J. Bladder cancer in young women. Am J Epidemiol. 1986; 123: 1033-42.

[114] Swanson GM, Burns PB. Cancer incidence among women in the workplace: a study of the association between occupation and industry and 11cancer sites. J Occup Environ Med. 1995; 37: 282-7.

[115] Simpson J, Roman E, Law G, Pannett B. Women's occupation and cancer: preliminary analysis of cancer registrations in England and Wales, 1971-1990. Am J Ind Med. 1999; 36: 172-85.

[116] Cole P, Hoover R, Friedell GH. Occupational and cancer of the lower urinary tract. Cancer. 1972; 29: 1250-60.

[117] Doll R, Peto R. The causes of cancer: quantitative estimates of avoidable risks of cancer in the United States today. J Natl Cancer Inst. 1981; 66: 1191-308.

[118] Vineis P, Simonato L. Proportion of lung and bladder cancers in males resulting from occupation: a systematic approach. Arch Environ Health. 1991; 46: 6-15.

[119] Silverman DT, Levin LI, Hoover RN, Hartge P. Occupational risks of bladder cancer in the United States: I. White men. J Natl Cancer Inst. 1989; 81(19): 1472-80.

[120] Brown T, Slack R, Rushton L, British Occupational Cancer Burden Study Group. Occupational cancer in Britain. Urinary tract cancers: bladder and kidney. Br J Cancer. 2012; 107(Suppl 1): S76-84.

[121] Labrèche F, Duguay P, Boucher A, Arcand R. But other than mesothelioma? An estimate of the proportion of work-related cancers in Quebec. Curr Oncol. 2016; 23(2): e144-9.

[122] Pearce N, Matos E, Vainio H, Boffetta P, Kogevinas M, editors. Occupational cancer in developing countries. IARC Scientific Publications No 129. Lyon: IARC; 1994. p. 63-95.

[123] Silverman DT, Koutros S, Figueroa JD, Prokunina-Olsson L, Rothman N. Bladder cancer. In: Thun MJ, Linet MS, Cerhan JR, Haiman C, Schottenfeld D, editors. Schottenfeld and Fraumeni: cancer epidemiology and prevention. 4th ed. New York: Oxford Press; 2018. p. 977-96.

[124] Kogevinas M, Figueroa J, Garcia-Closas M, Mucci L. Chapter 22: Urinary bladder cancer. In: Adami HO, Hunter D, Lagiou P, Mucci L, editors. Textbook of cancer epidemiology. 3rd ed. New York: Oxford University Press; 2018.

[125] IARC. Pathology and genetics of tumors of the urinary system and male genital organs. In: Epstein JI, Eble JN, Sesterhenn I, Sauter G, editors. World health organization classification of tumors, vol. 7. Lyon: IARC Press; 2004. p. 93.

[126] Kauppinen T, Toikkanen J, Pedersen D, Young R, Ahrens W, Boffetta P, Hansen J, Kromhout H, Maqueda J, Mirabelli D, de la Orden V, Pannett B, Plato N, Savela A, Vincent R, Kogevinas M. Occupational exposure to carcinogens in the European Union. Occup Environ Med. 2000; 57: 10-8.

[127] Cogliano VJ, Baan R, Straif K, Grosse Y, Lauby-Secretan B, El Ghissassi F, Bouvard V, Benbrahim-Tallaa L, Guha N, Freeman C, Galichet L, Wild CP. Preventable exposures associated with human cancers. J Natl Cancer Inst. 2011; 103(24): 1827-39.

[128] Schoenberg JB, Stemhagen A, Mogielnicki AP, Altman R, Abe T, Mason TJ. Case-control study of bladder cancer in New Jersey. I. Occupational exposures in white males. J Natl Cancer Inst. 1984; 72(5): 973-81.

[129] Kiemeney LA, Schoenberg M. Familial transitional cell carcinoma. J Urol. 1996; 156(3): 867-72.

[130] Pina K, Hemminki K. Familial bladder cancer in the national Swedish family cancer database. J Urol. 2001; 166: 2129-33.

[131] Gabbani G, Hou SM, Nardini B, Marchioro M, Lambert B, Clonfero E. GSTM1and NAT2genotypes and urinary mutagens in coke oven workers. Carcinogenesis. 1996; 17(8): 1677-81.

[132] Probst-Hensch NM, Bell DA, Watson MA, Skipper PL, Tannenbaum SR, Chan KK, et al. N-acetyltransferase 2 phenotype but not NAT1*10 genotype affects aminobiphenyl-hemoglobin adduct levels. Cancer Epidemiol Biomark Prev. 2000; 9: 619-23.

[133] Vineis P, Bartsch H, Caporaso N, Harrington AM, Kadlubar FF, Landi MT, et al. Genetically based N-acetyltransferase metabolic polymorphism and low-level environmental exposure to carcino-gens. Nature. 1994; 369: 154-6.

[134] Marcus PM, Hayes RB, Vineis P, Garcia-Closas M, Caporaso N, Autrup H, et al. N-acetyltransferase 2 acetylation status, and bladder cancer risk: a case-series meta-analysis of a gene-environment interaction. Cancer Epidemiol Biomark Prev. 2000; 9: 461-7.

[135] Vineis P, Marinelli D, Autrup H, Brockmoller J, Cascorbi I, Daly AK, et al. Current smoking, occupation, N-acetyltransferase-2 and bladder cancer: a pooled analysis of genotype-based studies. Cancer Epidemiol Biomark Prev. 2001; 10(12): 1249-52.

[136] Rothman N, Garcia-Closas M, Chatterjee N, Malats N, Wu X, Figueroa JD, et al. A multi-stage genome-wide association study of bladder cancer identifies multiple susceptibility loci. Nat Genet. 2010; 42(11): 978-84.

[137] Figueroa JD, Koutros S, Colt JS, Kogevinas M, Garcia-Closas M, Real FX, et al. Modification of occupational exposures on bladder cancer risk by common genetic polymorphisms. J Natl Cancer Inst. 2015; 107(11): djv223.

第 29 章
中枢神经系统恶性肿瘤

Anssi Auvinen，Diana Withrow，Preetha ajaraman，
Hannu Haapasalo，and Peter D. Inskip

分类

　　脑癌是一种高度异质性的肿瘤，在 ICD-O-3 中仅胶质瘤下就有 37 个条目，在 WHO 分类中则有 54 个神经上皮肿瘤编码[1]。脑癌的分类基于组织病理学，即显微镜下的形态学外观，与假定的细胞起源类型有关（图 29.1），但也越来越多地与肿瘤的遗传改变有关[1]。脑恶性肿瘤主要发生于神经上皮组织，主要是神经胶质细胞及其前体细胞。神经胶质细胞包括星形胶质细胞和少突胶质细胞，占脑细胞的 85%。然而，诊断条目的多样性涉及大量相对罕见的肿瘤类型，星形胶质细胞肿瘤至少占所有原发性脑癌的 2/3，在成年人中，星形胶质细胞肿瘤占比更高。其他主要类型的胶质瘤包括少突神经胶质瘤和室管膜瘤。目前，所有浸润性胶质瘤，无论是星形胶质细胞还是少突神经胶质细胞，都可归类为弥漫性胶质瘤。由于本书关注的是职业因素，儿童脑瘤在此不作详细介绍。中枢神经系统（CNS）恶性肿瘤也可发生于淋巴系统（如淋巴瘤，占肿瘤的 2%～5%）和结缔组织（如肉瘤，罕见）。

　　星形细胞瘤占所有胶质瘤的 3/4。它们包括弥漫性星形细胞瘤（WHO Ⅱ 级，约占所有星形细胞瘤的 5%）、间变性星形细胞瘤（WHO Ⅲ 级，占所有星形细胞瘤的 10%）和胶质母细胞瘤（WHO Ⅳ 级，又称多形性胶质母细胞瘤，占星形细胞瘤的 60%）。弥漫性和间变性肿瘤有向更恶性的表型进展的倾向。肿瘤内的遗传畸变（突变和染色体变化）的数量随着分级的增加而增加，其变化范围广、组合复杂。弥漫性浸润性 Ⅱ～Ⅳ 级星形细胞瘤可细分为异柠檬酸脱氢酶（IDH）突变型和 IDH 野生型

A. Auvinen（✉）
Faculty of Social Sciences, Tampere University,
Tampere, Finland

STUK—Radiation and Nuclear Safety Authority, Environmental
Surveillance, Helsinki, Finland
e-mail:anssi.auvinen@tuni.fi

D. Withrow · P. Rajaraman
Division of Cancer Epidemiology and Genetics, Maryland and
Department of Health and Human Services, U.S. National Cancer
Institute, Office of Global Affairs, Bethesda, MD, USA
e-mail:diana.withrow@nih.gov; rajaramanp@state.gov

H. Haapasalo
Faculty of Medicine and Health Technology, Tampere University,
Tampere, Finland

Fimlab Laboratories, Department of Pathology, Tampere, Finland
e-mail:hannu.haapasalo@fimlab.fi

P. D. Inskip
Division of Cancer Epidemiology and Genetics, National Cancer
Institute, Rockville, MD, USA

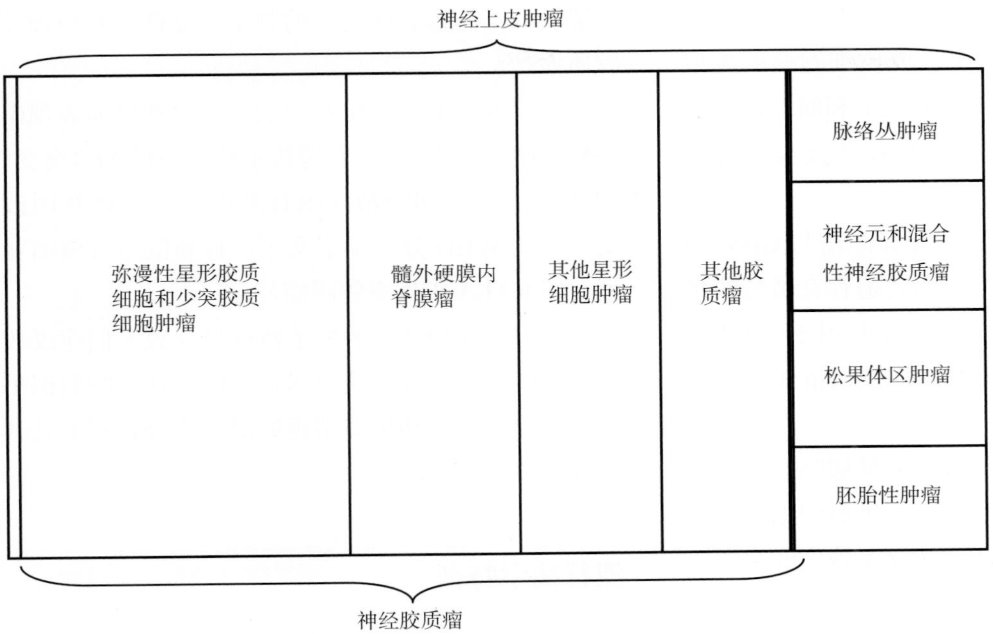

图 29.1 恶性脑肿瘤的形态学分类示意图

注：方框的大小并不代表肿瘤类型的占比

肿瘤[2]。其他常见的突变包括抑癌基因 TP53、伴 α 地中海贫血 X 连锁智力低下综合征（ATRX 综合征）和端粒酶逆转录酶（TERT）启动子区。此外，MGMT 启动子区域的甲基化也经常发生。

定义分级的关键特征是细胞间变性（以核异型性评估）、增殖能力（以有丝分裂活性表示），以及新生血管和坏死（后两个特征定义为胶质母细胞瘤）。形态学上，Ⅱ级肿瘤表现为异型性，而Ⅲ级肿瘤也表现出有丝分裂活性增加，Ⅳ级肿瘤的标志是血管增生和 / 或坏死[3]。也许最明显的区别是Ⅰ级和Ⅱ级星形细胞瘤，它们被认为是不同的病变。其他神经上皮性肿瘤，即少突胶质细胞瘤和室管膜瘤也可分为Ⅱ级和Ⅲ级（间变性肿瘤），室管膜瘤也有一些Ⅰ级肿瘤类型（室管膜下瘤和黏液乳头型室管膜瘤）。Ⅰ～Ⅱ级有时被称为低级别肿瘤，而Ⅲ～Ⅳ级被称为高级别癌症。

发病机制

推测星形细胞肿瘤起源的细胞类型是胶质细胞，但目前尚不能确定胶质瘤发生的主要途径是成熟细胞的去分化还是干细胞或祖细胞的转化[4]。在

单个肿瘤中，可以发现各种细胞特征的异质性，包括混合分化模式。胶质瘤中出现不同的基因改变，因此，脑癌的基因特征在胶质瘤的诊断中变得越来越重要，补充了经典的形态学诊断标准。对于星形细胞瘤，基因和分子水平改变的多样性随着肿瘤级别的增加而增加（表 29.1）。

表 29.1 中枢神经系统肿瘤分类中最重要的基因异常概要（WHO 2016）

肿瘤形态学类型	定义基因改变
星形细胞瘤，包括胶质母细胞瘤	IDH1/2 突变体 / 野生型
少突胶质细胞瘤	1p/19q 共缺失；IDH 突变体
室管膜瘤	C11orf 95-RELA 融合阳性 / 阴性
髓母细胞瘤	WNT 激活；SHH 激活；TP53 突变体 / 野生型

IDH：异柠檬酸脱氢酶，WNT：无翼相关整合位点，SHH：音猬因子

涉及参与丝裂原激活蛋白激酶（maPK）通路的 *BRAF* 基因的变化主要发生在低级别胶质瘤中。胶质瘤发生的其他早期事件包括异柠檬酸脱氢酶（*IDH1*）和 *p53* 突变，以及血小板衍生生长因子

（*PDGF*）过表达[5, 6]。除了 *IDH* 突变外，染色体 1p 缺失或 1p/19q 共缺失是少突胶质细胞瘤的典型特征[1]。弥漫性星形细胞瘤（Ⅱ级）和间变性星形细胞瘤（Ⅲ级）中的 *IDH1* 和 *IDH2* 突变与生存率提高相关。

间变性星形细胞瘤的遗传变异图谱与 GBM 相似，但频率较低，如间变性肿瘤普遍存在磷酸酶张力蛋白同源物（*PTEN*）突变、表皮生长因子（*EGFR*）异常以及 *p16/CDKN2A*（细胞周期蛋白依赖性激酶抑制因子）丢失或下调[5]。

多种分子和染色体异常是胶质母细胞瘤的典型表现。区分胶质母细胞瘤和间变性星形细胞瘤的特征包括 *IDH* 突变，包括 *p16* 和 *PTEN* 缺失或突变，以及 *EGFR* 扩增[1, 3]。

原发性胶质母细胞瘤是新生的，而不太常见的继发性胶质母细胞瘤发生在低级别的星形细胞瘤之前，并通过逐渐去分化发展而来[5]。这两种肿瘤类型与部分不同的遗传机制有关。表皮生长因子受体（*EGFR*）突变、过表达或扩增在原发性胶质母细胞瘤中很常见，*PDGFR* 扩增对 *GMB* 也具有重要意义[1, 4, 6]。两者都是生长因子的表面受体，参与 ras 和 Akt 介导的信号通路控制细胞增殖，这些信号通路与细胞周期蛋白依赖性激酶 CDKN2 相连[4]。另一个相关事件是 *MDM2/MDM4*（*mdm²* 癌基因）扩增[6]。EGFR 的正常功能是将 EGF 和 TGF 信号从膜传导到细胞，激活酪氨酸激酶、促进细胞增殖、减少细胞凋亡。MDM2 编码一种与 p53 相互作用的转录因子，大约 1/10 的胶质母细胞瘤中发生 *MDM2* 扩增或过表达[5]。1/3 的 GBM 病例中会发现 *PTEN* 突变（或 10q 缺失），但在低级别胶质瘤中很少见[6]。甲基鸟嘌呤甲基转移酶（MGMT）启动子甲基化在胶质母细胞瘤和其他胶质瘤中均可发现，它可用于评估对烷化剂化疗的敏感性。在染色体改变方面，10 号染色体杂合性缺失在胶质母细胞瘤中很常见[3]。

在少突胶质细胞瘤中，*IDH* 突变和 1p/19q 的联合 LOH 具有诊断意义[1]。1p/19q 共缺失也很重要，因为它预示了良好的治疗反应和生存[5]。另一方面，

少突胶质细胞瘤 p53 突变的频率明显低于其他神经胶质瘤。

室管膜瘤中不存在 *IDH* 突变。这些肿瘤表现出多种细胞遗传学畸变，其遗传学特征包括 *NF2* 突变、*YAP1* 融合基因和 *RELA* 融合基因。后一种基因改变在新的 WHO 分类中定义了一种新的室管膜瘤亚型，即 RALA 阳性室管膜瘤[7]。

更加详细和独特的分子特征也导致人们建议放弃少突胶质细胞肿瘤这一术语，因为这类肿瘤似乎是少突胶质细胞和星型细胞的混合成分，而不是其本身的细胞类型[1]。

流行病学特征

脑癌和其他中枢神经系统癌症占所有原发癌症（不包括皮肤癌）的 1.8%，2012 年全球共有 25.6 万例，在最常见癌症中排名第 17 位[8]。男性的年龄标准化发病率估计为 3.9/10 万，女性为 3.0/10 万。据报告，较发达国家的年龄标准化发病率男性为 5.9/10 万，女性为 4.4/10 万，而欠发达人口的相应发病率为 3.3/10 万和 2.7/10 万[9]。在全球癌症负担项目中，据估计，脑癌和中枢神经系统癌症导致伤残调整寿命年（DALYs），男性为 84/10 万、女性为 69/10 万[10]。

年龄标准化中使用的参考总体对不同来源的发病率估计值有很大影响。例如，在广泛使用的标准人群中，0 ～ 19 岁年龄组的加权系数从 < 20% 到 > 30% 不等，75 岁以上年龄组的加权系数从 2% 到 8% 不等，世界人口代表最年轻的年龄结构。SEER 以美国 2000 年标准人口为参考，报告的脑癌发病率比使用世界标准人口显示的发病率高出近 1/4。

评估发病率的质量取决于覆盖范围和调查的完整性、组织学诊断的可用性、转移瘤的排除和重复计数的程度（未能消除重复记录）。神经系统肿瘤的分类在不同登记册中大相径庭，这使得以一致的方式汇编信息具有挑战性。诊断分类的修订也要求提供具有一致定义和可比较分类的发病率数据。

首先，尽管脑肿瘤约占中枢神经系统肿瘤的90%，但脑肿瘤并不总是与其他中枢神经系统或神经系统肿瘤分开报道。尽管脊髓和视神经胶质瘤也会发生，但95%以上的病例是脑胶质瘤。

其次，良性肿瘤有时也包括在内。GloboCan[8]和《五大洲癌症发病率》[11]数据库仅涵盖了恶性脑肿瘤和神经系统肿瘤，而SEER和NordCan则同时包括恶性和良性脑肿瘤。如今美国中央脑肿瘤登记处（CBTRUS）汇编了SEER和NPCR项目中癌症登记处的恶性和良性脑肿瘤的详细信息，覆盖美国所有州[12]。

另一个需要考虑的因素是经显微镜验证的诊断比例，因为其他部位癌症（特别是乳腺癌和肺癌）的脑转移比原发性脑癌更常见。最后，特定组织学类型与未指明的胶质瘤或星形细胞瘤的病例比例影响了肿瘤亚型的发病率[13]。同样，更全面的肿瘤部位报告也会干扰特定部位划分的趋势[14]。

星形细胞瘤以男性为主，男女比为1.2～1.5，少突胶质细胞瘤的性别比例略低，室管膜瘤的性别差异不大[12, 15, 16]。在美国的SEER数据库中，白人的发病率要高于其他人种，黑人和亚洲人的发病率低30%～50%[17]。西班牙裔白人的发病率也低于非西班牙裔。

胶质母细胞瘤是迄今为止在成人中最常见的恶性脑肿瘤。胶质母细胞瘤的年龄标准化发病率在男性中为3～5/10万，在女性中为2～3/10万[12, 13, 16, 18-20]（图29.2）。间变性星形细胞瘤占所有胶质瘤的10%，弥漫性星形细胞瘤的比例略少。据报道，少突胶质细胞瘤的发病率约为0.3～0.4/10万，而室管膜瘤的发病率略低[12, 13, 16, 18, 19]。

成人胶质瘤主要发生在大脑的幕上部分，最常见于前部和皮质区[12]。额叶是最常见的位置，在调整了额叶之间的体积差异后也是如此[14, 21]。

成人中所有脑瘤的年龄特异性发病率随年龄的增长单调增加，但约75岁以后发病率趋于平缓或下降，这可能反映了年龄较大时诊断不足，而不是发病率的真正降低[15]。星形细胞瘤的谱系随年龄的增长而变化，低分化肿瘤的比例增加[20]。例如，弥漫性星形细胞瘤的确诊年龄往往比间变性星形细胞瘤早5年（确诊时的中位年龄为48岁 vs 53岁），

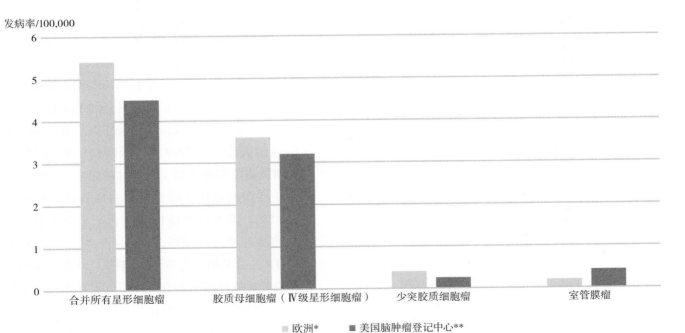

*来自Crocetti 2012，粗率，**来自Ostrom 2016，按年龄调整2000年美国人口。

图29.2　欧美主要脑肿瘤的发病率

而胶质母细胞瘤的确诊年龄又比间变性星形细胞瘤晚 10 年（中位年龄 64 岁）[12]。星形细胞瘤的年龄梯度比室管膜瘤和少突胶质细胞瘤的年龄梯度更陡峭，因此，星形细胞瘤的比例随着年龄的增长而增加。

据报道，从 20 世纪中叶到 20 世纪 70 年代，脑癌的发病率有所增加，特别是在老年群体中。然而，自 20 世纪 90 年代以来，欧洲和美国的几项研究报道了相对稳定的发病率 [13, 15, 16, 18, 22-25]。随着计算机辅助断层扫描（主要在 20 世纪 70 年代末和 80 年代初）和磁共振成像（80 年代和 90 年代）等诊断技术的发展，早期发病率的增长在多大程度上反映了登记册覆盖率的提高和诊断的准确度尚不清楚。

检测方法的可及性差异也可以解释脑癌发病率的一些地理差异，尽管发达国家之间的人群发病率差异不像其他一些类型的癌症那样显著，特别是在比较欧洲、北美和大洋洲的白种人时。在欧洲和美国，按年龄划分的发病率基本上具有可比性。在 50 岁左右的年龄组中，星形细胞肿瘤的发病率为 6 ～ 7/10 万，60 岁及以上年龄组的发病率增加，但是各种报告的形态学分类并不完全一致 [12, 15, 16, 18]。在亚洲，脑肿瘤发病率较白种人低，例如，印度、日本和韩国的男性发病率约为 3/10 万，女性约为 2/10 万（但中国略高）[11]。在美国，与全国平均发病率相比，各州之间的恶性脑肿瘤发病率最多相差 1.3 倍 [12]。

在全球范围内，2012 年脑及神经系统癌症的死亡率大约为 2.5/10 万（男性 3.0/10 万，女性 2.1/10 万），每年有 17.4 万人因脑和神经系统癌症死亡 [8]。这些数据表明，脑癌是导致癌症死亡的第 13 大常见原因。从国际癌症统计数据汇编可以看出，脑癌死亡率没有大幅增加 [11]。死亡率与发病率之比为 0.7 ～ 0.8，表明病死率较高。

成人脑肿瘤的生存率因组织学类型、分子遗传学特征和患者的年龄而异。一般来说，星形细胞瘤的预后较其他类似级别的胶质瘤差。胶质母细胞瘤的中位生存期仅为 1 年或更短，间变性（Ⅲ级）星形细胞瘤的中位生存期为 2 ～ 3 年，弥漫性（Ⅱ级）星形细胞瘤的中位生存期为 4 ～ 8 年 [22, 26-29]。胶质母细胞瘤的 5 年相对生存率（与同龄、同性别的患者相比）接近 5%，间变性星形细胞瘤为 30%，弥漫性星形细胞瘤为 50% [12, 30]。在低级别胶质瘤和间变性星形细胞瘤中，IDH 突变患者的中位生存期是野生型肿瘤的 2 倍 [31]。在少突胶质细胞瘤中，欧洲报道的 5 年相对生存率显著低于美国（40% vs 50% ～ 80%）[12, 30]。无 1p/19q 共缺失的患者中位生存期为 2 ～ 5 年，而具有这个良好预后指标的患者中位生存期高达 10 年以上 [32, 33]。在成人的主要胶质瘤类型中，室管膜瘤的预后最好，中位生存期约为 10 年，美国的 5 年相对生存率为 84%、欧洲为 40% ～ 70%，室管膜的 5 年相对生存率取决于年龄 [12, 30, 34, 35]。与少突胶质细胞瘤或室管膜瘤相比，星形细胞瘤的生存率随年龄的降低更为显著。

成人脑癌的非职业风险因素

成人脑癌的病因几乎没有确凿证据。已知的决定因素是遗传因素和高剂量的电离辐射，但它们只占所有病例的一小部分。

胶质瘤患者的一级亲属罹患神经胶质瘤的风险是常人的 2 倍 [36-40]。许多罕见的遗传综合征，包括结节性硬化症、遗传性非息肉病性结直肠癌综合征（涉及 DNA 错配修复基因突变的 Lynch 综合征和 Turcot 综合征）、Li-Fraumeni 综合征（p53 基因的遗传突变）以及神经纤维瘤病 1 型或 2 型，都会增加患星形细胞瘤（以及其他癌症）的风险。然而，已知的遗传性综合征仅占所有成人脑癌的 1% ～ 5%，因为这些遗传性综合征十分罕见（最常见的是神经纤维瘤病，在成人脑癌的发生率为 1/3000）。全基因组关联研究表明，20 多个基因多态性与胶质瘤风险增加有关，尽管大多数仅显示出小到中等的效应量，比值比为 1.2 ～ 1.4 [41-43]。它们涉及 EGFR、TERT、RTEL 等基因。这些基因只能解释胶质瘤估计遗传率的一小部分 [44]。

一些关于过敏性疾病和胶质瘤关系的研

究一致表明，哮喘和湿疹相关的风险降低了20%～50%[40, 45-53]。荟萃分析已经证实了哮喘、过敏和湿疹的保护作用[54, 55]。此外，特应性体质的其他标志物，如血清 IgE 水平和抗组胺药物的使用也与风险降低相关[46, 48, 56-62]，这被推测为免疫学因素的结果，可能涉及免疫监测的增加和抗肿瘤防御机制的改善。一项针对少突胶质细胞瘤的研究显示了与胶质瘤类似的结果：与过敏有关的风险降低，而有脑肿瘤家族史的风险增加[40]。

在几项研究中，水痘和水痘带状疱疹病毒抗体的病史也与恶性脑肿瘤风险降低有关。

在动物模型中，N- 亚硝基化合物与脑癌有关。对人类而言，暴露模式相当复杂，从饮食和烟酒中摄入，其形成、代谢和消除受到几种遗传和生理因素的调节。一项荟萃分析没有发现食用腌制肉类的一致证据，而腌制肉类是 N- 亚硝基化合物的重要膳食来源[68]。同时对吸烟和饮酒也进行了一些研究，但结果并不一致[69-71]。一项对 17 项研究的荟萃分析显示，曾经吸烟者的合并 RR 为 1.1[72]。至于营养因素，比如饮用咖啡、茶或腌肉、鱼类没有显示出一致的结果，但一些研究表明补充维生素具有保护作用[73, 74]，这可能与 N- 亚硝基化合物假说有关，因为一些抗氧化维生素（C 和 E）会减少此类化合物的形成。

职业性风险因素

暴露评估

一些大型研究使用职业名称作为暴露指标，在某些情况下只获得单一职业信息，例如从死亡证明中获得的职业。将职业粗略分类可能会缺乏敏感性和特异性（例如电气职业、将与农场相关的职业作为农药暴露的替代指标）。即使对职业名称进行详细分类，可能也无法充分地对人们暴露于特定物质的情况进行分类。从人口普查数据中可以获得更详细和全面的职业史，但评估有关物质的暴露强度、频率和暴露时间的充分信息主要从个人访谈中获得，访谈内容包括工作内容、地点和工作过程的信息。然而，自我报告的暴露数据应该在单独的验证研究中进行评估，以评估错误分类和偏倚的程度。在恶性脑肿瘤中，疾病的快速进展以及回忆和认知能力的潜在退化，对病例对照研究中暴露数据的回顾性收集构成了额外的挑战[75]。

工作暴露模型提供了一些比职业名称更精确的信息，尽管可获得的信息水平在很大程度上取决于对模型的输入，即把工作内容、设备和设施与所使用的类别联系起来的详细程度。一个关键特征是职业群体内暴露的同质性，因为一个规模较小而高度暴露的亚群体很难有意义地置于更广泛的分层。例如，工作暴露模型可以准确地反映制造工厂内的暴露情况，但如果将工作暴露模型应用于全国性的研究中，则可能对一个职业名称没什么影响。直接测量相关时间段的暴露可作为暴露分类的金标准，但只在前瞻性队列研究中才能实现。

由于脑癌的罕见性，很少有研究能够解决脑癌特定亚型的病因问题，特别是胶质瘤以外的其他亚型。实际上，所有研究的结果都与星形细胞肿瘤有关，尤其是胶质母细胞瘤。在 20 世纪 90 年代之前的研究中，脑癌很少与其他中枢神经系统肿瘤区别开来。

职业和工业部门

一些工作场所（农场、医院和一些化工行业）都报告了脑癌聚集性，但一般的调查不能确定是何种物质导致脑癌的过量发生。

探索性分析已经提示了一些职业和工业部门的可疑危险因素。然而，各研究结果的一致性很低，这增加了由于多重比较而产生假阳性结果的可能性（一些研究比较了多达 100 个职业）。

在几项研究表明从事农业风险增加后，农民和农业工人的脑癌风险受到了关注，特别是对农药施用者的早期队列研究[76]。在 20 世纪 90 年代中期之前，至少报道了 12 项研究，但总体结果模棱两可。对截至 20 世纪 90 年代中期进行的约 30 项研究进行的荟萃分析显示，根据纳入标准，合并率比为

$1.0 \sim 1.3$[77, 78]。农业健康研究的结果没有显示脑及神经系统癌症过高的发病率或死亡率[79-81]。

一个相关的职业群体包括参与农药制造或喷洒的工人（施药者）。然而，对这一人群的流行病学研究是基于相对较少的暴露病例，其结果也不一致[82-85]。农场动物接触与脑癌风险增加无关[86-89]。

其他针对特定假设的研究表明，石油和纸浆行业的风险会增加[90-92]，但结果并不一致。20 世纪 80 年代，10 多项研究对石油化工行业工人患脑癌的风险进行了评估，但这些研究未能提供一致的证据。一项荟萃分析汇总了石油工业不同部门共 35 万名工人的队列研究，结果显示，总体 SMR 为 1.01（95%CI：$0.93 \sim 1.09$）[93]。一项针对 6 万名纸浆和造纸业工人的国际合作队列研究并没有表明脑癌的死亡率增加[94]。

在几项研究中，也报告了医疗保健工作者（主要是医生）的风险增加[90, 95-101]。尽管没有确定具体的致癌物质，但改进的诊断方法不太可能解释恶性肿瘤的发现。另请参见下面的甲醛。

一些研究评估了与橡胶行业相关的脑癌风险，包括接触粉尘、烟雾、溶剂以及其他致癌物（如芳香胺）[95, 102-104]。1982 年，IARC 得出结论，橡胶行业对脑肿瘤的相关性证据不够充分，在最新的评估中，脑癌不属于与橡胶工业相关的肿瘤[105]。一项涵盖了 90 项研究的综述也得出结论，橡胶行业是否与脑癌有关的结果各不一致[106]。

一些研究报道了金属行业的风险升高，但这些研究结果主要是在大型探索性研究中获得的[90, 98, 107, 108]。

具体物质

电离辐射

电离辐射是指具有足够能量的粒子或波，可以从原子或分子中移除电子，从而产生电荷（例如伽马射线和 X 射线）。与化学制剂和病毒制剂不同，电离辐射不受血脑屏障和其他细胞和组织边界的影响，也不受特定细胞受体存在与否的影响。人类暴露于电离辐射的环境多种多样，包括分次高剂量暴露（如接受癌症放射治疗的患者）、中高剂量暴露（如日本原子弹爆炸幸存者）；长期低剂量暴露（如辐射工人）和分次低剂量暴露（如诊断性医疗检查中的 X 射线）。目前，广大民众受到的电离辐射的主要来源是自然辐射（如住宅氡）、医疗手术和诊断化验（如计算机断层扫描）。暴露于高于平均水平电离辐射的职业包括航空公司机组人员、医生和医疗技术人员、铀矿工人、核工作人员和实验室研究人员。职业暴露往往是低剂量和分次高剂量暴露。与这些职业类型暴露相关的风险程度，特别是对于像脑癌这样的罕见疾病，在流行病学研究中难以估计。

当生物组织吸收的能量直接或间接地与关键靶原子相互作用时，就会发生电离辐射的生物损害。当辐射穿过组织时，能量沿着轨道沉积，导致沿轨道的电离，并在末端发生聚集。当辐射本身引起关键靶的电离时，就会发生直接作用。然而，大多数损害是由间接作用引起的，即辐射与细胞中的其他原子或分子（如水）相互作用，产生活性自由基，从而打破化学键并损害关键靶。这会引发一系列的生物事件，最终导致癌症或其他疾病的发生[109]。

2000 年，国际癌症研究署（IARC）将电离辐射列为 1 类致癌物[110]。值得注意的是，这一结论主要是基于对儿童时期医疗和环境暴露的研究，而不是基于职业或成人的暴露研究。

IARC 在 2000 年发表专著时，作者报告说，所有的职业研究都缺乏令人信服的证据表明大脑及中枢神经系统癌症的风险与辐射相关[110-113]。从那时起，又开展了一些职业队列研究。尽管有一些迹象表明，在执行或指导荧光引导手术的放射技师中，脑癌死亡率有所增加[114]，但同一队列中，对脑部职业剂量的全队列分析表明，辐射与恶性肿瘤死亡率无关[115]。其他独立研究和综述也表明，在包括核工人、航空机组人员和医生/医疗技术人员在内的众多职业中，职业性辐射暴露与脑癌风险之间没有关联[116-120]（表 29.2）。这些结果也表明职业性辐射暴露和脑癌风险之间的关联无效。

表 29.2　职业性暴露电离辐射与脑癌的队列研究

参考文献、地区、研究名称	队列描述	暴露评估	暴露类别	病例数 / 死亡例数	相对风险（95%CI）[a]	调整潜在混杂因素	备注
Pukkala 等[121]；5 个北欧国家	10 032 名男性飞行员	职业		病例数 18	SIR 0.84（0.50～1.33）		
Cardis 等（2007）[111]；15 个国家	407 391 名核工业工人	基于个人剂量计的剂量检测史	累积剂量（mSv） ＜5 5～10 10～20 20～50 50～100 100～150 150～200 200～299	死亡例数 153 19 25 25 5 5 3 0	O/E 1.01 0.83 1.09 1.17 0.51 1.52 2.00 0.00	性别、年龄、日历周期、SES	根据论文中的数据计算 O/E，基于内部比较人口的预期数量，ERR/Sv ＜ 0
Muirhead 等（2009）[112]；英国；1965—2001	174 541 名辐射工人，随访期 1965—2001 年	辐射剂量记录	终身剂量（mSv） ＜10 10～20 20～50 50～100 100～200 200～400 400+	病例数 199 48 45 21 14 7 3	O/E 1.01 1.19 0.96 0.84 0.90 0.80 0.69	年龄、性别、日历周期、行业分类、首位雇主	根据论文中的数据计算 O/E，ERR/Sv = 0.21，95%CI：-1.49～0.69
Rahu 等[122]；爱沙尼亚、拉脱维亚和立陶宛；1986—2007	17 040 名切尔诺贝利事件清理工人	外照射剂量记录	记录剂量（cGy） ＜5.0 5.0～9.9 ≥10.0	病例数 6 6 10	发病构成比 1.32（0.48～2.86） 0.99（0.36～2.16） 1.10（0.53～2.03）	年龄组别、日历周期、国家	
Hammer 等[116]；10 个国家；1989—1999	93 771 名商业航空公司机组人员	职业	职业 / 性别 飞行员 / 男 乘务人员 / 男 乘务人员 / 女	死亡例数 59 16 29	SMR 1.14（0.83～1.54） 1.25（0.64～2.18） 0.95（0.59～1.46）	性别、年龄、日历周期、	
Sokolnikov 等（2015）[117]；俄罗斯：1948—2008	25 757 名核工业工人	估计或记录胸章计量计测量值		病例数 66		性别、年龄、吸烟	ERR/Gy ＜ 0

续表

参考文献、地区、研究名称	队列描述	暴露评估	暴露类别	病例数/死亡例数	相对风险（95%CI）[a]	调整潜在混杂因素	备注
Berrington de Gonzalez 等 [118]；美国；1979—2008	43 763 名放射科医生	职业		死亡例数 52	0.76（0.55 ～ 1.06）	年龄、出生年份、医学院校毕业年份	与 64 990 名精神科医生对比
Kitahara 等 [115, 119]；美国；1982—2012	110 297 名放射科技师	胸章计量计测量值和工作史		死亡例数 193		性别、退休年龄	ERR/Gy：0.1，95%CI：< −0.3 ～ 1.5
Linet 等 [120]；美国；1979—2008	45 634 名可能进行荧光引导手术的内科医生	职业		死亡例数 54	0.74（0.53 ～ 1.03）	退休年龄、出生年份、医学院校毕业年份	分析仅限于 41 486 名男性内科医生
Richardson 等（2018）[113]；法国、英国、美国；1944—2005	308 297 名核工人	以个人全身受照射的年剂量估算靶器官剂量		死亡例数 594	超额相对风险/Gy −0.92（< −0.92 ～ 8.76）	退休年龄、国家、性别、出生年份、社会经济地位、工作年限、中子暴露	提供 95% 置信区间

[a] 研究中使用的效用测量方式（比率、风险比、比值比或标准化发病率比）

　　长期以来，一些罕见遗传性疾病（如共济失调症）患者的数据支持了个体对辐射敏感性的变异性概念。因此，人们越来越关注将辐射危险特征描述扩展到传统的流行病学方法评估之外，以纳入对个体间易感性差异的生物学评估。然而，对基因 – 辐射相互作用的实证研究迄今尚未产生令人信服的证据 [123]。随着描述生物效应的工具的改进，继续监测易感亚群中风险增加的可能性将非常重要。

非电离辐射

　　非电离辐射比电离辐射的能量低，包括手机产生的射频场和极低频率范围的电磁场（EMF）。

　　虽然没有明确的职业风险，但使用手机和脑癌之间的关系已得到广泛的研究。2011 年，使用手机与脑肿瘤关系的流行病学证据表明，高频使用手机的人患胶质瘤和前庭神经鞘瘤的风险增加，基于此，IARC 专著项目将射频电磁场归为 2B 类致癌物，即"可能"致癌物。自该专著发表以来，各项研究结果不一。两项病例对照研究报道了自我报告的手机使用与胶质瘤风险之间的关联 [125, 126]，但丹麦和英国的大型队列研究没有得出相同的研究结果 [127, 128]。在两项队列研究中，均未发现手机使用与恶性脑癌风险之间的关联或剂量 – 反应关系。在队列研究（表 29.3）和病例对照研究（表 29.4）中，都评估了与职业性暴露于 RF-EMF 有关的可能风险。队列研究的结果始终呈阴性，病例对照研究提示有脑癌增加的风险，但总体上没有一致或令人信服的证据。

表 29.3　职业性射频辐射暴露与脑癌的队列研究

参考文献、地区、研究名称	队列描述	暴露评估	暴露类别	病例数/死亡例数	相对风险（95%CI）[a]	调整潜在混杂因素	备注
Groves 等[129]；美国军人随访 1955—1994	40 581 名在朝鲜战争中可能接触到高强度雷达的海军退伍军人；仅限男性	海军人员的共识决定	雷达潜在暴露 低暴露 高暴露	死亡例数 51 37	1.01（0.77～1.33） 0.71（0.51～0.98）	入组年龄、退休年龄、毕业年份、出生年份、随访时间	该研究提供了与长期风险相关的信息
Morgan 等[130]；美国 1976—1996	摩托罗拉公司的 195 775 名员工，包括参与设计、制造和测试无线通信设备的人员；包括男性和女性	专家意见和工作暴露模型，将 9724 个职位分类为 4 个 RF 暴露组中的 1 个	正常暴露 高暴露 中暴露 低暴露 无暴露 累积暴露量≥中位数 累积暴露量<中位数 无暴露	死亡例数 3 3 7 38 10 7 34	1.07（0.32～2.66） 1.18（0.36～2.92） 0.92（0.50～1.80） 1.00 0.91（0.41～1.86） 0.97（0.37～2.16） 1.00	年龄、性别、种族、雇佣期	44% 的女性从事 RF 暴露或无射频暴露的工作 队列相对年轻（2/3 出生于 1905 年或 1905 年以后）

[a] 研究中使用的效用测量方式（比率、风险比、比值比或标准化发病率比）

表 29.4　射频辐射与脑癌的病例对照研究

参考文献、研究地区、研究周期	病例组描述	对照组描述	暴露评估	暴露类别	相对风险（95%CI）[a]	对潜在混杂因素的调整	备注
Berg 等[131]；德国 2000—2003	366 例胶质瘤病例，年龄 30～69 岁，来自 4 个神经外科诊所	1494 名基于人群的对照，从当地人口登记处获取；匹配性别、年龄和居住中心	个人访谈，访谈内容包括与 RF 相关职业活动的详细问题	可能暴露 无暴露 不可能暴露 可能高暴露 高暴露持续时间 非高暴露<10 年 非高暴露≥10 年	1.00 0.86（0.45～1.52） 0.75（0.40～1.40） 1.17（0.66～2.08） 1.00 1.07（0.44～2.57） 1.31（0.61～2.80）	性别、年龄、居住中心	

续表

参考文献、研究地区、研究周期	病例组描述	对照组描述	暴露评估	暴露类别	相对风险（95%CI）[a]	对潜在混杂因素的调整	备注
Grayson[132]；美国1970—1989	230例脑癌病例（ICD191），来自至少服役一年的美国空军人员；从出院记录中获取有关信息；年龄从≤24岁到≤55岁不等；仅男性	从空军人员记录中随机选择920名对照；匹配出生年份和种族	职位–时间暴露模型	累积暴露评分 0 2～48 49～127 128～235 236～610	1.00 1.26（0.71～2.24） 1.50（0.90～2.52） 1.26（0.71～2.22） 1.51（0.90～2.51）		在约88万名美国空军中开展的巢式病例对照研究
Karipidis等[133]；墨尔本，澳大利亚；1987—1991年	414例经组织学确诊的胶质瘤病例，通过对14家医院的医疗记录进行筛查确定	421名人群对照	个人访谈+工业卫生学家对工作历史的审查	总暴露的三分位数（W/m²） 未暴露 1 2 3	1.00 0.57（0.16～1.96） 1.80（0.53～6.13） 0.89（0.28～2.81）	年龄、性别、教育	
Baldi[134]；法国；1999—2001	从法国吉伦特省人口中抽取的221例脑癌病例	来自当地选民名册的397名对照	职务名称–时间暴露模型	曾经暴露（vs从未暴露）	1.50（0.48～4.70）	匹配年龄、性别、居住地。控制了教育程度、家庭植物养植、职业暴露>1次的情况	

[a] 研究中使用的效用测量方式（比率、风险比、比值比或标准化发病率比）

有可能高度暴露于磁场中的职业群体包括电子、电气和电力设施工人。早期对电气工人的研究报告称，与普通人群相比，这类人群患脑癌的风险将增加[135-138]。这些研究因缺乏关于个人层面暴露于EMF的信息，并且没有完全考虑其他可能的风险因素（如焊接烟雾和溶剂）而遭到质疑。最近进行了包括运输工人和焊工在内的队列研究，并在研究中使用了工作暴露模型和累积暴露测量方法，但并没有发现显著的相关性[133, 139-142]。然而，瑞典的一项队列研究报告了女性职业性EMF暴露之间的潜在关联，但在男性中没有类似的关联，两项病例对照研究（其中一项侧重于职业性暴露[143]）报告了在特定的暴露类别（≥3.0mG的平均剂量和脑胶

质瘤风险）[144]和潜伏期（诊断前1～4年）内脑癌风险增加[145]。在其他不相关结果中的这些结论表明，由于多重检验的结果，可能会出现I类错误，但仍值得进一步探讨。据假设，职业性EMF暴露作为化学风险暴露（如无机铅）的效应修饰因子，可能会影响脑癌风险，但这一假设尚未得到深入探讨或最终证实[146]（表29.5和29.6）。

化学制剂

农药。迄今为止，研究最广泛的职业性化学暴露也许是农药。由于缺乏或没有充分的人类数据，IARC对大多数农药致癌性的评估已将其归类为证据不充分。一项对近7万名接触苯氧基除草剂的工

人进行的国际研究发现，脑癌死亡率没有增加[151]。此外，一些间接暴露指标（在处理/喷洒农药后不清洗或更换衣服）与胶质瘤风险相关，但这可能是由于回忆偏倚导致的结果[89]。然而，在大量的研究中，针对特定类别或制剂有关的研究假设进一步完善，证据的平衡似乎与风险增加相悖（表29.7）。

表 29.5 职业暴露于极低频辐射与脑癌的队列研究

参考文献、研究地区、研究名称	队列描述	暴露评估	暴露类别	病例数/死亡例数	相对风险（95%CI）[a]	调整潜在混杂因素	备注
Savitz 和 Loomis[147]；美国，1950—1986	1950—1986年间雇佣的138 905名电力公司工人；生命状态调查至1988年	工作史与工作班次磁场测量之间的联系	总暴露（微特斯拉-年） 0至<0.6 0.6至<1.2 1.2至<2.0 2.0至<4.3 ≥4.3	死亡例数 41 34 26 27 16	1.00 1.61（0.99～2.63） 1.47（0.84～2.56） 1.65（0.92～2.95） 2.29（1.15～4.56）	年龄、日历周期、种族、社会阶层、工作状态(活跃/不活跃)、多氯联苯和溶剂暴露	
Theriault 等[148]；加拿大和法国；1970—1989	223 292名电力工人；观察期为1970—1989年，工作年限中位数：23.7～27.0年	将工作史与所从事的每项工作的暴露估计值相结合	暴露在磁场中的年限数（≥中位暴露） 0～5 0～20 ≥20	病例数 42 43 14 44	1.18（0.63～2.21） 1.87（0.93～3.75） 1.05（0.20～5.38） 1.95（0.98～3.86）	出生年份、SES、电离辐射、潜在的化学混杂因素（由IARC确定）	巢式病例对照设计，匹配出生年份
Håkansson 等（2002）[143]，瑞典；1985—1994	在电阻焊接行业工作的537 692名男性和180 529名女性	人口普查中的职业与工作风险模型相关联	以微特斯拉为单位的平均工作日暴露 男性 低（<0.164） 中（0.164～0.250） 高（0.250～0.530） 极高（>0.530） 女性 低（<0.164） 中(0.164～0.250) 高（0.250～0.530） 极高（>0.530）	病例数 105 256 90 47 51 76 40 9	1.00（ref） 0.90（0.7～1.1） 1.2（0.9～1.6） 0.8（0.5～1.1） 1.00（Ref） 1.2（0.8～1.7） 1.6（1.0～2.4） 1.9（0.9～3.9）	年龄、社会经济地位	包括所有的中枢神经系统癌症。论文还按级别对星形细胞瘤进行了分类

续表

参考文献、研究地区、研究名称	队列描述	暴露评估	暴露类别	病例数/死亡例数	相对风险（95%CI）[a]	调整潜在混杂因素	备注
Röösli 等[139]；瑞士；1972—2002	20 141 名铁路工人人工	利用工作年限和工作类型估计的累积暴露量	累积暴露量（微特斯拉-年）每10微特斯拉-年增加的风险比	死亡例数 38	0.94（0.88～1.01）	日历周期、入组年龄	
Koeman 等[142]；荷兰；1986—2003	一项基于人群队列研究中的 120 852 名成员	将工作史与所从事的每项工作的暴露估计值相结合	暴露水平 男性 背景 低 高 女性 背景 低 高	病例数 74 69 17 40 40 0	1.00 1.01（0.72～1.42） 1.45（0.83～2.52） 1.00 0.92（0.60～1.43） N/A	无	

[a] 研究中使用的效用测量方式（比率、风险比、比值比或标准化发病率比）

表 29.6　职业暴露于极低频辐射与脑癌的病例对照研究

参考文献、研究地区和研究周期	病例描述	对照描述	暴露评估	暴露类别	相对风险（95%CI）[a]	调整潜在混杂因素	备注
Rodvall 等[149]；瑞典；1987—1990	84 例新诊断、经组织学确诊的颅内胶质瘤	155 例人群对照。匹配出生年月和教区	电气职业类型专家意见、工作暴露模型	估计日剂量（微特斯拉） < 0.2 0.2～0.4 > 0.40 > 0.40（> 5 年）	1.0（Ref） 1.1（0.4～2.7） 1.9（0.8～5.0） 1.8（0.7～5.11）	年龄，人口密度，社会阶层，自我报告的职业暴露于溶剂和塑胶材料	
Villeneuve 等[150]；加拿大；1994—1997	通过省级癌症登记处确认的且经组织学确诊的 543 例脑癌病例；仅男性	543 例人群对照，匹配年龄	邮件问卷调查与专家评审相结合	平均暴露量（微特斯拉） < 0.3 0.3 至< 0.6 ≥ 0.6	1.00 0.89（0.57～1.37） 1.72（0.80～3.66）	年龄，职业暴露于电离辐射和氯乙烯	
Coble 等（2009）[144]；美国；1994—1998	通过三家医院登记的 489 例经组织学确诊的胶质瘤病例；年龄 18～90 岁	799 例基于医院的对照，频数匹配年龄、性别、种族/民族、居住地与医院的距离	面对面访谈结合工作暴露模型和工业卫生学家对工作史的审查	终身平均暴露量（mG） ≤ 1.5 1.5 至< 3 ≥ 3.0	1.0 1.0（0.8～1.3） 0.9（0.6～1.3）	性别、年龄和医院未包括受教育程度或人种/种族等混杂因素	调查问卷包括详细具体的工作模块

续表

参考文献、研究地区和研究周期	病例描述	对照描述	暴露评估	暴露类别	相对风险（95%CI）[a]	调整潜在混杂因素	备注
Karipidis 等 [140]；澳大利亚墨尔本；1987—1991	414 例经组织学确诊的胶质瘤病例，通过筛选 14 家医院的医疗记录确定	421 例人群对照	个人访谈＋工业卫生学家对工作史的审查	总暴露量的三分位数 未暴露 1 2 3	1.00 0.75 （0.33～1.71） 0.93 （0.42～2.07） 1.07 （0.47～2.41）	年龄、性别、教育	研究还分别考虑了高级别和低级别胶质瘤，并比较了不同的暴露评估方法
Turner 等 [145] 7 个国家；2000—2004	从各大治疗中心招募的 1939 例胶质瘤病例	5404 例人群对照，频数或个体匹配性别、年龄、国家内研究中心	工作史调查表结合工作暴露模型	累积暴露（微特斯拉） ＜2.11 2.11～3.40 3.40～5.00 5.00～7.50 ＞7.50	1.00 1.00 （0.85～1.18） 0.93 （0.78～1.11） 1.07 （0.88～1.31） 0.80 （0.63～1.00）	年龄、性别、国家、地区、教育程度	研究还包括脑膜瘤（无关联）。发现与诊断前 1～4 年的暴露有显著的正相关

[a] 研究中使用的效用测量方式（比率、风险比、比值比或标准化发病率比）

表 29.7　农药与脑癌的主要研究综述

参考文献；研究概要	研究类型和研究对象	暴露评估	主要结果	调整因素
Kogevinas[151]；对 12 个国家的 36 个队列进行综合分析	队列研究；21 863 名参与生产或喷洒苯氧类除草剂或氯酚的工人	个人任务／工作记录、公司暴露问卷和血样／环境测量	对于任何接触苯氧类除草剂或氯苯酚的工人，基于 22 例脑癌死亡病例，SMR 为 0.69（0.43～1.04）；接触受 TCDD 污染的农药的工人，SMR 为 0.63（0.33～1.10）	没有对脑癌死亡率开展多变量分析（仅限于总体癌症）
Ruder[82]，爱荷华州、密歇根州、明尼苏达州、威斯康星州，1995—1997 年	病例对照研究；457 例患胶质瘤的成年男性病例和 648 例基于人群的对照	就暴露于特定的农药进行访谈；47% 的病例由代理人担任信息提供者	曾经使用杀虫剂、除草剂和杀菌剂的 OR 值低于 1，排除代理受访者后 OR 值为 1.1～1.5。所调查的 17 种农药中，任何一种农药的 OR 值都没有显著提高；氨基甲酸酯和二硝基苯胺的最高点估计值为 1.3～1.4	年龄、教育程度、其他农药暴露情况
Lee[83]；内布拉斯加州 1988—1993	病例对照研究；251 例成人胶质瘤病例和 498 例基于人群的对照	电话访谈农场农药暴露史；76% 的病例采用代理面谈	总体而言，使用任何杀虫剂或农药的 OR 值显著增加，有机氯和有机磷杀虫剂以及苯氧西林和三嗪除草剂的 OR 增加了 1 倍。基于自我报告的信息不会增加风险，但代理人面谈会有超额风险	年龄和受访者类型

续表

参考文献；研究概要	研究类型和研究对象	暴露评估	主要结果	调整因素
Carreon[152]；爱荷华州、密歇根州、明尼苏达州、威斯康星州 1995—1997	病例对照研究；341例成年女性胶质瘤病例和528例基于人群的对照	电话访谈农场农药暴露史；43%的病例为代理面谈	曾经使用除草剂、杀菌剂和杀虫剂的OR值1.0～1.2；曾经使用杀虫剂的自我报告暴露OR=1.6（0.9～2.7）；氨基甲酸酯类除草剂OR=3.0（0.9～9.5）；雌激素类农药OR=1.4（0.9～2.2）；排除代理受访者对结果没有实质性影响	年龄、教育程度、农场居住地
Ruder[153]；爱荷华州、密歇根州、明尼苏达州、威斯康星州 1995—1997	病例对照研究；798例成人胶质瘤病例，1175例基于人群的对照	个人面谈，45%的病例为代理面谈	在从事农业的人群中，曾经使用过农业杀虫剂OR=0.75，95%CI 0.59～0.95，除草剂OR=0.89（0.70～1.13），杀菌剂OR=0.89（0.58～1.36）	年龄、性别、州、教育程度
Samanic[84]；凤凰城、波士顿和匹兹堡的医院 1994—1998	病例对照研究；462例成人胶质瘤病例和765例医院对照	就工作史进行个人访谈；工作暴露模型，估计四类农药暴露的概率、频率和强度	与曾经接触杀虫剂或除草剂相关的风险没有显著增加（男性和女性的OR为0.9～1.3）；杀虫剂或除草剂的累积终身暴露没有暴露效应梯度，并且在最高暴露类别中也没有增加风险	年龄、医院和访谈类型
Ruder[154]；爱荷华州、密歇根州、明尼苏达州、威斯康星州 1995—1997	病例对照研究；288例胶质瘤病例和474例对照	关于农场农药暴露的访谈；代理45%的病例	施药后从不洗脸洗手OR=3.0（1.8～5.3），施药后立即换衣服OR=2.8（1.0～7.8）；排除代理受访者后，调查结果较弱且不显著	性别、年龄、教育程度和州
Yiin[85]；爱荷华州、密歇根州、明尼苏达州、威斯康星州 1995—1997	病例对照研究；798例胶质瘤病例和1175例对照	关于农场农药暴露的访谈；代理45%的病例	29%的病例和35%的对照报告在农场使用过农药。使用过杀虫剂的OR为0.97（0.92～1.03），使用过除草剂的OR为0.78（0.59～1.01），使用过杀菌剂的OR为0.8（0.2～3.2）	年龄、性别和教育程度；结果不包括代理受访者单独报告的病例

其他化学暴露。一些研究表明，职业暴露于各种有机溶剂会增加脑癌的风险，主要是有机氯化物或氯化碳氢化物（与几种农药的化学成分有关），但总体而言，研究结果并没有表明农药导致脑癌的风险明显增加[155-160]。

氯乙烯用于塑料工业，氯乙烯由于导致肝脏血管肉瘤的风险增加被归类为人类致癌物。美国的一项大型队列中发现脑癌死亡率增加，但在欧洲的研究没有出现这样的情况[161, 162]。一项汇总五项研究的荟萃分析给出了脑癌死亡的总SMR为1.26（0.98～1.62），这排除了较大的超额风险，但保留了风险略有增加的可能性[163]。

关于职业性铅暴露的流行病学证据未能为脑癌风险增加的假说提供一致的资料支持[161, 164-171]。潜在的超额风险最初是在一项测量血铅浓度的研究中提出的，但该研究只有16例病例[168]。已经提出了可能的基因-环境相互作用，可能改变与铅暴露有关的胶质母细胞瘤的易感性。

丙烯腈被广泛使用（例如，塑料和橡胶工业），并已被证明会在实验动物中引起神经系统肿瘤。几项流行病学研究已经评估了暴露于丙烯腈的工人中脑癌发病率或死亡率。其中规模最大的是一个美国队列研究，超过25 000名受试者，平均随访时间21年[169]，这项研究没有发现暴露于丙烯腈与脑癌死亡率之间的联系。一项包含 12 项研究的荟萃分析和最近对后期研究的总结也证实了不存在超额风险 [170, 171]。

甲醛广泛应用于一些工业，但在农业以及医疗保健和生物医学研究的某些职业中也会出现甲醛暴露。一项对殡葬工作者进行的巢式病例对照研究显示，在防腐过程中接触甲醛会增加患脑癌的风险，但在持续时间或累积甲醛暴露方面没有剂量反应 [172]。一项荟萃分析报告称，暴露于甲醛的工业工人没有出现过量的脑癌，但发现专业人员（主要是病理学家）因脑癌导致的死亡率增加 [173]。

一项大型队列研究 [92] 提出了可能与职业性汞暴露有关的风险，但研究结果仅限于男性，女性没有超额风险。早期较小的研究没有揭示与无机汞的关联。

结论

总而言之，成人脑癌的职业性病因尚未确定。据报道，从事农业和医生的脑癌风险增加。然而，能够解释这种风险增加的具体因素尚未确定。高剂量的电离辐射会增加风险，但在目前的工作场所法规中，剂量的作用尚不清楚，通过高剂量线性外推法预测的效应量非常低。尽管做了大量的工作，但目前还没有一致的证据表明职业暴露于电磁场或农药与脑癌风险有关。大型流行病学研究对特定病原体的暴露进行了详细的评估并且改进了诊断分类，这似乎是增进该领域知识水平的最佳方法。

参考文献

[1] Louis DN, Ohgaki H, Wiestler OD, et al. The WHO classification of tumors of the central nervous system. Lyon: IARC; 2016.

[2] Eckel-Passow JE, Lachance DH, Molinaro AM, et al. Glioma groups based on 1p/19q, IDH and TERT promoter mutations in tumors. N Engl J Med. 2015; 372: 2499-508.

[3] Burger PC, Scheithauer BW. Tumors of the nervous system. Washington, DC: American Registry of Pathology; 2007.

[4] Van Meir EG, Hadjipanayis CG, Norden AD, et al. Exciting new advances in neuro-oncology. CA Cancer J Clin. 2010; 60: 166-93.

[5] Gladson CL, Prayson RA, Liu WM. The pathobiology of glioma tumors. Annu Rev Pathol. 2010; 5: 33-50.

[6] Huse JT, Holland EC. Targeting brain cancer: advances in molecular pathology of malignant glioma and medulloblastoma. Nat Rev Cancer. 2010; 10: 319-31.

[7] Parker M, Mohankumar KM, Punchihewa C, et al. C11orf 95-RELA fusions drive oncogenic NF-kappaB signalling in ependymoma. Nature. 2014; 506: 451-5.

[8] Ferlay J, Soerjomataram I, Ervik M, et al. GLOBOCAN 2012 Cancer incidence and mortality worldwide. Lyon: International Agency for Research on Cancer; 2013. http://globocan.iarc.fr. Accessed 16Aug 2017.

[9] Torre LA, Bray F, Siegel RL, et al. Global cancer statistics 2012. CA Cancer J Clin. 2015; 65: 87-108.

[10] Soerjomataram I, Lortet-Tieulent J, Parkin DM, et al. Global burden of disease in 2008. Lancet. 2012; 380: 1840-50.

[11] Bray F, Colombet M, Mery L, et al., editors. C15. Cancer incidence in five continents, vol. 11. Lyon: International Agency for Research on Cancer; 2017. ci5.iarc.fr.

[12] Ostrom QT, Gittleman H, Farah P, et al. CBTRUS statistical report: Primary brain and central nervous system tumors diagnosed in the United States in 2008-2012. Neuro-Oncology. 2015; 17（Suppl 4）: 1-56.

[13] Ho VKY, Reijneveld JC, Enting RH, et al. Changing incidence and improved survival of gliomas. Eur J Cancer. 2014; 50: 2309-18.

[14] Zada G, Bond AE, Wang YP, et al. Incidence trends in the anatomic location of primary malignant brain tumors in the United States. World Neurosurg. 2012; 77: 518-24.

[15] Kohler BA, Ward E, McCarthy BJ, et al. Annual report to the nation on the status of cancer, 1975-2007, featuring tumors of the brain and other nervous system. J Natl Cancer Inst. 2011; 103: 714-36.

[16] Crocetti E, Trama A, Stiller C, et al. Epidemiology of glial and nonglial brain tumours in Europe. Eur J Cancer. 2012; 48: 1532-42.

[17] National Cancer Institute. SEER Cancer Stat Facts: Brain and Other Nervous System Cancer. Bethesda, MD: National Cancer Institute. http://seer.cancer.gov/statfacts/html/brain.html.

[18] Lönn S, Klaeboe L, Hall P, et al. Incidence trends of adult primary intracerebral tumors in four Nordic countries. Int J Cancer. 2004; 108: 450-5.

[19] Arora RS, Alston RD, Eden TO, et al. Are reported increases in incidence of primary CNS tumours real? Eur J Cancer. 2010; 46: 1607-16.

[20] Dubrow R, Darefsky AS. Demographic variation in incidence of adult glioma by subtype, United States 1992–2007. BMC Cancer. 2011; 11: 325.

[21] Larjavaara S, Mäntylä R, Salminen T, et al. Incidence of gliomas by anatomic location. Neuro–Oncology. 2007; 9: 319–25.

[22] Brodbelt A, Greenberg D, Winters T, et al. Glioblastoma in England: 2007–2011. Eur J Cancer. 2015; 51: 533–42.

[23] Deltour I, Johansen C, Auvinen A, et al. Time trends in brain tumor incidence rates in Denmark, Finland, Norway, and Sweden, 1974–2003. J Natl Cancer Inst. 2009; 101: 1721–4.

[24] Inskip PD, Hoover RN, Devesa SS. Brain cancer incidence trends in relation to cellular telephone use in the United States. Neuro–Oncology. 2010; 12: 1147–51.

[25] De Vocht F, Burstyn I, Cherrie JW. Time trends in brain cancer incidence rates in relation to mobile phone use in England. Bioelectromagnetics. 2011; 32: 334–9.

[26] Scoccianti S, Magrini SM, Ricardi U, et al. Patterns of care and survival in a retrospective analysis of 105patients with glioblastoma multiforme. Neurosurgery. 2010; 67: 446–58.

[27] Schomas DA, Laack NN, Rao RD, et al. Intracranial low-grade gliomas in adults. Neuro–Oncology. 2009; 11: 437–45.

[28] Ohgaki H, Kleihues P. Population–based studies on incidence survival rates and genetic alterations in astrocytic and oligodendroglial gliomas. J Neuropathol Exp Neurol. 2005; 64: 479–89.

[29] Buckner JC. Factors influencing survival in high–grade gliomas. Semin Oncol. 2003; 30 (Suppl 19): 10–4.

[30] Visser O, Ardanaz E, Botta L, et al. Survival of adults with primary malignant brain tumors in Europe. Eur J Cancer. 2015; 51: 2231–41.

[31] van den Bent MJ, Smits M, Kros JM, et al. Diffuse infiltrating oligodendroglioma and astrocytoma. J Clin Oncol. 2017; 35: 2394–401.

[32] Kouwenhoven MC, Gorlia T, Kros JM, et al. Molecular analysis of anaplastic oligodendroglial tumors in a prospective randomized study. Neuro–Oncology. 2009; 11: 737–46.

[33] Parkinson JF, Afabhi V, Payne CA, et al. The impact of molecular and clinical factors on patient outcome in oligodendroglioma. J Clin Neurosci. 2011; 18: 320–33.

[34] Reni M, Brandes AA, Vavassori V, et al. A multicenter study of prognosis and treatment of adult brain ependymal tumors. Cancer. 2004; 10: 1221–9.

[35] Armstrong TS, Vera–Bolanos E, Bekele BN, et al. Adult ependymal tumors. Neuro–Oncology. 2010; 12: 862–70.

[36] Hill DA, Inskip PD, Shapiro WR, et al. Cancer in first-degree relatives and risk of glioma in adults. Cancer Epidemiol Biomark Prev. 2003; 12: 1443–8.

[37] Malmer B, Henriksson R, Grönberg H. Familial brain tumours— genetics or environment? A nationwide cohort study of cancer risk in spouses and first–degree relatives of brain tumour patients. Int J Cancer. 2003; 106: 260–3.

[38] Hemminki K, Tretli S, Sundqvist J, et al. Familial risks in nervous–system tumours: a histology–specific analysis from Sweden and Norway. Lancet Oncol. 2009; 10: 481–8.

[39] Scheurer ME, Etzel CJ, Liu M, et al. Familial aggregation of glioma: a pooled analysis. Am J Epidemiol. 2010; 172: 1099–107.

[40] McCarthy BJ, Rankin KM, Aldape K, et al. Risk factors for oligodendroglial tumors. Neuro–Oncology. 2011; 13: 242–50.

[41] Rajaraman P, Melin BS, Wang Z, et al. Genome–wide association study of glioma and meta–analysis. Hum Genet. 2012; 131: 1877–88.

[42] Kinnersley B, Laboussiere M, Holroyd A, et al. Genome-wide association study identifies multiple susceptibility loci for glioma. Nat Commun. 2015a; 6: 8559.

[43] Melin BS, Barnholtz–Sloan JS, Wrensch MR, et al. Genome–wide association study of glioma subtypes identifies specific differences in genetic susceptibility to glioblastoma and non–glioblastoma tumors. Nat Genet. 2017; 49: 789–94.

[44] Kinnersley B, Mitchell JS, Gousias K, et al. Quantifying the heritability of glioma using genome–wide complex trait analysis. Sci Rep. 2015b; 5: 17267.

[45] Brenner AV, Linet MS, Fine HA, et al. History of allergies and autoimmune diseases and risk of brain tumors in adults. Int J Cancer. 2002; 99: 252–9.

[46] Wiemels JL, Wiecke JK, Patoka J, et al. Reduced immunoglobulin E and allergy among adults with glioma compared with controls. Cancer Res. 2004; 64: 8468–73.

[47] Wigertz A, Lönn S, Schwartzbaum J, et al. Allergic conditions and brain tumor risk. Am J Epidemiol. 2007; 166: 141–50.

[48] Scheurer ME, El–Zein R, Thompson PA, et al. Long–term anti–inflammatory and antihistamine medication use and risk of adult glioma. Cancer Epidemiol Biomark Prev. 2008; 17: 1277–81.

[49] Lachance DH, Yang P, Johnson DR, et al. Associations of high–grade glioma with glioma risk alleles and histories of allergy and smoking. Am J Epidemiol. 2011; 174: 574–81.

[50] Turner M, Krewski D, Armstrong BK, et al. Allergy and brain tumors in the INTERPHONE study. Cancer Causes Control. 2013; 24: 949–60.

[51] Safaeian M, Rajaraman P, Hartge P, et al. Joint effects

between five identified risk variants, allergy and autoimmune conditions on glioma risk. Cancer Causes Control. 2013; 24: 1885–91.

[52] Cahoon EK, Inskip PD, Gridley G, Brenner AV. Immune-related conditions and subsequent brain cancer in a cohort 4.5million U.S. male veterals. Br J Cancer. 2014; 110: 1825–33.

[53] Krishnamachari B, Il'yasova D, Scheurer ME, et al. A pooled multisite analysis of the effects of atopic medical condition in glioma risk in different ethnic groups. Ann Epidemiol. 2015; 25: 270–4.

[54] Linos E, Raine T, Alonso A, et al. Atopy and risk of gliomas. J Natl Cancer Inst. 2007; 99: 1544–50.

[55] Chen C, Xu T, Chen J, et al. Allergy and risk of glioma. Eur J Neurol. 2011; 18: 387–95.

[56] Schlehofer B, Blettner M, Preston-Martin S, et al. Role of medical history in brain tumour development. Int J Cancer. 1999; 82: 155–60.

[57] Scheurer ME, Amirian ES, Davlin SL, et al. Effects of antihistamine use and anti-inflammatory medication use on risks of specific glioma histologies. Int J Cancer. 2011; 129: 2290–6.

[58] Wiemels JL, Wilson D, Patil C, et al. IgE, allergy, and risk of glioma. Int J Cancer. 2009; 125: 680–7.

[59] Calboli FC, Cox DG, Buring JE, et al. Prediagnostic plasma IgE leves and risk of adult glioma in four prospective cohort studies. J Natl Cancer Inst. 2011; 103: 1588–95.

[60] Schlehofer B, Sigmund B, Linseisen J, et al. Primary brain tumors and specific immunoglobulin E: a case-control study nested in the EPIC cohort. Allergy. 2011; 16: 1434–41.

[61] Schwartzbaum J, Seweryn M, Holloman C, et al. Association between prediagnostic allergy-related serum cytokines and glioma. PLoS One. 2015; 10: e0137503.

[62] Amirian ES, Marquez-Do D, Bondy ML, et al. Antihistamine use and immunoglobulin E levels in glioma risk and prognosis. Cancer Epidemiol. 2013; 37: 908–12.

[63] Wrensch M, Lee M, Miike R, et al. Familial and personal medical history of cancer and nervous system conditions among adults with glioma and controls. Am J Epidemiol. 1997; 145: 581–93.

[64] Wrensch M, Weinberg A, Wiencke J, et al. Prevalence of antibodies to four herpes viruses among adults with glioma and controls. Am J Epidemiol. 2001; 154: 161–5.

[65] Wrensch M, Weinberg A, Wiencke J, et al. History of chickenpox and shingles and prevalence of antibodies to varicella zoster virus and three other herpes viruses among adults with glioma and controls. Am J Epidemiol. 2005; 161: 929–38.

[66] Sjöström S, Hjalmars U, Juto P, et al. Human immunoglobulin G levels and associated glioma risk. Cancer Causes Control. 2011; 22: 1259–66.

[67] Amirian ES, Scheurer ME, Zhou R, et al. History of chickenpox in glioma risk. Cancer Med. 2016; 5: 1352–8.

[68] Huncharek M, Kupelnick B, Wheeler L. Dietary cured meat and the risk of adult glioma: a meta-analysis of nine observational studies. J Environ Pathol Toxicol Oncol. 2003; 22: 129–37.

[69] Efird J, Friedman GD, Sidney S, et al. The risk for malignant primary adult-onset glioma in a large, multiethnic, managed-care cohort: cigarette smoking and other lifestyle behaviors. J Neuro-Oncol. 2004; 68: 57–69.

[70] Holick CN, Giovannucci E, Rosner B, et al. Prospective study of cigarette smoking and adult glioma. Neuro-Oncology. 2007; 9: 326–34.

[71] Benson VS, Pirie K, Green J, et al. Lifestyle factors and primary glioma and meningioma tumours in the Million Women Study cohort. Br J Cancer. 2008; 99: 185–90.

[72] Mandelzweig L, Novikov I, Sadetzki S. Smoking and risk of glioma. Cancer Causes Control. 2009; 20: 1927–38.

[73] Holick CN, Smith SG, Giovannucci E, Michaud DS. Coffee, tea, caffeine intake, and risk of adult glioma in three prospective cohort studies. Cancer Epidemiol Biomark Prev. 2010; 19: 39–47.

[74] Michaud DS, Gallo V, Schlehofer B, et al. Coffee and tea intake and risk of brain tumors in the European Prospective Investigation into Cancer and Nutrition(EPIC）cohort study. Am J Clin Nutr. 2010b; 92: 1145–50.

[75] Johansen C, Schüz J, Andreasen AS, et al. Study design may influence results. Br J Cancer. 2017; 116: 841–8.

[76] Blair A, Grauman DJ, Lubin JH, Fraumeni JF Jr. Lung cancer and other causes of death among licensed pesticide applicators. J Natl Cancer Inst. 1983; 71: 31–7.

[77] Acquavella J, lsen G, Cole P, et al. Cancer among farmers: a meta-analysis. Ann Epidemiol. 1998; 8: 64–74.

[78] Khuder SA, Mutgi AB, Schaub EA. Meta-analyses of brain cancer and farming. Am J Ind Med. 1998; 34: 252–60.

[79] Alavanja MCR, Sandler DP, Lynch CF, et al. Cancer incidence in the Agricultural Health Study. Scand J Work Environ Health. 2005; 21（Suppl 1）: 39–45.

[80] Waggoner JK, Kullman GJ, Henneberger PK, et al. Mortality in the Agricultural Health Study, 1993–2007. Am J Epidemiol. 2010; 173: 71–83.

[81] Ruder AM, Waters MA, Carreón T, et al. The Upper Midwest Health Study: industry and occupation of glioma cases and controls. Am J Ind Med. 2012; 55: 747–55.

[82] Ruder AM, Waters MA, Butler MA, et al. Gliomas and farm pesticide exposure in men. Arch Environ Health. 2004; 59:

650-7.

[83] Lee WJ, Colt JS, Heineman EF, et al. Agricultural pesticide use and risk of glioma in Nebraska, United States. Occup Environ Med. 2005; 62: 786-92.

[84] Samanic CM, de Roos AJ, Stewart PA, et al. Occupational exposure to pesticides and risk of adult brain tumors. Am J Epidemiol. 2008; 167: 676-85.

[85] Yiin JH, Ruder AM, Stewart PA, et al. The Upper Midwest health study: a case–control study of pesticide applicators and risk of glioma. Environ Health. 2012; 11: 39.

[86] Reif J, Pierce N, Fraser J. Cancer risks in New Zealand farmers. Int J Epidemiol. 1989; 18: 768-74.

[87] Morrison HI, Semenciw RM, Morison D, et al. Brain cancer and farming in western Canada. Neuroepidemiology. 1992; 11: 267-76.

[88] Ménégoz F, Little L, Colonna M, et al. Contacts with animals and humans as risk factors for adult brain tumors. Eur J Cancer. 2002; 38: 696-704.

[89] Ruder AM, Carreon T, Butler MA, et al. Exposure to farm crops, livestock, and farm tasks and risk of glioma: the Upper Midwest Health Study. Am J Epidemiol. 2009; 169: 1479-91.

[90] McLaughlin JK, Malmer H, Blot WJ, et al. Occupational risks for intracranial gliomas in Sweden. J Natl Cancer Inst. 1987; 78: 253-7.

[91] Andersson E, Nilsson R, Toren K. Gliomas among men employed in the Swedish pulp and paper industry. Scand J Work Environ Health. 2002; 28: 333-40.

[92] Navas-Acién A, Pollán M, Gustavsson P, Plato N. Occupation, exposure to chemicals and risk of gliomas and meningiomas in Sweden. Am J Ind Med. 2002; 42: 214-27.

[93] Wong O, Raabe GK. A critical review of cancer epidemiology in the petroleum industry. Regul Toxicol Pharmacol. 2000; 32: 78-98.

[94] McLean D, Pierce N, Langseth H, et al. Cancer mortality in workers exposed to organochlorine compounds in the pulp and paper industry. Environ Health Perspect. 2006; 114: 1007-12.

[95] Heineman EF, Gao YT, Dosemeci M, et al. Occupational risk factors for brain tumors among women in Shanghai, China. J Occup Environ Med. 1995; 37: 288-93.

[96] Rix BA, Lynge E. Cancer incidence in Danish health care workers. Scand J Soc Med. 1996; 24: 114-20.

[97] Carpenter LM, Swerdlow AJ, Fear NT. Mortality of doctors in different specialties. Occup Environ Med. 1997; 54: 388-95.

[98] Aronson KJ, Howe GR, Carpenter M, et al. Surveillance of potential associations between occupations and causes of death in Canada, 1965-91. Occup Environ Med. 1999; 56:

265-9.

[99] Carozza SE, Wrensch M, Miike R, et al. Occupation and adult gliomas. Am J Epidemiol. 2000; 152: 838-46.

[100] de Roos AJ, Stewart PA, Linet MS, et al. Occupation and the risk of adult glioma in the United States. Cancer Causes Control. 2003; 14: 139-50.

[101] Krishnan G, Felini M, Carozza SE, et al. Occupation and adult gliomas in San Francisco bay area. J Occup Environ Med. 2003; 45: 639-47.

[102] Negri E, Piolatto G, Pira E, et al. Cancer mortality in a Northern Italian cohort of rubber workers. Br J Ind Med. 1989; 46: 624-8.

[103] Preston-Martin S, Mack W, Henderson BE. Risk factors for gliomas and meningiomas in males in Los Angeles County. Cancer Res. 1989; 49: 6137-43.

[104] Zheng T, Cantor KP, Zhang Y, et al. Occupational risk factors for glioma. J Occup Environ Health. 2001; 43: 317-24.

[105] IARC Monographs on the evaluation of carcinogenic risks to humans, Vol 100F. Chemical agents and related occupations(Occupational exposures in the rubber-manufacturing industry）. Lyon: International Agency for Research on Cancer; 2012.

[106] Kogevinas M, Sala M, Boffetta P, et al. Cancer risk in the rubber industry. Occup Environ Med. 1998; 55: 1-12.

[107] Pan SY, Ugant AM, Mao Y. Occupational risk factors for brain cancer in Canada. J Occup Environ Med. 2005; 47: 704-17.

[108] Parent ME, Turner MC, Lavoué J, et al. Lifetime occupational exposure to metals and welding fumes, and risk of glioma. Environ Health. 2017; 16: 90.

[109] Hall, Giaccia 2006[from Preetha].

[110] IARC Monographs on the evaluation of carcinogenic risks to humans, vol 75. Ionizing radiation, part 1: X-and gamma(γ）-radiation, and neutrons. Lyon: International Agency for Research on Cancer; 2000.

[111] Cardis E, Vrijheid M, Blettner M, et al. The 15-Country collaborative study of cancer risk among radiation workers in the nuclear industry: estimates of radiation-related cancer risks. Radiat Res. 2007; 167: 396-416.

[112] Muirhead CR, O'Hagan JA, Haylock RGE, et al. Mortality and cancer incidence following occupational radiation exposure: third analysis of the National Registry for Radiation Workers. Br J Cancer. 2009; 100: 206-12.

[113] Richardson DB, Cardis E, Daniels RD, et al. Site-specific cancer mortality after exposure to ionising radiation: a cohort of workers(INWORKS）. Epidemiology. 2018; 29: 31-40.

[114] Rajaraman P, Doody MM, Yu CL, et al. Cancer

risks in U.S. radiologic technologists working with fluoroscopically guided interventional procedures, 1994–2008. Am J Roentgenol. 2016; 206: 1101–8.

[115] Kitahara CM, Linet MS, Balter S, et al. Occupational radiation exposure and deaths from malignant intracranial neoplasms of the brain and CNS in U.S. Radiologic technologists. Am J Roentgenol. 2017; 208: 1278–84.

[116] Hammer G, Auvinen A, de Stavola BL, et al. Mortality from cancer and other causes in commercial airline crews. Occup Environ Med. 2014; 71: 312–22.

[117] Sokolnikov M, Preston D, Gilbert E, et al. Radiation effects on mortality from slid cancer other than lung, liver and bone in the Mayak worker cohort 1948–2008. PLoS One. 2015; 10: e01177842015.

[118] Berrington de Gonzalez A, Ntowe E, Kitahara E, et al. Long–term mortality in 43, 763US radiologists compared with 64, 990 psychiatrists. Radiology. 2016; 281: 847–57.

[119] Kitahara CM, Linet MS, Balter S, et al. Occupational radiation exposure and deaths from malignant intracranial neoplasms of the brain and CNS in US radiologic technologsts 1983–2012. Am J Roentgenol. 2017; 208: 1278–84.

[120] Linet MS, Kitahara CM, Ntowe E, et al. Mortality in US physicians likely to perform fluoroscopy–guided interventional pro-cedures compared with psychiatrists 1979–2008. Radiology. 2017; 284: 482–94.

[121] Pukkala E, Aspholm R, Auvinen A, et al. Incidence of cancer among Nordic airline pilots over five decades: occupational cohort study. Br Med J. 2003; 325: 567–72.

[122] Rahu K, Hakulinen T, Smailyte G, et al. Site–specifc cancer risks in the Baltic cohort of Chernobyl clean–up workers. Eur J Cancer. 2013; 49: 2926–33.

[123] Rajaraman P, Hauptmann M, Boufller S, Wojcik A. Human individual radiation sensitivity and prospects for prediction. Ann ICRP. 2018; 47: 126–41.

[124] IARC Monographs on the evaluation of carcinogenic risks to humans, vol 102. Non–ionizing radiation, Part 2. Radiofrequency electromagnetic fields. Lyon: International Agency for Research on Cancer; 2012.

[125] Hardell L, Carlberg M, Söderqvist F, Mild KH. Case–control study of the association between malignant brain tumors diagnosed between 2007and 2009and mobile and cordless phone use. Int J Oncol. 2013; 43: 1833–45.

[126] Coureau G, Bouvier G, Lebailly P, et al. Mobile phone use and brain tumors in the CERENAT case–control study. Occup Environ Med. 2014; 71: 514–22.

[127] Frei P, Poulsen AH, Johansen C, et al. Use of mobile phone sand risk of brain tumours: update of Danish cohort study. BMJ. 2011; 343: d63872011.

[128] Benson VS, Pirie K, Schüz J, et al. Mobile phone use and risk of brain neoplasms and other cancers. Int J Epidemiol. 2013; 42: 792–802.

[129] Groves FD, Page WF, Gridley G, et al. Cancer in Korean War navy technicians. Am J Epidemiol. 2002; 55: 810–8.

[130] Morgan RW, Kelsh MA, Zhao K, et al. Radiofrequency exposure and mortality from cancer of the brain and lymphatic/hematopoietic systems. Epidemiology. 2000; 11: 118–27.

[131] Berg G, Spallek J, Schüz J, et al. Occupational exposure to radio frequency/microwave radiation and the risk of brain tumors: Interphone study group, Germany. Am J Epidemiol. 2006; 164: 538–48.

[132] Grayson JK. Radiation exposure, socioeconomic status, and brain tumor risk in the US Air Force: a nested case–control study. Am J Epidemiol. 1996; 143: 480–6.

[133] Karipidis KK, Benke G, Sim MR, et al. Occupational exposure to low frequency magnetic fields and the risk of low grade and high grade glioma. Cancer Causes Control. 2007; 18: 305–13.

[134] Baldi I, Coureau G, Jaffré A, et al. Occupational and residential exposure to electromagnetic fields and risk of brain tumors in adults. Int J Cancer. 2011; 129: 1477–84.

[135] Lin RS, Dischinger PC, Conde J, Farrell KP. Occupational exposure to electromagnetic fields and the occurrence on brain tumors. J Occup Med. 1985; 27: 413–9.

[136] Thomas TL, Stolley P, Stemhagen A, et al. Brain tumor mortality risk among men with electrical and electronics jobs: a case–control study. J Natl Cancer Inst. 1987; 79: 233–8.

[137] Speers MA, Dobbins JG, Miller VS. Occupational exposures and brain cancer mortality. Am J Ind Med. 1988; 13: 629–38.

[138] Loomis DP, Savitz DA. Mortality from brain cancer and leukaemia among electrical workers. Br J Ind Med. 1990; 47: 633–8.

[139] Röösli M, Lörtscher M, Egger M, et al. Leukaemia, brain tumours and exposure to extremely low frequency magnetic fields: a cohort study of Swiss railway employees. Occup Environ Med. 2007; 64: 553–9.

[140] Karipidis KK, Benke G, Sim MR, et al. Occupational exposure to ionising and nonionising radiation and risk of glioma. Occup Med. 2007; 57: 518–24.

[141] Kheifets L, Monroe V, et al. Occupational electromagnetic fields and leukemia and brain cancer: an update to two meta–analyses. J Occup Environ Med. 2008; 50: 677–88.

[142] Koeman T, van den Brandt PA, Slottje P, et al. Occupational extremely low frequency magnetic field exposure and selected cancer outcomes in a prospective

Dutch cohort. Cancer Causes Control. 2014; 25: 203–14.

[143] Håkansson N, Floderus B, Gustavsson P, et al. Cancer incidence and magnetic field exposure in industries using resistance welding in Sweden. Occup Environ Med. 2002; 59: 481–6.

[144] Coble JB, Dosemeci M, Stewart PA, et al. Occupational exposure to magnetic fields and the risk of brain tumors. Neuro–Oncology. 2009; 11: 242–9.

[145] Turner MC, Benke G, Bowman JD, et al. Occupational exposure to extremely low frequency magnetic field and brain tumor risks in the INTEROCC study. Cancer Epidemiol Biomark Prev. 2014; 23: 1863–72.

[146] Navas–Acién PM, Gustavsson P, et al. Interactive effect of chemical substances and occupational electromagnetic field exposure on the risk of gliomas and meningiomas in Swedish men. Cancer Epidemiol Biomark Prev. 2002; 11: 1678–83.

[147] Savitz DA, Loomis DP. Magnetic field exposure in relation to leukemia and brain cancer mortality among electric utility workers. Am J Epidemiol. 1995; 141: 123–34.

[148] Thériault G, Goldberg M, Miller AB, et al. Cancer risks associated with occupational exposure to magnetic fields among electric utility workers in Ontario and Quebec, Canada, and France: 1970–1980. Am J Epidemiol. 1994; 139: 550–72.

[149] Rodvall Y, Ahlbom A, Stenlund C, et al. Occupational exposure to magnetic fields and brain tumours in central Sweden. Eur J Epidemiol. 1998; 14: 563–9.

[150] Villeneuve PJ, Agnew DA, Johnson KC, et al. Brain cancer and occupational exposure to magnetic fields among men: Results from a Canadian population–based case–control study. Int J Epidemiol. 2002; 31: 210–7.

[151] Kogevinas M, Becher H, Benn T, et al. Cancer mortality in workers exposed to phenoxy herbicides, chlorophenols and dioxins. Am J Epidemiol. 1997; 145: 1061–75.

[152] Carreón T, Butler MA, Ruder AM, et al. Gliomas and farm pesticide exposure in women. Environ Health Persp. 2005; 113: 546–51.

[153] Ruder AM, Waters MA, Carreón T, et al. The Upper Midwest Health Study: A case–control study of primary intracranial gliomas in farm and rural residents. J Agric Saf Health. 2006; 12: 255–74.

[154] Ruder AM, Carreon T, Butler MA, et al. Exposure to farm crops, livestock, and farm tasks and risk of glioma: the Upper Midwest Health Study. Am J Epid. 2009; 169: 1479–91.

[155] Heineman EF, Cocco P, Gómez MR, et al. Occupational exposure to chlorinated aliphatic hydrocarbons and risk of astrocytic brain cancer. Am J Ind Med. 1994; 26: 155–69.

[156] Cocco P, Heineman EF, Dosemeci M. Occupational risk factors for cancer of the central nervous system among US women. Am J Ind Med. 1999; 36: 70–4.

[157] Wesseling C, Pukkala E, Neuvonen K, et al. Cancer of the brain and nervous system and occupational exposures in Finnish women. J Occup Environ Med. 2002; 44: 663–8.

[158] Neta G, Stewart PA, Rajaraman P, et al. Occupational exposure to chlorinated solvents and risks of glioma and meningioma in adults. Occup Environ Med. 2012; 69: 793–801.

[159] Ruder AM, Yiin JH, Waters MA, et al. The Upper Midwest Health Study: gliomas and occupational exposure to chlorinated solvents. Occup Environ Med. 2013; 70: 73–80.

[160] Benke G, Turner MC, Fleming S, et al. Occupational solvent exposure and risk of glioma in the INTEROCC study. Br J Cancer. 2017; 117: 1246–54.

[161] Boffetta P, Matisane L, Mundt KA, Dell LD. Meta–analysis of studies of occupational exposure to vinyl chloride in relation to cancer mortality. Scand J Work Environ Health. 2003; 29: 220–9.

[162] Mundt KA, Dell LD, Austin RP, et al. A historical cohort study of 10, 109 men in the American vinyl chloride industry. Occup Environ Med. 2000; 57: 774–81.

[163] Ward E, Boffetta P, Andersen A, et al. Update of the follow–up for mortality and incidence of cancer among European workers employed in the vinyl chloride industry. Epidemiology. 2001; 12: 710–8.

[164] Cocco P, Dosemeci M, Heineman EF. Brain cancer and occupational exposure to lead. J Occup Environ Med. 1998; 40: 937–42.

[165] Rajaraman P, Stewart PA, Samet JM, et al. Lead, genetic susceptibility and risk of adult brain tumors. Cancer Epidemiol Biomark Prev. 2006; 15: 2514–20.

[166] Van Wijngaarden E, Dosemeci M. Brain cancer mortality and potential occupational exposure to lead. Int J Cancer. 2006; 119: 1136–44.

[167] Bhatti P, Stewart PA, Hutchinson A, et al. Lead exposure, poly–morphisms in genes related to oxidative stress, and risk of adult brain tumors. Cancer Epidemiol Biomark Prev. 2009; 18: 1841–8.

[168] Anttila A, Hiekkilä P, Nykyri E, et al. Risk of nervous system cancer among workers exposed to lead. J Occup Environ Med. 1996; 38: 131–6.

[169] Blair A, Stewart PA, Zaebst DD, et al. Mortality in industrial workers exposed to acrylonitrile. Scand J Work Environ Health. 1998; 24（Suppl 2）: 25–41.

[170] Collins JJ, Strather DE. CNS tumors and exposure to acrylonitrile. Neuro-Oncology. 1999; 1: 221–30.

[171] Cole P, Mandel JS, Collins JJ. Acrylonitrile and cancer. Regul Toxicol Pharmacol. 2008; 52: 342–51.

[172] Hauptmann M, Stewart PA, Lubin JH, et al. Mortality from lymphohematopoietic malignancies and brain cancer among embalmers exposed to formaldehyde. J Natl Cancer Inst. 2009; 101: 1696–708.

[173] Bosetti C, McLaughlin JK, Tarone RE, et al. Formaldehyde and cancer risk. Ann Oncol. 2008; 19: 29–43.

第 30 章
职业性暴露与甲状腺癌

Gianfranco Alicandro and Carlo La Vecchia

甲状腺癌流行病学

甲状腺癌是最常见的内分泌恶性肿瘤，也是为数不多与性别无关的癌症之一，女性比男性更常见。甲状腺乳头状癌是最常见的组织学类型（占所有病例的 70% ～ 80%），其次是甲状腺滤泡状癌（占所有病例的 10% ～ 15%）和甲状腺髓样癌（占所有病例的 5% ～ 10%），而间变性癌则很罕见（占所有病例的不到 2%）。21 世纪前十年的发病率数据显示，不同国家和不同癌症登记处的发病率存在较大差异[1]。各癌症登记处报告了至少 100 例病例，甲状腺癌占女性癌症总发病率的 3.5%，占男性癌症总发病率的 1%。然而，一些登记处报告了异常值，在韩国，女性占比达到 30%，男性为 5%。在美国（纽约州：亚洲和太平洋岛民）的一个记录中，甲状腺癌分别占美国女性和男性癌症总发病率的 11.8% 和 2.5%。意大利（拉丁裔）的一个登记处报告了类

似的数据：意大利女性和男性占比分别为 9.7% 和 2.3%。

全球报告的病例数不断增加[2]。据估计，发病率的年增长率从 1960—2000 年英国男性的 1.27% 到 1996—2010 年韩国男性的 94.4%，从 1974—1998 年瑞士女性的 1.07% 到 1999—2011 年韩国女性的 69.2%。在 1990—2001 年期间，波兰女性的发病率也显著增加（年增长率：67.9%），与此同时，白俄罗斯女性的发病率在 1980—2001 年期间也显著增加（年增长率：62.1%）。

这些增长趋势主要是由于研究期间和国家之间诊断方法存在差异，而不是疾病的实际增加[3, 4]。颈部超声检查和细针穿刺的广泛应用增加了对小型亚临床癌症的检测。事实上，在韩国，将甲状腺超声筛查纳入其他癌症筛查项目，极大地提高了甲状腺癌的发病率[4]。同样，甲状腺手术的程度也增加了亚临床癌症的偶然检出率。此外，死亡率数据支持这样的假设：即甲状腺癌发病率增加主要归因于预后良好的亚临床癌症的风险增加。事实上，在过去三四十年里，甲状腺癌的死亡率呈下降趋势。

另一方面，在美国，发病率增长的趋势并不局限于小型亚临床癌症，而是在所有肿瘤中都有发病率增加的趋势[6]。医疗辐射暴露的增加也可能是全球甲状腺癌发病率上升的原因之一[7]。

甲状腺恶性肿瘤和良性疾病的家族史是甲状腺

G. Alicandro (⊠)
Department of Clinical Sciences and Community Health, Università degli Studi di Milano, Milan, Italy

Italian National Institute of Statistics, Rome, Italy
e-mail:gianfranco.alicandro@istat.it

C. La Vecchia
Department of Clinical Sciences and Community Health, Università degli Studi di Milano, Milan, Italy

癌的主要危险因素。良性结节 / 腺瘤和甲状腺肿是公认的甲状腺癌危险因素，相对风险约为 5[8]。而肥胖、饮食模式、吸烟和饮酒的作用尚未阐明 [8-12]。遗传易感性和环境因素在甲状腺癌的致癌过程中相互作用 [13]，而单核苷酸多态性（SNPs）与甲状腺乳头状癌的易感性相关 [14]。

甲状腺组织对电离辐射的致癌作用非常敏感，急性暴露于高剂量辐射，特别是在儿童和青少年时期，会增加良性和恶性甲状腺肿瘤的风险。流行病学研究表明，原子弹爆炸幸存者 [15]、切尔诺贝利事故中暴露于电离辐射的受试者 [16, 17] 以及因肿瘤 [18-21] 或真菌感染 [22] 而接受放射治疗的儿童和青少年患甲状腺癌的风险很高。

职业性暴露于电离辐射

电离辐射暴露在甲状腺恶性肿瘤相关的职业暴露中研究最广泛。表 30.1 汇总了调查职业性暴露于电离辐射与甲状腺癌发病率或死亡率之间关系的研究。

对 1986 年 4 月 26 日切尔诺贝利核电站事故后从事清理工作的工人进行的研究表明，与全国人口相比，甲状腺癌的风险明显过高 [23-25]。来自白俄罗斯、俄罗斯联邦和波罗的海三国的 50 多万名男子参与了切尔诺贝利地区的清理活动。这些工人受到了 γ 射线放射性核素的外照射，并因吸入受污染的空气和摄入被碘 -131（^{131}I）污染的食物而受到内照射。

一项对 150 813 名乌克兰清理工人的队列研究包括 1986—2010 年期间的 196 例甲状腺癌病例，报告称，与乌克兰男性人群相比，患甲状腺癌的风险增加了 3.5 倍 [95%CI 3.04 ～ 4.03][23]。事故发生后 10 ～ 20 年的超额风险较高（年龄标准化发病率，1995—1999 年的 SIR 为 4.62，2000—2004 年为 4.80），此后下降（2005—2010 年的 SIR：2.79）。在 1986—2003 年随访的 10 3427 名俄罗斯清洁工人的队列中也发现了类似的结果 [25]。在该队列中，登记了 87 例病例，与俄罗斯男性人口相比，患甲状腺癌的风险增加了 3.5 倍（95%CI：2.80 ～ 4.25）。在 1986 年 4—7 月间到达事故现场的工人中发现了最高的风险，当时污染区的辐射暴露处于最高水平（SIR：6.62，95%CI：4.63 ～ 9.09）。在事故发生后 4 年和 10 年的超额风险相似，排除了任何潜伏期效应。对外部辐射剂量的个性化数据分析没有显示出显著的剂量 - 反应关系。

一项针对波罗的海三国的研究 [24]，包括来自拉脱维亚、立陶宛和爱沙尼亚的 17 040 名清理工人，在 1986—2007 年间观察到 18 例甲状腺癌病例，发现与这三个国家的男性人群相比，这些工人的甲状腺癌比例更高（比例发病比，PIR：2.76，95%CI：1.63，4.36）。在事故发生后 1 个月内暴露的工人（PIR：6.38，95%CI：2.34 ～ 13.89）的比例发病比显著高于暴露超过 100mGy 的工人（PIR：4.12，95%CI：1.97 ～ 7.57）。

一项病例对照研究针对来自白俄罗斯、俄罗斯和波罗的海三国的清理工人队列 [26]，包括 107 例甲状腺癌病例和 423 例对照，重建了个体的外部和内部辐射暴露，以分析剂量 - 反应关系。该研究报告称，每 100mGy 总辐射暴露的超额相对风险（ERR）为 0.38（95%CI：0.10 ～ 1.09）。两种最高暴露剂量组的超额风险特别高（300 ～ 399mGy：OR 4.20，95%CI 1.62 ～ 10.9；≥ 400mGy：OR 2.63，95%CI 1.36 ～ 5.09），总暴露和内部暴露之间的超额风险相似。

尽管所有这些研究都报告了清理工人患甲状腺癌的超额风险，但由于这些工人对甲状腺癌的医疗监测和超声筛查率较高，这一风险可能在一定程度上被高估了。"筛查效应"已被量化，甲状腺癌诊断增加了 2.5 倍 [27]。因此，正如剂量 - 风险关系所证实的那样，至少在暴露于高辐射剂量的工人中，仍然存在剩余的超额风险。

一项关于核电站工人的研究也证实了相关的"筛查效应" [28]。该研究发现，与普通人群相比，一组暴露于辐射的工人（SIR：5.93，95%CI：2.84，10.9）和一组来自相同设施的非辐射暴露的工人（SIR：5.20，95%CI：2.24，10.2）患甲状腺

证据汇总表

表 30.1　关于电离辐射工作人员的研究

第一作者和出版年份	国家	研究设计/工人数量	职业	研究周期	暴露者的病例/死亡人数	暴露评估	剂量-反应分析	对照	HR/OR/RR/PIR/SIR/SMR[95%CI]
Rajaraman 等, 2016[32]	美国	队列研究/90 957 人	从事过荧光引导介入手术的放射技师	1994—2005	32 例	未评估	未执行	从未在手术中使用荧光引导技术的技术人员	SIR 0.91[0.61; 1.38]
Lee 等, 2015[44]	韩国	队列研究/12 387 人	放射技师	1992—2010	42 例（男性 19 例，女性 23 例）	个人剂量 年平均有效剂量范围（0.77～2.75mSv）	回顾性队列	全国人口	男性 SIR: 2.14[1.29; 3.35] 女性 SIR: 2.08[1.32; 3.12]
Ostroumova 等, 2014[23]	乌克兰	队列研究/150 813 名男性	切尔诺贝利事故清理工人	1986—2010	196 例	未评估	未执行	全国人口	SIR: 3.50[3.04; 4.03]
Neta 等, 2013[29]	美国	队列研究/75 494 人	放射技师	1983—2005	251 例	在一系列的放射学手术中，研究对象被询问及是否曾经开展过该手术，开展该手术的次数以及首次开展该手术的年份。	每 10 张牙科 X 光片的 SIR（所有甲状腺癌类型）: 1.13 [1.01; 1.26]。与颈椎 X 线片，头颈部 X 线片，其他头颈部 X 线片，血管造影，乳房 X 线片，胸部 X 线片，上消化道系列检查，钡餐，腰椎/胸椎 X 线片的单位增加无明显关系。	-	-
Rahu 等, 2013[24]	爱沙尼亚、拉脱维亚和立陶宛	队列研究/17 040 名男性	切尔诺贝利事故清理工人	1986—2008	18 例	从军用护照获得的外照射剂量；平均剂量为 109mGy（四分位数范围：52～163mGy）	PIR < 50mGy: 2.44[0.50; 7.13] PIR50～99mGy: 1.82[0.37; 5.31] PIR ≥ 100mGy: 4.12[1.97; 7.57]	全国人口	PIR: 2.76[1.63; 4.36]

续表

第一作者和出版年份	国家	研究设计/工人数量	职业	研究周期	暴露者的病例/死亡人数	暴露评估	剂量-反应分析	对照	HR/OR/RR/PIR/SIR/SMR[95%CI]
Choi等, 2013[45]	韩国	队列研究/36 394人	放射诊断辐射工作者	1996—2002	16例（7例男性和9女性）	5%的男性工人和1%的女性工人经历了超过5mSv/年的辐射照射	在女性中，最高四分位数剂量组的甲状腺癌风险明显高于较低的三个四分位数剂量组。	全国人口 Q4vs Q1~Q3	男性SIR: 1.45[0.38; 2.53] 女性SIR: 0.97[0.34; 1.61] 男性HR: 3.55[0.85~14.81] 女性HR: 3.88[1.09~13.75]
Kesminiene等, 2012[26]	白俄罗斯、俄罗斯和波罗的海三国的清理工人	病例对照研究/107病例和423例对照	切尔诺贝利事故清理工人	1993—2000	107例	估算了每个研究对象的外部辐射和碘-131（131I）导致甲状腺的个人剂量。白俄罗斯、俄罗斯和波罗的海三国所有辐射类型的中位数辐射剂量估计分别为70.4mGy、63.0mGy、55.5mGy	每100mGy的超额相对风险为0.38[95%CI: 0.10, 1.09]。	从各国研究对象登记表中随机抽取的对照组	–
Jeong等, 2010[28]	韩国	队列研究/8429人	辐射工作人员（核电站）	1992—2005	18例	个人剂量	1~50mSv的RR: 1.57[0.16; 13.9] 50~100mSv的RR: 5.62[0.22; 74.4] >100mSv的RR: 18.5[1.7; 204] 每西弗的超额相对风险与0无显著差异。	全国人口非辐射工作人员	SIR: 5.93[2.84; 10.9] RR: 1.06[0.40; 2.87]
Zielinski等, 2009[30]	加拿大	队列研究/67 562人	职业暴露于电离辐射的医务人员	1951—1987	65例（14例男性，51例女性）	剂量学信息从国家剂量局获得。所有工种的年平均剂量在1951—1970年期间低于3mSv/年，在1971—1987年期间低于1mSv/年，只有12名工人的剂量超过10mSv/年	未评估	全国人口	男性和女性SIR: 1.74[90%CI: 1.40~2.10] 男性SIR: 2.10[1.27; 3.29] 女性SIR: 1.66[1.30; 2.10]

续表

第一作者和出版年份	国家	研究设计/工人数量	职业	研究周期	暴露者的病例/死亡人数	暴露评估	剂量－反应分析	对照	HR/OR/RR/PIR/SIR/SMR[95%CI]
Ahn 等, 2008[46]	韩国	队列研究/79 679 人	因电离辐射暴露而接受医疗监测的工人	1984—2004	72 例（医疗机构工作人员 13 例，发电厂工作人员 24 例，教育和研究部门工作人员 10 例，工业工作人员 14 例）	个人辐射暴露	每西弗的超额相对风险与 0 无明显差异	汽车维修工	医疗机构工作人员的 SIR: 2.05[0.95; 4.27]；发电厂工人的 SIR: 2.59[1.33; 5.13]；教育和研究部门工人的 SIR: 1.51[0.65; 3.30]；工业工人的 SIR: 1.35[0.64; 2.82]
Ivanov 等, 2008[25]	俄罗斯	队列研究/103 427 名男性	切尔诺贝利紧急救援人员	1986—2003	87 例	72.8% 的患者可获得个人外照射剂量。1986 年的平均剂量为 168mGy，1988—1990 年期间降至 33mGy	无明显的剂量反应	全国人口	SIR: 3.47[2.80; 4.25]
Lie 等, 2008[47]	挪威	队列研究	工作史表明可能暴露于电离辐射的护士	1953—2002	18 例	未评估	未执行	未暴露的工人	暴露电离辐射 1-19 年工人的 RR: 0.64[0.23; 1.75]；暴露 20-39 年工人的 RR: 0.92[0.45; 1.88]；暴露 40 年以上工人的 RR: 0.96[0.36; 2.61]
Zabel 等, 2006[48]	美国	队列研究/73 080 人	放射技师	1982—1998	121 例	未评估	未执行	接诊病人少于 50 次的 X 射线技师；工作少于 5 年的 X 射线技师；1970 年后工作的 X 射线技师；1950 年后工作的 X 射线技师	X 射线技师的 HR：接诊病人 50 次或 50 次以上的 HR: 1.46[0.86; 2.46]；工作超过 25 年的 HR: 2.29[0.99; 5.32]；1950 年以前工作的 HR: 2.44[0.74; 8.06]；1950 年以前工作超过 5 年的 HR: 3.04[1.01; 10.78]
Lope 等, 2006[49]	瑞典	队列研究/NA	根据工作暴露模型可能暴露于电离辐射的工人	1971—1989	51 例（23 例男性，28 例女性）	工作－暴露模型	无明显的剂量反应	未暴露	男性 RR: 0.79[0.52-1.20]；女性 RR: 1.13[0.78-1.65]

续表

第一作者和出版年份	国家	研究设计/工人数量	职业	研究周期	暴露者的病例/死亡人数	暴露评估	剂量-反应分析	对照	HR/OR/RR/PIR/SIR/SMR[95%CI]
Sigurdson 等，2003[31]	美国	队列研究/90 305人	放射技师	1983—1998	124例（17例男性、107例女性）	未评估	未执行	全国人口	男性 SIR: 1.54[1.24; 1.83]，女性 SIR: 2.23[1.29; 3.59]
Fincham 等，2000[50]	加拿大	病例对照研究/100例病例和192例对照	根据工作岗位推断可能暴露于电离辐射的工人	1986—1988	65例	未评估	未执行	人群对照组	OR: 1.03[0.60; 1.77]
Haselkorn 等，2000[51]	美国洛杉矶	队列研究	放射技师	1972—1995	9例（5例男性、4例女性）	未评估	未执行	其他职业	男性 PIR: 4.26[1.37; 9.94]，女性 PIR: 1.14[0.31; 2.91]
Muirhead 等，1999[52]	英国	队列研究/124 743人	暴露于电离辐射的工人	1955—1992	12例	个人辐射暴露	甲状腺癌风险与剂量无显著关系（ERR: 4.24/Sv，90%CI: -0.79, 77.9）	全国人口	SMR: 1.52[90%CI: 0.79, 2.66]
Omar 等，1999[53]	英格兰	队列研究/14 319人	核燃料厂的工人	1947—1992	6例死亡	个人剂量	未执行	英格兰和威尔士的人口	SMR 钚作业人员：1.50（P>0.05）；SMR 其他辐射暴露：4.29（P<0.05）；SMR 非放射作业人员：2.53（P>0.0%）
Wingren 等，1995[54]	瑞典	病例对照研究/185例病例，426例对照	牙医/牙科助手	1977—1989	7例病例	未评估	未执行	同一地区的人口	OR: 13.1[2.1; 289]

续表

第一作者和 出版年份	国家	研究设计／ 工人数量	职业	研究 周期	暴露者的病例／ 死亡人数	暴露评估	剂量－反应分析	对照	HR/OR/RR/PIR/SIR/ SMR[95%CI]
Hallquist 等， 1993[55]	瑞典	病例对照 研究／9 例 X 射线工作 病 例，10 人员 例对照	X 射线工作 人员	1 9 8 0 - 1989	9 例病例	未评估	未执行	全国人口	所有甲状腺癌的 OR： 1.7[0.7；5.1] 乳头状甲状腺癌的 OR： 2.9[1.1；8.3]
Kendall 等， 1992[56]	英国	队列研究 ／95 217 人	核工业工人	1 9 7 6 - 1988	9 例死亡	个人剂量	每西弗的超额相对 风险与 0 没有显著 差异	全国人口	SMR 非滞后分析： 2.14（P < 0.05） SMR 滞后（不包括前 10 年）分析： 3.03（P < 0.01）
Wang 等， 1990[57]	中国	队列研究 ／27 011 人	放射科医生 和放射技师	1 9 5 0 - 1985	8 例病例	未评估	未执行	同期在同一家医 院工作的医生	RR：1.7[0.6；4.7]

CI：置信区间，HR：风险比，OR：比值比，PIR：比例发病比，RR：相对风险，SIR：年龄标准化发病比，SMR：年龄标准化死亡比

癌的风险均过高。然而，非辐射暴露的工人与辐射暴露的工人有相同的风险（RR：1.06，95%CI：0.40～2.87）。剂量 – 反应分析表明，接受的辐射量与甲状腺癌风险之间并不存在线性关系。与未暴露的工人相比，只有累积剂量超过100mSv的工人存在超额风险（RR：18.5，95%CI：1.7～204.3），但是这一估计只基于2例病例，因此并不精确。

使用需要放射性同位素的诊断或治疗工具的医护人员可能暴露于低/中剂量的电离辐射，因此该类人员可能存在患甲状腺癌的超额风险。2013年，美国的一项前瞻性队列研究[29]调查了75 494名放射技术人员，评估了11种选定的X线检查相关的甲状腺癌风险，包括胸部CT，颈椎X线，颅骨X线，头部CT，胸椎X线，牙科X线，乳房X线检查，上消化道系列检查，胸片和腰椎X线。该研究报告了251例甲状腺癌病例，没有发现每单位诊断程序的风险增加，唯一的例外是牙科X光片每增加10个单位，甲状腺癌总风险增加13%（95%CI：1.01～1.26）。乳头状亚型的超额风险相似（牙科X光片增加10个单位的风险比，HR：1.16，95%CI：1.02～1.31）。

加拿大的一项研究[30]评估了在加拿大国家剂量登记处（NDR）登记的191 042名医务工作者的癌症发病率和死亡率。该队列包括医生、护士、核医学技术人员、放射技术人员、物理学家和其他职业暴露于低辐射（每年低于1mSv）的医务工作者，1951—1970年期间，核医学技术人员每年最多报告10.4mSv。在此之后，暴露剂量显著下降至1.9mSv。在随访期间，报告了65例甲状腺癌病例，只有1例死于甲状腺癌，其发病率高于一般人群（SIR：1.74，95%CI：1.40～2.14）。一项对美国90 305名放射技师的研究中也发现了类似的结果[31]，这些人在1983—1998年期间接受了随访。根据观察到的124例病例，该研究报告称，与普通人群相比，放射技师患甲状腺癌的风险更高（SIR：1.61，95%CI：1.34～1.88）。

然而，应该谨慎解释这些结果，因为医务人员更容易接触筛查项目，至少在一定程度上解释了这

种关联。一项针对90 957名放射技术人员的研究支持这一观点，由于荧光引导技术使放射技师暴露于低辐射剂量（＜100mSv），因此，该研究于1994—1998年收集了放射技师是否曾在手术中辅助使用荧光引导技术的信息[32]。在该研究中，2003—2005年进行的后续调查收集了包括甲状腺癌在内的某些癌的发病率，并对曾经在手术中辅助使用荧光引导技术的和没有使用过荧光引导技术的放射技师进行了比较。结果发现，在使用荧光引导技术的放射技师中并没有发现超额风险。

总之，虽然急性或累积暴露于中/高辐射剂量与甲状腺癌之间的因果关系已得到公认，但没有比较明确的证据表明长期暴露于低剂量辐射会增加甲状腺癌的风险。

职业性暴露于农药

许多用于农业的物质，包括杀虫剂、除草剂和杀菌剂，可能通过干扰下丘脑 – 垂体 – 甲状腺轴而成为甲状腺激素干扰物[33]。报告的主要后果是甲状腺功能降低，其中促甲状腺激素（TSH）水平升高、游离三碘甲状腺原氨酸（FT3）和游离甲状腺素（FT4）水平降低是最常见的结果[34]。然而，暴露于这些物质与甲状腺癌之间关系的流行病学研究却很少。表30.2给出了相关流行病学研究的简要概述。

一项前瞻性队列研究[35]纳入了爱荷华州和北卡罗来纳州的57 310名持证农药施用者（农业健康研究，AHS），该研究结果表明，按强度加权终身暴露于除草剂阿特拉津与甲状腺癌发病率增加相关，与第1四分位数的暴露量相比，第2和第4四分位数的相对风险超过了4。在一项国际队列研究中（接触苯氧基除草剂及其污染物的国际工人登记册），生产或喷洒氯苯氧基类除草剂或氯化酚的工人与未接触的工人相比，死亡风险增加，但是这一估计仅基于4例死亡病例[36]。在有机磷施用者的女性配偶中也发现了超额风险，其中马拉硫磷（最常用的有机磷）与甲状腺癌风险增加相关（RR：2.04，

表 30.2　对接触农药工人的研究

第一作者和出版年份	国家	研究设计/工人数量	职业	随访	暴露者的病例/死亡人数	暴露评估	剂量-反应分析	对照	OR/RR/PMR/RR/SIR/SMR[95%CI]
Lerro 等, 2015[37]	美国爱荷华州和北卡罗来纳州	队列研究/30 003 名女性	有机磷（OP）施药者的配偶	1993—2011	24 例	参考暴露	未评估	没有使用 OP 的人	OP 的 RR 值: 1.27[0.70, 2.30] RR 马拉松（有机磷杀虫剂）的 RR: 2.04[1.14, 3.63]
Beane 等, 2011[35]	美国爱荷华州和北卡罗来纳州	队列研究/57310 人（36 357 名阿特拉津施药者）	阿特拉津施药者	1993—2007	29 例	使用天数、强度加权使用天数；将使用天数以及基于处理方法的暴露强度来获得的暴露量	使用天数的 RR Q4 vs Q1: 2.32[0.66～8.22] 强度加权的使用天数的 RR Q4 vs Q1: [1.31; 17.93]	-	-
Lope 等, 2009[39]	瑞典	队列研究/2 992 166 人	1970 年人口普查时有收入的瑞典工人	1971—1989	96 例可能接触杀虫剂/除草剂的工人（84 名男性和 12 名女性）	瑞典工作-暴露矩阵	未执行	未暴露	可能接触杀虫剂/除草剂的男性 SIR 为 0.97[0.77; 1.23] 可能接触杀虫剂/除草剂的女性 SIR 为 0.84[0.35; 2.03]
Pukkala 等, 2009[40]	丹麦,芬兰,冰岛,挪威,瑞典	队列研究/1500 万人	农民	1961—2005	639 例男性 420 例女性	未评估	未执行	全国人口	男性 SIR: 0.95[0.88; 1.02] 女性 SIR: 1.06[1.07; 1.30]
Lope 等, 2005[38]	瑞典	队列研究/未报告	1970 年人口普查时从事农业、林业和渔业的瑞典工人	1971—1989	214 例（男性 132 例, 女性 82 例）	未评估	未执行	整个队列群体	男性 RR: 1.01[0.84; 1.21] 女性 RR: 1.06[0.85; 1.33]
Lee 等, 2004[58]	美国爱荷华州和北卡罗来纳州	队列研究/26 510 人	甲草胺施用者	1993—2000	10 例	参考暴露	RR Q4 vs Q1 强度加权暴露: 2.89[0.22; 38.7]	未暴露的工人	RR: 1.63[0.42; 6.37]

续表

第一作者和出版年份	国家	研究设计/工人数量	职业	随访	暴露者的病例/死亡人数	暴露评估	剂量-反应分析	对照	OR/RR/PMR/RR/SIR/SMR[95%CI]
Fincham 等, 2000[50]	加拿大	病例对照研究/45例病例和97例对照	农民	1986-1988	45例	未评估	未执行	人口对照	OR: 0.92[0.64; 1.32]
Franceschi 等, 1993[59]	意大利东北部	病例对照研究/20例病例和2476例对照	农民	1985-1991	20例(男性1例, 女性19例)	未评估	未执行	因急性疾病入院的患者	1930年以前出生的女性 OR: 0.8[0.3; 1.9] 1930年以后出生的女性 OR: 1.4[0.7; 1.3]
Blair 等, 1993[60]	美国	基于死亡证明的研究	农民	1984-1988	白人男性39例死亡, 白人女性1例死亡, 非白人男性1例死亡, 非白人女性1例死亡	未评估	未执行	非农场工人	白人男性的PMR: 1.34[0.95; 1.83]
Hallquist 等, 1993[55]	瑞典	病例对照研究/24例病例和53例对照	农民	1980-1989	24例	未评估	未执行	全国人口	OR: 0.8[0.4; 1.5]
Saracci 等, 1991[36]	澳大利亚、奥地利、加拿大、丹麦、芬兰、意大利、荷兰、新西兰、瑞典、英国	队列研究, 18910	接触氯苯氧除草剂或氯酚的工人	1955-1987	4例死亡	通过调查问卷、工厂记录和工作史重建暴露情况	未执行	全国人口	SMR: 3.67[1.00; 9.40]
Carstensen 等, 1990[61]	瑞典	队列研究/292万名工人	农民、渔民、猎人	1961-1979	5例(男性2例, 女性3例)	未评估	未执行	全国人口	男性SIR: 0.28(NS) 女性SIR: 0.54(NS)

CI: 置信区间，OR: 比值比，PMR: 比例死亡比，RR: 相对风险，SIR: 年龄标准化发病比，SMR: 年龄标准化死亡比

95%CI：1.14 ～ 3.63）[37]。

　　然而，这些研究仅基于少数病例，因此不足以证明接触农药与甲状腺癌风险之间存在因果关联。

　　1970 年瑞典人口普查中对工人进行的基于职业的研究没有发现农业[38]、林业和渔业的工人以及根据工作暴露模型可能接触杀虫剂和除草剂的工人有任何超额风险[39]。一项包括北欧 1500 万人的队列研究没有发现男性农民患甲状腺癌的风险增加（SIR：0.95，95%CI：0.88 ～ 1.02），但报告，女性农民患甲状腺癌的风险略有增加（SIR：1.18，95%CI：1.07 ～ 1.30）[40]。

其他职业性暴露

　　基于人口普查和行业的研究表明，一些职业与甲状腺癌发病或死亡的风险增加有关。这些研究的主要结果见表 30.3。

　　从事半导体、木材、造纸和纺织行业的工人以及警察、监狱和少年管教所官员、渔民和学校职员都有超额风险。一项针对 1989—1998 年期间上海纺织女工的队列研究[41] 使用工作 – 暴露模型来评估职业暴露，发现至少 10 年暴露于苯（SIR：6.43，95%CI：1.08 ～ 38）、有机或无机气体（SIR：7.65，95%CI：1.14 ～ 51）和甲醛（SIR：8.33，95%CI：1.16 ～ 60）的风险增加。但是，这些估计由于没有考虑到多重检验，所以在很大程度上并不准确。女性军人患小肿瘤（肿瘤大小 ≤ 2cm，SIR：1.48，95%CI：1.25 ～ 1.74）和大肿瘤（肿瘤大小 ＞ 2cm，SIR：1.40，95%CI：1.08 ～ 1.76）的风险均高于男性[42]。世贸中心（WTC）救援人员也有风险记录（SIR：2.39，95%CI：1.70 ～ 3.27）。他们暴露于各种污染物和致癌物，包括石棉、二氧化硅、水泥粉尘、玻璃纤维、重金属、多环芳烃、多氯联苯、多氯二苯并呋喃和氧化二苯[43]。然而，由于医疗监测方面的差异以及无法准确识别暴露源，因此无法推断出因果关系。

结论

　　暴露于高剂量电离辐射的工人患甲状腺癌的风险增加。然而，大多数研究报告的超额风险可能被高估了，因为对从事暴露于电离辐射行业的工人进行了更高水平的监测。

　　对于其他暴露因子，包括杀虫剂或其他特定化学品，目前无法得出确切的结论。

表 30.3　其他职业暴露的研究

第一作者和出版年份	国家	研究设计／工人数量	职业	随访	病例数／死亡人数	暴露评估	剂量-反应分析	对照	OR/SIR/SMR[95%CI]
Ruder 等，2004[62]	印第安纳州、马萨诸塞州和纽约州	队列研究／25 062 人	接触多氯联苯（PCBs）的工人	1940—2008	3 人死亡	特定于工厂的工作暴露模型	未执行	全国人口	SMR: 0.52[0.11; 1.53]
Solan 等，2013[43]	美国纽约州、新泽西州、康涅狄格州和宾夕法尼亚州	队列研究／20 984 人	世贸中心（WTC）救援人员	2001—2008	39 例病例	根据在"零点"工作的总时间、暴露在尘埃云中的时间以及在废墟堆上工作的时间，使用 4 点量表（非常高、高、中、低）创建暴露变量	未执行	全国人口	SIR: 2.39[1.70; 3.27]
Enewold 等，2011[42]	美国	队列研究／未报告	军事人员	1990—2004	743 病例（男性 410 例，女性 333 例）	未评估	未执行	全国人口	男性 SIR: 肿瘤 ≤ 2cm: 1.03[0.86, 1.22] 肿瘤 > 2cm: 1.18[0.97, 1.42] 女性 SIR: 肿瘤 ≤ 2cm: 1.48（1.25, 1.74） 肿瘤 > 2cm: 1.4[1.08, 1.76]
Lee 等，2011[63]	韩国	队列研究／108 443 例病例，113 443 人死亡	半导体员工	1998—2007（发病率）/2008（死亡率）	100 例 病例（男性38例，女性62例）无死亡	未评估	未执行	全国人口	男性 SIR: 2.11[1.49; 2.89] 女性 SIR: 0.99[0.76; 1.27] 男性 SMR: 0[0.00; 14.21] 女性 SMR: 0[0.00; 64.24]
Johnson 等，2011[65]	美国	队列研究／4116 人	海鲜工人	1966—2003	3 例死亡	未评估	未执行	全国人口	SMR: 6.1[1.3; 18.0]
Kuzmickiene 等，2010[66]	立陶宛	队列研究／3447 名女性	亚麻纺织厂工人	1978—2002	纺纱车间 2 例。染整车间 3 例	未评估	未执行	全国人口	纺织车间 SIR: 0.48[0.06; 1.73] 染整车间 SIR: 5.00[1.03; 14.6]

续表

第一作者和出版年份	国家	研究设计/工人数量	职业	随访	病例数/死亡人数	暴露评估	剂量－反应分析	对照	OR/SIR/SMR[95%CI]
Lope 等，2009[39]	瑞典	队列研究/2 992 166人	1970年人口普查时所有收入的瑞典工人	1971—1989	2599例（在可能接触溶剂的工人中，男性89例，女性11例）	瑞典工作暴露模型中包括的化学物质有砷、石棉、铬化合物、铅、汞、金属镍、油雾、多环芳烃、杀虫剂或除草剂、高峰期接触的杀虫剂或除草剂（主要是喷雾器）、石油产品、石英、溶剂和纺织粉尘	未执行	未暴露	可能暴露于溶剂的女性的SIR: 1.91[1.05; 3.45] 在男性和/或女性中未发现显额外风险
Bates 等，2007[67]	美国	病例对照研究/3659人	消防员	1988—2003	32例	未评估	未执行	其他所有癌症	OR: 1.06[0.75; 1.51]
Wong 等，2006[41]	中国上海	巢式病例对照研究/67 400名女性	纺织工人	1989—1998	130例甲状腺病例	来自政府和工厂检验报告的历史监测信息	仅对棉生和内毒素进行了剂量－反应评估。未发现剂量－反应关系	从未暴露 vs 10年暴露	暴露于苯的SIR: 6.43[1.08; 38] 暴露于有机或无机气体的SIR: 7.65[1.14 51] 暴露于甲醛的SIR: 8.33[1.16; 60] 暴露于农药、电磁场/非电离辐射、内毒素和溶剂无显著差异

续表

第一作者和出版年份	国家	研究设计/工人数量	职业	随访	病例数/死亡人数	暴露评估	剂量-反应分析	对照	OR/SIR/SMR[95%CI]
Lope 等, 2005[38]	瑞典	队列研究/2 845 992	在1970年人口普查时有收入的瑞典工人	1971—1989	2599例病例	未评估	未执行	整个工人队列	男性 SIR: 建筑木工和细木工: 1.41[1.06—1.80] 纸浆工人: 2.11[1.00; 4.45] 警察: 2.12[1.23; 3.60] 监狱和少管所官员: 3.56[1.48; 8.57] 农业机械制造: 2.23[1.06; 4.69] 办公室, 计算机及配件制造: 2.16[1.12; 4.16] 女性 SIR 公共行政部门: 1.90[1.41; 2.54] 医技人员: 3.30[1.06; 10.2] 商店经理: 1.80[1.10; 2.94] 裁缝和制衣师: 1.81[1.00; 3.28] 鞋匠, 鞋植和缝纫工: 2.46[1.10; 5.48] 预制木结构建筑制造: 2.56[1.22; 5.38] 电气安装工程: 2.53[1.14; 5.64] 批发活体动物, 化肥, 油籽, 粮食: 2.83[1.27; 6.31]
Mclean 等, 2004[64]	新西兰	队列研究/6647人	肉类加工厂工人	1988—2000	3例病例 2例死亡	未评估	未执行	全国人口	SIR: 1.84[0.38; 5.38] SMR: 15.55[1.88; 56.15]
Veys 等, 2004[68]	西米德兰兹郡	队列研究/6454名男性	橡胶工人	1965—1985	4例死亡	未评估	未执行	全国人口	SMR: 3.49[0.95; 8.94]
Mallin 等, 2004[69]	美国	队列研究/2885人	电容器制造业工人	1944—2000	3例死亡	未评估	未执行	全国人口	SMR: 15.2[3.1; 44.5]

续表

第一作者和出版年份	国家	研究设计 / 工人数量	职业	随访	病例数 / 死亡人数	暴露评估	剂量 – 反应分析	对照	OR/SIR/SMR[95%CI]
Shaham 等, 2003[70]	以色列	队 列 研 究 /4300 人	实验室人员	1960—1997	女性 11 例，无男性病例	未评估	未执行	全国人口	女性 SIR: 1.61[0.80; 2.87]
Sathiakumar 等, 2001[71]	美国伊利诺伊州	队 列 研 究 /5641 人	石化研究机构的工人	1986—1997	7 例	未评估	未执行	伊利诺伊州普通人口	SIR: 2.65[1.06; 5.46]
Fincham 等, 2000[50]	加拿大	病例对照研究 /14 例病例和 10 例对照	木材加工、纸浆、造纸	1986—1988	14 例	未评估	未执行	人口对照受试者	OR: 2.83[1.27; 6.29]
Fillmore 等, 1999[72]	美国	基于死亡证明的研究	暴露于二氧化硅的工人	1984—1993	男性死亡 149 例，女性死亡 17 例	未评估	未执行	全国人口	男性 PMR: 0.89[0.75; 1.04] 女性 PMR: 1.29[0.75; 2.07]
Reynolds 等, 1999[73]	美国	队 列 研 究 /271 490 人	学校员工	1987—1992	133 例	未评估	未执行	全国人口	男性 SIR: 1.87[1.26; 2.67] 女性 SIR: 1.28[1.04; 1.55]
Frich 等, 1997[74]	挪威	队 列 研 究 /120 000 人，其中 40 839 人的配偶从事渔业、捕鲸和密封工作	在 1960 年、1970 年 和 1980 年人口普查中登记的配偶从事某一职业的女性	1960—1992	174 例	未评估	未执行	全国人口	SIR: 1.91[1.65; 2.21]

续表

第一作者和出版年份	国家	研究设计/工人数量	职业	随访	病例数/死亡人数	暴露评估	剂量-反应分析	对照	OR/SIR/SMR[95%CI]
Blair等, 1990[75]	美国	队列研究/5365人	干洗工	1945-1979	3例	基于工作历史记录和工作时间	未执行	全国人口	SMR: 3.3[0.7; 9.8]
Carstensen等, 1990[61]	瑞典	队列研究/2 920 000名工人	在1960年人口普查中被归类为正式就业人口	1961-1979	4167例	未评估	未执行	总人口对照	表现出显著超额风险的职业或行业: 男性SIR（N）: 速记员和打字员 3.47（5） 司机 1.39（63） 纺织工人: 2.01（12） 炼油厂: 3.85（5） 公路客运: 2.14（14） 医疗和其他保健服务: 1.82（22） SIR女性（N） X射线操作员: 2.24（9） 采购员，经销商: 2.61（8） 罐头和腌制行业工人: 2.28（9） 罐装和腌制鱼类及其他海产品: 2.99（7） 餐饮: 1.49（38）
Delzell等, 1983[76]	美国北卡罗来纳州	基于死亡证明的研究	纺织行业的女性员工	1976-1978	8例死亡	未评估	未执行	非纺织行业工人	PMR: 2.2[1.0; 5.0]

CI: 置信区间，OR: 比值比，PMR: 比例死亡比，RR: 相对风险，SIR: 年龄标准化发病比，SMR: 年龄标准化死亡比

参考文献

[1] Forman D, Bray F, Brewster D, Mbalawa GC, Kohler B, Piñeros M, et al. Cancer incidence in five continents, Vol. X. IARC Scientific Publication No. 164. Lyon: International Agency for Research on Cancer; 2014.

[2] Wiltshire JJ, Drake TM, Uttley L, Balasubramanian SP. Systematic review of trends in the incidence rates of thyroid cancer. Thyroid. 2016; 26 (11): 1–42.

[3] Davies L, Welch HG. Current thyroid cancer trends in the United States. JAMA Otolaryngol Head Neck Surg. 2014; 140 (4): 317–22.

[4] Ahn H, Welch H. South Korea's thyroid-cancer"Epidemic"—turning the tide. N Engl J Med. 2015; 373 (24): 2389–90.

[5] La Vecchia C, Malvezzi M, Bosetti C, Garavello W, Bertuccio P, Levi F, et al. Thyroid cancer mortality and incidence: a global overview. Int J Cancer. 2015; 136 (9): 2187–95.

[6] Chen AY, Jemal A, Ward EM. Increasing incidence of differentiated thyroid cancer in the United States, 1988–2005. Cancer. 2009; 115 (16): 3801–7.

[7] Pellegriti G, Frasca F, Regalbuto C, Squatrito S, Vigneri R. Worldwide increasing incidence of thyroid cancer: update on epidemiology and risk factors. J Cancer Epidemiol. 2013; 2013: 965212.

[8] Dal Maso L, Bosetti C, La Vecchia C, Franceschi S. Risk factors for thyroid cancer: an epidemiological review focused on nutritional factors. Cancer Causes Control. 2009; 20 (1): 75–86.

[9] Xhaard C, De Vathaire F, Cléro E, Maillard S, Ren Y, Borson-Chazot F, et al. Anthropometric risk factors for differentiated thyroid cancer in young men and women from Eastern France: a case–control study. Am J Epidemiol. 2015; 182 (3): 202–14.

[10] Stansifer K, Guynan J, Wachal B, Smith R. Modifiable risk factors and thyroid cancer. Otolaryngol Head Neck Surg. 2015; 152 (3): 432–7.

[11] Marcello M, Sampaio A, Geloneze B, Vasques A, Assumpção L, Ward L. Obesity and excess protein and carbohydrate consumption are risk factors for thyroid cancer. Nutr Cancer. 2012; 64 (8): 1190–5.

[12] Meinhold CL, Ron E, Schonfeld SJ, Alexander BH, Freedman DM, Linet MS, et al. Nonradiation risk factors for thyroid cancer in the US radiologic technologists study. Am J Epidemiol. 2010; 171 (2): 242–52.

[13] Shkarupa V, Mishcheniuk O, Henyk-Berezovska S, Palamarchuk V, Klymenko S. Polymorphism of DNA repair gene XPD Lys751Gln and chromosome aberrations in lymphocytes of thyroid cancer patients exposed to ionizing radiation due to the Chornobyl acci–dent. Exp Oncol. 2016; 38 (4): 257–60.

[14] Eun Y, Chung D, Kim S, Lee Y, Kim S, Kwon K. A Fasassociated via death domain promoter polymorphism(rs10898853, –16C/T) as a risk factor for papillary thyroid cancer. Eur Surg Res. 2014; 52: 1–7.

[15] Furukawa K, Preston D, Funamoto S, Yonehara S, Ito M, Tokuoka S, et al. Long-term trend of thyroid cancer risk among Japanese atomicbomb survivors: 60 years after exposure. Int J Cancer. 2013; 132 (5): 1222–6.

[16] Brenner AV, Tronko MD, Hatch M, Bogdanova TI, Oliynik VA, Lubin JH, et al. I-131dose response for incident thyroid cancers in Ukraine related to the Chornobyl accident. Environ Health Perspect. 2011; 119 (7): 933–9.

[17] Zablotska LB, Ron E, Rozhko a V, Hatch M, Polyanskaya ON, Brenner a V, et al. Thyroid cancer risk in Belarus among children and adolescents exposed to radioiodine after the Chornobyl accident. Br J Cancer. 2011; 104 (1): 181–7.

[18] Veiga L, Lubin J, Anderson H, de Vathaire F, Tucker M, Bhatti P, et al. A pooled analysis of thyroid cancer incidence following radiotherapy for childhood cancer. Radiat Res. 2012; 178 (4): 365–76.

[19] Schneider A, Ron E, Lubin J, Stovall M, Gierlowski T. Doseresponse relationships for radiation-induced thyroid cancer and thyroid nodules: evidence for the prolonged effects of radiation on the thyroid. J Clin Endocrinol Metab. 1993; 77 (2): 362–9.

[20] Shore R, Hildreth N, Dvoretsky P, Andresen E, Moseson M, Pasternack B. Thyroid cancer among persons given X-ray treatment in infancy for an enlarged thymus gland. Am J Epidemiol. 1993; 137 (10): 1068–80.

[21] Pottern L, Kaplan M, Larsen P, Silva J, Koenig R, Lubin J, et al. Thyroid nodularity after childhood irradiation for lymphoid hyperplasia: a comparison of questionnaire and clinical findings. J Clin Epidemiol. 1990; 43 (5): 449–60.

[22] Sadetzki S, Chetrit A, Lubina A, Stovall M, Novikov I. Risk of thyroid cancer after childhood exposure to ionizing radiation for tinea capitis. J Clin Endocrinol Metab. 2006; 91 (12): 4798–804.

[23] Ostroumova E, Gudzenko N, Brenner A, Gorokh Y, Hatch M, Prysyazhnyuk A, et al. Thyroid cancer incidence in Chornobyl liquidators in Ukraine: SIR analysis, 1986–2010. Eur J Epidemiol. 2014; 29 (5): 337–42.

[24] Rahu K, Hakulinen T, Smailyte G, Stengrevics A, Auvinen A, Inskip P, et al. Site-specific cancer risk in the

Baltic cohort of Chernobyl cleanup workers, 1986–2007. Eur J Cancer. 2013; 49（13）: 2926–33.

[25] Ivanov VK, Chekin SY, Kashcheev VV, Maksioutov MA, Tumanov KA. Risk of thyroid cancer among Chernobyl emergency workers of Russia. Radiat Environ Biophys. 2008; 47（4）: 463–7.

[26] Kesminiene A, Evrard A-S, Ivanov VK, Malakhova IV, Kurtinaitise J, Stengrevics A, et al. Risk of thyroid cancer among chernobyl liquidators. Radiat Res. 2012; 178（5）: 425–36.

[27] Ron E, Lubin JH, Shore RE, Mabuchi K, Modan B, Pottern LM, et al. Thyroid cancer after exposure to external radiation: a pooled analysis of seven studies. Radiat Res. 1995; 141（3）: 259–77.

[28] Jeong M, Jin Y-W, Yang KH, Ahn Y-O, Cha C-Y. Radiation exposure and cancer incidence in a cohort of nuclear power industry workers in the Republic of Korea, 1992–2005. Radiat Environ Biophys. 2010; 49（1）: 47–55.

[29] Neta G, Rajaraman P, Berrington De Gonzalez A, Doody MM, Alexander BH, Preston D, et al. A prospective study of medical diagnostic radiography and risk of thyroid cancer. Am J Epidemiol. 2013; 177（8）: 800–9.

[30] Zielinski J, Garner M, Band P, Krewski D, Shilnikova N, Jiang H, et al. Health outcomes of low-dose ionizing radiation exposure among medical workers: a cohort study of the Canadian national dose registry of radiation workers. Int J Occup Med Environ Health. 2009; 22（2）: 149–56.

[31] Sigurdson AJ, Doody MM, Rao RS, Freedman DM, Alexander BH, Hauptmann M, et al. Cancer incidence in the U.S. radiologic technologists health study, 1983–1998. Cancer. 2003; 97（12）: 3080–9.

[32] Rajaraman P, Doody MM, Yu CL, Preston DL, Miller JS, Sigurdson AJ, et al. Cancer risks in U.S. radiologic technologists working with fluoroscopically guided interventional procedures, 1994–2008. Am J Roentgenol. 2016; 206（5）: 1101–9.

[33] Campos E, Freire C. Exposure to non-persistent pesticides and thyroid function: a systematic review of epidemiological evidence. Int J Hyg Environ Health. 2016; 219（6）: 481–97.

[34] Goldner W, Sandler D, Yu F, Shostrom V, Hoppin J, Kamel F, et al. Hypothyroidism and pesticide use among male private pesticide applicators in the agricultural health study. J Occup Environ Med. 2013; 55（10）: 1171–8.

[35] Beane Freeman LE, Rusiecki JA, Hoppin JA, Lubin JH, Koutros S, Andreotti G, et al. Atrazine and cancer incidence among pesticide applicators in the Agricultural Health Study(1994–2007）. Environ Health Perspect. 2011; 119（9）: 1253–9.

[36] Saracci R, Kogevinas M, Bertazzi P, Bueno De Mesquita B, Goggon D, Green L, et al. Cancer mortality in workers exposed to chlorophenoxy herbicides and chlorophenols. Lancet. 1991; 338: 1027–32.

[37] Lerro C, Koutros S, Andreotti G, Friesen M, Alavanja M, Blair A, et al. Organophosphate insecticide use and cancer incidence among spouses of pesticide applicators in the Agricultural Health Study. Occup Environ Med. 2015; 72（10）: 736–44.

[38] Lope V, Pollan M, Gustavsson P, Plato N, Perez-Gomez B, Aragones N, et al. Occupation and Thyroid Cancer Risk in Sweden. J Occup Environ Med. 2005; 47（9）: 948–57.

[39] Lope V, Pérez-Gómez B, Aragonés N, López-Abente G, Gustavsson P, Plato N, et al. Occupational exposure to chemicals and risk of thyroid cancer in Sweden. Int Arch Occup Environ Health. 2009; 82（2）: 267–74.

[40] Pukkala E, Martinsen JI, Lynge E, Gunnarsdottir HK, Sparén P, Tryggvadottir L, et al. Occupation and cancer—follow-up of 15 million people in five Nordic countries. Acta Oncol. 2009; 48: 646–790.

[41] Wong EY, Ray R, Gao DL, Wernli KJ, Li W, Fitzgibbons ED, et al. Reproductive history, occupational exposures, and thyroid cancer risk among women textile workers in Shanghai, China. Int Arch Occup Environ Health. 2006; 79（3）: 251–8.

[42] Enewold LR, Zhou J, Devesa SS, de Gonzalez AB, Marrogi AJ, Potter JF, et al. Thyroid cancer incidence among active duty U.S. military personnel, 1990–2004. Cancer Epidemiol Biomarkers Prev. 2012; 20（11）: 1–13.

[43] Solan S, Wallenstein S, Shapiro M, Teitelbaum SL, Stevenson L, Kochman A, et al. Cancer incidence in World Trade Center rescue and recovery workers, 2001–2008. Environ Health Perspect. 2013; 121（6）: 699–704.

[44] Lee WJ, Ha M, Hwang S, Lee K-M, Jin Y-W, Jeong M, et al. The radiologic technologists' health study in South Korea: study design and baseline results. Int Arch Occup Environ Health. 2015; 88（6）: 759–68.

[45] Choi KH, Ha M, Lee WJ, Hwang SS, Jeong M, Jin YW, et al. Cancer risk in diagnostic radiation workers in korea from 1996–2002. Int J Environ Res Public Health. 2013; 10（1）: 314–27.

[46] Ahn Y-S, Park RM, Koh D-H. Cancer admission and mortality in workers exposed to ionizing radiation in Korea. J Occup Environ Med. 2008; 50（7）: 791–803.

[47] Lie J-AS, Kjaerheim K, Tynes T. Ionizing radiation exposure and cancer risk among Norwegian nurses. Eur J Cancer Prev. 2008; 17（4）: 369–75.

[48] Zabel EW, Alexander BH, Mongin SJ, Doody MM, Sigurdson AJ, Linet MS, et al. Thyroid cancer and employment as a radiologic technologist. Int J Cancer. 2006; 119（8）: 1940–5.

[49] Lope V, Pérez–Gómez B, Aragonés N, López–Abente G, Gustavsson P, Floderus B, et al. Occupational exposure to ionizing radiation and electromagnetic fields in relation to the risk of thyroid cancer in Sweden. Scand J Work Environ Health. 2006; 32（4）: 276–84.

[50] Fincham S, Ugnat A, Hill G, Kreiger N, Mao Y. Is occupation a risk factor for thyroid cancer? J Occup Environ Med. 2000; 42（3）: 318–22.

[51] Haselkorn T, Bernstein L, Preston–Martin S, Cozen W, Mack WJ. Descriptive epidemiology of thyroid cancer in Los Angeles County, 1972–1995. Cancer Causes Control. 2000; 11（2）: 163–70.

[52] Muirhead CR, O'Hagan JA, Haylock RGE, Phillipson MA, Willcock T, Berridge GLC, et al. Mortality and cancer incidence following occupational radiation exposure: third analysis of the National Registry for Radiation Workers. Br J Cancer. 2009; 100（1）: 206–12.

[53] Omar RZ, Barber JA, Smith PG. Cancer mortality and morbidity among plutonium workers at the Sellafield plant of British Nuclear Fuels. Br J Cancer. 1999; 79（7/8）: 1288–301.

[54] Wingren G, Hallquist A, Degerman A, Hardell L. Occupation and female papillary cancer of the thyroid. J Occup Environ Med. 1995; 37（3）: 294–7.

[55] Hallquist A, Hardell L, Degerman A, Boquist L. Occupational exposures and thyroid cancer: results of a case–control study. Eur J Cancer Prev. 1993; 2（4）: 345–9.

[56] Kendall GM, Muirhead CR, MacGibbon BH, O'Hagan JA, Conquest AJ, Goodill AA, et al. Mortality and occupational exposure to radiation: first analysis of the National Registry for Radiation Workers. BMJ. 1992; 304（6821）: 220–5.

[57] Wang J, Inskip P, Boice J, Li B, Zhang J, Fraumeni J. Cancer incidence among medical diagnostic X–ray workers in China, 1950to 1985. Int J Cancer. 1990; 45（5）: 889–95.

[58] Lee WJ, Hoppin JA, Blair A, Lubin JH, Dosemeci M, Sandler DP, et al. Cancer incidence among pesticide applicators exposed to Alachlor in the Agricultural Health Study. Am J Epidemiol. 2004; 159（4）: 373–80.

[59] Franceschi S, Barbone F, Bidoli E, Guarneri S, Serraino D, Talamini R, et al. Cancer risk in farmers: results from a multisite case–control study in northeastern Italy. Int J Cancer. 1993; 53: 740–5.

[60] Blair A, Dosemeci M, Heineman E. Cancer and other causes of death among male and female farmers from twenty–three states. Am J Ind Med. 1993; 23（5）: 729–42.

[61] Carstensen J, Wingren G, Hatschek T, Fredriksson M, Noorlind–Brage H, Axelson O. Occupational risks of thyroid cancer: data from the Swedish Cancer–Environment Register, 1961–1979. Am J Ind Med. 1990; 18（5）: 535–40.

[62] Ruder AM, Hein MJ, Hopf NB, Waters MA. Mortality among 24, 865workers exposed to polychlorinated biphenyls(PCBs) in three electrical capacitor manufacturing plants: A ten–year update. Int J Hyg Environ Health. 2014; 217（2–3）: 176–87.

[63] Lee H–E, Kim E–A, Park J, Kang S–K. Cancer mortality and incidence in Korean semiconductor workers. Saf Health Work. 2011; 2（2）: 135–47.

[64] McLean D. Mortality and cancer incidence in New Zealand meat workers. Occup Environ Med. 2004; 61（6）: 541–7.

[65] Johnson ES, Faramawi MF, Sall M, Choi K–M. Cancer and non–cancer mortality among American seafood workers. J Epidemiol. 2011; 21（3）: 204–10.

[66] Kuzmickiene I, Stukonis M. Cancer incidence among women flax textile manufacturing workers in Lithuania. Occup Environ Med. 2010; 67: 500–2.

[67] Bates MN. Registry–based case–control study of cancer in California Firefighters. Am J Ind Med. 2007; 50: 339–44.

[68] Veys CA. A study of mortality patterns at a tyre factory 1951–1985: a reference statistic dilemma. Occup Med. 2004; 54（5）: 330–5.

[69] Mallin K, McCann K, D'Aloisio A, Freels S, Piorkowski J, Dimos J, et al. Cohort mortality study of capacitor manufacturing workers, 1944–2000. J Occup Environ Med. 2004; 46（6）: 565–76.

[70] Shaham J, Gurvich R. Cancer incidence among laboraory worker in laboratory workers in biomedical research and routine laboratories in Lsrael–Part2–Nested Case Control Study. Am J Ind Med. 2003; 44: 611–26.

[71] Sathiakumar N, Delzell E, Rodu B, Beall C, Myers S. Cancer incidence among employees at a petrochemical research facility. J Occup Environ Med. 2001; 43（2）: 166–74.

[72] Fillmore CM, Petralia SA, Dosemeci M. Cancer mortality in women with probable exposure to silica: a death certificate study in 2 states of the U.S. Am J Ind Med. 1999; 36（1）: 122–8.

[73] Reynolds P, Elkin EP, Layefsky ME, Lee GM. Cancer in California school employees, 1988–1992. Am J Ind Med. 1999; 36（2）: 271–8.

[74] Frich L, L a A, Glattre E. Increased risk of thyroid cancer

among Norwegian women married to fishery workers—a retrospective cohort study. Br J Cancer. 1997; 76（3）: 385-9.

[75] Blair A，Stewart PA，Tolbert PE，Grauman D，Moran FX，Vaught J，et al. Cancer and other causes of death among a cohort of dry cleaners. Br J Ind Med. 1990; 47(3): 162-8.

[76] Delzell E，Grufferman S. Cancer and other causes of death among female textile workers, 1976-78. J Natl Cancer Inst. 1983; 71（4）: 735-40.

第31章
淋巴造血系统恶性肿瘤

Francesco Saverio Violante，Andrea Farioli，
Giovanna Spatari，Alessandro Broccoli,
and Pier Luigi Zinzani

概述

淋巴造血系统恶性肿瘤是男性和女性的常见癌症[1]：2018年美国男性非霍奇金淋巴瘤病例数为41 730例，白血病病例数为35 030例；女性的相应病例数分别为32 950例和25 270例[1]。综上所述，这些淋巴造血系统恶性肿瘤在男性（约占9%，仅次于前列腺癌、肺癌和支气管癌）和女性（约占8%，仅次于乳腺癌、肺癌和支气管癌）的癌症中均排名第三。

根据美国国家癌症研究所监测、流行病学和最终结果项目的数据[2]，从20世纪70年代中期到90年代末，非霍奇金淋巴瘤的发病率在两性中几乎翻

F. S. Violante · A. Farioli (✉)
Occupational Medicine Unit, Department of Medical and Surgical Sciences, University of Bologna, Bologna, Italy
e–mail:andrea.farioli4@unibo.it

G. Spatari
Occupational Medicine Unit, Department of Biomedical Sciences, Dental and Morphologic and Functional Images, University of Messina, Messina, Italy

A. Broccoli · P. L. Zinzani
Institute of Hematology"L. e A. Seràgnoli", Department of Experimental, Diagnostic and Specialty Medicine, University of Bologna, Bologna, Italy

了一番（男性发病率比女性高50%），而其他大多数淋巴造血系统恶性肿瘤没有增加。在全球范围内，非霍奇金淋巴瘤的年龄标准化死亡率在过去十年中似乎是稳定的，而所有其他淋巴造血系统恶性肿瘤的死亡率似乎都在下降（或多或少）[3]。

造血干细胞是髓系和淋巴系祖细胞的祖细胞[4]。因此，多能职业致癌物（如电离辐射或烟草烟雾）可能会引起髓系或淋巴系癌症，或两者兼而有之；不过，在本章中，我们将分别考虑职业致癌物与髓系和淋巴系恶性肿瘤有关的证据。

本书上一版已经强调了有关职业性淋巴造血系统恶性肿瘤研究的一个主要缺点，即它们是由一系列可能非常不同的疾病组成的，具有高度异质性，这可能就是为什么除了电离辐射或苯等一些稳定结果之外，有关这一主题的不同研究结果相对不一致的原因。

为此，在分析某些职业暴露与造血和淋巴系恶性肿瘤的相关证据之前，我们将回顾这些癌症的实际国际分类。

淋巴造血系统恶性肿瘤的分类原则

造血系统的肿瘤在生物学和临床表现方面都具

有高度异质性，因为它们来自处于不同分化和成熟阶段的许多类型的细胞。分类的目的在于为该领域的专家提供一种共同的"语言"（即疾病定义和疾病命名法）及相关信息，以便正确进行诊断和采用最合适的治疗方法。因此，世界卫生组织（WHO）的分类指导原则，无论是初版和目前的修订版，都是血液病理学家和临床医生之间达成的共识，这也是其在现实生活和临床试验中具有可重复性的原因。

根据 2017 年修订的 WHO 分类法编辑的意见，"分类应包含定义明确、临床特征明显和不重叠（即相互排斥）的疾病，并共同构成所有已知病变（即总体上完全穷尽）。分类应为将来的调查提供依据，并应能够在获得新信息时将其纳入其中"[5]。

形态学是疾病定义的首要方面，因为许多病变可以根据特殊的特征或典型的形态学特征来识别。免疫分型可证实形态学评估，免疫组化被视为一种常规工具，用于区分肿瘤和非恶性过程，建立克隆性疾病的谱系，在更广泛的疾病亚组中识别某些病变。基因异常和分子标志物也可用于定义疾病、评估其预后、监测其治疗结果或寻找潜在的治疗靶点。随着实验室技术的不断改进，最近在基础研究方面取得的一些发现促使人们确定具有特定疾病（如慢性髓系白血病中的 *BCR-ABL1* 基因融合）或疾病亚群（如费城染色体阴性慢性骨髓增生性肿瘤中的 *JAK2* 突变）特征的基因和分子异常。鉴于我们对血液病基础过程的理解是不断发展的，并且大量的新数据不断产生，这就意味着分类是动态的，需要定期更新：因此，新的病变逐步增加，以前的临时类别通常被接受为确定的病变。

形态学、免疫分型、遗传畸变和分子特征的结合可以提供客观和广泛认可的诊断标准。

临床信息对确定正确的诊断也很重要：患者的年龄、疾病表现（淋巴结与结外、局部与弥散）、体能状态、细胞毒性治疗史、特定（甚至多个）解剖部位受累、外周血计数，所有这些都为重要信息，并可证实实验室检测结果。因此，应始终鼓励临床医生、病理学家和分子生物学家之间的持续对话合作。

髓系恶性肿瘤的分类

髓系白血病或骨髓增生综合征是造血系统的肿瘤，其特征是髓系成熟或未成熟细胞的异常产生，包括粒细胞、单核细胞、红细胞和血小板。其起源细胞被假定为多能造血干细胞，由其肿瘤转化而来的成分均显示髓系表型，因此被定义为骨髓增生性疾病。髓系恶性肿瘤在临床上可分为急性和慢性两种：其区别主要取决于疾病的病程和持续时间，但它也反映了与正常细胞相比，肿瘤细胞的分化和成熟程度。换句话说，急性骨髓增生性综合征（急性髓系白血病）表现出造血干细胞的分化中止，尽管它至少可以部分地归因于髓系，并由骨髓和外周血中未成熟细胞堆积组成，而没有三个髓系成熟的迹象。相反，慢性骨髓增生性综合征的特点是白血病细胞的细胞成熟缺陷和增殖潜力亢进，导致粒细胞（如慢性粒细胞白血病）、红细胞（真性红细胞增多症）或血小板（原发性血小板增多症）的过度产生，外周血和骨髓中未成熟的粒细胞前体增加，同时伴有不同程度的骨髓纤维化。骨髓增生异常综合征（以前定义为亚急性髓系白血病）的特征是无效造血，导致一种或多种外周血细胞减少，这是该病的标志，但没有任何明显的骨髓原始细胞增多。慢性骨髓增生性综合征和骨髓增生异常综合征可能随着时间的推移演变为急性白血病，作为其自然发展的结局。

然而，这种临床区分并不总是容易的，因为患者可能同时表现出骨髓增生的迹象（这可能会诱使临床医生认为他们有慢性骨髓增生性肿瘤）和无效造血：具有这些特征的患者不属于以往的任何疾病类别，因此最新的 WHO 分类承认了一个中间类别，它将骨髓增生异常/骨髓增生综合征归为一类，可显示出这两种疾病的临床特点。

因此，目前髓系肿瘤的分类相当复杂，因为它考虑了生物学和临床异质性疾病，如前所述，有时会有所重叠。髓系肿瘤的分类如下[6, 7]。

- 骨髓增殖性肿瘤
- 肥大细胞增多症
- 嗜酸细胞增多和 *PDGFRA*、*PDGFRB* 或

FGFR1 重排或与 PCM1-JAK2 重排有关的骨髓 / 淋巴细胞瘤

- 骨髓增生异常 / 骨髓增殖性肿瘤
- 骨髓增生异常综合征
- 具有胚系易感性的髓系肿瘤
- 急性髓系白血病及相关前体肿瘤（包括母细胞性浆细胞样树突状细胞瘤）
- 谱系不明的急性白血病

我们将在本节中简要讨论最相关疾病类别的当前分类标准。

骨髓增殖性肿瘤

骨髓增殖性肿瘤是造血干细胞的克隆性疾病，表现为一种或多种髓系细胞的增殖。髓系细胞的成熟并非无效，并导致外周血中粒细胞（及其前体）、红细胞和血小板数量增加；这与年龄匹配的骨髓细胞过多有关，并伴有红细胞生成和巨核细胞生成方面的一些独特的形态学改变（全骨髓增生、红细胞和粒细胞为主、巨核细胞核改变和成簇、网织蛋白或胶原骨髓纤维化增加、骨硬化）。

由于过多的血细胞潴留或异常造血祖细胞增生（髓样化生），经常出现脾肿大和肝肿大。每种骨髓增殖性肿瘤都有可能演变为骨髓衰竭（伴有骨髓纤维化和无效造血），并进入急变期。

涉及编码蛋白激酶的基因或发生在调节这些通路的基因的克隆异常，可导致增殖信号的组成性激活，可作为定义诊断的工具，或可提供骨髓增殖是肿瘤性（或克隆性）而非反应性的证据。慢性髓系白血病的 BCR-ABL1 基因融合是该病的标志。这是 t（9；22）易位的结果，它产生了一个小的 22q - 衍生染色体（费城染色体），是白血病发生的主要决定因素。由融合基因编码的融合蛋白是治疗的特异性靶点，治疗以新老酪氨酸激酶抑制剂（伊马替尼、达沙替尼、尼洛替尼、博舒替尼、帕纳替尼）为基础，RNA 转录物的测定是确定对抑制剂反应强度的必要条件。染色体 9p24 上的 JAK2 获得性体细胞突变在许多 BRC-ABL1 阴性骨髓增殖性肿瘤的发病机制中起着关键作用。JAK2V617F 突变是最常见的基因改变，具有促进造血祖细胞转化和增殖的致病作用。这种突变几乎无一例外地在真性红细胞增多症患者和大约一半的原发性血小板增多症和原发性骨髓纤维化患者中发现。JAK2 第 12 外显子的激活突变在缺乏 V617F 的真性红细胞增多症患者中具有特征性。在原发性血小板增多症和原发性骨髓纤维化患者中也可发现 MPL 基因的突变，以及 JAK2 和 MPL 野生型患者中也可发现钙网蛋白基因（CALR）的突变。

骨髓增生异常 / 骨髓增殖性肿瘤

这组疾病在诊断时，有些结果支持骨髓增生异常综合征的诊断，有些则更符合骨髓增殖性肿瘤的诊断。骨髓增生活跃是一种或多种髓系过度增殖的指标；可能会出现发育不良的改变，并伴有一种或多种外周细胞减少的无效造血征象。脾肿大常见。骨髓原始细胞低于 20%。慢性粒单核细胞白血病是骨髓异常增生 / 骨髓增殖性肿瘤的典型例子，诊断要求存在外周血单核细胞增多（单核细胞 $\geq 1 \times 10^9/$L）和至少 10% 的单核细胞计数。这与白细胞计数无关。

骨髓增生异常综合征

它们是一组异质性的克隆性疾病，其特点是无效造血，导致一种或多种外周血细胞减少（主要是贫血，可单系也可双系细胞减少或全血细胞减少）。诊断标志是骨髓内任何造血谱系至少 10% 的细胞出现增生异常改变（骨髓细胞分类计数需要对至少 200 个有核细胞进行检查），可能伴有骨髓原始细胞的存在，但总是小于骨髓有核细胞的 20%（否则应诊断为急性白血病）。重要的是，表现出明显形态学发育不良的细胞系（或谱系）并不一定与个体病例外周血中观察到的特异性细胞减少相关。这就是为什么最新的 WHO 分类用骨髓增生异常综合征一词来定义所有相关诊断（表 31.1），并进一步限定了涉及的谱系数量、观察到的原始细胞数量以及特定细胞遗传学异常，而不再使用以前的难治性贫血或难治性全血细胞减少的术语，因为这些术语可能具有误导性。

表 31.1 骨髓增生异常综合征（MDS）

MDS 伴单系病态造血
MDS 伴环状铁粒幼细胞（MDS-RS）
MDS-RS 伴单系病态造血
MDS-RS 伴多系病态造血
MDS 伴多系病态造血
MDS 伴原始细胞增多
MDS 伴单纯 del（5q）（5q- 综合征）
MDS，未分类
临时病种：儿童难治性血细胞减少症

骨髓增生异常综合征指在细胞减少患者的骨髓血液中发现并经常规核型分析证实的细胞遗传学异常，即使在没有诊断性形态学发育异常的情况下，也可以确诊。特定的细胞遗传学改变，如 del（5q），可协助临床确诊、治疗和预后。某些细胞遗传学特征（7q 缺失、8 号染色体扩增、7 号染色体缺失、复杂核型）与高风险疾病相关。在骨髓增生异常综合征患者中发现的复发性突变（*SF3B1*、*TET2*、*ASXL1*、*SRSF2*、*DNMT3A*、*RUNX1*）在预后方面具有参考价值，且可整合目前采用的风险分层系统[8]。

急性髓系白血病

每年每 10 万人中有 2.5 ～ 3 名患者被诊断为急性髓系白血病，西方国家和澳大利亚的发病率较高。其发病机制很复杂，主要与原癌基因转化为癌基因有关，是突变或染色体易位的结果，也是抑癌基因失活的结果。这就是为什么电离辐射、苯和抗癌药物（特别是烷化剂和表鬼臼毒素）等能够损伤 DNA 的物质与白血病的发病机制有关的原因。

目前的分类侧重于以明确的细胞遗传学和分子特征作为急性髓系白血病的主要分类标准。这是因为一些特殊异常的预后相关性，如存在 t（8；21）（q22；q22.1）或 t（16；16）（p13.1；q22）易位，以及 inv.（16）（p13.1q22）或 *PML-RARA* 融合，均提示预后良好。一些突变涉及转录因子（如核仁磷酸蛋白基因 *NPM* 突变）；另外一些则影响信号转导，如攻击 *FLT3*、*NRAS* 和 *KRAS*，或改变 *TET2*、*IDH1*、*IDH2* 和 *DNMT3A* 等表观遗传调控因子[9]。这些生物通路中的突变通常在许多情况下共存，并协同诱导正常的造血干细胞向白血病前期发展，最终导致明显的白血病转化。

这些特殊的细胞遗传学和分子异常可指导治疗医生采用特定的治疗方法，例如，在 *PML-RARA* 融合的急性早幼粒细胞白血病中使用全反式维甲酸和三氧化二砷；在诱导或巩固期间使用靶向药物；巩固治疗后需要进行异基因移植。同样的特殊改变也可以作为在患者接受治疗或随访期间监测疾病状态的工具。

当缺乏特异性细胞遗传学或分子改变时，急性髓系白血病可根据白血病原始细胞的形态学外观进行精确分类，如 1976 年法 - 美 - 英分类法考虑了它们的分化等级和成熟程度，以及是否存在单核细胞、红细胞或巨核细胞成熟的迹象[10]。这些病例被诊断为急性髓系白血病，未特指型（表31.2）。

表 31.2 急性髓系白血病（AML），未特指型

AML 微分化型（FAB 细胞型 M0）
AML 未分化型（FAB 细胞型 M1）
AML 部分分化型（FAB 细胞型 M2）
急性粒 - 单核细胞白血病（FAB 细胞型 M4）
急性单核细胞性白血病（FAB 细胞型 M5a 和 M5b）
红白血病（FAB 细胞型 M6）
急性巨核细胞白血病（FAB 细胞型 M7）
急性嗜碱性粒细胞白血病
急性骨髓增殖症伴骨髓纤维化

FAB：法、美、英分类

急性白血病诊断需原始细胞在外周血或骨髓中至少占 20%。原单核细胞、幼单核细胞和巨核细胞均被认为等同于原始细胞。如果报告有诊断性细胞遗传学病变，则原始细胞百分比低于 20% 时也可诊断（表 31.3）。

表 31.3　急性髓系白血病伴复发性遗传学异常

AML 伴 t（8；21）（q22；q22.1）；*RUNX1-RUNX1T1*

AML 伴 inv.（16）（p13.1q22）或 t（16；16）（p13.1；q22）；*CBFB-MYH11*

急性早幼粒细胞白血病伴 *PML-RARA*

AML 伴 t（9；11）（p21.3；q23.3）；*MLLT3-KMT2A*

AML 伴 t（6；9）（p23；q34.1）；*DEK-NUP214*

AML 伴 inv.（3）（q21.3q26.2）或 t（3；3）（q21.3；q26.2）；*GATA2，MECOM*

原始巨核细胞白血病伴 t（1；22）（p13.3；q13.3）；*RBM15-MKL1*

临时病种：AML 伴 *BCR-ABL1*

融合基因和相关基因以斜体列出

　　WHO 分类还强调了既往骨髓增生异常综合征诊断或任何肿瘤疾病细胞毒性治疗史的重要性：急性髓系白血病伴骨髓增生异常相关改变（形态学和细胞遗传学）和治疗相关髓系肿瘤（统称为继发性急性髓系白血病）实际上构成了独立的疾病病种，主要是因为它们对标准治疗方法的难治性和不良预后。

淋巴恶性肿瘤的分类

　　淋巴肿瘤是由 B、T 和自然杀伤淋巴细胞引起的克隆性疾病，可来自未成熟（或前体）淋巴细胞或成熟（或外周）淋巴细胞。肿瘤细胞倾向于复制正常对应细胞的形态、表型和遗传特征，有时也可保持其功能特征。

　　淋巴肿瘤的最初分类主要基于细胞表型（肿瘤因子来源于 B 或 T 细胞）和疾病的临床侵袭性，从而将淋巴瘤区分为高级别（或侵袭性）淋巴瘤和低级别（或惰性）淋巴瘤。欧洲由 Karl Lennert 提出的 Kiel 分类法主要考虑淋巴恶性肿瘤的临床表现，而美国国家癌症研究所的临床医生则主要从形态学的角度对淋巴疾病进行分类，但也结合了高、中、低度恶性肿瘤的区分。鉴于基本的分类原则不同，存在很大的不可比性，因此引起了欧洲和北美中心之间的一些争议。

　　1994 年出版的修订版欧美淋巴瘤（REAL）分类 [11]，将原来基于表型和生物侵袭性的分类标准改为疾病类别的纵坐标列表，每个类别都根据一套客观的（或者换句话来说，在世界范围内可重复的）科学标准来定义。REAL 分类是制定 WHO 造血和淋巴组织肿瘤分类的基础，该分类目前已发展到第四版，并于 2017 年出版了修订版 [2, 7]。目前 WHO 最新分类中承认的任何淋巴系统病变均根据流行病学数据、受累解剖部位、形态学特征、肿瘤细胞表型、临床特征、特异性遗传异常、假定的对应的正常细胞（已知时）和预后。有些分类是临时的，因为其定义是基于在大型研究中未完全验证的数据：一旦获得其他生物学、分子和遗传证据并证实其为特殊解剖 – 临床亚型，临时分类就可能成为确定分类。

　　淋巴肿瘤按示意图可细分为以下几类：

- 前体淋巴瘤（B、T 和 NK 淋巴细胞白血病和淋巴瘤）
- 成熟的 B– 和 T/NK 细胞肿瘤
- 霍奇金淋巴瘤
- 免疫缺陷相关的淋巴增殖性疾病
- 组织细胞和树突状细胞肿瘤

前体淋巴瘤

　　急性淋巴细胞白血病是儿童中最常见的肿瘤，尽管在成人中比较少见，但占所有白血病的近 15%。欧洲每年约确诊 1 万例，男性发病率为 1.3/10 万，女性为 0.9/10 万。该病是一种多能造血干细胞疾病，其细胞系为 B 系或 T 系，其肿瘤性转化导致白血病原始细胞在骨髓、外周血、周围淋巴器官，有时也会在结外组织中增殖和聚集，并有侵犯中枢神经系统（包括脑脊液）、睾丸和乳房的倾向。

　　唐氏综合征、神经纤维瘤病、Schwachman 综合征、共济失调性毛细血管扩张症和朗格汉斯细胞组织细胞增生症患者患 B 型急性淋巴细胞白血病的风险增加已被广泛认可。暴露于电离辐射和化学物质在白血病的发生中也起着公认的作用，白血病的发生是由结构完整基因的失调和编码嵌合蛋白的融合基因的形成所驱动的。目前的 WHO 分类确认了几种 B 淋巴细胞白血病的频发遗传异常（表31.4）。

表 31.4　B 淋巴母细胞白血病 / 淋巴瘤（B-ALL）伴频发遗传学异常

B-ALL 伴 t（9；22）（q34.1；q11.2）；*BCR-ABL1*

B-ALL 伴 t（v；11q23.3）；*KMT2A*- 重排

B-ALL 伴 t（12；21）（p13.2；q22.1）；*ETV6-RUNX1*

B-ALL 伴超二倍体[a]

B-ALL 伴亚二倍体[b]

B-ALL 伴 t（5；14）（q31.1；q32.1）；*IGH/IL3*

B-ALL 伴 t（1；19）（q23；p13.3）；*TCF3-PBX1*

B-ALL，*BCR-ABL1* 样

B-ALL 伴 iAMP21

融合基因和相关基因以斜体列出

[a] 超过 55 条染色体（通常＜66 条）没有易位或其他结构改变

[b] 少于 46 条染色体（近单倍体：23～29 条染色体；低亚二倍体：33～39 条染色体；高亚二倍体：40～43 条染色体；近二倍体：44～45 条染色体）

　　T 淋巴细胞白血病更为罕见，约占成人急性淋巴细胞白血病的四分之一。

　　当淋巴母细胞肿瘤主要表现为结节性肿块，外周血和骨髓未受累或受累极少时，更准确的定义为淋巴母细胞淋巴瘤。与急性髓系白血病不同的是，目前并没有一个公认的骨髓原始细胞百分比阈值来确诊。

成熟 B 细胞和 T/NK 细胞肿瘤

　　这是一种高度异质性的非霍奇金淋巴瘤和单克隆丙种球蛋白病，是由外周淋巴器官内处于不同成熟阶段的 B 淋巴细胞（表 31.5）和胸腺后 T 淋巴细胞（表 31.6）引起的一系列淋巴疾病。B 细胞淋巴瘤远比 T 细胞淋巴瘤常见，占所有淋巴瘤的 90% 以上。这一组还包括浆细胞肿瘤，其中多发性骨髓瘤是临床上更为复杂、更常见的疾病。

　　WHO 根据疾病临床表现随时间变化的结果将每种疾病分为惰性或侵袭性，侵袭性淋巴瘤在诊断时往往有症状，如果不及时治疗可能会迅速恶化；相反，惰性疾病在发病时很少有症状，即使不治疗（可能会推迟到临床症状或疾病负担变得明显时才

表 31.5　成熟 B 细胞肿瘤的分类

慢性淋巴细胞白血病 / 小淋巴细胞淋巴瘤

单克隆 B 淋巴细胞增多症

B 幼淋巴细胞白血病

脾边缘带淋巴瘤

毛细胞白血病

脾 B 细胞淋巴瘤 / 白血病，不能分类型

淋巴浆细胞淋巴瘤 /Waldenström 巨球蛋白血症

意义不明的单克隆丙种球蛋白病，IgM 型

意义不明的单克隆丙种球蛋白病，IgG/A 型

μ-、γ-、α- 重链病

浆细胞骨髓瘤

骨孤立性浆细胞瘤

骨外浆细胞瘤

单克隆免疫球蛋白沉积病

结外边缘区 MALT[a] 淋巴瘤

淋巴结边缘区淋巴瘤

滤泡性淋巴瘤

儿童型滤泡性淋巴瘤

大 B 细胞淋巴瘤伴 IRF4 重排

原发性皮肤滤泡中心淋巴瘤

套细胞淋巴瘤

弥漫性大 B 细胞淋巴瘤，未特指型

富于 T 细胞 / 组织细胞的大 B 细胞淋巴瘤

原发性中枢神经系统 DLBCL[b]

原发性皮肤 DLBCL[b]，腿型

EBV⁺DLBCL[b]，未特指型

EBV⁺ 黏膜皮肤溃疡型

DLBCL 相关慢性炎症[b]

淋巴瘤样肉芽肿病

原发性纵隔（胸腺）大 B 细胞淋巴瘤

血管内大 B 细胞淋巴瘤

ALK⁺ 大 B 细胞淋巴瘤

浆母细胞淋巴瘤

原发性渗出性淋巴瘤

HHV8⁺DLBCL[b]，未特指

Burkitt 淋巴瘤

Burkitt 样淋巴瘤伴 11q 异常

HGBCL[c]，伴 *MYC* 和 *BCL2* 和 / 或 *BCL6* 重排

HGBCL[c]，未特指

B 细胞淋巴瘤，未分类[d]

临时病种以楷体字列出

[a]MALT：黏膜相关淋巴组织

[b]DLBCL：弥漫性大 B 细胞淋巴瘤

[c]HGBCL：高级别 B 细胞淋巴瘤

[d] 其特征介于弥漫性大 B 细胞淋巴瘤和经典霍奇金淋巴瘤之间

表 31.6　成熟 T 细胞和 NK 细胞肿瘤的分类

T 细胞幼淋巴细胞白血病

T 细胞大颗粒淋巴细胞白血病

慢性 NK 细胞淋巴增殖性疾病

侵袭性 NK 细胞白血病

儿童系统性 EBV⁺ T 细胞淋巴瘤

种痘样水疱病样淋巴组织增殖性疾病

成人 T 细胞白血病 / 淋巴瘤

结外 NK/T 细胞淋巴瘤，鼻型

肠病相关 T 细胞淋巴瘤

单形性亲上皮性肠道 T 细胞淋巴瘤

胃肠道惰性 T 细胞淋巴组织增生性疾病

肝脾 T 细胞淋巴瘤

皮下脂膜炎样 T 细胞淋巴瘤

蕈样肉芽肿

Sézary 综合征

原发性皮肤 CD30⁺ T 细胞淋巴组织增生性疾病 [a]

原发性皮肤 γδ T 细胞淋巴瘤

原发性皮肤侵袭性亲表皮性 CD8⁺ 细胞毒性 T 细胞淋巴瘤

原发性皮肤肢端 CD8⁺ T 细胞淋巴瘤

原发性皮肤 CD4⁺ 小 / 中 T 细胞淋巴组织增生性疾病

外周 T 细胞淋巴瘤，未特指型

血管免疫母细胞 T 细胞淋巴瘤

滤泡性 T 细胞淋巴瘤

结内外周 T 细胞淋巴瘤伴 TFH [b] 表型

间变性大细胞淋巴瘤，ALK⁺

间变性大细胞淋巴瘤，ALK⁻

乳房假体相关的间变性大细胞淋巴瘤

临时病种以楷体字列出

[a] 类别包括淋巴瘤样丘疹病和原发性皮肤间变性大细胞淋巴瘤

[b] TFH：滤泡辅助性 T 细胞

治疗），其生存期也可以达到数年。在这一大类疾病中，有 50 多种疾病病种。在同一疾病类别中，临床和生物学特征可能在表现（淋巴结、结外、白血病）、增殖率或凋亡、对预后有影响的标志物的表达、遗传改变以及对某些药物的内在或获得耐药性等方面有所不同。在主要疾病类别中，弥漫大 B 细胞淋巴瘤和滤泡性淋巴瘤是两种最具代表性的疾病，分别是侵袭性和惰性非霍奇金淋巴瘤的代表。慢性淋巴细胞白血病、幼淋巴细胞白血病和毛细胞白血病在疾病的任何阶段都主要表现为白血病。一些边缘区淋巴瘤有明显侵犯结外器官的倾向，如胃肠道、一些外分泌腺或内分泌腺、肺和皮肤。套细胞淋巴瘤是一种同时累及淋巴结和胃肠道的疾病。蕈样肉芽肿是 T 细胞淋巴瘤的一种特殊皮肤形式。多发性骨髓瘤是一种由骨髓内浆细胞克隆扩增引起的疾病，浆细胞能够分泌（有时也能排出）一种单克隆免疫球蛋白（M 蛋白），并导致进行性器官损害，表现为高钙血症和骨病变（由于浆细胞诱导的骨溶解和重吸收）、肾功能不全（由于单克隆轻链蛋白尿引起的肾小管损伤）和贫血（由于骨髓替代）。

非霍奇金淋巴瘤的发病率在过去的 20 年里有所上升，而且这一趋势在未来可能会进一步加剧。非霍奇金淋巴瘤多发于发达地区，其发病率随着年龄的增长而增加，侵袭性淋巴瘤多见于三四十岁的青壮年，惰性淋巴瘤和多发性骨髓瘤则多见于老年人。不同疾病之间存在地域差异：滤泡性淋巴瘤和慢性淋巴细胞白血病多见于西方国家，在亚洲几乎不为人知；相反，Burkitt 淋巴瘤在赤道非洲流行，而 T/NK 细胞淋巴瘤在亚洲很常见，但在欧洲和美国较少见。

这些疾病在临床表现和生物学特征方面的巨大多样性导致了以化疗为主的治疗方法的巨大差异。靶向药物（如单克隆抗体）和旨在阻断特异性维持这些肿瘤的生物机制的新化合物，现在被常规用作一线方法或作为复发患者或对诱导治疗无效患者的挽救治疗方法。

有些淋巴增生性疾病可能是由于长期免疫抑制引起的，既可能是原发性的（普通易变型免疫缺陷、严重联合免疫缺陷、X- 连锁免疫缺陷、共济失调 - 毛细血管扩张、Wiskott-Aldrich 综合征，自身免疫性淋巴细胞增生综合征），也可能是继发于潜在疾病（免疫抑制药物，如实体器官移植受者）或感染（人类免疫缺陷综合征）。

霍奇金淋巴瘤

霍奇金淋巴瘤（历史上称为霍奇金病）并不是一种单一的疾病，但在形态学、免疫表型、细胞学特点、预后和治疗方法方面存在差异（表 31.7）。

表 31.7　霍奇金淋巴瘤的分类

结节性淋巴细胞为主型霍奇金淋巴瘤
经典霍奇金淋巴瘤
结节硬化型经典霍奇金淋巴瘤
富含淋巴细胞型经典霍奇金淋巴瘤
混合细胞型经典霍奇金淋巴瘤
淋巴细胞消减型经典霍奇金淋巴瘤

　　因此，目前的 WHO 分类明确区分了经典的霍奇金淋巴瘤和以结节性淋巴细胞为主的霍奇金淋巴瘤（以前称为副肉芽肿）。经典霍奇金淋巴瘤占该病的绝大多数（至少 90%），在 20～40 岁的个体中发病率较高。Reed-Sternberg 细胞是该病的标志，它是一种特殊的生发中心 B 淋巴细胞，但缺乏特定的 B 细胞标志物（如 CD20 和 PAX5），并强烈表达 CD30 抗原。这些细胞在肿瘤组织内非常稀少，主要由异质的正常血液成分（粒细胞、嗜酸性粒细胞、巨噬细胞）组成，与 Reed-Sternberg 成分关系密切。在一线应用综合化疗时，治愈率很高，近 75%～80% 的病例有机会实现长期完全缓解。自体干细胞移植可以挽救大约一半在一线治疗后复发或对常规化疗反应不佳的患者。目前，针对 CD30 抗原或增强对肿瘤性 Reed-Sternberg 细胞免疫反应的新药物已在全球广泛使用。

　　相反，结节性淋巴细胞为主的霍奇金淋巴瘤是一种明显保留 B 细胞的恶性肿瘤，但有时会部分丧失 B 细胞表型。这种疾病的病程比较缓慢，可能会复发，CD20 靶向的药物如利妥昔单抗治疗有效。

淋巴造血系统恶性肿瘤的职业原因

　　国际癌症研究署（IARC）[12] 根据癌症部位更新了推测致癌物清单；当前版本于 2018 年 11 月更新，总结了截至第 123 卷的研究结果。表 31.8 列出了按 IARC 分类的淋巴组织、造血组织和相关组织的假定致癌物。

　　许多列出的致癌物是药物，主要是抗癌药物（硫唑嘌呤、白消安、苯丁酸氮芥、环磷酰胺、环孢素、

表 31.8　证据充分或有限的人体癌症部位分类清单，第 1 卷至第 123 卷

在人体中有充分证据的致癌物质	在人类中证据有限的致癌物质
硫唑嘌呤	苯 [a]
苯 [a]	双氯乙亚硝脲（BCNU）
白消安	氯霉素
1，3-丁二烯	滴滴涕（DDT）
苯丁酸氮芥	二嗪磷
环磷酰胺	二氯甲烷
环孢素	环氧乙烷
EB 病毒	依托泊苷
依托泊苷与顺铂和博来霉素	草甘膦
裂变产物，包括锶 -90	乙型肝炎病毒
甲醛，福尔马林	极低频磁场（儿童白血病）
幽门螺杆菌	马拉硫磷米托蒽醌氮芥漆（母亲暴露导致儿童白血病）
丙型肝炎病毒	石油炼制，职业暴露
人类免疫缺陷病毒 1 型	多氯联苯
人类 T 淋巴细胞白血病病毒 1 型	多氯酚或其钠盐（联合暴露）
卡波西肉瘤疱疹病毒	放射性碘，包括碘 131
林丹	氡 -222 及其衰变产物
美法仑	苯乙烯
MOPP（长春新碱 - 强的松 - 氮芥 - 甲基苄肼混合物）	替尼泊苷
五氯苯酚	2，3，7，8-四氯二苯并二噁英
磷 -32	吸烟（吸烟者的子女患儿童白血病）
橡胶制造业	疟疾（在全流行区由恶性疟原虫感染引起）
司莫司汀（甲基环己亚硝脲）	
三胺硫磷	
钍 -232 及其衰变产物	
吸烟	
苏消安	
X 线辐射，γ 照射	

淋巴、造血及相关组织

[a] 苯有双重分类。一方面，IARC 认为只有急性非淋巴细胞白血病（包括急性髓系白血病）的人体证据充分。另一方面，该机构将非霍奇金淋巴瘤、慢性淋巴细胞白血病、多发性骨髓瘤、慢性髓系白血病和儿童急性髓系白血病的人类证据列为有限证据

　　依托泊苷与顺铂和博来霉素、美法仑、MOPP 或长春新碱 - 强的松 - 氮芥 - 甲基苄肼混合物、司莫司汀、三胺硫磷、苏消安），有些是微生物（EB 病毒、

幽门螺杆菌、丙型肝炎病毒、人类免疫缺陷病毒1型、人类T淋巴细胞白血病病毒1型、卡波西肉瘤疱疹病毒），有些是个人习惯（吸烟）。

列出的其他致癌物质（在工作场所中也会遇到）有电离辐射（包括裂变产物、磷-32、锶-90、钍-232及其衰变产物）、苯、1、3-丁二烯、甲醛、两种杀虫剂（林丹和五氯苯酚）以及一种通用的工业流程（橡胶制造业）。本章我们将回顾与职业暴露相关物质的现在信息。我们假定读者已经熟悉所讨论的物质的性质，或者已经在几个免费提供的优质科学信息来源中查阅了有关物质的基本信息。

在本章中，我们将不再回顾与职业暴露抗肿瘤药物（生产、使用）有关的造血恶性肿瘤问题，因为现有的流行病学研究尚未提供足够可靠的数据。

职业研究中的恶性肿瘤分类

正如我们在本章第一部分所述，随着时间的推移，造血和淋巴组织肿瘤的最新分类发生了几个重大变化。血液肿瘤是由不同的成熟或未成熟细胞引起的一组异质性疾病。此外，可能由同一细胞引发的血液肿瘤在自然病史、临床特征和对治疗的反应方面也存在众所周知的差异。基于这些原因，2017年修订的第四版WHO分类阐述得极为清楚。原则上，临床医生应尽可能详细地应用这一分类。

相反，大多数关于血液系统恶性肿瘤的病因学研究都采用了非常宽泛的病例定义。例如，2019年发表的一项很好的队列研究分析了橡胶行业工人的癌症死亡率，报告了"白血病死亡率"，但没有进一步细分[12]。在研究血液肿瘤时，流行病学家普遍使用"简化"或"有限"的分类。一个更好的例子是国际淋巴联盟对职业风险因素的汇总分析[13]。在这一大型合作项目中，作者试图分别研究不同的非霍奇金淋巴瘤亚型。然而，该报告仅包括以下四种亚型的信息：弥漫性大B细胞淋巴瘤、滤泡性淋巴瘤、慢性淋巴细胞白血病/小淋巴细胞淋巴瘤和外周T细胞淋巴瘤。

正如预期的那样，流行病学研究提供的信息有

限，诊断分类的细节很少，影响了IARC进行的后续评估过程。事实上，IARC专家对血液肿瘤致癌物的分类通常采用非常宽泛的病例定义。例如，目前将1，3-丁二烯[14]归类为"在人类中有充分证据"的致癌物的声明是："有充分证据表明1，3-丁二烯对人类具有致癌性。1，3-丁二烯会导致血液淋巴器官癌症。"

在职业研究中使用简化的病例定义在某种程度上是预料之中的，这也是现有数据有限的结果。由于观察到的病例很少，一些淋巴造血系统恶性肿瘤很难在流行病学研究中进行调查。在其他情况下，流行病学家在无法获得详细诊断定义的情况下开展基于登记的研究（例如，死亡率研究基于《疾病和相关健康问题国际统计分类》中的有限编码）。在流行病学中，使用宽泛和非特异性的病例定义是已知的结果分类错误的原因之一。因此，风险估计可能会渐近地偏向于零假设。换句话说，某些职业危险因素和特定血液肿瘤风险之间的关联程度可能被低估了。

然而，关于结果分类错误必然导致对相关性被低估的一般说法并不正确。首先，在存在连续暴露指标（如以ppm/年为单位的苯累积暴露量）的情况下，每项研究的偏差可能是双向的（低估/高估）[15]。其次，当因果途径复杂且涉及效应修饰因子以及未测量/分类错误的混杂因素时，在重复研究中观察到的高估是可能的。第三，结果的分类错误可能因个人特征而有所不同（例如，由于社会经济因素而获得医疗保健的机会不同）：同样，在这种情况下，偏差可能是双向的。

我们认为，广义的血液肿瘤病例定义可能适用于假设生成研究；相反，现代假设检验研究必须采用最先进的疾病分类方法。

髓系恶性肿瘤

在此，我们讨论了职业性髓系恶性肿瘤的问题。

电离辐射

电离辐射（X射线、伽马射线、电离辐射发射

材料）是已证实的人类致癌物中最广泛（蓄意）使用的一种：在可预见的未来，它们在医疗和其他领域的使用将不会找到合适的替代品。因此，相对较多的工人因其职业而暴露于（并将暴露于）电离辐射。此外，还应考虑到，暴露于电离辐射（通过天然来源）是生活在我们这个星球上不可避免的后果，目前医疗领域（和其他领域）工作人员所接受的大多数电离辐射剂量与天然来源所接受的剂量相当（或低于）。

原子弹幸存者研究以及其他研究都明确指出，暴露于电离辐射会增加（4～5倍）罹患白血病（慢性淋巴白血病除外）的死亡风险[16]：风险急剧增加，并在辐照后10年内达到峰值。

然而，这一科学证据都是在对累积剂量高达几希沃特（Sv）的辐照进行研究后获得的，而按照美国和欧洲目前允许的辐照水平（5年100mSv），预计一名工人在40年的工作生涯中最大累积剂量为0.8Sv（这还没有考虑到在职业环境中有效吸收的实际剂量通常远低于这一限度）。因此，现在需要考虑的关键问题是，目前的暴露限值是否足以保护工人，换句话说，工人的实际暴露是否与白血病风险增加有关。

BEIR委员会已在BEIR Ⅶ报告中讨论了这一问题[17]。他们得出的结论是，为了直接估计长期、低剂量、低辐射的影响，迄今为止最全面和精确的估计是来自英国国家辐射工作人员登记处和三国研究（加拿大－英国－美国），该研究提供了白血病和所有癌症风险的估计值。

对每单位辐射吸收剂量（Gray）的超额相对风险估计值的比较显示，与原子弹幸存者[0.24（0.12，0.4）]相比核工作人员罹患所有癌症（除白血病外）的风险都有所降低[三国研究：－0.07（－0.39，0.30）；国家辐射工作人员登记处：0.09（－0.28，0.52）]。相反，对每单位辐射吸收剂量的白血病（不包括慢性淋巴细胞白血病）超额相对风险估计值的比较显示，这些估计值在三组中具有可比性[三国研究：2.2（0.1，5.7）；国家辐射工作者登记处研究：2.6（－0.03，7.2）；原子弹幸存者：2.2（0.4，4.7）]。

该报告的作者[16]得出结论："尽管这些估计值低于从原子弹幸存者研究中得出的线性估计值，但它们与一系列可能性相符，从低剂量时的风险降低到目前辐射防护建议所依据的风险的2倍。总的来说，没有迹象表明目前对低剂量辐照下癌症的辐射风险估计存在明显误差。从置信区间的宽度来看，这种风险的大小仍然存在不确定性。"

将原子弹幸存者的研究结果外推至职业环境的问题并不简单。在原子弹幸存者中：

- 电离辐射的累积剂量是估计的，而不是测量的
- 剂量几乎全部被瞬间吸收（辐射性微尘的贡献通常比直接辐射低得多）

在职业环境中，情况恰恰相反：

- 通常测量累积剂量（具有合理的准确度）
- 多年来吸收的剂量水平较低

累积剂量进入人体的方式很可能会影响生物反应。另一个需要考虑的问题是两类人群之间的相关差异：原子弹幸存者中女性和老年男性（年轻男性被派往战区）所占比例高于在职业上暴露于电离辐射的工人。此外，这些人在遭受原子弹袭击之前，不得不忍受多年战争带来的贫困。

最近，又有其他研究报告了暴露于外部和内部电离辐射的职业群体的死亡率[18-25]。

综上所述，新证据并没有显著改变BEIR Ⅶ报告的结论，即在目前的电离辐射累积职业辐照水平下（即工作寿命中低于100mSv），白血病（慢性淋巴细胞白血病除外）的风险估计值与未受职业辐照者相比，既有增加也有减少。据估计，美国公民每年从自然源受到的电离辐射平均为3mSv[26]，因此100mSv是美国公民在生命的前33年从自然源吸收的剂量。

苯

虽然苯在过去被广泛用作溶剂，但现在生产的苯被用于许多化学品的合成：据估计，2017年世界

苯产量超过 5000 万吨，并将在未来继续增长[27]。据估计，苯产量的 50% 用于合成乙苯和异丙苯，另外 20% 用于合成环己烷和硝基苯。

因此，苯仍然是许多工人接触的一种化合物；而在普通人群中，苯暴露的主要来源是车辆交通和烟草烟雾。

早在 19 世纪末，人们就已经认识到苯对动物和人类的血液毒性：当时，可能是由于工作场所的大量暴露，慢性苯中毒最常见的病例是骨髓发育不全，这促使人们提出使用苯来治疗白血病[28]。

在 20 世纪上半叶，在苯暴露的工人中反复观察到骨髓发育不全和白血病的病例：20 世纪 60 和 70 年代，由于 Vigliani、Aksoy 等的研究，科学界接受了职业苯暴露与白血病风险之间的关系。在这些研究之后，又对暴露工人群体进行了流行病学调查，其中包括参与生产胶膜（一种橡胶基塑料材料，在 20 世纪 30 年代已经广泛使用）的工人[29-33]。

根据现有研究，有充分的证据表明苯对人类具有致癌性，可导致急性髓系白血病 / 急性非淋巴细胞白血病[34]。同样的证据也适用于实验动物。

在考虑对人类构成明显致癌风险的苯暴露水平之前，值得一提的是关于苯暴露和骨髓增生异常综合征之间联系的最新信息。如前所述，骨髓增生异常综合征是一组异质性克隆性疾病，其特点是无效造血，导致一种或多种外周血细胞减少（主要是贫血，可为单系，但也有两系减少或全血细胞减少）。诊断标志是骨髓中任何造血谱系中至少有 10% 的细胞存在发育异常（骨髓细胞分类计数需要对至少 200 个有核细胞进行检查），可能伴有骨髓造血干细胞的出现，通常少于所有有核骨髓元素的 20%（否则应确定为急性白血病）。

骨髓增生异常综合征的诊断标准直到最近才被编纂成典，"骨髓增生异常综合征"一词直到 20 世纪 80 年代才被使用[35]：这就不难理解为什么在对苯暴露的工人群体进行研究时，这种疾病可能被误诊，因为它经常与白血病或其他血液病混淆。

在过去的 20 年里，已经发表了几项关于苯暴露工人骨髓增生异常综合征的研究[36]：从全球范围来看，现有数据的总和支持这样一种观点，即职业苯暴露可能是骨髓增生异常综合征的一个原因，其影响与可归因于白血病的超额死亡率的比例为 1∶5。根据目前掌握的数据，每单位暴露量所增加的风险与白血病的风险相同。

ACGIH 建议的 8 小时工作日对苯的暴露限值从 0.5ppm（每立方米空气中 1.6mg）到 1ppm（每立方米空气中 3.25mg）不等，这是欧盟 2017/2398 号指令颁布后对欧盟国家具有约束力的最大暴露限值。

然而，在欧洲，欧洲化学品管理局风险评估委员会于 2018 年 3 月建议对苯采用 0.05ppm（0.16mg/立方米）的职业暴露限值[37]，并指出："由此得出的限值将避免导致工人染色体损伤的暴露，被认为不会产生显著的残留致癌风险，还将避免其他不良影响。"该委员会还补充道："由于拟议限值依赖于基于作用模式的主要基因毒性效应阈值，而这些效应可能是苯白血病的关键触发事件，因此残留癌症风险可能仍存在一些不确定性。……不过，考虑到多种阈值的 MoAs[作用模式] 可能会导致苯白血病的发展，并鉴于现有的实验和流行病学证据总体上支持苯的基因毒性阈值，剩余的不确定性被认为非常低。鉴于这些证据，可以认为通过线性外推法得出的估计超额癌症风险过于保守。"

欧洲化学品管理局风险评估委员会提出的限值比 ACGIH 目前的建议低 10 倍，比欧洲立法中仍然存在的职业暴露最高限值低 20 倍。

1，3- 丁二烯

1，3- 丁二烯用于合成不同的化学产品，主要是弹性体：据估计，2017 年全球 1，3- 丁二烯产量超过 1500 万吨，并且在不久的将来还会继续增长[38]。据估计，1，3- 丁二烯产量的 70% 用于合成丁苯橡胶、聚丁二烯橡胶和丙烯腈 - 丁二烯 - 苯乙烯树脂弹性体。

因此，1，3- 丁二烯一直是许多工人接触的化合物；不过，目前普通人群暴露于 1，3- 丁二烯的途径并不多，在 20 世纪 90 年代末，其室外空气中的浓度远低于 1μg/m³[39]。

1，3-丁二烯的致癌性研究涉及血液和淋巴恶性肿瘤。在 1，3-丁二烯生产和丁苯橡胶生产中暴露于 1，3-丁二烯的工人（主要是男性）中进行了几项队列研究：关于白血病（未特指），一些研究没有发现统计学意义上的超额死亡率，而另一些研究则发现了这一现象[40]。根据这些证据，IARC 将 1，3-丁二烯列为已确认的人类致癌物，因为它"会导致血液淋巴器官癌症"[14, 40]。

随着 1，3-丁二烯的产量不断增加，全球数以万计的工人可能暴露于 1，3-丁二烯，因此有必要对一些最广泛使用的职业暴露限值进行审查。

在美国，1，3-丁二烯目前采用的 ACGIH TLV-TWA 为 2ppm（每立方米空气中 4.4mg）。不过，根据 IARC 审查的大量证据，ACGIH 已将 1，3-丁二烯归为 A2 类，即疑似人类致癌物[41]。

在欧盟，欧盟第 2017/2398 号指令[42]根据职业暴露限值科学委员会（SCOEL）的建议，为 1，3-丁二烯设定了欧盟国家具有约束力的最大暴露限值，即 1ppm（2.2mg/m³），该委员会提供了 0.1～10ppm 暴露水平下男性工人白血病超额风险的不同估计值。SCOEL 文件报告[43]称，这些估计值可说明："在死亡率与英格兰和威尔士男性人口相似的 1000 名成年男性人口中，在工作期间（25～65 岁）职业暴露于 1ppm 的 1，3-丁二烯，除了在不暴露于 1，3-丁二烯的情况下预计会出现的 5 例白血病死亡外，还会在 25～85 岁之间造成 0.0～10.78 例额外的白血病死亡"。没有必要标注 STEL 或"皮肤"。

正如 IARC 专著所述[40]，当前 1，3-丁二烯的职业暴露水平一般低于 1ppm（但可能会出现短时间、较高水平的暴露）：在这一水平的整个职业生涯中，SCOEL 估计每 1000 名工人中白血病的超额病例数为 -0.09～10.78 例[43]。估计范围的较低部分与阿拉巴马大学伯明翰分校最近对北美丁苯橡胶行业工人的研究数据集所做的分析一致，即每 1000 名工人中有 0.025 例白血病超额病例[44]。

甲醛

甲醛是一种广泛应用于各种工业领域的化合物：它可用于生产三聚氰胺甲醛树脂、酚醛树脂、脲醛树脂和其他几种化合物。在医疗保健、防腐和消费品领域，它也被"原封不动"地使用。使用甲醛的其他主要行业是胶合板生产和建筑业。据估计，2017 年全球甲醛产量超过 5000 万吨，并在不久的将来还会继续增长[45]。

因此，甲醛一直是全球数十万工人接触的一种化合物，而普通人群则暴露于甲醛的内源性代谢物和其他来源，如室内空气污染（主要是由于家具和其他产品的释放），工业排放造成的室外空气污染，燃烧和通过挥发性有机化合物的氧化和臭氧与烯烃的反应二次生成的甲醛。

室外空气中甲醛含量从 < 10μm/m³ 到 > 100μm/m³：在一些研究中，室内甲醛含量超过了室外甲醛含量[46]。

自 20 世纪 80 年代初以来，评估了甲醛对人类的致癌性：1981 年，IARC 将甲醛归为 2B 类（可能对人类致癌）[47]。后来，在 1987 年，IARC 将甲醛归为 2A 类[48]，并在随后的 1994 年修订版中保留了这一分类[49]。在所有这些病例中，IARC 考虑的终点都是鼻腔肿瘤。至于白血病，则认为证据不足。2004 年，IARC[50]将甲醛归为 1 类（对人类致癌的化合物），认为鼻咽癌的流行病学证据充分，从而排除了白血病的可能性（1987 年的报告中已经提到过白血病："有强有力的证据表明白血病与职业暴露于甲醛之间存在因果关系，但这一证据并不充分。在对职业工人进行的研究和对产业工人进行的最相关的三项研究中，有两项研究持续观察到患白血病的风险增加。由于美国工业和服装工人群体的研究结果存在一些局限性，而且与英国工业工人群体的非阳性结果相冲突，因此这些研究结果还不足以完全具有说服力。"）

2009 年，IARC[51]确认了甲醛为 1 类致癌物，肯定了在人类白血病方面存在充分的证据，尽管其表述不同寻常，更适合政治机构而非科学机构："工作组对甲醛导致人类白血病的评估意见并不完全一致，微弱多数人认为致癌证据充分，少数人认为证据有限。"

因此，在 2004—2009 年的评估中，IARC 认为甲醛对人类白血病的致癌性证据已从不足增加到充分：研究结果基于美国国家癌症研究所队列[52]、殡葬行业工人的巢式病例对照研究[53]以及三项荟萃分析[54-56]的更新。

自 IARC 上次更新甲醛致癌性以来，又更新了另外两项大型全行业队列死亡率研究：NIOSH 服装工人[57]和英国全行业甲醛生产者和使用者研究[58]。此外，还公布了一些新数据：北欧国家一项基于人口登记的急性髓系白血病病例对照研究[59]；意大利的两项小型职业研究[60, 61]；以及欧洲一项大型多中心职业暴露研究，该研究旨在研究癌症风险中的营养和代谢危险因素[62]。

最近对 1981 年以来甲醛评估的整个历史进行了回顾[63]，评估了有关甲醛暴露和白血病之间关系的流行病学证据，动物实验证据，与作用方式有关的证据，剂量 – 反应关系以及将所有可用证据纳入总体评估的方法。

就流行病学证据而言，2009 年 IARC 评估之后发表的研究[51]，从全球范围来看，并不支持甲醛是白血病，特别是急性髓系白血病的病因这一假设。

关于动物研究，没有令人信服的证据表明甲醛可以导致白血病或淋巴造血系统恶性肿瘤。最近的研究证实甲醛和淋巴造血系统恶性肿瘤之间没有关联[63]。就作用方式而言，由于甲醛通过呼吸系统渗入机体（因此它与鼻癌相关是合理的），它在白血病发病中的因果作用是假定它到达骨髓时未使骨髓发生变化，或者它作用于循环的骨髓干细胞，这些干细胞一旦发生突变，就会返回骨髓水平并导致疾病的发生。没有证据表明这种说法是可信的，也没有发生过这种情况。因此，现有数据并不支持甲醛可以从进入人体的部位产生远距离效应的论点[64]。

关于吸入甲醛与白血病之间的剂量 – 反应关系，依赖分子剂量学数据与依赖不确定的回顾性职业暴露重建方法得出的结果之间存在巨大差异，这

使人们对将白血病导致的人类死亡率上升归因于职业暴露于甲醛的可信度产生怀疑。

总之，甲醛吸入暴露与潜在白血病风险之间的现有证据表明，最多只有有限的、暗示性的阳性证据，而大量证据表明两者之间没有这种关联，因此没有因果关系。

橡胶制造业

1981 年，IARC 指出，必须将橡胶制造业视为与工人白血病发展有因果关系的职业活动[65]。2009年，IARC[66]重新评估了这一问题，得出结论："橡胶制造业工人患白血病的风险增加。超额风险可能与溶剂暴露，特别是苯有关。"

关于最后一点，应该指出的是，"超额风险可能与溶剂暴露有关"的说法与 IARC 关于白血病所有致病因子的报告并不一致[67]，其中仅包括苯，没有其他溶剂。此外，对橡胶制造业和白血病的研究是在该行业苯暴露量可能较高的年份进行的。因此，目前，如果橡胶制造业中的苯暴露不相关（参见本章关于苯的部分），则可以认为不存在白血病的风险。

淋巴恶性肿瘤

在此，我们讨论淋巴恶性肿瘤的职业危险因素。

电离辐射

如 BEIR V[16]所述，某些形式的淋巴恶性肿瘤发病率的增加与人类和 / 或实验室动物的辐照有关。人类中，这些恶性肿瘤有多发性骨髓瘤（肿瘤细胞主要在骨髓中增殖）以及非霍奇金淋巴瘤（肿瘤细胞主要在淋巴结中增殖）。多发性骨髓瘤和非霍奇金淋巴瘤与慢性淋巴细胞白血病一样，都是 B 淋巴细胞的恶性肿瘤。

然而，在这三种疾病中，只有多发性骨髓瘤和非霍奇金淋巴瘤在人类受到辐照后发病率有所增加。

在原子弹幸存者中，在剂量低于 1Gy 时可观察

到多发性骨髓瘤的死亡病例；在这些人群中，轰炸时年龄为 20～59 岁的男性和女性的相对风险随剂量增加而增加，但直到暴露 20 年后才变得明显。综上所述，来自原子弹幸存者的数据表明，与白血病相比，多发性骨髓瘤的最小潜伏期明显更长，相对风险更小，年龄分布也更晚[16]。

BEIR 委员会在 BEIR Ⅶ 报告中讨论了职业暴露工人的淋巴恶性肿瘤问题[17]。他们指出，在汉福德和塞拉菲尔德的研究中发现，累积外辐射剂量与多发性骨髓瘤死亡率之间存在统计学意义上的显著正相关（$P < 0.05$，单侧）[68, 69]。在国家辐射工作人员登记处[70] 和三国分析[71] 中也发现了类似的关联，这在很大程度上反映了之前报告的个别队列中的关联。汉福德研究中的相关性在随访延长至 1986 年时并不显著（P 值为 0.1）[72]；只有在附加的（可能是事后的）分析后，相关性才变得显著。

如前所述（讨论髓系恶性肿瘤），最近又有其他研究报告了受到外部和内部电离辐射的职业人群的死亡率（见上节报告的参考文献）：综合来看，新的证据没有显著改变已知的情况：也就是说，在目前的电离辐射累积职业辐照水平下（工作期间低于 100mSv），多发性骨髓瘤和非霍奇金淋巴瘤的风险估计值与未受职业辐照者相比，既有增加也有减少。

苯

考虑了 2015 年之前发表的研究，IARC 于 2018 年对苯进行了审查。结论是："有充分证据表明苯对人类具有致癌性。苯可引起成人急性髓系白血病。观察到苯与非霍奇金淋巴瘤、慢性淋巴细胞白血病、多发性骨髓瘤、慢性髓系白血病、儿童急性髓系白血病和肺癌呈正相关。"[34]

2015 年以后，发表了几项关于成人（职业、住宅）和儿童淋巴细胞恶性肿瘤和苯暴露的研究。其中一项针对成人受试者的研究[73] 是对上海妇女健康研究的再分析，该研究已被 IARC 专著考虑在内，结果也提示估计的苯暴露与非霍奇金淋巴瘤之间存在正相关。

另外两项研究考虑了住宅中的苯暴露量，通过住宅地址进行估计。Teras 等的研究[74] 发现，估计的苯暴露量与任何血液系统恶性肿瘤、骨髓增生异常综合征、T 细胞淋巴瘤和滤泡性淋巴瘤的发病率之间存在显著关联；然而，仅在女性中未观察到显著关联。

Switchenko 等的研究[75] 发现，估计的苯暴露量与非霍奇金淋巴瘤的发病率之间存在显著关联。

总之，苯暴露与淋巴恶性肿瘤的可能性之间的现有证据表明，最多只有有限的、提示性的阳性证据，暂时还不足以将苯暴露视为人类患这些恶性肿瘤的原因。

1，3- 丁二烯

如前所述，根据 IARC 的报告[14]："有充分证据表明，1，3- 丁二烯对人类具有致癌性。1，3- 丁二烯会引起血液淋巴器官癌症。"IARC 称，"总的来说，来自苯乙烯 - 丁二烯和丁二烯单体行业的流行病学证据清楚地表明，血液淋巴恶性肿瘤的风险增加。对苯乙烯 - 丁二烯行业的研究表明，白血病的发病率过高，并与丁二烯的累积暴露量存在剂量 - 反应关系，而单体行业的研究表明，血液淋巴系统恶性肿瘤的发病率普遍过高，可归因于白血病和恶性淋巴瘤。有证据表明，暴露于丁二烯与血液淋巴器官癌症之间存在联系，而环境中的丁二烯含量与儿童白血病风险之间的联系也为这一证据提供了一些支持。与特定亚型血液淋巴恶性肿瘤有关的流行病学证据较弱，主要是因为数量较少，给出的风险估计不精确。不过，如果将恶性淋巴瘤和白血病区分开来，白血病的证据是最有力的。"

虽然 IARC 的评估看似全面，但其主要是基于针对白血病的研究。关于非霍奇金淋巴瘤，报告指出："丁二烯暴露和非霍奇金淋巴瘤之间联系的最有力证据来自对丁二烯单体行业的研究（Ward 等，1995，1996；Divine 和 Hartman，2001）。虽然这种关联并没有随着暴露时间的延长而变得更强，但在二战期间暴露于丁二烯的工人中，这种关联更为明显，因为当时的暴露量可能更高。"

在 2015 年发表的一项针对北美合成橡胶行业工人的研究中，1，3- 丁二烯的累积暴露与非霍奇金淋巴瘤风险无关[76]。总的来说，支持 1，3- 丁二烯与非霍奇金淋巴瘤之间关联的证据是有限的。在 IARC 进行评估时，工作组无法评估剂量 – 反应关系：在此之后，最相关的职业队列研究并未发现 1，3- 丁二烯会增加非霍奇金淋巴瘤风险。

甲醛

美国国家癌症研究所甲醛队列[52]的调查表明，"甲醛暴露可能与淋巴造血系统恶性肿瘤，特别是髓系白血病之间存在联系，但也可能与霍奇金淋巴瘤和多发性骨髓瘤有关。"

然而，包括最近的研究[60, 77]在内的其他研究确实发现，暴露于甲醛的工人既没有增加白血病的风险，也没有增加淋巴恶性肿瘤的风险。

林丹

林丹（任何含有 > 99% γ- 六氯环己烷的材料）因其杀虫性能而在世界各地得到广泛使用。然而，在过去几十年里，林丹的使用量已大大减少；联合国欧洲经济委员会成员国的生产主要是在 1950 年或之前至 1970 年期间进行的，并从 1970 年起停止生产。据估计，林丹的全球产量已从 1985 年的每年 38 000 吨降至 1990—1995 年的每年 3222 吨。

IARC[78] 指出："有充分证据表明林丹对人类具有致癌性。林丹会引起非霍奇金淋巴瘤。"

农业健康研究是了解林丹可能产生的影响的一个重要来源，该研究是一项针对美国农民的大型队列研究：对 533 例非霍奇金淋巴瘤的分析表明，暴露于林丹与这类疾病可能存在因果关系[79]。然而，这种关联仅在最高暴露类别中观察到，并且仅基于 14 例观察到的非霍奇金淋巴瘤病例。由于事件数量有限，对非霍奇金淋巴瘤亚型的分析仅针对二元暴露（从未 / 曾经暴露于林丹）；观察到关联性最强的是滤泡性 B 细胞淋巴瘤（16 例归类为曾经暴露）。

五氯苯酚

五氯苯酚是一种用作杀虫剂和消毒剂的有机氯化合物。由于五氯苯酚是通过多级氯化工艺生产的，因此可能含有二噁英、呋喃和其他氯酚等杂质。我们有理由假定，西方国家的商用产品由大约 90% 的五氯苯酚和 10% 的杂质组成。五氯苯酚在大多数国家已经停止生产，欧洲目前也没有五氯苯酚的生产。IARC[80] 认为，"有充分证据表明五氯苯酚对人类具有致癌性。五氯苯酚会导致非霍奇金淋巴瘤。"该声明的依据是 IARC 工作组所掌握的四项队列研究：所有的研究都报告了非霍奇金淋巴瘤风险的增加。据 IARC 专家称，加拿大对锯木厂工人的研究[81]是评估的关键。这项研究还报告了骨髓瘤风险的增加。

目前，还没有确凿的流行病学证据表明五氯苯酚与特异性非霍奇金淋巴瘤亚型之间的联系。

橡胶制造业

根据 IARC 评估[66]，"有充分证据表明橡胶制造业的职业暴露对人类具有致癌性。橡胶制造业的职业暴露会导致白血病、淋巴瘤、膀胱癌、肺癌和胃癌。"该机构还指出，"工作组没有获得与橡胶制造业相关的实验动物数据。"因此，必须假定 IARC 的声明完全是基于 2009 年（最新评估日期）之前的流行病学证据。在此之后，已经发表了几篇很好的职业队列研究报告。

特别是，2017 年发表的一项对 16 026 名瑞典和英国橡胶工人（397 975 人 – 年）的大型分析显示，1975 年后首次就业的受试者患癌症的风险并没有显著增加。此外，非霍奇金淋巴瘤（标准化发病率比 =0.67）和骨髓瘤（标准化发病率比 =0.93）的发病率也低于预期[82]。对这些国家和另外三个欧洲国家的橡胶工人死亡率的平行分析也得出了类似的结论[83]。

在那之后，对英国橡胶和电缆制造业工人进行的同一项大型队列研究得出的两份报告并不支持 IARC 的评估[84, 85]。事实上，白血病、非霍奇金淋巴瘤和多发性骨髓瘤的死亡人数与预期相符。然而，对特定化合物（N- 亚硝胺、N- 亚硝基二甲胺和 N- 亚硝基吗啉）累积暴露水平进行的更详细分析证实，白血病、多发性骨髓瘤和非霍奇金淋巴瘤的风险可能会增加。

考虑到 IARC 目前的立场，根据新的流行病学证据，我们可以得出结论，对最近时期（1975 年以后）进行的大型、设计合理的队列研究分析否定了在橡胶生产行业工作与淋巴造血系统恶性肿瘤风险之间的假定联系。一些残留的癌症风险可能来自特定化合物（包括亚硝胺），而不是生产部门本身：最近工业卫生方面的进步可能有助于消除现代工业工人中淋巴造血系统恶性肿瘤发病率的明显增加。

参考文献

[1] American Cancer Society. Cancer facts and figures. Atlanta: American Cancer Society; 2018. https://www.cancer.org/research/ cancer-facts-statistics/all-cancer-facts-figures/cancer-facts-figures-2018.html.

[2] National Cancer Institute. Surveillance, epidemiology, and end results(SEER)program. Bethesda, MD: NCI; 2019. https://seer. cancer.gov/.

[3] GBD 2016Causes of Death Collaborators. Global, regional, and national age-sex specific mortality for 264 causes of death, 1980-2016: a systematic analysis for the Global Burden of Disease Study 2016. Lancet. 2017; 390: 1151-210.

[4] Eaves CJ. Hematopoietic stem cells: concepts, definitions, and the new reality. Blood. 2015; 125: 2605-13.

[5] Jaffe ES, Barr PM, Smith SM. Understanding the new WHO classification of lymphoid malignancies: why it's important and how it will affect practice. Am Soc Clin Oncol Educ Book. 2017; 37: 535-46.

[6] Arber DA, Orazi A, Hasserjian R, et al. The 2016revision to the World Health Organization classification of myeloid neoplasms and acute leukemia. Blood. 2016; 127: 2391-405.

[7] Swerdlow SH, Campo E, Harris NL, et al., editors. WHO classification of tumours of haematopoietic and lymphoid tissues. 4th Revised ed. Lyon: IARC; 2017.

[8] Greenberg PL, Tuechler H, Schanz J, et al. Revised international prognostic scoring system for myelodysplastic syndromes. Blood. 2012; 120: 2454-65.

[9] Döhner H, Weisdorf DJ, Bloomfield CD. Acute myeloid leukemia. N Engl J Med. 2015; 373: 1136-52.

[10] Bennett JM, Catovsky D, Daniel MT, et al. Proposal for the classification of the acute leukemias. French-American-British(FAB)co-operative group. Br J Haematol. 1976; 33: 451-8.

[11] Harris NL, Jaffe ES, stein H, et al. A revised European-American classification of lymphoid neoplasms: a proposal from the International Lymphoma study group. Blood. 1994; 84: 1361-92.

[12] International Agency for Research on Cancer. List of classifications by cancer sites with sufficient or limited evidence in humans, vol. 1-123. Lyon: IARC; 2018. https://monographs.iarc.fr/wp-content/ uploads/2018/07/Table4.pdf.

[13] 't Mannetje A, De Roos AJ, Boffetta P, et al. Occupation and risk of non-Hodgkin lymphoma and its subtypes: a pooled analysis from the InterLymph consortium. Environ Health Perspect 2016; 124: 396-405.

[14] International Agency for Research on Cancer. 1, 3-Butadiene. In: IARC monographs on the evaluation of carcinogenic risks to humans volume 100. A review of human carcinogens part F: chemi-cal agents and related occupations. Lyon: IARC; 2012. p. 309-38.

[15] Rothman KJ, Greenland S, Lash TL. Modern epidemiology, vol.3. Philadelphia: Wolters Kluwer Health/Lippincott Williams & Wilkins; 2008.

[16] Committee on the Biological Effects of Ionizing Radiations, Board on Radiation Effects Research, Commission on Life Sciences, National Research Council. Health effects of exposure to low levels of ionizing radiation—Beir V. Washington, DC: National Academy Press; 1996.

[17] Committee to Assess Health Risks from Exposure to Low Levels of Ionizing Radiation, Board on Radiation Effects Research, Division on Earth and Life Studies. Health risks from exposure to low levels of ionizing radiation: BEIR VII, phase 2. Washington, DC: The National Academies Press; 2006.

[18] Zablotska LB, Fenske N, Schnelzer M, Zhivin S, Laurier D, Kreuzer M. Analysis of mortality in a pooled cohort of Canadian and German uranium processing workers with no mining experience. Int Arch Occup Environ Health. 2018; 91: 91-103.

[19] Laurier D, Richardson DB, Cardis E, et al. The international nuclear workers study(INWorkS): a collaborative epidemiological study to improve knowledge about health effects of protracted low-dose exposure. Radiat Prot Dosimetry. 2017; 173: 21-5.

[20] Kreuzer M, Sobotzki C, Fenske N, Marsh JW, Schnelzer

M. Leukaemia mortality and low–dose ionising radiation in the WISMUT uranium miner cohort(1946–2013). Occup Environ Med. 2017; 74: 252–8.

[21] Richardson DB, Cardis E, Daniels RD, et al. Risk of cancer from occupational exposure to ionising radiation: retrospective cohort study of workers in France, the United Kingdom, and the United States(INWorkS). BMJ. 2015; 351: h5359.

[22] Leuraud K, Richardson DB, Cardis E, et al. Ionising radiation and risk of death from leukaemia and lymphoma in radiation–monitored workers(INWORKS): an international cohort study. Lancet Haematol. 2015; 2: e276–81.

[23] Schubauer–Berigan MK, Daniels RD, Bertke SJ, Tseng CY, Richardson DB. Cancer mortality through 2005among a pooled cohort of U.S. nuclear workers exposed to external ionizing radiation. Radiat Res. 2015; 183: 620–31.

[24] Merzenich H, Hammer GP, Tröltzsch K, et al. Mortality risk in a historical cohort of nuclear power plant workers in Germany: results from a second follow–up. Radiat Environ Biophys. 2014; 53: 405–16.

[25] Metz–Flamant C, Laurent O, Samson E, et al. Mortality associated with chronic external radiation exposure in the French combined cohort of nuclear workers. Occup Environ Med. 2013; 70: 630–8.

[26] Agency for Toxic Substances and Disease Registry. Toxic substances portal—ionizing radiation. Atlanta, GA: ATSDR; 1999. https: //www.atsdr.cdc.gov/phs/phs.asp?id=482&tid=86#bookm ark02.

[27] Benzene: 2018World Market Outlook and Forecast up to 2022. Merchant Research and Consulting Ltd. January 2018.

[28] Boardman WW. Benzene treatment of leukemia. Cal State J Med. 1915; 13: 348–55.

[29] Rhomberg L, Goodman J, Tao G, Zu K, Chandalia J, Williams PR, Allen B. Evaluation of acute nonlymphocytic Leukemia and its subtypes with benzene exposure and mortality estimates: a lifetable analysis of the Pliofilm cohort. J Occup Environ Med. 2016; 58: 414–20.

[30] Crump KS. Risk of benzene–induced leukemia predicted from the Pliofilm cohort. Environ Health Perspect. 1996; 104(Suppl 6): 1437–41.

[31] Paxton MB. Leukemia risk associated with benzene exposure in the Pliofilm cohort. Environ Health Perspect. 1996; 104(Suppl 6): 1431–6.

[32] Crump KS. Risk of benzene–induced leukemia: a sensitivity analysis of the pliofilm cohort with additional follow–up and new expo–sure estimates. J Toxicol Environ Health. 1994; 42: 219–42.

[33] Paxton MB, Chinchilli VM, Brett SM, Rodricks JV.

Leukemia risk associated with benzene exposure in the pliofilm cohort. II. Risk estimates. Risk Anal. 1994; 14: 155–61.

[34] International Agency for Research on Cancer. Benzene. In: IARC monographs on the evaluation of carcinogenic risks to humans, vol. 120. Lyon: IARC; 2018.

[35] Steensma DP, Tefferi A. The myelodysplastic syndrome(s): a perspective and review highlighting current controversies. Leuk Res. 2003; 27: 95–120.

[36] Li W, Schnatter AR. Benzene risk assessment: does new evidence on myelodysplastic syndrome justify a new approach? Crit Rev Toxicol. 2018; 48: 417–32.

[37] Agency EC. Committee for risk assessment RAC opinion on scientific evaluation of occupational exposure limits for benzene(ECHA/RAC/ O–000000–1412–86–187/F). Helsinki: ECHA; 2018. https: //echa.europa.eu/documents/10162/13641/benzene_opinion_ en.pdf/4fec9aac–9ed5–2aae–7b70–5226705358c7.

[38] Butadiene(BD): 2018World market outlook and forecast up to 2027. Merchant Research and Consulting Ltd. January 2018.

[39] Dollard GJ, Dumitrean P, Telling S, Dixon J, Derwent RG. Observed trends in ambient concentrations of C2–C8hydrocarbons in the United Kingdom over the period 1993to 2004. Atmos Environ. 2007; 41: 2559–69.

[40] International Agency for Research on Cancer. 1, 3–Butadiene. In: IARC monographs on the evaluation of carcinogenic risks to humans, Vol. 97. 1, 3–butadiene, ethylene oxide and vinyl halides(vinyl fluoride, vinyl chloride and vinyl bromide). Lyon: IARC; 2008. p. 45–184.

[41] American Conference of Governmental Industrial Hygienists. 2019TLVs and BEIs. Cincinnati, OH: ACGIH; 2019.

[42] European parliament and Council. Directive(Eu)2019/130of the European Parliament and of the Council of 16January 2019amending Directive 2004/37/EC on the protection of workers from the risks related to exposure to carcinogens or mutagens at work. Brussels: European Union; 2019.

[43] Scientific Committee on Occupational Exposure Limits. Recommendation from the scientific committee on occupational exposure limits: risk assessment for 1, 3–butadiene. Brussels: SCOEL; 2007. ec.europa.eu/social/BlobServlet?docId=3855&lang Id=en.

[44] Sielken RL Jr, Valdez–Flores C. A comprehensive review of occupational and general population cancer risk: 1, 3–butadiene exposure–response modeling for all leukemia, acute myelogenous leukemia, chronic lymphocytic leukemia, chronic myelogenous leukemia, myeloid neoplasm and lymphoid neoplasm. Chem Biol Interact.

2015; 241: 50–8.

[45] Formaldehyde: 2018World Market Outlook and Forecast up to 2027. Merchant Research and Consulting Ltd. January 2018.

[46] World Health Organization. WHO guidelines for indoor air quality: selected pollutants. Geneva: WHO; 2010.

[47] International Agency for Research on Cancer. Formaldehyde. In: IARC monographs on the evaluation of carcinogenic risk of chemical to humans, Vol.29. Some industrial chemicals and dyestuffs. Lyon: IARC; 1982. p. 345–89.

[48] International Agency for Research on Cancer. Formaldehyde. In: IARC Monographs on the Evaluation of Carcinogenic Risks to Humans, Suppl.7. Overall evaluations of carcinogenicity: an updat-ing of IARC monographs, vol. 1–42. Lyon: IARC; 1987. p. 211–6.

[49] International Agency for Research on Cancer. Formaldehyde. In: IARC monographs on the evaluation of carcinogenic risks to humans. Wood dust and formaldehyde, vol. 62. IARC: Lyon; 1995.p. 217–362.

[50] International Agency for Research on Cancer. Formaldehyde. In: IARC monographs on the evaluation of carcinogenic risks to humans. Formaldehyde, 2–butoxyethanol and 1–tertbutoxypropan–ol, vol. 88. IARC: Lyon; 2006. p. 39–325.

[51] International Agency for Research on Cancer. Formaldehyde. In: IARC monographs on the evaluation of carcinogenic risks to humans volume 100. A review of human carcinogens part F: chemi–cal agents and related occupations. Lyon: IARC; 2012. p. 401–36.

[52] Beane Freeman LE, Blair A, Lubin JH, Set a. Mortality from lymphohematopoietic malignancies among workers in formaldehyde industries: the National Cancer Institute cohort. J Natl Cancer Inst. 2009; 101: 751–61.

[53] Hauptmann M, Stewart PA, Lubin JH, et al. Mortality from lymphohematopoietic malignancies and brain cancer among embalmers exposed to formaldehyde. J Natl Cancer Inst. 2009; 101: 1696–708.

[54] Bosetti C, McLaughlin JK, Tarone RE, Pira E, La Vecchia C. Formaldehyde and cancer risk: a quantitative review of cohort studies through 2006. Ann Oncol. 2008; 19: 29–43.

[55] Zhang L, Steinmaus C, Eastmond DA, Xin XK, Smith MT. Formaldehyde exposure and leukemia: a new meta–analysis and potential mechanisms. Mutat Res. 2009; 681: 150–68.

[56] Bachand AM, Mundt KA, Mundt DJ, Montgomery RR. Epidemiological studies of formaldehyde exposure and risk of leukemia and nasopharyngeal cancer: a meta–

analysis. Crit Rev Toxicol. 2010; 40: 85–100.

[57] Meyers AR, Pinkerton LE, Hein MJ. Cohort mortality study of garment industry workers exposed to formaldehyde: update and internal comparisons. Am J Ind Med. 2013; 56: 1027–39.

[58] Coggon D, Ntani G, Harris EC, Palmer KT. Upper airway cancer, myeloid leukemia, and other cancers in a cohort of British chemical workers exposed to formaldehyde. Am J Epidemiol. 2014; 179: 1301–11.

[59] Talibov M, Lehtinen–Jacks S, et al. Occupational exposure to solvents and acute myeloid leukemia: a population-based, case–control study in four Nordic countries. Scand J Work Environ Health. 2014; 40: 511–7.

[60] Pira E, Romano C, Verga F, La Vecchia C. Mortality from lymphohematopoietic neoplasms and other causes in a cohort of laminated plastic workers exposed to formaldehyde. Cancer Causes Control. 2014; 25: 1343–9.

[61] Sernia S, Di Folco F, Altrudo P, et al. Risk of nasopharyngeal cancer. Leukemia and other tumors in a cohort of employees and students potentially exposed to(FA)formaldehyde in university laboratories. Clin Ter. 2016; 167: 43–7.

[62] Saberi Hosnijeh F, Christopher Y, Peeters P, et al. Occupation and risk of lymphoid and myeloid leukaemia in the European Prospective Investigation into Cancer and Nutrition(EPIC). Occup Environ Med. 2013; 70: 464–70.

[63] Mundt KA, Gentry PR, Dell LD, Rodricks JV, Boffetta P. Six years after the NRC review of EPA's draft IRIS toxicological review of formaldehyde: regulatory implications of new science in evaluating formaldehyde leukemogenicity. Regul Toxicol Pharmacol. 2018; 92: 472–90.

[64] Morgan DL, Dixon D, King DH, et al. NTP research report on absence of formaldehyde–induced neoplasia in Trp53 Haplo in sufficient mice exposed by inhalation: Research report 3. Durham, NC: National Toxicology Program; 2017. http://www.ncbi.nlm.nih.gov/books/NBK513193.

[65] International Agency for Research on Cancer. The rubber industry. In: IARC monographs on the evaluation of carcinogenic risks of chemicals to humans, vol. 28. Lyon: IARC; 1982.

[66] International Agency for Research on Cancer. Occupational exposures in the rubber–manufacturing industry. In: IARC monographs on the evaluation of carcinogenic risks to humans Vol. 100. A review of human carcinogens part F: chemical agents and related occupations. Lyon: IARC; 2012. p. 541–62.

[67] Cogliano VJ, Baan R, Straif K, et al. Preventable exposures associated with human cancers. J Natl Cancer Inst. 2011;

103: 1827–39.

[68] Gilbert ES, Fry SA, Wiggs LD, Voelz GL, Cragle DL, Petersen GR. Analyses of combined mortality data on workers at the Hanford site, Oak Ridge National Laboratory, and rocky flats nuclear weapons plant. Radiat Res. 1989; 120: 19–35.

[69] Douglas AJ, Omar RZ, Smith PG. Cancer mortality and morbidity among workers at the Sellafield plant of British nuclear fuels. Br J Cancer. 1994; 70: 1232–43.

[70] Muirhead CR, Goodill AA, Haylock RG, et al. Occupational radiation exposure and mortality: second analysis of the National Registry for radiation workers. J Radiol Prot. 1999; 19: 3–26.

[71] Cardis E, Gilbert ES, Carpenter L, et al. Effects of low doses and low dose rates of external ionizing radiation: cancer mortality among nuclear industry workers in three countries. Radiat Res. 1995; 142: 117–32.

[72] Gilbert ES, Omohundro E, Buchanan JA, Holter NA. Mortality of workers at the Hanford site: 1945–1986. Health Phys. 1993; 64: 577–90.

[73] Friesen MC, Bassig BA, Vermeulen R, et al. Evaluating exposure–response associations for non–Hodgkin lymphoma with varying methods of assigning cumulative benzene exposure in the Shanghai Women's health study. Ann Work Exp Health. 2017; 61: 56–66.

[74] Teras LR, Diver WR, Deubler EL, et al. Residential ambient benzene exposure in the United States and subsequent risk of hematologic malignancies. Int J Cancer. 2019; 145(10): 2647–60.

[75] Switchenko JM, Bulka C, Ward K, et al. Resolving uncertainty in the spatial relationships between passive benzene exposure and risk of non–Hodgkin lymphoma. Cancer Epidemiol. 2016; 41: 139–51.

[76] Sathiakumar N, Brill I, Leader M, Delzell E. 1, 3–Butadiene, styrene and lymphohematopoietic cancer among male synthetic rubber industry workers—preliminary exposure-response analyses. Chem Biol Interact. 2015; 241: 40–9.

[77] Checkoway H, Dell LD, Boffetta P, et al. Formaldehyde exposure and mortality risks from acute myeloid Leukemia and other lymphohematopoietic malignancies in the US National Cancer Institute cohort study of workers in formaldehyde industries. J Occup Environ Med. 2015; 57: 785–94.

[78] International Agency for Research on Cancer. Lindane. In: IARC monographs on the evaluation of carcinogenic risks to humans. DDT lindane and 2, 4D, vol. 113. Lyon: IARC; 2018. p. 267–372.

[79] Alavanja MC, Hofmann JN, Lynch CF, et al. Non–Hodgkin lymphoma risk and insecticide, fungicide and fumigant use in the agri–cultural health study. PLoS One. 2014; 9: e109332.

[80] International Agency for Research on Cancer. Pentachlorophenol. In: IARC monographs on the evaluation of carcinogenic risks to humans. Pentachlorophenol and some related compounds, vol. 117. Lyon: IARC; 2019. p. 33–140.

[81] Demers PA, Davies HW, Friesen MC, et al. Cancer and occupational exposure to pentachlorophenol and tetrachlorophenol(Canada). Cancer Causes Control. 2006; 17: 749–58.

[82] Boniol M, Koechlin A, Sorahan T, Jakobsson K, Boyle P. Cancer incidence in cohorts of workers in the rubber manufacturing industry first employed since 1975in the UK and Sweden. Occup Environ Med. 2017; 74: 417–21.

[83] Boniol M, Koechlin A, Świątkowska B, et al. Cancer mortality in cohorts of workers in the European rubber manufacturing industry first employed since 1975. Ann Oncol. 2016; 27: 933–41.

[84] Hidajat M, McElvenny DM, Ritchie P, et al. Lifetime exposure to rubber dusts, fumes and N–nitrosamines and cancer mortality in a cohort of British rubber workers with 49years follow–up. Occup Environ Med. 2019; 76: 250–8.

[85] McElvenny DM, Mueller W, Ritchie P, et al. British rubber and cable industry cohort: 49–year mortality follow–up. Occup Environ Med. 2018; 75: 848–55.

第32章
职业性癌症负担

Lesley Rushton，Sally J. Hutchings，and Kurt Straif

概述

在一般环境和工作中遇到的暴露以及由此产生的潜在不良健康影响是大量多学科研究和公众关注的主题。调查既包括了解危害的来源和性质，也包括了解暴露与疾病之间的关系。对工业劳动力的流行病学研究在识别致癌物和了解癌症的病因学方面发挥了重要作用。工作环境不应该是一个有疾病或受伤风险的地方，但全世界每天有成千上万的工人在工作中暴露于危险物质。虽然与职业性癌症有关的物质往往与化学暴露有关，特别是人为暴露[1]，但需要一个更广泛的定义来涵盖所有的工作模式。

国际癌症研究署（IARC）根据人类和动物致癌性证据的强度将物质分为四类。就人类数据而言，充分证据被定义为暴露于该物质和人类癌症之间建立了因果关系。有限证据被定义为观察到暴露于该物质与人类癌症之间存在正相关，其因果解释被认为是可信的，但不能以合理的置信度排除偶然性、偏倚或混杂因素。

对职业群体的研究结果有多种用途，例如在进行风险评估以制定标准和决定有关补偿方面。此外，估计可归因的疾病负担，即由特定暴露引起的疾病的比例或百分比，已被广泛应用[2]，并作为一种公共卫生工具用于癌症[3, 4]，特别是用于识别主要风险因素和高危人群；负担估计有助于决定降低风险的优先行动，并有助于了解造成健康不平等的重要因素。2001 年以前，有一些研究使用各种方法估计了特定国家有限数量的职业暴露造成的癌症负担。这些负担估计在 3% ～ 10%，数据差异的部分原因是所考虑的癌症和致癌物数量的不同[5-13]。

本章简要概述负担估算方法，然后详细介绍在英国实施的估算可归因负担的结构化方法，并介绍其关键结果。也将介绍最近在几个国家和全球各地进行的研究。讨论对癌症负担研究结果的解释，并举例说明了这些研究对减少与职业相关癌症的努力所产生的影响。

L. Rushton（⊠）
Epidemiology and Biostatistics, School of Public Health, Imperial College London, London, UK
e-mail:l.rushton@imperial.ac.uk

S. J. Hutchings
Division of Population Health, Health Services Research and Primary Care, School of Health Sciences, University of Manchester, Manchester, UK

K. Straif
Section of Evidence Synthesis and Classification, International Agency for Research on Cancer, Lyon, France

负担估算方法概述

有许多方法可用于计算职业可归因的癌症负

担，包括：

1.可归因分数的估计，即在没有职业暴露的情况下不会发生病例的比例。这包括将（1）与暴露于所关注的致癌物有关的癌症类型的风险估计与（2）在工作中暴露于致癌物的人口比例的估计相结合。获取这些数据的两种主要方法是：

（a）根据人口普查信息、国家就业数据或专家数据库等独立来源对特定行业或职业进行的流行病学研究得出的风险估计。

（b）基于人群的病例对照研究的风险估计，并根据同一研究中的暴露分布（通常是在对照组中）估计暴露比例。

2.当职业暴露被认为接近 100% 的风险时，直接从文献中使用绝对负担测量，例如，由石棉暴露引起的间皮瘤[14]和与煤炭工业相关的尘肺病。

3.德尔菲法[15]使用专家小组来估计可归因负担。例如，Landrigan 等利用专家小组通过会议和投票的共识过程来估计美国儿童的环境可归因疾病负担[16]。

4.利用一段时间内新发生的病例来估计职业暴露造成的百分比，例如，Deschamps 等的研究[17]。

5.使用国家数据库的关联分析，如人口普查、癌症登记和死亡证明数据[18, 19]。

英国研究的方法

当前负担的估算

由英国健康和安全执行局（HSE）资助的英国职业癌症负担研究开发了一种结构化方法，通过估计可归因分数来评估英国职业相关癌症的负担（方法和结果的详细信息发表在一系列论文[20]和技术报告中，可在 http：//www.hse.gov.uk/cancer/ 上找到）。该研究考虑了截至 2008 年底（研究时间）被 IARC 分为 1 类（确定）或 2A 类（很可能）致癌物的所有致癌物和职业（包括 40 多种致癌物和 20 个癌症部位）。最新的 IARC 评估可在 http：//monographs.iarc.fr/ENG/Classification/index.php 上

获得。

该研究包括两个相关部分：估计（1）过去职业暴露造成的当前负担和（2）未来职业癌症负担，以及预测影响未来工作场所暴露水平的替代政策决定的影响。

人口可归因分数(PAF)的估计有几种统计方法。如果风险估计来自基于行业的研究或综述或荟萃分析，以及来自独立国家数据来源的人口比例估计，那么 Levin 的方法是合适的[21]：

$$PAF = pE * (RR - 1) / \{1 + pE * (RR - 1)\}$$

其中，pE 为暴露人口的比例。
RR 是相对风险的估计值。

如果风险估计和暴露病例的比例来自基于人群的研究，那么 Miettinen 的方法是合适的[22]：

$$PAF = pE|D * (RR - 1) / RR$$

其中，pE|D 为暴露病例的比例。

实际上，在英国的研究中，Levin 方程被用于所有的估计[23]。

风险估计来自已发表的文献。如果有的话，一般采用荟萃分析或汇总研究。另外，还使用了来自英国或类似英国人群的关键个体研究；专家判断被用来评估暴露模式和吸烟等潜在混杂因素是否与英国相似。在可能的情况下，选择针对重要混杂因素或非职业风险因素进行调整的风险估计值，例如，吸烟导致肺癌，吸烟和饮酒导致喉癌。如果只有叙述性综述给出了几项相关研究的风险估计范围，则使用适当的统计方法计算相对风险的综合估计。进行正式的系统综述和荟萃分析以确定与石棉暴露相关的喉癌和胃癌的风险估计值。

在流行病学文献中通常没有暴露－反应估计，也没有英国工作人口在不同暴露水平下的比例。但是在可能的情况下，我们获得了所关注因素的总体"较低"水平和总体"较高"水平暴露的风险估计值。如果无法从文献中确定低暴露水平的适当风险估计值，则通过合并所有其他致癌物的高水平暴露与低水平暴露的风险估计值比率来得出估计值[23]。

考虑到癌症的潜伏期，即多年后与癌症发展相关的时间窗口，通过定义风险暴露期（REP），将与负担估计年份中出现的癌症相关暴露期考虑在内；10～50年用于实体肿瘤，0～20年用于造血系统肿瘤。

曾经暴露于REP中每种致癌物或职业的人口比例是根据英国境内每个相关行业/职业中曾经暴露于相关致癌物并在目标年份仍然存活的人数与同一时期处于工作年龄的总人数之比得出的。早期的研究使用人员流动率来估算暴露比例[6-9]。英国的研究将其扩展到了预期寿命，并调整了REP期间就业模式的变化[23]。

在英国的研究中，对所有年龄段的AF进行了估计。然而，也可以估计特定年龄组的PAF，以解释不同年龄段癌症发病率的变化，这是在为英国研究开发的方法的基础上，在随后的研究中采取的方法[24-26]。曾经暴露过的特定年龄组人数除以曾经在REP中处于工作年龄和在目标年份存活的人口的等效年龄估计值。然后，通过将特定年龄组的PAF应用于各年龄段的总疾病发病率，获得职业可归因的特定年龄组数。将各年龄段的可归因数相加，并除以该癌症的总发病率，以估计总体（所有年龄段）PAF（注：可归因分数不能各年龄组相加）。

英国的研究使用了国家数据来源，如致癌物暴露数据库（CAREX）[27]、英国劳动力调查（LFS）[28]和就业普查[29]，以估计暴露于每种相关致癌物的人口比例。在REP期间曾经暴露的工人数量是通过对REP内一年暴露工人的点估计推算出来的。例如，CAREX给出了1990—1993年期间按行业部门对英国人口暴露于致癌物的数量的估计。当使用CAREX数据时，考虑到英国第一产业、制造业和服务业就业人数的变化，特别是在长期实体肿瘤REP中，采用了调整系数。对于每种致癌物，这些行业部门被分配到"较高"或"较低"的暴露类别，假设暴露和风险的分布大致与选择风险估计的那些研究相一致。最初的分配是基于一位有经验的行业科学家的判断；然后对每项评估进行独立的同行评审，必要时达成共识评估。CAREX的数据没有按

性别区分；1991年按行业和职业划分的人口普查数据被用来估计男性和女性暴露的相对比例。

LFS和就业普查数据用于估计特定职业的就业人数，例如焊工、油漆工等，以及未包括在CAREX中的特定行业的致癌物。在使用LFS的情况下，可用的第一年并因此用于点估计的是1979年用于实体肿瘤，1991年用于造血系统肿瘤。如果使用就业普查，实体癌的点估计年是1971年。对于每个可归因分数，使用蒙特卡罗模拟计算随机误差置信区间[30]。将PAF应用于在REP期间可能暴露的年龄段的癌症特异性死亡总数（2005年）和癌症登记数（2004年），以得出可归因数。如果风险估计仅来自死亡率研究，则从这些研究中获得的PAF用于估计可归因登记，反之亦然。同样，如果不能单独估计女性的PAF，则使用男性或男性和女性组合的PAF。

在英国的研究中使用了不同的方法来估计（1）石棉暴露引起的间皮瘤的负担，这直接来自英国的几项间皮瘤研究；（2）石棉暴露导致的肺癌，用1∶1的比例估计间皮瘤与肺癌死亡；（3）与自然来源的氡暴露有关的肺癌，采用了对家庭建筑中氡暴露导致的肺癌发病率的估计来估计员工在氡暴露的工作场所中所花费的时间[23]。

所有相关致癌物质和职业环境的PAF被合并为每种单独癌症的单一PAF估计值。为了考虑潜在的多重暴露，我们使用了一些策略，包括在重叠暴露之间划分暴露数量，以及只估计风险最高的"主要"致癌物。如果仍有多种致癌物的暴露，则假定这些暴露是相互独立的，并且它们的联合致癌作用是倍增的。然后将这些PAF组合起来，使用乘积和给出该癌症的总体PAF[31]：

$$PAF_{overall} = 1 - \Pi_k (1 - AF_k)，k 种暴露$$

如果暴露是不相交的（不同时发生的）或不是独立的，则可以最大限度地减少引入的偏差[23]。所有癌症的总体PAF是通过将每种癌症的可归因数相加并除以英国的癌症总数来估计的。

后来，英国的研究扩展了上述按年龄组估计

PAF 的方法，并将其应用于与职业暴露于太阳辐射[32] 相关的皮肤恶性黑色素瘤（CMM）的估计。由于休闲和职业阳光照射对黑色素瘤风险的相对贡献不确定，在早期的项目中没有估计 CMM。最近的文献仍然有些模棱两可。然而，工作暴露对整体风险的影响似乎是合理的。该方法考虑了不同年龄段癌症发病率的变化；假设暴露人口和全国工作人口具有相同的年龄结构，假定工人在 15 ~ 45 岁之间进入劳动力市场，65 岁退休。

生活质量损失衡量标准的扩展

除了可归因的组别和人数外，还可以估计生活质量措施。为了更好地估计正在发生的职业癌症对个人和社会的相对成本，可以将可归因分数应用于（1）因早死所致的寿命损失年（YLL）和（2）对个人生活质量损失的测量，即健康寿命损失年（YLD）。这些因素加起来就是伤残调整寿命年（DALY）。DALY 是针对疾病的，并使用基于专家判断的残疾权重。DALY 由世界银行和世界卫生组织（WHO）为全球疾病负担（GBD）研究制定，以量化人群中疾病和伤残的负担，并确定资源分配的优先次序。DALY 衡量的是人群健康和理想的健康状态之间的差距。一个 DALY 代表一年因死亡或发病而造成的健康生命损失。

YLL 是通过将特定年龄段的特定疾病死亡人数乘以该年龄段的加权系数（通常是该年龄段的平均预期寿命），然后对各年龄段进行相加得出的。世界卫生组织使用的是日本的预期寿命，日本的总体预期寿命是所有国家中最长的。在英国的研究中，我们使用了英国的预期寿命数据。

YLD 的估算方法是将每个年龄组和每个癌症阶段的发病病例数、非致命或长期生存病例的比例、残疾权重和每个阶段的平均持续时间结合起来。DALY 的特定疾病残疾权重是基于二级数据和专家意见，将不同的疾病置于残疾的连续体中。对于 GBD 方法，世卫组织提供了分组年龄（15 ~ 44 岁、45 ~ 59 岁、60+ 岁）和四个疾病阶段的权重：诊断 / 治疗、等待、转移和晚期。英国的研究使用了修改的 GBD 方法，该方法适用于澳大利亚最新的疾病负担估计，它借鉴了荷兰为疾病负担估计和每种癌症的疾病后遗症及其持续时间的医学知识而开发的权重。确定了 6 个主要阶段："诊断和初始治疗"、"意向性治愈性初始治疗后的阶段"、"有长期后遗症的幸存者"、"缓解"、"播散期 / 早期"和"终末期"，不同癌症之间存在一些差异（图 32.1）。

预测职业性癌症的未来负担

估算目前的疾病负担是针对降低风险战略迈出的重要一步。然而，预测未来在不同情况下可能发生的情况的模型也有助于决策。

英国的研究扩展了他们的方法，估计目前负担研究中确定的 14 种最重要的致癌物的未来职业性癌症负担，并预测替代策略对未来工作场所暴露水平的影响。

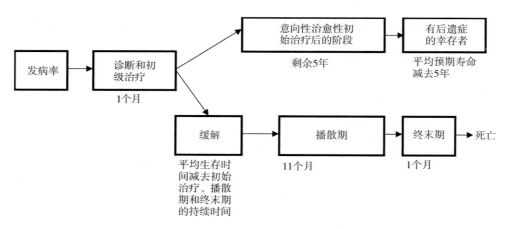

图 32.1 估计癌症 YLD 的一般疾病分期模型

由于许多癌症的潜伏期很长（高达 50 年），因此对包括过去和预测未来暴露的风险暴露期（REP）进行了一系列预测目标年（FTY）的预测，即 2010 年、2020 年……2060 年，并预测了这些年份的归因分数[33]。从用于当前负担估计的高 / 低水平扩展到未来预测，在可能的情况下，获得"高"、"中"和"低"暴露水平的风险估计和暴露比例，并在适当的情况下假设"背景"水平有零超额风险。

在单独的 10 年估计区间内，对新招募的工人（假定为 15 ～ 24 岁）应用调整系数，以调整在广泛的行业部门就业的人数变化，并在有数据的情况下，根据暴露水平的下降进行调整。要做到这一点，需要所有暴露行业的工人暴露水平的平均值并测量这些数据的分布（估计的标准差），加上对年变化率的估计（通常是下降）。变化率将决定暴露分布的平均值以及暴露水平之间的估计边界如何随着时间的推移而变化，从而使工人从较高的暴露类别转移到较低的暴露类别。

变化的替代方案可以基于（1）历史和预测的就业和暴露水平趋势，（2）引入一系列可能的暴露标准或在暴露水平估计值可用的情况下降低当前暴露限值，（3）改善对现有暴露标准的依从，或（4）计划的干预措施，如工程控制或引入个人防护设备或行业关闭。在只有单一暴露水平风险估计值的情况下，也可使用相对风险的下降。所有干预措施都可根据任何预测年（2010 年、2020 年等），及工作场所规模（例如，自营、小型、中型、大型）调整依从水平。为了评估它们的相对影响，将干预方案的结果与仅有历史趋势的基线方案或纳入预测的暴露趋势，如上述（1）进行比较。

经济影响评估的拓展：英国和欧盟的研究

除了 PAF 和可归因的数字外，对与工作相关癌症的经济影响的估计还为风险管理和监管决策提供了一个额外的维度。方法包括使用癌症登记和相关的 YLL 和 YLD（DALY）方面的估计负担来评估有关直接成本（如住院、门诊家庭护理）、间接成本（如收入损失）和无形成本（毁容、功能限制）的经济影响。

HSE 在估计与工作有关癌症导致的死亡成本时，使用了恒定的"预防死亡价值"（VPF）。这并没有考虑到死亡时的年龄，即假设社会赋予生命的价值不应该对年龄或其他个人特征敏感[34]。另一种方法是使用一个生命年的恒定货币价值（VOLY）来估计损失或挽救的"生命年"的价值，从而根据受影响人口的年龄进行调整，因为老年人的平均剩余寿命较少。由于在老年发生的疾病（如许多与工作有关的癌症）损失的生命年数较少，因此根据年龄调整后，与工作有关癌症的估值要低得多。

估计与工作有关癌症发病率的影响时，利用了致命和非致命病例的总健康寿命损失年（YLD）。YLD 乘以生命年的货币价值估计值，得出癌症的总人力成本，同样适用于致命和非致命病例。根据癌症类型、疾病进展期和相关的疼痛、焦虑、苦恼和医疗干预等因素，统计寿命年的值可能有相当大的差异。未来发生的某种形式的折算影响经常被用来反映人们通常比未来更看重现在的成本和收益。HSE 的研究指的是成本部分，它代表了除不再作为"人力成本"享受的商品和服务消费的（理论上）损失之外，还愿意为避免癌症而支付的费用。

欧盟致癌物研究

欧盟委员会资助了一个采用英国癌症负担方法的项目，对欧盟致癌物指令可能发生的变化进行社会经济、健康和环境影响评估[25]。它包括 25 种致癌物，它们是 IARC 1、2A、2B 类的混合物，并模拟了引入和 / 或减少不同工作场所暴露限值的影响。欧盟委员会建议了五种物质的 OEL 值：硬木粉尘、氯乙烯单体、六价铬、可吸入结晶二氧化硅和 1，3-丁二烯。所有其他物质被选为欧盟成员国现有 OEL 值的"典型"。从这些变化中预测的未来癌症成本与行业实施成本进行了比较。使用了因癌症损失的寿命年值和疾病成本（发病率）的固定数字。未来的医疗成本以每年 4% 的年折现率作为合规成本估算。

　　为了评估满足引入 / 降低限值的合规成本，考虑了行业部门内导致暴露量超过建议 OEL 的主要用途，以及可能采用的风险管理措施。从已发表的文献和利益相关者中获得了该项目中所有物质的背景信息，以确定：

- 导致工作场所暴露的用途和活动
- 暴露发生的部门结构（例如，就业人数、员工的人口统计数据和欧盟公司的地理分布）
- 为达到建议 OEL，现有的、可用的和必需的暴露控制措施
- 暴露控制措施的可能成本。

　　获得了关于在不同部门经营的企业数量、这些企业雇用的工人人数、企业在欧盟的分布情况以及诸如营业额、人事成本和研发支出等财务措施的资料。估计如下：（1）需要实施风险管理措施的公司数量；（2）与未来预测健康效益同期的实施成本（2010—2069 年）；（3）实施 OEL 的行政负担（例如监测和审计成本）；（4）OEL 实施对该物质市场的潜在影响。将"什么都不做"或"一切照旧"的情况与引入 / 减少 OEL 的情况进行了成本和效益的比较。

澳大利亚的方法

　　PAF 法的另一种替代方法是终身风险法，该方法通过预测现在暴露的工人在未来会患癌症的人数，从不同的角度解决负担问题。如果关于过去暴露的信息很少，终身风险法是有用的；然而，它需要预测未来的一般人群疾病风险，这是一个潜在的不准确因素。

　　澳大利亚的一项研究[35]扩展了这一方法，利用澳大利亚工作暴露研究（Australian Work Exposures Study，AWES）来估计澳大利亚人暴露于工作场所致癌物的暴露率，该研究随机调查了 5000 多名在职男性和女性，并通过电话采访了他们目前的工作[36]。利用基于网络的应用程序（OccIDEAS）[37]，

向参与者询问他们的工作任务，然后使用预定义的算法自动分配暴露。约 37.6% 的人被评估为在当前工作中至少暴露于一种职业致癌物，这表明目前有 360 万（40.3%）的澳大利亚工人可能在工作场所暴露于致癌物。农民、司机、矿工和运输工人的暴露率最高。

　　由 Fritschi 等（2016 年）开发的"未来超额分数"模型[35]估计了工作场所致癌物暴露导致的终生超额分数，该模型基于无病人群的人年数，而不是总人口。它考虑了年龄特异性生存率，并使用了从文献中获得的每种致癌物及其相关癌症部位的风险估计。应该注意的是，未来超额分数并不能直接与 PAF 相比较。对于 2012 年的澳大利亚工作人口（18 ～ 65 岁）队列，使用寿命表和调整竞争性死亡原因来估计未来的风险人年。研究中 53 种癌症 - 致癌物组合中每一种的高和低水平暴露的相对风险估计均来自文献，在大多数情况下，所选择的相对风险与英国研究中所使用的相同。如果这些不适合澳大利亚的情况（例如，黑色素瘤和太阳辐射暴露），则进行文献综述。预测的癌症是基于过去的癌症登记数据。

英国、欧盟和澳大利亚的研究结果

　　本章介绍上述研究的部分结果，并讨论它们对决策提供信息的用途。

来自英国的研究结果：当前的负担估算

　　相关信息在其他地方有更详细的报道[20]。表 32.1 给出了总癌症登记数为 20 个或以上癌症部位的死亡和癌症登记（新发生的癌症）的可归因分数和可归因数量（95% 置信区间见研究[38]）。癌症部位的 PAF 范围从小于 0.01 到 95% 不等，对男性来说，最重要的职业归因癌症部位是间皮瘤（97%）、鼻窦（46%）、肺（21.1%）、膀胱（7.1%）和非黑色素瘤皮肤癌（NMSC）（7.1%），对女性而言，则是间皮瘤（83%）、鼻窦（20.1%）、肺（5.3%）、乳腺（4.6%）和鼻咽（2.5%）。职业对喉癌、食管癌、

表 32.1 英国癌症研究共登记超过 20 个癌症部位的估计可归因分数、死亡人数（2005 年）、登记人数（2005 年）、登记人数、按癌症部位划分的 DALY（2005 年）

癌症部位 [a]	ICD-10 编码	可归因分数（%）男	女	总人数（基于死亡人数）	死亡人数（2005 年）男	女	合计	登记人数（2004 年）男	女	合计	残疾调整生命年（DALY）（2005 年）寿命损失年（YLL）	健康寿命损失年	合计（男性+女性）DALY	平均 YLL
膀胱	C67	7.1	1.9	5.3	215	30	245	496	54	550	2543	567	3110	10.7
乳房	C50		4.6	4.6		555	555		1969	1969	9600	4196	13 797	17.3
喉	C32	2.9	1.6	2.6	17	3	20	50	6	56	290	123	414	14.6
白血病 [b]	C91–C95	0.9	0.5	0.7	18	5	23	30	9	38	390	33	423	17.6
肺	C33–C34	21.1	5.3	14.5	4020	725	4745	4627	815	5442	62 848	3164	66 012	13.7
黑色素瘤 [c]	C43	3.2	0.9	2.0	39	8	48	154	57	241	820	218	1038	16.5
间皮瘤 [d]	C45	97.0	82.5	94.9	1699	238	1937	1699 [e]	238 [e]	1937 [e]	26 942	796	27 738	14.0
NHL	C82–C85	2.1	1.1	1.7	43	14	57	102	39	140	964	65	1029	17.4
NMSC [f]	C44	6.9	1.1	4.5	20	2	23	2513	349	2862	203	67	270	8.7
食道	C15	3.3	1.1	2.5	156	28	184	159	29	188	2528	163	2691	13.5
卵巢	C56		0.5	0.5		23	23		33	33	383	35	418	16.8
鼻窦	C30–C31	43.3	19.8	32.7	27	10	38	95	31	126	622	181	802	16.8
STS	C49	3.4	1.1	2.4	11	3	13	22	4	27	286	38	324	22.5
胃	C16	3.0	0.3	1.9	101	6	108	149	9	157	1324	129	1453	12.4
合计	C00–C97										109 672	9662	119 334	15.1
基于死亡人数		**8.2**	**2.3**	**5.3**	**6355**	**1655**	**8010**	**9988**	**3611**	**13 598**				
基于登记人数		**5.7**	**2.1**	**4.0**				**175 399**	**168 184**	**343 583**				
GB 15 种以上癌症总数					77 912	72 212	150 124							

缩写：ICD：国际疾病分类。NHL：非霍奇金淋巴瘤。NMSC：非黑色素瘤皮肤癌。STS：软组织肉瘤

[a] 另有 40 例死亡（11 例脑部、7 例宫颈、5 例肝脏、6 例多发性骨髓瘤、8 例鼻咽、1 例胰腺）和 74 登记（14 例脑部、18 例宫颈、3 例肾脏、5 例肝脏、1 例全淋巴瘤、6 例恶性黑色素瘤、10 例多发性骨髓瘤、15 例鼻咽、1 例胰腺、1 例甲状腺）

[b] PAF：适用于所有白血病

[c] 皮肤恶性黑色素瘤（CMM），2011 年的癌症登记人数，2012 年的死亡人数，不包括在其他癌症部位

[d] 包括石棉暴露引起的病例

[e] 相当于这种职业副癌症生存期短引起的可归因死亡人数

[f] 基于登记人数

胃癌、皮肤恶性黑色素瘤[32]和软组织肉瘤（STS）也有2%或更多贡献，此外对男性眼黑色素瘤（由焊接引起）和非霍奇金淋巴瘤（NHL）也有贡献。

图32.2显示了总登记数＞20的每种致癌物按癌症部位分类的癌症登记总数。致癌物对总可归因负担的贡献为（数字表示为可归因负担%、可归因死亡人数、可归因登记人数）石棉（总计2.6%，3909，4216；喉癌0.37%，3，8；肺癌，5.91%，1937，2223；间皮瘤，95.09%，1937，1937；胃癌0.58%，32，47）、二氧化硅（0.53%，789，907）、柴油机尾气（DEE）（0.43%，652，801）、矿物油（0.38%，563，1722）、轮班工作（0.37%，552，1957）、油漆工（0.22%，334，437）、环境烟草烟雾（ETS）（0.17%，249，284）、TCDD（二噁英）（0.15%，231，316）、自然产生的氡（0.12%，184，209）、焊工（0.10%，152，175）。图32.2表明，工作场所的许多致癌物暴露会影响多个癌症部位。

表32.1还显示了英国研究中主要癌症部位的YLD、YLL和DALY，以及平均寿命损失年。对于生存率低的癌症，如间皮瘤、脑癌、肺癌、食管癌和胃癌，YLL接近总DALY，而YLD很少。因此，预防过早死亡的策略可能侧重于此类癌症部位。存活时间较长且不断改善的癌症部位是乳腺癌和喉癌，YLD比例更大。平均寿命损失年从10年（膀胱癌和非黑色素瘤皮肤癌）到20年（脑癌、宫颈癌、软组织肉瘤、鼻咽癌）不等。因为前10～20个致癌物/职业在肺癌和膀胱癌等癌症中占主导地位，所以大多数人的平均寿命损失年约为12～14年。

对CMM的分析显示，CMM的总AF为2.0%（男性为3.2%，女性0.9%），其中48例（39例男性，8例女性）死亡（2012年）和241例（184例男性，57例女性）（2011年）登记可归因于职业性太阳辐射暴露[32]。男性的结果越高，反映出暴露在太阳辐射下的人数和时间越多。早期死亡的平均YLL约为17年，共1038个DALY。超过50%（128例）的CMM发生在退休后（65岁以上），这突出了许多类似的长潜伏期职业癌症在离开工作多年后发生的问题。

据英国健康和安全执行局对英国工作场所致癌物暴露的经济成本进行了估计，2010年英国因过去的工作条件而产生的与工作有关的癌症新发病例的社会总经济成本约为123亿英镑，特别是肺癌（68亿英镑），间皮瘤（30亿英镑）和乳腺癌（11亿英镑）。绝大多数（98%）与工作相关的癌症成本（120亿英镑）由个人承担，这主要是由于"人力"成本——癌症对生活质量或致命癌症寿命损失影响的货币价值（114亿英镑）[34]。相比之下，雇主只承担了4.61亿英镑。作者强调，由于职业致癌物暴露和癌症发展之间往往有很长的潜伏期，癌症发生在工人退休后，这样雇主就不会承担因病缺勤和支付病假工资

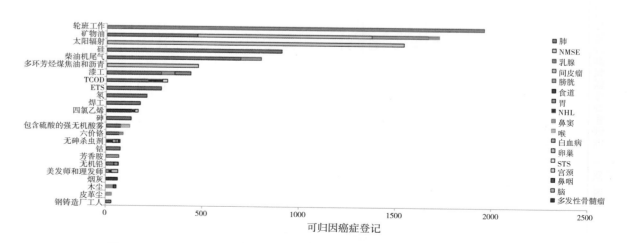

图 32.2　按致癌物和癌症部位分类的癌症登记总数（2004 年）

等费用。

与之前的许多研究不同，英国的这项研究估计了行业部门内部的负担。造成总负担的十大行业部门/职业情况在死亡和登记之间有所不同，死亡包括建筑业、轮班工作、个人和家庭服务（该行业包括维修行业、洗衣店和干洗店、家政服务、美发和美容）、陆路运输、金属工人、建筑业油漆工和装饰工、印刷和出版、采矿业、批发和零售业以及运输设备制造；登记包括建筑业、轮班工作、金属工作、个人和家庭服务、陆路运输、屋顶工人和道路维修、建筑业油漆工和装饰工，采矿业，印刷和出版业以及公共管理和国防。出现这种差异的原因是与生存期较长的癌症（如 NMSC）的死亡人数相比，癌症登记人数有所增加。

21 个行业部门共有 100 个及以上的可归因登记（表 32.2）。大多数行业部门涉及几种致癌物暴露（许多超过 10 种），建筑业和许多制造业部门涉及 15 ～ 20 种致癌物的潜在暴露。此外，还强调了在可能被认为是传统上暴露较少的行业可能出现的几次暴露，例如干洗、美发和美容。有几个关键的暴露引起了多个行业部门的大量登记。值得注意的是暴露于：（1）建筑业中的石棉、DEE、二氧化硅和太阳辐射；（2）个人和家庭服务中的石棉、DEE、ETS（非吸烟者）、煤烟和四氯乙烯；（3）陆地运输（铁路、公路、管道）中的石棉和 DEE；（4）采矿业中的石棉、DEE、二氧化硅和太阳辐射；（5）公共管理和国防中的 ETS（非吸烟者）和太阳辐射；（6）批发和零售业、餐馆和酒店中的石棉、ETS（非吸烟者）和氡；（7）二噁英、非砷杀虫剂和农业中的太阳辐射。

除了多种致癌物在许多行业部门的作用外，还有几种类型的癌症影响着一些行业部门。例如，农业有 7 种（脑、白血病、肺、多发性骨髓瘤、非霍奇金淋巴瘤、NMSC 和软组织肉瘤），建筑业有 9 种（膀胱、脑、喉、肺、间皮瘤、NMSC、食道、鼻窦和胃），以及个人和家庭服务有 12 种（膀胱、乳房、子宫颈、肾脏、白血病、肺、间皮瘤、非霍奇金淋巴瘤、食道、卵巢、鼻窦、胃）癌症。

CMM 关注的主要行业是建筑业（21 例死亡，101 例登记）、农业（11 例死亡，55 例登记）、公共管理和国防（5 例死亡，26 例登记）和陆地运输（4 例死亡，21 例登记）。

英国研究的结果：未来负担预测

英国研究的当前负担结果确定了优先致癌物和值得关注的行业部门。现在用可吸入结晶二氧化硅（RCS）和肺癌来介绍该项目预测部分的一些结果，以说明如何比较各种干预策略并选择首选方案[33]。在研究期间（2011 年），RCS 的工作场所暴露限值（WEL）为 $0.1mg/m^3$。建筑行业的平均暴露水平约为 $0.226mg/m^3$，也就是说，符合 WEL 标准的比例只有 33% 左右。测试的干预措施包括：（1）2010 年不同程度的降低 WEL；（2）将 WEL 的降低推迟到 2020 年或 2030 年；（3）提高对当前 WEL 的依从性；（4）同时提高依从性和降低 WEL；以及（5）提高不同规模工作场所的依从性。表 32.3 描述了测试的干预方案，以及预测年 2060 年的可归因分数、可归因癌症登记数，此时历史暴露不再有影响，并将该年的减少与无变化的基线方案进行比较。预测可归因的死亡和癌症登记人数是通过将预测可归因分数应用于预测的未来死亡和登记总人数来估计的，该预测基于当前（2005 年）癌症发病率，仅考虑预测的人口变化。由于吸烟和肺癌等非职业风险因素导致的癌症趋势变化未被考虑在内。

与基线方案 1 相比，方案 2 和方案 3 表明可归因癌症的数量逐渐减少，即使在目前 33% 的依从率下，通过降低 WEL 也能避免越来越多的癌症；超过一半的癌症可以通过将 WEL 降低到当前标准的四分之一来预防。然而，鉴于对当前标准的依从性不佳，决策者可能会认为这是一个不切实际的选择。方案 4 和方案 5 分别显示了延迟 10 年和 20 年降低 WEL 的效果。

表32.2　按行业部门和致癌物或职业环境划分的癌症登记总数，可归因于癌症登记为100人或以上的行业部门和可归因于癌症登记为50人或以上的致癌物

行业部门/致癌物	石棉[a]	芳香胺类	砷	六价铬	钴	柴油机尾气	环境烟草烟雾	美发师和理发师	无机铅	矿物油
农业、狩猎、渔业和林业总量										
钢铁基础产业	64	16		0		0			2	0
工业化学品制造		0	3	4	6	1			2	
仪器、摄影及光学产品制造				0	2	0				203
除电气外的机械制造				28	5	2				
其他化工产品制造	69			2	10	1			3	
运输设备制造	115			18	4	2				
金属工人										1252
采矿	192					43			0	
有色金属基础工业			50	3	6	2			8	
油漆工（非建筑业）										
印刷、出版和相关行业				0	4	0				267
焊接工										
全制造业、采矿、采石、电力、天然气、水	**535**	**48**	**113**	**86**	**67**	**80**			**34**	**1722**
建筑业	2773		15	0	4	290	36		31	
油漆工和装饰工（建筑业）										
屋顶工、路面工、道路工、铺路工（建筑）										
建设总量	**2773**		**15**	**0**	**4**	**290**	**36**		**31**	
陆地运输	133			0		350	3			
个人和家庭服务	361	18		2	2	29	22	63		0
公共管理和国防						1	20			
轮班工作										
批发和零售贸易以及餐厅和酒店	66					6	118			
服务业总量[a, b]	**573**		**1**	**3**	**2**	**431**	**248**	**63**		**0**
合计[a, b]	**4216**	**66**	**129**	**89**	**73**	**801**	**284**	**63**	**65**	**1722**

续表

行业部门/致癌物	无砷农药	多环芳烃煤焦油和沥青	油漆	氡	轮班工作	二氧化硅	太阳辐射	煤烟	含硫酸的强无机酸雾	TCDD（二噁英）	四氯乙烯	焊工	木尘	总计 b
农业、狩猎、渔业和林业总量	**72**			**1**			**135**			**55**			**1**	**263**
钢铁基础产业		4		1			0		3	75	1		0	135
工业化学品制造	1			2		1			16	11			0	116
仪器、摄影及光学产品制造				1										206
除电气外的机械制造				9		28			13		18		0	111
其他化工产品制造				2		10			20				0	119
运输设备制造				5		11	5		12		6		0	182
金属工人														1252
采矿				0		29	31							296
有色金属基础工业				1		4	9		14	50	1		0	156
油漆工（非建筑业）			102											102
印刷、出版和相关行业				4			3				2		0	282
焊接工												175		181
全制造业、采矿、采石、电力、天然气、水	**2**	**4**	**102**	**62**		**200**	**163**		**122**	**254**	**60**	**175**	**23**	**3909**
建筑业				9		707	841				11		29	4668
油漆工和装饰工（建筑业）			334											334
屋顶工、道路工、铺路工（建筑）		471												471
建设总量		**471**	**334**	**9**		**707**	**841**				**11**		**29**	**5439**
陆地运输				4			6				3		0	498
个人和家庭服务				6			14	60			89			670
公共管理和国防				12			240							273
轮班工作					1957									1957
批发和零售贸易以及餐厅和酒店				42			6			7				246
服务业总量				**137**	**1957**		**402**	**60**	**0**	**7**	**94**		**1**	**4007**
合计 a, b	**73**	**475**	**437**	**209**	**1957**	**907**	**1541**	**60**	**122**	**316**	**164**	**175**	**54**	**13 598**

a 按行业划分的石棉相关癌症不包括来源于副职业和环境的间皮瘤，这些间皮瘤包括在任总数中

b 分组部门小计不包括来源于副职业和环境的间皮瘤。行业可归因死亡和容记数不等于总数和小计，因为使用了合并不同暴露的可归因部分的方法

表 32.3　预测 2060 年因职业暴露于可吸入结晶二氧化硅而导致的肺癌，以及一系列干预措施中可避免的肺癌数量

干预方案		可归因分数（%）	可归因癌症登记	可避免癌症登记
		2010		
	当前负担	2.07	837	
		2060		
基线方案（1）	目前（2005 年）的就业和暴露水平保持不变，WEL=0.1mg/m³，依从性为 33%	1.08	794	
测试 2010 年引入不同的降低暴露标准，总体依从性为 33%				
（2）	引入暴露标准 =0.05mg/m³	0.80	592	202
（3）	引入暴露标准 =0.025mg/m³	0.56	409	385
测试引入降低暴露标准的不同时间，总体依从性为 33%				
（4）	引入暴露标准 =0.05mg/m³（2020 年）	0.90	666	128
（5）	引入暴露标准 =0.05mg/m³（2030 年）	1.02	753	42
测试 2010 年引入不同的降低暴露标准，总体依从性为 90%				
（6）	保持暴露标准 =0.1mg/m³（2010 年）	0.14	102	693
（7）	引入暴露标准 =0.05mg/m³（2010 年）	0.07	49	745
（8）	引入暴露标准 =0.025mg/m³（2010 年）	0.03	21	773
测试 2010 年引入 0.05mg/m³ 的降低暴露标准，不同工作场所规模的依从性不同				
（9）	雇佣 0～249 人的工作场所依从性为 33%，雇佣 250 人以上的工作场所依从性为 90%	0.68	499	295
（10）	雇佣 0～49 人的工作场所依从性 33%，雇佣 50 人以上的工作场所依从性为 90%	0.61	451	344
（11）	个体经营者依从性为 33%，其他工作场所的依从性为 90%	0.35	261	533
（12）	所有工作场所的依从性为 90%	0.07	49	745

　　方案 1～3 和方案 6～8 的比较显示了强制执行与降低 WEL 相比的有效性，在方案 6～8 中，降低 WEL 的同时，依从性提高到 90%。保持当前 1mg/m³ 的 WEL，并将依从性提高到 90%（方案 6）可避免 693 种癌症，而将 WEL 减半至 0.05mg/m³，依从性保持在 33%（方案 2）仅可避免 202 种癌症。图 32.3 以每年的可归因癌症数和每个预测年的可归因分数说明了这六种情况。由于人口老龄化导致的预计肺癌总数不断上升，基线方案的癌症数量趋于上升。该图传达的一个重要信息是，由于肺癌的潜伏期较长，任何干预措施在 2030 年之前都不会减少癌症的发生。

　　方案 9～12 代表了 2010 年引入的减半暴露标准（0.05mg/m³），以及在越来越多的工作场所，从最大的工作场所（250 名以上员工，方案 9）到包括自营职业者在内的所有工作场所（方案 12）的依从性提高到 90% 的效果。可归因的癌症并没有完全消失，因为即使在这种依从性水平下，仍会发生低水平暴露，但在假设不依从率与现有暴露标准（0.1mg/m³）相同的情况下，对方案 2 的改善是相当大的。与大型工作场所（方案 10）的减少相比，工人人数少于 50 人的工作场所的依从率（方案 11）在避免癌症方面有很大的改善，这突出了小型企业的相对优势，特别是在建筑行业，这是潜在二氧化硅暴露最重要的行业部门。

　　英国研究中考虑的与 14 种致癌物和职业环境

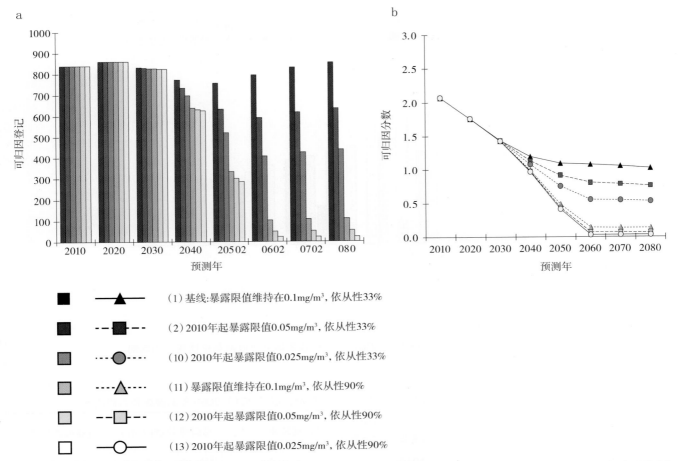

图 32.3　降低工作场所暴露限值和改善与肺癌相关的可吸入结晶二氧化硅依从性的效果。（a）可归因登记；（b）可归因分数

有关的未来负担显示如果不进行干预，预计到 2060 年，每年的职业性癌症将保持在 10000 例以上。通过近 2500 例的适度干预或超过 8100 例的严格干预下，到 2060 年癌症是可以避免的，尽管由于潜伏期长，至少在干预 10 年后才会看到影响。本研究中评估的有效干预措施包括降低工作场所的暴露限值和提高对这些限值的依从性。据预测，与石棉、柴油机尾气、多环芳烃、油漆工、氡和太阳辐射有关的癌症将继续存在（尽管石棉的水平大大降低），建筑业仍是首要关注的行业 [39]。

欧盟研究的结果

　　据估计，欧盟目前暴露于这 25 种致癌物的工人人数从溴乙烯的不到 1000 人到苯并 [a] 芘的超过 700 万人不等 [25]。图 32.4 显示了 2010—2069 年的预测死亡人数，假设职业限值（基线）不变，并将其与引入最严格的建议 OEL 时的数字进行比较。据估计，如果不采取行动，欧盟在未来 60 年将有 9 种物质导致超过 1000 人死于癌症（这些物质导致的癌症死亡人数超过 70 万）。据预测，可吸入结晶二氧化硅、柴油机尾气和矿物油作为二手发动机油的超额癌症发生率最高。表 32.4 显示了对健康福利成本与合规成本之比大于 0 的 7 种物质引入不同的 OEL 的影响。

　　引入可吸入结晶二氧化硅、硬木粉尘、六价铬和橡胶烟雾的 OEL 所带来的效益最大。可吸入性结晶二氧化硅引入 OEL 所带来的货币化健康效益最大（根据 OEL 和估计中涉及的不确定性，在 210 亿～ 740 亿欧元之间）。引入六价铬（0.025mg/m³ 的限值约为 0.5 亿～ 1.3 亿欧元）和橡胶工艺烟雾

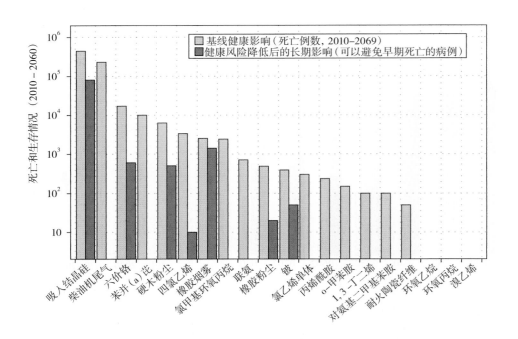

图 32.4 2010–2069 年 25 种致癌物的基线健康影响及可以避免早期死亡的病例

表 32.4 测试的 OEL 值，通过引入 OEL 预防癌症的预测，以及 2010–2069 年的健康和合规成本

物质或混合物	测试 OEL 值（ mg/m³ ）	降低健康风险（2010–2069 年避免发生的病例）	总合规成本（€m）	总健康效益（€m）	效益成本比 [§]
可吸入结晶二氧化硅	0.2	80 000	€ 10 000	€ 21 000 ～€ 56 000	2.3 ～ 5.4
	0.1	99 000	€ 19 000	€ 26 000 ～€ 68 000	1.5 ～ 3.5
	0.05	110 000	€ 34 000	€ 28 000 ～€ 74 000	0.9 ～ 2.1
硬木粉尘	3	500	€ 0	€ 11 ～€ 51	—
	1	3900	€ 3800 ～€ 8600	€ 61 ～€ 297	0.01 ～ 0.05
六价铬	0.1	600	€ 9000 ～€ 37 000	€ 159 ～€ 456	0.006 ～ 0.03
	0.05	1400	€ 18 000 ～€ 67 000	€ 340 ～€ 991	0.007 ～ 0.03
	0.025	1800	€ 30 000 ～€ 115 000	€ 461 ～€ 1327	0.006 ～ 0.03
橡胶工艺烟雾	0.6	1400	€ 470 ～€ 3200	€ 580 ～€ 1200	0.25 ～ 1.5
三氯乙烯	273	10	€ 61	€ 0	0
	50	580	€ 428	€ 120 ～€ 430	0.3 ～ 1.0
铍 / 铍化合物	0.002	50	€ 18 000 ～€ 34 000	€ 11 ～€ 30	0.0004 ～ 0.001
橡胶工艺粉尘	6	20	€ 55 ～€ 280	€ 24 ～€ 46	0.1 ～ 0.5

[§] 从基础成本范围中得出的值的比率，蒙特卡罗模拟的第 5 和第 95 个百分位点。

的 OEL 也带来了巨大的健康效益（5.8 亿～ 12 亿欧元）。其他有证据支持引入限值的物质（如，高风险估计、未采取行动的高健康负担或目前暴露的许多工人）包括柴油发动机废气排放、橡胶烟雾 / 粉尘、苯并 [a] 芘、三氯乙烯、肼、环氧氯丙烷、邻甲苯胺、矿物油、二手机油和 MDA。

澳大利亚研究的结果

对于 2012 年估计暴露于工作场所致癌物的工人队列，澳大利亚的研究预测了该队列中 19 个癌症部位在 2094 年前可能出现的癌症数量[40]。表32.5 显示了那些未来癌症数量超过 1000 例的癌症部位的未来超额分数（FEF）和数量（FEN）。据估计，2012 年澳大利亚劳动年龄人口队列总数为14 594 000 人，预计在其一生中将发生 4 831 500 例癌症（男性 2 345 000 例，女性 2 486 500 例）。

就 2012 年劳动年龄人口而言，估计有 1.4%（n=68 500）的未来癌症登记将发生在当年暴露于职业致癌物的人群中（2.5%，n=58 500 名男性；0.4%，n=10 000 名女性）。男性中 FEF 最高的是间皮瘤（32%）、鼻癌（24%）和喉癌（11%）（表32.1）。女性 FEF 最高的是白血病（5%）、唇癌（2%）和眼黑色素瘤（1%）。总的来说，石棉暴露导致的癌症登记人数最多，其次是太阳紫外线辐射和苯。肺癌是职业性癌症 FEN 的最大因素。

表 32.5 按选定的癌症部位列出的 2012 年澳大利亚劳动年龄队列中估计的职业未来超额比率（%）和未来超额人数（n）

癌症部位	未来超额比率（%）			未来超额人数（n）[a]		
	男	女	合计	男	女	合计
膀胱	2.0	0.3	1.6	2000	＜ 500	2500
乳房	1.1	0.7	0.8	＜ 500	6000	6000
结直肠	0.1	0.0	0.1	1000	0	1000
喉	10.9	1.2	9.7	3000	＜ 100	3000
白血病	5.9	4.6	5.6	6500	1500	8000
唇	10.5	1.9	7.3	3000	500	3500
肺	6.1	0.3	3.6	25 000	1000	26 000
皮肤黑色素瘤	1.4	0.2	0.9	5000	500	5500
间皮瘤	31.7	0.2	21.9	7500	＜ 100	7500
鼻	23.9	1.0	15.9	1500	＜ 100	1500
眼黑色素瘤	8.2	1.4	5.4	1000	＜ 500	1000
胃	2.1	0.1	1.3	2000	＜ 100	2000
总计	**2.5**	**0.4**	**1.4**	**58 500**	**10 000**	**68 500**

[a] 所有的数字都四舍五入到最接近的 500，以避免错误的精确度。

13 种职业暴露被认为是导致肺癌的原因，其中二氧化硅是男性的最大致癌因素，其次是柴油机尾气和石棉以及除汽车尾气外的多环芳烃。对于女性来说，环境烟草烟雾和二氧化硅是主要的致癌因素。因职业暴露主要是苯暴露，因此苯暴露导致的白血病的登记人数仅次于肺癌。

讨论

职业负担研究的结果为决策者提供了丰富的数据，可作为其降低风险决策过程的一部分加以考虑。如何使用它们在很大程度上取决于任何拟议干预措施的重点。例如，预防死亡的重点可能是针对快速致命的癌症，如肺癌和间皮瘤。关注发病率可能会针对非黑色素瘤皮肤癌等癌症，这种癌症非常常见，但很少致命。某些癌症部位可能值得关注。重点可能放在那些职业暴露导致大量死亡和登记的癌症上，如肺癌或是像鼻窦癌这样相对罕见的疾病，每年发生的人数很少，但这种负担大部分可归因于职业。一些政策制定者可能希望首先针对那些具有高风险和高水平暴露的致癌物。另一些人可能想把重点放在更普遍的致癌物上，尽管暴露水平可能很低，但大量工人暴露在这些致癌物中，例如服务业。在涉及许多致癌物暴露和多个癌症部位的情况下，可以考虑采用工业部门的方法，例如将建筑业的粉尘和烟雾作为一个整体。

不同研究得出的癌症负担估计值存在差异的原因多种多样，包括所考虑的物质数量差异，例如Steenland 等[8] 在估计当前肺癌负担时考虑了 8 种物质，而英国的研究使用了 21 种；暴露发生的职业环境；遇到的暴露水平，例如，较高 / 较低的风险估计可能适用于某些国家，暴露的工人比例也可能不同；以及所使用的方法学方法。其他研究的负担估计值在 3% ～ 10%[5-13]。除白血病外，英国的估计值都大于 Doll 和 Peto[5] 的估计值，后者的估计值在英国使用了多年。自 1981 年以来，英国与石棉相关的肺癌和间皮瘤的死亡人数急剧上升，这是造成这一增长的主要原因[41, 42]。澳大利亚[43]（5000 例浸润性癌症和 34 000 个 NMSC）和法国[44]〔4335 例（2.7%）男性癌症，403 例（0.3%）女性癌症〕使用与英国研究类似的方法对职业性癌症进行了更近期的估计。Parkin（2011）将英国研究的 PAF 应用于 2010 年英国癌症的估计数，估计共有 11 494 例癌症可归因于职业性癌症（男性 7832例，女性 3662 例）[45]；NMSC 被排除在外主要是因为人们认为，在英国的 NMSC 登记可能不完整，将其纳入可归因的癌症总数也不完整。Rushton等[46] 承认了这一点。他们的估计可以被认为是职业性暴露于太阳辐射和矿物油的 NMSC 的"下限"，他们提示注意潜在的大量发病率，因为病变往往发生在头部和颈部，可能会造成毁容，由于患病率很高，NMSC 可能对卫生服务构成相当大的经济负担[47, 48]。

有许多重要的问题可能会影响结果，其影响在随机置信区间中没有完全体现。这些问题包括对癌症潜伏期以及癌症发展前相关暴露窗口长度的假设；缺乏关于行业部门或工作中不同暴露水平暴露比例的数据；风险估计的选择以及选择这些估计值

的研究在暴露、混杂因素等方面是否与关注的人群相一致；在某些情况下缺乏对妇女和 / 或癌症发病率的单独风险估计；方法学问题，如使用带有调整风险估计的 Levin 方程和就业周转率方法。探索重要不确定性来源的相对贡献的可信度区间表明，相对风险的选择和就业周转估计对总体估计不确定性的贡献最大，而使用错误的估计量的贡献要小得多[49]。

在任何负担估计开始时的一项关键决定是决定将哪些疾病和暴露包括在内。一个常见的出发点是使用由 IARC 制定和实施的癌症分类，该分类在世界范围内备受推崇。英国和澳大利亚的研究选择只评估那些被 IARC 分类为 1 类和 2A 类致癌物的物质。

在大多数职业流行病学研究中，非常短期的工人，例如，那些工作时间不到一年的工人，都被排除在外。因此，另一个关键的决定是，是否像英国研究中所做的那样，在评估风险暴露期的人员流动率时，将工作时间不足 1 年的工人排除在外。包括这些短期工人的总体效果将是增加 AFs 和可归因人数。

目前普遍缺乏关于癌症潜伏期的信息，特别是与特定职业暴露有关的信息。英国关于估计当前负担的研究，在实体肿瘤估计年之前的 10 ～ 50 年和淋巴造血系统恶性肿瘤估计年之前的 20 年之间做出了务实的决定。这些假设的改变，例如不同癌症部位的不同潜伏期，会影响结果。

所有研究的结果都强调了多重同时暴露的可能性；一次暴露可能导致多种癌症类型和 / 或在同一工作中经历两次或更多暴露可能导致同一种癌症。在考虑如何结合不同风险因素的可归因分数来估计总体负担时，后一个问题很重要。此外，在某些职业中可能存在无法识别的风险因素；例如，IARC从整体上考虑了美发行业的风险。在英国的研究中，对某些职业环境采用了这种方法。考虑到潜在的多重致癌物暴露，策略可以包括在重叠暴露之间划分暴露数，并只对被认为是具有最高风险的主要致癌物进行估计。如果可以假设暴露是相互独立的，并

且它们的联合致癌作用是倍增的，那么它们可以使用乘积和进行组合[24]。然而，如果错误地假设了独立性，就会产生偏倚。与不确定性的许多其他影响不同，这种方法上的偏倚与使用 Levin 方程和调整后的风险估计有关，可以被量化。

许多过去的暴露远远高于目前的水平。然而，尽管趋势因物质和数据来源而异，但许多职业致癌物的暴露有逐渐减少的趋势[50]。由于行业的衰落或其他非致癌物替代了危险物质，其他暴露几乎已经消失了。其他致癌物，如自然产生的氡，也可以很容易地从工作场所消除。然而，某些癌症的长潜伏期意味着在不久的将来，由于过去的高水平暴露而导致的死亡和登记人数仍将相当可观（特别是与石棉有关的癌症）。这一点在英国对职业性癌症未来负担的估计中得到了清楚的说明[39]。结果表明，职业性癌症负担可能会大幅降低。然而，他们也强调了这样一个事实，即无论选择何种干预措施，由于许多癌症的长潜伏期以及过去高水平暴露的遗留问题，短期内几乎无法实现减少。研究结果还表明，对英国来说，即使采取了严格的风险降低措施，一些致癌物如石棉、煤焦油和沥青中的多环芳烃以及太阳辐射，在未来可能继续导致与职业相关的癌症。这项研究强调了在多个服务行业中大量低水平暴露的工人对未来总负担的贡献，而不是当前暴露水平更高的制造业部门。

在英国的研究中只测试了有限的干预方案，例如降低工作场所的限值和提高对这些限值的依从性。该方法有可能扩展到评估其他干预措施，如改进技术、提高认识以及改变态度和行为，这些措施在暴露控制和降低风险方面很重要。重要的是要注意，干预措施减少致癌物暴露往往也可能导致在工作和生活环境中其他与健康有关状况的减少，例如减少二氧化硅暴露不仅会减少肺癌而且会影响呼吸功能和其他非恶性呼吸道疾病。

本章所述的研究对减少职业病产生了一系列影响。例如，英国研究的资助者——英国健康和安全执行局利用这些研究结果为指导文件提供信息，并为与利益相关方一起确定实际干预措施的方案制定

提供信息。特别值得注意的是，在成功开展的职业安全与健康学会（IOSH）"刻不容缓"运动中，将这些研究结果与其他项目的研究结果相结合[51]。这些活动提高了人们对员工面临的职业性癌症带来的重大健康问题的认识，并向企业免费提供实用的原始材料，帮助他们实施有效的预防措施。在一个漫长而复杂的过程中，一些委员会审议了为欧盟致癌物指令变化提供信息的欧洲项目的结果，以及其他信息，如社会经济（成本效益）影响分析和可行性问题，以提供关于 OEL 值变化的共识意见。这包括职业暴露限值科学委员会（SCOEL）对每种化学品的暴露风险关系进行科学评估，并就限值提出建议 / 意见草案；就业咨询总局通过化学品三方工作组（WPC）与安全和健康咨询委员会（ACSH）就 SCOEL 报告进行磋商；委员会编写影响评估报告；与其他总局协商；启动立法程序。在此程序开始时，以及在此过程中每隔一段时间，与利益相关方和"社会伙伴"（雇主和雇员）进行协商。

欧盟最终选择的 OELs 将首次提供一个公平的竞争环境，为 28 个成员国的 25 种重要工作场所致癌物提供具有约束力的 OELs。提议的 OEL 的最终选择通常与基于科学证据的选择相同。然而，使用正式的成本 / 效益分析增加了决策过程，并可能导致更高的限值，例如，（1）如果较低的限值显示不会进一步降低 DALY，也不会比较高的限值降低合规成本，（2）较低的限值估计只会增加少量健康效益，但会大量增加合规成本，以及（3）工业特别是中小型企业（SMEs）的成本被认为不成比例。

综上所述，本章概述了估计职业性癌症负担的不同方法。所描述的方法有可能适用于其他国家，并扩展到包括社会和经济影响评价。对可归因数和分数的估计对相关知识库做出了重要贡献，可据此为健康和安全战略规划的优先次序以及填补信息空白的研究提供信息。强调职业暴露对人群癌症发病率和死亡率的影响，以及过去暴露于这些物质的职业环境和工业领域，也可以与其他致癌原因的影响进行比较。

参考文献

[1] Higginson J. Environmental carcinogenesis. Cancer. 1993; 72: 971–7.

[2] Lopez AD, Mathers CD, Ezzati M, Jamison DT, Murray CJL. Global and regional burden of disease and risk factors, 2001: systematic analysis of population health data. Lancet. 2006; 367: 1747–57.

[3] Brown ML, Lipscomb J, Snyder C. The burden of illness of cancer: economic cost and quality of life. Annu Rev Public Health. 2001; 22: 91–113.

[4] Danaeii G, Vander Hoorn S, Lopez AD, Murray CJL, Ezzati M. Causes of cancer in the world: comparative risk assessment of nine behavioural and environmental risk factors. Lancet. 2005; 366: 1784–93.

[5] Doll R, Peto R. The cause of cancer. Oxford: Oxford University Press; 1981.

[6] Dreyer L, Andersen A, Pukkala E. Avoidable cancers in the Nordic countries. Occupation. APMIS Suppl. 1997; 76: 68–79.

[7] Driscoll T, Nelson DI, Steenland K, et al. The global burden of disease due to occupational carcinogens. Am J Ind Med. 2005; 48: 419–31.

[8] Steenland K, Burnett C, Lalich N, Ward E, Hurrell J. Dying for work: the magnitude of US mortality from selected causes of death associated with occupation. Am J Ind Med. 2003; 43: 461–82.

[9] Nurminen MM, Karjalainen A. Epidemiologic estimate of the proportion of fatalities related to occupational factors in Finland. Scand J Work Environ Health. 2001; 27: 161–213.

[10] Vineis P, Simonato L. Proportion of lung and bladder cancers in males resulting from occupation: a systematic approach. Arch Environ Health. 1991; 46: 6–15.

[11] Gustavsson P, Jakobsson R, Nyberg F, Pershagen G, Jarup L, Scheele P. Occupational exposure and lung cancer risk: a population–based case–referent study in Sweden. Am J Epidemiol. 2000; 152: 32–40.

[12] Landrigan PJ, Markowitz S. Current magnitude of occupational disease in the United States: estimates for New York. In: Landrigan PJ, Selikoff IJ, editors. Occupational health in the 1990s. Developing a platform for disease prevention. New York: Annals of New York Academy of Science; 1989. p. 27–45.

[13] Leigh JP, Markowitz SB, Fahs M, Shin C, Landrigan PJ. Occupational injury and illness in the United States. Arch Intern Med. 1997; 157: 1557–68.

[14] Hodgson JT, Darnton A. The quantitative risks of mesothelioma and lung cancer in relation to asbestos exposure. Ann Occup Hyg. 2000; 44: 565–601.

[15] Morrell S, Kerr C, Driscoll T, Taylor R, Salkeld G, Corbett S. Best estimate of the magnitude of mortality due to occupational exposure to hazardous substances. Occup Environ Med. 1998; 55: 634–41.

[16] Landrigan PL, Schechter CB, Lipton JM, Fahs MC, Schwartz J. Environmental pollutants and disease in American children: estimates of morbidity, mortality and costs for lead poisoning, asthma, cancer, and developmental disabilities. Environ Health Perspect. 2002; 110: 721–8.

[17] Deschamps F, Barouh M, Deslee G, Prevost A, Munck J. Estimates of work–related cancers in workers exposed to carcinogens. Occup Med. 2006; 56: 204–9.

[18] Andersen A, Barlow L, Engeland A, Kjaerheim K, Lynge E, Pukkala E. Work–related cancer in the Nordic countries. Scand J Work Environ Health. 1999; 25(Suppl 2): 1–116.

[19] Kjaerheim K, Martinsen JI, Lynge E, Gunnarsdottir HK, Sparen P, Tryggvadottir L, et al. Effects of occupation on risks of avoidable cancer in the Nordic countries. Eur J Cancer. 2010; 46: 2545–54.

[20] Rushton L, Evans G, editors. The burden of occupational cancer in Britain. Br J Cancer. 2012; 107: S1–108.

[21] Levin M. The occurrence of lung cancer in man. Acta Unio Int Contra Cancrum. 1953; 9: 531–41.

[22] Miettinen O. Proportion of disease caused or prevented by a given exposure, trait or intervention. Am J Epidemiol. 1974; 99: 325–32.

[23] Hutchings SJ, Rushton L. The burden of occupational cancer in Britain. Statistical methodology. Br J Cancer. 2012; 107: S8–17.

[24] Lim S, Vos T, Flaxman AD, et al. A comparative risk assessment of burden of disease and injury attributable to 67risk factors and risk factor clusters in 21regions, 1990–2010: a systematic analysis for the Global Burden of Disease study 2010. Lancet. 2012; 380: 2224–60.

[25] Cherrie JW, Hutchings S, Gorman Ng M, Mistry R, Corden C, Lamb L, Sanchez–Jimenez A, Shafrir A, Sobey M, van Tongeren M, Rushton L. Prioritizing action on occupational carcinogens in Europe: a socioeconomic and health impact assessment. Br J Cancer. 2017; 117: 274–81.

[26] Cancer Care Ontario, Occupational Cancer Research Centre. Burden of occupational cancer in Ontario: major workplace carcinogens and prevention of exposure. Toronto: Queen's Printer for Ontario; 2017. www.cancercare.on.ca/occupationreport.

[27] Kauppinen T, Toikkanen J, Pedersen D, Young R, Kogevinas M, Ahrens W, et al. Carex. Occupational exposure to carcinogens in the European Union in 1990–93. Helsinki: Finnish Institute of Occupational Health; 1998. http://www.ttl.fi/en/chemical_safety/carex/Documents/1_

description_and_summary_of_ results.pdf.

[28] Labour Force Survey. 2009. http: //www.statistics.gov.uk/.

[29] ONS. 2009. Census of employment. https: //www. nomisweb.co.uk/.

[30] Greenland S. Interval estimation by simulation as an alternative to and extension of confidence intervals. Int J Epidemiol. 2004; 33: 1389–97.

[31] Steenland K, Armstrong B. An overview of methods for calculating the burden of disease due to specific risk factors. Epidemiology. 2006; 17: 512–9.

[32] Rushton L, Hutchings SJ. The burden of occupationally-related cutaneous malignant melanoma in Britain due to solar radiation. Br J Cancer. 2017; 116: 536–9.

[33] Hutchings SJ, Rushton L. Towards risk reduction: predicting the future burden of occupational cancer. Am J Epidemiol. 2011; 173(9): 1069–77.

[34] Zand M, Rushbrook C, Spencer I, Donald K, Barnes A. Costs to Britain of work–related cancer. HSE Research Report RR1074. 2016. http: //www.hse.gov.uk/research/ rrpdf/rr1074.pdf.

[35] Fritschi L, Chan J, Hutchings SJ, Driscoll TR, Wong AYW, Carey RN. The future excess fraction model for calculating burden of disease. BMC Public Health. 2016; 16: 386.

[36] Carey R, Driscoll T, Peter S, Glass DC, Reid A, Benke G, Fritschi L. Estimated exposure to carcinogens in Australia(2011–2012). Occup Environ Med. 2014; 71: 55–62.

[37] Fritschi L, Friesen MC, Glass D, et al. OccIDEAS: retrospective occupational exposure assessment in community–based studies made easier. J Environ Public Health. 2009; 2009: 957023. https: // doi. org/10.1155/2009/957023.

[38] Rushton L, Hutchings S, Fortunato L, Young C, Evans GS, Brown T, Bevan R, Slack R, Holmes P, Bagga S, Cherrie JW, Van Tongeren M. Occupational cancer burden in Great Britain. Br J Cancer. 2012; 107: S3–7.

[39] Hutchings SJ, Cherrie JW, Van Tongeren M, Rushton L. Intervening to reduce the future burden of occupationally-related cancers in Britain: what could work? Cancer Prev Res. 2012; 5: 1213–22.

[40] Carey RN, Hutchings SJ, Rushton L, et al. The future excess fraction of occupational cancer among those exposed to carcinogens at work in Australia in 2012. Cancer Epidemiol. 2017; 47: 1–6.

[41] Darnton AJ, McElvenny DM, Hodgson JT. Estimating the number of asbestos–related lung cancer deaths in Great Britain from 1980to 2000. Ann Occup Hyg. 2006; 50: 29–38.

[42] Hodgson JT, McElvenny DM, Darnton AJ, Price M, Peto J. The expected burden of mesothelioma mortality in Great Britain from 2002to 2005. Br J Cancer. 2005; 93: 587–93.

[43] Fritschi L, Driscoll T. Cancer due to occupation in Australia. Aust N Z J Public Health. 2006; 30(3): 213–9.

[44] Boffetta P, Autier P, Boniol M, Boyle P, Hill C, Aurengo A, et al. An estimate of cancers attributable to occupational exposures in France. J Occup Environ Med. 2010; 52(4): 399–406.

[45] Parkin DM. Cancers attributable to occupational exposures in the UK in 2010. Br J Cancer. 2011; 105: S70–2.

[46] Young C, Rushton L. Occupational cancer in Britain: skin cancer. Br J Cancer. 2012; 107: S71–5.

[47] Trakatelli M, Ulrich C, del Marmol V, Eudvard S, Stockfleth E, Abeni D. Epidemiology of Nonmelanoma Skin Cancer(NMSC)in Europe: accurate and comparable data are needed for effective public health monitoring and interventions. Br J Dermatol. 2007; 156(Suppl 3): 1–7.

[48] Houseman TS, Feldman SR, Williford PM, Fleischer AB, Goldman ND, Acostamadiedo JM, Chen GJ. Skin cancer is among the most costly of all cancers to treat for the Medicare population. J Am Acad Dermatol. 2003; 48: 425–9.

[49] Hutchings S, Rushton L. Estimating the burden of occupational cancer: assessing bias and uncertainty. Occup Environ Med. 2017; 74: 604–11.

[50] Cherrie JW, Van Tongeren M, Semple S. Exposure to occupational carcinogens in Great Britain. Ann Occup Hyg. 2007; 51(8): 653–64.

[51] IOSH. Institution for Occupational Safety and Health No Time to Lose Campaign. 2016. http: //www.notimetolose. org.uk/. Date last accessed Oct 2017.

第 33 章
职业性致癌物和儿童癌症

Mana Mann and Philip J. Landrigan

概述

本章回顾儿童癌症与职业暴露两个方面的相关文献。首先，我们回顾已发表的关于儿童癌症与父母在工作场所暴露于致癌物之间关系的报告。在本章的第一部分，我们研究孕前（出生前 1 年以上）、围孕期（怀孕前后 3 个月）、怀孕期间和产后几个不同的时间窗中母亲和父亲暴露于职业致癌物的情况。在本章的第二部分，我们研究了关于童工在工作场所职业暴露于致癌物的健康后果的新文献。在这里，我们研究美国（US）青年工人以及发展中国家童工所面临的致癌危险。

本章参考了截至 2011 年 5 月通过 PubMed 检索到的经同行评议的英文出版物和政府报告。搜索策略包括使用儿童癌症和父母职业暴露的各种组合的关键词。利用 PubMed 的"相关文章"选项来发现初始关键词搜索中未找到的文章。对最初由关键词搜索确定的作者的其他相关出版物也进行了研究。本章所包含的报告仅限于原始流行病学研究以及最近的文献综述、荟萃分析和汇总分析。

M. Mann · P. J. Landrigan（✉）
Department of Preventive Medicine, Mount Sinai School of Medicine, New York, NY, USA
e-mail:philip.landrigan@mssm.edu

父母职业性致癌物暴露对儿童癌症风险的影响

阐明父母职业对儿童癌症风险的影响已成为当前研究的一个重要领域。因为某些癌症通常出现在儿童早期，因此假设生命早期、怀孕期间或潜在地甚至怀孕前的危险因素可能在癌症病因中发挥作用 [1]。该领域的早期研究侧重于了解父亲暴露对儿童癌症风险的作用，而没有考虑到暴露的时间。随后的研究评估了父亲和母亲在儿童发育不同时期的职业暴露作为儿童癌症危险因素的作用 [2]。

儿童通过多种途径和机制有暴露于职业致癌物的风险。其中一种机制是致癌物进入父母体内，在怀孕前引起母亲的卵子或父亲的精子发生突变。第二种途径是父母将致癌物质带回家——"带回家暴露"——穿着衣服，导致胎儿经胎盘暴露和孩子直接暴露。母乳喂养是儿童暴露的第三种可能途径。直接暴露于家庭中使用的致癌物质（如用于虫害防治的杀虫剂）是另一种暴露途径 [3, 4]。在儿童发育的不同时期，暴露于致癌物质的多种途径可能共同对儿童患癌症的风险产生累积影响。

血液和淋巴系统恶性肿瘤

母亲职业暴露

一项系统综述发现许多母亲的职业暴露是儿童

白血病发展的潜在危险因素，包括使用杀虫剂和在个人服务和纺织业就业，以及职业暴露于金属[5]。

农药

儿童白血病已被证明与母亲在产前期职业性农药暴露有关。在一项评估农药暴露和儿童癌症的荟萃分析中，产前母亲职业暴露于任何农药的合并比值比（OR）为 2.09，95% 置信区间（CI）为 1.51～2.88，未指明农药的合并比值比为 2.16，95%CI 为 1.51～3.08。具体而言，母亲产前职业暴露于广谱农药类杀虫剂（合并 OR 2.72，95%CI 1.47～5.05）和除草剂（合并 OR 3.62，95%CI 1.28～10.3），会显著增加儿童白血病风险。该荟萃分析的两个局限性是，研究包括了儿童诊断后确定的暴露状态，可能会引入回忆偏倚，以及研究没有统一评估农药暴露频率[6]。蒙特利尔的一项大型病例对照研究进一步支持了母亲农药暴露与儿童白血病的作用，该研究表明儿童急性淋巴白血病与母亲产前在家中或周围使用除草剂、植物杀虫剂或树木杀虫剂之间存在暴露 - 风险关系。该研究还表明，这种关联在 CYP1A1 m1 或 m2 多态性的病例子集中更强[7, 8]。这些发现表明，母亲产前农药暴露在儿童白血病的发展中比父亲农药暴露起到更重要的作用[9]。

个人服务业

先前的研究表明，母亲从事个人服务、金属和纺织行业与儿童白血病之间存在显著关联。已发现这些关联在出生前是显著的，但在出生后阶段并不显著[5]。在针对个人服务行业的研究中，没有一致的职业定义[5]。由于这一定义的差异性，很难评估是不同职业物质的多次暴露还是一种特定物质在儿童白血病的发展中起了更大的作用。

纺织业

母亲在纺织行业的职业暴露是儿童白血病另一个确定的危险因素[5]。此外，McKinney 等在英国儿童癌症研究（UK Childhood Cancer Study）的一项大型病例对照研究中发现母亲围孕期暴露于纺织品粉尘与其子女霍奇金病的发病率增加相关；暴露病例母亲的孩子中有 7 例霍奇金病病例（HD），与整个病例组的分布相比（8%，117/1414），该恶性肿瘤的比例过高（15.6%，7/45）。大多数暴露病例（76%）和对照组（67%）的母亲被归类为缝纫工、缝补工、织补工和刺绣工[10]。对于这一观察结果，没有提供具体原因。

金属

在广泛的职业群体中，母亲金属暴露被认为是急性淋巴细胞白血病（ALL）和急性非淋巴细胞白血病（ANLL）的危险因素。McKinney 等在英国儿童癌症研究中表明，在围孕期存在金属暴露的母亲（有时与金属加工作业中的油雾相结合）其子女患儿童白血病和 ALL 的风险比未暴露母亲的孩子高 3 倍（白血病：OR 3.68，95%CI 1.59～8.55；ALL：OR 3.91，95%CI 1.64～9.32）。在孩子确诊时，与母亲从事金属职业相关的风险并不显著（白血病：OR 2.54，95%CI 0.46～13.93；ALL：OR 1.58，95%CI 0.18～14.27）。这类病例中，7/10 的母亲是"机床、冲压和自动机械操作工"[10]。另外两项病例对照研究发现，母亲职业暴露于金属的儿童患 ANLL 的风险过高[11, 12]。

溶剂

母亲溶剂暴露已被证明是儿童白血病的一个潜在危险因素，但证据并不一致。溶剂与儿童白血病的关联尤其令人关注，因为苯是成人白血病的公认危险因素，而其他溶剂是可疑的致癌物[13]。儿童癌症小组的一项大规模病例对照研究调查了自我报告的各种碳氢化合物职业暴露的相关性，发现母亲暴露于以下物质时，儿童 ALL 的 OR 值升高：在围孕期暴露于溶剂（OR 1.8，95%CI 1.3～2.5）和油漆或稀释剂（OR 1.6，95%CI 1.2～2.2）、孕期暴露于溶剂（OR 1.6，95%CI 1.1～2.3）和油漆或稀释剂（OR 1.7，95%CI 1.2～2.3）以及产后暴露于塑料材料（OR 2.2，95%CI 1.0～4.7）[2]。荷兰一项儿童白血病病例对照研究的结果也有类似的发现，该研究发现母亲在怀孕期间职业暴露于化学品（油漆、石油产品和未指明的化学品）与儿童白血病之间存在显著关联［相对风险度（RR）=2.4，95%CI=1.2～4.6］[14]。

这些研究得到了 1992—1997 年进行的三项德国病例对照研究的汇总分析的部分支持，这些研究着眼于父母职业暴露于不同化学品和工业粉尘或烟雾。作者发现，母亲在孕前期（OR 1.6，95%CI 1.1～2.4）和妊娠期（OR 2.0，95%CI 1.2～3.3）暴露于油漆或亮漆与儿童 ALL 风险升高相关。与儿童癌症小组的结果不同，没有发现 ALL 的风险与母亲暴露于溶剂和父母暴露于塑料材料之间存在明显的关联[15]。

母亲在围孕期暴露于溶剂已被证明与儿童白血病显著相关。Sung 等的病例对照研究称，儿童白血病与母亲围孕期在接触有机溶剂的工厂工作之间的比值比增加（RR 3.83，95%CI 1.17～12.55）[16]。还发现在围孕期皮肤接触碳氢化合物的母亲中，儿童白血病和 ALL 的发病率增加了 2 倍（白血病：OR 2.20，95%CI 1.23～3.95，ALL 2.16，95%CI 1.16～4.02）。然而，对于母亲在儿童癌症诊断时的暴露，并没有发现儿童白血病和 ALL 的风险增加[10]。

其他关于母亲溶剂暴露和儿童 ALL 的病例对照研究没有发现相关性。例如，一项基于人群的病例对照研究报告，从妊娠前 2 年至分娩期间，任何母亲溶剂暴露与儿童白血病的比值比为 1.11（95%CI，0.88～1.40）。据报道，特定溶剂暴露的风险增加，如 1，1，1- 三氯乙烷（OR 7.55，95%CI 0.92～61.97）、甲苯（OR 1.88，95%CI 1.01～3.47）和矿物油（OR 1.82，95%CI 1.05～3.14）。母亲暴露于烷烃（OR 1.78，95%CI 1.11～2.86）和单核芳烃（OR 1.64，95%CI 1.12～2.41）对儿童白血病的风险中度增加。从妊娠前 2 年至分娩期间和仅妊娠期的结果基本相似[17]。这些研究表明，母亲职业性碳氢化合物暴露对儿童白血病的风险可能取决于碳氢化合物的类型和暴露的时间。

国际癌症研究署（IARC）的结论是："在人类中，主要基于对母亲暴露的研究，表明涂漆与儿童白血病有关的证据有限"[18]。

电磁场暴露（EMF）

关于母亲职业电磁场暴露（EMF）与儿童白血病的作用的报道不一致。在两项病例对照研究中，发现孕前电磁场暴露与儿童白血病之间存在关联[19]，而在另外四项病例对照研究中，未发现显著关联[20-23]。对这些不同结果的一个可能解释是，大多数妇女的暴露水平较低，导致只有少数儿童的母亲暴露水平较高。由于这种暴露的偏态分布，风险估计可能是不稳定的。

电离辐射

儿童，特别是在胎儿期，似乎比成人对电离辐射的致癌作用更敏感。这种敏感性增强的第一个证据来自 Alice Stewart 在英国牛津的经典流行病学研究，该研究发现产前通过母亲腹部 X 光暴露的儿童患儿童白血病的风险增加[24, 25]。这些发现在女性放射工作者子女的癌症风险研究中得到了证实[26]。德国一项针对白血病、非霍奇金淋巴瘤和实体瘤的大型匹配病例对照研究发现，母亲在孕期职业暴露于电离辐射会增加儿童淋巴瘤的风险（OR 3.87，95%CI 1.54～9.75），但不会增加白血病或实体瘤的风险[26]。

父亲职业暴露

流行病学研究已经确定了一些可能与儿童白血病相关的潜在父亲暴露。研究发现，父亲暴露于溶剂、油漆和颜料、机动车辆、电离辐射、木制品和极低频磁场（ELF-MFs）会增加儿童白血病的风险[3, 12, 27-29]。

溶剂

在一项最早研究父母职业对儿童白血病风险的作用的研究中，Fabia 和 Thuy 报告了父亲的碳氢化合物暴露与儿童白血病之间的显著关系[30]。在他们的系统综述中，Colt 和 Blair 发现多项研究表明，儿童白血病和父亲溶剂暴露之间存在显著关联；在许多研究中，在暴露病例数量较少的情况下，父亲的溶剂暴露与儿童白血病之间的相对危险度大于3.0[5]。主要暴露于一般溶剂[12]、氯化溶剂[27]、苯、四氯化碳和三氯乙烯（TCE）[28]。父亲在孕前和孕期溶剂暴露与儿童白血病有显著的相关性[10, 12]。Lowengart等发现，在儿童出生后，父亲暴露于氯化溶剂与儿童白血病之间存在显著关系。带回家暴露是可能的暴露途径，作者也考虑了儿童可能暴露于工人呼出的溶剂蒸气的可能性。还进一步指出，自1998年以来发表的研究不支持儿童白血病/淋巴瘤和父亲职业溶剂暴露之间的联系[31]。

油漆和颜料

关于父亲油漆和颜料暴露，大多数研究报告儿童白血病的OR值为1.5或更高，其中两项研究在产前暴露和任何时间段的暴露都具有统计学意义[5]。Colt和Blair[5]、Savitz和Chen[32]的综述得出结论，父亲暴露于油漆和颜料与儿童白血病呈相对一致的正相关。然而，随后的研究并没有支持这种关联[3]。

机动车辆

大多数研究发现，儿童白血病与父亲从事与机动车相关的职业或尾气暴露有关。具体来说，已经发现父亲从事机动车或卡车司机、机械师、加油站服务员以及更广泛的机动车相关职业存在显著关联。以前曾有人提出，机动车职业和成人白血病之间的联系与苯和其他发动机尾气有关[5]。

英国的一项病例对照研究发现，父亲在围孕期暴露于尾气、驾驶和可吸入颗粒碳氢化合物中，其子女患儿童白血病和ALL的风险虽小，但具有统计学意义[10]。此外，在子女确诊时，父亲暴露于尾气会增加其子女患白血病的风险（OR 1.23，95%CI 1.00～1.52），但涉及驾驶的职业和碳氢化合物暴露均无统计学显著性。作者强调了谨慎解释这些发现的重要性，因为数据是自我报告的，暴露评估有可能缺乏精确性，而且所做的大量比较可能导致一些偶然产生的统计学意义上的关联[10]。

电离辐射

父亲暴露于电离辐射与儿童白血病/淋巴瘤风险之间的关系尚未得到一致的定义；有限的证据表明，孕前父亲的电离辐射暴露是一个危险因素。尽管最初的研究没有发现显著的相关性，但Gardner等发现，英格兰西坎布里亚郡的儿童白血病风险与父亲在塞拉菲尔德核燃料后处理厂的工作显著相关，尤其是在子女受孕前有高辐射剂量记录的父亲[33]。Colt和Blair指出，这些结果仅针对西斯卡尔村的工人，而在其他塞拉菲尔德工人的子女中并没有发现类似的孕前暴露[5]。McKinney等研究了与加德纳人群重叠的人群，发现父亲暴露于电离辐射的儿童患儿童白血病的风险显著增加[5, 28]。其他研究并不支持这些发现[5, 10]。

木工

父亲从事木工工作也被认为是儿童白血病的一个危险因素。父亲在孕前期从事建筑装修和其他相关工作（OR 4.08，95%CI 1.12～14.8），以及木材处理工作（OR 12.17，95%CI 1.36～109.2）与其子女患儿童白血病的风险增加相关[34]。在围产期，Ali等发现，父亲从事木材处理（OR 13.08，95%CI 1.36～125.5）、建筑装修以及相关行业工作（OR 4.51，95%CI 1.04～19.6），其子女患儿童白血病的比值比较高[34]。瑞典一项队列研究支持了这些结果，该研究发现，父亲在孕前（孩子出生前2～26个月）从事木工工作，其子女患儿童白血病的相对危险度增加了2.18（95%CI：1.26～3.78）。

极低频磁场（ELF-MFs）

研究表明，父亲在孕前期或妊娠期暴露于ELF-MFs（50或60Hz）可能是儿童癌症的一个危险因素。潜在的因果途径尚不确定。一种假说认为，暴露在磁场中会诱发精子突变，从而增加孩子的癌症易感性[20, 35]。然而，由于其他孕前和终身职业造成的"带回家"效应的混杂可能会影响观察到的父亲从事电气相关工作与儿童癌症之间的关联[35]。

在瑞典的一项队列研究中，父亲在其子女出生前 2～26 个月内职业暴露于 0.3μT 以上磁场水平的儿童患白血病的风险显著增加了 1 倍[20]。英格兰北部的一项病例对照研究发现，电工的子女患急性淋巴细胞白血病的风险显著增加了 1.6 倍[35]。同样，另一项研究报告称，父亲在孕前担任电子设备组装工和"其他组装工"，其子女患白血病的比值比增加，OR 分别为 4.56（95%CI 1.05～19.9）和 10.24（95%CI 1.02～102.6）[34]。然而，在德国的一项基于人群的病例对照研究中，儿童白血病与父亲在孕前暴露于 0.2μT 以上的磁场水平之间的关联并不显著。父亲暴露于 1μT 以上磁场中，其子女患白血病或非霍奇金淋巴瘤的比值比也没有增加[23]。

杀虫剂

儿童白血病已被证明与父亲和母亲在家庭和花园中使用杀虫剂有关，但与父亲的职业无关[27]。在 Wigle 等的综述和荟萃分析中，作者发现 ALL 和 AML 均与父亲孕前职业暴露于任何特定或未特定的农药无关 [OR 分别为 1.09（0.88～1.34）和 1.12（0.60～2.13）]。然而，父亲暴露于广谱杀虫剂与其显著相关 [OR 1.43（1.06～1.92]。使用除草剂 [OR 1.25（0.94～1.66）] 和杀菌剂 [OR 1.66（0.87～3.17）] 均与儿童白血病无关[6]。

一些研究观察到父亲的农业暴露和儿童白血病的风险估计增加，而其他研究没有[6, 27]。美国一项针对持有许可证的农业杀虫剂施用者子女的前瞻性队列研究发现，与普通人群相比，其子女患儿童癌症的风险增加，而父亲不戴防护手套的儿童患癌症的风险更大。这项研究发现，参与者中淋巴瘤（霍奇金、伯基特和非霍奇金）的病例数较多[36]。最近的几项流行病学研究支持了儿童白血病、淋巴瘤和父亲职业杀虫剂暴露之间的联系[31]。

儿童神经系统肿瘤

母亲职业暴露

评估母亲职业与儿童脑瘤作用的流行病学研究发现，从事以下行业的母亲风险增加：纺织/服装[34]、电子[34]、化工、机动车、卫生服务和食品[37]。

纺织业

在纺织/服装行业工作的母亲，如果其就业时间涵盖了所有早期发育阶段（孕前、围产期、产后），那么她所生的孩子患儿童脑肿瘤的 OR 值显著增加。在上述任何时期母亲从事纺织/服装行业的儿童患儿童脑肿瘤的比值比为 13.78(95%CI 1.47～129.0)。尽管病例很少，但 OR 仍然升高[34]。

Cordier 等对 7 个发达国家（以色列、澳大利亚、加拿大、美国、法国、意大利和西班牙）的儿童脑肿瘤评估支持了这些发现。作者发现，母亲是纺织工人的儿童患脑癌的 OR 显著升高（OR 1.7，95%CI 1.1～2.7）。在产前从事纺织工作的母亲的比值比最高（1.8，95%CI 0.9～3.5）[37]。

电子工业

母亲所有时期（孕前、围产期、产后）都在电子零部件制造业工作，其子女患儿童脑肿瘤的 OR 值也显著增加。母亲在上述任何时期从事电子和零部件制造业，其子女患儿童脑肿瘤的比值比为 13.1（95%CI 1.38～125.5）[34]。

化工行业

怀孕前在化工行业工作的母亲，其子女患中枢神经系统肿瘤的概率更高（OR 1.9，95%CI 1.0～3.9）[37]。在美国加利福尼亚州和华盛顿州进行的一项病例对照研究发现了证据，进一步增强了这种关联。作者报告称，儿童出生前 5 年在化工行业工作的父母，其子女患星形胶质瘤的风险增加（母亲的 OR 值为 3.3，95%CI 为 1.4～7.7）。根据母亲就业时间的长短，没有看到任何趋势[38]。

溶剂

来自三个欧洲中心（意大利米兰、法国巴黎和西班牙巴伦西亚）的一项基于人群的病例对照研究，评估了父母在出生前 5 年职业暴露于溶剂和多环芳烃（PAHs）的作用，发现母亲高水平溶剂暴露与其子女患星形胶质肿瘤（OR 2.3，95%CI 0.9 ～ 5.8）和原始神经外胚层肿瘤（OR 3.2，95%CI 1.0 ～ 10.3）的风险增加有关。

农药

van Wijngaarden 等对 1986—1989 年间美国和加拿大 154 例诊断为星形细胞瘤的儿童和 158 例诊断为原始神经外胚层肿瘤（PNETs）的儿童进行了与父母农药暴露有关的儿童脑癌风险评估。母亲暴露于杀虫剂、除草剂和非农业杀菌剂的儿童患星形细胞瘤的比值比升高（但没有统计学意义）（OR=1.3 ～ 1.6），而母亲暴露于农业杀菌剂（OR=1.0）的儿童患星形细胞瘤的比值比没有升高[40]。

机动车辆、卫生服务和食品工业

从事以下工作的母亲生下患脑瘤子女的概率也有所增加：妊娠期从事与机动车相关的工作（OR 2.0，95%CI 1.0 ～ 4.0）、妊娠前从事卫生服务工作（OR 1.7，95%CI 1.1 ～ 2.4）和妊娠期从事食品业工作（OR 2.0，95%CI 1.0 ～ 4.1）[37]。

电磁场

评估母亲职业暴露于电磁场的研究并未表明儿童脑肿瘤的风险增加[20, 21]。

父亲职业暴露

父亲的职业暴露与儿童神经系统肿瘤的作用已被广泛研究，其中大多数研究集中在脑肿瘤上。多项研究发现，儿童神经系统肿瘤与父亲职业暴露于电磁场、油漆和颜料、溶剂、机动车相关职业和杀虫剂之间存在显著关系[5]。然而，自 20 世纪 90 年代末以来，进一步的研究并不支持这些早期的发现。

电磁场

据报道，父亲从事电气装配 / 安装 / 维修职业，如电工、建筑电工、电气维修工、电子制造业工人或在电子元件制造工厂工作，是儿童神经系统肿瘤的危险因素[5]。McKean-Cowdin 等发现，父亲在子女出生前 5 年从事电气工作，其子女患任何组织学类型脑肿瘤的风险增加（OR=2.3；95%CI 1.3 ～ 4.0）[38]，但 Hug 等没有发现任何证据表明与父亲职业暴露于 0.2μT 或 1μT 以上的 EMF 场存在关联[23]。

油漆和颜料

据报道，父亲接触油漆和 / 或墨水是儿童神经系统肿瘤的一个危险因素。相对危险度有统计学意义，部分危险度大于 5。研究还发现，如果父亲在工作中暴露于某些用于某些染料和色素的芳香胺，其子女患脑癌的风险就会增加[5]。父亲在孕前从事油漆工，其子女患神经系统肿瘤的风险增加（OR 3.65，95% CI 1.71 ～ 7.8）[3]。

溶剂

最早的一项关于父亲职业和儿童癌症的研究发现，在职业暴露于碳氢化合物的男性所生的孩子中，死于神经系统癌症的人数增加了 3 倍[30]。孕前职业可能暴露于溶剂的父亲其子女患神经系统肿瘤的风险也在增加（OR 2.48，95%CI 1.29 ～ 4.76）[3]。虽然这些发现得到了一些研究的支持，但其他多项研究尚未发现这种关系的证据[5]。这种不一致的模式可能反映了暴露评估的局限性，因为父亲可能暴露于不同水平的多种化学物质[5]。

机动车相关职业

在孕前期担任机械工程师和技术人员的父亲其子女患儿童神经系统肿瘤的风险更高，OR 为 1.93，95%CI 为 1.04 ～ 3.57[3]。在孕前期担任机动车司机的父亲会增加其子女患其他类型神经胶质瘤的可能性（OR 1.3，95%CI 1 ～ 1.8）。父亲在孕前从事石油活动也会增加其子女患星形胶质细胞瘤的风险，比值比为 3.4（95% CI 1.4 ～ 8.2）[37]。

作为 SEARCH 计划的一部分，在 7 个国家开展了基于人群的病例对照研究，比较了 1218 例儿童脑肿瘤和 2223 例对照（1976—1994 年）的数据，研究了父母在出生前 5 年期间职业暴露于多环芳烃（PAHs，柴油废气的一种成分）的情况。研究发现，父亲在孕前职业暴露于 PAH 与所有儿童脑肿瘤（OR 1.3，95%CI 1.1 ～ 1.6）和星形胶质瘤（OR 1.4，95%CI 1.1 ～ 1.7）的风险增加相关[41]。

然而，既往的研究并没有发现相对危险度通常小于 1.0 的关联[5]。

杀虫剂

儿童脑瘤风险的增加被发现与父亲从事农业工作或在农场居住有关；这些研究主要集中在孕前或妊娠期间[42, 43]。Feychting 等发现父亲在孕前职业暴露于农药会增加患神经系统肿瘤的风险，OR 值为 2.36（95%CI 1.27 ～ 4.39）[3]。Cordier 等还发现，在孕前从事农业工作的父亲，其子女患其他类型神经胶质癌的概率增加了 1.8 倍[37]。据报道，父亲暴露于所有四类农药（杀虫剂、除草剂、农业杀菌剂和非农业杀菌剂）的儿童患星形细胞瘤的风险升高（OR 1.4 ～ 1.6）。仅使用除草剂可增加 PNET 的风险（OR 1.5）[40]。

神经母细胞瘤

母亲职业暴露

关于母亲职业暴露和儿童神经母细胞瘤作用的流行病学研究数量有限。儿童癌症小组和儿童肿瘤学小组发现母亲职业为农民和农场工人（OR 2.2，95%CI 0.6 ～ 8.8），花店和花园商店工人（OR 2.4，95%CI 0.6 ～ 9.9），美发师和理发师（OR 2.8，95%CI 1.2 ～ 6.3），电力安装和发电厂操作员，水手、渔民和铁路工人（后五个职业没有比值比）的儿童中，神经母细胞瘤的比值比增高[44]。

1976—1987 年在纽约州居民中进行的病例对照研究发现，母亲从事服务业和零售行业的儿童神经母细胞瘤的比值比分别显著升高（OR 2.0，95%CI 1.0 ～ 4.1 和 OR 2.0，95%CI 1.1 ～ 3.7）。母亲职业暴露于丙酮（OR 3.1，95%CI 1.7 ～ 5.6）、杀虫剂（OR 2.3，95%CI 1.4 ～ 3.7）、铅（OR 4.7，95%CI 1.3 ～ 18.2）和石油（OR 3.0，95%CI 1.5 ～ 6.1）中，儿童神经母细胞瘤的比值比增加[45]。然而，一项多中心病例对照研究并没有发现母亲暴露于化学物质与儿童神经母细胞瘤之间的联系[46]。

Hug 等的病例对照研究发现母亲 EMF 暴露水平高于 0.2μT，儿童神经母细胞瘤的风险升高（OR 1.26，95%CI 0.66，2.43）[23]。

父亲职业暴露

虽然一些研究发现父亲职业暴露于 EMF 与儿童神经母细胞瘤风险之间存在关联，但随后针对颅内脑肿瘤和神经母细胞瘤的研究报告了喜忧参半的结果[5, 23]。在仅限于 ELF-MF 暴露的四项研究中，对不同暴露水平进行了风险估计，没有一项结果发现父亲暴露与儿童神经系统癌症之间存在显著关联[23]。

一项针对英国 30 多年来被诊断为儿童肿瘤的受试者进行的一项基于人群的大型病例对照研究发现，父亲职业暴露于皮革与神经母细胞瘤之间的相关性存在统计学显著性（OR 5.00，95%CI 1.07 ～ 46.93），但这种关系在多重检验校正后变得不显著[47]。McKinney 等研究发现，在围孕期（OR 4.02，95%CI 1.39 ～ 11.63）和诊断期（OR 5.50，95%CI 1.10 ～ 27.38）从事皮革工作的男性其子女患神经母细胞瘤的风险升高。这些人被雇佣为"修鞋师、皮革切割师和缝纫师、鞋楦师、制造师和饰面师，以及其他皮革制造和修理师"。这项研究因暴露者人数少而受到限制[10]。

父亲暴露于碳氢化合物，如柴油（OR 1.5；95%CI 0.8 ～ 2.6）、漆稀释剂（OR 3.5；95%CI 1.6 ～ 7.8）和松节油（OR 10.4；95%CI 2.4 ～ 44.8）与神经母细胞瘤相关，暴露于木屑（OR 1.5；95%CI 0.8 ～ 2.8）和焊料（OR 2.6；95%CI 0.9 ～ 7.1）也与之相关[46]。父亲暴露于杂酚油（OR 2.1，95%CI 1.1 ～ 4.3）、二恶英（OR 6.9，95%CI 1.3 ～ 68.4）、铅（OR 2.4，95%CI 1.2 ～ 4.8）和石油（OR 1.8，95%CI 1.1 ～ 2.8），儿童神经母细

胞瘤的比值比也升高[45]。

泌尿系统恶性肿瘤

小儿泌尿系恶性肿瘤主要是肾母细胞瘤。在丹麦癌症登记处研究的 181 例小儿泌尿系恶性肿瘤中，175 例为肾母细胞瘤，其他 6 例为"其他和未明确的癌症"[48]。

母亲职业暴露

儿童肾母细胞瘤和母亲暴露于芳香胺之间的联系此前已有报道[5]。此外，还发现儿童肾癌与母亲在教育、保健和福利、卫生部门和牙科工作之间存在关联[5]。

母亲 EMF 暴露高于 $0.2\mu T$ 与肾母细胞瘤的非显著风险略有升高相关（OR 1.53，95%CI $0.88 \sim 2.66$）[23]。一项基于医院、多中心的病例对照调查发现，母亲在妊娠前 6 个月频繁使用农药与儿童肾母细胞瘤的风险升高有关（OR 128.6，95%CI $6.4 \sim 2569$）[49]。

父亲职业暴露

肾癌与父亲在一般制造业、木材和家具行业、铁和金属结构制造业以及电气承包公司的就业之间存在显著关联。研究一致发现，父亲暴露于碳氢化合物会增加风险，有些达到了统计学显著性[5]。

McKinney 等报道，在围孕期（OR 4.02，95%CI $1.39 \sim 11.63$）和诊断期（OR 5.50，95%CI $1.10 \sim 27.38$）从事皮革工作的男性的子女患肾母细胞瘤的风险增加。在被归类为围孕期从事皮革工作的 6 位父亲中，有 3 位的子女被诊断为神经母细胞瘤，1 位为肾母细胞瘤，1 位为视网膜母细胞瘤，1 位为横纹肌肉瘤[10]。

来自巴西的一项基于医院的多中心病例对照研究报告，父亲在怀孕前 6 个月或怀孕期间频繁使用农药的儿童患肾母细胞瘤的比值比增加（OR= 3.24，95%CI $1.2 \sim 9.0$），风险升高（OR > 4）仅限于 2 岁后确诊的肾母细胞瘤[46]。

Fear 等利用英国国家儿童肿瘤登记处（NRCT）的出生登记数据，研究了父亲职业暴露与肾母细胞瘤之间的关系，发现 OR 接近统一，没有统计学意义[50]。缺乏详细的父亲暴露信息可能是导致这些无效结果的原因。

骨肿瘤

骨肉瘤和尤文氏肉瘤是儿童骨癌的两种主要形式。在丹麦癌症登记处纳入的 146 例恶性骨肿瘤病例中，66 例为骨肉瘤，65 例为尤文氏肉瘤，4 例为软骨肉瘤，11 例为"其他和未确定"的[48]。

母亲职业暴露

流行病学研究表明，母亲农业暴露是尤文氏肉瘤（ES）的一个危险因素[51]。对三项病例对照研究的分析发现，母亲在妊娠期（OR 3.9，95%CI $1.6 \sim 9.9$）和产后（OR 2.1，95%CI $1 \sim 4.3$）务农其子女患尤文氏肉瘤的合并比值比升高。此外，父母双方都务农的儿童的风险增加了 3.5 倍，而父母至少有一方务农的儿童的风险增加了 2 倍。这些研究受到暴露参与者数量少以及恶性肿瘤罕见性的限制[52]。

Moore 等利用来自美国 64 家机构的组间尤文氏肉瘤研究数据发现，母亲或父亲在怀孕后的日常职业中可能暴露于木屑，会增加 ES 的风险（OR 3.2，95%CI $1.1 \sim 9.2$）。作者假设，早期关于 ES 与父母农场就业相关的报告可能捕捉到了在农场工作时遇到的有机粉尘相关的风险，而不是农业暴露或其他与农业相关的暴露[51]。

安大略省癌症登记处的一项病例对照研究，通过邮寄的自填问卷从父母那里收集数据，发现母亲从事教学（OR 3.1，95%CI $1.1 \sim 8.7$）或农业（OR 7.8，95% CI $1.9 \sim 31.7$）工作的儿童患尤文氏肉瘤的风险显著较高。母亲从事管理和行政工作（OR 2.3，95%CI $0.6 \sim 8.1$），以及产品制造、组装和修理（OR 2.0，95%CI $0.6 \sim 7.2$）工作其骨肉瘤风险增加（但不显著）[53]。

父亲职业暴露

已发现父亲在农场工作与 ES 有关[51]。Holly 等报告称，从受孕前 6 个月到诊断时从事农业工作的父亲其子女患儿童 ES 的风险较高，而父亲在其职业的任何时间暴露于除草剂、杀虫剂或化肥其子女患儿童 ES 的相对危险度显著升高[54]。父亲在怀孕期间从事农业工作其子女患 ES 的风险大约是父亲从事其他职业的儿童的 2 倍[55]。在三项病例对照研究的汇总分析中，父亲围孕期和产后从事农业工作，尤文氏肉瘤的合并比值比升高，比值比分别为 2.3（95%CI=1.3 ～ 4.1）和 1.7（1 ～ 2.7）[52]。

安大略省癌症登记处的研究结果发现，父亲从事社会科学其子女患尤文氏肉瘤的风险显著升高（OR 6.2，95%CI 1.6 ～ 24.5）[53]。据报道，父亲务农其子女的骨肉瘤风险也有所增加（OR 2.1，95%CI 0.8 ～ 5.7）[53]。

生殖细胞肿瘤

睾丸癌是 15 ～ 35 岁男性最常见的实体恶性肿瘤，约占男性所有癌症的 1%[56]。流行病学研究表明，自 20 世纪初以来睾丸癌的发病率一直在上升。美国国家癌症研究所监测流行病学和最终结果（SEER）数据库的数据显示，美国男性睾丸生殖细胞瘤的总体发病率上升了 44%（1973—1978 年至 1994—1998 年间，从每 10 万名男性 3.35 例上升至 4.84 例）。精原细胞瘤的发病率上升了 62%，而睾丸非精原细胞瘤（GCT）的发病率上升了 24%[57]。

导致睾丸癌发病率上升的因素尚不完全清楚。已知的睾丸恶性肿瘤的危险因素是隐睾症、睾丸癌个人或家族史、不孕或低生育能力[58-60]。最近观察到的发病率增加的多种假设包括子宫内暴露于己烯雌酚（DES），早期暴露于病毒或其他环境因素以及睾丸创伤[61, 62]。IARC 的结论是，子宫内 DES 暴露与睾丸癌之间的"证据有限"。然而，这些因素并不能完全解释睾丸癌发病率的上升。

研究已经证实，父母职业是导致睾丸癌发病率上升的潜在原因。一项评估父母职业（尤其是在出生前 12 个月）对年轻男性睾丸癌作用的病例对照研究发现，在所有组织学类型的睾丸癌中，没有发现与特定职业或专业人员、其他白领或蓝领工人等广泛职业类别有显著关联。然而，对于精原细胞瘤病例，父母从事以下职业的风险较高：母亲从事与健康相关的职业（OR 4.6，95%CI 1.1 ～ 19.1），父亲从事于汽车服务站（OR 4.0，95%CI 0.6 ～ 24.5）、制造业（OR 2.2，95%CI 1.0 ～ 4.2）以及飞机生产和维护（OR 5.3，95%CI 0.7 ～ 24.1）[63]。在另一项研究中，与对照组相比，诊断为睾丸癌的儿童的母亲体内多氯联苯（PCB）、六氯苯（HCB）、顺式和反式 - 九氯水平显著升高[64]。

父母暴露于内分泌干扰物其儿子患睾丸癌的风险因素也被研究过。内分泌干扰物是一种引起继发于内分泌功能改变的不良健康影响的外源性物质。研究发现，妊娠期间母亲尿液中某些邻苯二甲酸酯代谢物的水平与生殖道发育和睾丸下降的粗测量有关，这是睾丸癌发生的危险因素[65, 66]。

已发现先天性隐睾症与母乳中低浓度的持久性有机氯农药有关[67]。此外，与对照组相比，在温室工作并暴露于高于平均水平杀虫剂的母亲，其儿子在 3 个月大时的隐睾率比对照组增加了 3 倍。此外，男孩的生殖器较小，血清睾酮和抑制素 B 浓度较低[68]。另一组与男性隐睾风险增加有关的化学物质是用作阻燃剂的多溴联苯醚（PBDEs）。研究发现，生下患有隐睾症男孩的母亲的母乳中，某些 PBDE 同系物的浓度升高[69, 70]。

对父母职业暴露与儿童期患其他类型生殖细胞肿瘤（生殖细胞瘤、无性细胞瘤、精原细胞瘤、胚胎癌、卵黄囊瘤、绒毛膜癌、未成熟畸胎瘤和混合性生殖细胞瘤）的风险也进行了研究。儿童肿瘤小组 1993—2001 年的病例对照研究结果发现，与母亲在怀孕前、怀孕期间和子女出生后职业暴露于农药相关的儿童生殖细胞肿瘤的比值比分别为 1.0，95%CI 0.8 ～ 1.4；1.1，95%CI 0.7 ～ 1.6 和 1.3，95%CI 0.9 ～ 1.8。父亲在怀孕前、怀孕期间和子女出生后的职业暴露与儿童生殖细胞肿瘤的风险无关。亚组分析显示，母亲在产后暴露于除草剂与其女儿患生殖细胞肿瘤风险呈正相关（OR 2.3，95%CI 1.0～5.2），而父亲在妊娠期间暴露于杀虫剂与其儿子患生殖细胞肿瘤风险呈负相关（OR 0.2，95%CI 0.1～1.0）[71]。

关于父母暴露与儿童癌症的结论

流行病学研究发现，父母的某些职业暴露可能会增加儿童患癌症的风险。父母职业暴露与儿童癌症相关的证据在母亲和父亲的暴露以及不同的儿童恶性肿瘤之间存在差异，并取决于暴露时间与受孕、怀孕和儿童早期发育的关系。

儿童白血病

对于儿童白血病，母亲职业暴露于杀虫剂和金属以及在个人服务和纺织业就业已被确定为危险因素[5]。对暴露时间的研究表明，产前和围孕期的暴露都很重要，但还需进一步的研究，特别是对暴露进行更好的评估，以支持这些发现，并确定所涉及的暴露水平以及母亲职业暴露与儿童癌症之间的作用机制[5, 6, 9-12]。由于全球在纺织行业工作的女性比例很大，Colt 和 Blair 认为在这一职业领域尤其需要进一步的研究[5]。

关于儿童白血病与父亲职业暴露的研究发现，儿童白血病与父亲暴露于溶剂、油漆和颜料、机动车辆、电离辐射、木制品和极低频磁场（ELF-MFs）之间存在显著联系。人们注意到，在孕前期、围孕期、妊娠期和围产期，父亲的暴露与此显著相关[3, 10, 12, 27-29, 34]。本文献中报道的唯一最强的关联是父亲职业溶剂暴露与儿童白血病风险之间的关系[5]。溶剂暴露可能解释了儿童白血病与父亲在绘画和印刷行业工作之间的一致联系[5]。

儿童神经系统肿瘤

对于儿童脑瘤，流行病学研究发现，从事纺织/服装、电子、化工、机动车、卫生服务和食品行业的母亲的孩子患儿童脑瘤的风险增加[34, 37]。对于在纺织和电子行业工作的母亲来说，在孕前、围产期和产后都有显著的关联。对于在化学行业工作的母亲来说，怀孕前5年的职业暴露有显著性[34, 37, 38]。

对儿童神经系统肿瘤与父亲职业暴露于电磁场、碳氢化合物和机动车相关职业之间的关系研究，结果不一。据报道，最一致的正相关因素与父亲的职业暴露于油漆、颜料和杀虫剂有关。被认为最具相关性的发育时期是孩子出生前5年和孕前期[3, 5, 30, 37]。

数据的局限性

在几乎所有试图将父母职业暴露与儿童癌症联系起来的研究中，对暴露的评估不充分、对化学暴露的规范性较差和对暴露水平的记录不足是普遍存在的局限。大多数研究中使用的暴露分类相对粗略，通常只关注工作时间，而不包括任何关于暴露频率或强度的信息，也不包括使用个人防护设备等其他变量。一些研究使用父母的职业作为暴露于特定化学物质的替代指标——例如农业工作作为农药暴露的替代指标[72]。这种相对不精确的暴露评估方法往往会使研究结果偏向于零，即使这些关联存在，也会降低检测到具有生物学意义的关联的可能性。

大多数已发表的研究都是病例-对照研究，在病例和对照组之间的父母暴露评估中可能会出现回忆和报告偏倚，这进一步加剧了暴露评估方面的缺陷。父母职业暴露与儿童癌症之间关系的混杂因素尚未明确，在研究中使用不同的对照组（基于人群和基于医院）也可能导致不一致的结果[72]。大多数研究也没有把儿童在家里和其他环境中暴露于相关物质作为癌症的风险因素[6]。

第二个局限性是一些研究从次要来源获取信息（例如出生记录）。样本量小是许多此类研究的第三个局限性。

未来前景

关于父母职业暴露与儿童癌症之间关系的最佳数据将在未来几年通过大型前瞻性出生队列研究获得，该研究将实时测量父母怀孕前和怀孕期间暴露的实际发生情况。前瞻性研究设计允许对发病前数月或数年的暴露情况进行相对公正的评估。目前，正在进行大型的流行病学研究，以了解儿童时期的暴露情况和疾病风险。美国国家儿童研究（NCS）是一个大型前瞻性流行病学研究，由国家儿童健康与人类发展研究所、国家环境健康科学研究所、美国环境保护署（EPA）和疾病控制与预防中心联合开展，旨在了解环境、行为和社会经济因素对儿童和成人健康的影响。这一前瞻性流行病学出生队列目前正在招募怀孕女性。该研究将测量怀孕期间的环境暴露，然后对儿童进行纵向跟踪[73]。日本、中国、丹麦和英国也在进行类似的研究。

在 IARC 和世界卫生组织（WHO）主持下成立的国际儿童癌症队列联盟（IC4）特别有发展前景。IC4 是一个全球多中心流行病学项目，它将从目前世界各地进行的许多前瞻性研究中收集产前暴露与儿童癌症之间关联的数据，并将数据汇集起来，作为大幅提高统计功效的一种策略[74, 75]。

儿童期暴露于职业致癌物的影响

概述

本节讨论儿童职业暴露所导致的癌症风险。1775 年，英国外科医生 Percivall Pott 爵士首次发表了关于童工职业性癌症的描述，他描述了伦敦青少年烟囱清洁工中阴囊癌的流行，并确定烟灰是致病因素。从那时起，发达国家从事危险职业的童工有所下降，但在发展中国家仍是一个主要问题[76]。

负责起草和监督国际劳工标准的联合国机构国际劳工局在 2010 年发布的一份报告显示，全球童工人数为 2.15 亿，从 2004 年到 2008 年下降了 3%。童工的定义是"低于最低工作年龄或超过该年龄，从事对其健康、安全或道德构成威胁的工作，或在强迫劳动条件下工作。"过去 4 年，男童工数量增加了 800 万，即 7%，15 ～ 17 岁的童工数量增加了 20%，从 5200 万增加到 6200 万[77]。在发展中国家，儿童就业集中在农业、服务业、小企业、家庭贸易

和非正规部门[78]。

美国劳工部利用 1997 年全国青年纵向调查（NLSY97）的结果（对 9022 名在第一次访谈时年龄在 12 ～ 17 岁之间的青年进行了全国代表性的抽样调查）发现，57% 的受访青年报告称他们在 14 岁时从事过某种类型的工作。18% 的 14 岁学生要么只在学年工作，要么在学年和暑期都工作。绝大多数人（14 岁为 66%，15 岁为 76%）在零售业或服务业工作。许多在这个行业工作的人都在餐饮场所、娱乐和娱乐服务以及工业和建筑行业工作。景观和园艺服务、畜牧生产和汽车修理在男性工人中更为常见[79]。

当前人口调查（CPS）是一项针对 5 万户家庭的月度劳动力调查，提供了 15 岁或 15 岁以上人口的信息。该调查发现 1996—1998 年，有 290 万 15 ～ 17 岁的年轻人在上学期间打工，400 万人在暑期打工。平均每月有 9% 的 15 岁青少年被雇佣，而 16 岁和 17 岁的这一比例分别为 26% 和 39%。这些年轻工人在夏季工作得更多，在此期间，每个年龄段的就业率分别上升到 18%、36% 和 48%。1996—1998 学年在校期间就业的 15 ～ 17 岁青年中大多数从事零售业。在 15 ～ 17 岁的男性中，17% 的人从事农业或采矿、建筑和制造业等商品生产行业[80]。

健康影响

儿童和青少年时期职业致癌物暴露可能比成年时期类似的暴露产生更严重的影响，因为儿童生长和发育迅速，在生物学上比成年人更脆弱。与成年人相比，儿童的代谢率相对于体型来言更高，他们的呼吸速度更快，每磅体重消耗的食物和水更多。此外，儿童的预期寿命比大多数成年人更长，因此有更多的时间发展可能由早期环境和职业暴露引发的长潜伏期癌症[81, 82]。

关于儿童工作相关的疾病和职业性癌症的发病率和流行率的信息有限[78]。儿童或青少年时期暴露可能引发成人癌症的风险更大。

暴露

儿童可以通过使用溶剂清洁、使用木材浸渍产品、从事小型油漆工作或使用粘合剂、直接施用农药或操纵旗帜引导农药喷洒飞机，以及混合、装载和施用农药等方式暴露于职业致癌物。其很少使用防护设备。此外，在发展中国家，儿童还可能参与纺织制造、地毯编织、皮革生产、木材加工、陶瓷、玻璃、制砖、石板制造、涂漆、金属加工、玩具制造（接触塑料、油漆和染料）、贵重金属和宝石生产、汽车修理和汽油分销[83]工作。

石棉

石棉是一种已知的人类致癌物，已被 IARC 和世界各国的国家监管机构确定为肺癌、喉癌、卵巢癌以及间皮瘤，可能还有结直肠癌的危险因素[84]。据估计，全球约有 1.25 亿人在其工作环境中暴露于石棉[85]。直接通过劳动或间接通过父母带回家暴露于石棉的儿童，几十年后患肺癌、恶性间皮瘤和其他石棉相关疾病的风险增加。任何石棉暴露都有一定的恶性肿瘤风险，而更高和更长期的水平会导致更大的风险[86]。

农业

从事农业工作的儿童同时暴露在杀虫剂和阳光下。儿童自身暴露于杀虫剂被认为与儿童白血病有关[8, 42]。此外，持久性化学物质，包括有机氯农药二氯二苯二氯乙烯（DDE）和氯丹，与患睾丸癌的风险有关[65, 87]。

在农场工作时暴露在太阳紫外线（UV）辐射下会导致晒伤、痣、雀斑和皮肤癌，包括恶性黑色素瘤。其中一些癌症出现在儿童和青少年时期，而黑色素瘤的诊断年龄也在逐渐年轻化，但绝大多数出现在成年期。一项对 57 项研究进行的荟萃分析发现，与成年期的晒伤相比，黑色素瘤与儿童期晒伤史之间的相关性更强。一项对 46 项流行病学研究的荟萃分析显示，黑色素瘤与体内常见或非典型痣的数量之间存在剂量 - 反应关系；这些痣是由儿童日晒引起，大约 20% ～ 30% 的黑色素瘤发生在痣中[25]。

关于童工与儿童癌症的结论

儿童职业暴露的短期和长期健康影响尚未得到充分研究。关于成人职业性暴露对健康影响的文献对儿童和青少年时期职业暴露于致癌物的健康影响提出了严重关切。因为童工，特别是发展中国家的童工，与普遍存在的贫困和收入不平等问题密不可分，各国政府都需要从社会正义和人权的背景下考虑这个问题。

世界各国政府为保护儿童免受致癌物的职业性暴露可以采取的一项重要行动是颁布和执行禁止最危险形式的童工的立法。政府对国际劳工组织努力的支持是减少童工的另一个重要步骤。在美国，确保青年工人安全工作的行动至关重要，这是最大限度减少儿童和工人有毒物质暴露的更大框架的一部分。

研究评估这种努力对儿童短期和长期健康的影响，可以进一步支持健全的预防政策。

参考文献

[1] Taub JW, Ge Y. The prenatal origin of childhood acute lymphoblastic leukemia. Leuk Lymphoma. 2004; 45: 19-25.

[2] Shu XO, Stewart P, Wen WQ, et al. Parental occupational exposure to hydrocarbons and risk of acute lymphocytic leukemia in offspring. Cancer Epidemiol Biomark Prev. 1999; 8: 783-91.

[3] Feychting M, Plato N, Nise G, et al. Paternal occupational exposures and childhood cancer. Environ Health Perspect. 2001; 109: 193-6.

[4] Buffler PA, Kwan ML, Reynolds P, et al. Environmental and genetic risk factors for childhood leukemia: appraising the evidence. Cancer Investig. 2005; 23: 60-75.

[5] Colt JS, Blair A. Parental occupational exposures and risk of childhood cancer. Environ Health Perspect. 1998; 106: 909-25.

[6] Wigle DT, Turner MC, Krewski D. A systematic review and meta-analysis of childhood leukemia and parental occupational pesticide exposure. Environ Health Perspect.

2009; 117: 1505–13.

[7] Infante–Rivard C, Krajinovic M, Labuda D, et al. Parental smoking, CYP1A1genetic polymorphisms and childhood leukemia(Quebec, Canada). Cancer Causes Control. 2000; 11: 547–53.

[8] Infante–Rivard C, Labuda D, Krajinovic M, et al. Risk of childhood leukemia associated with exposure to pesticides and with gene polymorphisms. Epidemiology. 1999; 10: 481–7.

[9] Brown RC. Review: windows of exposure to pesticides for increased risk of childhood leukemia. Toxicol Environ Chem. 2006; 88: 423–33.

[10] McKinney PA, Fear NT, Stockton D. Parental occupation at periconception: findings from the United Kingdom Childhood Cancer Study. Occup Environ Med. 2003; 60: 901–9.

[11] Shu XO, GaoYT, Brinton LA, et al. A population–based case–control study of childhood leukemia in Shanghai. Cancer. 1988; 62: 635–44.

[12] Buckley JD, Robison LL, Swotinsky R, et al. Occupational exposures of parents of children with acute nonlymphocytic leukemia: a report from the Childrens Cancer Study Group. Cancer Res. 1989; 49: 4030–7.

[13] Linet MS, Cartwright RA. The leukemias. In: Schottenfeld D, Fraumeni Jr JF, editors. Cancer epidemiology and prevention. New York: Oxford University Press; 1996. p. 841–92.

[14] van Steensel–Moll HA, Valkenburg HA, van Zanen GE. Childhood leukemia and parental occupation. A register–based case–control study. Am J Epidemiol. 1985; 121: 216–24.

[15] Schüz J, Kaletsch U, Meinert R, et al. Risk of childhood leukemia and parental self–reported occupational exposure to chemicals, dusts, and fumes: results from pooled analyses of German population–based case–control studies. Cancer Epidemiol Biomark Prev. 2000; 9: 835–8.

[16] Sung TI, Wang JD, Chen PC. Increased risk of cancer in the offspring of female electronics workers. Reprod Toxicol. 2008; 25: 115–9.

[17] Infante–Rivard C, Siemiatycki J, Lakhani R, et al. Maternal exposure to occupational solvents and childhood leukemia. Environ Health Perspect. 2005; 113: 787–92.

[18] International Agency for Research on Cancer. IARC monographs on the evaluation of carcinogenic risks to humans, vol. 98and 100. Lyon: IARC; 2010and 2012.

[19] Infante–Rivard C, Deadman JE. Maternal occupational exposure to extremely low magnetic fields during pregnancy and childhood leukemia. Epidemiology. 2003; 14: 437–41.

[20] Feychting M, Floderus B, Ahlbom A. Parental occupational exposure to magnetic fields and childhood cancer(Sweden). Cancer Causes Control. 2000; 11: 151–6.

[21] Sorahan T, Hamilton L, Gardiner K, et al. Maternal occupational exposure to electromagnetic fields before, during, and after pregnancy in relation to risks of childhood cancers: findings from the Oxford Survey of Childhood Cancers, 1953–1981deaths. Am J Ind Med. 1999; 35: 348–57.

[22] Bunch KJ, Muirhead CR, Draper GJ, et al. Cancer in the offspring of female radiation workers: a record linkage study. Br J Cancer. 2009; 100: 213–8.

[23] Hug K, Grize L, Seidler A, et al. Parental occupational exposure to extremely low frequency magnetic fields and childhood cancer: a German case–control study. Am J Epidemiol. 2010; 17: 27–35.

[24] Giles D, Hewitt D, Stewart A, et al. Malignant disease in childhood and diagnostic irradiation in utero. Lancet. 1956; 271: 447.

[25] Wigle DT, Arbuckle TE, Walker M, et al. Environmental hazards: evidence for effects on child health. J Toxicol Environ Health B Crit Rev. 2007; 10: 3–39.

[26] Meinert R, Kaletsch U, Kaatsch P, et al. Associations between childhood cancer and ionizing radiation: results of a population–based case–control study in Germany. Cancer Epidemiol Biomark Prev. 1999; 8: 793–9.

[27] Lowengart RA, Peters JM, Ciconi C, et al. Childhood leukemia and parents'occupational and home exposures. J Natl Cancer Inst. 1987; 79: 39–46.

[28] McKinney PA, Alexander FE, Cartwright RA, et al. Parental occupations of children with leukemia in west Cumbria, north Humberside, and Gateshead. Br Med J. 1991; 302: 681–7.

[29] Magnani C, Pastore G, Luzzato L, et al. Parental occupation and other environmental factors in the etiology of leukemias and non–Hodgkin's lymphomas in childhood: a case control study. Tumori. 1990; 76: 413–9.

[30] Fabia J, Thuy TD. Occupation of father at time of birth of children dying of malignant diseases. Br J Prev Soc Med. 1974; 28: 98–100.

[31] Olshan AF, van Wijngaarden E. Paternal occupation and childhood cancer. Adv Exp Med Biol. 2003; 518: 147–61.

[32] Savitz DA, Chen J. Parental occupation and childhood cancer: review of epidemiologic studies. Environ Health Perspect. 1990; 88: 325–37.

[33] Gardner MJ, Snee MP, Hall AJ, et al. Results of case–control study of leukemia and lymphoma among young people near Sellafield nuclear plant in West Cumbria. Br Med J. 1990; 300: 423–9.

[34] Ali R, Yu C, Wu M, et al. A case–control study of parental

occupation, leukemia and brain tumors in an industrial city in Taiwan. J Occup Environ Med. 2004; 46: 985–92.

[35] Pearce MS, Hammal DM, Dorak MT, et al. Paternal occupational exposure to electromagnetic fields as a risk factor for cancer in children and young adults: a case-control study from the North of England. Pediatr Blood Cancer. 2007; 49: 280–6.

[36] Flower KB, Hoppin JA, Lynch CF, et al. Cancer risk and parental pesticide application in children of Agricultural Health Study participants. Environ Health Perspect. 2004; 112: 631–5.

[37] Cordier S, Mandereau L, Preston-Martin S, et al. Parental occupations and childhood brain tumors: results of an international case-control study. Cancer Causes Control. 2001; 12: 865–74.

[38] McKean-Cowdin R, Preston-Martin S, Pogoda JM, et al. Parental occupation and childhood brain tumors: astroglial and primitive neuroectodermal tumors. J Occup Environ Med. 1998; 40: 332–40.

[39] Cordier S, Lefeuvre B, Filippini G, et al. Parental occupation, occupational exposure to solvents and polycyclic aromatic hydrocarbons and risk of childhood brain tumors(Italy, France, Spain). Cancer Causes Control. 1997; 8: 688–97.

[40] van Wijngaarden E, Stewart PA, Olshan AF, et al. Parental occupational exposure to pesticides and childhood brain cancer. Am J Epidemiol. 2003; 157: 989–97.

[41] Cordier S, Monfort C, Filippini G, et al. Parental exposure to polycyclic aromatic hydrocarbons and the risk of childhood brain tumors: the SEARCH International Childhood Brain Tumor Study. Am J Epidemiol. 2004; 159: 1109–16.

[42] Zahm SH, Ward MH. Pesticides and childhood cancer. Environ Health Perspect. 1998; 106(Suppl 3): 893–908.

[43] Daniels JL, Olshan AF, Savitz DA. Pesticides and childhood cancers. Environ Health Perspect. 1997; 105: 1068–77.

[44] Olshan AF, De Roos AJ, Teschke K, et al. Neuroblastoma and parental occupation. Cancer Causes Control. 1999; 10: 539–49.

[45] Kerr MA, Nasca PC, Mundt KA, et al. Parental occupational exposures and risk of neuroblastoma: a case-control study(United States). Cancer Causes Control. 2000; 11: 635–43.

[46] De Roos AJ, Olshan AF, Teschke K, et al. Parental occupational exposures to chemicals and incidence of neuroblastoma in off-spring. Am J Epidemiol. 2001; 154: 106–14.

[47] MacCarthy A, Bunch KJ, Fear NT, et al. Paternal occupation and neuroblastoma: a case control study based on cancer registry data for Great Britain 1962–1999. Br J Cancer. 2010; 102: 615–9.

[48] de Nully BP, Hertz H, Olsen JH, Yssing M, Scheibel E, Jensen OM. Incidence of childhood cancer in Denmark 1943–1984. Int J Epidemiol. 1989; 18(3): 546–55.

[49] Sharpe CR, Franco EL, de Camargo B, et al. Parental exposures to pesticides and risk of Wilms'tumor in Brazil. Am J Epidemiol. 1995; 141: 210–7.

[50] Fear NT, Vincent TJ, King JC, et al. Wilms tumour and paternal occupation: an analysis of data from the National Registry of Childhood Tumours. Pediatr Blood Cancer. 2009; 53: 28–32.

[51] Moore LE, Gold L, Stewart PA, et al. Parental occupational exposures and Ewing's sarcoma. Int J Cancer. 2005; 114: 472–8.

[52] Valery PC, Williams G, Sleigh AC, et al. Parental occupation and Ewing's sarcoma: pooled and metaanalysis. Int J Cancer. 2005; 115: 799–806.

[53] Hum L, Kreiger N, Finkelstein MM. The relationship between parental occupation and bone cancer risk in offspring. Int J Epidemiol. 1998; 27: 766–71.

[54] Holly EA, Aston DA, Ahn DK, et al. Ewing's bone sarcoma, paternal occupational exposure, and other factors. Am J Epidemiol. 1992; 135: 122–9.

[55] Winn DM, Li FP, Robison LL, et al. A case-control study of the etiology of Ewing's sarcoma. Cancer Epidemiol Biomark Prev. 1992; 1: 525–32.

[56] Jemal A, Siegel R, Ward E, et al. Cancer statistics. CA Cancer J Clin. 2008; 58: 71.

[57] McGlynn KA, Devesa SS, Sigurdson AJ, et al. Trends in the incidence of testicular germ cell tumors in the United States. Cancer. 2003; 97: 63.

[58] Richiardi L, Akre O, Montgomery SM, et al. Fecundity and twinning rates as measures of fertility before diagnosis of germ-cell testicular cancer. J Natl Cancer Inst. 2004; 96: 145.

[59] Raman JD, Nobert CF, Goldstein M. Increased incidence of testicular cancer in men presenting with infertility and abnormal semen analysis. J Urol. 2005; 174: 1819.

[60] Walsh TJ, Croughan MS, Schembri M, et al. Increased risk of testicular germ cell cancer among infertile men. Arch Intern Med. 2009; 169: 351.

[61] Zheng T, Holford TR, Ma Z, et al. Continuing increase in incidence of germ-cell testis cancer in young adults: experience from Connecticut, USA, 1935–1992. Int J Cancer. 1996; 65: 723.

[62] Ekbom A, Richiardi L, Akre O, et al. Age at immigration and duration of stay in relation to risk for testicular cancer among Finnish immigrants in Sweden. J Natl Cancer Inst.

2003; 95: 1238.

[63] Kardaun JW, Hayes RB, Pottern LM, et al. Testicular cancer in young men and parental occupational exposure. Am J Ind Med. 1991; 20: 219–27.

[64] Hardell L, van Bavel B, Lindstrom G, et al. Increased concentrations of polychlorinated biphenyls, hexachlorobenzene, and chlordanes in mothers of men with testicular cancer. Environ Health Perspect. 2003; 111: 930–4.

[65] Swan SH, Main KM, Liu F, et al. Decrease in anogenital distance among male infants with prenatal phthalate exposure. Environ Health Perspect. 2005; 113: 1056–61.

[66] Swan SH. Prenatal phthalate exposure and anogenital distance in male infants. Environ Health Perspect. 2006; 114: A88–9.

[67] Damgaard IN, Skakkebæk NE, Toppari J, et al. Persistent pesticides in human breast milk and cryptorchidism. Environ Health Perspect. 2006; 114: 1133–8.

[68] Andersen HR, Schmidt IM, Grandjean P, et al. Impaired reproductive development in sons of women occupationally exposed to pesticides during pregnancy. Environ Health Perspect. 2008; 116: 566–72.

[69] Main KM, Kiviranta H, Virtanen H, et al. Flame retardants in placenta and breast milk and cryptorchidism in newborn boys. Environ Health Perspect. 2007; 115: 1519–26.

[70] Main KM, Skakkebaek NE, Virtanen HE, et al. Genital anomalies in boys and the environment. Best Pract Res Clin Endocrinol Metab. 2010; 24: 279–89.

[71] Chen Z, Stewart PA, Davies S, et al. Parental occupational exposure to pesticides and childhood germ-cell tumors. Am J Epidemiol. 2005; 162: 858–67.

[72] Perez-Saldivar ML, Ortega-Alvarez MC, Fajardo-Gutierrez A, et al. Father's occupational exposure to carcinogenic agents and childhood acute leukemia: a new method to assess exposure(a case-control study). BMC Cancer. 2008; 8: 1–11.

[73] Landrigan PJ, Trasande L, Thorpe LE, et al. The National Children's Study: a 21-year prospective study of 100, 000American children. Pediatrics. 2006; 118: 2173–86.

[74] Slimani N, Kaaks R, Ferrari P, et al. European Prospective Investigation into Cancer and Nutrition(EPIC) calibration study: rationale, design and population characteristics. Public Health Nutr. 2002; 5: 1125–45.

[75] Brown RC, Dwyer T, Kasten C, et al. Cohort profile: the International Childhood Cancer Cohort Consortium(I4C). Int J Epidemiol. 2007; 36: 724–30.

[76] Loewenson R, Forastieri V, Matos E. Special exposure circumstances. In: Pearce N, Matos E, Vainio H, Boffetta P, Kogevinas M, editors. Occupational cancer in developing countries. Lyon: International Agency for Research on Cancer(WHO)Institute of Occupational Health, Finland International Labour Office. No 129; 1994. p. 97–108.

[77] Accelerating action against child labour. Global Report under the follow-up to the ILO declaration on fundamental principles and rights at work 2010. www.ilo.org/declaration. Accessed 5May 2010.

[78] Loewenson R, Forastieri V, Matos E. Special exposure circumstances. In: Pearce N, Matos E, Vainio H, Boffetta P, Kogevinas M, editors. Occupational cancer in developing countries. Lyon: International Agency for Research on Cancer(WHO)Institute of Occupational Health, Finland International Labour Office. No 129; 1994. p. 103.

[79] A detailed look at employment of youths aged 12to 15. United States Department of Labor. http: //www.dol.gov/dol/topic/youthlabor/childlaborstatistics.htm. Accessed 5May 2011.

[80] Trends in youth employment: data from the current population survey. United States: Department of Labor. http://www.dol.gov/dol/ topic/youthlabor/childlaborstatistics.htm. Accessed 5May 2011.

[81] Developmental toxicity: special considerations based on age and developmental stage. In: Etzel RA, editor. Pediatric environmental health. 2nd ed. Elk Grove Village: American Academy of Pediatrics; 2003. p. 9–23.

[82] Landrigan PJ, Goldman LR. Protecting children from pesticides and other toxic chemicals. J Expo Sci Environ Epidemiol. 2011; 21: 119–20.

[83] Loewenson R, Forastieri V, Matos E. Special exposure circumstances. In: Pearce N, Matos E, Vainio H, Boffetta P, Kogevinas M, editors. Occupational cancer in developing countries. Lyon: International Agency for Research on Cancer(WHO)Institute of Occupational Health, Finland International Labour Office. No 129; 1994. p. 106–7.

[84] International Agency for Research on Cancer. IARC monographs on the evaluation of carcinogenic risks to humans, vol. 100C. Lyon: IARC; 2010and 2012.

[85] Ramazzini C. Asbestos is still with us: repeat call for a universal ban. Odontology. 2010; 98: 97–101.

[86] Asbestos. In: Etzel RA, editor. Pediatric environmental health. 2nd ed. Elk Grove Village: American Academy of Pediatrics; 2003.p. 99–111.

[87] McGlynn KA, Quraishi SM, Graubard BI, et al. Persistent organochlorine pesticides and risk of testicular germ cell tumors. J Natl Cancer Inst. 2008; 100: 663–71.

第34章
职业性癌症一级预防策略

Per Gustavsson

概述与历史背景

　　癌症的一级预防是指预防新的癌症病例，而二级预防的目的是通过早期检测或治疗来减少疾病对健康的负面影响。在癌症预防过程中有三个基本步骤：风险识别、风险量化和风险降低。在介绍职业癌症的负担和回顾一些公认的职业致癌物的识别和预防过程之后，下文将详细讨论这些内容。

　　癌症是导致死亡的主要原因，也是一种对公共卫生产生重大影响的疾病。每年全球有超过1400万例癌症确诊，820万人死于癌症[1]。癌症通常会对健康和幸福造成重大负面影响。即使癌症治疗得到了很大的改善，治愈癌症依然很难。一级预防是降低全球癌症负担的重要措施[2]。

　　环境因素在癌症的发展中起着重要的作用，其中最明显的例子是吸烟。据估计，如果消除吸烟这一因素，全球各种癌症的死亡率将降低21%，对于已知由吸烟引起的癌症，这一比例要高得多，例如，肺癌的人群归因比例为70%[3]。已经有许多文献尝试估计可归因于职业暴露的癌症死亡或新发病例的比例。据Doll和Peto[4]估计，美国癌症死亡的比例

P. Gustavsson（✉）
Unit of Occupational Medicine, Institute of Environmental Medicine,
Karolinska Institutet, Stockholm, Sweden
e-mail:per.gustavsson@ki.se

为4%。这个数字可能是低估的，最近的估计已经得出了更高的比例（见第20章）。Rushton等[5]估计，在英国，有5.3%的癌症死亡可归因于职业暴露。可以认为这是一个保守的估计，因为其只考虑到已确定的和可能的致癌物。芬兰的一项研究使用了更广泛的职业致癌物定义，估计芬兰8%的癌症死亡可归因于职业暴露[6]。

　　虽然在人口水平上，所有癌症中由职业暴露引起的比例并不大，但是在受到职业致癌物暴露的人群中，可预防的比例要高得多，并且对于已知受职业致癌物诱导的癌症部位，这个比例也要高得多。与生活方式相关的癌症不同，职业性癌症原则上可以通过立法引导减少暴露的措施来完全避免[7]。

　　美国、英国和芬兰的主要职业致癌物是石棉。在英国的这项研究中，以下物质/暴露被确定为最重要的职业致癌物，按降序排列：轮班工作、接触矿物油、太阳辐射、二氧化硅、柴油发动机废气、煤焦油、沥青中的多环芳烃等[5]。在英国，诱发职业病例最多的癌症部位是肺癌，其次是非黑色素瘤皮肤癌、乳腺癌和间皮瘤[5]。

　　尽管女性进入劳动力市场已久，但职业癌症的大部分研究仍集中在男性上。近期发现，破坏昼夜节律的轮班工作与女性乳腺癌之间可能存在联系，并被IARC归类为2A组（对人很可能致癌）[8]。

　　发展的道路上存在许多障碍，从识别癌症风险

到风险量化到减少 / 消除风险。下面将讨论这些步骤，首先来看一些如何首次认识和可能预防已知职业致癌物的示例。

烟囱清洁工的阴囊癌

英国外科医生 Percivall Pott 在 1776 年发表了一篇著名的关于烟囱清洁工癌症的报告，这通常被认为是第一个关于职业诱发性癌症的科学报告。这份报告是基于 Pott 所经手的一组年轻烟囱清洁工的阴囊癌，他们患有行业所称的阴囊"煤烟疣"。Pott 详细描述了阴囊皮肤局部和侵袭性癌症的临床特征，并讨论了手术治疗以及如果手术过晚会导致治疗失败的问题。在 20 世纪，煤烟中多环芳烃被确定为潜在的致癌物，首先在实验动物中，后来在流行病学研究中得到证实[9]。直到 20 世纪，工作条件似乎还没有得到改善；20 世纪初，英格兰和威尔士的烟囱清洁工仍有皮肤癌过多发生的报道[10]。自 1918 年[11] 以来，在 5000 多名瑞典烟囱清洁工中没有发现阴囊癌病例，在最近的一项记录链接研究中，在北欧烟囱清洁工中也没有发现皮肤癌过多发生的情况[12]。工作条件和卫生条件的改善可能是这种改善的原因。

煤烟并不是导致阴囊癌的唯一职业原因。1910 年就已有临床观察证明皮肤接触矿物油（"纺棉工病"）与阴囊癌有关，并在后续的流行病学研究中得到证实。矿物油中的多环芳烃已被确定为致病因素[13]。

阴囊皮肤癌是一种在一般男性人群中非常罕见的疾病（发病率为每年 1/100 万）[14]。对于如此罕见的疾病，被临床集群检测到的概率远远高于更常见和多因素来源的癌症。

修女的乳腺癌

还有一个职业相关癌症的早期例子，但其与化学物质暴露无关。早在 1713 年，意大利著名医生和工人疾病调查员 Bernardino Ramazzini 就注意

到，几家意大利修道院的修女患乳腺癌的比例非常高[15]。Ramazzini 无法解释这一现象，今天已知这一现象是由与修女缺乏怀孕有关的激素引起的[16]。这种疾病至今仍是女性的主要癌症形式[1]，激素类风险因素与 Ramazzini 的时代相同。Ramazzini 观察到职业性癌症比例过高是不寻常的，因为它涉及到常见的癌症。只有职业和癌症之间有很强的关联性时，才能通过临床观察方法来确定。

膀胱癌和芳香胺

最初发现职业原因导致膀胱癌的观察来自德国外科医生 Ludwig Rehn，他注意到很多膀胱癌患者曾在附近的染料工厂工作过。他认为这种疾病是由于接触苯胺引起的，尽管后来的研究表明，它是由接触芳香胺引起的。尽管他陆续报告了更多的病例，但他的报告并没有引起减少暴露的行动[17]。直到 1950 年左右，英国染料工业[18] 报告了膀胱癌的过多发生，同时芳香胺（特别是 2- 萘胺）被确定为潜在的致癌物，才减少了其暴露并使用据称危害较小的物质进行替代。后来有几份关于橡胶工业中使用芳香胺导致膀胱癌过多的报告[19]。英国橡胶工业放弃 2- 萘胺消除了该行业早期过量的膀胱癌[20]。

鼻窦癌和木尘

1965 年，英国发表了第一篇关于 20 例与家具制造有关的鼻窦癌病例的科学报告。该报告基于耳鼻喉科医生 Esme Hadfield 的一份未发表的报告，由她的同事 Ronald MacBeth 引用[21]：

"不过，必须提到一个引人注目的小系列，我非常感谢海威科姆的 Esme Hadfield 小姐让我注意到这些病人。在来自海威科姆的 20 名患者中，不少于 15 名与木椅的制作直接相关，如果我们减去 3 名女性（她们不是木工），则是 17 名男性中有 15 名。众所周知，制椅多年来一直是海威科姆的主要产业，但癌症患者中木工的这一比例高于当地整个男性人口中的木工比例（23% ～ 5%）。我不确定这些数

字在统计学上是否有显著性。如果不是偶然的话，我们猜测木屑中的某些与煤焦油有关的化学成分可能起到了作用。两名不是木材工人的男性，一名是烟囱清洁工。这可能与海威科姆广泛燃烧木材废料作为家庭燃料有关。"

大量后续流行病学研究已经证实了暴露于木尘与鼻窦癌之间的联系[22]。尤其是接触硬木粉尘和腺癌的相关性特别强，尽管也有一些证据表明软木粉尘的致癌性，而且 IARC 已经将木尘归类为确认对人类有致癌性的物质（1 类）[23]。虽然暴露水平可能已经降低，但没有流行病学研究证实风险降低。

石棉，肺癌和间皮瘤

石棉是一种纤维矿物，由于它的隔热、隔音、不易燃和高拉伸强度，在 20 世纪得到广泛使用。石棉可引起石棉肺，一种可能导致死亡的非恶性纤维化肺部疾病，以及间皮瘤、肺癌和一些其他的癌症。最早在 20 世纪初，就有怀疑石棉会引起肺部疾病（纤维化）的报告。1935 年，美国和英国先后发表了第一批表明石棉与肺癌相关的病例报告。1943 年，动物实验数据表明，石棉可能导致肿瘤，但此结果被赞助这项研究的行业压制[24]。1955 年，Richard Doll 发表了第一篇相关的流行病学研究。他报告说，113 名接触石棉至少 20 年的工人患肺癌的风险增加了。有 11 人死于肺癌，而预期只有 0.8 例，这表明存在明显的超额风险[25]。这项研究是由石棉行业赞助的，该行业试图中止出版研究结果，而杂志最终决定继续出版[24]。后续的许多研究也证实了石棉会导致肺癌[23]。1972 年，丹麦禁止使用石棉进行绝缘，随后包括欧盟成员国在内的许多国家都禁止了石棉的使用（2005 年），直至今日（2017 年 7 月）（http：//ibasecretariat.org/chron_ban_list.php）。然而，石棉仍然在世界上的许多地区被使用，主要是在亚洲和东欧，尽管大多数研究人员要求这样做，但仍没有在全球范围内禁止使用石棉[26]。

石棉导致间皮瘤的观点比导致肺癌的观点更快得到接受。第一个病例报告出现在 20 世纪 40 年代[27]，第一份流行病学研究于 1960 年发布[28]。石棉暴露与间皮瘤发生之间存在极长的潜伏期。20 世纪下半叶德国间皮瘤发病率的上升可能与三四十年前石棉使用的增加有关[29]。尽管 1976 年瑞典的石棉暴露量显著减少，但间皮瘤的发病率仍然很高，虽然已经开始趋于平稳，但并没有降低[30]。

氯乙烯和肝血管肉瘤

氯乙烯（VC）用于制造应用非常广泛的聚氯乙烯塑料（PVC）。与石棉和癌症的关联相比，人们发现和接受暴露于氯乙烯与肝血管肉瘤的关联是一个非常不同的过程。1974 年 1 月，美国一家 VC 和 PVC 的制造商向其雇员和当局警报称其员工中发现 3 例非常罕见的肿瘤[31]。动物实验很快证实了 VC 会导致大鼠产生血管肉瘤和其他肿瘤[32]。随后采取了监管行动，早在 1975 年 1 月，美国劳工部职业安全卫生管理局（OSHA）就执行了一项要求大量降低行业暴露水平的规定，世界其他地区的当局也很快跟进[33]。随后有大量的病例报告证实了这种关联，第一个流行病学研究于 1981 年发表[34]。

苯和白血病

第一个将苯与白血病的发生联系起来的报告发表于 1928 年，报告了一名患有淋巴母细胞白血病的男性，他暴露于苯长达 5 年[35]。这份报告似乎并没有引起太多的关注。从 1939 年到 20 世纪 60 年代，有几个病例系列报道称苯暴露与再生障碍性贫血以及白血病有关。似乎苯的血液毒性比其致癌作用更早被发现[35]。当 IARC 第 7 卷在 1974 年发表时，没有动物数据支持苯会导致癌症，而其白血病效应是基于几个系统的病例报告和单个流行病学研究的支持性证据[35]。当 IARC 第 29 卷于 1982 年出版时，有了更多的可用数据，根据有限的动物数据和足够的人类数据，苯被归类为人类致癌物。

美国政府工业卫生学家会议（ACGIH）先后将

苯的暴露限值从 20 世纪 40 年代的 100ppm 降低到 1997 年的 0.5ppm（见图 34.1）。

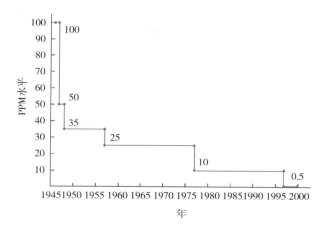

图 34.1　ACGIH 采用的苯暴露限值年表。（摘自 Verma 等[33]，经 BMJ 出版集团有限公司许可）

1978 年，OSHA 决定将苯的允许职业暴露标准从 10ppm 降至 1ppm。由于行业的反对，这一降低被推迟到 1987 年。据估计，有 30～490 例白血病病例是由这一延迟引起的[36]。

风险识别

从上面的简要回顾中可以看出，几乎所有现今已确立的职业致癌危害都是通过当地的癌症群集首先发现的，而不是通过毒理学或流行病学方法。这似乎不仅适用于历史上的例子，也适用于更近期的例子[7, 33]。从临床集群中识别癌症危险是失败的，因为当危险被识别时，已经诱发了癌症。通过短期方法进行的上市前筛选对引入新化学品的有效监测是必要的。

癌症的发展是一个多阶段的过程，临床癌症出现在暴露于癌症危险因素几十年后。这一多阶段的过程涉及许多分子事件，这些事件可以通过生物标志物进行监测，以在早期发现潜在的癌症风险。生物标志物包括暴露标志物、早期效应标志物、临床疾病标志物以及表示易感性增加的标志物。生物标志物可以是蛋白质、核酸、抗体和多肽，生物标志物也可以是一组改变，如基因表达、蛋白质组和代谢组学特征。生物标志物可以在循环或排泄物中检测到，这些方法是无创的，也可以从组织中获得，需要活检[37]。

常用的基因毒性效应标志物包括微核频率、染色体畸变、姐妹染色单体交换和彗星实验[38]。此外，也有大量关于特定基因、原癌基因和肿瘤抑制基因改变的文献，用于预测癌症风险。

为了识别癌症危害和有效预防，有必要综合流行病学、动物实验和其他相关数据。目前有几个系统可以进行这种综合，一些国家和国际组织对癌症风险进行了系统的识别。最著名的是来自国际癌症研究署（IARC）的专著系列[39]。IARC 是 WHO 的一个组织，负责评估环境和职业暴露以及天然物质对人类的致癌性（参见第一章描述的 IARC 的评估过程）。IARC 在评估过程中结合了流行病学、实验、机制研究以及职业卫生数据，其评估是基于证据权重的定性评估。IARC 评估致癌性，但不进行风险量化。截至目前（2017 年 7 月），IARC 对 1003 种物质或暴露环境进行了致癌评估，其中 120 种对人类致癌，81 种很可能致癌，299 种可能致癌，502 种为无法分类，1 种对人类可能不致癌。考虑到全球化学物质和暴露情况的数量，这只是一小部分，许多物质尚未得到评估。

美国国家环境健康科学研究所（NIEHS）的国家毒理学项目使用了一种系统评估程序，纳入了 GRADE 证据分类标准[40]。GRADE 系统最初是为评估随机设计研究而开发的，因此在评估观察性研究时存在特殊的挑战。这方面的适应性正在不断发展中[41]。

欧盟于 2006 年采用了 REACH 计划（化学品登记、评估、授权和限制），这是国际上第一个上市前毒性试验的系统化尝试。REACH 计划规定了对在欧盟使用或进口的物质进行毒性和致突变性／致癌性测试的要求。评估和测试的责任在于制造商／工业部门。由于使用／进口数量的不同，要求也不同：对于使用量少于 1000 吨的物质，不需要致癌性分类的数据，对于使用或进口量更高的物质的标准也有所不同。REACH 将在多大程度上改善新化学致癌物质的早期检测，仍有待评估。目前尚不清楚有多少物质因上市前试验结果呈阳性而被淘汰出工业应用。

未来对致癌物质的识别必须以上市前检测为基础——如果这不起作用，临床观察和流行病学研究可能仍然是必要的，尽管这并不是一种理想的癌症风险识别工具。为了实现有效的流行病学研究，需要高质量的国家癌症发病率和死亡率登记表，可用于确定职业队列中的癌症病例，并作为病例对照研究的信息来源。为了进行有效的暴露评估，最好是基于终身职业史，并有必要获得职业卫生研究中的暴露数据和重要混杂因素的个人数据。

风险量化

癌症风险的量化是一个需要结合流行病学、毒理学和职业卫生数据的过程。动物实验数据并不常用在风险量化方面，因为物种之间的敏感性差异往往妨碍了对人类的有效风险量化。需要流行病学和职业卫生数据来调查暴露人群的剂量－反应关系。为了评估人口归因风险，需要提供关于人口中暴露普遍程度和暴露水平的信息。

由于临床癌症发展需要几十年，因此在这段时间内，暴露情况可能会发生变化。虽然人群可归因比例（PAF）旨在评估通过消除某种暴露方式可以预防多少被诊断出的癌症，但风险量化过程涉及当前暴露将在未来导致多大的癌症负担。在过去的40年里，西方世界的癌症暴露条件有所改善，对未来由职业暴露引起的癌症比例的估计通常低于PAF。然而，应该指出的是，今天发生的绝大多数职业性癌症是由大量人员的低剂量暴露引起的，而在某些罕见职业中遇到的高水平暴露只占一小部分[5]。因此，消除高水平暴露的情况只会在很小程度上减少人群职业性癌症的负担。

关于人口中暴露流行率和暴露水平的系统数据很少，仍在发展中。CAREX（致癌物暴露）是一个旨在评估欧盟内职业致癌物暴露流行率的项目。CAREX提供了关于接触IARC致癌物1、2A类和

一些2B类的工人人数的详细信息。在1990—1993年期间，约有3300万欧洲工人，占所有就业人口的23%，暴露于职业致癌物。最普遍的暴露情况包括太阳辐射（910万人）、结晶二氧化硅（320万人）、柴油发动机废气（300万人）、氡气（270万人）、木尘（260万人）和无机铅化合物（150万人）[43]。

然而，CAREX本质上呈现的是暴露的流行程度，而不是估计癌症风险所需的暴露水平。基于人群的职业暴露模型是评估人口暴露水平的进一步的方法，而FINJEM是迄今为止在这一方向上最广泛的举措。FINJEM确定了大约75种物质/暴露因素的流行程度和暴露水平。这些估算是特定于日历时间而不是特定于性别的[44]。该模型最近已扩展到覆盖所有斯堪的纳维亚国家[45]。

关于与职业暴露和剂量反应有关的癌症风险的信息主要来自流行病学研究。通常，队列研究在风险量化方面会被给予很高的权重，因为它们在某些方面可能比病例对照研究更有效。在队列研究中，可以基于工业卫生调查、测量计划等进行良好的暴露评估。另一方面，队列研究很少有关于终生职业史的信息，也很少能获得关于吸烟习惯的完整个人数据（如果有的话）。此外，将队列研究中获得的暴露（剂量－反应）数据应用于其他情况方面也存在问题，因为在一般人群中很少能获得相似和质量相当的暴露信息。基于人群的病例对照研究的优势在于可以与病例相同的方式评估人群样本的暴露情况，而且当控制样本对于人口有代表性时，可以推广到整个人口。通常会有终身吸烟史和职业史可用。缺点是，暴露信息可能来自个体本身，有可能产生回忆偏倚，这可能会高估影响。此外，很少能得到详细的暴露数据。在职业队列中嵌套病例对照研究是克服一些方法学问题的有效办法。

癌症风险量化的一个特殊问题是在剂量－反应曲线中是否存在一个阈值，低于这个阈值就不存在癌症风险。人们普遍认为，致突变物质没有阈值效应，允许线性外推到零暴露，而由其他作用模式发展而来的癌症可能有一个阈值。后者与通过细胞水平上的刺激作用而起作用的致癌物有关，例如强无

机酸雾[46]。

女性在当今劳动力中占据了很大一部分，尽管许多流行病学研究涉及的时期中，女性很少从事高水平暴露的工作，并且由于人数少而经常被排除在研究之外。有毒物质和致癌物对性别的敏感性差异引起了越来越多的研究关注，需要更多关于女性癌症风险和致癌物质暴露的数据。

在某些情况下，需要从高水平暴露队列推断到目前存在的较低暴露水平。石棉就是一个很好的例子，关于剂量－反应的信息来自高水平暴露队列，用于建立一个被广泛引用的剂量－反应关系，即每纤维暴露年（1年暴露1f/ml）会使肺癌风险增加1%[47]。后来的研究和荟萃分析显示，关于每纤维年增加的风险在不同研究之间存在很大的异质性，经常使用的每纤维年SMR增加1%的估计值可能低估了低剂量暴露时的风险[48]。

评估几种联合暴露的癌症风险存在特殊的问题，需要调查多种交互作用类型[49]。这一问题于正在进行的多中心肺癌流行病学研究SYNERGY（synergy.iarc.fr）中得到了解决。

风险降低 / 消除

在西方国家，大多数工作场所化学物质的暴露水平已经逐渐下降。Symanski和同事使用近700个数据集分析了大量物质暴露水平的时间趋势，主要但不完全代表美国和欧洲。他们发现，在30年期间中，暴露水平平均每年下降的幅度通常在4%～14%[50, 51]。每年下降10%相当于在30年期间减少95%，这意味着暴露程度大大降低。这种总体趋势是多个复杂过程的产物，单个组成部分的贡献可能难以辨别。至少有三个相互交替的因素推动了这一过程：（a）国家立法机关的正式监管行动；（b）由公司、工会和职业卫生服务部门采取的地方工作场所行动；（c）与经济发展有关的工作条件的一种不太明确的普遍改善过程。

关于监管层面上的预防策略

正式的监管行动由拥有立法权力的国家机构采取，通常以阈限值（TLV）的形式，定义物质的最大可允许空气浓度，或针对一小部分物质，规定其在血液或尿液中的最大可允许浓度。第一个职业暴露限值是由个人研究人员在19世纪提出的。第一个官方的限值清单可能在1939年由苏联发布[52]。1946年，美国政府工业卫生学家协会（ACGIH）发布了第一个清单，自那以后，每年修订一次，并对全世界的类似清单产生了很大的影响力。它没有法律地位；自1969年起，美国劳工部（OSHA）在美国发布此类清单。制定具有法律约束力的TLV的过程通常较慢，结果导致TLV较高，覆盖的物质也较少，而不像ACGIH发布的清单那样涵盖广泛[52]。今天，许多国家机构发布了全国性的TLV清单。1995年，职业暴露限值科学委员会（SCOEL）成立，为欧盟的工作场所化学物质制定职业暴露限值提供建议。初步建议需要经过利益相关方的咨询，以获取基于健康的科学意见和更多数据。

TLV的概念可能看起来很简单，但事实证明它相当复杂。ACGIH在1953年将TLV定义为"工人在8小时（每天）中于不损害健康的情况下接触的最大平均污染物浓度"。在这个定义中存在许多问题。首先，什么是"损害健康"？一些健康影响较小的作用，如轻度黏膜刺激或精神运动变化，如反应时间延长，可能不会导致慢性损伤，在某些情况下可能被认为与定义NOAEL（无可见有害作用水平）无关。第二，最大平均浓度是什么？职业卫生领域的许多研究已经证明，在从事相同工作的工人之间和工人内部（每天），暴露水平存在很大差异[53]。由于这种差异，增加测量的次数将导致更多的样本显示暴露超过一定水平。

大多数职业流行病学研究报告的是相对风险，有时与累积剂量等剂量测量有关。在环境流行病学中，更常见的情况是计算每年或一生中每1万人或10万人的额外病例数。这种方法最近已被用于研究职业接触柴油废气和肺癌的关系，表明其风险远远大于一般环境中公认的风险[54]。

　　TLV 立法不仅考虑健康危害，还考虑了经济和工业方面的问题[52]。对于致癌物，立法程序可能导致三种情况：完全禁止、有针对性调节的 TLV 或普通的 TLV。普通的 TLV 有时用于非诱变性且不是关键致癌效应的致癌物（例如强酸雾）。对于诱变致癌物，完全禁止在理论上可能是预防未来癌症病例的唯一方法。

　　肺癌筛查在致癌物暴露者中的作用尚不清楚。虽然人们认识到使用低剂量计算机断层扫描（LCDT）进行筛查可以降低重度吸烟者的死亡率，但目前尚不清楚应该对接触石棉的人给出什么建议。负面影响是假阳性结果的数量和额外的辐射暴露。目前，LCDT 在预防石棉相关死亡方面的作用仍有待确定[55]。

工作场所的预防

　　并非所有工作场所都会自动遵守立法规定的TLV，工人的实际暴露量是一系列其他因素的产物。一个强大的地方职业卫生组织可能导致实际暴露量远低于 TLV。当地的预防措施可能包括监测暴露水平，以及暴露或早期健康影响的生物监测。生物标志物也可用于识别易感人群。雇主可以或多或少地严格执行个人防护装置的使用。

结论

　　职业暴露是目前发生大量癌症的主要原因，这些癌症的发生原则上都是可以避免的。风险识别是降低风险的第一步，值得注意的是，当今几乎所有公认的职业致癌物都是通过当地病例群这种粗糙的方法确定的。这意味着发现新的致癌物时病例已经发生，而未来将会继续出现病例，这是不可接受的。

　　在某些情况下，从识别风险到消除 / 减少风险的过程缓慢得令人尴尬。迄今为止最糟糕的例子可能是石棉，它在 20 世纪 50 年代就已经被认为是致癌物质，但尚未在世界范围内被禁止。另一方面，

当发现氯乙烯会引起肝血管肉瘤时，我们采取了快速行动，并在发现聚集病例后的 1 年内对 TLV 进行了修订。似乎在普通人群中罕见且仅由职业暴露引起的肿瘤比多因素来源的常见肿瘤（如肺癌、白血病）会导致更快的立法行动（如血管肉瘤、间皮瘤）。

　　一项对英国职业暴露的系统评估显示，仍有大量工人暴露于职业致癌物[56]。新的物质不断被引入，需要有效的方法来早期识别新的癌症危害。以下因素都将产生影响：

- 获得高质量的国家癌症登记册和良好的暴露数据对于有效的流行病学研究至关重要。
- 需要进行大规模、设计良好的流行病学研究，特别是为了研究低剂量范围内的健康影响。
- 必须改进研究职业和其他环境或生活方式相关暴露的相互作用的方法。
- 需要系统地开发上市前筛选，并评估 REACH 计划的有效性。

参考文献

[1] GLOBOCAN. 2012. Website: www.globocan.iarc.fr. Accessed 15Aug 2011, 12July 2017.

[2] Adami HO, Day NE, Trichopoulos D, et al. Primary and secondary prevention in the reduction of cancer morbidity and mortality. Eur J Cancer. 2001; 37(Suppl 8): S118–27.

[3] Danaei G, Vander Hoorn S, Lopez AD, et al. Comparative risk assessment collaborating group(cancers). Causes of cancer in the world: comparative risk assessment of nine behavioural and environmental risk factors. Lancet. 2005; 366(9499): 1784–93.

[4] Doll R, Peto J. The causes of cancer, 1981. J Natl Cancer Inst. 1981; 66(6): 1191–308.

[5] Rushton L, Bagga S, Bevan R, et al. Occupation and cancer in Britain. Br J Cancer. 2010; 102(9): 1428–37.

[6] Nurminen M, Karjalainen A. Epidemiologic estimate of the proportion of fatalities related to occupational factors in Finland. Scand J Work Environ Health. 2001; 27(3): 161–213.

[7] Landrigan PJ. The prevention of occupational cancer. CA Cancer J Clin. 1996; 46(2): 67–9.

[8] International Agency for Research on Cancer. IARC monographs on the evaluation of carcinogenic risks to

humans. Painting, firefighting, and shiftwork, vol. 98. Lyon: International Agency for Research on Cancer; 2010.

[9] International Agency for Research on Cancer. IARC monographs on the evaluation of carcinogenic risks to humans. Polynuclear ar-matic compounds. Part 4: Bitumen, coaltars and derived products, vol. 33. Lyon: International Agency for Research on Cancer; 1984.

[10] International Agency for Research on Cancer. IARC monographs on the evaluation of carcinogenic risks to humans. Some non-heterocyclic polycyclic aromatic hydrocarbons and some related exposures, vol. 92. Lyon: International Agency for Research on Cancer; 2010.

[11] Hogstedt C, Jansson C, Hugosson M, et al. Cancer incidence in a cohort of Swedish chimney sweeps 1958-2006. Am J Public Health. 2013; 103(9): 1708-14.

[12] Pukkala E, Martinsen JI, Lynge E, et al. Occupation and cancer-follow-up of 15million people in five Nordic countries. Acta Oncol. 2009; 48(5): 646-790.

[13] International Agency for Research on Cancer. IARC monographs on the evaluation of carcinogenic risks to humans. Polynuclear aromatic compounds. Part 2: Carbon blacks, mineral oils(lubricant base oils and derived products)and some nitroarenes, vol. 33. Lyon: International Agency for Research on Cancer; 1984.

[14] Wright JL, Morgan TM, Lin DW. Primary scrotal cancer: disease characteristics and increasing incidence. Urology. 2008; 72(5): 1139-43.[Epub 2008Sept 16].

[15] Mustacchi P. Ramazzini and Rigoni-Stern on parity and breast cancer. Clinical impression and statistical corroboration. Arch Intern Med. 1961; 108: 639-42.

[16] Colditz GA, Baer HJ, Tamini RM, et al. Breast cancer. In: Schottenfeld D, Fraumeni J, editors. Cancer epidemiology and prevention. 3rd ed. Oxford: Oxford University Press; 2006. p. 995-10121022-39.

[17] Dietrich H, Dietrich B. Ludwig Rehn(1849-1930)-pioneering findings on the aetiology of bladder tumours. World J Urol. 2001; 19(2): 151-3.

[18] Case RAM, Hosker ME, MC Donald DB, et al. Tumours of the urinary bladder in workmen engaged in the manufacture and use of certain dyestuff intermediates in the British chemical industry. Br J Ind Med. 1954; 11: 75-104.

[19] Kogevinas M, Sala M, Boffetta P, et al. Cancer risk in the rubber industry: a review of the recent epidemiological evidence. Occup Environ Med. 1998; 55(1): 1-12.

[20] International Agency for Research on Cancer. IARC monographs on the evaluation of carcinogenic risks to humans some aromatic amines, organic dyes, and related exposures, vol. 99. Lyon: International Agency for Research on Cancer; 2010. p. 395.

[21] MacBeth R. Malignant disease of the paranasal sinuses. J Laryngol Otol. 1965; 79: 592-612.

[22] International Agency for Research on Cancer. IARC monographs on the evaluation of carcinogenic risks to humans. Wood dust and formaldehyde, vol. 62. Lyon: International Agency for Research on Cancer; 1995.

[23] International Agency for Research on Cancer. IARC monographs on the evaluation of carcinogenic risks to humans, a review of human carcinogens: arsenic, metals, fibres, and dusts, vol. 100C. Lyon: International Agency for Research on Cancer; 2012.

[24] Lilienfeld DE. The silence: the asbestos industry and early occupational cancer research -a case study. Am J Public Health. 1991; 81(6): 791-800.

[25] Doll R. Mortality from lung cancer in asbestos workers. Br J Ind Med. 1955; 12(2): 81-6.

[26] Collegium Ramazzini. Asbestos is still with us: repeat call for a universal ban. J Occup Environ Med. 2010; 52(5): 469-72.

[27] International Agency for Research on Cancer. IARC monographs on the evaluation of carcinogenic risks to humans. Asbestos, vol. 14. Lyon: International Agency for Research on Cancer; 1977.

[28] Wagner JC, Sleggs CA, Marchand P. Diffuse pleural mesothelioma and asbestos exposure in the North Western Cape Province. Br J Ind Med. 1960; 17: 260-71.

[29] Hagemeyer O, Otten AE, Kraus AT. Asbestos consumption, asbestos exposure and asbestos-related occupational diseases in Germany. Int Arch Occup Environ Health. 2006; 79: 613-20.

[30] Plato N, Martinsen JI, Sparén P, et al. Occupation and mesothelioma in Sweden: updated incidence in men and women in the 27 years after the asbestos ban. Epidemiol Health. 2016; 38: e2016039.

[31] Creech JL Jr, Johnson MN. Angiosarcoma of liver in the manufacture of polyvinyl chloride. J Occup Med. 1974; 16(3): 150-1.

[32] Maltoni C, Lefemine G. Carcinogenicity bioassays of vinyl chloride: current results. Ann N Y Acad Sci. 1975; 246: 195-218.

[33] Verma DK, Purdham JT, Roels HA. Translating evidence about occupational conditions into strategies for prevention. Occup Environ Med. 2002; 59(3): 205-13.

[34] International Agency for Research on Cancer. IARC monographs on the evaluation of carcinogenic risks to humans, 1, 3-butadiene, ethylene oxide and vinyl halides(vinyl fluoride, vinyl chloride and vinyl bromide), vol. 97. Lyon: International Agency for Research on Cancer; 2008.

[35] International Agency for Research on Cancer. IARC monographs on the evaluation of carcinogenic risks to humans, some antithyroid and related substances, nitrofurans and industrial chemicals, vol. 7. Lyon: International Agency for Research on Cancer; 1974.

[36] Nicholson WJ, Landrigan PJ. Quantitative assessment of lives lost due to delay in the regulation of occupational exposure to benzene. Environ Health Perspect. 1989; 82: 185–8.

[37] Henry NL, Hayes DF. Cancer biomarkers. Mol Oncol. 2012; 6: 140–6.

[38] da Silva J. DNA damage induced by occupational and environmental exposure to miscellaneous chemicals. Mutat Res. 2016; 770: 170–82.

[39] Pearce N, Blair A, Vineis P, et al. IARC monographs: 40 years of evaluating carcinogenic hazards to humans. Environ Health Perspect. 2015; 123(6): 507–14.

[40] Birnbaum LS, Thayer KA, Bucher JR, et al. Implementing systematic review at the National Toxicology Program: status and next steps(Editorial). Environ Health Perspect. 2013; 121(4): A108.

[41] Morgan RL, Thayer KA, Bero L, et al. GRADE: assessing the quality of evidence in environmental and occupational health. Environ Int. 2016; 92–93: 611–6.

[42] Rudén C, Hansson SO. Registration, Evaluation, and Authorization of Chemicals(REACH)is but the first step-how far will it take us? Six further steps to improve the European chemicals legislation. Environ Health Perspect. 2010; 118(1): 6–10.

[43] Kauppinen T, Toikkanen J, Pedersen D, et al. Occupational exposure to carcinogens in the European Union. Occup Environ Med. 2000; 57(1): 10–8.

[44] Kauppinen T, Toikkanen J, Pukkala E. From cross-tabulations to multipurpose exposure information systems: a new job-exposure matrix. Am J Ind Med. 1998; 33(4): 409–17.

[45] Kauppinen T, Heikkilä P, Plato N, et al. Construction of job-exposure matrices for the Nordic Occupational Cancer Study(NOCCA). Acta Oncol. 2009; 48(5): 791–800.

[46] International Agency for Research on Cancer. IARC monographs on the evaluation of carcinogenic risks to humans, a review of human carcinogens: chemical agents and related occupations, vol. 100F. Lyon: International Agency for Research on Cancer; 2012.

[47] Doll R, Peto J. Asbestos. In: Effects on health of exposure to asbestos. Health and Safety Commission. London: Her Majesty's Stationery Office; 1985.

[48] Olsson AC, Vermeulen R, Brüning T, et al. Exposure response analyses of asbestos and lung cancer pathologies in a pooled analysis of case–control studies in Europe and Canada. Epidemiology. 2017; 28(2): 288–99.

[49] Meek ME, Boobis AR, Crofton KM, et al. Risk assessment of combined exposure to multiple chemicals: a WHO/IPCS frame-work. Regul Toxicol Pharmacol. 2011Apr 2[Epub ahead of print].

[50] Symanski E, Kupper LL, Hertz–Picciotto I, et al. Comprehensive evaluation of long–term trends in occupational exposure: Part 2. Predictive models for declining exposures. Occup Environ Med. 1998; 55(5): 310–6.

[51] Symanski E, Kupper LL, Rappaport SM. Comprehensive evaluation of long–term trends in occupational exposure: Part 1. Description of the database. Occup Environ Med. 1998; 55(5): 300–9.

[52] Hansson SO. Setting the limit. Occupational health standards and the limits of science. New York: Oxford University Press; 1998.

[53] Rappaport SM, Kupper LL. Quantitative exposure assessment. El Cerrito: Rappaport; 2008.

[54] Vermeulen R, Silverman DT, Garshick E, et al. Exposure-response estimates for diesel engine exhaust and lung cancer mortality based on data from three occupational cohorts. Environ Health Perspect. 2014; 122(2): 172–7.

[55] Vehmas T, Sauni R, Miller AB, et al. Screening for asbestos–related lung cancer. In: Asbestos, asbestosis, and cancer. Helsinki criteria for diagnosis and attribution. Helsinki, Finland: Finnish Institute of Occupational Health; 2014. p. 11–32.

[56] Cherrie JW, Van Tongeren M, Semple S. Exposure to occupational carcinogens in Great Britain. Ann Occup Hyg. 2007; 51(8): 653–64.

第 35 章
职业性癌症筛查

Douglas B. Trout and David N. Weissman

背景和定义

许多已知和潜在的人类致癌物都与工作场所的暴露有关；职业健康实践建立在一个关键的概念上，即几乎所有这种暴露都是可以预防的 [1-3]。一级预防是旨在通过消除工作场所有害暴露的活动来控制职业性癌症的最佳预防策略 [4]。

鉴于上述情况，在许多情况下，通过医疗筛查提供二级预防仍然是健全职业健康实践的重要组成部分。这种情况可能包括为（1）在最近颁布的（和更具保护性的）职业接触限值出台之前经历过职业暴露的工人；（2）正在努力但仍未完全将暴露控制在可接受水平的工作场所的工人；（3）从事已知与癌症有关但具体致病暴露未知的职业或行业的工人提供医疗筛查 [3]。医疗筛查还可以发现工人群体保护方面的缺陷，否则这些问题可能会被忽视。筛查是补充预防职业性癌症暴露控制的可用工具之

一。大多数由职业暴露引起的癌症在病理和临床上与非由这些暴露引起的癌症难以区分 [5]，这一事实支持了在工作场所进行职业性癌症筛查的作用。有能力识别暴露在癌症发展中可能发挥的作用的卫生专业人员对这一过程至关重要 [2]。通过筛查早期发现癌症是完整癌症控制策略的一个组成部分 [6]。二级预防的目标之一是通过在治疗可能成功改变疾病进程的早期阶段发现疾病，从而降低发病率和死亡率。

适当实施筛查活动需要了解筛查的原则以及危害和医疗监测的相关活动。在过去，"监测"和"筛查"这两个词有时可以交替使用（有时也不一致）——了解这些活动之间的区别是很重要的 [7-9]。Gochfeld 为医学术语提供了有用的区分，并将医疗监测定义为针对暴露者的健康事件或生物功能变化的活动，随着时间的推移进行反复的纵向检查和数据分析。医学筛查是一项辅助活动，旨在通过对表面健康的人进行重复的横断面测试 [7]，以发现与工作有关的疾病的早期迹象。因此，对职业性癌症的医学筛查涉及应用体检或医学检验来检测暴露于致癌物的医学影响 [4, 10]。筛查活动以临床为重点——被筛查者可根据筛查试验直接进行评估和治疗。理想情况下，医疗筛查数据以标准化的方式收集，汇总并随时间推移进行评估，也可以作为监测的一部分进行评估，并在一级预防中发挥重要作用。然而，没有随访的

D. B. Trout（✉）
Division of Surveillance, Hazard Evaluations and Field Studies, National Institute for Occupational Safety and Health, Cincinnati, OH, USA
e-mail:dyt1@cdc.gov

D. N. Weissman
Respiratory Health Division, National Institute for Occupational Safety and Health, Morgantown, WV, USA

筛查和监测活动并不能预防职业病[11]。

生物标志物和生物监测

与筛查和监测直接相关的一个主题是使用暴露或反应的生物标志物进行生物监测。暴露生物标志物测量工作场所制剂或生物样本中的代谢物。使用这些测试的生物监测可以通过所有暴露和吸收途径来评估暴露[12]。反应生物标志物是对正常生理过程、病理过程或对治疗干预的药物反应的客观测量[13]。这两种类型的生物标志物可用于筛查和监测，以评估暴露、暴露的影响（包括临床前、早期或临床上明显的疾病）和对疾病的易感性[14-17]。致癌物的生物监测包括检测脱氧核糖核酸（DNA）或染色体的变化，细胞或体液中存在的暴露标志物，或检测生物样本中的诱变剂[4]，长期以来一直是一种潜在的医学筛查形式[10]。与任何医学检验一样，卫生专业人员应该了解该检验旨在回答什么问题，以及生物标志物是否经过验证（有效性是指检验真实性的最佳近似值，或结果与被测终点或现象的对应程度），以便对结果进行准确解释并提供信息[17]。对于职业致癌物和环境致癌物来说，验证用于致癌性筛查的生物标志物仍然是一个重要问题[18, 19]。已经公布了将生物标志物作为临床筛查工具的框架，特别是在其他医疗数据来源不容易获得的情况下[17]。生物标志物的用途主要停留在研究领域，因为已建立的和新兴的生物标志物被用于临床、病因学和假设生成性研究[19]。例如，多模式筛查策略对降低卵巢癌死亡率的有效性进行了研究，但仍处于研究阶段[21, 22]。

广泛的生物标志物已被用于评估潜在致癌物暴露。检测 DNA 损伤和 DNA 加合物的方法已被用于流行病学和实验室研究，并已成为暴露于遗传毒性物质的最具信息量的生物标志物之一[23-25]。纤维蛋白和高迁移率族蛋白 1（HMGB1）是目前正在研究的与石棉暴露和间皮瘤相关的生物标志物的例子[26, 27]。1- 羟基芘和 N- 亚硝基化合物的加合物是正在研究的用于科研和管理应用的遗传毒性生物标志物[18, 28, 29]。尽管许多生物标志物仍然是人群

水平调查的重要研究工具[18]，但较差的特异性和阳性预测值（PPV）（以及其他问题）目前阻碍了它们作为工作场所筛查工具用于个人癌症的早期发现。目前正在进行的研究，用与效应生物标志物相关的数据来增加与暴露生物标志物有关的现有数据，将大大加强风险评估工作[23]。遗传易感性生物标志物的研究是一个新兴的领域；不断发展的科学正在促使人们考虑与伦理和社会问题相关的重要问题[30-32]。

启动职业性癌症筛查

在工作场所进行职业性癌症筛查需要考虑许多因素。

健康结果的性质：疾病的负担

重要疾病是筛查的候选对象[10]。癌症，包括职业性癌症，显然是给全世界造成重大负担的疾病。全球癌症负担正在增加，2012 年有超过 820 万人死于癌症[33]。预计 2030 年将有 1200 万人死于癌症，这使得一级和二级预防变得非常重要[6, 34]。在美国，2016 年预计将有超过 160 万人被诊断为癌症；该年美国将有超过 59 万人死于癌症[35]。对职业性癌症负担的估计已经公布，最近总结了 2012 年英国的情况[36]，并在本文的其他部分进行了很好的描述。由于一些因素，人们普遍认为职业性癌症在总数中所占百分比的估计值偏低；然而很明显，成功的预防活动可能会产生重大影响[2, 37]。

对健康结果的影响

与启动筛查有关的首要考虑因素涉及到工人从筛查中获得的预期利益，具体而言，在出现症状之前就可以识别所关注健康状况的临床前状态。如果所关注的健康状况是癌症，那么实现筛查益处的另一个重要因素是，在早期阶段进行识别可能会改善治疗结果。在应用循证方法评估筛查试验的价值时，

死亡率下降的充分证据一直是衡量疗效的金标准。对于一般人群中的癌症，筛查建议往往是基于这些考虑[22, 39, 40]；然而，有人指出，评估生存率的提高作为衡量筛查活动价值的标准，会受到已知偏倚的影响[41]。

专家们提出了不同层面的证据，包括专家意见[42]，以支持筛查或其他类型的预防性健康检查，考虑到定性因素的影响，可以根据具体情况对亚组选用不同的筛查方法[22]。例如，即使在没有直接证据表明对筛查个体有益的情况下，预防性健康检查或检测也可以在职业安全和健康方面发挥重要作用[10, 12, 16]。

检测健康结果的测试方法的可用性

考虑用于筛查的测试必须能够在疾病早期，即可检测的临床前阶段发现癌症[41]。筛查的目的是延长从发现癌症到通常出现症状之间的时间（前期）。理想情况下，这种前期的延长将使干预（如治疗）能够有益地改变临床病程，并较好地治愈疾病。除了切实可行外[43]，在考虑启动筛查项目时，筛查试验的几个明确指标也很重要。敏感性、特异性和PPV（在所有检测呈阳性的人群中具有健康问题的人的比例）是重要的指标。PPV随被筛查群体中的疾病负担而变化。因此，在一般人群中被判定为对癌症结果PPV不足的筛查试验，如果该暴露导致被检测工人的患病率增加，则在与职业暴露相关的风险工人中可能有足够的PPV。

医疗筛查的评估和关注点

除上述情况外，筛查的其他好处还包括改善工人获得咨询的机会，减少暴露或对工作场所进行其他改变，以及对相关工作场所的医疗监测工作做出贡献[10]。筛查项目的好处应该与潜在的问题相权衡。人们担心的问题包括筛查试验本身的直接并发症、因筛查试验阳性而进行的后续检查的并发症，以及对收到假阳性测试结果的人的潜在情绪影响。这些担忧还包括工人个人或雇主的货币成本。对于雇主来说，用于计划不周的筛查项目的资源可能会被更好地用于其他预防方法，如暴露控制。成本分析可以以定性或定量（成本－效益分析）的方式进行。另一个需要考虑的因素是对被发现筛查异常的工人的就业状况的潜在影响（无论是真阳性或假阳性）[4, 10]。评估潜在癌症易感性的基因生物监测已被认为是一种伦理问题和对工人的潜在风险[10, 44]，这种担忧促成了目前关于谨慎使用基因筛查的建议[30, 32]。尽管在工作场所筛查项目中使用遗传生物标志物的技术进步很快，但项目管理者仍必须考虑测试的特点（即对筛查的有用性）[45]。

健全职业健康实践的组成部分

世界各地健全的职业健康实践包括对许多职业暴露进行筛查的内容。职业性癌症筛查是职业性致癌物暴露工人群体综合预防方法的一个组成部分[46, 47]。这种全面的预防方法可能需要与临床预防方法相平衡，在临床预防方法中，通常无法就推荐的癌症筛查试验达成完全共识[22]。在美国，许多与已知或疑似致癌物相关的标准和建议中都包含了筛查的内容[48-50]。

职业性癌症和潜伏期

在考虑上述因素时，应了解职业性致癌物暴露和癌症检测之间的时间关系。暴露于职业性致癌物的工人中，大多数与癌症有关的对健康的影响要在暴露后10～45年才能观察到。这种潜伏期对工作场所中职业癌症的有效筛查提出了挑战[4]；基于工作场所的筛查项目不仅要考虑目前暴露的工人，还要考虑对既往暴露的工人进行筛查。理想情况下，筛查项目应以雇主独立的方式组织（例如，基于暴露登记）。

医疗筛查项目的组成部分

以下因素是在所有类型的工作场所医疗筛查项

目中需要考虑的重要组成部分[8, 10, 12]:

1. 目的和目标
2. 目标人群
3. 检测方式和检测频率
4. 数据维护和解释
5. 沟通
6. 干预
7. 项目评估

医疗筛查项目应该有明确的目的或目标。应明确界定目标人群，并可包括暴露可能性最高的工人。必须有可用的检测方式来实现确定的目标。检查方式可包括症状问卷、病史、体格检查或医学检查等工具。这些类型的评估应在目标人群中使用，以获得有关特定器官系统或健康影响的数据。应在项目开始时制定检测计划（如定期和/或事件后）。筛查试验的频率将部分取决于以下部分或全部因素：试验特征、暴露组中疾病发病率、与所关注疾病的潜伏期有关的信息、临床前检测期的长度以及暴露的水平和频率[10]。

开展筛查活动时应制定计划，以确保医疗数据和结果解释的保密性。随着近来基因筛查的进展和讨论，与筛查数据收集相关的隐私问题变得更加突出[30, 32]。

应考虑与数据解释有关的几个问题。例如，筛查试验结果可能不是简单的阳性或阴性。对于可能被解释为临界值的数据，应定义触发某些随访或干预异常检测结果的阈值。随访可包括诊断评估和治疗（如果适用，包括医疗切除）。此外，对于大多数检测来说，提供基线（最好是在暴露前）医学检测是很重要的，以便可以将这些检测结果与以后的检测结果进行比较。此外，进行医疗筛查的人应了解前哨事件的概念[51]，并应仔细观察异常的临床发现，这可能是工作场所预防失败的重要指标。发现可能与职业暴露有关的恶性肿瘤可被视为一个前哨健康事件。当筛查数据随着时间的推移被汇总和分析并用于监测时，这种分析可能会提醒从业人员注意某种疾病的发病率会升高，需要进行后续调查。例如，当恶性肿瘤等疾病在时间和空间上发生过量或"聚集"时，数据可能会发出信号。最后，流行病学专业知识在分析和解释医学筛查数据、癌症发病率和潜在的癌症聚集以及进行监测时是有用的[12, 52]。

一个有效的医疗筛查项目需要与接受筛查的个人和其他相关群体进行多个层面的沟通。如果筛查是在工作场所进行的，与工人和管理层的沟通应包括筛查项目的目标、数据的局限性以及结果的实际沟通。

筛查试验结果应是容易理解的，被筛查的工人应及时收到这些结果，因为有效和及时的沟通是避免产生虚假焦虑或虚假保证的关键。对测试结果不确定程度的解释应常规包含在筛查检测结果的沟通中。经工人个人同意，医疗检测结果可与这些工人的私人医生分享。摘要信息的交流只应根据隐私和机密性保护进行。与协调工作场所危害和医疗监测的其他方面的专业人员沟通筛查试验结果，提供了一个有效、完整的职业健康方案。如上所述，有效的临床随访是筛查项目中的一个重要考虑因素。对于基于工作场所的筛查项目，应考虑对筛查项目数据的分析是否会导致需要进行工作场所干预。医疗筛查项目的最后一个阶段是评估该项目的长期有效性。所有工作场所的筛查项目都应考虑质量保证和控制。

与筛查相关的注意事项：关于特定癌症的最新情况

根据上述基本原理和原则，筛查活动目前是许多暴露情况下和与几种类型癌症有关的健全职业健康计划的组成部分。下文将介绍目前与几种类型的职业性癌症筛查有关的信息。

肺癌

肺癌是全球癌症死亡的主要原因[33]，是工作人群中的一种重要癌症[1, 3]。早期诊断可显著改善肺癌的预后，因此人们对早期检测产生了极大的兴趣[53]。国家肺筛查试验（NLST）显示，每年的低剂量计算机断层扫描（LDCT）筛查使高危人群在最后一次年度筛查后随访 5 年的肺癌死亡率比接受胸部 X 光（CXR）检查的对照组降低了 20%[54]。NLST 是美国国家癌症研究所于 2002 年发起的一项全国性随机对照试验，该试验采用了以下风险标准进行评估——年龄 55 ～ 74 岁、吸烟史 ≥ 30 包年、曾经吸烟者必须在过去 15 年戒烟[54]。2013 年，美国癌症协会（ACS）修订了其肺癌筛查指南，建议有机会进入大容量、高质量癌症筛查和治疗中心的临床医生应讨论对具有与 NLST 相同风险特征的看似健康患者进行筛查[55]。ACS 强调：（a）在做出启动肺癌筛查的决定之前，应与临床医生就 LDCT 筛查相关的潜在益处、局限性和危害进行知情和共同决策；（b）在与现吸烟者讨论时，戒烟咨询仍是临床关注的重点，应告知他们肺癌的持续风险；（c）筛查不应被视为戒烟的替代方法[55]。美国预防服务工作组（USPSTF）也有类似的建议，主要区别在于停止筛查的年龄[22, 56]。

为了让 LDCT 筛查在肺癌致癌物暴露的人群中早期发现肺癌提供循证指导，重要的是要证明这种筛查将在利与弊之间实现良好的平衡。为了确保早期检测的潜在益处超过潜在危害，如引起辐射诱发的肺癌或与假阳性研究相关的潜在危害，重要的是要确保筛查在患肺癌的风险足够高的人群中进行。目前正在进行的研究试图完善筛查方案，以提高基于人群的肺癌筛查项目的效率和成本效益[57]。

与吸烟有关的肺癌风险是肺癌筛查中的一个重要考虑因素。同时暴露于吸烟和职业致癌物（如石棉）的工人比同样职业暴露的非吸烟者患肺癌的风险更大[58, 59]。因此，在未来潜在的 LDCT 筛查指南中，重要的是确定和考虑与吸烟者相比，在非吸烟者中触发筛查的职业致癌物暴露水平的不同阈值。芬兰职业健康研究所（FIOH）最近发布的一份关于石棉暴露工人肺癌 LDCT 筛查的报告为潜在风险阈值提供了指导。FIOH 建议对工人进行 LDCT 筛查"……任何石棉暴露和吸烟史均与 {NLST} 研究的纳入标准相同；石棉暴露的工人，无论有无吸

烟史，这些因素单独或共同产生的肺癌估计风险水平与 NLST 研究的纳入标准相同"[58]。这一建议的原因是，有证据表明对肺癌高风险的 NLST 人群进行 LDCT 筛查，可以实现有利的利弊平衡。从数量上看，NLST 研究人群中肺癌的绝对风险（FIOH 提出的作为 LDCT 筛查早期发现肺癌的触发因素的肺癌绝对风险阈值）在 6 年内为 1.34%[60]。如果有文献证明工作人群患肺癌的风险如此之高（或更高），就有可能证明 LDCT 筛查的循证要求是合理的。

LDCT 技术的普及使得胸部扫描可以用更少的辐射量完成，从而使风险 - 效益有利于筛查要求。例如，现在可以使用与传统 CXR 相似的辐射量进行超低剂量 CT 筛查[61]。这项技术的广泛应用将减少辐射的风险，并改善效益和风险之间的平衡。

随着未来指南的完善，LDCT 筛查肺癌还有几个方面需要考虑。获得适当的咨询是 LDCT 筛查项目一个非常重要的部分——只要被确定为有足够高的肺癌风险，有资格进行 LDCT 筛查，就可能需要咨询。还可能需要咨询来帮助患者完成筛查过程，因为筛查结果往往会导致随访检查（通常是重复胸部 CT 扫描），以评估几个月内结节的变化。重要的是，被筛查者要充分了解这个过程，包括筛查结果的意义和随访的方法。此外，由于随访往往很频繁，而且对 LDCT 筛查项目的成功至关重要，未来的指南应考虑到在 LDCT 筛查的随访中提供适当的临床护理[62]。

膀胱癌

据估计，2012 年全球膀胱癌新发病例超过429 800 例，死亡病例超过 165 100 例[33]。虽然职业暴露是膀胱癌中仅次于吸烟的重要危险因素，但许多职业因素是已知的膀胱致癌物[63-65]。筛查高危人群（如与膀胱癌相关的职业暴露者）的相关问题多年来一直是一个重要话题[66]，并且仍然是一个活跃的工作领域[67, 68]。

膀胱镜检查的临床评估是一种侵入性检查，是筛查人群中常用的膀胱癌诊断方法。单独来说，血

尿分析可能有足够的灵敏度（特别是重复检测），但特异度较低。尿液细胞学检查一直是膀胱癌筛查中暴露于使膀胱癌风险增高因素的工人的主要检测方法[63]，但已被证明灵敏度较低，即使对那些患有高级别癌症的工人也是如此[69]。细胞学和其他检测（如尿液分析和基于细胞的检测）已被用于详细描述的筛查和作为科研一部分的监测项目[66, 70]，基于细胞和尿液的膀胱癌检测[71, 72]的开发仍在继续。移行细胞膀胱癌独特的临床特征和目前筛查试验的检测特征不足，以及无法证明筛查组的死亡率降低，都使得目前确实需要进一步研究膀胱癌标志物，以便为职业性膀胱癌筛查项目提供信息[73-76]。目前正在进行进一步的研究，以确定膀胱癌筛查的适当目标人群（从而增加后续筛查试验的 PPV）[68, 73, 75]。有多种非侵入性检查（以及对吸烟史和／或膀胱致癌物职业暴露等风险因素的评估）可用于识别高危人群，以便进行后续筛查[71-73, 77-79]。虽然已经开发了纳入吸烟等已知因素和选定检测（如尿液分析）的模型来确定可能从筛查中受益的高危人群，但临床判断仍然是考虑筛查可能存在职业暴露风险人群的重要因素[68]。最近对特定职业人群中膀胱癌筛查项目的研究提供了信息，有助于指导未来的工作，但在以任何系统的方式推荐膀胱癌筛查之前，还需要进一步的研究。USPSTF 的结论是，需要进一步的研究来确定膀胱癌筛查是否能改善临床结局[81]。

皮肤癌

皮肤癌是最常见的癌症[82]，包括非黑色素瘤皮肤癌（更常见，通常与死亡率无关）和黑色素瘤（不太常见，占皮肤癌死亡率的大部分），都是世界范围内的重大健康问题[83, 84]。已知环境和职业暴露与几种类型的皮肤癌有关，暴露于紫外线辐射是一个重要的职业危险因素[83, 85]。皮肤检查是临床医生既定的预防措施[86, 87]。然而，在一般人群中进行皮肤癌筛查的证据有限，特别是关于皮肤癌筛查对黑色素瘤死亡率的获益方面，这导致人们呼吁今

后对那些被认为是皮肤癌高危人群的靶向筛查的有效性进行研究[88-90]。正在研究皮肤癌筛查的新方法，如远程皮肤学[91, 92]。与黑色素瘤相关的发病率和死亡率的巨大负担特别强调需要改善黑色素瘤预防措施，包括筛查项目[83, 84]。

其他癌症

尽管暴露于多种物质（包括电离辐射、苯和细胞毒性药物）与急性白血病有关，但健康检测结果（白血病）或与白血病相关的细胞遗传学异常的临床筛查试验并未常规用于暴露于这些物质的工人[93]。对苯毒性的分子机制和早期诊断毒性作用的潜在生物标志物的研究仍在继续[94, 95]。这些领域的持续研究将为这些技术在筛查项目中的潜在临床应用提供信息。

胸膜间皮瘤是一种癌症，主要与职业石棉暴露有关，由于其预后差和死亡率高，因此人们对早期检测的兴趣很高[96]。影像学检查（CXR，CT）在过去未被证明是有用的间皮瘤筛查试验。血清生物学标志物也被认为是筛查工具，有时与影像学检查结合使用。最近的研究调查了血液生物学标志物，如纤维蛋白 -3 和 N-ERC/ 间皮素[26, 97]。迄今为止，使用生物学标志物作为间皮瘤风险人群的筛查工具仍处于研究阶段，未来改善其诊断性能的工作可能有助于提高其对该适应证的临床实用性[96]。

与筛查相关的注意事项：与其他项目元素的整合

从工作场所的角度来看，职业性癌症筛查应作为完整的职业健康计划的一个组成部分[10]。从个人的角度来看，职业性癌症筛查应作为个人完整临床护理的组成部分[50]。这里需要考虑的因素之一是工人可能暴露于多种物质，而这些物质可能与恶性和非恶性疾病有关。有文献描述了在工作场所暴露于多种物质对健康影响的综合筛查方法[98]。当已知或怀疑物质与恶性和非恶性疾病有关时，随着筛查项

目的发展，需要考虑与潜伏期相关的问题。例如，与纽约市世贸中心（WTC）袭击有关的前所未有的职业暴露，正在通过对既定队列的筛查、监测和医疗计划得到部分解决[99, 100]。与世贸中心袭击期间和随后的工作中潜在职业暴露相关的癌症终点问题在未来可能变得越来越重要[101]。新出现的职业暴露也对作为完整职业健康计划组成部分的职业癌症医学筛查和预防提出了挑战。例如，随着纳米材料的日益开发和使用，人们提出了与之有关的对健康影响的担忧和与医疗筛查相关的问题[102, 103]。对于那些可能暴露于毒性证据正在出现的物质的工人，应仔细考虑筛查的基本原理，以及如何将包括职业性癌症在内的终点筛查纳入预防计划[104, 105]。

参考文献

[1] Boffetta P. Epidemiology of environmental and occupational cancer. Oncogene. 2004; 23: 6392–403.

[2] Landrigan PJ. The prevention of occupational cancer. CA Cancer J Clin. 1996; 46: 67–9.

[3] Siemiatycki J, Richardson L, Straif K, et al. Listing occupational carcinogens. Environ Health Perspect. 2004; 112(15): 1447–59.

[4] Cone JE, Rosenberg J. Medical surveillance and biomonitoring for occupational cancer endpoints. Occup Med. 1990; 5(3): 563–81.

[5] Ward E. Cancer. In: Levy BS, Wegman DH, Baron SL, Sokas RK, editors. Occupational and environmental health: recognizing and preventing disease and injury. 6th ed. Oxford: University Press; 2011. p. 366–97.

[6] Bode AM, Dong Z. Cancer prevention research–then and now. Nat Rev Cancer. 2009; 9(7): 508–16.

[7] Gochfeld M. Medical surveillance and screening in the work–place: complementary preventive strategies. Environ Res. 1992; 59: 67–80.

[8] Silverstein MA. Medical screening, surveillance, and the preven–tion of occupational disease. J Occup Med. 1990; 32(10): 1032–6.

[9] Baker E, Matte T. Occupational health surveillance. In: Rosenstock L, Cullen MR, Brodkin CA, Redlich CA, editors. Textbook of clinical occupational and environmental medicine. 2nd ed. Philadelphia: Elsevier Saunders Company; 2005. p. 76–82.

[10] Halperin WE, Ratcliffe J, Frazier TM, Wilson L, Becker SP, Schulte PA. Medical screening in the workplace: proposed prin–ciples. J Occup Med. 1986; 28(8): 547–52.

[11] Millar JD. Screening and monitoring: tools for prevention. J Occup Med. 1986; 28(8): 544–6.

[12] Matte TD, Fine L, Meinhardt TJ, Baker EL. Guidelines for medical screening in the workplace. Occup Med. 1990; 5(3): 439–56.

[13] Atkinson AJ Jr, Colburn WA, DeGruttola VG, et al. Biomarkers and surrogate endpoints: preferred definitions and conceptual framework. Clin Pharmacol Ther. 2001; 69: 89–95.

[14] Schulte PA. Opportunities for the development and use of biomarkers. Toxicol Lett. 1995; 77: 25–9.

[15] National Research Council Committee on Biological Markers. Biological markers in environmental health research. Environ Health Perspect. 1987; 74: 3–9.

[16] Schulte PA. Problems in notification and screening of workers at high–risk of disease. J Occup Environ Med. 1986; 28(10): 951–7.

[17] Schulte PA. The use of biomarkers in surveillance, medical screening, and intervention. Mutat Res Fundam Mol Mech Mutagen. 2005; 592(1–2): 155–63.

[18] Gallo V, Khan A, Gonzales C, et al. Validation of biomarkers for the study of environmental carcinogens: a review. Biomarkers. 2008; 13(5): 505–34.

[19] Vineis P, Perera F. Molecular epidemiology and biomarkers in etiologic cancer research: the new in light of the old. Cancer Epidemiol Biomark Prev. 2007; 16(10): 1954–65.

[20] Jacobs IJ, Menon U, Ryan A, et al. Ovarian cancer screening and mortality in the UK Collaborative Trial of Ovarian Cancer Screening(UKCTOCS): a randomized controlled trial. Lancet. 2016; 387(10022): 945–56.

[21] Schorge JO. What is new in prevention of ovarian cancer? Obstet Gynecol. 2016; 4: 795–6.

[22] Smith RA, Andrews KS, Brooks D, et al. Cancer screening in the United States, 2017: a review of current American Cancer Society guidelines and current issues in cancer screening. CA Cancer J Clin. 2017; 67: 100–21.

[23] Swenberg JA, Fryar–Tita E, Jeong YC. Biomarkers in toxicology and risk assessment: informing critical dose-response relationships. Chem Res Toxicol. 2008; 21(1): 253–65.

[24] Gyorffy E, Anna L, Kovács K, Rudnai P, Schoket B. Correlation between biomarkers of human exposure to genotoxins with focus on carcinogen–DNA adducts. Mutagenesis. 2008; 23(1): 1–18.

[25] Lai Y, Yu R, Hartwell HJ, et al. Measurement of endogenous versus exogenous formaldehyde–induced DNA–protein crosslinks in animal tissues by stable isotope labeling and

ultrasensitive mass spectrometry. Cancer Res. 2016; 76(9): 2652–61.

[26] Kirschner MB, Pulford E, Hoda MA, et al. Fibulin–3levels in malignant pleural mesothelioma are associated with prognosis but not diagnosis. Br J Cancer. 2015; 113: 963–9.

[27] Napolitano A, Antoine DJ, Pellegrini L, et al. HMGB1and its hyperacetylated isoform are sensitive and specific serum biomarkers to detect asbestos exposure and to identify mesothelioma patients. Clin Cancer Res. 2016; 22(12): 3087–96.

[28] Valverde M, Rojas E. Environmental and occupational biomonitoring using the comet assay. Mutat Res Rev Mutat Res. 2009; 681: 93–109.

[29] Chang CM, Edwards SH, Arab A, et al. Biomarkers of tobacco exposure: summary of an FDA–sponsored public workshop. Cancer Epidemiol Biomark Prev. 2016; 26(3): 1–12.

[30] Christiani D, Mehta A, Yu CL. Genetic susceptibility to occupational exposures. Occup Environ Med. 2008; 65: 430–6.

[31] Collins FS, Varmus H. A new initiative on precision medicine. N Engl J Med. 2015; 372(9): 793–5.

[32] Brandt–Rauf P, Borak J, Deubner DC. Genetic screening in the workplace. J Occup Environ Med. 2015; 57(3): e17.

[33] Torre LA, Bray F, Siegel RL, et al. Global cancer statistics, 2012. CA Cancer J Clin. 2015; 65: 87–108.

[34] National Toxicology Program. Report on carcinogens. 12th ed. Research Triangle Park: U.S. Department of Health and Human Services, Public Health Service, National Toxicology Program; 2011.

[35] Siegel RL, Miller KD, Jemal A. Cancer statistics, 2016. CA Cancer J Clin. 2016; 66: 7–30.

[36] Rushton L, Hutchings S, Fortunato L, et al. Occupational cancer burden in Great Britain. Br J Cancer. 2012; 107: S3–7.

[37] Straif K. The burden of occupational cancer. Occup Environ Med. 2008; 65(12): 787–8.

[38] Viera AJ. Predisease: when does it make sense? Epidemiol Rev. 2011; 33: 122–34.

[39] Cancer Prevention and Control. http://www.cdc.gov/cancer/dcpc/prevention/screening.htm. Accessed 1Mar 2017.

[40] U.S. Preventive Services Task Force. https://www.uspreventi-veservicestaskforce.org/BrowseRec/Search?s=cancer+screening. Accessed 1Mar 2017.

[41] Smith RA, Mettlin CJ. Cancer detection. In: Lenhard Jr RE, Osteen RT, Gansler T, editors. Clinical oncology. Atlanta: American Cancer Society; 2001. p. 75–122.

[42] Levin B, Prorok PC. Principles of screening. In: Schottenfeld D, Fraumeni JF, editors. Cancer epidemiology and prevention. Oxford: University Press; 2006. p. 1310–7.

[43] Smith RA, Mettlin CJ, Davis KJ, Eyre H. American Cancer Society guidelines for the early detection of cancer. CA Cancer J Clin. 2000; 50: 34–49.

[44] Stojanovica J, Milovanovica S, Pastorinoa R, Iavicolic I, Boccia S. Occupational exposures and genetic susceptibility to uri–nary tract cancers: a systematic review and meta–analysis. Eur J Cancer Prev. 2018; 27(5): 468–76. https://doi.org/10.1097/CEJ.0000000000000364.

[45] Schulte PA. Some implications of genetic biomarkers in occupational epidemiology and practice. Scand J Work Environ Health. 2004; 30(1): 71–9.

[46] Samuels SW. Medical surveillance–biological, social, and ethical parameters. J Occup Environ Med. 1986; 28(8): 572–7.

[47] Samuels SW. The Selikoff agenda and the human genome project: ethics and social issues. In: Samuels SW, Upton AC, editors. Genes, cancer, and ethics in the work environment. Beverly Farms: OEM Press; 1998. p. 3–9.

[48] Screening and surveillance: a guide to OSHA standards. http://www.osha.gov/Publications/osha3162.pdf. Accessed 1Mar 2017.

[49] Herbert R, Szeinuk J. Integrating clinical care with prevention of occupational illness and injury. In: Rosenstock L, Cullen MR, Brodkin CA, Redlich CA, editors. Textbook of clinical occupational and environmental medicine. 2nd ed. Philadelphia: Elsevier Saunders Company; 2005. p. 1263–74.

[50] Occupational Safety and Health Administration. OSHA's final rule to protect workers from exposure to respirable crystalline silica. https://www.osha.gov/silica/. Accessed 1May 2017.

[51] Rutstein D, Mullan RJ, Frazier TM, et al. Sentinel health events(occupational): a basis for physician recognition and public health surveillance. Am J Public Health. 1983; 73: 1054–62.

[52] Schulte PA, Ehrenberg RL, Singal M. Investigation of occupational cancer clusters: theory and practice. Am J Public Health. 1987; 77(1): 52–6.

[53] Moyer VA, on behalf of the U.S. Preventive Services Task Force. Screening for lung cancer: U.S. preventive services task force recommendation statement. Ann Intern Med. 2014; 160: 330–8.

[54] The National Lung Screening Trial Research Team. Reduced lung–cancer mortality with low–dose computed tomographic screening. N Engl J Med. 2011; 365(5): 395–409.

[55] Wender R, Fontham ETH, Barrera E Jr, et al. American Cancer Society lung cancer screening guidelines. CA

Cancer J Clin. 2013; 63: 106–17.

[56] U.S. Preventive Services Task Force. Lung cancer: screening. https: //www.uspreventiveservicestaskforce. org/Page/Document/ UpdateSummaryFinal/lung–cancer–screening. Accessed 4 May 2017.

[57] Patz EF Jr, Greco E, Gatsonis C, Pinsky P, Kramer BS, Aberle DR. Lung cancer incidence and mortality in National Lung Screening Trial participants who underwent low–dose CT prevalence screening: a retrospective cohort analysis of a randomised, multicentre, diagnostic screening trial. Lancet Oncol. 2016; 17: 590–9.

[58] Wolff H, Vehmas T, Oksa P, Rantanen J, Vainio H. Asbestos, asbestosis, and cancer: the Helsinki criteria for diagnosis and attribution 2014: recommendations. Scand J Work Environ Health. 2015; 41(1): 5–15.

[59] Markowitz SB, Levin SM, Miller A, Morabia A. Asbestos, asbestosis, smoking, and lung cancer: new findings from the North American insulator cohort. Am J Respir Crit Care Med. 2013; 188(1): 90–6.

[60] Vehmas T, Sauni R, Miller AB, Straif K, Malila N, Smith RA. Screening for asbestos related lung cancer. In: Oksa P, Wolff H, Vehmas T, Pallasaho P, Frilander H, editors. Asbestos, asbestosis, and cancer—Helsinki criteria for diagnosis and attribution 2014. Helsinki: Finnish Institute of Occupational Health; 2014. http: //www. ilo.org/safework/ cis/WCMS_337080/lang%2D%2Den/index.htm.

[61] Huber A, Landau J, Ebner L, et al. Performance of ultralow–dose CT with iterative reconstruction in lung cancer screening: limiting radiation exposure to the equivalent of conventional chest X–ray imaging. Eur Radiol. 2016; 26(10): 3643–52.

[62] Weissman D. Role of chest computed tomography in prevention of occupational respiratory disease: review of recent literature. Semin Respir Crit Care Med. 2015; 36: 433–48.

[63] Ruder AM, Carreon T, Ward EM, Schulte PA, Halperin W. Bladder cancer. In: Rosenstock L, Cullen MR, Brodkin CA, Redlich CA, editors. Textbook of clinical occupational and environmental medicine. 2nd ed. Philadelphia: Elsevier Saunders Company; 2005. p. 757–66.

[64] Schulte PA. Screening for bladder cancer in high–risk groups–delineation of the problem. J Occup Environ Med. 1990; 32(9): 789–92.

[65] Weiderpass E, Vainio H. The need for further preventive measures for occupational bladder cancer. JAMA Oncol. 2015; 1(9): 1291–2.

[66] Marsh GM, Leviton LC, Talbott EO, et al. Drake chemical workers health registry study–notification and medical surveillance of a group of workers at high–risk of developing bladder cancer. Am J Ind Med. 1991; 19(3): 291–301.

[67] Cumberbatch MG, Windsor–Shellard B, Catto JWF. The contemporary landscape of occupational bladder cancer within the United Kingdom: a meta–analysis fo risks over the last 80years. BJU Int. 2017; 119: 100–9.

[68] Vickers AJ, Bennette C, Kibel AS, et al. Who should be included in a clinical trial of screening for bladder cancer? Cancer. 2013; 119: 143–9.

[69] Lotan Y, Roehrborn CG. Sensitivity and specificity of commonly available bladder tumor markers versus cytology: results of a comprehensive literature review and meta–analyses. Urology. 2003; 61(1): 109–18.

[70] Chen HI, Liou SH, Loh CH, et al. Bladder cancer screening and monitoring of 4, 4/–methylenebis(2–chloroaniline) exposure among workers in Taiwan. Urology. 2005; 66(2): 305–10.

[71] Schmitz–Dräger BJ, Droller M, Lokeshwar VB, et al. Molecular markers for bladder cancer screening, early diagnosis, and surveillance: the WHO/ICUD consensus. Urol Int. 2015; 94: 1–24. https: // doi. org/10.1159/000369357.

[72] Shariat SF, Karam JA, Lotan Y, Karakiewizc PI. Critical evaluation of urinary markers for bladder cancer detection and monitoring. Rev Urol. 2008; 10(2): 120–35.

[73] Fradet Y. Screening for bladder cancer: the best opportunity to reduce mortality. Can Urol Assoc J. 2009; 3(6Suppl 4): S180–3.

[74] Katz MH, Steinberg GD. Editorial comment–bladder cancer screening in a high risk asymptomatic population using a point of care urine based protein tumor marker. J Urol. 2009; 182(1): 58.

[75] Pesch B, Taeger D, Johnen G, et al. Screening for bladder cancer with urinary tumor markers in chemical workers with exposure to aromatic amines. Int Arch Occup Environ Health. 2014; 87: 715–24.

[76] Larre S, Catto JWF, Cookson MS, et al. Screening for bladder cancer: rationale, limitations, whom to target, and perspectives. Eur Urol. 2013; 63: 1049–58. https: //doi. org/10.1016/j. eururo.2012.12.062.

[77] Carreon T, Ruder AM, Schulte PA, et al. NAT2slow acetylation and bladder cancer in workers exposed to benzidine. Int J Cancer. 2006; 118(1): 161–8.

[78] Wang YH, Yeh SD, Shen KH, et al. A significantly joint effect between arsenic and occupational exposures and risk genotypes/ diplotypes of CYP2E1, GSTO1and $GSTO_2$on risk of urothelial carcinoma. Toxicol Appl Pharmacol. 2009; 241(1): 111–8.

[79] Lotan Y, Elias K, Svatek RS, et al. Bladder cancer screening

in a high risk asymptomatic population using a point of care urine based protein tumor marker. J Urol. 2009; 182(1): 52–7.

[80] Taiwo OA, Slade MD, Cantley LF, et al. Bladder cancer screening in aluminum smelter workers. J Occup Environ Med. 2015; 57(4): 421–7.

[81] Chou R, Dana T. Screening adults for bladder cancer: a review of the evidence for the U.S. Preventive Services Task Force. Ann Intern Med. 2010; 153(7): 461–8.

[82] American Cancer Society. Key statistics for basal and squamous cell skin cancers. https: //www.cancer.org/ cancer/basal–and–squamous–cell–skin–cancer/about/key–statistics.html. Accessed 18Apr 2017.

[83] John SM, Trakatelli M, Gehring R, et al. Consensus report: recognizing non–melanoma skin cancer, including actinic keratosis, as an occupational disease–a call to action. J Eur Acad Dermatol Venereol. 2016; 30(Suppl 3): 38–45.

[84] Shellenberger RA, Kakaraparthi S, Tawagi K. Melanoma screening: thinking beyond the guidelines. Mayo Clin Proc. 2017; 92(5): 693–8.

[85] Tripp MK, Watson M, Balk SJ, Swetter SM, Gershenwald JE. State of the science on prevention and screening to reduce melanoma incidence and mortality: the time is now. CA Cancer J Clin. 2016; 66: 460–80.

[86] Terushkin V, Halpern AC. Melanoma early detection. Hematol Oncol Clin North Am. 2009; 23: 481–500.

[87] Cohen DE, Bassiri S, Forrester BG, Nethercott J. Skin cancers. In: Rosenstock L, Cullen MR, Brodkin CA, Redlich CA, editors. Textbook of clinical occupational and environmental medicine. 2nd ed. Philadelphia: Elsevier Saunders Company; 2005.p. 811–24.

[88] Trautmann F, Meier F, Seidler A, Schmitt J. Effects of the German skin cancer screening programme on melanoma incidence and indicators of disease severity. Br J Dermatol. 2016; 175: 912–9.

[89] Stang A, Garbe C, Autier P, Jockel KH. The many unanswered questions related to the German skin cancer screening programme. Eur J Cancer. 2016; 64: 83–8.

[90] Wernli KJ, Henrikson NB, Morrison CC, et al. Screening for skin cancer in adults updated evidence report and systematic review for the US Preventive Services Task Force. JAMA. 2016; 316(4): 436–47. https: //doi.org/10.1001/jama.2016.5415.

[91] Hue L, Makhloufi S, Sall N'Diaye P, et al. Real–time mobile teledermoscopy for skin cancer screening targeting an agricultural population: an experiment on 289patients in France. J Eur Acad Dermatol Venereol. 2016; 30: 20–4.

[92] Landow SM, Oh DH, Weinstock MA. Teledermatology within the Veterans Health Administration, 2002–2014.

Telemed J E Health. 2015; 21: 769–73.

[93] Kipen HM, Wartenberg D. Lymphohematopoietic malignancies. In: Rosenstock L, Cullen MR, Brodkin CA, Redlich CA, editors. Textbook of clinical occupational and environmental medicine. 2nd ed. Philadelphia: Elsevier Saunders Company; 2005.p. 744–56.

[94] McHale CM, Smith MT, Zhang L. Application of toxicogenomic profiling to evaluate effects of benzene and formaldehyde: from yeast to human. Ann N Y Acad Sci. 2014; 1310: 74–83.

[95] Gao A, Yang J, Yang G, Niu P, Tian N. Differential gene expression profiling analysis in workers occupationally exposed to benzene. Sci Total Environ. 2014; 472: 872–9.

[96] Creaney J, Robinson BWS. Malignant mesothelioma biomarkers–from discovery to use in clinical practise for diagnosis, monitoring, screening and treatment. Chest. 2017; 152(1): 143–9. https: //doi.org/10.1016/j.chest.2016.12.004.

[97] Hirohashi T, Igarashi K, Abe M, Maeda M, Hino O. Retorspective analysis of large–scale research screening of construction workers for the early diagnosis of mesothelioma. Mol Clin Oncol. 2014; 2: 26–30.

[98] Breysse PN, Weaver V, Cadorette M, et al. Development of a medical examination program for former workers at a Department of Energy National Laboratory. Am J Ind Med. 2002; 42(5): 443–54.

[99] Dasaro CR, Holden WL, Berman KD, et al. Cohort profile: world trade center health program general responder cohort. Int J Epidemiol. 2017; 46(2): e9. https: //doi.org/10.1093/ije/dyv099.

[100] Moir W, Zeig–Owens R, Daniels RD, et al. Post–9/11cancer incidence in world trade center–exposed New York City firefighters as compared to a pooled cohort of firefighters from San Francisco, Chicago, and Philadelphia(9/11/2001–2009). 2016. Am J Ind Med; 59: 722–730.

[101] Boffetta P, Zeig–Owens R, Wallenstein S, et al. Cancer in world trade center responders: findings from multiple cohorts and options for future study. Am J Ind Med. 2016; 59: 96–105.

[102] Schulte PA, Roth G, Hodson LL, et al. Taking stock of the occupational safety and health challenges of nanotechnology: 2000–2015. J Nanopart Res. 2016; 18: 159. https: //doi.org/10.1007/ s11051–016–3459–1.

[103] Nasterlack M, Zober A, Oberlinner C. Considerations on occupational medical surveillance in employees handling nanoparticles. Int Arch Occup Environ Health. 2008; 81(6): 721–6.

[104] Murashov V, Howard J. Risks to health care workers from nanoenabled medical products. J Occup Environ Hyg.

2015; 12(6): D75–85. https://doi.org/10.1080/15459624.2015.1006641.

[105] Department of Health and Human Services(DHHS). Occupational Exposure to Carbon Nanotubes and Nanofibers. DHHS(NIOSH)Publication No. 2013–145. 2013.

第 36 章
职业性癌症的诊断、预防和监管问题

Enrico Pira，Giacomo Garzaro，Catalina Ciocan，and Paolo Boffetta

概述

职业性癌症是一种因在工作场所暴露于致癌物质而引起的恶性肿瘤。由于职业性癌症对患者个人的影响、对社会的负担、风险评估的难度以及难以实施有效预防措施，对职业医学来说是一项重要的挑战。

据估计，因接触职业病原体导致的癌症死亡比例在 2%～5% 左右[1,2]。然而，在单个患者的层面上，对具有职业病因的癌症病例的识别是基于患者暴露于一种或多种职业致癌物的认识。癌症是一种多因素疾病，大多数可能由职业因素引起的癌症也会在没有这种暴露的情况下发生。职业性致癌物以及人类癌症的其他病因的识别是基于流行病学研究：这些研究已经确定了大量物质、物质群和职业环境，它们具有不同程度的致癌概率。

E. Pira (✉) · G. Garzaro · C. Ciocan
Department of Public Health and Pediatric Sciences, University of Turin, Turin, Italy
e-mail:enrico.pira@unito.it

P. Boffetta
Tisch Cancer Institute, Icahn School of Medicine at Mount Sinai, New York, NY, USA

Department of Medical and Surgical Sciences, University of Bologna, Bologna, Italy

职业性致癌物的监管：以欧盟委员会为例

制定预防职业性癌症的有效策略，需要进行循证风险评估。风险评估是基于对剂量 – 风险关系的有效估计以及对不同职业环境中暴露水平的现实估计。线性非阈值（LNT）模型是否合适，还是应该采用不同的关联，对风险评估而言是一个复杂的问题。阈值的概念适用于不同的领域（表 36.1），并与致癌物的可能作用机制有关（遗传毒性、表观遗传、基于受体等）。例如，欧盟委员会（EC）采用的方法可以对通过表观遗传机制发挥作用的致癌物或尚未明确界定遗传毒性作用的致癌物确定可接受的阈值。特别是，欧盟委员会的职业接触限值科学委员会（SCOEL）为致癌物（表 36.2）和诱变剂（表 36.3）定义了四种危险类别，并根据其作用机制将这些制剂分为四组[4]：

- A 组：无阈值的遗传毒性致癌物，LNT 模型似乎适用于此。

- B 组：遗传毒性致癌物，其阈值假设没有得到充分支持；在这些情况下，考虑到科学的不确定性，可以使用 LNT 模型。

- C 组：遗传毒性致癌物，可确定其实际限值。

- D 组：非遗传毒性和非 DNA 反应性致癌物，无可观察到的不良反应水平（NOAEL）。

表 36.1　阈值的不同定义 [3]

绝对阈值	类似于一般毒理学的概念，不足以产生不良影响的试剂浓度；不会产生任何明显变化的剂量。存在致癌物，但不能与分子或细胞靶点相互作用
真实阈值	即使以规定的剂量作用于靶点上，但至少在理论上不会产生任何损害的试剂浓度，由于低于在给定浓度的情况下，无法诱导表现不良影响所需的生化反应；该试剂存在并可与靶点相互作用，但未能诱导任何负面影响。
实用阈值	由于靶点的浓度处于非临界水平，因而不会引起毒性事件的试剂浓度。一个明显的阈值可归因于试剂自身的毒物动力学或其他限制靶点副作用的因素（如，DNA 修复、细胞凋亡、免疫监测）
统计阈值	能使所研究的效果在统计上显著增加的最低试剂浓度。它取决于现有研究的有效性（防止偏移）和精确度（样本量）

SCOEL 接受 C 组和 D 组致癌物的职业接触限值（OELs）；例如，镉被归类为 C 组致癌物，其时间加权平均阈限值（TLV–TWA）8 小时为 $0.004mg/m^3$[5]。当数据可用时，SCOEL 可以对 A 组和 B 组的致癌物和致突变物进行风险评估；SCOEL 将明确说明致癌风险评估的结果，并将包括所考虑的所有浓度的数据结果以及与这些浓度相关的计算风险。

REACH 法规和安全数据表

欧洲议会和欧洲理事会法规（EC）No1907/2006（化学品注册、评估、授权、REACH），该法规涉及欧盟生产或进口的化学品注册、评估、授权和限制，为职业性致癌物的管理引入了新的内容[6]。

表 36.2　致癌物的危害类别 [4]

类别	分类标准
1 类	已被证实或疑似的致癌物质。分类依据为流行病学数据和 / 或通过动物实验获得的数据
1A 类	如果在人体研究的基础上已知人类致癌作用
1B 类	对人类的致癌作用是基于动物研究推测而得 将物质归类为 1A 类和 1B 类致癌物是基于证据权重法和其他考虑因素。数据可能来自： - 对人类进行的研究表明，暴露于某种物质与癌症发生之间存在因果关系（已确定其对人类的致癌作用） - 其结果可以证明对动物有致癌作用的动物实验（被认为对人类有致癌作用的物质） 　此外，在科学评估的基础上，如果有研究表明某种物质对人类和动物的致癌作用有限，则可根据具体情况决定将其视为推定致癌物质
2 类	2 类致癌物根据人类和 / 或动物研究的结果怀疑对人类有致癌作用，这些致癌物的证据不够充分，无法根据证据权重法和其他考虑将其归类为 1A 类或 1B 类。这些数据可能来自证明对人类或动物的致癌作用有限的研究

表 36.3　生殖细胞致突变物质的危害类别 [4]

类别	分类标准
1 类	已确定能够引起人类生殖细胞遗传性突变或被认为能够引起遗传性突变的物质 已确定能在人类生殖细胞中引起遗传性突变的物质
1A 类	1A 类的分类是基于对人类的流行病学研究的阳性结果。被认为能够引起人类生殖细胞遗传性突变的物质
1B 类	1B 类的分类基于以下： – 对哺乳动物生殖细胞的体内致突变性试验结果呈阳性， – 哺乳动物体细胞进行的体内诱变性试验的阳性结果，与证明该物质可导致生殖细胞突变的数据相关。这些额外的数据可能来自生殖细胞的诱变性 / 遗传毒性试验，或证明该物质 / 其代谢物与生殖细胞遗传物质相互作用的能力， – 试验结果呈阳性，表明对人类生殖细胞有致突变作用，但不会将突变传递给后代：例如，暴露于此的受试者的精子非整倍体频率增加

续表

类别	分类标准
2类	由于可能导致人类生殖细胞的遗传性突变而引起关注的物质：2类的分类是基于哺乳动物的实验和／或在某些情况下的体外实验的阳性结果，通过以下方式获得 －哺乳动物体细胞的体内致突变性试验 －体外诱变试验阳性的体细胞其他体内遗传毒性试验 注：经哺乳动物体外诱变试验呈阳性结果的物质，其化学结构－活性关系与经证实为生殖细胞诱变的物质具有相似关系的，应列为2类致突变物质。

安全数据表（SDS）是转移和获取物质和混合物的危害信息以及评估和管理工作场所的化学和致癌风险的最完整的工具。SDS受第453/2010号法规（该法规更新了REACH法规的附件Ⅱ）管辖，分为16个章节。欧洲化学品管理局（ECHA）发布的《化学安全评估指南》指出扩展安全数据表（eSDS）适用于生产／进口超过10吨／年的物质，SDS还包含化学品安全报告（概述了使用该物质的相关暴露环境）。REACH注册需要eSDS。注册截止日期为2018年5月30日，该日期是REACH法规规定。暴露环境可提供的有用信息应包括在风险评估中。当eSDS中不包括特定用途或工作场所场景时，雇主需要将这些特定工作场景中的使用情况告知进口商或ECHA，以获得继续使用该制剂的授权。

职业性癌症的诊断

职业性癌症在临床或病理上与其他来源的肿瘤没有区别。因此，对个别病例的职业性癌症的诊断纯粹基于病因学和生物学的合理性，即基于以前接触致癌物足以诱发肿瘤的证据。

可归因于工作环境的肿瘤可大致分为两类。第一类包括与工作有关的明确病因的肿瘤；这类肿瘤的典型例子有胸膜和腹膜间皮瘤（石棉）、肝血管肉瘤（氯乙烯单体）和副鼻窦腺癌（木尘和皮革粉尘）。暴露于相关致癌物与这些癌症之间有非常强烈的相关性（暴露于这些致癌物的相对风险超过20甚至100），而非职业风险因素可能只占肿瘤的一小部分。已确认职业暴露于已知致癌物并根据严格标准诊断的病例被视为职业性癌症。然而，这些癌症只占全球人口癌症负担的一小部分。

第二类涉及的肿瘤更多，包括已知职业性和非职业性病因的肿瘤。这些都是常见癌症，如肺癌和膀胱癌。特别是当非职业因素在病因中发挥作用时，很难确定这些病例的职业病因来源，例如吸烟导致肺癌。

这些病例的病因学诊断程序应包括：

－ 既往职业暴露的回忆评估
－ 在回忆过程中发现已知的潜在致癌物
－ 利用公司的历史数据、基于暴露环境的历史重建剂量估计
－ 根据肿瘤的类型，与相应肿瘤的潜伏期相一致
－ 存在其他职业性和非职业性危险因素

在某些情况下，职业性癌症的诊断不仅从临床的角度很重要，而且从法律和赔偿的角度来看也很重要。一个最佳例子可能就是恶性间皮瘤。这种肿瘤十分复杂，特别需要基于高度敏感和特定标准的诊断定义，并且需要石棉暴露时间和暴露程度的评估。

间皮瘤的发病和最初的临床病程大多无症状。在胸膜局部，症状表现为胸痛加剧或在明显胸腔积液导致的呼吸困难。随着疾病进展，胸壁完全受累，并伴有侵犯和压迫肺实质及邻近器官的迹象。胸腔积液的复发需要反复进行胸腔穿刺术以缓解呼吸困难。其他可能的症状包括咳嗽、发烧、乏力、体重减轻和吞咽困难。在腹膜局部，发病情况更加复杂，症状不明确，如体弱和腹胀、疼痛但症状不明显。

在较晚期，由于内脏器官受累、腹水和闭塞综合征，主观和客观表现变得更加明显。

胸膜部位的放射学影像表现为分叶状，这是由于肿瘤肿块已较明显。计算机断层扫描（CT）是一种有用的辅助手段，与标准 X 线片相比，能够提供更好的成像清晰度，但在其他肿瘤的胸膜转移的鉴别诊断方面 X 线片不起决定性作用。在腹膜局部，CT 扫描可见不同程度的腹水、弥漫性腹膜增厚和累及网膜和肠系膜的结节。评估肿瘤的局部扩展，可以进行核磁共振成像（nMRI）。在进行手术切除之前，将获得有关肿瘤肿块的体积和范围的有效信息。虽然有些间皮瘤可转移，但肿瘤通常为局部侵袭性，而死亡通常是由肿瘤局部扩展引起的。

胸膜间皮瘤的主要诊断问题是间皮瘤与周围肺腺癌、原发性胸外肿瘤伴胸膜转移或原发灶不明肿瘤的鉴别。对于腹膜间皮瘤，主要的问题是与卵巢腺癌、胃肠道原发肿瘤和腹膜炎症反应的鉴别诊断。液基细胞学检查可以为诊断提供基本依据，但该方法在鉴别诊断中并不起决定性作用，因为来自其他部位的肿瘤转移细胞也具有间皮瘤的特征。由于免疫组化的发展，基于穿刺术和胸腔穿刺术的液体分析如今具有更大的诊断价值，可以根据特定抗原的存在，指导诊断间皮瘤或转移性病变。根据广泛的共识，诊断恶性间皮瘤的基础是通过胸腔镜或电视腹腔镜进行靶向活检，或通过开胸或开腹手术切除后获得标本，或在尸检中获得标本进行组织学检查 [7]。必须记住胸膜间皮瘤最常见的位置，因为胸膜上的原发性肿瘤较少，而来自不同器官和系统的继发性肿瘤数量明显更多，转移性和原发性病变之间的比例至少为 50：1 [8]。

因此，必须明确诊断间皮瘤和良性胸膜疾病、其他原发性胸膜肿瘤或来自不同器官的原发性肿瘤的转移病变。由于继发性病变的数量远远超过间皮瘤，因此临床发病很可能与转移有关，而不是与间皮瘤有关。事实上，除了脑肿瘤外，所有原发性肿瘤都可以转移到胸膜。在腹膜区，最常导致扩散的原发性肿瘤是胃肠道癌，在女性中是生殖道癌。

间皮瘤的诊断很复杂，因为该肿瘤与其他原始或转移性胸膜肺肿瘤一样，具有非特异性的症状和临床表现。从组织学的角度来看，恶性间皮瘤可发生在三种不同的组织类型中 [9]：

- 恶性上皮样间皮瘤；
- 恶性肉瘤样间皮瘤；
- 双相性恶性间皮瘤，上皮样和肉瘤样共存。

间皮瘤病例多呈上皮样改变。对于该疾病没有足够特异的影像学特征，如果没有适当的免疫组化分析作为补充，活检或手术标本的组织学检查也不能起决定性作用。传统的染色技术（如苏木精－伊红染色），不能区分恶性间皮瘤和其他转移性肿瘤。因此，必须进行适当的免疫组化检查。最近的国际指南认为一组免疫组织化学标志物的诊断效果与该标志物的数量之间存在直接关系，并建议使用不少于四个标志物，其中两个具有阳性诊断价值，两个具有阴性诊断价值，并在不明确的情况下使用更多的标志物 [10]。根据国际指南，标志物的选择应以其对所比较的疾病的鉴别能力为指导。用于区分胸膜间皮瘤和肺腺癌最广泛使用的标志物包括间皮瘤阳性的标志物：钙 [视] 网膜蛋白、D2-40（平足蛋白）、细胞角蛋白 5/6 和 WT1，以及肺腺癌阳性的标志物：MOC-31、BG8、CEA、B72.3、Ber-EP4 和 TTF1（表 36.4）[7, 10]。

因此，诊断恶性间皮瘤的基础是组织学检查，必须进行靶向活检，最好是在胸腔镜或腹腔镜检查期间从多个部位收集，或在开胸或开腹手术时在手术标本上进行，并配以适当的免疫组化染色。此外，在制定免疫组化报告时，应量化所使用标志物的阳性程度；在那些被认为是间皮瘤阳性的患者中 [11]，免疫组化染色的阳性程度应使用四类量表，对应于反应细胞占总细胞比例的四分位数。第一个四分位数表示反应细胞的比例高达 25%，或仅表示阳性，可能无法为诊断决策提供足够的依据。

表 36.4　用于鉴别诊断上皮样胸膜 MM 和肺腺癌的免疫组化标志物组 [7, 10]

间皮瘤阳性标志物	
WT1	非常有用。高达 95% 的间皮瘤在核水平上呈阳性。鳞状癌为阴性
钙（视）网膜蛋白	部分有用。理论上所有的间皮瘤都呈阳性，尤其是侵袭性和广泛性的间皮瘤，具有细胞核和细胞质的表达
D2-40（平足蛋白）	无用。大约 80%～100% 的间皮瘤和 50% 的肺鳞癌呈阳性
细胞角蛋白 5/6	无用。在 75%～100% 的间皮瘤和 100% 的肺鳞癌中呈阳性。
肺腺癌阳性标志物	
MOC-31	非常有用。95%～100% 的肺腺癌呈阳性。2%～10% 的间皮瘤呈局灶性阳性
BG8	非常有用。90%～100% 的肺腺癌呈阳性。3%～7% 的间皮瘤呈局灶性阳性
CEA	非常有用。80%～100% 的肺腺癌呈阳性。不到 5% 的间皮瘤呈局灶性阳性
B72.3	非常有用。75%～85% 的肺腺癌呈阳性。只有罕见的间皮瘤呈阳性
Ber-EP4	非常有用。95%～100% 的肺腺癌呈阳性。高达 20% 的间皮瘤呈局灶性阳性
TTF1	非常有用。75%～85% 的肺腺癌表达不清（正常情况下，所有肺腺癌都呈阳性，黏液性腺癌除外）；间皮瘤不表达

预防职业性癌症

预防职业性癌症包括旨在消除或控制风险的一级干预措施，以及旨在早期识别可能爆发疾病的二级和三级干预措施，或者在疾病诊断后，通过限制其进展和改善预后的早期干预措施来控制疾病影响。职业医生的作用在这些干预措施中至关重要。

许多国家制定的法律法规规定，在技术可行的情况下，消除和替换工作场所中的致癌物和诱变剂；如果这些致癌物不能消除，则在封闭系统中处理这些物质，如果第二个假设在技术上也不可行，则控制这些物质的暴露剂量，以便将工人的暴露水平降至最低。

预防方法的关键步骤是评估致癌风险，并要求雇主评估暴露情况，旨在：

- – 评估工作场所致癌物的浓度是否已降至技术上可达到的最低水平
- – 识别暴露的工人，在一些国家，为这些工人建立专门的登记册

在进行评估时，应考虑到：

- – 工作过程的特点
- – 产生或使用致癌物的数量
- – 致癌物的聚集状态和释放的潜力
- – 致癌物在空气或其他介质中的浓度
- – 暴露的持续时间和频率
- – 通过不同的吸收途径进入人体的能力

在这一框架内，量化和管理致癌风险的必要行动包括在技术上可能的情况下，对暴露的环境和生物监测、健康监测，以及在明确界定的情况下监测生物效应。关于这一点，必须注意健康监测和生物效应监测之间的区别。健康监测包括一次或多次重复的健康检查，目的是对工人个体是否适合从事所需的工作作出判断，同时考虑到使个体特别容易受到对一般工人来说可接受的工作或暴露的影响的预先存在或获得的条件。生物监测的对象是暴露在危险中的工人或工人群体，其目的是通过剂量、效应和敏感性指标，评估工作环境对暴露于危险中的工人造成不可逆转随机事件的实际或潜在能力，其频率高于未暴露人群中的期望频率。

测量和评估行为不应与预防措施相混淆，并应根据暴露程度和风险程度进行调整。将工人分为预先确定的类别（例如，未暴露、中等水平暴露和高水平暴露）有助于确定对每个暴露水平最适当的行动方案（环境监测、生物监测、健康监测），并为职业医生在风险评估中发挥基本作用奠定方法基础，特别是在癌症等严重和复杂的事件中。

信息和培训

信息和培训是预防战略的基石之一，实施这些

战略的一个关键方面在于，在需要传达准确的概念和需拉响警报的风险之间难以取得平衡，这可能会降低工人的生活质量，或迫使他们对信息采取消极态度。

关于致癌风险的信息和培训应以咨询为基础，与其他职业风险的咨询类似[12, 13]。咨询可以被视为一种支持性的干预措施，旨在向暴露在致癌物质的工人提供建议，并指导他们采取最佳决策来保护自己的健康。例如，这些建议包括：改变可能导致风险的个人行为、鼓励采取预防措施，或促进参与早期诊断和治疗计划，以及在特定风险的健康监测框架内所预见的那些建议。

参考文献

[1] Rushton L, Hutchings SJ, Fortunato L, et al. Occupational cancer burden in Great Britain. Br J Cancer. 2012; 107（Suppl 1）: S3–7.

[2] Boffetta P, Autier P, Boniol M, et al. An estimate of cancers attributable to occupational exposures in France. J Occup Environ Med. 2010; 52: 399–406.

[3] Bolt HM, Huici–Montagud A. Strategy of the scientific committee on occupational exposure limits(SCOEL) in the derivation of occupational exposure limits for carcinogens and mutagens. Arch Toxicol. 2008; 82: 61–4.

[4] Scientific Committee on Occupational Exposure Limits(SCOEL). Methodology for the derivation of occupational exposure limits: key documentation. Brussels: European Commission; 2013.

[5] Scientific Committee on Occupational Exposure Limits(SCOEL). Recommendation from the Scientific Committee on Occupational Exposure Limits for cadmium and its inorganic compounds(SCOEL/SUM/136). Brussels: European Commission; 2010.

[6] European Parliament and Council. Regulation concerning the Registration, Evaluation, Authorisation and Restriction of Chemicals(REACH), establishing a European Chemicals Agency（ECHA）. Regulation(EC) No. 1907/2006, 18Dec 2006. L396, 30.12.2006. p. 1–849.

[7] Husain AN, Colby TV, Ordóñez NG, et al. Guidelines for pathologic diagnosis of malignant mesothelioma–a consensus statement from the international mesothelioma interest group. Arch Pathol Lab Med. 2009; 133: 1317–31.

[8] Recommendations of the Société de Pneumologie de Langue Française on pleural mesothelioma]. Rev Mal Respir. 2006; 23: 11S7–104[Article in French].

[9] Suzuki Y. Pathology of human malignant mesothelioma. Semin Oncol. 1981; 8: 268–82.

[10] Ordoñez NG. What are the current best immunohistochemical markers for the diagnosis of epitheliod mesothelioma? A review and update. Human Pathol. 2007; 38: 1–16.

[11] Ordoñez NG. The immunohistochemical diagnosis of mesothelioma: a comparative study of epithelioid mesothelioma and lung adenocarcinoma. Am J Surg Pathol. 2003; 27: 1031–51.

[12] Kanekar AS. HIV/AIDS Counseling skills and strategies: can testing and counseling curb the epidemic? Int J Prev Med. 2011; 2: 10–4.

[13] Alcántara C, Klesges LM, Resnicow K, et al. Enhancing the evidence for behavioral counseling: a perspective from the Society of Behavioral Medicine. Am J Prev Med. 2015; 49（Suppl 2）: S184–93.

第 37 章
登记数据在职业性癌症控制中的应用

Tom K. Grimsrud，Eero Pukkala，and Elisabete Weiderpass

概述

300 年前，Ramazzini 描述了意大利修女院中乳腺癌的聚集性发生，并将其归因于独身生活[1]。他的发现指出了这种激素相关疾病的主要危险因素（见第 22 章）[2]。Ramazzini 的研究得益于对家庭主妇和修女这两个职业群体的生活的比较。虽然修女避免了与怀孕和分娩有关的死亡风险，但是她们有更大的机会变老并患上癌症。

Ramazzini 的观察结果在 260 年后得到了证实。当时 Fraumeni 博士报道说，与其他美国女性相比，修女在 75 岁之前死于乳腺癌的概率高出 40% ~ 60%[3]。在非天主教的北欧社会，受过高等教育的女性通常会推迟首胎时间，导致乳腺癌的发

T. K. Grimsrud（⊠）
Department of Research, Cancer Registry of Norway, Institute of Population-Based Cancer Research, Oslo, Norway
e-mail:tom.k.grimsrud@kreftregisteret.no

E. Pukkala
Finnish Cancer Registry—Institute for Statistical and Epidemiological Cancer Research, Helsinki, Finland

Faculty of Social Sciences, Tampere University, Tampere, Finland

E. Weiderpass
International Agency for Research on Cancer（IARC），World Health Organization（WHO），Lyon, France

病率比一般女性高出 20% ~ 30%[4]。死亡率数据和癌症登记信息的使用有助于证明这些关联并精确量化风险。

1840 年左右，英国开始对与职业相关的发病率和死亡率进行登记研究，当时 William Farr 从英国死亡记录中发现了危险工作[5]。在过去的几十年里，北欧国家的做法包括在不断更新的人口登记册中为所有公民分配唯一的个人身份代码，并在全国范围内强制进行癌症登记。

2009 年，将个人身份代码和癌症登记信息结合起来，再加上职业普查数据，根据职业类别对1500 万人的癌症发病率进行了长期随访研究[4]。关于这个项目（北欧职业癌症研究，NOCCA）的信息可在互联网上免费获取（http：//astra.cancer.fi/NOCCA/），它激发了本章的写作灵感。

我们将把以下的讨论限制在已经建立的职业癌症控制登记册的使用上。

什么是登记册？

从广义上来说，登记册可以提供任何系统的文件或个人、事件、数据的清单，通常作为统计、行政或财政目的的文件保存。登记册有助于确保医疗服务的质量并协助规划医疗服务。登记处是汇总这些数据的地方或工作单位。某些类型的登记数据

对于统计研究人群几乎不可或缺，它们可以为绝对风险或发病率的估计提供分母。在过去的几十年里，人们认为在流行病学中必须确定研究群体，以确保对结果的正确解释，并评估研究的有效性和普适性[6]。

对于随访研究，登记死亡日期对于定义观察结束以及风险时间来说至关重要。随着移民的增加，获得出入境的日期信息也变得愈加重要，以便准确了解一个人在某个国家是否被随访。

除队列定义外，现代病因流行病学研究还要求精确定义研究结果（疾病或病因特异性死亡）和相关的暴露，这两者都可以通过多种方式获得。对于结果测量，并不是自我报告的信息或从卫生保健系统中单独收集的数据，而是倾向于从登记册中获取数据。

登记册提供独立和无偏见的数据，并可提供适当的按年龄和性别划分的背景发生率，以便与不同的人口群体进行比较。当数据质量在完整性、可靠性和联系可能性方面令人满意时，登记册可以为几乎任何研究组或参考组提供关于趋势和绝对风险的相关和有价值的数据。

强致癌物的有害影响通常为出现癌症病例聚集现象。1975 年，在纪念 Percival Pott 关于烟囱清洁工患阴囊皮肤癌的经典报告 200 周年之际，Richard Doll 爵士详细阐述了对癌症集群认知的发展[7]。事实上，在职业群体中观察到的集群在为识别人类致癌物提供线索方面特别有用。集群可能发生在某个时间或地点，也可能发生在同类工人之间。在临床环境中，医务人员也可以在同一组患者中发现惊人的相似暴露。

强风险因素比弱或中等风险因素更容易被集群观察识别。对于罕见疾病，如大多数癌症类型，使用来自登记册、医院或医生档案中的医疗记录可能必不可少。如果研究者依赖于研究参与者对暴露或结果的回忆和报告，那么横断面研究，或重复横断面调查的优势可能有限。因此，来自登记册的数据在研究低流行性慢性病的发展中变得越来越重要，而这正是许多癌症类型的典型特征。

不过，应该强调的是，在没有登记数据的情况下，研究者们确实进行了许多有价值的研究。对疾病发展或死亡进行大规模的队列研究和严谨的随访，结果很可能接近，甚至超过基于登记册的良好研究的质量。在中国和一些大型合作项目的研究中可以找到这样的例子[8, 9]。对于某些疾病，医院记录的诊断数据比登记册记录的信息更加全面。

在下文中，登记册是指一组关于疾病、死亡或人口特征的数据，其目的是以更新和持续的方式全面覆盖某一特定区域的人口。为了达到最佳使用效果，登记册数据应包括个人识别信息，以便与其他来源的信息相关联。

职业癌症控制

在高暴露水平普遍存在、大多数人终生从事同一职业的时代，职业危害更容易识别。19 世纪初，一些国家开始实施保护工人健康的立法，19 世纪末出现保险和赔偿条例。这些措施是出于道德和社会方面的考虑，即工人死于职业事故或与职业有关的疾病，造成家庭失去经济支柱。查明与职业有关的癌症原因是雇主重要的责任。职业性癌症的一级预防必须依赖于癌症病因学和职业暴露的相关知识。

因此，两个多世纪以来，职业研究做出了重大贡献，不仅改善了工业卫生，而且总体上促进了对癌症病因学的认识。职业癌症控制的各个阶段可以通过镍相关癌症的早期病史来说明。20 世纪 20 年代在英国南威尔士观察到的聚集性病例促使人们首次意识到镍冶炼厂工人患呼吸道癌症的风险升高[10]。十年后，根据国家死亡率统计数据，在一份未发表的报告中对观察到的和预期的癌症死亡率进行了评估（Bradford Hill，1939——引自文献[11]）。到 1949 年，肺癌和鼻咽癌被认为是在镍工人中发生的工业疾病，患病工人会获得经济补偿[12]。又过了十年，第一项有关镍的流行病学研究才在医学期刊上发表，这项研究是基于死亡记录信息的癌症死亡率比例研究[12]。

二战后，现代流行病学的出现[6]，使已经认识到的职业性癌症风险的特征取得巨大进展，同时也为识别新的癌症风险提供了更好的机会。从疾病登记册获得大量数据，以及从其他来源获得更多关于暴露和背景情况的详细资料，对于取得大部分进展不可或缺。这些信息已被用于确定可接受的职业暴露限值，并成为减少工作场所职业暴露的激励因素。

从镍化合物开始，挪威对职业暴露引起的癌症进行了研究，这是癌症登记以及现代流行病学方法所带来好处的一个例子。在1973年首次发表研究之前[13]，挪威对职业性癌症的研究主要是病例报告[14, 15]，发表时没有关于背景或预期发病率的数据。20世纪60年代末，当再次出现与镍相关的超额风险的怀疑时，挪威肿瘤登记处能够提供参考率、技术解决方案和统计专业知识，以评估炼油厂工人的癌症发病率，为风险增加提供了令人信服证据[13]。在随后的几十年里，类似的研究设计涵盖了挪威[16]和其他北欧国家的大部分行业和产业。

北欧流行病学家使用"基于登记册的流行病学"这一术语，以标明与研究人员收集的数据的区别[17]。我们将以监测、病因研究、预防和经济补偿的形式讨论登记册的使用及其与职业性癌症控制的关系。

职业危害与暴露

国际上没有统一的职业癌症危害监测系统，尽管欧洲大多数国家都有立法，要求雇主保存工人暴露于已知致癌物的记录[18]。芬兰于1979年建立了一个职业暴露致癌物的国家登记册[19]，而瑞典、丹麦和挪威要求所有雇主在其业务范围内保存此类登记册[20-22]。雇主并不总是遵守这些规则，而且数据可能会出现不完整和缺乏重要细节的问题。

从报告和索赔的频率来看，全球范围内职业性癌症的发生可能在很大程度上没有得到充分的报告[23-29]。造成报告不完整的原因可能有很多，如普遍缺乏对疾病病因的了解、个别病例中不确定证据是否足以认为癌症与职业有关。更好地记录相关暴露情况可能会改善流行病学研究和赔偿要求评估的基础。职业性癌症的漏报说明了在登记册中获得完整性和高质量记录所面临的普遍挑战。一个好的登记册需要明确的报告标准和精确的分类定义。它还将受益于机构之间的网络互通，以及员工的警惕性和奉献精神。

无论是在研究中还是在经济赔偿要求中，获取可靠的职业暴露数据都是职业性癌症评估的一个巨大挑战。专家对工作场所暴露的评估，或自我报告的暴露信息，最好辅以测量和详细的当地知识，并尽可能提供关于化学暴露合理的良好数据[30]。尽管如此，暴露评估在职业性癌症研究中往往具有挑战性。

在没有接触登记册的情况下，来自行业或车间的人员名单可以确定暴露概率高于平均水平的群体。特定行业的方法对于识别许多致癌物和提高对职业性癌症的认识至关重要。对于基于人群或医院的研究，职业风险的评估往往依赖于通过访谈或问卷调查获得的工作史。虽然工业卫生专家随后可能会对特定工作的暴露进行定量的估计，但有些行业的工人数量较少以及相应的暴露情况不均衡可能仍是一个问题。工作时间通常被用作暴露程度的替代指标，这依赖于暴露水平相当稳定的假设。工作持续时间可能是可以用最少的错误分类来估计的参数之一。

疾病结局

自20世纪40年代（丹麦）或50年代以来，许多国家都进行了癌症登记，即在州或国家一级持续通报新诊断的癌症病例（新发癌症）。癌症登记的主要目的是提高对癌症发生的病因学认识，并提供癌症分布和时间趋势的长期监测。这些信息有助于促进癌症护理和预防[31]。死亡登记已有相当长的历史，其为人口统计、疾病监测和研究提供了有效数据。

对于高致死率的癌症，如肺癌或胰腺癌，在一个特定的时间间隔内（例如1年）的发病例数和死亡人数大致相同。在这种情况下，死因登记可以提供几乎与癌症登记一样好的监测和研究机会。然而，这只有在拥有高质量死因登记的国家才有可能实现。在死因的准确性方面存在一些已知的问题，例如错误地将转移癌（如肝脏和脑）编码为原发癌病灶。发病率登记册在研究低致死率癌症和研究癌症组织学、诊断和治疗细节方面更具优势。另外，以医院为基础的癌症登记册或出院名单可以作为研究结果数据的来源，但是在基础研究人群的代表性方面可能仍存在一些不确定性。

一些肿瘤登记处没有将仅从死亡证明中获知的病例列为发病病例。对于高致死率的癌症，这种做法可能导致死亡率等于或超过发病率，如NORDCAN数据库中瑞典男性肺癌和胰腺癌[32, 33]。在比较国内或跨国界的癌症发病率和发病趋势时，这一现象需要引起注意。

应当指出的是，对职业性癌症文献的实质性贡献实际上不是来自基于国家癌症发病率数据或死因登记的研究。医院数据可以提供高质量的信息，既可用于病例识别，如果没有更好的选择，也可用于选择参照组或对照组。在病例对照研究中，对照组最好是从确定病例的研究人群中抽取。加拿大基于医院和人群的联合研究对了解癌症风险和大量职业暴露做出了重要贡献[35, 36]。中国已成功开展了对暴露人群样本的大型随访研究，其规模和质量都可能超过基于登记册的研究。

基于登记册研究的优势和局限性

职业性癌症研究大多是观察性设计。为获取癌症预防措施或癌症治疗方式的效用和效果而进行的干预研究，在某些情况下，可能基于随机化，从而接近于实验情况。此外，观察性设计迫使流行病学家必须处理偏倚，这些偏倚可能会扭曲关联并导致结果解释错误。基于登记册的研究有几个优势，可以改善对这些偏倚的控制。

基于登记关联的研究可以提供公民、工人或癌症病例的完整统计。登记册数据可能有助于避免低应答率、自我选择、疾病结局或暴露相关因素等潜在问题，这些问题可能受到社会经济地位的影响。对覆盖率较高的登记册数据进行的研究具有很高的推广价值。

由行业、公司或其他组织（直接或间接既得利益者）的经济支持所引起的偏倚可能很难识别，在阅读有关职业性癌症的文献时应始终牢记。在职业癌症研究中，为了获取队列和暴露数据，工业合作仍然有用，甚至相当必要，但也可能存在潜在的隐患。与电子文件相比，纸质的员工历史名单或工资单很容易成为更可靠的数据来源，而电子文件可以由于删除死亡或终止工作的工人而不断"更新"。

如果为保护个人数据从数据集中删除所有身份识别信息，则引入错误或遭受欺诈的风险可能会增加。对去标识化数据的质量控制可能具有挑战性，在这种情况下，完整和独立的登记册的数据可能有助于评估其有效性。

当队列计数、暴露信息、疾病或死亡率数据按此顺序记录时，或者更好的是，如果它们来自独立的历史来源（如登记册），则可以避免许多与回顾性信息收集相关的问题。信息偏倚，如回忆偏倚或归因，可能很强烈且难以测量。

涉及职业性癌症的问题往往会引起媒体的高度关注，如经济赔偿要求，或来自利益集团的压力。可能会出现难以通过访谈或问卷调查获得公正信息的情况。重要的问题可能无法用普遍的回顾性研究方法来解决。因此，科学的澄清可能最终依赖于研究小组的概况、暴露信息和疾病结局的历史登记数据的可用性。

职业卫生与流行病学的挑战

在过去的50年里，工业卫生的改善降低了许多行业相关的癌症风险。如果我们不把工作中缺乏体力活动、肥胖、因长期受教育而推迟初产年龄等因素考虑在内，那么新的或仍未识别的危害的严重性无法与20世纪的研究揭示的情况相提并论。识别低风险暴露需要更详细的数据和更大规模的研究，以获得必要的统计效能。来自登记册的数据可以提供一个快速、经济和安全的途径，以获得完整数据集，这些数据集的病例比大多数流行病学研究的病例更多。

在职业性癌症研究中使用登记册的科学效益取决于数据质量。国家登记册在数量和完整性方面可能更胜一筹，但在诊断、暴露和背景因素（如吸烟史）的分类方面，其详细程度不如为特定研究收集的数据集。如果有可用的暴露测量数据、良好的暴露评估程序或用于分析生物标志物的代表性生物样本，则仍有可能在这些方面改进基于登记册的研究。

社会经济的同质性（职业队列的典型特征），加上来自登记册的结果数据，可以为癌症风险的内部比较创建一个良好的平台。另一方面，外部参照组的生活方式特征可能与暴露组截然不同。吸烟习惯、饮酒、饮食或休闲活动的差异可能会混淆原本归因于职业的风险。对于低等级的职业风险，缺乏混杂因素的控制可能代表了一种恼人的不确定性。很少有关于生活方式特征的数据可以在综合水平上获得[38]，甚至有人提出了缺乏实际行为数据的情况下获得混杂因素控制的方法[39]。

北欧的经验和协调工作

在北欧国家，有许多基于人群的登记册被用于大规模的职业性癌症研究，总人口达到 2500 万人。这些国家的国家卫生保健系统结构相当统一，而且登记册的人口覆盖范围很广，增加了可比性。在 1942—1958 年期间，所有五个北欧国家都建立了肿瘤登记处，国家人口登记册持续更新，唯一的个人身份代码已经使用了 50 年。

个人身份代码和链接

在 1947—1968 年期间，北欧国家引入了个人身份代码，比癌症登记的开始稍晚一些。这些代码是以出生日期和性别为基础，由政府机构组织。该系统广泛应用于公共服务，如税收、银行、医疗保健和护照；而且他们大多被认为对公众有益。对于研究而言，唯一的个人身份代码有助于与政府的统计数据以及癌症发病率和死亡率的数据进行计算机连接，这一点非常有用。这些代码还可以在工人名册和疾病登记册之间建立联系，同时与可能影响暴露和癌症风险的一些其他登记册数据建立联系。

从以姓名、居住地、出生日期和地点为基础的人工连接转变为以个人身份代码为基础的电子链接，极大地提高了研究质量[39, 40]。

个人身份代码的另一个优点是提高了保密的可能性。代码不易识别，它们不需要遵循为研究人员、实验室或数据处理人员提供的数据，因为链接能以完全机械、安全和计算机化的方式执行，但是官方代码很容易被新的代码或人工数字所取代。如上文所述，成本是可能会对质量控制机会产生的负面影响。

个人数据保护立法获得批准后，即使在北欧国家，开展观察性流行病学研究也相当困难。诚然，这些研究向公众提供信息的方式已经有所改进，而且现在每一项新研究的项目计划中都包括了伦理审议。从长远来看，建立一个旨在加强数据提供者和研究人员之间相互信任的系统，可能比仅由一项容易改变的法规来保障要好。

提供背景数据的登记册

北欧国家统计局可以提供关于教育年限和教育类型的个人数据；家庭关系；国家人口普查中登记的职业、行业和贸易；关于就业和雇主的当前和历史数据；以及收入类型和收入水平的信息。这些数据的质量、历史跨度和完整性可能会有所不同，必须获得伦理批准。每个统计局还可能要求在其服务器上分析数据，不允许将数据传输给研究人员。关于居住和生命状态的数据持续更新。

死因登记在研究职业性癌症和为其他潜在致命的慢性疾病的研究提供数据方面有着悠久的传统。然而，死亡记录通常不像肿瘤登记处那样受到质量控制。北欧肿瘤登记处的质量很高，人群覆盖率高且提供的数据很完整[33, 41-45]。尽管在登记做法上存在一些历史差异，但北欧国家之间的癌症发病率数据在很大程度上具有可比性，并且可以通过 NORDCAN 数据库中的免费交互式网站进行访问[32]。

职业性癌症的重复研究

对于某些类型的癌症，从暴露到诊断之间的时间可能长达几十年。在职业性癌症研究中使用登记册的北欧模式提供了一个很好的机会，可以用更多的参与者、更新的就业历史和更多的背景数据来重复和扩展后续研究。

延长随访和新的研究设计可能会更全面地了解癌症负担，以及更精确的风险估计、更少的偶然发现，并且更好地理解因果关系。北欧国家的一些研究系列提供了关于特定暴露对健康影响的重要信息，例如暴露于砷的铜冶炼厂[46-50]、镍精炼厂工人[51-57]、铝冶炼厂[58-60] 和碳化硅冶炼厂工人[61,62]。Kjærheim 在 1999 年针对北欧职业性癌症研究发表了一篇综述[63]。

国家人口普查的职业数据提供了几乎完整的劳动人口横断面信息。自 20 世纪 80 年代以来，北欧一直在进行基于人口普查时的职业和随后的癌症发病率的登记关联研究[64-66]。北欧科学家沿袭了美国、英国、加拿大和澳大利亚等大国同行的研究方法，Blair 简要列举了这些国家的例子[67]。

1999 年，北欧四国之间的一项合作研究基于 1970 年人口普查时记录的职业，以及利用肿瘤登记处对新发癌症的随访开展研究[68]。10 年后，发表了一项规模更大的同类研究，该研究基于 1960—1990 年几次人口普查的职业数据，涉及人口 1500 万，其中 280 万人随后被诊断出患癌，直到 2005 年左右[4]。对于后一个项目（NOCCA），在各国职业卫生专家的努力下，制定了估计职业性致癌暴露国家模型[69]。这项研究受到芬兰职业暴露模型的启发[70-72]。对于其中一些国家来说，北欧的暴露模型以及相关的人口普查和癌症数据可以对职业暴露和癌症发病率进行更详细的研究。

2013 年，在一项日本印刷工人暴露于有机溶剂的研究中，观察到一组胆囊癌，证明了大型和同质的 NOCCA 数据库的有用性和快速动员的能力[73]。在日本研究发表的那一年，北欧建立了一项基于 NOCCA 的研究，该研究揭示了北欧印刷工人存在类似的职业危害[74]。2014 年 6 月，国际癌症研究署（IARC，WHO）重新评估了有关溶剂的致癌性，将 1，2- 二氯丙烷从 3 类致癌物（对人类的致癌性无法分类）升级为 1 类致癌物（对人类致癌），并将二氯甲烷从 2B 类致癌物（可能致癌）重新分类为 2A 类致癌物（极可能致癌）[75]。

对基因、细胞内调控和致癌过程的研究提高了我们对致癌途径和致癌原因的认识。尽管如此，流行病学研究设计对于评估生物分子观察与人类的相关性必不可少。对于大多数职业性癌症，在职业接触致癌物和癌症的发展之间有很长的潜伏期。因此，动物模型的研究、确定暴露和影响的生物标志物以及机制研究对于早期评估新的化学物质和可疑致癌物将变得越来越重要。

一个重要的挑战是如何将传统研究与这些新的信息来源结合起来，并找到生物样本库和病理标本的最佳用途。为了进行这样的研究，研究人员需要说服公众，更好的相关知识带来的好处可能超过对保护个人数据的潜在威胁。

结论

癌症发病率、病因特异性死亡率、就业数据（职业和行业）、教育和其他人口统计数据的独立登记，是监测和研究职业性癌症以及研究致癌物总体影响的有用工具。对更好的相关知识的需求日益增长和高昂的治疗费用，可能会促使癌症控制和流行病学研究的改进。在研究中，必须将现有的最佳数据来源、额外的暴露测量和生物分子分析结合起来。

免责声明 如果作者是国际癌症研究署 / 世界卫生组织的工作人员，则作者仅对本文中表达的观点负责，它们并不一定代表国际癌症研究署 / 世界卫生组织的决策、政策或观点。

参考文献

[1] Ramazzini B. De morbis artificum[diseases of workers]. 2nd ed. Padova: Archi–Lycæo; 1703.p.156.[InLatin].http: //archive.org/stream/bernramazzinide00porzgoog#page/ n160/mode/1up. Accessed 25July 2017.

[2] Labrèche F, Goldberg MS, Weiderpass E. Chapter 27. Breast cancer. In: Anttila S, Boffetta P, Straif K, editors. Occupational cancer. New York: Springer; 2014.

[3] Fraumeni JF Jr, Lloyd JW, Smith EM, Wagoner JK. Cancer mortality among nuns: role of marital status in etiology of neoplastic disease in women. J Natl Cancer Inst. 1969; 42(3): 455–68.

[4] Pukkala E, Martinsen JI, Lynge E, et al. Occupation and cancer–follow–up of 15million people in five Nordic countries. Acta Oncol. 2009; 48(5): 646–790.

[5] Whitehead M. William Farr's legacy to the study of inequalities in health. Bull World Health Organ. 2000; 78(1): 86–7.

[6] Rothman KJ, Greenland S, Lash TL, editors. Modern epidemiology. 3rd ed. Philadelphia: Lippincott Williams & Wilkins; 2008.p. 1–851.

[7] Doll R. Part III: 7th Walter Hubert lecture. Pott and the prospects for prevention. Br J Cancer. 1975; 32(2): 263–72.

[8] Linet MS, Yin SN, Gilbert ES, Dores GM, Hayes RB, Vermeulen R, Tian HY, Lan Q, Portengen L, Ji BT, Li GL, Rothman N, Chinese Center for Disease Control and Prevention–U.S. National Cancer Institute Benzene Study Group. A retrospective cohort study of cause–specific mortality and incidence of hematopoietic malignancies in Chinese benzene–exposed workers. Int J Cancer. 2015; 137(9): 2184–97.

[9] Friesen MC, Bassig BA, Vermeulen R, Shu XO, Purdue MP, Stewart PA, Xiang YB, Chow WH, Ji BT, Yang G, Linet MS, Hu W, Gao YT, Zheng W, Rothman N, Lan Q. Evaluating exposure–response associations for non–Hodgkin lymphoma with varying methods of assigning cumulative benzene exposure in the Shanghai Women's Health Study. Ann Work Expo Health. 2017; 61(1): 56–66.

[10] Doll R. Nickel exposure: a human health hazard. IARC Sci Publ. 1984; 53: 3–21.

[11] Morgan JG. Some observations on the incidence of respiratory cancer in nickel workers. Br J Ind Med. 1958; 15(4): 224–34.

[12] Doll R. Cancer of the lung and nose in nickel workers. Br J Ind Med. 1958; 15(4): 217–23.

[13] Pedersen E, Hogetveit AC, Andersen A. Cancer of respiratory organs among workers at a nickel refinery in Norway. Int J Cancer. 1973; 12(1): 32–41.

[14] Løken AC. Lungecarcinom hos nikkelarbeidere[Lung cancer in nickel workers(in Norwegian)]. Tidsskr Nor Legeforen. 1950; 70(11): 376–8.

[15] Bruusgaard A. Opptreden av visse kreformer blant gassverkarbeidere[Incidence of certain forms of cancer in gas workers(in Norwegian)]. Tidsskr Nor Legeforen. 1959; 79(12): 755–6.

[16] Kjærheim K, Martinsen JI, Langseth H, Eggen T, Grimsrud TK. Exposures in: Kjærheim K, ed. Yrke og kreft–forskning for forebygging: Epidemiologiske studier om yrkesrelatert kreft ved Kreftregisteret 1970–2016[Occupation and cancer–research for prevention: epidemiological studies on occupational cancer at the Cancer Registry of Norway 1970–2016(in Norwegian)] special issue for cancer in Norway 2015–cancer incidence, mortality, survival and prevalence in Norway. Oslo: Cancer Registry of Norway; 2016. p. 110–139.

[17] Thygesen LC, Ersbøll AK. When the entire population is the sample: strengths and limitations in register–based epidemiology. Eur J Epidemiol. 2014; 29(8): 551–8.

[18] European Union Carcinogens Directive(2004/37/EC). https: //osha. europa.eu/en/legislation/directives/exposure–to–chemical–agents–and–chemical–safety/osh–directives/ directive–2004–37–ec–indicative–occupational–exposure–limit–values. Accessed 25July 2017.

[19] Kauppinen T, Saalo A, Pukkala E, Virtanen S, Karjalainen A, Vuorela R. Evaluation of a national register on occupational exposure to carcinogens: effectiveness in the prevention of occupational cancer, and cancer risks among the exposed workers. Ann Occup Hyg. 2007; 51(5): 463–70.

[20] Danish Working Environment Authority(WEA). WEA Guideline C.2.1–1. Kræftrisikable stoffer og materialer. [Carcinogenic chemicals.] Danish Working Environment Authority; 2003, updated 2016.[In Danish] https: // arbejdstilsynet.dk/da/regler/at–vejledninger/k/c–2–1–kraeftrisikable–stoffer. Accessed 25July 2017.

[21] Arbetsmiljöverket[Swedish Work Environment Authority]. Chemical Hazards in the Working Environment(AFS 2011: 19Eng), provisions. Amended and reprinted in 2014: 43. Stockholm: Swedish Work Environment Authority; 2014. https: //www.av.se/en/ work–environment–work–and–inspections/publications/ foreskrifter/ kemiska–arbetsmiljorisker–afs–201443–provisions. Accessed 25July 2017.

[22] Arbeidstilsynet[Norwegian Labour Inspection]. Kjemikalier[Chemicals]. Oslo: Arbeidstilsynet; 2012.[In Norwegian] http: // www.arbeidstilsynet.no/fakta.html?tid= 206422#Arbeidstakerregis ter. Accessed 25July 2017.

[23] Safe Work Australia. Occupational disease indicators.

https: //www. safeworkaustralia.gov.au/system/files/documents/1702/occupational–disease–indicators–2014. pdf. Accessed 25July 2017.

[24] Cancer Care Ontario. Cancer fact: occupational cancer is the leading cause of work–related fatalities in Ontario. 2012(special edi–tion). http: //www.cancercare.on.ca/cancerfacts/. Accessed 25July 2017.

[25] Teschke K, Barroetavena MC. Occupational cancer in Canada: what do we know? CMAJ. 1992; 147(10): 1501–7.

[26] Scarselli A, Scano P, Marinaccio A, Iavicoli S. Occupational cancer in Italy: evaluating the extent of compensated cases in the period 1994–2006. Am J Ind Med. 2009; 52(11): 859–67.

[27] Gisquet E, Chamming's S, Pairon JC, Gilg Soit Ilg A, Imbernon E, Goldberg M. The determinants of under–reporting occupational diseases. The case of mesothelioma. Rev Epidemiol Sante Publique. 2011; 59(6): 393–400.

[28] Hansen J, Rasmussen TR, Omland Ø, Olsen JH, Danish National Board of Industrial Injuries. Registration of selected cases of occupational cancer(1994–2002)with the Danish National Board of Industrial Injuries. Ugeskr Laeger. 2007; 169(18): 1674–8.

[29] Wergeland E, Bjerkedal T, Andersen A, Mowé G. Use of occupational disease benefits. Tidsskr Nor Laegeforen. 1997; 117(2): 211–6.[in Norwegian].

[30] Teschke K, Olshan AF, Daniels JL, et al. Occupational exposure assessment in case–control studies: opportunities for improvement. Occup Environ Med. 2002; 59(9): 575–93.

[31] Wagner G. History of cancer registration. In: Jensen OM, Parkin DM, MacLennan R, Muir CS, Skeet RG, editors. Cancer registration: principles and methods. IARC Scientific Publication No. 95. Lyon: International Agency for Research on Cancer; 1991. p. 3–6.

[32] Engholm G, Ferlay J, Christensen N, et al. NORDCAN–a Nordic tool for cancer information, planning, quality control and research. Acta Oncol. 2010; 49(5): 725–36.

[33] Lund EM, Clemmesen IH, Storm HH. Survey of Nordic cancer registries. Copenhagen: Danish Cancer Society; 2000. p. 1–262.https: //www.ancr.nu/dyn/resources/File/file/7/4247/1412940269/ total_document_survey_optimeret. pdf. Accessed 25July 2017.

[34] Luo J, Adami HO, Reilly M, Ekbom A, Nordenvall C, Ye W. Interpreting trends of pancreatic cancer incidence and mortality: a nation–wide study in Sweden(1960–2003). Cancer Causes Control. 2008; 19(1): 89–96.

[35] Siemiatycki J, Gérin M, Richardson L, Hubert J, Kemper H. Preliminary report of an exposure–based, case–control monitoring system for discovering occupational carcinogens. Teratog Carcinog Mutagen. 1982; 2(2): 169–77.

[36] Vida S, Pintos J, Parent ME, Lavoué J, Siemiatycki J. Occupational exposure to silica and lung cancer: pooled analysis of two case–control studies in Montreal, Canada. Cancer Epidemiol Biomark Prev. 2010; 19(6): 1602–11.

[37] Hayes RB, Yin SN, Dosemeci M, et al. Benzene and the dose–related incidence of hematologic neoplasms in China. Chinese Academy of Preventive Medicine–National Cancer Institute Benzene Study Group. J Natl Cancer Inst. 1997; 89(14): 1065–71.

[38] Haldorsen T, Andersen A, Boffetta P. Smoking–adjusted incidence of lung cancer by occupation among Norwegian men. Cancer Causes Control. 2004; 15(2): 139–47.

[39] Pukkala E. Use of record linkage in small–area studies. In: Elliott P, Cuzick J, English D, Stern R, editors. Geographical & environmental epidemiology: methods for small–area studies. Oxford: Oxford University Press; 1992. p. 125–31.

[40] Pukkala E. Nordic biological specimen bank cohorts as basis for studies of cancer causes and control–quality control tools for study cohorts with more than 2million sample donors and 130, 000prospective cancers. In: Dillner J, editor. Methods in biobanking, Methods in molecular biology, vol. 675. Totowa: Humana Press; 2011. p. 61–112.

[41] Sigurdardottir LG, Jonasson JG, Stefansdottir S, et al. Data quality at the Icelandic Cancer Registry: comparability, validity, timeliness and completeness. Acta Oncol. 2012; 51(7): 880–9.

[42] Gjerstorff ML. The Danish Cancer Registry. Scand J Public Health. 2011; 39(7Suppl): 42–5.

[43] Barlow L, Westergren K, Holmberg L, Talbäck M. The completeness of the Swedish Cancer Register: a sample survey for year 1998. Acta Oncol. 2009; 48(1): 27–33.

[44] Larsen IK, Småstuen M, Johannesen TB, et al. Data quality at the Cancer Registry ofNorway: an overview ofcomparability, completeness, validity and timeliness. Eur J Cancer. 2009; 45(7): 1218–31.

[45] Teppo L, Pukkala E, Lehtonen M. Data quality and quality control of a population–based cancer registry. Experience in Finland. Acta Oncol. 1994; 33(4): 365–9.

[46] Pershagen G, Elinder CG, Bolander AM. Mortality in a region surrounding an arsenic emitting plant. Environ Health Perspect. 1977; 19: 133–7.

[47] Axelson O, Dahlgren E, Jansson CD, Rehnlund SO. Arsenic exposure and mortality: a case–referent study from a Swedish copper smelter. Br J Ind Med. 1978; 35(1): 8–15.

[48] Wall S. Survival and mortality pattern among Swedish smelter workers. Int J Epidemiol. 1980; 9(1): 73–87.

[49] Pershagen G. Lung cancer mortality among men living near an arsenic-emitting smelter. Am J Epidemiol. 1985; 122(4): 684-94.

[50] Sandström A, Wall S. Cancer incidence among male sala-ried employees at a smeltery in Northern Sweden. Acta Oncol. 1993; 32(1): 9-14.

[51] Pedersen E, Høgetveit AC, Andersen A. Cancer of respiratory organs among workers at a nickel refinery in Norway. Int J Cancer. 1973; 12(1): 32-41.

[52] Magnus K, Andersen A, Høgetveit AC. Cancer of respiratory organs among workers at a nickel refinery in Norway. Int J Cancer. 1982; 30(6): 681-5.

[53] Andersen A, Berge SR, Engeland A, Norseth T. Exposure to nickel compounds and smoking in relation to incidence of lung and nasal cancer among nickel refinery workers. Occup Environ Med. 1996; 53: 708-13.

[54] Grimsrud TK, Berge SR, Martinsen JI, Andersen A. Lung cancer incidence among Norwegian nickel-refinery workers 1953-2000. J Environ Monit. 2003; 5: 190-7.

[55] Grimsrud TK, Berge SR, Haldorsen T, Andersen A. Can lung cancer risk among nickel refinery workers be explained by occupational exposures other than nickel? Epidemiology. 2005; 16: 146-54.

[56] Karjalainen S, Kerttula R, Pukkala E. Cancer risk among workers at a copper/nickel smelter and nickel refinery in Finland. Int Arch Occup Environ Health. 1992; 63(8): 547-51.

[57] Pavela M, Uitti J, Pukkala E. Cancer incidence among copper smelting and nickel refining workers in Finland. Am J Ind Med. 2017; 60: 87-95.

[58] Andersen A, Dahlberg BE, Magnus K, Wannag A. Risk of cancer in the Norwegian aluminium industry. Int J Cancer. 1982; 29(3): 295-8.

[59] Rønneberg A, Andersen A. Mortality and cancer morbidity in workers from an aluminium smelter with prebaked carbon anodes—Part II: Cancer morbidity. Occup Environ Med. 1995; 52(4): 250-4.

[60] Romundstad P, Andersen A, Haldorsen T. Cancer incidence among workers in six Norwegian aluminum plants. Scand J Work Environ Health. 2000; 26(6): 461-9.

[61] Romundstad P, Andersen A, Haldorsen T. Cancer incidence among workers in the Norwegian silicon carbide industry. Am J Epidemiol. 2001; 153(10): 978-86.

[62] Bugge MD, Kjærheim K, Føreland S, Eduard W, Kjuus H. Lung cancer incidence among Norwegian silicon carbide industry workers: associations with particulate exposure factors. Occup Environ Med. 2012; 69(8): 527-33.

[63] Kjaerheim K. Occupational cancer research in the Nordic countries. Environ Health Perspect. 1999; 107(Suppl 2): 233-8.

[64] Wiklund K, Einhorn J, Wennström G, Rapaport E. A Swedish cancer-environment register available for research. Scand J Work Environ Health. 1981; 7(1): 64-7.

[65] Andersen A, Bjelke E, Langmark F. Cancer in waiters. Br J Cancer. 1989; 60(1): 112-5.

[66] Lynge E. Occupational mortality and cancer analysis. Public Health Rev. 1990-1991; 18(2): 99-116.

[67] Blair A. Occupation and cancer in the Nordic countries. Acta Oncol. 2009; 48(5): 644-5.

[68] Andersen A, Barlow L, Engeland A, Kjaerheim K, Lynge E, Pukkala E. Work-related cancer in the Nordic countries. Scand J Work Environ Health. 1999; 25(Suppl 2): 1-116.

[69] Kauppinen T, Heikkilä P, Plato N, et al. Construction of job-exposure matrices for the Nordic Occupational Cancer Study(NOCCA). Acta Oncol. 2009; 48(5): 791-800.

[70] Kauppinen T, Toikkanen J, Pukkala E. From cross-tabulations to multipurpose exposure information systems: a new job-exposure matrix. Am J Ind Med. 1998; 33(4): 409-17.

[71] Pukkala E, Guo J, Kyyrönen P, Lindbohm M-L, Sallmén M, Kauppinen T. National job-exposure matrix in analyses of census-based estimates of occupational cancer risk. Scand J Work Environ Health. 2005; 31: 97-107.

[72] Kauppinen T, Uuksulainen S, Saalo A, Mäkinen I, Pukkala E. Use of the Finnish Information System on Occupational Exposure(FINJEM)in epidemiologic, surveillance, and other applications. Ann Occup Hyg. 2014; 58: 380-96.

[73] Kumagai S, Kurumatani N, Arimoto A, Ichihara G. Cholangiocarcinoma among offset colour proof-printing workers exposed to 1, 2-dichloropropane and/or dichloromethane. Occup Environ Med. 2013; 70(7): 508-10.

[74] Vlaanderen J, Straif K, Martinsen JI, Kauppinen T, Pukkala E, Sparén P, Tryggvadottir L, Weiderpass E, Kjaerheim K. Cholangiocarcinoma among workers in the printing industry: using the NOCCA database to elucidate the generalisability of a cluster report from Japan. Occup Environ Med. 2013; 70(12): 828-30.

[75] International Agency for Research on Cancer. Some chemicals used as solvents and in polymer manufacture. Lyon, France: International Agency for Research on Cancer; 2016. p. 141-75, 177-255(IARC Monographs on the evaluation of carcinogenic risks to humans, vol 110).

附录
接触石棉调查问卷

个人资料

姓名_____

地址 / 街道_____

邮政编码和城市 / 城镇_____

区号和家庭电话号码_____

职业（当前或最近）_____

雇主（当前或最近）_____

退休年份（退休人员）_____

就业信息

　　勾选您主要工作的部门并注明这些工作的具体时间（例如 1945–1946 年、1963–1968 年、1975 年 – ）。

建筑行业	年
1. 安装新的管道_____	_____
2. 拆卸旧管线_____	_____
3. 管道保温工程_____	_____
4. 其他保温工程_____	_____
5. 电气安装工程_____	_____
6. 新建楼房的其他建筑工程_____	_____
7. 其他改造工程_____	_____

造船业	年

	年
8. 设备工作（下水后）_____	_____
9. 翻新船舶_____	_____
10. 石棉喷涂及保温工程_____	_____
11. 造船业的其他工作_____	_____

石棉制品行业和矿山行业	年
12. 从事石棉产品的制造工作_____	_____
13. 在石棉矿场工作_____	_____
14. 石棉制品行业的其他工作_____	_____

发电厂	
15. 保温和拆卸锅炉_____	_____

工业烤箱内衬（玻璃、水泥、金属工业、铸造厂）	年
16. 保温和拆卸烤箱_____	_____

汽车修理店	年
17. 制动器和离合器工作_____	_____
18. 汽车修理店的其他工作_____	_____
19. 其他相关工作_____	_____

　　请列出除上述部门外，您主要受雇于哪些行业？请注明您在这些行业的工作时间。

职业	年
例如，农民	1955–1965

职业信息

请列出您主要从事职业的工作时间（例如，1968–1970 年、1972–1974 年）。

建筑业	年
1. 绝缘金属板工人_____	____
2. 绝缘体工人_____	____
3. 清洁工_____	____
4. 锡工，钣金工_____	____
5. 钻工_____	____
6. 管道安装工_____	____
7. 管道绝缘体工人_____	____
8. 建筑工人_____	____
9. 女建筑工人_____	____
10.（施工现场）清洁工_____	____
11. 装修工人／（清洁工）_____	____
12. 普通工人，非熟练工人_____	____
13. 电力安装人员，电工_____	____
14. 装填工_____	____
15. 建筑行业的其他职业_____	____
请详细说明_____	____

造船工业	年
16. 绝缘体工人_____	____
17. 维修技术员_____	____
18. 船舶清洁工_____	____
19. 铁甲工_____	____
20. 消防员_____	____
21. 管道工_____	____
22. 室内装修装配工_____	____
23. 电力安装工，电工，_____	____
24. 其他造船职业_____	____
若工作在处于安装阶段的船舶上_____	____

请注明：_____

石棉制品行业	年
25. 石棉下水道工_____	____
26. 石棉铣床工_____	____
27. 石棉锯工_____	____
28. 石棉管制造工_____	____
29. 隔热材料混合器工_____	____
30. 采石场员工_____	____
31. 搅拌器工人_____	____
32. 维修技术员_____	____
33. 机器操作员，机器用户_____	____

	年
34. 清洁工（生产）_____	____
35. 装袋工_____	____
36. 其他石棉行业的职业，_____	____
请注明_____	____

发电厂职业	年
37. 工人_____	____
38. 烤箱操作员_____	____
39. 熔炼工_____	____

石棉暴露

您是否参与过以下有可能接触含石棉制品的工作？请在适用选项旁边的方框中打勾。

如果你的回答为"是"，请填写你受雇从事这类工作的年份（如，1956–1966 年，1968–1982 年）

	否	不知道	是	年份
1. 拆除含石棉的材料	☐	☐	☐	____
2. 实施石棉喷涂作业（防火、隔热、隔音）	☐	☐	☐	____
3. 利用绝缘材料进行管道绝缘	☐	☐	☐	
4. 锅炉、烘炉、热水锅炉、机械、电气设备的隔热和防火	☐	☐	☐	____
5. 在屋顶上安装石棉水泥板、沥青毛毡	☐	☐	☐	
6. 安装墙板、内墙板、内衬板、隔音板和防火板（物品举例可以在这里列出）	☐	☐	☐	____
7. 拆除乙烯基地板或大块地板	☐	☐	☐	____

调查问卷获得芬兰职业健康研究所（芬兰，赫尔辛基）许可打印。